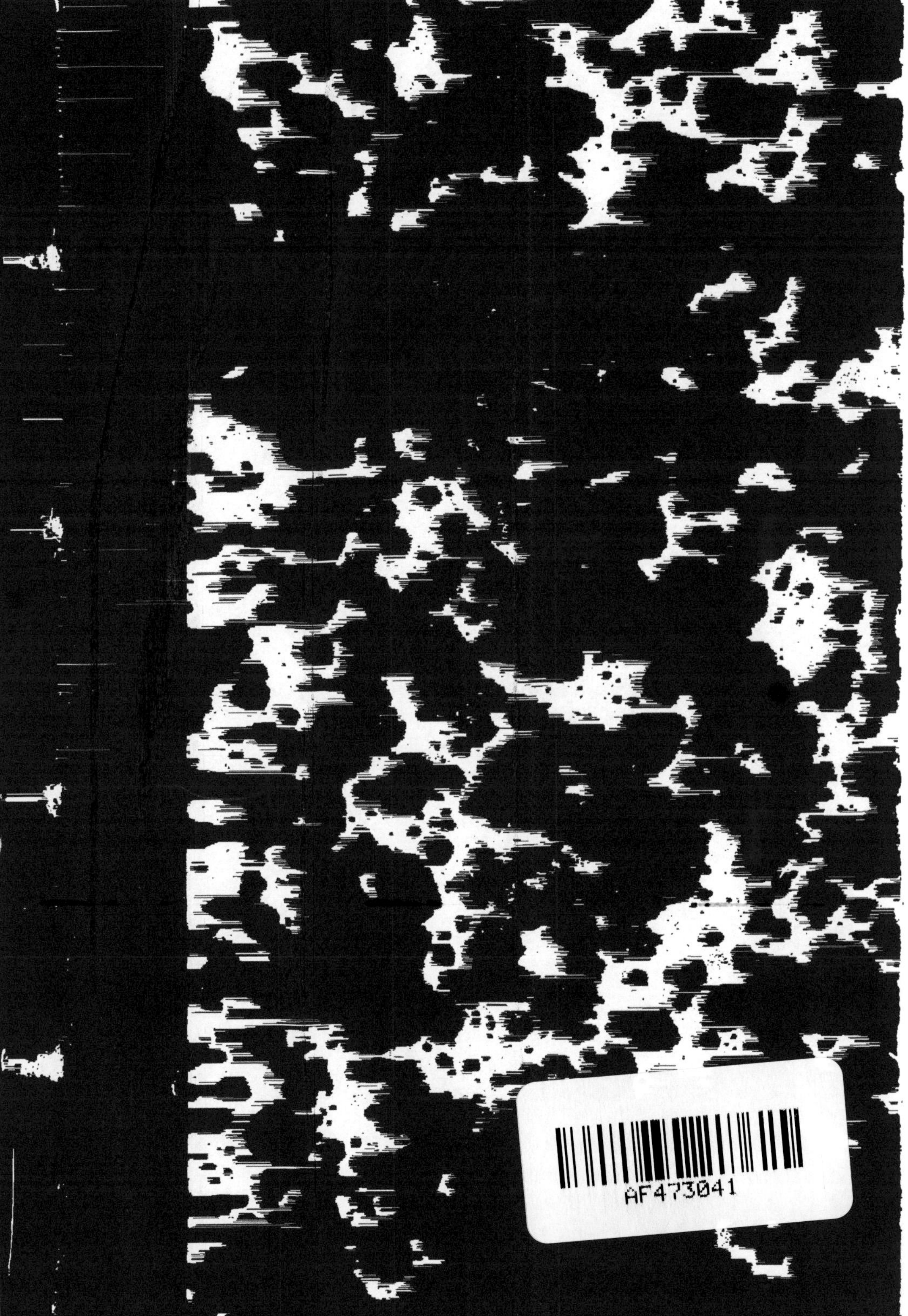

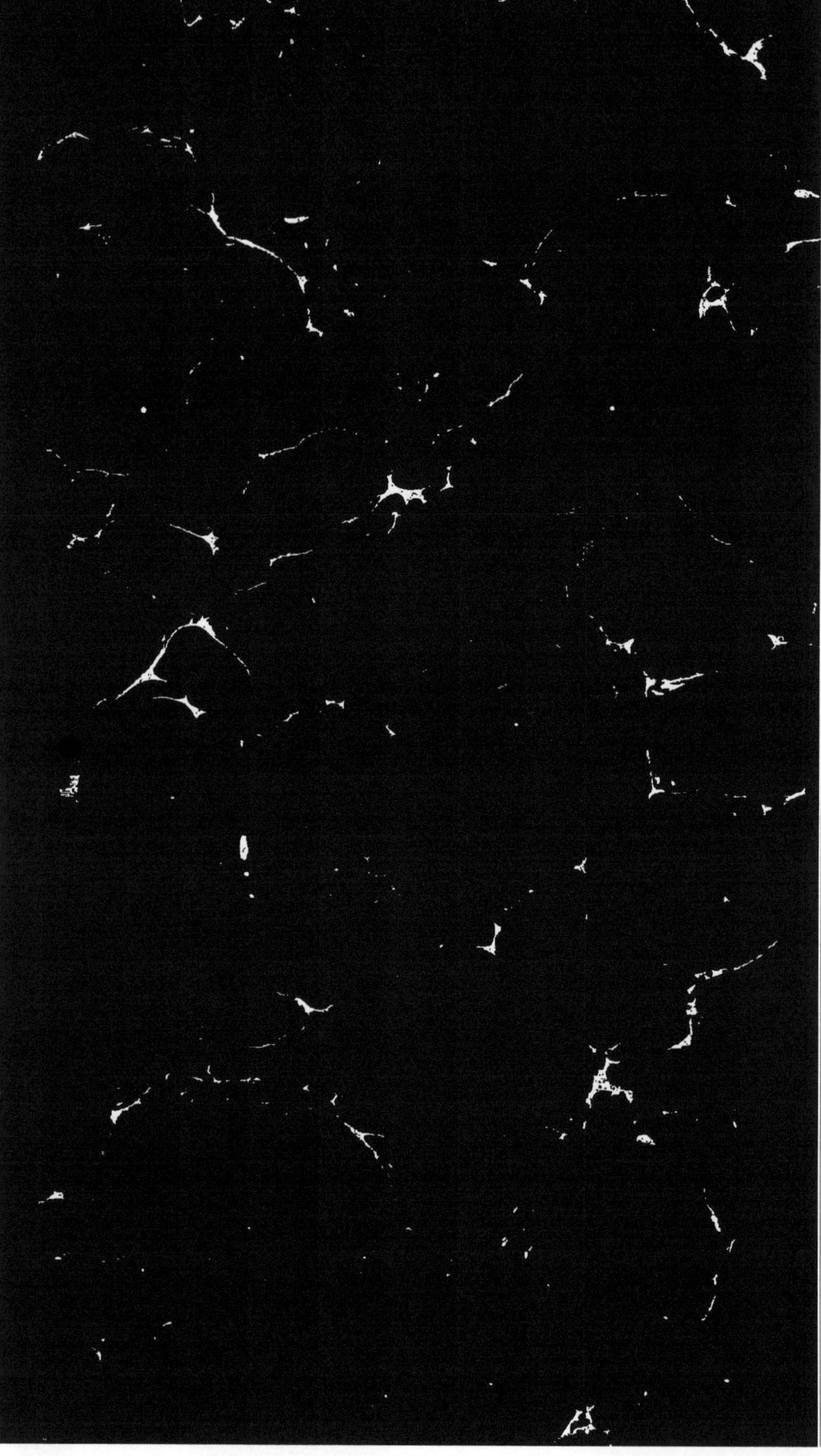

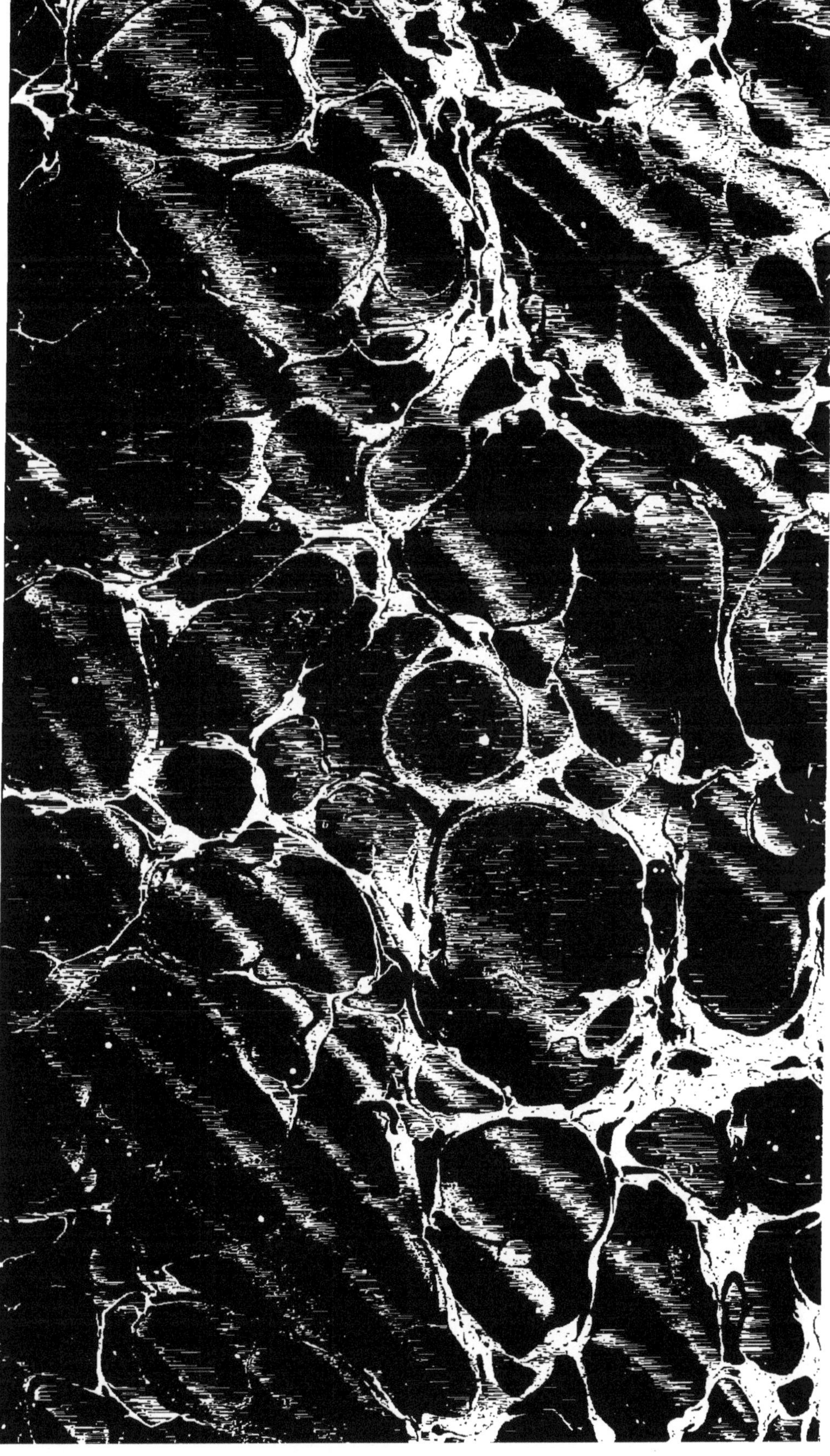

NOUVEAU MANUEL

DE L'ANATOMISTE.

STRASBOURG, Imprimerie de F. G. LEVRAULT.

NOUVEAU MANUEL
DE L'ANATOMISTE,

COMPRENANT

La description succincte de toutes les parties du corps humain et la manière de les préparer; suivie de préceptes sur la confection des pièces de cabinet et sur leur conservation;

PAR

ERNEST-ALEXANDRE LAUTH,

Docteur en médecine, Agrégé en exercice et Chef des travaux anatomiques près la Faculté de médecine de Strasbourg; Membre résidant de la Société du Muséum d'histoire naturelle de la même ville; Membre correspondant de l'Académie royale de médecine et de l'Institut historique de Paris; des Sociétés médico-chirurgicales d'Édimbourg et de Berlin; de l'Association médicale de Prusse, de la Société de médecine de Hoorn, de celles des sciences médicales et naturelles de Bruxelles et de Heidelberg, des sciences naturelles de la Wettéravie et de Fribourg, de la Société royale des sciences d'Anvers, etc.

DEUXIÈME ÉDITION,

REVUE ET CONSIDÉRABLEMENT AUGMENTÉE.

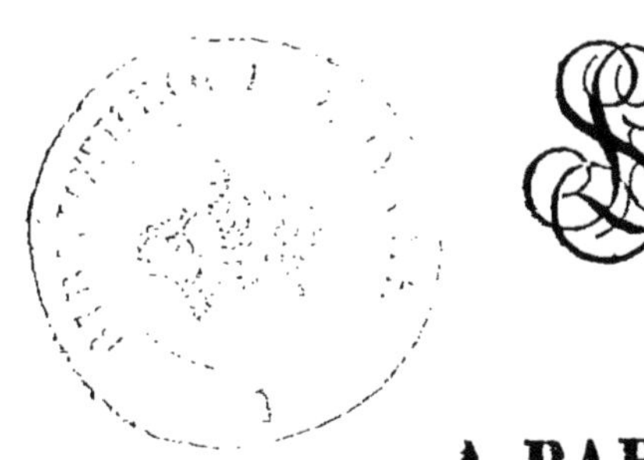

A PARIS,

Chez F. G. LEVRAULT, rue de la Harpe, n.° 81;

STRASBOURG, même maison, rue des Juifs, n.° 33.

1835.

TABLE DES MATIÈRES.

À

MESSIEURS LES PROFESSEURS

DE LA

FACULTÉ DE MÉDECINE DE STRASBOURG,

ET À

MONSIEUR V. FOHMANN,

PROFESSEUR D'ANATOMIE A LIÉGE.

AVANT-PROPOS.

Une première édition, plus rapidement écoulée que je n'avais osé l'espérer, m'a prouvé que je ne me suis pas abusé sur l'utilité de cet ouvrage. Depuis je n'ai rien négligé pour le rendre de plus en plus digne de cet accueil favorable, soit en y apportant les changemens dont ma propre expérience m'a démontré la nécessité, soit en profitant des avis que des critiques toujours bienveillantes m'ont donnés. Je dois en particulier citer le D.r Ph. Phœbus qui, sur la prière que je lui en avais faite, a bien voulu m'adresser un grand nombre de remarques qui m'ont été fort utiles, et pour lesquelles je le prie de vouloir bien agréer mes sincères remercîmens.

Le plan général de l'ouvrage est resté le même; mais j'ai eu à y réparer plusieurs omissions, à rectifier quelques erreurs, et à donner plus de développemens aux passages qui n'ont pas été assez clairs, faute d'être trop concis.

J'ai dû tenir mon Manuel au courant des découvertes nouvelles, en évitant toutefois d'admettre, comme définitivement acquis à la science, des faits récemment annoncés, et dont l'exactitude n'a pas encore été sanctionnée, soit par mes propres recherches, soit par celles d'autres anatomistes; car j'ai tâché de ne jamais perdre de vue que, cet ouvrage devant surtout servir à guider les élèves dans leurs dissections, il importait de leur présenter des faits et non pas des opinions. C'est par un motif analogue que j'avais hésité à entrer, lors de la première édition, dans plus de détails relatifs à l'évolution de l'embryon. Les nombreux travaux qui ont été publiés depuis quelque temps sur cette partie de l'anatomie, ayant donné plus de consistance aux faits avancés sur le mode de formation des organes, j'ai cru devoir refaire entièrement à neuf la section du Manuel qui traite de l'embryotomie.

La tendance de plus en plus pratique que prennent les études anatomiques, a nécessité la rédaction d'une nouvelle section, qui comprend l'anatomie des principales régions. Tout en indiquant, dans les autres sections, quelques-uns des rapports des organes les plus importans, j'ai pu m'abstenir, par exemple dans la myotomie, de faire l'anatomie des hernies, qui est beaucoup mieux placée dans une section à part. Au surplus je ferai observer que la concision qu'exige un traité de ce genre, m'a mis dans la nécessité de ne pas trop m'étendre ici sur les descriptions, pour lesquelles je renvoie aux sections précédentes, où l'on trouvera les détails nécessaires. Cela pouvait d'autant mieux se faire, que l'anatomie topographique ne saurait être étudiée avec fruit, qu'autant que l'on connaît déjà parfaitement les parties prises isolément.

Quant aux planches, j'ai conservé les anciennes figures, en tâchant toutefois d'en obtenir une exécution mieux soignée. J'ai en outre ajouté quelques nouvelles figures, et de plus une nouvelle planche de nerfs que mon ami, Fr. Arnold, a bien voulu me permettre de faire copier de ses *Icones nervorum capitis*.

Malgré les nombreuses additions que j'ai faites à cette nouvelle édition, l'épaisseur du volume n'a pas augmenté. Ce résultat a été obtenu en faisant choix d'un caractère plus serré, en supprimant beaucoup de blancs qui se trouvaient dans la première édition, en augmentant le nombre des lignes sur chaque page, et en leur donnant plus de longueur, en sorte qu'en comparant notre volume d'environ 800 pages aux ouvrages imprimés en caractères ordinaires, on trouvera qu'il équivaut à un volume de 1400 à 1500 pages.

Je ne saurais terminer cet avertissement sans insister d'une manière toute spéciale sur la nécessité pour les élèves de lire toujours les préparations, quand bien même ils ne sont pas embarrassés dans leurs dissections; parce que j'indique souvent, dans le petit texte, des particularités relatives à la disposition des organes, dont je ne parle pas dans la description proprement dite. Au reste je me plais à répéter que je n'ai jamais eu la prétention de donner aujourd'hui un traité complet d'anatomie : c'est un travail de longue haleine, dont je m'occupe depuis plusieurs années et qui fera l'objet d'une publication spéciale. Mais un traité complet ne saurait être utile pendant les dissections mêmes; j'ai donc dû me borner à donner de courtes descriptions, et par cette raison les élèves feront bien de consulter chez eux un ouvrage d'anatomie plus étendu.

Parmi les traités classiques, je me bornerai à citer les suivans :

A. *Anatomie générale.*

P. A. Béclard, Élémens d'anat. gén. Paris, 1823, in-8.°

J. Müller, *De glandularum secernentium structura penitiori. Lips.*, 1830, in-fol., avec fig.

B. *Traités généraux.*

X. Bichat, Anatomie générale, 4 vol. in-8.° Paris, 1801. Anatomie descriptive, 5 vol. in-8.° Paris, 1801 — 1803.

J. Hipp. Cloquet, Traité d'anatomie descriptive, 2 vol. in-8.° Paris, 1816, 5.e édit., 1832.

S. Th. Sœmmerring, *Vom Baue des menschlichen Körpers*, 6 vol. in-8.° Francf., 1791 — 1796. Trad. en latin. Frf., 1794 — 1801.

J. F. Meckel, *Handbuch der menschlichen Anatomie*, 4 vol. in-8.° Halle, 1816 — 1820. Traduit en français par Jourdan et Breschet, 3 vol. in-8.° Paris, 1825.

Fr. Hildebrandt, *Handbuch der Anatomie des Menschen*, 4.e édit., par E. H. Weber, 4 vol. in-8.° Brunswick, 1830 — 1832. Trad. en français par Jourdan. Paris, 1835.

C. *Anatomie topographique.*

A. Velpeau, Traité d'anatomie chirurgicale, etc., 2 vol. in-8.°, 2.e édit. Paris, 1833, avec planches grand in-4.°

P. F. Blandin, Traité d'anatomie topographique, 1 vol. in-8.°, 2.e édit. Paris, 1834, avec planches, in-4.°

D. *Ouvrages à planches.*

J. C. Loder, *Tabulæ anatomicæ*, in-fol. Weimar, 1794.

J. Cloquet, Anatomie de l'homme; planches lithographiées, in-fol. Paris, 1821 et suiv. Il y a une édition in-4.°, mais dont les figures sont trop petites.

Bourgery, Traité complet de l'anatomie de l'homme, etc., en 50 livraisons de 8 planches chacune. Paris, 1831 et suiv., in-fol.

M. J. Weber, *Anatomischer Atlass*. Düsseldorf, 1830 — 1834; 84 planches in-fol. atlantique, figures de grandeur naturelle, 2.e édition, 1835. Cet ouvrage, qui se recommande par l'exactitude des figures et par son prix peu élevé, ne devrait manquer dans aucune bibliothèque médicale, quelque petite qu'elle soit. On en a publié un texte français.

NOUVEAU MANUEL

DE L'ANATOMISTE.

INTRODUCTION.

L'ANATOMIE nous apprend à connaître l'organisation de l'homme; nous arrivons à cette connaissance au moyen de la dissection, c'est-à-dire de la séparation méthodique du corps en *organes* ou en *systèmes d'organes*, et de ceux-ci en *tissus élémentaires*. On entend par ces derniers les parties du corps les plus ténues que nous font connaître nos moyens d'investigation, et qui, par leur aspect et leurs propriétés, ont une apparence caractéristique diverse, suivant la nature des différens organes, et qui ne permet pas de les confondre avec celles des autres organes. Il est difficile, sinon impossible, de fixer dès à présent le nombre de ces tissus élémentaires. A coup sûr on ne saurait en admettre vingt-deux avec BICHAT, et d'un autre côté, il répugne à l'observation de réduire tous les tissus à des séries régulières ou irrégulières de globules de même grandeur, comme le veut MILNE EDWARDS. Nos propres recherches nous ont jusqu'à présent conduit à reconnaître dans le corps humain sept tissus élémentaires, sans que nous voulions pour cela soutenir que le nombre ne doive pas en être augmenté plus tard. Trois de ces tissus sont essentiellement composés de fibres; ce sont : 1.° le *tissu cellulaire* ou *aponévrotique*; 2.° le *tissu fibreux élastique jaune des vertèbres*; 3.° le *tissu fibreux élastique ordinaire*. Trois autres tissus sont composés de globules irrégulièrement confondus ou arrangés en séries linéaires; ce sont 4.° le *tissu cartilagineux*; 5.° le *tissu osseux*; 6.° le *tissu musculaire*; enfin, 7.° le *tissu nerveux* apparaît tantôt sous forme de globules, et d'autres fois sous forme de canaux plus ou moins fins.

C'est de l'union de ces tissus diversement combinés que résultent tous les organes, et ceux-ci varient dans leur structure suivant le nombre de ces tissus élémentaires qui concourent à leur formation, suivant la proportion dans laquelle chacun d'eux entre dans leur composition, et suivant le mode d'arrangement de leurs fibres. Nous n'examinerons pas ici ces divers tissus plus en détail; il en sera question dans la suite de cet ouvrage, où nous les retrouverons, soit dans leurs diverses combinaisons, soit isolément et considérés d'une manière générale.

Préceptes généraux sur la manière de disséquer.

On ne peut disséquer avec fruit, qu'autant qu'on se rend raison d'avance de ce que l'on va faire : il est donc essentiel de commencer par lire la description des organes et la manière de les isoler; ceux qui négligent cette précaution, s'exposent à couper des parties que la lecture du Manuel leur aurait enseigné à ménager.

La durée des dissections est nécessairement subordonnée à une foule de circonstances; mais il est de fait qu'il faut pouvoir y consacrer au moins deux heures consécutives; car si l'on n'a qu'une heure, on en perd la moitié en préparatifs, et certes on ne fera jamais grand'chose dans une demi-heure : aussi ai-je toujours remarqué que ceux qui n'avaient qu'un temps aussi court à consacrer aux dissections, finissaient par s'en dégoûter. D'un autre côté, il me semble que six heures de dissection par jour, partagées en deux séances, sont le maximum du temps que l'on doive y consacrer; car il faut encore avoir le temps de relire chez soi dans un ouvrage plus étendu, les préparations dont on s'est occupé dans la journée. Mais en général, si un élève dissèque deux heures le matin et autant l'après-midi, s'il dissèque avec soin et avec méthode, il retirera de son travail tout le fruit désirable.

C'est encore par des raisons hygiéniques dictées par la prudence qu'on ne doit pas faire un séjour trop prolongé dans les salles de dissection; car on ne peut pas disconvenir que les travaux anatomiques ne soient préjudiciables à la santé : aussi tous ceux qui passent leur journée dans les amphithéâtres, sans mettre en usage les précautions que nous allons indiquer, finissent-ils par éprouver des symptômes gastriques que l'on est obligé de combattre par les vomitifs ou les laxatifs administrés suivant les indications. Néanmoins on a beaucoup exagéré les mauvais effets de ce séjour, et il est de fait qu'une nourriture de bonne qualité, un exercice modéré en plein air après le travail et les soins de propreté, suffisent ordinairement pour préserver le corps de cette influence nuisible.

On parvient à assainir les salles de dissection en neutralisant les émanations putrides au moyen du chlorure de calcium, que l'on emploie en dissolution (1 partie sur 150 à 200 parties d'eau), pour en laver les préparations ou pour les y plonger; à peine les préparations sont-elles en contact avec cette liqueur, que la mauvaise odeur est immédiatement dissipée. On se sert encore de ce chlorure en poudre, que l'on place dans un vase en verre à large ouverture, et que l'on peut ouvrir ou fermer à volonté pour graduer le dégagement du gaz. C'est au professeur Masuyer que l'on doit la première connaissance de ce précieux moyen d'assainissement. Le chlorure de sodium, plus cher, n'a sur celui du calcium aucun avantage comme moyen désinfectant.

Une précaution que l'on ne devrait jamais négliger, ne fût-ce que par égard pour les personnes avec lesquelles on est en contact pendant le reste de la journée, c'est d'avoir un habit spécial de dissection. On fait bien d'en garnir les manches de cuir mince et souple, le tafetas gommé et même la percale cirée que l'on emploie ordinairement pour cet usage, ayant l'inconvénient de se déchirer trop facilement.

On ne touchera les cadavres qu'autant que cela sera absolument nécessaire; toutes les fois qu'on aura été obligé de le faire et que les mains auront été salies, il convient de les laver immédiatement. Pour enlever la mauvaise odeur des mains, on les frotte de vinaigre ou de dissolution de chlorure de chaux, après les avoir lavées.

Les blessures que l'on se fait en disséquant peuvent donner lieu à des accidens plus ou moins graves. Si l'on s'est fait une coupure superficielle, il suffit de faire fortement saigner la plaie, après s'être lavé dans de l'eau savonneuse, et de la recouvrir ensuite pour empêcher qu'elle ne soit souillée. Les piqûres, si elles sont négligées, peuvent donner lieu à des gonflemens considérables de tout le membre et à des dépôts purulens. Le meilleur moyen de prévenir ces accidens, c'est de sucer la plaie, afin de la faire saigner pendant quelque temps; d'autres conseillent de la débrider et de la cautériser ensuite avec le nitrate d'argent fondu : le premier procédé suffit dans la majeure partie des cas. Si cependant le gonflement du bras s'était déclaré, il faudrait s'empresser d'y faire des fomentations d'eau de Goulard avec un peu de laudanum; suivant le besoin on pratiquera des saignées locales, et l'on administrera à l'intérieur du calomel avec de l'opium : les gonflemens peu considérables cèdent ordinairement aux cataplasmes émolliens et aux saignées locales. On s'écorche souvent à des pointes osseuses, à celles des côtes, par exemple; ces sortes de blessures donnent fréquemment lieu à des tubercules d'un rouge violacé et très-sensibles au toucher; ce qui a surtout lieu en faisant l'autopsie d'un phthisique. En les examinant avec attention, on trouve ces tubercules composés d'une série d'ouvertures fistuleuses à bords calleux, qui donnent le relief à la tumeur et qui sont remplies d'une humeur albumineuse et transparente. Ces tumeurs sont extrêmement rebelles, et l'on ne peut s'en rendre maître que par la cautérisation : j'en ai vu guérir après plusieurs applications de potasse caustique; d'autres ont cédé à des applications réitérées de sublimé corrosif en poudre ou de nitrate d'argent fondu, suivies de l'usage long-temps continué des cataplasmes émolliens. Il importe de ne pas trop hâter la cicatrisation, les tubercules ayant alors une tendance à se reproduire. Depuis que je suis attentif à ces sortes de lésions, j'ai toujours pu les prévenir en lavant la plaie avec une forte dissolution de sublimé, ou en y appliquant ce sel en poudre, selon la profondeur de la blessure.

Chaque élève doit avoir une boîte à dissection, renfermant, 1.° six scalpels, dont deux droits pour les dissections fines, et quatre convexes: ces derniers seront faits sur le modèle anglais, le scalpel convexe français à forme de bistouri étant d'un usage trop incommode; 2.° un couteau à cartilage de forme anglaise; 3.° des ciseaux : une des lames terminée en pointe, l'autre mousse; 4.° deux paires de pinces : pour réunir dans ces instrumens la légèreté à la solidité, j'en fais faire le talon large de six lignes; depuis ce point l'instrument diminue sensiblement en largeur, pour augmenter de nouveau vers l'endroit où les doigts le saisissent; la pointe a un tiers de ligne de largeur. Une de ces pinces pourrait être un peu plus forte, pour saisir la peau, pour extraire des esquilles osseuses, etc.; 5.° une sonde cannelée en acier; 6.° un petit stylet en baleine; 7.° un syphon garni d'un robinet; 8.° deux érignes doubles; 9.° deux érignes à anneau; 10.° des aiguilles droites et courbes.

Outre ces instrumens, que je regarde comme indispensables, les élèves feront bien de se procurer les instrumens suivans, qui, quoique d'un usage moins général, leur seront toujours utiles dans la suite; 1.° une petite scie avec quelques lames de rechange de diverses grandeurs; 2.° une paire de ciseaux fins, dont les lames pointues n'ont qu'un pouce de longueur, celle des branches étant de trois pouces et demi; 3.° des pinces dont les mors peuvent être maintenus rapprochés au moyen d'un coulant; 4.° un compas et un pied de roi; 5.° un petit marteau et plusieurs petits ciseaux en acier : on en fait de très-bons avec de vieilles limes ou bien avec des bouts de fleurets; mais il faut que l'acier ne soit pas trop fortement trempé, sans quoi les ciseaux se casseraient au premier coup de marteau; 6.° des couteaux-rugines montés sur manche comme de gros scalpels; la lame doit être creusée en gouttière assez profonde d'un côté, tandis qu'elle est convexe de l'autre; le bout de la lame sera arrondi; il conviendrait d'en avoir de différentes grandeurs : ces instrumens peuvent servir, non-seulement à ruginer des os, mais même à en couper des portions, comme on est par exemple dans le cas de le faire, si l'on étudie l'oreille interne; 7.° une loupe. Enfin, il serait à désirer que chaque élève eût une pierre et un cuir à repasser, une éponge et une serviette dont il recouvrira sa préparation.

Il est difficile de donner des préceptes sur la manière de se servir des instrumens que nous venons d'énumérer; nous nous bornerons donc à dire, au sujet des scalpels et des pinces, qu'on les tient à peu près comme une plume à écrire, le scalpel à droite et les pinces à gauche; qu'il faut se garder de couper par saccades, mais que chaque coup de scalpel doit être lent et précis. En général, on saisit avec les pinces les parties à enlever; les muscles et les petits rameaux nerveux et vasculaires que l'on prépare, ne devront pas être saisis avec cet instrument, qui les déchirerait. Le couteau à cartilage sert à couper la peau, les cartilages, et en général à faire les grandes incisions. Les ciseaux sont surtout utiles pour travailler dans la profondeur; on s'en sert souvent pour achever promptement une préparation, mais il faut beaucoup d'habitude pour bien manier cet instrument. Le syphon sert à insuffler des cavités, des canaux, etc. Au moyen des érignes doubles, on fixe les parties dans certaines positions. Les érignes à anneau sont indispensables pour faire les préparations fines d'angiologie et surtout de névrologie; elles servent à accrocher les filets nerveux; on les retient au moyen d'un des doigts de la main gauche que l'on passe par l'anneau : on emploie les pinces en même temps que les érignes. Je pense qu'il est inutile d'expliquer l'usage des autres instrumens.

Ce qu'il faut recommander surtout aux commençans, c'est de préparer proprement; il ne s'agit pas de travailler vite, la promptitude dans les dissections ne s'acquiert que par l'exercice. Outre qu'une préparation sale et hachée n'est pas faite pour inspirer le goût de l'anatomie, il est souvent bien difficile de se faire une idée exacte de la disposition des parties ainsi préparées. Enfin, ceux qui s'habituent à mettre de la précision dans leurs préparations anatomiques, acquièrent par ce moyen la dextérité nécessaire pour pratiquer facilement les opérations chirurgicales les plus délicates. On recommande quelquefois dans ce dernier but, de se servir de bistouris en guise de scalpels, et d'employer les doigts au lieu de pinces. Mais il suffit d'examiner la construction des bistouris ordinaires, pour rester convaincu que cet instrument est fait pour pratiquer de grandes incisions, et non pas pour disséquer; car il est impossible d'exécuter une préparation délicate, si l'on tient cet instrument comme on recommande de le faire pour les opérations, et si on le tient comme une plume à écrire, il est difficile de ne pas se couper dans les doigts. Aussi voyons-nous les chirurgiens quitter le bistouri ordinaire et employer de véritables scalpels, toutes les fois qu'il s'agit de faire des opérations minutieuses.

SECTION PREMIÈRE.

Ostéotomie et syndesmotomie.[1]

CHAPITRE PREMIER.

Anatomie générale des os et des ligamens.

1.° TISSU OSSEUX. Les os, dont la réunion forme le squelette, sont les organes les plus durs et les plus roides du corps; ces qualités les rendent capables de supporter les autres parties. Leur couleur est d'un blanc rougeâtre à l'état frais; blanche, quand ils sont préparés.

Relativement à leur forme, les os présentent une foule de variations qui sont l'objet de l'ostéologie spéciale; ici nous n'allons nous en occuper que sous le point de vue général. On divise les os en *longs*, *courts*, *larges* et en *mixtes;* dans les premiers on distingue les deux *extrémités* et la partie moyenne ou *corps de l'os*, *diaphyse;* dans les autres on distingue les *faces*, les *bords*, les *angles* et le *corps*, qui en est la partie la plus épaisse.

Toute éminence notable d'un os, est appelée *apophyse;* selon leur forme, les apophyses ont reçu différens noms: si elles sont larges, raboteuses, on les nomme *tubérosités;* plus petites, elles reçoivent le nom de *tubercules;* une apophyse pointue est nommée *épineuse;* encore plus alongée, on l'appelle *apophyse styloïde.* On appelle *crête*, le bord renflé et élevé d'un os; des éminences moins saillantes et linéaires ont reçu les noms de *lignes âpres*, d'*arcades*, etc.

---

1 On a publié un grand nombre d'ouvrages sur l'ostéologie; les principaux sont :

AL. MONRO, *Anatomy of the human bones and nerves*, etc., in-8.° *Edimb.*, 1726; traduit en français, par SUE, in-fol. atl., 1759, avec fig.

B. S. ALBINUS, *De ossibus corporis humani. Lgd. Bat.*, 1726, in-8.° — Ej. *Tabulæ sceleti et musculorum corp. human. Lgd. Bat.*, 1747, fol. atl. — Ej. *Tabulæ ossium humanorum. Lgd. Bat.*, 1753, fol. atl. — Ej. *De sceleto humano liber. Lgd. Bat.*, 1762, in-4.° — Ej. *De constructione ossium, in Annot. acad., lib.* VII, *cap.* 17. *Lgd. Bat.*, 1766, in-4.°

W. CHESELDEN, *Osteographia, or the anat. of the bones*, fol. atl. *Lond.*, 1754.

BERTIN, Traité d'ostéologie, in-8.° Paris, 1754.

J. G. WALTER, *Abhandlung von trockenen Knochen. Berlin*, 1763, av. fig.

J. F. BLUMENBACH, *Geschichte und Beschreibung der Knochen. Gœtt.*, 1786; 2.e édit., 1812, in-8.°

M. MALPIGHI, *De ossium structura, op. posth. Venet.*, 1743.

A. SCARPA, *De penitiori ossium structura*, in-4.° *Lips.*, 1799, avec fig.

Le principal ouvrage sur la syndesmologie, c'est J. WEITBRECHT, *Syndesmologia, s. hist. ligament. corp. hum., c. fig. Petropoli*, 1742, in-4.°

Les éminences osseuses, recouvertes de cartilages, reçoivent différentes dénominations : les *têtes* et les *petites têtes* sont globuleuses; les *condyles* ne sont arrondis que dans un sens et aplatis dans d'autres; les *poulies* sont deux éminences articulaires séparées par une gouttière, et le tout recouvert de cartilage. Les *dentelures*, les *engrenures*, servent aux articulations immobiles.

Les cavités des os sont de différentes espèces : on appelle *fosse*, toute cavité profonde et irrégulière; une *empreinte* est une cavité superficielle; une *cannelure* (*sillon* ou *demi-canal*) se distingue d'une *rainure* ou *échancrure*, en ce que le profil de la gouttière est arrondi dans les premiers et tranchant dans les autres. Une *fente* ou *fissure* est une séparation étroite d'un os dans toute son épaisseur; un *trou* est une ouverture qui passe perpendiculairement par l'épaisseur de l'os; un *canal* est un trou très-prolongé. On appelle *sinus*, *caverne*, *sinuosité*, *cellule*, une cavité pratiquée entre les deux lames d'un os, et qui communique ordinairement au dehors par une ouverture étroite.

Une cavité osseuse, recouverte de cartilage et destinée à recevoir l'extrémité articulaire d'un os, est appelée *cavité cotyloïde*, si elle est profonde, et *glénoïde*, quand elle est superficielle. Si la surface articulaire est presque plane, on l'appelle *facette*.

On distingue dans les os deux substances, l'une extérieure, dure, qui est la *substance compacte*, *corticale;* l'autre, intérieure, a reçu de sa disposition les noms de *substance spongieuse*, *aréolaire* ou *réticulaire;* on l'appelle *substance diploïque* ou *diploë* dans les os larges. Cependant cette distinction en deux substances n'est fondée que sur l'apparence; la structure de l'os est partout aréolaire, seulement ces aréoles sont tantôt écartées comme dans la substance spongieuse proprement dite, et tantôt comprimées les unes contre les autres, de manière à former une substance dure et en apparence homogène, comme nous paraît la substance compacte. Pour mieux comprendre cela, qu'on se figure un os long, uniquement composé d'aréoles; qu'on suppose alors que dans le corps de l'os ces aréoles soient comprimées du centre vers la périphérie, et de la périphérie vers le centre, on obtiendra la substance compacte et une cavité intérieure, tandis que les extrémités de l'os resteront spongieuses

Les aréoles des os sont formées par une multitude de lames, dont l'arrangement varie suivant les os; ces lames elles-mêmes sont composées de fibres, qui, examinées au microscope, sont elles-mêmes formées par des séries de globules. C'est par cette raison que la substance compacte des os elle-même a un aspect fibreux et lamelleux. Les aréoles communiquent les unes avec les autres, en sorte que les sucs qu'elles contiennent peuvent facilement passer d'une extrémité de l'os vers l'autre, et même transsuder à travers la substance compacte, en passant par les pores dont elle est criblée.

La substance réticulaire ne se trouve que vers les extrémités des os longs; dans leur diaphyse on rencontre à sa place une cavité qui n'est que çà et là rendue inégale par quelques lames osseuses. Cette cavité est appelée *cavité médullaire*. Les os courts ne se composent dans leur intérieur que de substance réticulaire. Les os plats ont de la substance réticulaire dans les portions les plus épaisses; mais dans d'autres points, où ils sont très-minces, les deux tables de l'os sont immédiatement appliquées l'une sur l'autre, sans substance ni cavité intermédiaires.

D'après Berzelius, les os sont composés de gélatine 32,17, de substance animale insoluble 1,13, de phosphate de chaux 51,04, carbonate de chaux 11,30, fluate de chaux 2,00, phosphate de magnésie 1,16, soude et muriate de soude 1,20. Suivant d'autres chimistes, les os contiennent en outre une très-petite quantité de fer, de manganèse, de silice, d'alumine et de phosphate d'ammoniaque.

Préparation. On s'assure de la structure fibreuse des os, en examinant des os de fœtus, ou bien des os d'adultes dont on a extrait la partie terreuse par un acide affaibli. La disposition lamelleuse devient évidente, en laissant macérer long-temps un os privé de son phosphate calcaire. Si l'on prolonge la macération, on finit par obtenir une masse spongieuse et à la fin une espèce de mucus. On découvre également bien la structure lamelleuse et fibreuse dans les os calcinés.

On étudie le tissu réticulaire des os en y pratiquant des coupes dans diverses directions. Pour les os longs on fait une coupe longitudinale, et à cet effet on trace au crayon la ligne que devra parcourir le trait de la scie en avant et en arrière de l'os; on fixe celui-ci dans un étau, en plaçant entre lui et les mors de l'instrument un carton, un peu de linge, ou tout autre corps analogue qui puisse empêcher l'os de se briser, puis on le divise en suivant exactement les lignes tracées. On se sert à cet effet d'une scie à main, ou mieux encore d'une scie à arbre, dont la lame mobile peut à volonté être fixée dans une direction oblique à l'arbre.

Enfin, on divise encore les os longs par des coupes transversales, que l'on multiplie de manière à obtenir une série de rondelles, afin de pouvoir examiner les rapports des deux substances de l'os dans divers points de sa longueur.

On étudie la structure des os larges en les sciant dans diverses directions, ou bien en enlevant une de leurs tables avec une râpe pour examiner leur tissu diploïque. Des préparations analogues seront exécutées sur les os courts, sur les différentes apophyses, etc.

Les plus belles préparations pour la démonstration des cellules des os, sont celles qui ont été faites sur des os frais, que l'on a divisés avec une scie très-fine et que l'on a ensuite laissé macérer pendant le temps nécessaire pour en extraire tous les sucs médullaires, ou que l'on a soumis à l'ébullition. On favorise la sortie de la moelle en poussant de l'eau dans le tissu réticulaire au moyen d'une seringue; mais il ne faut pas perdre de vue que ce tissu est très-fragile et qu'il faut par conséquent le manier avec beaucoup de précaution. En se servant d'os secs, on a l'avantage de pouvoir étudier leur structure dans l'instant même, mais leurs cellules sont souvent remplies d'adipocire qui empêche d'en bien voir la disposition, et en outre, les os secs étant plus fragiles que les os frais, leurs cellules seront toujours plus ou moins rompues d'une manière irrégulière, avec quelque soin que l'on procède à leur division.

On met à découvert la partie gélatineuse des os, en les soumettant à l'action d'un acide minéral étendu d'eau; on obtient leur partie terreuse, soit en les calcinant, soit en les faisant bouillir dans le digesteur de Papin. Nous reviendrons sur ces procédés en indiquant la manière de faire des préparations de cabinet.

2.° Périoste. Les os sont tapissés en dehors par une membrane fibreuse, blanche, brillante, nacrée, appelée *périoste*. Cette membrane ne recouvre pas les surfaces articulaires des os; mais, arrivée près de l'articulation, elle se jette par-dessus les ligamens, pour passer sur l'os voisin, qu'elle tapisse de la même manière, en sorte que l'on peut se figurer le périoste comme un étui fibreux qui enveloppe la totalité du squelette articulé. Aux endroits où les muscles et les ligamens s'insèrent aux os, le périoste devient très-adhérent et très-mince, ce qui avait fait admettre qu'il n'existe pas dans ces points. Les fibres du périoste sont ordinairement parallèles à celles de l'os; on en rencontre cependant aussi de transversales et d'obliques. Cette membrane contient un grand nombre de vaisseaux sanguins qui, pour la plupart cependant, ne font que la traverser pour entrer dans l'os lui-même. Le périoste qui recouvre les os du crâne, a reçu le nom de *péricrâne*. L'intérieur de la cavité crânienne est recouvert par la dure-mère, membrane fibreuse très-forte, qui tient lieu de périoste à cette partie.

Préparation. Pour préparer le périoste, on enlève avec soin les muscles qui entourent un os quelconque, en évitant surtout d'intéresser la membrane fibreuse qui le tapisse, mais en divisant toutefois les fibres musculaires le plus près possible de l'os sur lequel elles s'insèrent. Le périoste étant mis à découvert, on place la préparation dans l'eau pendant un jour ou deux, puis on l'éponge fortement et on l'essuie avec un linge propre. En circonscrivant un lambeau de périoste par trois incisions, il sera facile de le détacher de l'os avec le manche d'un scalpel ou bien avec une rugine. On fera attention dans cette préparation aux filamens qui unissent cette membrane à l'os, et qui sont pour la plupart autant de petits vaisseaux qui vont pénétrer dans la substance osseuse, ce dont il est facile de s'assurer, si l'on exécute la préparation sur un sujet bien injecté.

En disséquant un lambeau de périoste du corps de l'os vers une de ses extrémités articulaires, on verra, en y procédant avec patience, que le périoste quitte l'os là où la capsule synoviale vient se réfléchir sur le cartilage, et qu'il se jette lui-même sur la capsule pour se continuer sans interruption sur l'os voisin.

L'os long sur lequel le périoste est le plus facile à étudier, c'est le tibia, surtout vers sa face interne; pour les os larges on choisira l'omoplate, l'os des îles ou bien le crâne.

3.° Membrane médullaire. La cavité médullaire des os longs est tapissée par une membrane très-délicate, lisse, transparente, appelée *membrane médullaire* ou *périoste interne*. Cette membrane forme des espèces de vésicules, très-semblables aux vésicules graisseuses et dans lesquelles est renfermée la *moelle* qu'elle sécrète. La membrane médullaire se prolonge jusque dans le tissu réticulaire des os longs, dont elle tapisse les aréoles; ces dernières sont par conséquent également abreuvées de suc médullaire; une disposition analogue existe dans la substance réticulaire des os courts et des os plats. La membrane médullaire est très-vasculeuse; elle reçoit son sang de l'artère nourricière de l'os, qui s'y ramifie en grande partie.

Préparation. L'étude de la membrane médullaire et de la moelle qui y est renfermée, se fera sur des os frais, sur lesquels on pratique diverses coupes longitudinales et transversales. Cette membrane devient plus visible quand on fait séjourner une portion d'os pendant quelques instans dans de l'eau bouillante ou qu'on l'approche du feu, ou bien encore quand on la soumet à l'action d'un acide étendu. C'est surtout dans le corps des os longs que l'on aperçoit les vésicules de la membrane médullaire.

4.° Vaisseaux et Nerfs des os. Les os reçoivent un assez grand nombre de vaisseaux sanguins; les *artères* proviennent de celles qui se ramifient sur le périoste et sur la membrane médullaire; mais surtout des premières. C'est donc à tort qu'on donne exclusivement le nom de *nourricière* à l'artère qui se ramifie dans l'intérieur de l'os : celle-ci est surtout destinée à sécréter la moelle, et, comme nous venons de le dire, il n'y a que très-peu de ses rameaux qui entrent dans la substance osseuse. Les artérioles, une fois arrivées dans la substance compacte de l'os, suivent assez exactement la direction des fibres qui le composent.

Les *veines* des os sont très-nombreuses et très-volumineuses; elles rampent dans des canaux particuliers, pratiqués dans l'épaisseur même des os, et elles en sortent ordinairement par cette multitude de petits trous innominés qu'on remarque sur différens points de leur étendue. Dans les os de la tête, les veines ont une forme arborescente; on les voit quelquefois traverser les sutures pour passer d'un os à un autre. Dans les corps des vertèbres elles forment une petite arcade à convexité antérieure, et dont les extrémités correspondent aux petits trous que l'on remarque à la face postérieure du corps de l'os; de la convexité de cette arcade partent en rayonnant plusieurs branches, qui se portent vers la partie antérieure de la vertèbre. D'après les recherches récentes faites à ce sujet, il semblerait qu'un grand nombre de cellules de la substance spongieuse des os serait en communication directe avec ces veines.

C'est en vain que par les moyens qui nous sont connus jusqu'à présent l'on rechercherait des *vaisseaux lymphatiques* dans les os; ces vaisseaux y sont apparemment et trop ténus et trop garnis de valvules, pour qu'on puisse les y découvrir. Mais on obtient quelquefois par l'effet du hasard ce que l'on n'a pas pu trouver par les recherches les plus assidues; car il est arrivé plusieurs fois qu'en injectant des vaisseaux lymphatiques, les valvules de ceux qui sortent des os se sont laissé forcer; c'est ainsi que Cruikshank et Sœmmerring les ont vus remplis de mercure.

On n'a jamais pu suivre des *nerfs* dans l'intérieur des os; aussi, s'ils en possèdent, comme les phénomènes morbides de ces organes ne permettent pas d'en douter, ne sont-ce que des rameaux extrêmement fins, qui y pénètrent en entourant de leurs plexus les vaisseaux nourriciers.

Préparation. On examine les *artères* des os sur un sujet parfaitement injecté. Si l'on veut faire une injection spéciale des os d'un seul membre, on fait bien d'envelopper celui-ci dans toute sa longueur de tours de bandes assez serrées pour refouler l'injection vers les parties profondes, sans cependant en intercepter le cours; l'injection se fait alors par l'artère principale du membre. Quoi qu'il en soit, on recherche l'artère nourricière de l'os, et pour cela on choisit un de ceux dont l'artère présente un volume considérable, par exemple le tibia, le fémur ou l'os des îles. L'artère étant trouvée, on débarrasse l'os de toutes les parties molles qui l'entourent, à l'exception du périoste, qui doit rester intact. On pratique sur les os longs une section longitudinale, en ayant soin de laisser renfermée l'artère nourricière dans une des moitiés de l'os, puis on lave la préparation et l'on tâche d'enlever peu à peu la moelle au moyen d'une petite brosse servant à peindre à l'huile. Une macération peu prolongée dans une eau légèrement alcaline, permet ordinairement d'enlever le reste de la moelle, surtout si l'on fait dans la substance spongieuse des injections alcalines au moyen d'une petite seringue. Tant que les os sont encore humides et qu'ils conservent par là un peu de transparence, les vaisseaux qui rampent dans leur substance sont assez visibles; mais on ne les distingue plus que difficilement, dès que les os sont secs et qu'ils ont pris de la blancheur. Il faut, pour remédier à cet inconvénient, les plonger dans de l'acide hydrochlorique très-étendu, afin de rendre les os transparens par la dissolution du phosphate calcaire. Nous reviendrons sur cet objet en parlant de la manière de faire des préparations de cabinet. Pour bien connaître le trajet de l'artère nourricière des os, il est utile de pratiquer sur les os longs injectés des coupes transversales; ou bien on ouvre avec le ciseau le canal que parcourt l'artère nourricière, ce qui peut très-bien se faire sur des os secs.

Pour découvrir les artères des os larges et courts, il faut suivre l'artère nourricière dans leur intérieur, en enlevant l'une des tables de l'os avec le ciseau ou bien avec la râpe.

Les *veines des os* et les *canaux veineux* qui les renferment ne peuvent bien être vus que sur des os de vieillards. On se sert à cet effet d'os frais, pris sur un cadavre dont les veines ont été injectées par les procédés ordinaires, ou même simplement d'os gorgés de sang que l'on a fait coaguler par une immersion dans l'acide hydrochlorique pendant vingt-quatre heures : quelquefois on prend des os secs. Si l'on a un cadavre injecté, on découvre les veines des os du crâne, en disséquant d'abord celles qui rampent dans le péricrâne, et en recherchant spécialement les veines émissaires qui traversent les trous pariétaux, condyloïdiens postérieurs et mastoïdiens; on suit ces veines dans l'intérieur des os, en enlevant la table externe avec le ciseau ou la râpe. Sur les os secs on commence de suite à enlever la table externe du crâne avec une râpe, après avoir fixé la tête dans un étau. Dès que l'on est arrivé au diploë, on ne tarde pas à voir cette substance spongieuse parcourue par des canaux larges d'une ligne environ, irréguliers, criblés de trous, se confondant par leurs extrémités avec les cellules de la substance diploïque. Quand on a trouvé un de ces canaux, on en suit la direction, que l'on peut ordinairement connaître d'avance, en y introduisant une soie de porc; de cette manière on dépouille peu à peu le crâne de la table externe. On peut quelquefois apercevoir des veines dans l'intérieur des os du crâne, en plaçant une calotte fraîche et translucide entre l'œil et le jour, mais il faut que la dure-mère et le péricrâne soient enlevés; on reconnaît alors facilement les veines à leur volume et à leur disposition arborisée. Comme on reconnaît par là d'avance leur direction, qui n'a d'ailleurs rien de constant, il est facile de les mettre à découvert.

Pour mettre en évidence les veines des vertèbres, quelques anatomistes conseillent de diviser ces os sur la ligne médiane; mais nous préférons le procédé que suivent d'autres anatomistes, et qui consiste, soit à diviser les vertèbres par une section horizontale au niveau des trous les plus volumineux que l'on remarque à la partie postérieure du corps de ces os, soit à enlever peu à peu avec la râpe des couches horizontales du corps des vertèbres, jusqu'à ce qu'on soit parvenu à un des canaux qui les parcourent, et à suivre ensuite ce canal, soit avec la râpe, soit avec le ciseau.

Les canaux veineux du sacrum, de l'os des îles, du sternum, seront recherchés par des procédés analogues; ceux des os longs seront préparés de la même manière, mais ils sont très-petits, et leur préparation est difficile à cause de la dureté des os.

5.° CARTILAGES. Les cartilages sont des organes blancs, nacrés, demi-transparens, très-élastiques; après les os ce sont les parties les plus dures du corps. On en connaît de plusieurs espèces: les uns recouvrent les surfaces articulaires mobiles; on les appelle *cartilages diarthrodiaux*. Ce sont des lames larges et minces, dont la surface libre est extrêmement lisse pour rendre les mouvemens plus faciles; ils se composent de fibres perpendiculaires à la surface de l'os sur lequel ils sont placés; cette apparence fibreuse s'évanouit toutefois sous le microscope: là le tissu cartilagineux apparaît composé par une foule de globules disposés sans régularité; l'aspect fibreux, visible à l'œil nu, n'est donc dû qu'à un assemblage en faisceaux de ce tissu globuleux irrégulier. Ces cartilages ne sont recouverts que par la membrane synoviale, le périoste n'arrivant pas jusqu'à l'extrémité articulaire des os. D'autres cartilages, par exemple ceux des côtes, sont très-alongés, leur structure est plutôt lamelleuse que fibreuse; ces lames sont ovalaires, comme l'est l'aire de la coupe transversale des cartilages; la longueur de ces derniers résulte de la série de ces plaques empilées les unes sur les autres. Les cartilages costaux sont entourés d'une membrane fibreuse, appelée *périchondre*, et qui est immédiatement continuée du périoste. Les cartilages du nez, ceux du larynx, etc., ont une structure analogue à celle des cartilages costaux; mais nous n'avons pas à nous en occuper ici. Enfin, on remarque des lames cartilagineuses très-minces entre les os qui sont articulés d'une manière immobile, par exemple ceux du crâne; on les a nommées *cartilages synarthrodiaux*: ces cartilages tiennent fortement aux deux os entre lesquels ils sont placés, et ils concourent par conséquent à les fixer d'une manière solide.

Chez les adultes les cartilages ont peu de vaisseaux, au moins les injections s'arrêtent-elles ordinairement à leur surface sans pénétrer dans leur intérieur; j'ai toutefois réussi à injecter les cartilages costaux. L'analyse chimique y démontre de l'albumine, de l'eau et un peu de phosphate de chaux.

PRÉPARATION. On étudie la forme et les différens degrés d'épaisseur des cartilages diarthrodiaux, en pratiquant diverses coupes sur les extrémités osseuses qu'ils recouvrent. On s'assure de leur structure fibreuse en sciant longitudinalement un bout d'os, recouvert de son cartilage, jusqu'à près de son extrémité, et en achevant ensuite la division de l'os en faisant sur les deux fragmens des tractions en sens opposé, de manière à ce que le cartilage soit déchiré; les fibres sont très-apparentes à l'endroit de la division. La section de l'os lui-même ne pourra être facilement achevée dans un étau; on y parvient plus aisément en fixant une scie à arbre entre le mur et la poitrine, les dents de la scie étant dirigées en haut, et en faisant ensuite agir l'os sur la scie; mais il n'est pas inutile peut-être d'ajouter qu'il faut user de précaution pour ne pas se blesser les mains.

La structure fibreuse des cartilages peut encore être démontrée en les traitant par un acide affaibli ou en les soumettant pendant six mois à la macération. Il y a des cartilages qui prennent par ces procédés un aspect plutôt lamelleux que fibreux, par exemple ceux des côtes, qui se divisent en plaques ovales, séparées par des lignes circulaires ou spirales. On hâte et on rend plus apparente cette séparation en fibres ou en lames, si l'on fait dessécher un cartilage qui a été long-temps soumis à la macération.

La disposition des cartilages synarthrodiaux sera étudiée sur les os du crâne, par exemple dans la suture écailleuse du temporal, sur laquelle on fait une coupe en profil, ou que l'on tâche de disjoindre de vive force après l'avoir soumise pendant quelque temps à la macération.

6.° Fibro-cartilages. Les fibro-cartilages ont, comme leur nom l'indique, une structure fibreuse; les fibres qui les composent, examinées au microscope, sont les unes parallèles entre elles, lisses, semblables à celles des ligamens; les autres entortillées, rugueuses à l'extérieur, peut-être composées de globules. Les fibro-cartilages sont blancs, très-denses, très-tenaces, très-élastiques. Il y en a qui sont libres par leurs deux faces, tels que ceux que l'on trouve dans plusieurs articulations; les plus forts sont les cartilages semi-lunaires, placés dans l'articulation fémoro-tibiale, dont ils servent à faciliter et à assurer les mouvemens. D'autres fibro-cartilages sont adhérens par leurs deux faces, par exemple entre les corps des vertèbres (les cartilages intervertébraux), où ils font l'office de ligamens. Ces derniers sont remarquables en ce qu'ils sont beaucoup plus denses vers leur circonférence que vers leur centre. Les fibro-cartilages reçoivent peu de vaisseaux.

Préparation. La structure de ces corps peut être étudiée par différentes coupes que l'on y pratique; on parvient à séparer leurs fibres en les soumettant très-longtemps à la macération. Pour étudier les fibro-cartilages interarticulaires, on choisira ceux qui se trouvent entre le fémur et le tibia. Les fibro-cartilages intervertébraux seront de préférence étudiés dans la région dorsale ou lombaire; à cet effet on sépare deux vertèbres en coupant dans la substance fibreuse qui les unit: en examinant la surface des sections, on observera la disposition circulaire des fibres, ainsi que le peu de consistance de cette substance vers le centre.

7.° Articulations. On appelle ainsi la jonction de deux ou de plusieurs os qui se touchent dans une portion de leur étendue. Eu égard à la mobilité ou à l'immobilité des os, on divise les articulations de la manière suivante :

A. *Diarthrose :* l'articulation est mobile ; les extrémités osseuses sont recouvertes de cartilages lisses. 1.° *Diarthrose orbiculaire* ou *vague :* les mouvemens s'exécutent dans tous les sens ; 1) *énarthrose :* une éminence arrondie est reçue dans une cavité ; 2) *arthrodie* ou *diarthrose planiforme :* les surfaces de contact sont beaucoup plus planes. 2.° *Diarthrose alternative* ou *ginglyme :* les mouvemens n'ont plus lieu qu'en deux sens ; 1) *ginglyme angulaire :* les os forment un angle entre eux en se mouvant ; 2) *ginglyme latéral :* les os placés l'un à côté de l'autre, exécutent l'un sur l'autre des mouvemens de rotation suivant leur axe.

B. *Amphiarthrose*, *diarthrose de continuité*, ou *articulation mixte ;* les os sont réunis par une substance fibro-cartilagineuse interposée, dont la souplesse et l'élasticité leur permettent d'exécuter quelques mouvemens, peu étendus, il est vrai.

C. *Synarthrose :* les os sont unis de manière à ne pouvoir exécuter aucun mouvement. 1.° *Harmonie :* les os se touchent par des bords droits et lisses. 2.° *Suture :* les os s'engrènent réciproquement par des dentelures que présentent leurs bords correspondans ; 1) *suture profonde :* les dentelures sont très-alongées ; 2) *suture écailleuse :* les dentelures sont plus petites, et les os, coupés en biseau aux dépens de leurs faces opposées, se touchent par ces biseaux. 3.° *Gomphose :* un os est reçu dans un trou, comme le serait une cheville.

Préparation. Il suffit pour l'étude des surfaces articulaires d'inciser les parties molles qui les retiennent ; cette étude peut d'ailleurs se faire sans préparation préalable, sur des os secs. L'articulation du fémur avec la cavité cotyloïde donnera un exemple d'une *énarthrose ;* celle des os du tarse entre eux se fait par *arthrodie ;* l'humérus s'articule par *ginglyme angulaire* avec le cubitus ; ce dernier os s'articule par *ginglyme latéral* avec le radius. Les corps des vertèbres sont articulés par *amphiarthrose*. On trouve une *synarthrose par harmonie* entre les deux os propres du nez ; les os pariétaux s'unissent entre eux par *suture profonde*, et avec la portion écailleuse des temporaux, par *suture écailleuse ;* enfin, l'implantation des dents dans leurs alvéoles nous donne un exemple d'*articulation par gomphose*.

8.° Appareils synoviaux. Les *capsules synoviales* articulaires sont des poches membraneuses, minces, molles, demi-transparentes, semblables aux membranes séreuses et placées entre les surfaces articulaires des os, auxquelles elles adhèrent d'une manière extrêmement intime. Les cartilages ne sont donc pas à nu dans l'intérieur des articulations, comme on pourrait le croire; mais ils sont recouverts par la synoviale, poche sans ouverture, qui, après avoir tapissé le cartilage supérieur, se replie en bas, pour tapisser de même le cartilage inférieur.

Vers leur intérieur les capsules synoviales forment des prolongemens rougeâtres, frangés, graisseux, connus sous le nom de *glandes* ou de *franges synoviales*, ou d'*appareils synoviaux*, auxquels on avait à tort attribué une structure glanduleuse.

Les capsules synoviales, et surtout les franges, reçoivent des vaisseaux sanguins qui y sécrètent la *synovie*, humeur glaireuse qui sert à lubrifier les surfaces articulaires et à en faciliter les mouvemens.

Préparation. On choisira pour cet objet une grande articulation, par exemple la fémoro-tibiale. Si l'on veut entièrement isoler la capsule, on enlève tous les ligamens qui entourent l'articulation, ayant soin de ne pas blesser la synoviale extrêmement mince qu'ils recouvrent. Comme cependant cette préparation est difficile, on préfère ordinairement n'étudier cette capsule que sur un seul point; pour cela on dissèque de haut en bas le triceps crural, et on ne tarde pas à rencontrer entre lui et l'os une grande poche membraneuse, qui est la capsule que l'on cherche.

Pour s'assurer que les membranes synoviales tapissent les cartilages, on enlève obliquement une couche d'un de ces derniers, et on la renverse ensuite de manière à la rompre à sa base; on verra alors que les deux fragmens tiennent encore par la synoviale, qui, étant plus souple, reste intacte. Les injections prouvent encore cette proposition; car la synoviale devient parfaitement rouge à l'endroit où elle se jette sur le cartilage, tandis que le cartilage sous-jacent reste blanc.

9.° Ligamens. Les ligamens sont des organes blancs, nacrés, flexibles, très-tenaces; ils forment des cordons plus ou moins aplatis, ou des bandes, qui s'étendent d'un os à l'autre, en passant par-dessus la capsule synoviale, et servant ainsi à lier solidement les diverses parties du squelette, à permettre certains mouvemens et à en empêcher d'autres. Les ligamens ont une texture essentiellement fibreuse; leurs fibres sont très-déliées, parallèles ou entrecroisées. Des vaisseaux sanguins en petit nombre viennent s'y ramifier. Leurs principales parties constituantes sont l'albumine et la gélatine.

Il y a des ligamens qui ont des caractères tout opposés à ceux des ligamens ordinaires, ce sont les *ligamens élastiques* ou *ligamens jaunes*. Comme leur nom l'indique, ils sont jaunes; examinés à l'œil nu, ils sont composés de faisceaux de fibres en apparence parallèles, mais en réalité entrecroisées comme le serait une natte. Cette disposition entrecroisée devient encore beaucoup plus évidente par l'examen microscopique qui fait reconnaître que les fibres élémentaires qui composent le tissu jaune, sont contournées de mille et mille manières, enchevêtrées les unes dans les autres, comme l'est le crin dans nos matelas. Ce n'est peut-être qu'à raison de cette disposition toute physique que ces ligamens sont si éminemment élastiques. Leur usage est de soutenir sans effort certaines parties mobiles, que leur élasticité ramène constamment dans la situation naturelle, dont elles ont été distraites par les puissances musculaires. En employant le langage figuré, on pourrait appeler ces ligamens des *muscles passifs*.

PRÉPARATION. On isole les ligamens en enlevant tous les muscles et tendons qui recouvrent les articulations : on distingue les tendons des ligamens, en ce que les premiers sont la continuation d'un muscle, tandis que les ligamens tiennent à des os par leurs deux extrémités. Ces organes n'ont pas besoin d'être soumis à une préparation spéciale pour que leur structure fibreuse devienne évidente ; nous nous bornerons donc à dire que par la macération leurs fibres se séparent les unes des autres. En comparant, sur un sujet parfaitement injecté, les ligamens aux autres parties du corps, on s'assure du peu de vaisseaux qui s'y rendent. Desséchés, les ligamens deviennent durs, jaunâtres et translucides ; leur aspect fibreux se perd, mais ils acquièrent de nouveau leurs propriétés si on les met tremper dans l'eau.

Les ligamens élastiques se voient entre autres dans le canal rachidien, entre les branches des apophyses épineuses, qu'il faut par conséquent séparer du corps des vertèbres.

10.° DENTS. Les dents sont des organes que l'on avait toujours rangés parmi les os, mais que les anatomistes modernes préfèrent de rapprocher des ongles et des poils. Nous suivrons l'ordre anciennement adopté, parce que l'étude des dents déjà formées, se fait ordinairement avec celle des os. Nous parlons de leur développement dans l'Embryotomie. On distingue aux dents trois parties : la *racine*, le *collet* et la *couronne*. C'est par leur racine qu'elles sont implantées dans les os maxillaires supérieurs et inférieurs ; le collet est la partie entourée par la gencive ; la couronne proémine dans la bouche. Toute la dent est parcourue par un canal qui s'ouvre à l'extrémité de sa racine, et par où entrent les vaisseaux et les nerfs. La substance de la dent est jaunâtre, très-dure et d'un aspect corné ; sa structure paraît être lamelleuse ou celluleuse. La couronne est recouverte par l'*émail*, qui est d'un blanc laiteux, translucide et extrêmement dur. Selon quelques anatomistes, cet émail se compose de fibres perpendiculaires à la surface de l'os ; suivant d'autres, il est celluleux comme la substance même de la dent. Ces organes ne sont pas recouverts de périoste.

La substance osseuse de la dent se compose, d'après BERZELIUS, de gélatine et de substance animale insoluble 28,00, phosphate de chaux 62,00, fluate de chaux 2,25, carbonate de chaux 5,30, phosphate de magnésie 1,05, soude et muriate de soude 1,40.

L'émail, d'après le même chimiste, ne contient pas de gélatine; il y a trouvé: phosphate de chaux, 85,2; fluate de chaux, 3,3; carbonate de chaux, 8,0; phosphate de magnésie, 1,5; soude, eau et matière animale insoluble, 2,0.

PRÉPARATION. Pour bien voir le canal dans l'intérieur des dents, on pratique sur les différentes espèces une coupe longitudinale et des coupes transversales à diverses hauteurs. Ces préparations exigent des précautions particulières, à cause de la petitesse, de la dureté et de la fragilité de ces parties. Ainsi on les enveloppe d'une lame de plomb ou d'une feuille de carton avant de les serrer dans un étau, et leur section se fait avec une petite scie dont la lame est construite avec un ressort de montre. Comme la coupe longitudinale des dents n'en ouvre pas toujours la cavité dans toute sa longueur, on est souvent obligé de la découvrir au moyen d'une lime, avec laquelle on pourra encore exécuter sur les dents d'autres préparations qu'il est superflu d'indiquer ici. En soumettant une dent à l'action de l'acide sulfurique affaibli, elle éclate ordinairement dans son milieu, en sorte que la cavité de la dent devient bien visible, et il n'est pas difficile alors d'isoler les filets nerveux et vasculaires qui y pénètrent, surtout si la dent a été prise sur un sujet bien injecté. On conçoit que cette dissection fine doit se faire avec un instrument très-acéré, une aiguille, par exemple.

Pour démontrer les fibres de l'émail des dents, on en expose la couronne à la flamme d'une bougie : par là l'émail se fendille, devient comme soyeux, et se sépare en partie de la substance osseuse, tout en conservant sa blancheur, tandis que la substance osseuse noircit et se charbonne.

Les anatomistes qui admettent dans les dents une texture celluleuse, les soumettent à l'action de l'acide nitrique ou hydrochlorique affaibli, et examinent ensuite la pièce sous le microscope.

CHAPITRE II.

Os de la tête.

1.° FRONTAL OU CORONAL. Cet os symétrique est situé à la partie antérieure et supérieure de la tête; il est un peu plus que demi-circulaire, convexe en avant, concave en arrière.

La face antérieure de cet os est sous-divisée en portion frontale et en portion orbitaire, séparées par un bord saillant, appelé *arcade orbitaire supérieure.* 1) La portion frontale présente sur la ligne médiane les traces de la suture qui unit les deux pièces latérales dont se compose l'os dans l'enfance. Cette suture persiste quelquefois jusqu'à l'âge adulte. Sur le milieu de chacune de ces pièces latérales on remarque la *bosse frontale*, saillie d'autant plus prononcée que l'individu est plus jeune. Au-dessous de la bosse frontale on trouve une légère saillie arquée, parallèle à l'arcade orbitaire, et appelée *arcade sourcilière;* elle donne attache au muscle sourcilier : vers la ligne médiane cette arcade devient plus saillante, pour former la *bosse nasale*. Au-dessous de cette saillie se trouve l'*échancrure nasale*, qui s'articule avec les os propres du nez : du milieu de cette échancrure s'élève l'*épine nasale*, qui s'unit avec les mêmes os et avec la lame verticale de l'ethmoïde; en arrière, enfin, on voit l'*échancrure ethmoïdale*, qui s'articule avec l'ethmoïde, et sur les côtés de laquelle s'ouvrent les *sinus frontaux*, cavités pratiquées dans l'épaisseur de l'os. Vers le tiers interne de l'arcade orbitaire on trouve un *trou* ou une *échancrure* appelée *orbitaire*, et qui livre passage aux vaisseaux et nerfs frontaux. Des deux extrémités de l'arcade orbitaire, l'interne, appelée *apophyse orbitaire interne*, se dirige en bas et s'articule avec l'os unguis et avec l'apophyse montante de l'os maxillaire supérieur; l'autre, appelée *apophyse orbitaire externe*, se porte également en bas et s'articule avec l'os zygomatique. 2) La portion orbitaire du frontal forme la partie supérieure de l'orbite; elle présente en dehors une fossette qui loge la glande lacrymale, et en dedans une autre fossette, où est fixée la poulie cartilagineuse du muscle grand oblique, et derrière laquelle il y a un ou deux petits trous, appelés *trous orbitaires internes*.

La face postérieure du frontal présente sur la ligne médiane une gouttière, qui loge le sinus longitudinal supérieur, et à l'extrémité antérieure de cette gouttière, le *trou borgne*. On y remarque en outre quelques sillons où rampent des artères et des inégalités appelées *impressions digitales*, et qui logent des circonvolutions cérébrales.

Le bord supérieur du frontal est articulé en haut avec les pariétaux, en bas avec les grandes ailes du sphénoïde; son bord inférieur est articulé avec les petites ailes du sphénoïde.

2.° PARIÉTAUX. Les pariétaux, au nombre de deux, occupent les parties latérales et supérieures du crâne; ils sont à peu près carrés, convexes en dehors, concaves en dedans. Leur face externe présente dans son milieu la *bosse pariétale*, et au-dessous, une ligne courbe qui concourt à la formation de l'*arcade demi-circulaire des tempes*, et à laquelle s'attache l'aponévrose temporale. La face interne offre des impressions digitales et des sillons destinés à loger des rameaux de l'artère méningée moyenne.

Le bord supérieur du pariétal s'articule avec celui de l'os du côté opposé pour former la *suture sagittale*, et il concourt avec lui à former en dedans une gouttière qui loge le sinus longitudinal supérieur. Près de sa partie postérieure on remarque le *trou pariétal* qui donne passage à une veine émissaire, mais qui n'est pas constant. Le bord antérieur s'articule avec le frontal pour former la *suture coronale;* le bord postérieur s'articule avec l'occipital et forme avec lui la *suture lambdoïde;* enfin, le bord inférieur est taillé en biseau aux dépens de la table externe, et s'articule avec le temporal et tout en avant avec la grande aile du sphénoïde.

3.° Occipital. Os symétrique, impair, convexe en arrière, concave en avant, placé à la partie postérieure et inférieure de la tête. Cet os est recourbé à angle droit, et il a à peu près la forme d'une losange. On a divisé l'occipital en portion supérieure, *squameuse* ou *écailleuse*, en portion moyenne ou *condyloïdienne*, et en portion antérieure ou *basilaire*.

La face postérieure de l'os présente vers son milieu la *protubérance occipitale externe*, d'où part des deux côtés une saillie, appelée *ligne courbe supérieure*, qui donne attache au muscle occipital; on en voit une autre plus bas, appelée *ligne courbe inférieure :* donnant attache à différens muscles de la nuque. La *crête occipitale externe* est une autre saillie, placée sur la ligne médiane et qui descend de la protubérance vers le *grand trou occipital*, trou qui livre passage à la moelle de l'épine et aux artères vertébrales. Sur les deux côtés du trou on voit deux éminences alongées, recouvertes de cartilages, et appelées *condyles de l'occipital.* Derrière le condyle il y a une dépression appelée *fosse condyloïdienne postérieure*, et dans son fond se trouve le *trou condyloïdien postérieur*, traversé par une veine. Au devant et en dehors du condyle on trouve la *fosse* et le *trou condyloïdiens antérieurs*, que traverse le nerf grand hypoglosse. Enfin, l'*apophyse basilaire* est placée au devant des condyles et du trou occipital; elle donne attache à divers muscles.

A la face antérieure on remarque la *protubérance occipitale interne*, qui correspond à peu près à l'externe; une crête, surmontée d'une gouttière, qui de cette protubérance monte le long de la ligne médiane, sert à loger la fin du sinus longitudinal supérieur. La *crête occipitale interne* s'étend depuis la protubérance jusqu'au grand trou occipital ; elle donne attache à la faux du cervelet. Des deux côtés de la protubérance partent deux autres crêtes, sur lesquelles se trouvent des gouttières destinées à loger les sinus latéraux et où vient s'attacher la tente du cervelet. Ces crêtes séparent les *fosses occipitales supérieures*, qui logent les lobes postérieurs du cerveau, des *fosses occipitales inférieures* qu'occupe le cervelet. Sur les côtés du grand trou occipital on retrouve les trous condyloïdiens antérieur et postérieur, et un peu plus en dehors, une gouttière qui loge la fin du sinus latéral. Au devant du grand trou occipital est placée l'apophyse basilaire, sur laquelle on voit la *gouttière basilaire*, large et peu profonde, où repose le pont de Varole.

Les deux bords supérieurs s'articulent avec les pariétaux, et forment ainsi la *suture lambdoïde ;* les deux bords inférieurs s'articulent en arrière avec les portions mastoïdiennes des temporaux, en avant avec le rocher. Ce bord inférieur forme en dehors du grand trou occipital une saillie appelée *apophyse jugulaire*, et qui est terminée par l'*épine jugulaire.* Au devant de cette apophyse il y a une échancrure qui concourt à la formation du trou déchiré postérieur. L'apophyse basilaire de l'occipital s'articule en avant avec le sphénoïde, avec lequel elle se soude même à un âge peu avancé, et concourt en dehors à la formation du trou déchiré antérieur.

4.° Temporaux. Les temporaux, os pairs, occupent les parties latérales et inférieures du crâne ; on divise chacun en *portion écailleuse*, en *portion mastoïdienne* et en *portion pierreuse.*

La *portion écailleuse* occupe, par sa face externe, la fosse temporale ; elle a un bord arrondi, taillé en biseau aux dépens de la table interne, et qui s'articule en avant avec la grande aile du sphénoïde, en haut et en arrière avec le pariétal. À la partie inférieure de cette portion écailleuse s'avance l'*apophyse zygomatique*, divisée à sa base en deux branches ou racines : la *racine horizontale* s'étend jusqu'au-dessus du conduit auditif ; la *racine transversale* se dirige en dedans au devant de la cavité glénoïde, et concourt à former l'articulation de la mâchoire. La *cavité glénoïde* est une fossette articulaire, placée entre la racine transverse de l'arcade zygomatique et le conduit auditif : on remarque à sa partie postérieure la *fissure de Glaser* ou *fente glénoïdale*, qui livre passage à la corde du tympan et au tendon du muscle antérieur du marteau. Le *conduit auditif externe* est placé sous la racine horizontale de l'apophyse zygomatique, entre la cavité glénoïde et l'apophyse mastoïde. Son rebord est inégal, pour donner attache aux cartilages de l'oreille. La face interne de la portion écailleuse présente des *impressions digitales* et des *éminences mamillaires*, dues à la configuration des circonvolutions du cerveau.

La *portion mastoïdienne* ou *mamillaire* du temporal forme la partie postérieure et inférieure de l'os. On y remarque l'*apophyse mastoïde*, alongée, rugueuse, dirigée en bas et derrière le conduit auditif; elle donne attache au muscle sterno-cléido-mastoïdien : à la partie interne et postérieure de cette apophyse on voit la *rainure digastrique*, dans laquelle s'implante le muscle de ce nom : derrière et au-dessus de cette apophyse il y a une surface raboteuse, où viennent se rendre plusieurs muscles de la nuque; elle s'articule avec l'angle postérieur et inférieur du pariétal et avec l'occipital, et se trouve percée d'un ou de plusieurs *trous* appelés *mastoïdiens*, qui livrent passage à des veines émissaires et à une artère méningée postérieure. La face interne de la portion mastoïdienne est concave, pour loger le sinus latéral; on y remarque l'orifice interne des trous mastoïdiens. Quelquefois ces trous commencent en dehors dans l'occipital, ou bien ils sont formés en commun par lui et par le temporal.

La *portion pierreuse* du temporal, ou le *rocher*, se dirige en dedans et en avant à la base du crâne; elle a à peu près la forme d'une pyramide triangulaire : sa base, dirigée en dehors, correspond au conduit auditif et à l'apophyse mastoïde; et se confond avec les deux autres portions de l'os : le sommet est dirigé en dedans et en avant, et concourt à la formation du *trou déchiré antérieur*. Sa face supérieure présente en avant une gouttière dirigée en dehors et en arrière, aboutissant à un petit trou appelé *hiatus de Fallope* que traverse le nerf pétreux; sur son milieu s'élève une saillie formée par le canal demi-circulaire vertical antérieur. Le bord supérieur du rocher offre une gouttière qui loge le sinus pétreux supérieur. La face postérieure du rocher présente une ouverture, le *conduit auditif interne*, au fond duquel commence l'*aqueduc de Fallope;* derrière lui on voit une fente verticale, dirigée en arrière : c'est l'*orifice de l'aqueduc du vestibule*. La face inférieure est très-inégale : au devant et en dedans de l'apophyse mastoïde se trouve le *trou stylo-mastoïdien*, qui est l'orifice inférieur de l'aqueduc de Fallope, et qui est traversé par le nerf facial; au devant de lui, l'*apophyse styloïde*, grêle et alongée, donnant attache à divers muscles; sur le côté interne de cette apophyse on voit la *fosse jugulaire*, dont le bord concourt à la formation du *trou déchiré postérieur*, et à laquelle aboutit le sinus latéral, qui se continue avec la veine jugulaire interne. Immédiatement au devant de la fosse jugulaire, vers son côté interne, tout près de l'endroit où la face postérieure du rocher se joint à la face inférieure, on trouve l'*orifice inférieur de l'aqueduc du limaçon*, formant une cavité profonde et triangulaire : de cette cavité on voit passer en dehors une gouttière placée devant la fosse jugulaire; cette gouttière loge le nerf glosso-pharyngien et son ganglion. Plus en dehors, l'*orifice inférieur du canal carotidien*, canal qui traverse le bord antérieur du rocher, en se recourbant en haut et en avant, et qui s'ouvre près du sommet du rocher sur le bord antérieur de cet os. A l'endroit où le rocher forme un angle rentrant avec la portion écailleuse du temporal, on remarque sur le bord antérieur de l'os les orifices de deux conduits séparés par une lame très-mince : le supérieur loge le muscle interne du marteau; l'inférieur forme la portion osseuse de la trompe d'Eustache.

La portion pierreuse du temporal sert à loger l'organe de l'ouïe, et livre passage au nerf facial, en sorte qu'il renferme plusieurs cavités et canaux, que nous examinerons plus tard en parlant de l'oreille interne.

5.° Sphénoïde. Le sphénoïde est un os impair, situé à la partie inférieure et moyenne du crâne. On le divise en *corps* ou partie moyenne, en *grandes ailes* ou parties latérales, et en *apophyses ptérygoïdes* ou parties inférieures.

Le *corps du sphénoïde* s'articule en arrière avec l'apophyse basilaire de l'occipital, et en avant avec la lame criblée de l'ethmoïde. En haut on y remarque une lame quadrilatère, dirigée en avant et en haut, et se terminant par deux angles alongés, appelés *apophyses clinoïdes postérieures;* au devant de cette lame, un enfoncement considérable, appelé *fosse pituitaire.* Les *apophyses clinoïdes moyennes* sont de très-petites éminences, placées de chaque côté au devant de la fosse pituitaire; quelquefois elles s'alongent au point de s'unir à l'extrémité des apophyses clinoïdes antérieures. On donne à l'ensemble de la fosse pituitaire et des apophyses clinoïdes postérieures, moyennes et antérieures, le nom de *selle turcique*, à cause de la ressemblance qu'on a cru y trouver. Les côtés de la face supérieure du corps du sphénoïde donnent naissance à des apophyses triangulaires, alongées, aplaties, appelées *petites ailes* ou *ailes d'Ingrassias*. Ces petites ailes offrent à leur base le *trou optique*, et derrière ce trou elles forment un prolongement dirigé en arrière, appelé *apophyse clinoïde antérieure*. La face supérieure de la petite aile forme la partie postérieure de la *fosse antérieure du crâne;* la face inférieure concourt à la formation de la *fente sphénoïdale :* son bord antérieur s'articule avec le frontal. Les parties latérales du corps du sphénoïde présentent une gouttière qui loge le sinus caverneux; elles donnent naissance aux grandes ailes et aux apophyses ptérygoïdes. La face inférieure du corps présente sur la ligne médiane une crête saillante, appelée *crête sphénoïdale*, et qui s'articule avec le vomer. Sur les côtés on voit une petite rainure qui complète le *canal ptérygo-palatin*. Cette face se perd insensiblement dans la face antérieure, d'où s'élève sur la ligne médiane une crête saillante qui s'articule avec la lame perpendiculaire de l'ethmoïde. Sur les côtés on trouve les *orifices des sinus sphénoïdaux*, cavités creusées dans l'épaisseur du corps de l'os, séparées plus ou moins complétement par une cloison moyenne, et fermées en avant et en bas par les *cornets sphénoïdaux* ou *de Bertin;* ces cornets sont minces, recourbés, triangulaires. Plus en dehors que ces cornets, la face antérieure du corps du sphénoïde est inégale et s'articule avec l'ethmoïde et les os du palais.

Les *grandes ailes* se détachent des parties latérales du corps de l'os, en commun avec les apophyses ptérygoïdes. Elles sont aplaties, dirigées en haut, en dehors et en avant; on peut y considérer trois faces : 1.° la face supérieure ou cérébrale, qui est concave; elle se termine en arrière par une portion anguleuse dirigée en bas, et appelée *épine du sphénoïde;* près de cette épine on trouve le *trou petit rond* ou *sphéno-épineux*, livrant passage à l'artère méningée moyenne; un peu plus en dedans, le *trou ovale*, par où passe le nerf maxillaire inférieur; au devant et un peu en dedans de celui-ci, le *trou grand rond*, dirigé en bas et en avant dans l'épaisseur de la base de la grande aile, et traversé par le nerf maxillaire supérieur. 2.° La face externe ou temporale, faisant partie de la fosse temporale et de la fosse zygomatique; on y voit en arrière les trous petit rond et ovale; on y remarque en outre la saillie formée en bas par l'épine du sphénoïde: cette face est divisée en deux par une crête, au-dessous de laquelle s'attache le muscle ptérygoïdien externe. 3.° La face antérieure ou orbitaire forme une partie de la paroi externe de l'orbite. — L'épine du sphénoïde s'articule avec l'angle rentrant, formé par le rocher et la portion écailleuse du temporal; le bord postérieur de la grande aile s'articule avec la portion écailleuse du temporal; le bord supérieur s'unit à l'angle antérieur et inférieur du pariétal et au bord inférieur du frontal : le bord interne est lisse, et forme un des bords de la *fente sphénoïdale.* Le bord externe s'articule avec l'os de la pommette; le bord inférieur est lisse, et concourt à la formation de la *fente sphéno-maxillaire.*

Les *apophyses ptérygoïdes* naissent des parties latérales du corps du sphénoïde au-dessous des grandes ailes; leur base est traversée d'avant en arrière par un *canal* appelé *ptérygoïdien* ou *vidien*, et qui livre passage au nerf du même nom : les apophyses ptérygoïdes se divisent en arrière et en bas en deux *ailes*, entre lesquelles se trouve un espace appelé *fosse ptérygoïdienne.* L'*aile externe* est la plus large; l'*aile interne* est grêle, et elle se termine en bas par un *crochet* dirigé en dehors, et qui sert de poulie de renvoi au tendon du muscle péristaphylin externe. L'os du palais s'articule avec le bord antérieur de l'apophyse ptérygoïde, et s'insinue dans l'écartement des deux ailes. La partie supérieure et antérieure de l'apophyse ptérygoïde concourt à la formation de la *fosse ptérygo-palatine.*

Os WORMIENS. On appelle ainsi des portions osseuses irrégulières qui se développent quelquefois entre les os du crâne; on en rencontre souvent entre l'occipital et les pariétaux, entre la portion mastoïdienne du temporal, l'occipital, et l'angle inférieur et postérieur du pariétal, entre l'aile du sphénoïde, l'angle antérieur et inférieur du pariétal et le frontal; enfin, entre le frontal et les pariétaux. Cependant cette disposition n'a rien de constant, et il n'est pas rare de trouver des têtes où l'on ne rencontre pas un seul os wormien.

6.° ETHMOÏDE. L'ethmoïde est un os impair, situé à la partie antérieure et moyenne de la base du crâne, et dans la région supérieure des fosses nasales.

La face supérieure de l'ethmoïde est horizontale; on y remarque sur la ligne médiane l'*apophyse crista-galli*, triangulaire, faisant saillie en haut et en avant, et donnant attache à l'extrémité antérieure de la faux du cerveau; des deux côtés de cette crête on voit une gouttière percée d'une multitude de petits trous, appelée *lame criblée de l'ethmoïde;* ces trous donnent passage aux filets du nerf olfactif et au filet ethmoïdal du nerf nasal. Plus en dehors on remarque une surface celluleuse sur laquelle on voit une rainure dirigée de dehors en dedans et en avant, et qui concourt à la formation du *conduit orbitaire interne*. Ces parties s'articulent en avant et sur les côtés avec le frontal, en arrière avec le sphénoïde.

La partie inférieure de l'ethmoïde se compose d'une portion moyenne et de deux masses latérales. La portion moyenne est un feuillet mince, quadrilatère, appelé *lame perpendiculaire de l'ethmoïde;* elle fait partie de la cloison moyenne du nez, se continue en haut avec l'apophyse *crista-galli*, et s'articule en avant avec les os propres du nez et avec l'épine nasale du frontal, en bas avec le vomer et le cartilage de la cloison, en arrière avec la crête verticale de la face antérieure du sphénoïde. Les masses latérales sont séparées de la lame perpendiculaire par des scissures profondes, qui montent jusqu'à la lame criblée. Elles présentent en dedans des lames osseuses très-minces et recourbées, parmi lesquelles on distingue une postérieure et supérieure, appelée *cornet supérieur* ou *de Morgagni*, et une inférieure beaucoup plus longue, appelée *cornet moyen* ou *cornet ethmoïdal*. On trouve entre ces deux cornets une gouttière appelée *méat supérieur des fosses nasales*, et au fond de ce méat une *ouverture* dirigée en avant et en haut, et qui conduit dans les *cellules ethmoïdales postérieures;* cavités considérables, formées par l'assemblage des lames qui constituent les masses latérales de l'ethmoïde. Au-dessous du cornet moyen on trouve une autre gouttière, qui fait partie du *méat moyen du nez*, et à la partie antérieure de laquelle se trouve l'*ouverture* qui conduit dans les *cellules ethmoïdales antérieures*. La portion toute externe des masses latérales de l'ethmoïde est formée par une lame osseuse compacte, très-mince, concourant à former la paroi interne de l'orbite, et appelée *os planum* ou *lame papyracée*. Les masses latérales de l'ethmoïde s'articulent en avant avec les apophyses montantes de l'os maxillaire supérieur, et avec les os lacrymaux; en bas avec les os maxillaires supérieurs, les os du palais, et quelquefois avec les cornets inférieurs; en arrière avec le corps du sphénoïde et avec les cornets de Bertin; en haut avec l'échancrure nasale du frontal, comme nous l'avons déjà dit en parlant de la partie supérieure de l'os.

7.° Os propres du nez. Deux petits os alongés, aplatis, situés l'un à côté de l'autre à la partie supérieure et moyenne de la face.

Ces os sont plus épais à leur extrémité supérieure qui s'articule avec le frontal, qu'à leur extrémité inférieure qui est unie au cartilage du nez. Leur bord externe s'articule avec l'apophyse nasale de l'os maxillaire supérieur; par leurs bords internes les deux os s'articulent entre eux. Ces os sont percés, vers leur milieu ou un peu plus haut, d'un petit trou qui donne passage à des rameaux artériels et nerveux.

8.° Os MAXILLAIRES SUPÉRIEURS. Ces deux os occupent le milieu de la face, et renferment une cavité considérable appelée *sinus maxillaire* ou *antre d'Highmor*. On distingue aux os maxillaires supérieurs un corps et quatre apophyses.

La face antérieure du *corps* est inclinée en dehors; elle présente dans son milieu une dépression appelée *fosse canine*, à la partie supérieure de laquelle on voit le *trou sous-orbitaire*. En haut la face antérieure se continue avec la face supérieure, en formant un bord mousse, qui est la partie interne du *rebord orbitaire inférieur;* en haut et en dedans elle se continue avec l'apophyse nasale; en dedans elle présente une échancrure qui concourt à la formation de l'*ouverture antérieure des narines*, à la partie inférieure et interne de laquelle l'os fait une saillie dirigée en avant, et qui forme avec celle du côté opposé l'*épine nasale antérieure*. En bas la face antérieure se continue avec l'arcade alvéolaire; en dehors et en bas elle s'unit à la face postérieure, en formant une crête mousse, concave, dirigée en dehors et en haut; en dehors et en haut, enfin, la face antérieure se continue avec l'apophyse malaire. La face supérieure forme la paroi inférieure de l'orbite; son tiers postérieur est parcouru d'arrière en avant par une gouttière qui aboutit au *canal sous-orbitaire :* ce canal se divise en deux, dont l'un s'ouvre dans la face par le trou sous-orbitaire, et dont l'autre descend dans le sinus maxillaire. Cette face supérieure de l'os se continue en dehors avec la face postérieure par un bord assez saillant, qui concourt à la formation de la *fente spléno-maxillaire*. La face interne forme la paroi externe des fosses nasales; elle se continue en haut avec l'apophyse nasale; derrière ce point elle offre la *gouttière lacrymale*, qui descend verticalement; en arrière de cette gouttière on trouve une grande *ouverture* qui conduit dans le *sinus maxillaire*. Au-dessous de cette ouverture l'os donne attache au cornet inférieur, et forme avec lui le *méat inférieur du nez;* en bas et en dedans la face interne se continue avec l'apophyse palatine, et en avant avec l'épine nasale antérieure; en arrière elle s'articule avec l'os du palais, et elle présente une gouttière qui forme avec une gouttière semblable de l'os palatin, le *canal palatin postérieur*; en haut elle s'articule avec les parties latérales de l'ethmoïde. La face postérieure est obliquement dirigée en dehors, et elle forme une saillie obtuse, appelée *tubérosité maxillaire*, et sur laquelle se trouvent les *orifices des canaux dentaires postérieurs*. Cette face se continue en dehors avec l'apophyse malaire, et en bas avec le rebord alvéolaire.

L'*apophyse nasale* ou *montante* se continue avec la partie antérieure, supérieure et interne du corps de l'os; elle monte sur les côtés des os propres du nez, et s'articule en avant avec ces os, en haut avec le frontal, en arrière avec les os unguis: dans ce point elle présente une gouttière qui, en s'unissant par son bord postérieur appelé *crête lacrymale*, à une gouttière de l'os unguis, forme la *fosse lacrymale* et le *canal nasal*.

L'*apophyse malaire* ou *zygomatique* tient à l'angle externe et supérieur du corps de l'os; elle est courte et épaisse, et s'articule avec l'os de la pommette par une surface triangulaire dentelée.

L'*apophyse palatine* est quadrilatère et horizontale: elle tient à la partie inférieure et interne du corps de l'os, et s'unit sur la ligne médiane à la même apophyse de l'os du côté opposé; elle forme la paroi inférieure des fosses nasales et la voûte du palais. Cette éminence est très-épaisse en avant; là elle présente sur son bord interne une gouttière qui descend obliquement en avant, et qui forme avec la gouttière de l'os du côté opposé le *canal palatin antérieur* ou *incisif*: souvent cette gouttière commence par un véritable trou, en sorte qu'alors le canal est bifurqué en haut. On remarque ordinairement sur la face inférieure de l'apophyse palatine une suture convexe en arrière, et dirigée de la partie postérieure du trou palatin antérieur, vers l'intervalle qui sépare la dent canine de la seconde incisive: c'est une trace de l'existence de l'*os intermaxillaire*, comme os séparé du maxillaire. Les deux apophyses palatines s'articulent en haut avec le vomer.

Apophyse alvéolaire, *bord* ou *arcade alvéolaire*. Ce rebord est dirigé en bas; il forme avec celui du côté opposé une arcade dont la concavité est dirigée en arrière. Cette arcade est percée de trous coniques, appelés *alvéoles*, et qui reçoivent les racines des dents.

9.° Os ZYGOMATIQUES, MALAIRES OU OS DE LA POMMETTE. Ces os, au nombre de deux, sont irrégulièrement quadrilatères, convexes en dehors, concaves en dedans, et placés sur les parties latérales de la face. La partie antérieure et externe de ces os offre le *trou malaire*, qui commence dans l'orbite; leur face interne et supérieure est étroite et concave; elle fait partie de la paroi externe de l'orbite : on y voit le commencement du trou dont cet os est percé. La face interne ou postérieure est concave; on y voit tout en haut un petit trou qui aboutit à celui que l'on remarque sur la face orbitaire. Cette face concourt à la formation de la *fosse temporale:* le bord supérieur forme la partie externe du rebord orbitaire inférieur; le bord inférieur donne attache au masseter; le bord antérieur s'articule avec l'apophyse malaire du maxillaire supérieur; le bord postérieur donne attache à l'aponévrose temporale. Les angles antérieur et inférieur s'articulent avec l'os maxillaire, l'angle supérieur avec le frontal, l'angle postérieur avec l'apophyse zygomatique du temporal, et forme avec elle l'*arcade zygomatique.*

10.° Os UNGUIS OU LACRYMAUX. Ces petits os sont situés à la partie antérieure de la paroi orbitaire interne; ils sont formés par une lame osseuse extrêmement mince, à peu près carrée. Ils présentent à leur face externe une crête saillante verticale, au devant de laquelle se trouve une gouttière, qui fait partie de la *fosse lacrymale;* l'extrémité inférieure de la crête se recourbe en avant sous la forme d'un *crochet* pour s'unir à l'os maxillaire supérieur. L'os unguis complète en avant la paroi interne de l'orbite; dans le nez il fait partie de la paroi externe du méat moyen: il s'articule en haut avec l'os frontal, en avant avec le maxillaire supérieur, en bas avec le même os et avec le cornet inférieur, en arrière avec la lame papyracée de l'ethmoïde. On rencontre souvent à la partie externe et inférieure de l'os lacrymal, un osselet récemment décrit par ROUSSEAU, qui l'appelle *lacrymal externe* ou *petit unguis.* Il est mince, contourné sur lui-même, et concourt à la formation du canal nasal, en s'articulant tant avec le grand lacrymal qu'avec le maxillaire supérieur.

11.° Os DU PALAIS OU PALATINS. Ces os irréguliers sont placés à la partie postérieure des fosses nasales. On y distingue une portion horizontale, une portion verticale et trois apophyses.

La *portion horizontale* ou *palatine* complète en arrière la voûte palatine et la paroi inférieure des fosses nasales; les deux portions des deux côtés s'unissent entre elles sur la ligne médiane; en avant elles s'unissent aux os maxillaires supérieurs; en arrière elles sont libres et forment le bord inférieur des narines postérieures; en dehors elles s'unissent aux os maxillaires supérieurs, et présentent une échancrure qui fait partie du *trou palatin postérieur;* souvent on voit quelques *petits trous palatins postérieurs* qui communiquent avec le canal de ce nom, et qui sont placés derrière le trou principal.

La *portion verticale* est une lame mince, dont la face externe s'articule avec l'os maxillaire supérieur, et présente une gouttière qui forme avec une gouttière semblable de l'os maxillaire le *canal palatin postérieur.* La face interne fait partie de la paroi externe des fosses nasales; une crête horizontale, donnant attache au cornet inférieur, la partage en deux légers enfoncemens, dont l'un correspond au *méat inférieur* et l'autre au *méat moyen.*

L'*apophyse ptérygoïdienne* ou *tubérosité de l'os palatin*, de forme pyramidale, se détache de la partie inférieure postérieure et externe de la portion horizontale de l'os; elle est enchâssée entre les deux ailes de l'apophyse ptérygoïde du sphénoïde, et elle remplit la fente qui les sépare; cette apophyse est souvent percée de quelques *petits trous palatins postérieurs*, qui correspondent par des canaux étroits au canal principal.

L'*apophyse sphénoïdale* naît en haut et en arrière de la portion verticale de l'os; elle est dirigée en arrière, en dedans et en haut, pour s'articuler avec le sphénoïde; elle présente en haut une gouttière qui concourt à la formation du *canal ptérygo-palatin.* Cette apophyse est séparée de la suivante par une échancrure profonde qui forme presque en entier le *trou sphéno-palatin.*

L'*apophyse orbitaire* naît de la partie supérieure de la portion verticale; elle est supportée sur un col étroit; qui n'est séparé de l'apophyse sphénoïdale que par une échancrure arrondie. L'apophyse orbitaire présente une facette de forme triangulaire qui forme la partie toute postérieure du plancher de l'orbite; elle s'articule avec les os maxillaire, ethmoïde et sphénoïde; la facette qui s'articule avec ce dernier os est concave et renferme une cellule.

12.° Cornets inférieurs. Ces osselets minces et alongés sont fixés sur la paroi externe des fosses nasales; leur face externe est concave et fait partie du méat inférieur; leur face interne est convexe; leur bord inférieur est libre et tourné en dehors, leur bord supérieur se termine par un large crochet dirigé en bas et en dehors, et qui s'articule avec l'os maxillaire supérieur; plus en avant il donne une apophyse qui s'unit à l'os unguis, et quelquefois une autre qui s'articule avec l'ethmoïde. L'extrémité postérieure s'unit à l'os du palais.

13.° Vomer. Le vomer est un os impair, aplati, irrégulièrement quadrilatère, placé verticalement dans la partie postérieure des fosses nasales, dont il concourt à former la cloison.

Les faces latérales du vomer sont planes, et font partie de la paroi interne des fosses nasales; le bord supérieur, aussi appelé *corps de l'os*, est épais; il s'articule avec la face inférieure du corps du sphénoïde; le bord antérieur est obliquement dirigé en bas et en avant; il présente dans toute sa longueur une gouttière qui reçoit en arrière la lame perpendiculaire de l'ethmoïde, en avant le cartilage de la cloison du nez. Le bord inférieur s'articule avec les os maxillaires et palatins, qui présentent une rainure là où ils s'unissent entre eux; le bord postérieur est libre.

14.° Os maxillaire inférieur. Cet os impair occupe la partie inférieure de la face; il se compose de deux pièces latérales recourbées l'une vers l'autre et unies sur la ligne médiane, de manière à décrire une parabole qui s'ouvre en arrière. On distingue à la mâchoire le *corps*, qui est horizontal, et les *branches*, qui montent obliquement en arrière.

A la face externe et antérieure on remarque sur la ligne médiane une saillie, trace de la *symphyse du menton;* en avant et en bas, une saillie appelée le *menton;* plus en arrière, vers le milieu de la hauteur de l'os, le trou mentonnier; enfin, la *ligne oblique externe*, d'abord peu prononcée, mais dégénérant peu à peu en une crête qui se termine en haut dans l'apophyse coronoïde.

La face postérieure et interne est concave; sur la ligne médiane on remarque l'*épine postérieure du menton* ou *apophyse géni;* sur les côtés, la *ligne oblique interne* ou *myloïdienne;* plus en arrière et plus haut, l'*orifice postérieur du canal dentaire*, canal qui traverse l'os de la mâchoire pour s'ouvrir en avant par le trou mentonnier, et qui envoie un petit prolongement vers les racines des dents incisives.

Le bord supérieur de la mâchoire inférieure présente l'*arcade alvéolaire* le long du corps de l'os; cette arcade alvéolaire présente une série d'*alvéoles coniques*, servant à l'implantation des racines des dents. La branche de la mâchoire se termine en avant et en haut par l'*apophyse coronoïde*, servant d'attache au muscle temporal; en arrière de cette apophyse s'élève le *condyle de la mâchoire*, articulé avec le temporal et supporté sur un *col* plus étroit que lui; entre ces deux saillies on voit une *échancrure* semi-lunaire, appelée *sigmoïde*. Le bord postérieur et le bord inférieur sont épais et arrondis; ils se continuent l'un dans l'autre en formant en arrière et en bas une saillie appelée *angle de la mâchoire :* cet angle est d'autant plus obtus que l'individu est plus jeune.

15.° Dents. Ces organes très-durs sont implantés dans les alvéoles des os maxillaires, supérieurs et inférieur. On distingue aux dents une ou plusieurs *racines* coniques, fixées dans les alvéoles, la *couronne* libre dans l'intérieur de la bouche, et le *collet* un peu rétréci, placé entre ces deux parties et embrassé par la gencive.

On trouve dans l'adulte trente-deux dents : seize à chaque mâchoire; ces dents varient quant à leur forme, en sorte qu'on les divise en trois classes : les *incisives*, les *canines* et les *molaires*.

Les *incisives* sont au nombre de quatre à chaque mâchoire, à la partie toute antérieure de laquelle elles sont situées; elles sont tranchantes, aplaties d'avant en arrière, et n'ont qu'une seule racine; dans des cas très-rares, cependant, on en a vu qui en avaient deux. Les moyennes sont plus fortes à la mâchoire supérieure, les latérales le sont plus à la mâchoire inférieure.

Les *dents canines* ou *œillères* sont au nombre de quatre, deux à chaque mâchoire, placées en dehors des incisives; la couronne est conique, quelquefois mousse ou irrégulière; leur racine est simple et conique.

Les *dents molaires*, au nombre de dix à chaque mâchoire, sont placées derrière les canines; elles sont de deux espèces : les *petites molaires* sont au nombre de quatre et viennent immédiatement après les canines; les *grosses molaires* sont au nombre de six et viennent après les petites. Les couronnes des petites molaires sont aplaties en haut; et elles y sont garnies de deux tubercules : un interne, plus petit, et un externe; leurs racines sont ordinairement simples, aplaties, parcourues sur chacune de leurs faces par un léger sillon qui indique leur tendance à se bifurquer; dans des cas moins communs on trouve réellement pour chaque petite molaire deux racines coniques. Les couronnes des grosses molaires sont épaisses; elles offrent à leur partie supérieure quatre, cinq et très-rarement six tubercules, qui semblent indiquer qu'elles sont formées par autant de dents qui se seraient réunies. Ces dents ont autant de racines qu'elles ont de tubercules; mais ces racines sont souvent soudées entre elles, en sorte qu'au premier aspect on pourrait croire qu'il n'y en a qu'une; cependant on trouve toujours des sillons qui indiquent les séparations : ordinairement elles ont trois racines séparées, assez souvent deux, plus rarement quatre racines ou bien une seule. Cette dernière disposition se retrouve plus fréquemment pour la dernière dent molaire, appelée *dent de sagesse;* cependant j'ai rencontré une seule racine sur toutes les molaires d'un même sujet : il est extrêmement rare de trouver cinq ou même six racines séparées.

Les dents ne paraissent au dehors que vers la fin de la première année : on voit d'abord percer les incisives moyennes inférieures, puis les supérieures; viennent ensuite les incisives latérales, inférieures et supérieures, les premières petites molaires, et seulement après, les canines. Toutes ces dents ont ordinairement paru à deux ans; à quatre ans sortent les deuxièmes petites molaires, en sorte que les dents sont alors au nombre de vingt : on les nomme *dents de lait*, et elles sont remplacées vers l'âge de sept ans par les dents qui devront persister. Les dents de lait ressemblent aux autres, mais elles sont plus petites; cependant les petites molaires ont plus de deux tubercules. Vers l'âge de sept ans paraissent les premières grosses molaires; à sept ans, ou quelquefois plus tard, les dents de lait tombent, comme nous venons de le dire : cette chute des dents est due au développement des dents persistantes, qui poussent les dents de lait devant elles, et exercent sur leurs racines une compression qui en active la résorption, en sorte que celles-ci se trouvent peu à peu usées. Les dents de lait, n'étant plus soutenues alors, tombent par le moindre effort. A huit ans paraissent les deuxièmes grosses molaires; les dents de sagesse ou dernières molaires ne percent ordinairement qu'après dix-huit ans et souvent beaucoup plus tard.

De la tête osseuse en général.

La tête a la forme d'un ovale, dont la grosse extrémité est dirigée en arrière. On la divise en *crâne* et en *face;* le crâne est formé par les os frontal, pariétaux, occipital, temporaux, sphénoïde et ethmoïde; la face est formée par les autres os que nous avons décrits. Pour considérer l'ensemble de la tête, nous allons en examiner successivement l'extérieur et l'intérieur ou la cavité crânienne.

Pour éviter une répétition fastidieuse, nous n'indiquerons pas ici toutes les saillies et tous les enfoncemens, nous renvoyons pour cela à la description des os individuels; nous n'aurons à considérer que les parties qui résultent du concours de plusieurs os.

A la partie supérieure du crâne on aperçoit sur la ligne médiane la *suture sagittale*, dirigée en arrière et formée par l'articulation des deux pariétaux. A l'extrémité antérieure de cette suture on voit la *suture coronale*, placée transversalement et se dirigeant en bas; elle est formée par l'union des pariétaux avec le frontal. A l'extrémité postérieure de la suture sagittale naît la *suture lambdoïde*, dont chacune des branches qui la composent se dirige en bas, en dehors et en avant; cette suture se fait entre l'occipital et les pariétaux; on y rencontre souvent des *os wormiens*. L'extrémité inférieure de la suture lambdoïde se continue avec la *suture mamillaire*, qui entoure la demi-circonférence postérieure de l'apophyse mastoïde, et qui est formée par l'union de la portion mastoïdienne du temporal, de l'angle inférieur et postérieur du pariétal, et d'une portion de l'occipital. En avant, cette suture mamillaire se continue avec la *suture écailleuse*, située sur les côtés de la tête : cette suture se fait dans ses trois quarts postérieurs, entre le pariétal et la portion écailleuse du temporal, et dans son quart antérieur, entre la portion écailleuse du temporal et la grande aile du sphénoïde.

A près de deux pouces au-dessus de la suture écailleuse on voit une ligne légèrement saillante, courbe, concave en bas, et appelée *ligne courbe temporale :* cette ligne donne attache à l'aponévrose temporale; elle commence à l'apophyse orbitaire externe du frontal, et passe de là sur le pariétal, à l'angle inférieur et postérieur duquel elle se termine. Cette ligne forme la limite supérieure de la *fosse temporale*, dont la limite inférieure serait un plan horizontal, tiré au niveau du bord inférieur de l'arcade zygomatique. Cette fosse est formée en dedans par une portion du frontal, du pariétal, de la partie écailleuse du temporal et de la grande aile du sphénoïde; en avant, par une portion de l'os de la pommette et du maxillaire supérieur; en dehors, enfin, par une portion de l'os de la pommette et par l'apophyse zygomatique du temporal. En bas la fosse temporale se continue avec la *fosse zygomatique*, bornée en avant par la tubérosité maxillaire, en haut par la racine transverse de l'apophyse zygomatique, et par la base de la grande aile et de l'apophyse ptérygoïde du sphénoïde, en dedans par l'aile externe de cette apophyse. La fosse zygomatique se continue en dedans et en haut avec la *fente ptérygo-maxillaire*, formée par le bord antérieur de l'apophyse ptérygoïde et par la face postérieure du corps de l'os maxillaire supérieur : cette fente se continue à angle droit avec la *fente sphéno-maxillaire*, dirigée en dehors et en avant, et qui est formée par le bord supérieur et postérieur du maxillaire supérieur, et par le bord inférieur de la grande aile du sphénoïde. C'est vers le point où ces deux fentes se continuent l'une dans l'autre que commence la *fosse spléno-maxillaire*, qui se dirige profondément en dedans, et qui est limitée en avant par l'os maxillaire supérieur, en dedans par l'os du palais, en arrière par le sphénoïde. L'ensemble de cette fosse et de la fente ptérygo-maxillaire reçoit aussi quelquefois le nom de *fosse ptérygo-palatine*, dans laquelle s'ouvrent plusieurs trous, et entre autres le *trou* et le *canal ptérygo-palatins*, formés par le corps du sphénoïde et par l'apophyse sphénoïdale de l'os du palais, et l'orifice supérieur du *canal palatin postérieur*, formé par l'os maxillaire et la portion verticale de l'os du palais.

A la base du crâne on remarque, vers le milieu de l'espace compris entre le condyle de l'occipital et le bord antérieur de l'apophyse mastoïde, une ouverture considérable, dirigée en arrière et en haut, et appelée *trou déchiré postérieur;* ce trou, formé par la réunion de l'occipital avec le rocher, est ordinairement divisé en deux parties inégales par une petite languette osseuse, qui tantôt appartient au rocher et tantôt à l'occipital : la partie antérieure du trou est beaucoup plus petite que l'autre, et elle est traversée par des cordons nerveux; la portion postérieure est traversée par la veine jugulaire. Ce trou déchiré postérieur commence par une ouverture plus évasée, à bords lisses et arrondis, appelée *fosse jugulaire*. A huit lignes en avant et en dedans du trou déchiré postérieur on trouve le *trou déchiré antérieur*, formé par l'apophyse basilaire de l'occipital, le corps du sphénoïde et la pointe du rocher.

Au devant des trous déchirés antérieurs on trouve les *ouvertures postérieures des fosses nasales* ou *narines postérieures*, formées par le corps du sphénoïde, les apophyses ptérygoïdes internes, les os du palais et le vomer. A la partie supérieure de ces ouvertures on voit les orifices des *canaux ptérygo-palatins*. Sur le côté on voit la *fosse ptérygoïdienne*, formée par les deux ailes de l'apophyse ptérygoïde et par l'apophyse ptérygoïdienne de l'os du palais. On appelle *fosse gutturale* tout l'espace compris entre les angles de la mâchoire inférieure, l'apophyse basilaire et les narines postérieures.

La *voûte palatine* est le plan horizontal situé au devant et au-dessous des narines postérieures, compris dans la concavité de l'arcade alvéolaire supérieure ; cette voûte est formée par les os maxillaires supérieurs et par la portion horizontale des os du palais, dont on remarque les sutures. En avant, derrière les dents incisives moyennes, on voit le *trou incisif* ou *palatin antérieur*, formé par une gouttière creusée dans les deux os maxillaires, et s'ouvrant en haut dans les fosses nasales par deux orifices séparés l'un et l'autre par le vomer. En arrière, au niveau de la dernière dent molaire, se trouve le *trou palatin postérieur*, formé par l'os du palais et le maxillaire supérieur, et derrière lui on trouve un ou deux *petits trous palatins postérieurs*, percés dans l'os du palais lui-même.

Au-dessus du milieu de la face on voit la saillie du *nez*, formée par les os propres du nez et par les apophyses montantes des os maxillaires ; au-dessous de cette saillie, l'*ouverture antérieure des narines*, formée par les os propres du nez, par le bord antérieur du maxillaire et par l'épine nasale antérieure. Cette ouverture conduit dans les *fosses nasales*, en partie séparées sur la ligne médiane par le vomer et par la lame perpendiculaire de l'ethmoïde qui en forment la paroi interne. La paroi inférieure est formée par l'os maxillaire en avant et par le palatin en arrière ; on y voit l'orifice du canal palatin antérieur. La paroi supérieure est formée par les os propres du nez, par la lame criblée de l'ethmoïde, par le corps du sphénoïde, celui du vomer et par une petite portion des os palatins. La paroi externe est formée par les masses latérales de l'ethmoïde, la portion montante de l'os du palais, l'os lacrymal, le maxillaire supérieur et le cornet inférieur ; on y remarque différentes saillies, qui sont le *cornet inférieur*, le *cornet moyen* et le *cornet supérieur ;* au-dessous de ces cornets on voit les méats. Le *méat inférieur* est une gouttière placée entre le cornet inférieur et le plancher des fosses nasales ; on y remarque l'*orifice inférieur du canal nasal*. Le *méat moyen* se trouve entre le cornet moyen et l'inférieur ; on y voit deux ouvertures, dont l'antérieure conduit dans les *cellules ethmoïdales antérieures*, dans lesquelles vient s'ouvrir le *sinus frontal ;* la postérieure conduit dans le *sinus maxillaire*. Le *méat supérieur* est situé entre le cornet supérieur et le cornet moyen ; les *cellules ethmoïdales postérieures* et le *sinus sphénoïdal* viennent s'y ouvrir. En arrière du méat on voit le *trou sphéno-palatin*.

Les *orbites* sont placées sur les côtés du nez; elles ont assez bien la forme d'une pyramide quadrangulaire, dont la base est dirigée en avant et un peu en dehors, et le sommet en arrière et un peu en dedans, en sorte que les *axes des orbites* sont obliques, de manière à ce qu'elles se croiseraient immédiatement derrière la selle turcique si on les prolongeait en arrière. Le *rebord orbitaire* ou la base de la pyramide a la forme d'un carré un peu incliné en bas par son bord externe; il est formé par les os frontal, maxillaire et zygomatique : en supposant ce rebord divisé en deux moitiés par une ligne horizontale, on obtient ce que l'on appelle les *arcades orbitaires supérieure* et *inférieure*. La *face supérieure* ou *voûte de l'orbite* est formée par la portion orbitaire du frontal et par la petite aile du sphénoïde; la *face inférieure* ou *plancher de l'orbite* est formée par l'os de la pommette, la face supérieure de l'os maxillaire supérieur et par l'apophyse orbitaire de l'os du palais. La *face externe* est composée par une partie de la grande aile du sphénoïde et par l'os de la pommette; la *face interne* est formée par une petite portion du sphénoïde, par la lame papyracée de l'ethmoïde, par l'os lacrymal et par la partie inférieure de la portion orbitaire de l'os frontal. On remarque dans l'orbite, en avant, en dedans et en bas, la *fossette lacrymale*, formée par l'os unguis et par l'apophyse nasale de l'os maxillaire; cette fossette conduit en bas dans le *canal nasal*, qui s'ouvre dans le méat inférieur du nez. On y remarque en arrière et en dehors deux fentes considérables : la *fente orbitaire supérieure* ou *sphénoïdale* est dirigée en dehors, en avant et en haut; elle résulte de l'écartement qui existe entre la grande aile du sphénoïde et l'apophyse d'Ingrassias. La *fente orbitaire inférieure* ou *sphéno-maxillaire* est dirigée en dehors, en avant et un peu en bas; elle est formée par la grande aile du sphénoïde, le bord postérieur et supérieur de l'os maxillaire, et quelquefois un peu par l'os de la pommette.

On voit l'*intérieur du crâne* après l'avoir ouvert par une coupe horizontale qui commence quinze lignes au-dessus de la racine du nez, et qui se termine à un pouce au-dessus de la protubérance occipitale externe. La portion supérieure qui a été enlevée par cette coupe, porte le nom de *voûte* ou de *calotte du crâne;* elle est formée par la majeure partie du frontal et des pariétaux, et par l'angle supérieur de l'occipital. On remarque dans son intérieur, le long de la ligne médiane, une légère gouttière, qui commence en avant sur une crête, et qui loge le *sinus longitudinal supérieur;* sur les côtés on trouve des gouttières arborisées, que l'on a comparées aux nervures d'une *feuille de figuier*, dont elles portent le nom; elles sont formées par l'impression de l'artère méningée moyenne.

La portion inférieure de la coupe faite au crâne porte le nom de *base du crâne.* Cette base est sous-divisée de chaque côté en trois *fosses*, séparées les unes des autres par le bord postérieur des petites ailes du sphénoïde et par le bord supérieur du rocher. Les *fosses antérieures du crâne* s'étendent depuis la face postérieure de la portion verticale du frontal jusqu'au bord postérieur des ailes d'Ingrassias; elles sont formées par la portion horizontale du frontal, par la lame criblée de l'ethmoïde et l'apophyse crista-galli, et par la face supérieure des petites ailes et de la partie antérieure du corps du sphénoïde; elles sont la partie la plus élevée de la base du crâne et servent à loger les lobes antérieurs du cerveau. Les *fosses moyennes du crâne* commencent à la limite postérieure des fosses antérieures, et se terminent en arrière au bord supérieur du rocher; elles sont formées par la selle turcique et par les grandes ailes du sphénoïde, par la portion écailleuse et par la face antérieure ou supérieure du rocher du temporal. On y remarque, outre les trous que nous avons décrits avec le sphénoïde, la *fente sphénoïdale*, située en avant et en dedans, et le *trou déchiré antérieur*, situé en dedans et à huit lignes plus en arrière; de plus l'origine des nervures de la *feuille de figuier*, dont le tronc correspond au trou petit rond: ces fosses moyennes logent les lobes moyens du cerveau. Les *fosses postérieures du crâne* commencent derrière les fosses moyennes, au bord supérieur du rocher, et s'étendent à la protubérance occipitale interne: elles sont formées par l'apophyse basilaire et la partie inférieure de la portion écailleuse de l'occipital, par la face postérieure du rocher et la face interne de la portion mastoïdienne du temporal; quelquefois l'angle postérieur et inférieur du pariétal descend jusque dans la fosse postérieure du crâne. On aperçoit vers le milieu du bord postérieur du rocher le *trou déchiré postérieur*, duquel se continue une gouttière dirigée d'abord en arrière, puis en dehors et en haut, puis en haut et en arrière, et enfin transversalement en dedans vers la tubérosité occipitale interne; cette gouttière sert à loger le *sinus latéral;* la première portion est formée par l'occipital, la seconde l'est par le même os et par la portion mastoïdienne du temporal, la troisième portion est formée par la portion mastoïdienne et par l'angle inférieur du pariétal, la dernière portion, enfin, est formée par l'occipital. Les fosses postérieures du crâne servent à loger le cervelet et la protubérance annulaire.

Os hyoïde.

Cet os, situé au-dessous de la mâchoire inférieure, n'est pas articulé avec le reste du squelette, en sorte qu'on l'a tantôt décrit avec les os de la tête, tantôt avec ceux du tronc, et tantôt avec la langue, à laquelle il appartient réellement; il est toutefois uni par ses petites cornes à l'apophyse styloïde du temporal au moyen d'un ligament fibreux-élastique, appelé *stylo-hyoïdien.*

L'os hyoïde est composé d'une partie moyenne ou *corps*, et de quatre parties latérales ou *cornes*, formant ensemble une arcade dont la convexité est dirigée en devant. Le *corps* a une forme à peu près quadrilatérale; il est convexe en avant, où il donne attache à des muscles; en arrière il est lisse et concave. Les *grandes cornes* sont alongées, dirigées en arrière, et s'articulent avec les extrémités du corps de l'os; elles servent d'attache à beaucoup de muscles, et sont unies au cartilage thyroïde par un ligament. Les *petites cornes* de l'os hyoïde sont de très-petits points osseux, qui sont articulés avec les autres pièces, à l'endroit où elles s'unissent entre elles. Ces petites cornes sont dirigées en haut et en dehors, et servent d'attache à quelques fibres musculaires et ligamenteuses.

CHAPITRE III.

Os du tronc.

1.° COLONNE VERTÉBRALE. La colonne vertébrale est une tige osseuse, placée à la partie postérieure et moyenne du tronc, composée de vingt-quatre vertèbres, dont sept cervicales, douze dorsales et cinq lombaires, auxquelles on peut encore ajouter le sacrum et le coccyx. Cette colonne vertébrale présente des courbures considérables quand on la regarde de côté: en effet, on trouve alors qu'elle est convexe en avant dans la région cervicale, concave en avant dans la région dorsale, de nouveau convexe en avant dans la région lombaire, et enfin concave en avant dans la région sacrée et coccygienne. On trouve toujours à la partie postérieure de la colonne vertébrale des courbures inverses à celles que l'on observe en avant.

On remarque dans toutes les vertèbres, à l'exception de la première, que nous décrirons à part. 1.° Le *corps*, qui en est la partie la plus épaisse; il est placé à la partie antérieure de la vertèbre, et forme une portion de cylindre irrégulier : antérieurement le corps est convexe, en arrière il l'est moins, ou bien il est concave pour concourir à la formation du canal vertébral; la face supérieure et la face inférieure du corps sont planes ou légèrement concaves; c'est par elles que les corps des vertèbres sont unis entre eux. 2.° L'*apophyse épineuse*, dirigée en arrière et commençant à la partie postérieure du corps par deux *lames* ou *branches*, une de chaque côté. 3.° Les *apophyses transverses*, une de chaque côté, dirigées en dehors et placées entre le corps et l'épine. 4.° Les *apophyses articulaires*, au nombre de quatre, deux de chaque côté; il y en a deux supérieures et deux inférieures; elles sont recouvertes de cartilage et servent à l'articulation des vertèbres entre elles. 5.° Le *trou vertébral*, formé par la partie postérieure du corps des vertèbres et par les branches des apophyses épineuses. Quand les vertèbres sont unies entre elles, la série des trous vertébraux forme le *canal vertébral*, dont la forme dépend par conséquent de celle des trous individuels qui le composent. 6.° Quatre *échancrures*, deux de chaque côté, une supérieure et une inférieure, placées derrière le corps des vertèbres sur le pédicule qui donne naissance aux apophyses transverses et aux apophyses épineuses. L'échancrure inférieure d'une vertèbre correspond à l'échancrure supérieure de la vertèbre située immédiatement au-dessous, en sorte que, quand deux de ces os sont unis, on voit entre eux un trou formé par ces deux échancrures, et que l'on nomme *trou de conjugaison;* ces trous conduisent dans l'intérieur du canal vertébral, et ils sont traversés par les nerfs de la moelle de l'épine.

1) *Vertèbres cervicales.* Elles sont au nombre de sept : leur *corps* est plus long en travers que d'avant en arrière; il est aplati en avant et en arrière, un peu concave en haut et légèrement convexe en bas. L'*apophyse épineuse* est courte, fourchue en arrière, dirigée en arrière et en bas. Les *apophyses transverses*, placées au devant des apophyses articulaires, ont à leur extrémité deux tubercules : un antérieur et un postérieur; à leur base elles sont percées par un *trou* dirigé de bas en haut, et que traversent les vaisseaux vertébraux. Les *apophyses articulaires* sont ovales; les inférieures sont obliquement dirigées en bas et en avant; les supérieures regardent en haut et en arrière. Le *trou vertébral* est triangulaire, en sorte que dans cette région le canal vertébral a une figure prismatique.

La *première vertèbre cervicale* ou l'*atlas* a, au lieu d'un corps comme les autres vertèbres, un arc appelé *arc antérieur*, présentant un tubercule en avant et une facette articulaire en arrière. Les apophyses transverses, placées sur la même ligne que les apophyses articulaires, sont longues et non bifurquées. L'apophyse épineuse est peu saillante, en sorte qu'on lui donne le nom d'*arc postérieur;* elle est terminée en arrière par deux petits tubercules. Les apophyses articulaires supérieures sont très-grandes, concaves, obliques en avant et en dedans; les inférieures sont planes et horizontales. Le trou vertébral est très-grand; les échancrures sont situées derrière les apophyses articulaires, la supérieure est très-profonde pour loger l'artère vertébrale.

Deuxième vertèbre cervicale, *axis* ou *epistropheus.* Son corps a beaucoup plus de hauteur que dans les autres vertèbres cervicales; on voit sur sa face antérieure une crète longitudinale, et sur sa face supérieure s'élève l'*apophyse odontoïde*, espèce de pivot sur lequel roule l'arc antérieur de l'atlas : cette *dent* est recouverte en avant et en arrière de cartilage. L'apophyse épineuse est longue et bifurquée; les apophyses transverses sont courtes, non bifurquées; les trous percés à la base de ces apophyses sont dirigés obliquement en haut et en dehors : les apophyses articulaires supérieures, placées sur la même ligne que les apophyses transverses, sont larges et horizontales; les inférieures sont ovales, concaves, dirigées en bas et en avant. L'échancrure supérieure est placée plus en arrière que l'inférieure.

La *septième vertèbre cervicale*, *proéminente* ou *saillante*, reçoit ces dernières dénominations de son apophyse épineuse, qui est beaucoup plus longue que celle des autres vertèbres du cou, et qui n'est pas bifurquée à son extrémité.

2) *Vertèbres dorsales.* Ces vertèbres, au nombre de douze, sont plus grandes que les vertèbres cervicales; leur *corps* a plus d'étendue d'avant en arrière que transversalement; il est très-convexe en devant, un peu concave en arrière. On remarque à la partie latérale et postérieure du corps des vertèbres dorsales, quatre facettes articulaires, dont deux sont placées au bord supérieur et deux au bord inférieur; ces facettes servent à l'articulation de la tète des côtes, en sorte que chacune de ces tètes appuie sur la facette supérieure de la vertèbre correspondante et sur la facette inférieure de la vertèbre placée au-dessus. L'*apophyse épineuse* est longue, inclinée en bas, terminée par un tubercule; les *apophyses transverses*, placées sur la même ligne que les apophyses articulaires, sont longues, épaisses, courbées en arrière, terminées par un tubercule, garnies à leur face an-

térieure d'une facette articulaire, sur laquelle appuie le tubercule de la côte correspondante. Les *apophyses articulaires* sont verticales; les supérieures sont dirigées en arrière; les inférieures en avant. Les *trous vertébraux* sont arrondis et plus petits qu'aux vertèbres cervicales. Les échancrures sont plus grandes qu'au cou.

Première vertèbre dorsale. Son corps a plus d'étendue transversalement que d'avant en arrière; la facette articulaire supérieure sur les côtés du corps est plus grande, parce que la tête de la première côte y appuie en entier; l'apophyse épineuse est longue, presque horizontale.

La *dixième vertèbre dorsale* n'a pas de facettes articulaires à la partie inférieure de son corps; les facettes supérieures sont très-grandes et servent presque en entier à loger les têtes des dixièmes côtes.

La *onzième* et la *douzième vertèbre dorsale* ont un corps arrondi, très-considérable, qui ne présente de chaque côté qu'une seule facette articulaire, située en partie sur la racine de l'apophyse transverse. L'apophyse épineuse de ces vertèbres est courte, large, horizontale; les apophyses transverses sont très-courtes et n'ont pas de facettes articulaires.

3) *Vertèbres lombaires.* Elles sont au nombre de cinq. Leur *corps* est très-volumineux, il a plus d'étendue transversalement que d'avant en arrière: l'*apophyse épineuse* est aplatie sur les côtés, très-large, horizontale, garnie quelquefois d'une facette articulaire à son bord supérieur et à son bord inférieur, surtout entre la troisième et la quatrième vertèbre. Les *apophyses transverses*, placées au devant des apophyses articulaires, sont longues, minces, horizontales, un peu tournées en arrière; on remarque en bas près de leur base une *apophyse accessoire* très-forte dans la première vertèbre, mais qui diminue au point qu'elle manque ordinairement dans la quatrième et la cinquième. Les *apophyses articulaires* sont très-prononcées et ovales; les supérieures sont concaves, dirigées en arrière et en dedans; les inférieures convexes, dirigées en avant et en dehors. Le *trou vertébral* est triangulaire et plus grand que dans la région dorsale; les échancrures sont très-grandes.

2.° Sacrum. Le sacrum est formé par cinq vertèbres soudées entre elles; mais dont il est facile d'apercevoir les lignes de séparation. Il se continue avec le bas de la colonne lombaire, et forme la partie postérieure du bassin. Sa figure est triangulaire, la base du triangle étant dirigée en haut.

La face antérieure du sacrum est concave; on y voit quatre lignes transversales saillantes, qui correspondent aux points d'union des *fausses-vertèbres* qui le composent; de chaque côté on remarque quatre *trous sacrés antérieurs*, par où passent les branches antérieures des nerfs sacrés.

La face postérieure est convexe; on y voit sur la ligne médiane quatre ou cinq tubercules, rudimens des *apophyses épineuses*, et en bas une ouverture triangulaire par laquelle se termine le canal vertébral. En dehors de ces tubercules on voit de chaque côté quatre *trous sacrés postérieurs*, que traversent les branches postérieures des nerfs sacrés; en dehors de ces trous, enfin, il y a de chaque côté une rangée de tubercules, qui sont les rudimens des *apophyses transverses*.

Les faces latérales ou bords du sacrum, présentent en haut une surface en forme de rein, qui s'articule avec une face semblable de l'ilion; au-dessous de cette surface les bords deviennent plus minces et rugueux, et donnent attache à des ligamens.

La base du sacrum offre au milieu une surface transversalement ovalaire, qui s'articule avec le corps de la cinquième vertèbre lombaire; ces deux os s'unissent entre eux dans une direction oblique, de manière à former en avant une saillie appelée *angle sacro-vertébral*. Sur les côtés on trouve deux *apophyses articulaires* qui correspondent à celles de la dernière vertèbre lombaire, et des échancrures pour le passage des derniers nerfs lombaires. En arrière, on voit l'ouverture triangulaire du *canal sacré*, qui termine en bas le canal vertébral.

Le sommet du sacrum présente une petite surface ovale, qui s'articule avec la première pièce du coccyx.

3.° COCCYX. Le coccyx est formé par quatre (rarement cinq) pièces ou *fausses-vertèbres*, qui se soudent à un certain âge, de manière à former alors un os triangulaire, plus large en haut qu'en bas, et concave en avant; les pièces inférieures se soudent les premiers, en sorte qu'on trouve long-temps encore le coccyx composé de trois pièces séparées.

On distingue à la première pièce du coccyx une partie moyenne, représentant le *corps de la vertèbre*, et garnie de deux facettes oblongues transversalement, l'une pour l'articulation avec le sacrum, l'autre pour celle avec la seconde pièce; on y remarque en outre de chaque côté un prolongement supérieur assez considérable, qui est le rudiment d'une *apophyse articulaire*, et un petit tubercule qui se porte en dehors, et qui semble indiquer une *apophyse transverse.*

Les autres pièces du coccyx ne sont que des grains osseux, un peu plus larges en haut qu'en bas, et un peu aplatis d'avant en arrière.

4.° Côtes. Les côtes sont des arcs osseux, formant la charpente solide des parois latérales de la poitrine; elles sont au nombre de douze de chaque côté, dirigées obliquement en avant et en bas, convexes en dehors, concaves en dedans et tordues sur elles-mêmes, de manière à ce que l'extrémité postérieure soit un peu tournée en haut et l'extrémité antérieure en bas. On divise les côtes en *sternales* ou *vraies-côtes*, au nombre de sept, qui s'articulent par leurs cartilages avec le sternum, et en *fausses-côtes* ou *côtes asternales*, *abdominales*, au nombre de cinq, dont les cartilages n'arrivent pas jusqu'au sternum.

L'extrémité postérieure des côtes est arrondie; elle reçoit le nom de *tête* et présente deux facettes qui s'articulent avec les facettes latérales du corps de deux vertèbres; savoir avec la facette supérieure de la vertèbre correspondante et avec la facette inférieure de la vertèbre supérieure. Après la tête, vient une portion rétrécie, appelée *col de la côte;* ce col se termine dans un renflement appelé *tubercule* ou *tubérosité de la côte*, qui s'articule avec la facette de l'apophyse transverse de la vertèbre correspondante. Au-dessous ou en dehors de ce tubercule, surtout dans les côtes moyennes, on en rencontre souvent un second, donnant attache à des fibres ligamenteuses. Un peu plus en avant, la côte forme sa plus forte courbure; dans ce point on remarque à la face postérieure ou externe une ligne saillante, oblique, appelée *angle.* L'extrémité antérieure de la côte présente une petite facette concave, qui s'articule avec le cartilage. Le bord supérieur des côtes est mousse et arrondi; le bord inférieur est tranchant et présente en dedans une gouttière profonde en arrière, superficielle en avant, et servant à loger les vaisseaux et nerfs intercostaux. Les côtes varient en longueur : elles augmentent depuis la première jusqu'à la huitième, et diminuent depuis la neuvième jusqu'à la douzième, qui est la plus courte de toutes.

La *première côte* est placée de manière à ce que sa face externe soit dirigée en haut et sa face interne en bas; sur la face supérieure on remarque un tubercule pour l'attache du muscle scalène antérieur. La tête n'a qu'une seule facette pour son articulation avec la première vertèbre; l'angle manque, ainsi que la gouttière du bord inférieur. Cette côte est très-courte.

La *seconde côte* est déjà beaucoup plus longue que la première; sa face externe est obliquement dirigée en haut; l'angle et la gouttière du bord inférieur sont peu marqués.

La *onzième côte* est courte, la tête n'a qu'une seule facette, l'angle est peu marqué; la tubérosité et la gouttière manquent.

La *douzième côte* est plus courte encore; on n'y remarque ni angle, ni tubérosité, ni gouttière; sa tête n'a qu'une seule facette; en avant elle est pointue. L'extrémité antérieure de la onzième et de la douzième côte étant libre, on leur donne le nom de *côtes flottantes*.

5.° STERNUM. Le sternum est un os impair, alongé, placé à la partie antérieure de la poitrine.

La face antérieure de cet os est un peu convexe et inégale, pour donner attache à des muscles et à des ligamens; on y aperçoit des lignes transversales saillantes qui correspondent aux points d'union des cinq pièces qui composent originairement le sternum : c'est surtout vers le quart supérieur de l'os qu'une pareille ligne persiste et reste cartilagineuse jusqu'à un âge avancé. La face postérieure est un peu concave; on y remarque également quatre lignes transversales saillantes, semblables à celles de la face antérieure.

Les bords du sternum sont rendus inégaux par sept facettes articulaires concaves, destinées à recevoir les cartilages des côtes.

L'extrémité supérieure du sternum (*manubrium sterni*) est très-épaisse et beaucoup plus large que le reste de l'os: on y remarque tout-à-fait en haut une échancrure appelée la *fourchette*, et sur les deux côtés, des facettes articulaires, convexes dans un sens et concaves dans un autre, servant à l'articulation des clavicules. L'extrémité inférieure de l'os est appelée *appendice* ou *cartilage xyphoïde;* elle est mince et alongée, et elle persiste ordinairement à l'état cartilagineux jusque dans un âge avancé. Elle donne attache à des muscles et à des ligamens.

6.° DE LA POITRINE EN GÉNÉRAL. La charpente solide de la *poitrine* ou du *thorax* est formée par la partie dorsale de la colonne vertébrale en arrière; par les côtes un peu en arrière, latéralement et en partie en avant; par les cartilages des côtes et le sternum, en avant. On a comparé sa forme à celle d'un cône aplati d'avant en arrière; dont la base, dirigée en bas, est coupée obliquement d'avant en arrière et de haut en bas, et dont le sommet, dirigé en haut, serait arrondi. En arrière, la colonne vertébrale fait une saillie considérable dans l'intérieur de la poitrine, en sorte que, tout bien considéré, il ne reste plus du cône que le nom. Telle est la forme de la poitrine dans l'homme; chez la femme cette enceinte est moins évasée vers le bas; quelquefois même on la trouve rétrécie vers sa partie inférieure: elle est, proportion gardée, moins haute que dans l'homme; mais aussi est-elle plus large alors à sa partie supérieure.

CHAPITRE IV.

Os des membres supérieurs.

1.° *Os de l'épaule.*

L'épaule se compose de deux os: la *clavicule* et l'*omoplate*.

1) Clavicule. Os long, situé à la partie supérieure, antérieure et externe de la poitrine.

Le *corps* de la clavicule est arrondi ou prismatique et convexe en avant dans sa moitié interne, concave en avant et aplati dans sa moitié externe, en sorte que l'os a la forme d'un *f*. La face inférieure de la clavicule présente beaucoup d'inégalités, auxquelles viennent s'attacher des muscles et des ligamens.

L'extrémité interne ou antérieure de la clavicule est triangulaire, et présente une facette articulaire oblique qui s'unit au sternum. L'extrémité externe ou postérieure est aplatie; elle est garnie d'une facette alongée pour son articulation avec l'acromion.

2) Omoplate. Cet os large, aplati et triangulaire, est situé à la partie supérieure et externe du dos.

Sa face antérieure ou interne est aussi appelée *fosse sous-scapulaire;* elle est légèrement concave. La face postérieure ou externe est divisée en deux portions par l'*épine de l'omoplate*, crête très-saillante, qui commence au bord interne de l'os et se dirige en dehors et un peu en haut. Cette crête se termine par l'*acromion*, éminence considérable, aplatie de haut en bas, se recourbant en avant par-dessus la cavité glénoïde, de manière à former au-dessus de l'articulation une espèce de voûte qui empêche l'humérus de remonter. L'acromion offre en avant et en dedans une facette alongée, qui s'unit à la clavicule. Au-dessus de l'épine de l'omoplate se trouve la *fosse sus-épineuse*, remplie par le muscle de ce nom; au-dessous de l'épine on voit la *fosse sous-épineuse*, beaucoup plus grande et rendue inégale par les attaches des muscles qui s'y insèrent.

Le bord supérieur de l'omoplate est le plus court: on y remarque une échancrure que traversent le nerf et quelquefois les vaisseaux sus-scapulaires; plus en dehors ce bord se termine par l'*apophyse coracoïde;* éminence alongée, épaisse, recourbée en avant et en dehors, au devant de l'articulation de l'épaule, et donnant attache à des muscles. Le bord interne ou la *base de l'omoplate* est long et épais; il donne attache à divers muscles. Le bord externe ou antérieur est le plus épais des trois.

Des trois angles de l'omoplate, l'un, supérieur et interne, est réellement le plus élevé; l'autre est inférieur; le troisième, supérieur et externe, est épais; on remarque à son extrémité la *cavité glénoïde*, concave, ovalaire de haut en bas, plus large en bas qu'en haut. Cette cavité glénoïde, encroûtée de cartilage, s'articule avec l'humérus; elle est supportée par le *col de l'omoplate*, qui est un peu plus rétréci que le contour de la cavité elle-même.

2.° *Os du bras, humérus.*

L'humérus est un os long, ayant la forme d'un prisme triangulaire, un peu tordu sur lui-même.

L'extrémité supérieure présente la *tête*, éminence demi-sphérique, recouverte de cartilage pour son articulation avec l'omoplate, dirigée en haut et en dedans. La tête repose sur un *col* un peu plus rétréci. On rencontre près de la tête de l'humérus deux éminences: le *grand tubercule* est placé en dehors; on y remarque trois facettes aplaties: une supérieure, une moyenne et une postérieure, servant d'attache aux muscles sur-épineux, sous-épineux et petit-rond. L'autre éminence, ou *petit tubercule de l'humérus*, est placée en avant et en dedans de la tête; elle sert d'attache au muscle sous-scapulaire.

Le *corps de l'os* présente en haut, vers sa partie antérieure et interne, la *gouttière bicipitale*, qui commence en haut entre le grand et le petit tubercule; des deux côtés de cette gouttière on remarque deux crêtes, dont l'une descend de la partie antérieure du grand tubercule, et dont l'autre se continue avec le petit tubercule: on donne à ces crêtes les noms de *lèvre antérieure* ou *externe* et de *lèvre postérieure* ou *interne de la gouttière bicipitale.* Une troisième crête, mais moins saillante que les autres, descend de la partie postérieure du grand tubercule. Vers le milieu de l'humérus on remarque à sa partie externe et un peu antérieure une surface raboteuse, appelée *empreinte deltoïdienne*, parce qu'elle sert d'attache au muscle deltoïde ; à la même hauteur à peu près ou un peu plus bas on voit sur le bord interne de l'os le *trou nourricier*, dirigé de haut en bas. La partie inférieure du corps de l'humérus est aplatie d'avant en arrière, et présente de chaque côté une crête saillante qui se continue avec le condyle correspondant.

A l'extrémité inférieure de l'humérus on remarque en dedans et un peu en arrière une forte saillie appelée *condyle interne de l'humérus*, *tubérosité interne* ou *épitrochlée;* elle se continue avec la crête interne, et sert d'attache aux muscles antérieurs de l'avant-bras. En dehors on voit une éminence semblable, mais plus petite, dirigée un peu en avant, appelée *condyle* ou *tubérosité externe*, *épicondyle :* cette éminence sert d'attache aux muscles postérieurs de l'avant-bras. Entre ces condyles on remarque en bas la surface articulaire, présentant en avant trois saillies séparées par des enfoncemens : la saillie externe, *petite tête de l'humérus*, *condyle*, est dirigée en avant; elle s'articule avec le radius : la saillie moyenne et la saillie interne forment ensemble une *poulie*, *trochlée*, qui s'articule avec le cubitus; cette poulie se continue jusque sur la face postérieure de l'extrémité inférieure. Au-dessus de la poulie on remarque en avant un petit enfoncement appelé *cavité coronoïde*, et en arrière un enfoncement beaucoup plus considérable, appelé *cavité olécranienne.*

3.° *Os de l'avant-bras.*

Ils sont au nombre de deux : le *radius*, placé en dehors, et le *cubitus*, placé en dedans.

1) Radius. Le radius est un os long, triangulaire, plus épais en bas qu'en haut.

L'extrémité supérieure du radius présente la *tête de l'os*, qui a la forme d'un cylindre très-court, recouvert dans sa demicirconférence interne de cartilage, pour son articulation avec le cubitus, et présentant en haut une cavité circulaire, recouverte également de cartilage et articulée avec la petite tète de l'humérus. La tête du radius est supportée par un col rétréci.

Le *corps* de l'os présente en dedans et en avant, au-dessous du col, la *tubérosité bicipitale*, où s'insère le tendon du biceps.

La face antérieure et la face postérieure de l'os sont aplaties; la face externe est arrondie, étroite, et se confond avec le bord antérieur et avec le bord postérieur. Le bord interne est tranchant. Le *trou nourricier* du radius est dirigé de bas en haut; il se trouve tantôt sur la face antérieure, tantôt sur les bords antérieur ou interne, ordinairement au-dessus du milieu de la longueur de l'os.

L'extrémité inférieure du radius est épaisse, aplatie en devant, convexe en arrière, et présente en cet endroit plusieurs coulisses, où sont logés des tendons. En bas l'extrémité inférieure présente une surface articulaire, divisée par une ligne saillante en deux facettes, dont l'externe s'articule avec l'os scaphoïde, l'interne avec le semi-lunaire. En dedans de cette surface on remarque une autre facette articulaire pour son union avec l'extrémité inférieure du cubitus. En dehors l'os forme une saillie triangulaire, dirigée en bas, appelée *apophyse styloïde du radius*.

2) Cubitus. Os long, triangulaire, plus épais en haut qu'en bas.

L'extrémité supérieure du cubitus présente en haut et en avant la *grande cavité articulaire*, *grande cavité sigmoïde* ou *semi-lunaire*, concave de haut en bas, convexe en travers, divisée sur son milieu par une crête saillante, et articulée avec la poulie de l'humérus. Cette cavité se continue en avant en une apophyse triangulaire, pointue, appelée *apophyse coronoïde;* la partie postérieure et montante de la cavité articulaire forme la face antérieure d'une saillie considérable, dirigée en haut et appelée *apophyse olécrane*. A la face externe de l'extrémité supérieure du cubitus, derrière l'apophyse coronoïde, on voit *la petite cavité articulaire*, *sigmoïde* ou *semi-lunaire*, peu profonde, se continuant en haut avec la grande cavité, et servant à loger le côté de la tête du radius.

La face antérieure du cubitus est plane; on y voit vers le tiers supérieur le *trou nourricier*, dirigé de bas en haut. La face postérieure est parcourue dans sa longueur par une ligne saillante. La face interne opposée au bord radial est en même temps un peu postérieure; elle est convexe. Le bord antérieur et le bord postérieur sont arrondis; le bord externe ou radial est mince et tranchant.

L'extrémité inférieure est grêle; on y voit en dedans l'*apophyse styloïde du cubitus*, dirigée en bas, plus petite que celle du radius; le reste de l'extrémité inférieure porte le nom de *tête du cubitus;* elle présente en bas une facette articulaire qui appuie sur un cartilage triangulaire, et qui se continue en dehors avec une autre facette, qui correspond à la facette interne du radius. En arrière on remarque une coulisse pour le tendon du muscle cubital postérieur.

4.° *Os du carpe.*

Le carpe est formé par huit os disposés en deux rangées : la *rangée supérieure* offre de dehors en dedans les os *scaphoïde, semi-lunaire, pyramidal* et *pisiforme;* la *rangée inférieure* se compose du *trapèze*, du *trapézoïde*, du *grand os* et de l'*os crochu.*

1) Scaphoïde ou Naviculaire. Presque aussi grand que le grand os, il est formé de deux parties, une postérieure supérieure et une autre inférieure antérieure, réunies par un col un peu rétréci. En haut il présente une facette convexe, qui s'articule avec le radius; en bas il offre une surface plus convexe encore, articulée avec le trapèze et le trapézoïde : en dedans on y remarque une petite facette demi-circulaire, qui s'articule avec le semi-lunaire; en dedans et en bas il est concave et s'articule avec le grand os.

2) Semi-lunaire. D'un tiers plus petit que l'os précédent. En haut il présente une surface convexe, qui s'articule avec le radius; en bas il est concave, et s'articule avec le grand os et plus rarement avec l'os crochu; en dehors il présente une facette plane, semi-lunaire, qui s'articule avec le scaphoïde : en dedans il s'unit au pyramidal par une facette presque plane, dirigée obliquement en bas.

3) Pyramidal, Cunéiforme, Triangulaire. Un peu plus petit que le précédent. En haut et en dedans il a une facette qui appuie sur le cartilage triangulaire; obliquement en dehors et en haut il s'unit au semi-lunaire; en bas et en dehors il s'articule avec l'os crochu; en avant il reçoit l'os pisiforme.

4) Pisiforme. Le plus petit de tous les os du carpe; arrondi, articulé en arrière avec le pyramidal.

5) Trapèze. D'un volume analogue à celui du semi-lunaire.

On y remarque en haut une facette concave, qui s'unit au scaphoïde; en bas, une facette convexe d'avant en arrière, concave de dehors en dedans, unie au premier métacarpien; en dedans, une facette un peu concave pour son articulation avec le trapézoïde; en dedans et en bas, une très-petite facette pour le deuxième os du métacarpe.

6) Trapézoïde. Cet os, qui est un peu plus petit que le pyramidal, s'unit en haut au scaphoïde, en bas au deuxième os du métacarpe, en dehors au trapèze, en dedans au grand os. Les facettes articulaires sont toutes presque planes.

7) Grand os. Il est le plus grand des os du carpe; on y remarque en haut une *tête* arrondie, qui s'articule en dehors avec le scaphoïde, et directement en haut avec le semi-lunaire. En bas le grand os présente une facette qui s'unit au troisième métacarpien, en bas et en dehors une petite facette pour le deuxième métacarpien, en bas et en arrière une autre facette très-petite pour le quatrième os du métacarpe. En dehors le grand os s'unit au trapézoïde, en dedans à l'os crochu.

8) Os crochu. Cet os, presque aussi grand que le précédent, se distingue facilement des autres par une éminence considérable, recourbée en crochet, qui s'élève sur sa face antérieure. L'extrémité supérieure de l'os crochu est rétrécie en forme de coin; elle s'unit parfois au semi-lunaire : en bas l'os présente deux facettes, l'une pour le quatrième et l'autre pour le cinquième métacarpien; en dehors il s'unit au grand os, en dedans et en haut il s'articule avec le pyramidal.

5.° *Os du métacarpe.*

Ces os sont au nombre de cinq; on les désigne numériquement, en commençant par celui du pouce.

Les os du métacarpe se ressemblent tous par leur *corps* et leur extrémité inférieure appelée *tête :* leur corps est convexe et large sur sa face dorsale, concave et retréci à sa face palmaire; il est un peu plus court et plus épais dans le premier métacarpien que dans les autres; les têtes sont arrondies, plus étendues d'avant en arrière que transversalement; elles s'articulent avec les phalanges. Les extrémités supérieures ou *bases* s'articulent avec les os du carpe, et celles des quatre derniers s'unissent en outre entre elles; le *premier métacarpien* s'articule avec le trapèze; la base du *second* a la forme d'un M : elle s'articule directement en haut avec le trapézoïde, en haut et en dehors avec le trapèze, en haut et dedans avec le grand os, en dedans avec le troisième métacarpien; le *troisième os du métacarpe* s'articule en haut avec le grand os, en dehors avec le deuxième et en dedans avec le quatrième métacarpien : on remarque à la partie postérieure de cette extrémité une saillie qui monte entre le trapézoïde et le grand os; le *quatrième os du métacarpe* s'articule en haut et en dehors avec le grand os, en haut et en dedans avec l'os crochu, en dehors avec le troisième et en dedans avec le cinquième os du métacarpe; enfin, le *cinquième* s'articule en haut avec l'os crochu, en dehors avec le quatrième os du métacarpe.

6.° *Os des doigts.*

Les doigts, au nombre de cinq, savoir : le *pouce*, l'*index*, le *médius*, l'*annulaire* et l'*auriculaire* ou *petit doigt*, sont formés chacun par trois *phalanges :* une première ou *métacarpienne*, une seconde ou *moyenne*, et une troisième ou *onguéale*, à l'exception du pouce, qui n'a pas de phalange moyenne. Ces osselets ont entre eux beaucoup de ressemblance, excepté qu'ils sont plus ou moins développés, selon la grandeur du doigt auquel ils appartiennent.

Le *corps des phalanges* est semblable dans toutes; convexe sur sa face dorsale, et un peu concave à la face palmaire.

Les extrémités supérieures présentent une facette ovale et concave dans les premières phalanges, servant à l'articulation des têtes des os du métacarpe; les deuxièmes et troisièmes phalanges ont une surface articulaire supérieure, divisée en deux facettes concaves latérales par une petite crête saillante, dirigée d'avant en arrière.

Les extrémités inférieures des premières et deuxièmes phalanges présentent une surface articulaire en forme de poulie; celles des troisièmes phalanges sont arrondies, raboteuses à la surface palmaire, où se trouve la pulpe des doigts, et lisses à la face dorsale, où elles supportent les ongles.

CHAPITRE V.

Os des membres inférieurs.

1.° *Os innominés* ou *coxaux*.

Ces os, larges, irréguliers, forment les parties latérales et antérieures du bassin; nous les examinerons d'abord individuellement, et nous les considérerons ensuite dans les rapports qu'ils ont tant entre eux qu'avec le sacrum et le coccyx, avec lesquels ils forment le *bassin*.

L'os innominé est composé dans le fœtus et dans l'enfant de trois pièces séparées : l'*os des îles* ou *os iliaque*, situé en haut, en forme la partie postérieure et la plus volumineuse ; l'*ischion*, placé en bas, et le *pubis*, dirigé en avant. Dans l'adulte ces trois os sont unis, en sorte qu'ils doivent être décrits ensemble.

La face externe de l'os innominé présente en arrière et en haut une surface large, concave en arrière, convexe en avant, et appartenant à l'ilion. On y remarque deux lignes très-peu saillantes, dirigées en bas et en avant, appelées *lignes courbes supérieure* et *inférieure;* elles forment la limite des attaches des muscles fessiers qui s'insèrent à la face externe de l'os. Au devant de cette surface on voit la *cavité cotyloïde*, profonde, arrondie, recouverte, dans une grande partie de son étendue, d'un cartilage lisse. Cette cavité articulaire est entourée par un rebord très-saillant en arrière, et interrompu en bas et en avant, où il présente une large échancrure; la partie inférieure et interne de la cavité cotyloïde est creusée d'une fossette étendue, qui n'est pas recouverte de cartilage et qui sert surtout à loger l'appareil synovial. Au devant et un peu au-dessous de cette cavité on trouve le *trou ovalaire*, *obturateur* ou *sous-pubien*.

La face interne de l'os innominé est divisée en deux portions par une ligne saillante horizontale, appelée *ligne innominée*, et qui fait partie du *détroit supérieur du bassin*. La portion postérieure et supérieure de l'os est inclinée en dehors, en haut et en arrière; elle présente une surface concave, lisse, appelée *fosse iliaque;* en bas et en arrière on voit une autre surface, dirigée en dedans, rendue inégale par des attaches ligamenteuses, et sur laquelle on remarque en avant une grande facette réniforme, qui sert à l'articulation de cet os avec le sacrum. La portion inférieure de la face interne est concave et dirigée en dedans et en arrière; elle fait partie de l'*excavation pelvienne*, et on y remarque le trou ovalaire comme à la face externe.

La portion d'os placée au côté interne du trou ovalaire est le *corps du pubis;* celle qui forme la partie supérieure de ce trou est la *branche horizontale du pubis* qui se porte en dehors, en s'élargissant, pour concourir à la formation de la cavité cotyloïde: sa face interne contribue à la formation du *détroit supérieur du bassin.* A la partie supérieure et moyenne du corps du pubis on remarque un tubercule dirigé en avant, appelé *épine du pubis;* sur le bord interne de ce corps on voit une facette articulaire par laquelle il s'unit à l'os du côté opposé. La partie inférieure du corps de cet os donne naissance à la *branche descendante du pubis*, qui se continue sans ligne de démarcation visible avec la *branche ascendante de l'ischion;* cette dernière forme le bord inférieur et interne du trou ovalaire; elle se contourne ensuite en arrière et en haut, pour s'unir au *corps de l'ischion.* Ce dernier se continue en haut avec la partie antérieure et inférieure de l'ilion, où il forme la partie postérieure et inférieure de la cavité cotyloïde, en donnant en arrière une apophyse épaisse et pointue, appelée *épine de l'ischion;* il descend de là sous le nom de *branche descendante de l'ischion*, et forme enfin, avant de donner la branche montante, la grosse *tubérosité sciatique* dirigée en bas et un peu en arrière. Entre la tubérosité et l'épine on voit la *petite échancrure sciatique;* au-dessus de cette épine commence la *grande échancrure sciatique*, qui se prolonge jusqu'au bord inférieur de l'ilion. L'os des îles présente en haut un bord épais, appelé *crête iliaque,* à laquelle on distingue une *lèvre externe* et une *lèvre interne;* en avant, ce bord se termine par une saillie appelée *épine iliaque antérieure et supérieure;* au-dessous d'elle on voit une petite échancrure, au bas de laquelle se trouve l'*épine iliaque antérieure et inférieure*, située au-dessus de la cavité cotyloïde, et se continuant en bas et en dedans avec la branche horizontale du pubis. La partie postérieure de la crête iliaque devient très-épaisse et prend le nom de *tubérosité de l'os des îles;* cette tubérosité se termine en bas et en arrière dans l'*épine iliaque postérieure et supérieure*, au-dessous de laquelle on trouve une légère échancrure, suivie plus bas par l'*épine iliaque postérieure et inférieure.* Après cette épine on voit de nouveau la *grande échancrure sciatique*, que l'on nomme aussi quelquefois *échancrure iliaque inférieure*, en l'opposant à l'*échancrure iliaque supérieure* qui sépare les deux épines postérieures de cet os.

Bassin. Le bassin est une cavité osseuse, limitée en avant

et sur les côtés par les deux os innominés, et en arrière par le sacrum et le coccyx. On distingue, dans le bassin, deux portions; savoir : le *grand bassin* et le *petit bassin*, séparés par le *détroit supérieur*. Nous décrivons ici plus spécialement le bassin chez la femme.

Le *grand bassin* est évasé; il est formé par les deux fosses iliaques, qui se dirigent en haut et en dehors; en arrière il est limité par la colonne lombaire; en avant il est ouvert, et en bas il se continue avec le petit bassin.

Le *détroit supérieur du bassin* est limité en arrière par l'angle sacro-vertébral; sur les côtés, par la ligne innominée; en avant, par la branche horizontale et par le corps des pubis. Ce détroit supérieur est plus large transversalement que d'avant en arrière; on y distingue trois *diamètres : l'antéro-postérieur* se mesure de l'angle sacro-vertébral à la face interne de la symphyse des pubis : dans une femme bien conformée il a quatre pouces; le *transversal* se dirige d'une ligne saillante de l'ilion à l'autre, un peu plus près du sacrum que du pubis : il a cinq pouces. Le *diamètre oblique* passe de la symphyse sacro-iliaque d'un côté à la partie supérieure de la paroi interne de la cavité cotyloïde du côté opposé; il a quatre pouces six lignes.

Le *petit bassin*, ou *excavation pelvienne*, est plus spacieux que le détroit supérieur qui y conduit; en arrière il est borné par la surface concave du sacrum; sur les côtés, par le bord inférieur de l'ilion, l'échancrure sciatique, le corps et l'épine de l'ischion, et par les ligamens sacro-sciatiques; en devant, par le corps des pubis et par le contour du trou ovalaire. De toutes ces parois du petit bassin la postérieure est la plus longue et l'antérieure la plus courte. On y distingue également trois *diamètres*, un *antéro-postérieur*, un *transversal* et deux *obliques;* ces derniers sont les plus longs. L'excavation pelvienne se termine en bas par une ouverture plus rétrécie, appelée *détroit inférieur*.

Ce *détroit inférieur* est plus rétréci que le supérieur; il est borné en arrière par le coccyx; en arrière et de côté par les ligamens sacro-sciatiques; en avant et de côté par les tubérosités sciatiques, en avant par les branches descendantes des pubis, qui forment entre elles un angle de cent degrés environ, appelé *arcade pubienne* ou *sous-pubienne*. On distingue au détroit inférieur le *diamètre antéro-postérieur*, qui s'étend de l'extrémité du coccyx à la partie supérieure de l'arcade pubienne; il a quatre pouces, et peut acquérir huit à dix lignes de plus par la mobilité du coccyx : le *diamètre transverse* va d'une tubérosité de l'ischion à l'autre; il a à peu près quatre pouces, ainsi que les deux *diamètres obliques* qui s'étendent de la tubérosité sciatique d'un côté, au milieu du ligament sacro-sciatique de l'autre.

On nomme *axes du bassin*, des lignes imaginaires qui passent par le centre des détroits, et qui présentent des inclinaisons sur l'axe du corps qui, du sommet de la tète, tombe perpendiculairement entre les deux pieds; l'*axe du détroit supérieur* se dirige en bas et en arrière; il passe du nombril par le centre du détroit supérieur jusqu'au coccyx : l'*axe du détroit inférieur* est presque parallèle à l'axe du corps; il commence à l'angle sacro-vertébral et passe par le centre du détroit inférieur.

Dans l'homme, le bassin est en général moins ample que dans la femme; les ilions ont une direction plus verticale, le sacrum est moins large, l'arcade sous-pubienne forme un angle aigu, en sorte qu'on lui donne de préférence le nom d'*angle sous-pubien*.

2.° *Fémur.*

Le fémur est parmi les os longs le plus considérable du corps humain. Son extrémité supérieure présente une *tête* volumineuse, qui s'articule avec la cavité cotyloïde du bassin, et qui offre en dedans et en bas de son milieu une fossette dans laquelle s'attache le ligament rond. Cette tête est supportée par un *col* court et cylindrique, qui s'unit à angle obtus au corps de l'os. Près de l'endroit où ce col se continue avec le corps, on remarque deux tubérosités : l'une, placée en dehors, appelée *grand trochanter*, est très-considérable : on trouve entre ce grand trochanter et le col du fémur une fossette appelée *cavité trochantérique* ou *digitale;* l'autre tubérosité est plus petite et placée plus bas, en dedans et en arrière : elle porte le nom de *petit trochanter*.

Le *corps* du fémur est irrégulièrement cylindrique, un peu courbé, de manière à présenter sa convexité en devant, plus épais en haut et en bas que dans son milieu. Le long de la partie postérieure du corps de l'os on remarque une crête considérable, appelée *ligne âpre*, qui commence en haut aux deux trochanters, mais surtout au grand. C'est près de la ligne âpre du fémur que l'on trouve vers le milieu de l'os un ou plusieurs *trous nourriciers*.

L'extrémité inférieure du fémur est très-volumineuse, on y remarque sur les côtés deux *condyles*, un *interne* un peu plus long, et un *externe*, recouverts de cartilage et représentant ainsi une surface articulaire en forme de poulie. On trouve sur la partie latérale du condyle correspondant, la *tubérosité interne* et la *tubérosité externe*, peu saillantes, et donnant attache à des muscles et à des ligamens.

3.° *Os de la jambe.*

Ils sont au nombre de trois, savoir : la *rotule*, le *tibia* et le *péroné*.

1) Rotule. La rotule est un os court et irrégulièrement lenticulaire, placé à la partie antérieure du genou.

Sa face antérieure est convexe et inégale ; sa face postérieure est lisse, recouverte de cartilage, divisée par une saillie verticale en deux facettes, dont l'externe, légèrement concave, est plus large que l'interne, qui est plane ou même convexe ; les deux bords latéraux sont mousses ; l'extrémité supérieure est arrondie, l'inférieure forme un angle assez saillant.

2) Tibia. Os long, prismatique, occupant la partie antérieure de la jambe.

L'extrémité supérieure du tibia est très-épaisse ; elle présente en haut deux facettes articulaires légèrement concaves, improprement appelées *condyles du tibia ;* ces facettes, dont l'une est *interne*, l'autre *externe*, sont séparées par une crête peu saillante que quelques anatomistes modernes appellent *épine du tibia*, dénomination que l'on donne ordinairement à une autre partie : en avant et en arrière de cette crête on remarque une petite fossette dans laquelle s'insèrent des ligamens. Les condyles eux-mêmes sont supportés par des éminences notables appelées *tubérosités du tibia ;* à la partie inférieure de la tubérosité externe on voit en dehors et en arrière une petite facette pour l'articulation de la tête du péroné. A deux travers de doigt environ au-dessous des condyles on remarque sur le bord antérieur de l'os une tubérosité, appelée *épine du tibia*.

Le *corps* du tibia a la forme d'un prisme triangulaire ; la face interne est obliquement dirigée en avant, elle est lisse et convexe ; la face externe est inégale et un peu concave en haut ; la face postérieure est rendue inégale par une ligne saillante qui descend sur elle ; on y remarque le *trou nourricier*. Le bord antérieur est aussi appelé *crête du tibia ;* le bord interne est arrondi ; le bord externe est plus tranchant et donne attache au ligament interosseux.

L'extrémité inférieure présente à sa partie interne une apophyse considérable, dirigée en bas, appelée *malléole interne;* la face interne de cette apophyse est rugueuse, l'externe est lisse, recouverte de cartilage, et se continue à angle droit avec la surface articulaire qui recouvre l'extrémité inférieure du tibia : cette dernière est quelquefois partagée d'avant en arrière en deux moitiés par une ligne légèrement saillante. La face externe de l'extrémité inférieure du tibia est un peu concave, pour s'articuler avec le péroné. La face postérieure présente près de la malléole interne une gouttière pour le tendon du muscle tibial postérieur.

3) Péroné. Le péroné est un os long, peu épais, situé à la partie externe et postérieure de la jambe.

L'extrémité supérieure ou *tête* du péroné est irrégulièrement arrondie et supportée sur un *col* peu rétréci; on voit à la partie supérieure de la tête la facette articulaire qui l'unit au tibia.

Le corps de l'os est triangulaire, tordu; la face externe est concave en haut; elle y est séparée de la face interne par un bord très-saillant, appelé *crête du péroné*, et auquel s'attache le ligament interosseux; vers la partie inférieure de la jambe, la face externe se contourne obliquement en arrière, et la face interne se porte directement en avant. La face postérieure est arrondie; on y trouve le *trou nourricier*. Les bords postérieurs externe et interne sont mousses.

L'extrémité inférieure est plus grosse que la supérieure; elle descend plus bas que le tibia, pour former la *malléole externe;* à sa face interne on trouve une facette articulaire qui s'unit à l'astragale, et un peu plus haut une légère dépression qui appuie sur la face externe de l'extrémité inférieure du tibia. La face externe est convexe et raboteuse; la face postérieure offre une gouttière longitudinale très-superficielle pour les tendons des muscles péroniers, et à l'endroit où elle se continue avec la face interne on remarque une cavité garnie de petits orifices, dans laquelle s'insèrent des ligamens.

4.° *Os du tarse.*

Ces os sont au nombre de sept, divisés en deux rangées : les *os de la première rangée* comprennent l'*astragale* et le *calcanéum;* ceux de la *deuxième rangée* sont le *scaphoïde*, le *cuboïde* et les trois *cunéiformes*.

1) Astragale. Cet os occupe la partie supérieure et interne

du tarse. On y distingue une partie postérieure volumineuse, qui est le *corps* de l'os; une partie antérieure, appelée *tête*, et une partie intermédiaire rétrécie, appelée *col*.

La face supérieure de l'astragale présente sur le corps de l'os une poulie peu prononcée, qui s'articule avec le tibia; la face inférieure s'articule avec le calcanéum par deux facettes, l'une convexe et l'autre concave, entre lesquelles on remarque une rainure. La face interne présente une facette articulaire qui s'unit au tibia; la face externe en offre une semblable qui s'unit au péroné; l'extrémité antérieure ou la tête de l'os s'articule par une facette convexe avec le scaphoïde.

2) Calcanéum. Il est le plus volumineux des os du tarse; sa face supérieure est inégale : en arrière elle concourt à former la saillie du talon; dans son milieu on remarque une surface articulaire inclinée en avant et unie à l'astragale; en avant et en dehors, une surface concave, inégale, faisant partie de la *cavité sinueuse;* en avant et en dedans, une facette articulaire qui s'unit à l'astragale et située sur la partie de l'os qu'on appelle *apophyse interne du calcanéum.* La face inférieure est inégale et légèrement concave; la face externe présente de légères gouttières pour les tendons des muscles péroniers; la face interne, concave, porte le nom de *voûte du calcanéum*, et elle se continue en haut et en avant avec l'apophyse interne. L'extrémité postérieure forme la saillie du *talon;* l'extrémité antérieure présente une surface lisse qui s'articule avec le cuboïde.

3) Scaphoïde. Le scaphoïde est placé à la partie interne et moyenne du tarse. En arrière il est concave et s'articule avec la tête de l'astragale; en avant il est convexe et s'articule par trois facettes avec les trois os cunéiformes. En haut et en dehors il est très-convexe, en bas il est concave; en dedans il présente un *tubercule* qui fait saillie au bord interne du pied; ces surfaces sont raboteuses et servent d'attache à des ligamens.

4) Cuboïde. Placé à la partie antérieure et externe du tarse : la face supérieure est raboteuse et plane; la face externe et la face inférieure présentent une gouttière pour le tendon du long péronier; la face interne s'articule avec le troisième cunéiforme et quelquefois en arrière avec le scaphoïde; la face antérieure présente une large facette, subdivisée en deux par une ligne saillante et s'articulant avec les deux derniers os du métatarse; la face postérieure s'unit au calcanéum.

5) **Premier cunéiforme.** Cet os, peu volumineux, placé au bord interne du pied, est le plus grand os cunéiforme : en arrière il s'articule avec le scaphoïde ; en avant, avec le premier métatarsien ; en dehors, avec le deuxième cunéiforme et avec le deuxième métatarsien ; en dedans il présente une face large et rugueuse. En haut il est mince, en bas au contraire il est épais.

6) **Deuxième cunéifome.** Il est le plus petit des trois : en avant il s'articule avec le second métatarsien ; en arrière, avec le scaphoïde ; en dedans, avec le premier cunéiforme ; en dehors, avec le troisième. Sa face supérieure est large, celle inférieure étroite.

7) **Troisième cunéiforme.** Il est situé au milieu de l'extrémité antérieure du tarse : il s'articule en arrière avec le scaphoïde ; en avant, avec le troisième métatarsien ; en dedans, avec le second cunéiforme et avec le deuxième métatarsien ; en dehors, avec le cuboïde. La face supérieure est large et raboteuse, l'inférieure rétrécie.

5.° *Os du métatarse.*

Les os du métatarse sont au nombre de cinq ; ils ressemblent aux os du métacarpe, mais ils sont plus volumineux qu'eux. Le *premier os du métatarse* est plus court et beaucoup plus gros que les autres ; sa base se termine vers la plante du pied par un *tubercule* saillant ; elle s'articule en arrière avec le premier os cunéiforme. Le *second os du métatarse* est le plus long : il s'articule en arrière avec le second os cunéiforme ; en dedans, avec le premier ; en dehors, avec le troisième cunéiforme et avec la base du troisième os du métatarse. Le *troisième métatarsien* s'articule en arrière avec le troisième os cunéiforme ; en dedans, avec le deuxième métatarsien ; en dehors, avec le quatrième. Le *quatrième os du métatarse* s'articule en arrière avec le cuboïde ; en dedans, avec le troisième, et en dehors, avec le cinquième os du métatarse. Le *cinquième métatarsien* présente en dehors un *tubercule* très-saillant, dirigé en arrière ; il s'articule en arrière avec le cuboïde et en dedans avec le quatrième métatarsien.

6.° *Phalanges.*

Les phalanges du pied ressemblent à celles des doigts ; mais elles sont plus courtes et plus minces, à l'exception de celles du gros orteil, qui, quoique plus courtes, sont beaucoup plus épaisses que celles du pouce de la main. Comme à la main, le pouce n'a que deux phalanges, tandis que les autres orteils en ont trois.

Les *os sésamoïdes* sont des grains osseux lenticulaires, placés par paires dans les articulations du gros orteil.

CHAPITRE VI.

Articulation de la mâchoire inférieure.

Cette articulation, du genre des arthrodies, se fait entre la cavité glénoïde et la racine transverse de l'apophyse zygomatique du temporal d'une part, et le condyle de la mâchoire inférieure de l'autre. Ce condyle est ovale transversalement, pour s'adapter à la forme de la cavité glénoïde, qui l'est dans le même sens. La racine transverse de l'apophyse zygomatique est convexe d'avant en arrière, et se continue sans interruption avec la cavité glénoïde : toutes ces surfaces articulaires sont recouvertes de cartilages lisses.

Entre les os qui concourent à cette articulation, se trouve un fibro-cartilage, appelé *méniscoïde;* il est en effet beaucoup plus épais à ses bords qu'au centre.

Les ligamens qui entourent l'articulation sont :

1.° Deux *capsules synoviales;* l'une placée entre la surface articulaire du temporal et le cartilage intermédiaire, l'autre s'étendant de ce cartilage au condyle de la mâchoire inférieure. Ces capsules sont lâches et extensibles, pour se prêter aux mouvemens du condyle.

2.° Le *ligament latéral externe* n'est qu'un trousseau fibreux qui recouvre l'articulation en dehors.

3.° Le *ligament latéral interne*, longue bande membraneuse, dirigée en bas et un peu en avant, et qui s'étend de l'apophyse épineuse du sphénoïde au bord supérieur de l'orifice postérieur du conduit dentaire inférieur.

4.° Le *ligament stylo-maxillaire* est une aponévrose qui se porte de l'apophyse styloïde à l'angle de la mâchoire inférieure; elle est très-mince et ne paraît guère destinée qu'à multiplier les attaches des muscles styloglosse et ptérygoïdien interne.

Les *mouvemens* de la mâchoire inférieure sont : 1) celui d'abaissement modéré; ici le condyle joue dans la cavité glénoïde en pressant contre la face postérieure de la racine transverse; 2) celui d'abaissement forcé, où les condyles se portent en avant sous les racines transverses, en entraînant les cartilages intermédiaires;

3) celui par lequel le menton se porte en avant sans être abaissé d'une manière notable; là le condyle de la mâchoire abandonne également la cavité glénoïde, et se porte sous la racine transverse; 4) les mouvemens latéraux : le condyle reste dans la cavité glénoïde du côté où se dirige le menton; mais celui du côté opposé la quitte pour se porter sous la racine transverse de l'apophyse zygomatique.

Préparation. Cette dissection doit se faire après avoir terminé celle des muscles releveurs de la mâchoire inférieure. On enlève la glande parotide, ayant égard à la membrane stylo-maxillaire qui la touche en bas et en dedans; on sépare le masseter et le temporal de leurs attaches supérieures, en les laissant adhérer à la mâchoire inférieure. On se facilite la préparation en sciant cet os dans sa symphyse, puis on détache toutes les parties molles qui composent la joue, ce qui permet de renverser en dehors et en arrière la branche de la mâchoire sur laquelle on prépare. On sépare alors le ptérygoïdien interne de son attache supérieure, et on le laisse attaché à la mâchoire; par cette préparation on aperçoit le ptérygoïdien externe, qu'on enlève en totalité : sur la partie postérieure de ce muscle est couché le nerf maxillaire inférieur et le *ligament latéral interne*, qu'il faut ménager. Il n'y a plus qu'à enlever le tissu cellulaire qui unit le ligament au nerf, ainsi que celui qui recouvre la capsule articulaire, pour mettre toutes ces parties au net.

On découvre le *cartilage méniscoïde* et l'intérieur de l'articulation, en incisant celle-ci en deux endroits : d'abord de dehors en dedans, tout près de la racine transverse de l'apophyse zygomatique, ce qui permet de luxer le condyle en dehors; puis on incise la capsule inférieure d'arrière en avant et de dedans en dehors, tout près du condyle de la mâchoire.

CHAPITRE VII.

Articulations de l'extrémité antérieure des clavicules et des cartilages costaux.

1.° La clavicule s'articule avec le sternum par arthrodie; sa surface articulaire est convexe de haut en bas, et concave d'avant en arrière; celle du sternum est concave de dedans en dehors et convexe d'avant en arrière. Les surfaces sont recouvertes d'un cartilage lisse, et entre elles est placé un *cartilage intermédiaire*, assez mou et de forme triangulaire.

Les liens qui retiennent la clavicule en position, sont:

1) Deux *capsules articulaires*, l'une placée entre la clavicule et le cartilage triangulaire, l'autre entre ce cartilage et le sternum.

2) Le ligament *inter-claviculaire;* cordon fibreux, tendu de l'extrémité sternale d'une clavicule à l'autre, et situé au-dessus

de l'échancrure supérieure du sternum, à laquelle il adhère quelquefois.

3) Le ligament *rhomboïdal* (*costo-claviculaire*), situé entre la partie interne de la face inférieure de la clavicule et le cartilage de la première côte.

4) Les *ligamens antérieur* et *postérieur* ne sont que des trousseaux irréguliers de fibres, qui renforcent la capsule articulaire et passent d'un os à l'autre.

Les *mouvemens* de la clavicule sur le sternum, quoique peu étendus, sont cependant libres dans tous les sens, comme le démontre la disposition des surfaces articulaires; ces mouvemens sont semblables à ceux de deux anneaux qui se pénétreraient mutuellement.

2.° L'articulation des cartilages des vraies côtes avec le sternum, est une arthrodie; les extrémités des cartilages costaux sont anguleuses pour le 1.er, le 2.e et le 7.e, arrondies pour les autres; elles sont reçues dans des facettes creusées dans le sternum. Ces facettes, dont la forme correspond à celle de l'extrémité des cartilages, sont recouvertes d'un cartilage un peu raboteux.

Les cartilages des côtes sont retenus en position :

1) Par des *ligamens capsulaires* très-minces, placés entre eux et le sternum. Le cartilage de la deuxième côte est en outre uni au sternum par un *fibro-cartilage* placé dans l'intérieur de la capsule.

2) Par les *ligamens rayonnés*, qui se composent de fibres, allant en divergeant, du cartilage de chaque côté, à la face antérieure du sternum, où elles s'unissent aux fibres des ligamens voisins.

3) Par des bandes aponévrotiques très-minces (*lig. nitentia, coruscantia*), placées au devant des muscles intercostaux et qui vont du bord inférieur des cartilages costaux au bord supérieur des cartilages placés au-dessous d'eux.

4) La sixième et la septième côte sont unies à l'appendice xyphoïde du sternum par plusieurs trousseaux ligamenteux, nommés *ligamens de l'appendice xyphoïde*.

5) On trouve des faisceaux fibreux assez forts, qui unissent le cartilage de la huitième côte à celui de la septième, la neuvième à la huitième et la dixième à la neuvième.

6) Quelquefois on trouve même entre ces cartilages des facettes articulaires, entourées par une capsule extrêmement mince.

3.° Les cartilages costaux sont unis aux côtes correspondantes par engrenure, et ces parties sont maintenues en contact par le périoste renforcé, qui, de la côte, se jette sur le cartilage.

4.° La *membrane du sternum* est une forte bande à fibres longitudinales, située sur la face postérieure du sternum, et servant à unir les trois pièces dont se compose cet os; elle est unie à de faibles trousseaux ligamenteux, qui proviennent des cartilages costaux, et qu'on a nommés *ligamens rayonnés postérieurs*.

Les *mouvemens* des extrémités antérieures des côtes sont fort obscurs pour chaque côte individuelle; mais ils deviennent très-appréciables quand on considère le sternum, qui se meut sur elles; on remarque alors une élévation du sternum en totalité, et en même temps un mouvement de bascule en avant de son extrémité inférieure, qui résulte de ce que les mouvemens des extrémités antérieures des côtes inférieures sont plus étendus que ceux des supérieures.

Préparation. Après qu'on aura étudié le muscle triangulaire du sternum, on procédera à la dissection des articulations dans l'ordre suivant :

Pour travailler à son aise, on détache la pièce à préparer, en sciant les côtes et les clavicules vers leur milieu, et en renversant avec précaution le sternum de bas en haut, à mesure qu'on détruit ses adhérences ou celles des côtes avec les parties molles voisines.

On commence par étudier les articulations sterno-claviculaires, que l'on débarrasse des muscles et de la graisse qui pourraient encore les recouvrir. On a quelquefois de la peine à trouver le ligament *interclaviculaire*, parce qu'il est intimement uni au sternum dans certains sujets; il faut donc passer le scalpel entre lui et le bord supérieur de l'os. Le ligament *rhomboïdal* se voit en écartant la clavicule de la première côte; quelquefois ce ligament est adhérent à la capsule articulaire. Pour bien voir le cartilage *triangulaire*, on incise la capsule en deux endroits : tout près du sternum, de dedans en dehors, et tout près de la clavicule, de dehors en dedans.

Les ligamens *rayonnés* se voient facilement sur la face antérieure du sternum, après avoir enlevé le grand pectoral; mais il faut de la patience pour les préparer proprement : on y réussit ordinairement en les grattant doucement avec un scalpel émoussé. Les bandes aponévrotiques qui unissent entre eux les cartilages des côtes, sont placées entre les muscles intercostaux et le grand pectoral; on doit donc user de précaution en coupant ce dernier : les muscles intercostaux seront également enlevés, et cette partie de la préparation exige plus de précaution encore. On procède d'une manière semblable à la recherche des ligamens qui unissent entre eux les cartilages des côtes asternales. Les *ligamens de l'appendice xyphoïde* sont ordinairement entourés de beaucoup de graisse, et recouverts par le muscle droit du bas-ventre : il faut donc éloigner avec précaution ces parties pour mettre les ligamens au net. Pour voir la *membrane du sternum*, on enlève le muscle triangulaire, le tissu cellulaire graisseux et les vaisseaux mammaires qui la cachent en partie. On n'aperçoit les *ligamens capsulaires* des cartilages costaux qu'après avoir enlevé les ligamens rayonnés qui les recouvrent; on incise la capsule en suivant le contour des extrémités articulaires. Pour examiner le fibro-cartilage qui se trouve dans l'articulation de la seconde côte, il faut scier transversalement le sternum un peu au-dessus ou au-dessous du milieu de l'articulation. Afin d'examiner le mode d'union des côtes avec leurs cartilages, circonscrivez l'endroit de l'union par deux incisions circulaires du périoste, distantes d'un à deux pouces l'une de l'autre; réunissez ces incisions par une troisième, transversale, et disséquez ensuite le périoste, afin de dénuder l'os et le cartilage; séparez enfin ces deux parties en rompant leurs adhérences.

CHAPITRE VIII.

Articulations de la colonne vertébrale et de l'extrémité postérieure des côtes.

1.° *Articulations des vertèbres entre elles.*

Les ligamens sont à peu près les mêmes pour chaque vertèbre, depuis la troisième cervicale jusqu'à la dernière lombaire: chacune d'elles s'articule par la face supérieure de son corps et par ses apophyses articulaires supérieures avec la vertèbre placée au-dessus, et par la face inférieure de son corps et ses apophyses articulaires inférieures, avec la vertèbre placée immédiatement au-dessous. L'articulation des corps des vertèbres entre eux est une amphiarthrose; celle des apophyses articulaires est une arthrodie.

Les ligamens des vertèbres sont:

1) La *longue bande antérieure* qui commence au tubercule de l'atlas: elle y est étroite et s'élargit peu à peu en descendant au devant du corps des vertèbres; arrivée aux lombes, elle s'unit aux tendons du diaphragme qui la renforcent, et dont quelques fibres l'accompagnent jusque vers le coccyx, où elle se termine.

2) La *longue bande postérieure* tapisse la face postérieure du corps des vertèbres; elle commence par une base large à la deuxième vertèbre cervicale, et se continue en partie avec l'appareil ligamenteux; puis elle descend dans le canal vertébral, se rétrécit vers la région lombaire et se termine au sacrum.

3) Les *ligamens intervertébraux:* fibro-cartilages épais, qui unissent les corps des vertèbres. Leurs fibres sont disposées circulairement, et leur densité augmente du centre vers la circonférence; les plus épais se trouvent aux lombes, les plus minces au cou.

4) *Ligamens jaunes*, très-élastiques, situés entre les branches

des apophyses épineuses des vertèbres, auxquelles ils sont attachés : les plus forts se trouvent aux lombes.

5) Les *ligamens inter-épineux* s'étendent d'une apophyse épineuse à l'autre, et remplissent tout leur intervalle; leur forme est membraneuse : ils manquent au cou, et ils sont plus forts aux lombes qu'au dos.

6) Les *ligamens surépineux* sont de petits cordons ligamenteux qui s'attachent aux extrémités des apophyses épineuses des vertèbres dorsales et lombaires; les derniers sont les plus forts.

7) Les *ligamens inter-transversaires* sont très-grêles; on ne les trouve qu'à la partie inférieure du dos et aux lombes; ces derniers sont les plus forts : comme leur nom l'indique, ils sont situés entre les apophyses transverses des vertèbres.

8) Les *ligamens capsulaires*, qui unissent les facettes des apophyses articulaires des vertèbres; assez lâches au cou, ils sont très-serrés au dos et aux lombes.

9) Les *ligamens capsulaires inter-épineux*. On ne les trouve guère qu'aux lombes, et surtout entre les apophyses épineuses de la troisième et de la quatrième vertèbre lombaire.

Les *mouvemens* de chaque vertèbre individuelle sont très-bornés; mais, prises en masse, elles jouissent d'une mobilité assez étendue. Les vertèbres cervicales et lombaires sont plus mobiles que les dorsales. Ces mouvemens peuvent se faire en avant, en arrière, latéralement et dans les directions intermédiaires; ils s'exécutent en grande partie en vertu de la compressibilité des ligamens inter-vertébraux et des ligamens jaunes, qui cèdent du côté où le tronc est fléchi, et reprennent leur forme primitive en vertu de leur élasticité dès que l'effort musculaire cesse, en sorte que dans l'action de redresser le corps ils sont auxiliaires du système musculaire.

2.° *Ligamens entre les côtes et les vertèbres.*

Les côtes s'articulent avec les vertèbres dorsales : leur tête s'unit au corps de deux vertèbres par ginglyme angulaire; la première, la onzième et la douzième, cependant, ne s'articulent qu'avec le corps d'une seule vertèbre. La tubérosité des dix premières côtes s'articule en outre par arthrodie avec l'apophyse transverse de la vertèbre correspondante. Toutes ces surfaces articulaires sont recouvertes d'un cartilage lisse, et entourées de *capsules articulaires* très-minces et très-serrées.

Le côtes sont maintenues en situation :

1) Par le *ligament de la tête de la côte* ou *ligament rayonné*, trousseau fibreux qui, de la côte, se jette en rayonnant par-dessus la face antérieure de la capsule articulaire sur le corps des vertèbres.

2) Le *ligament costo-transversaire externe* passe de l'angle de chaque côté à l'apophyse transverse de la vertèbre à laquelle cet angle est adossé.

3) Le *ligament costo-transversaire interne* ou *ligament interne du col de la côte* se porte du bord supérieur du col de la côte à la face antérieure de l'apophyse transverse de la vertèbre qui est au-dessus, en se dirigeant de dedans en dehors.

4) Le *ligament externe du col de la côte* va de la face postérieure du col de la côte au bord inférieur de l'apophyse articulaire inférieure de la vertèbre placée au-dessus. Ce ligament, placé tout en arrière, se dirige en haut et en dedans. On rencontre quelquefois plusieurs de ces ligamens, et alors on a donné aux excédans le nom de *ligamens accessoires des côtes.*

Les *mouvemens* des côtes ont déjà été indiqués quant à leur rapport avec le sternum : ici nous nous bornerons à dire que la disposition de leurs articulations postérieures ne leur permet qu'un mouvement d'élévation et d'abaissement. Mais la forme de ces os et leur position oblique rend ce mouvement encore plus compliqué qu'on ne le pense; car, outre leur élévation en totalité, elles s'écartent l'une de l'autre au moyen d'un mouvement de rotation qui porte leur bord inférieur en dehors et leur bord supérieur en dedans, et de plus, leur extrémité sternale s'éloigne de la colonne vertébrale.

Préparation. Cette dissection sera faite après qu'on aura achevé l'étude des muscles postérieurs de la colonne vertébrale. Les ligamens des vertèbres étant à peu près semblables pour chacune d'elles, il suffit de les disséquer sur deux morceaux de colonne vertébrale, composés de quatre à cinq vertèbres, pris l'un sur la colonne dorsale, et l'autre sur la colonne lombaire.

Si la préparation devait être faite sur un cadavre entier, il faudrait naturellement ouvrir la poitrine et l'abdomen, en extraire les viscères, couper les côtes à quatre travers de doigt de leur extrémité postérieure, retourner le sujet, inciser la peau le long des épines du dos, et la disséquer en dehors avec tous les muscles qui remplissent les gouttières vertébrales. Quoi qu'il en soit, on enlève les morceaux de colonne vertébrale, soit en les désarticulant, soit en les divisant avec la scie, ce qui est plus court, mais moins instructif; puis on ouvre le canal vertébral, en conduisant la scie immédiatement derrière les corps des vertèbres (sans les endommager cependant), de manière à diviser la pièce en deux portions, l'une composée des corps de vertèbres, et l'autre de leurs apophyses. Dès que le tissu cellulaire est enlevé du corps des vertèbres, on y voit la *longue bande antérieure*, qui recouvre un peu les *ligamens inter-vertébraux*; on examine ceux-ci en en divisant un transversalement par son milieu. Pour voir la *longue bande postérieure*, on enlève le lambeau de dure-mère qui la recouvre dans le canal vertébral; il faut l'examiner sur la colonne dorsale et sur la colonne lombaire, parce qu'elle y varie dans sa diposition. On trouve les *ligamens jaunes* dans l'intérieur du canal vertébral, sur la portion postérieure des vertèbres que l'on a divisées : ils sont visibles dès qu'on a enlevé la dure-mère qui les tapisse. Les *ligamens inter-épineux* seront disséqués sur la colonne lombaire : à cet effet on tire deux apophyses épineuses en sens contraire, et on enlève le tissu cellulaire qui pourrait s'y trouver. On dissèque sur la même pièce les *ligamens surépineux*, que l'on isole des précédens en passant le scalpel entre eux. Les *ligamens inter-transversaires* seront préparés sur la partie postérieure de la colonne dorsale et de la colonne lombaire; les premiers ont la forme de petits cordons très-grêles, les autres sont plus larges et membraneux. On examine les *capsules* des apophyses articulaires, en les incisant. Enfin, les *ligamens capsulaires inter-épineux* seront recherchés sur la colonne lombaire, et spécialement entre la troisième et la quatrième vertèbre lombaire, dont on sépare d'abord les corps et les apophyses articulaires, pour finir par diviser la capsule inter-épineuse.

Les ligamens des côtes étant les mêmes pour toutes, il suffit de les disséquer sur quelques-unes; on choisit à cet effet un morceau de la partie inférieure de la colonne dorsale, composé de quatre à cinq vertèbres, avec les côtes correspondantes. Le *ligament de la tête de la côte* se voit sur la face antérieure de la préparation, dès que la plèvre et les vaisseaux et nerfs intercostaux sont enlevés. Pour voir le *ligament costo-transversaire interne*, il faut enlever avec soin la graisse et les ganglions nerveux et lymphatiques, qui sont enfoncés dans la partie toute postérieure des espaces intercostaux. On retourne ensuite la préparation, et l'on trouve sans peine le *ligament costo-transversaire externe*, situé très-superficiellement sur la partie postérieure de la côte et dirigé transversalement. Le *ligament externe du col de la côte* commence au-dessus et en dedans du précédent ligament, et se dirige en haut et en dedans. Si l'espace intercostal est bien nettoyé, on voit au-dessus et un peu en dehors de ce ligament une partie du ligament costo-transversaire interne, que l'on avait déjà étudié sur la face antérieure de la préparation.

Les *capsules articulaires* des côtes sont intimement unies aux *ligamens rayonnés* et aux autres ligamens qui les recouvrent, en sorte qu'on ne peut les isoler sans beaucoup de difficulté; on se bornera donc à les ouvrir en coupant tous les ligamens qui affermissent l'articulation.

CHAPITRE IX.

Articulations de la tête (Pl. 1, fig. 1).

Les condyles de l'occipital s'articulent avec l'atlas par arthrodie : ces condyles sont oblongs d'avant en arrière et de dedans en dehors; ils sont convexes et inclinés dans le même sens; les facettes articulaires de l'atlas sont aussi dirigées dans le même sens, mais inclinées en dedans et concaves, pour s'accommoder à la forme des condyles. L'atlas lui-même s'articule par son arc antérieur avec l'apophyse odontoïde de l'axis: cette articulation est un ginglyme latéral; la face postérieure de l'arc de l'atlas présente une facette concave qui correspond à la convexité de la face antérieure de la dent de l'axis, en sorte que cette apophyse se retourne comme un pivot dans le demi-canal de l'atlas, qui est transformé en un canal parfait par le ligament croisé. Les apophyses articulaires de l'atlas s'articulent en outre par arthrodie avec celles de l'axis. Toutes les surfaces articulaires sont recouvertes de *cartilages* lisses et retenues par des *capsules articulaires*: ces capsules sont assez fortes, à l'exception de celle qui unit l'apophyse odontoïde à l'arc de l'atlas et qui est très-mince. Les capsules entre les apophyses articulaires de l'atlas et de l'axis sont très-lâches, pour se prêter aux mouvemens étendus qui ont lieu entre ces deux os.

Un appareil articulaire aussi compliqué a dû être retenu par des ligamens multipliés; on y remarque en effet:

1) La *membrane de l'arc antérieur*, étendue entre l'arc antérieur de l'atlas et la demi-circonférence antérieure du grand trou occipital: à cette membrane s'unit le *ligament propre de la première vertèbre* (*ligament accessoire* de quelques auteurs), formé par des fibres ligamenteuses qui, de l'apophyse transverse de l'atlas, se jettent sur la membrane; elle est encore renforcée par le *ligament cervical antérieur*, petit trousseau fibreux, qui, du tubercule de l'atlas, se porte vers la partie antérieure du grand trou occipital.

2) La *membrane de l'arc postérieur*, plus mince que la précédente, s'attache à l'arc postérieur de l'atlas et au bord postérieur du grand trou occipital.

3) L'*appareil ligamenteux*: c'est une forte bande ligamenteuse, qui commence à la face crânienne de l'apophyse basilaire de l'occipital, et qui descend dans le canal vertébral pour s'attacher à la deuxième, troisième et quatrième vertèbre cervicale, et se continuer en partie avec la longue bande postérieure.

4) Les *ligamens entre la première et la deuxième vertèbre*. L'arc antérieur de l'atlas est uni au corps de l'axis par un ligament à fibres perpendiculaires; l'arc postérieur de l'atlas est uni à l'axis par une membrane celluleuse.

5) Le *ligament croisé de la dent* a la forme d'une croix: ses

deux branches latérales, aussi appelées *ligament transversal de l'atlas*, constituent un faisceau fibreux assez fort, qui naît du tubercule situé entre les apophyses articulaires de l'atlas du côté droit, passe derrière l'apophyse odontoïde de l'axis et s'attache au tubercule correspondant du côté opposé de l'atlas. Du milieu de ce ligament transversal naissent deux branches verticales appelées *appendices :* l'un monte vers l'occipital, où il s'attache par une pointe rétrécie; l'autre, assez large, descend pour s'attacher au corps de la deuxième vertèbre. La partie moyenne de ce ligament croisé est fibro-cartilagineuse, et la face qui correspond à la dent de l'axis est lisse pour en faciliter les mouvemens.

6) Les *ligamens latéraux de la dent* sont deux cordons fibreux très-forts, qui s'attachent aux côtés et vers le sommet de l'apophyse odontoïde, et se terminent à la partie interne des condyles de l'occipital. Au-dessus de ce ligament se voit le ligament *transversal de l'occipital*, qui passe d'un côté du trou occipital à l'autre, sans s'attacher à l'apophyse odontoïde.

7) Le *ligament droit, moyen* ou *suspenseur de la dent :* trousseau ligamenteux qui, de l'extrémité de l'apophyse odontoïde, se porte à la partie antérieure du bord du grand trou occipital.

8) Le *ligament cervical*, enfin, s'étend de la protubérance occipitale externe à l'apophyse épineuse de la septième vertèbre cervicale et à celles des autres vertèbres du cou; il remplace dans cette région les ligamens surépineux.

Mouvemens. Les mouvemens de la tête sur l'atlas sont à peu près bornés à ceux de flexion et d'extension, auxquels d'ailleurs les autres vertèbres cervicales viennent concourir dès qu'ils sont considérables; ceux d'inclinaison latérale se passent dans l'articulation des vertèbres cervicales entre elles. Dans les mouvemens de rotation de la tête, l'atlas peut être considéré comme étant soudé à l'occipital; ils se font par la rotation de la dent de l'axis qui sert de pivot, et qui est engagée dans une ouverture formée en avant par l'arc antérieur de l'atlas, et en arrière par le ligament croisé : les ligamens latéraux ont pour usage principal de borner ces mouvemens de rotation.

Préparation. Après avoir enlevé les muscles de la nuque pour voir le *ligament cervical*, on passe à la dissection des autres ligamens. Afin de l'exécuter commodément, il ne faut conserver en rapport avec les articulations que les portions de la tête qui en sont les plus voisines : à cet effet on scie la calotte du crâne et l'on enlève le cerveau; on sépare ensuite la tête du tronc en coupant la colonne cervicale entre les quatrième et cinquième vertèbres. On désarticule la mâchoire et on l'emporte avec la langue, le pharynx et le larynx; puis, par quatre traits de scie verticaux on enlève, à un pouce environ de distance du grand trou occipital, les parties antérieures, postérieures et latérales de la tête, de manière à ne plus conserver que la portion toute voisine de ce trou.

Disséquant ensuite les muscles qui s'attachent à la portion restante de la tête et du cou, on les coupe le plus près possible de leurs insertions aux os. Il faut user de précaution, en préparant entre l'atlas et le grand trou occipital, pour ne pas enlever les *membranes des arcs antérieur* et *postérieur*, que leur texture lâche expose à être divisées; on les ménagera plus facilement en écartant un peu l'atlas de l'occipital pendant la dissection. En enlevant les muscles droits antérieurs et latéraux de la tête, on fera attention de ne pas emporter le *ligament propre de la première vertèbre*, auquel ils s'attachent en partie. Ce ligament ne peut guère être isolé de la membrane qu'il renforce; mais on peut isoler le *ligament cervical antérieur*, en passant un scalpel mousse entre lui et la membrane. Après avoir enlevé le tissu cellulaire qui recouvre l'espace entre l'atlas et l'axis, on voit les *ligamens* qui les unissent. La texture celluleuse de la membrane postérieure fait qu'on la coupe facilement, si on n'agit pas avec précaution.

Après avoir préparé ces ligamens, on ouvre le canal vertébral, en divisant les lames des épines des vertèbres et l'arc postérieur de l'atlas immédiatement en arrière des apophyses articulaires. Cette section se fera, soit avec la scie, soit avec des tenailles incisives, en procédant de bas en haut. On coupe la membrane de l'arc postérieur dans la même direction que les vertèbres, puis on scie l'occipital transversalement, de manière à laisser une partie un peu plus grande du trou occipital en rapport avec la pièce antérieure.

La dissection sera continuée alors sur cette pièce antérieure de la tête et des vertèbres: on détache de bas en haut la dure-mère rachidienne, pour la replier dans l'intérieur du crâne, où elle pourra rester attachée. Dès qu'elle est enlevée, on voit l'*appareil ligamenteux*, qui se continue en bas avec la *longue bande postérieure*. La séparation de la dure-mère près de l'apophyse basilaire devra se faire avec précaution, parce qu'elle adhère fortement dans cet endroit à l'appareil ligamenteux. Pour découvrir le *ligament croisé de la dent*, on divise en travers l'appareil ligamenteux entre la seconde et la troisième vertèbre, et on le dissèque vers l'occipital. Il est à remarquer que cette bande adhère en partie aux *appendices* du ligament croisé, qu'on court risque d'enlever en même temps, en sorte qu'il vaut mieux laisser encore une couche très-mince de l'appareil ligamenteux, recouvrant le ligament sous-jacent. En faisant ensuite exécuter des mouvemens de rotation à la dent, on voit les contours du ligament croisé se dessiner à travers les restes de l'appareil ligamenteux et le tissu cellulaire qui le recouvrent, et qu'il s'agit d'enlever peu à peu. Les *ligamens latéraux de la dent* se voient au-dessus de la partie transversale du ligament croisé dès qu'on a enlevé le tissu cellulaire qui les cache; ce sont deux forts cordons ligamenteux, situés presque transversalement. On les dissèque avec soin, puis, pour les voir par leur face antérieure, on coupe avec le ciseau la portion moyenne de l'arc antérieur de l'atlas, dans une longueur de cinq lignes environ; on la détache de toutes les parties environnantes, à l'exception du ligament cervical antérieur, auquel elle reste adhérente. Par cette opération on voit la *facette articulaire de l'arc antérieur de l'atlas* et celle *de la dent*; des deux côtés de cette dernière, ses ligamens latéraux, et directement en haut, le *ligament droit*, qu'une très-petite dissection suffit pour mettre encore plus au net.

Pour mieux voir en arrière les ligamens latéraux, ainsi que le *ligament transversal* placé au devant d'eux, on détache de l'occipital l'appendice supérieur du ligament croisé, on divise près de leur attache les deux portions latérales de ce ligament, et on récline le tout vers le bas, en laissant subsister l'attache de l'appendice inférieur. Cette dissection permet encore d'étudier la disposition de la facette cartilagineuse postérieure de la dent et celle de la face antérieure du ligament croisé.

Une très-bonne manière de préparer les *ligamens latéraux* et le *ligament suspenseur de la dent* consiste, enfin, à enlever peu à peu tout l'atlas, en ne laissant adhérer la deuxième vertèbre à l'occipital que par ces trois liens fibreux.

CHAPITRE X.

Articulations de l'épaule.

1.° *Ligamens entre la clavicule et l'omoplate.*

L'extrémité externe de la clavicule s'articule par arthrodie avec le bord supérieur de l'acromion; les facettes articulaires sont oblongues, celle de la clavicule un peu convexe, celle de l'omoplate un peu concave. On rencontre très-souvent dans cette articulation un *cartilage intermédiaire.*

Les ligamens qui unissent ces deux os sont:

1) Le *ligament capsulaire;*

2) Le *ligament supérieur* ou *ligament acromial de la clavicule;* il se compose de fibres courtes et fortes, qui s'étendent d'un os à l'autre en passant par-dessus la capsule articulaire, à laquelle elles sont intimement unies.

3) Le *ligament conoïde* est étendu entre la base de l'apophyse coracoïde et le bord postérieur et inférieur de la clavicule. Il a la figure d'un cône tronqué dont la base correspond à la clavicule.

4) Le *ligament trapézoïde*, dont le nom indique la figure, s'attache le long du bord externe de l'apophyse coracoïde, au devant du précédent ligament, et se porte en dehors pour s'attacher à la clavicule à côté du ligament conoïde. J'ai quelquefois rencontré une petite capsule muqueuse ovale entre ce ligament et le précédent.

2.° *Ligamens qui unissent différentes parties de l'omoplate.*

1) Le *ligament coraco-acromial* ou *antérieur de l'omoplate:* sa forme est triangulaire; il est attaché par sa base le long du bord externe de l'apophyse coracoïde et par son sommet à l'extrémité de l'acromion. Ce ligament sert à garantir l'acromion des fractures et à empêcher les luxations de l'humérus en haut.

2) Le *ligament postérieur* ou *transversal de l'omoplate.* C'est une petite bride ligamenteuse qui s'attache en avant et en arrière de l'échancrure du bord supérieur de l'omoplate et la convertit en trou par lequel passe le nerf surépineux.

3.° *Ligamens entre l'omoplate et l'humérus.*

L'extrémité supérieure de l'humérus s'articule par arthrodie avec la cavité glénoïde de l'omoplate: la surface articulaire de l'os du bras est arrondie et a reçu le nom de tête; celle de l'omoplate est ovale de haut en bas, et elle est rendue légèrement concave par un *bourrelet fibreux* qui l'entoure et qui est renforcé par le tendon du long chef du biceps. Cette surface articulaire de l'omoplate ne pouvant pas, à beaucoup près, contenir la tête de l'humérus, cette dernière est retenue en position par l'acromion et l'apophyse coracoïde réunis par le ligament coraco-acromial, qui agrandissent l'articulation en formant une espèce de voûte au-dessus de la tête de l'humérus.

Ces deux os sont maintenus en position:

1) Par le *ligament capsulaire*, qui est extrêmement lâche; lui seul ne pourrait pas retenir l'humérus, si cet os n'était fixé par des muscles qui viennent s'y attacher. Parmi ces derniers il y en a plusieurs dont les extrémités tendineuses s'unissent à la capsule et lui fournissent une gaîne fibreuse; tels sont les muscles surépineux, sous-épineux, petit rond et sous-scapulaire. On pensait autrefois que le dernier de ces muscles pénétrait dans l'articulation même; mais il est généralement reconnu aujourd'hui qu'il ne traverse que la gaîne fibreuse de la capsule, et que la poche synoviale proprement dite reste entière, mais qu'elle se réfléchit sur le tendon, auquel elle s'unit intimement. Le sous-scapulaire n'est pas le seul muscle qui paraît percer la capsule synoviale: le tendon du long chef du biceps est dans le même cas; mais un examen attentif fait voir que la capsule se réfléchit également sur lui et lui fournit une gaîne. L'extrémité de ce tendon contribue à former le bourrelet qui entoure la cavité

glénoïde. L'intérieur de la capsule contient des *franges synoviales* assez nombreuses.

2) Le *ligament accessoire* provient du ligament antérieur de l'omoplate et de l'apophyse coracoïde, descend de la voûte, et se dirige vers la capsule articulaire et en partie vers la grosse tubérosité de l'humérus : ce ligament est mince et membraneux.

Mouvemens. L'omoplate exécute des mouvemens obscurs dans tous les sens dans son articulation avec la clavicule; mais la principale mobilité de cet os se fait sentir dans les mouvemens de totalité qu'il fait avec la clavicule dans l'articulation sterno-claviculaire. L'usage de la clavicule est de servir d'arc-boutant qui empêche l'épaule d'être portée en avant, soit dans les mouvemens de l'omoplate, soit dans ceux du bras.

La forme arrondie de la tête de l'humérus et la petitesse de la cavité glénoïde, jointes à la laxité de la capsule articulaire, font déjà pressentir que cette articulation jouit d'une grande mobilité : aussi le bras peut-il exécuter des mouvemens dans tous les sens, c'est-à-dire en avant, en arrière, en haut, ainsi que dans toutes les directions intermédiaires, et en outre il fait sur son axe des mouvemens de rotation.

Préparation. On procède à la dissection des ligamens après avoir étudié les muscles de l'épaule et du bras. On se facilite la préparation en sciant la clavicule et l'humérus par leur milieu. Outre les ligamens, il faut considérer l'insertion des muscles sur- et sous-épineux, sous-scapulaire, petit-rond, et celle du long chef du biceps, dont les tendons ont des rapports intimes avec l'articulation huméro-scapulaire : on en conservera donc une portion, que l'on coupe à deux pouces environ de distance de la capsule articulaire. Tous les autres muscles seront enlevés le plus près possible de leurs attaches aux os.

On a souvent de la peine à distinguer le *ligament conoïde* du *trapézoïde*, parce que ces deux ligamens sont ordinairement unis par du tissu cellulaire traversé par des cordons fibreux; il faut se rappeler qu'ils forment deux plans à peu près parallèles, ou légèrement obliques l'un sur l'autre, mais qui se distinguent par leurs attaches : on s'en facilite la préparation en écartant fortement la clavicule de l'omoplate, et comme ces ligamens adhèrent davantage en arrière que vers le bord antérieur de la clavicule, on opère leur séparation par ce dernier point, en passant le scalpel entre eux, et en enlevant la graisse intermédiaire. Le *ligament acromial de la clavicule* ne peut pas être séparé de la *capsule* qu'il recouvre, il faut donc le couper en travers pour voir la capsule articulaire, ainsi que le *cartilage intermédiaire.*

Le *ligament coraco-acromial* ne peut pas être isolé non plus de la capsule articulaire, parce qu'il lui adhère intimement en arrière. Dans la préparation de ce ligament il faut faire attention à la *membrane accessoire* qui se porte vers le ligament capsulaire.

En disséquant le *ligament capsulaire* lui-même, on n'isole les tendons des muscles qui l'affermissent qu'autant que cela peut se faire facilement. Cette capsule étant très-lâche, il faut la disséquer avec précaution, et la tendre en écartant l'humérus de l'omoplate. On voit l'attache du muscle sous-scapulaire et du long chef du biceps, après avoir ouvert la capsule par une incision circulaire; on verra alors dans l'intérieur de l'articulation que ces tendons sont partout enveloppés d'une gaîne synoviale. On observe en outre les *franges synoviales* et le *bourrelet fibreux* de la cavité glénoïde, ainsi qu'un petit ligament assez fort (*retinaculum*), qui, de la tête de l'humérus, se jette dans la capsule articulaire à l'endroit où elle se replie sur le tendon du muscle biceps.

CHAPITRE XI.

Articulations du coude.

L'articulation de l'humérus avec le cubitus et le radius est un ginglyme angulaire: la surface articulaire de l'humérus présente en dedans une poulie et en dehors une petite tête, qui sont séparées par un enfoncement: ainsi trois saillies et deux enfoncemens. Le cubitus présente une surface articulaire (la grande cavité sigmoïde), concave de haut en bas et divisée d'avant en arrière par une ligne saillante; cette surface articulaire s'adapte parfaitement par sa forme à la poulie de l'humérus. La petite tête de l'humérus est reçue dans la cavité de l'extrémité supérieure du radius, et l'enfoncement qui sépare la petite tête de la poulie reçoit le bord saillant de la tête du radius. Les extrémités supérieures du radius et du cubitus s'articulent entre elles par ginglyme latéral, en ce que le côté interne de la circonférence cylindrique de l'extrémité supérieure du radius est reçu dans la petite cavité sigmoïde du cubitus. Toutes ces surfaces articulaires sont recouvertes de cartilages lisses.

Les ligamens que nous avons à considérer, sont:

1) Le *ligament capsulaire*, qui embrasse les extrémités articulaires de l'humérus avec le cubitus et le radius, ainsi que l'articulation de ces deux derniers os entre eux. Il est renforcé par le *ligament antérieur* ou *accessoire*, qui ne se compose que de fibres irrégulières qui adhèrent à la face antérieure de la capsule. L'intérieur du ligament capsulaire contient plusieurs paquets de *franges synoviales.*

2) Le *ligament latéral interne.* Sa forme est triangulaire; par son sommet il s'attache à la tubérosité de l'humérus, et par sa base, à l'apophyse coronoïde du cubitus: il adhère à la capsule articulaire.

3) Le *ligament latéral externe*, également triangulaire,

s'étend du condyle externe de l'humérus au ligament annulaire du radius.

4) Le *ligament annulaire du radius :* bande ligamenteuse qui commence au bord antérieur de la petite cavité sigmoïde du cubitus, contourne la tête du radius et s'attache au bord postérieur de la petite cavité sigmoïde, en sorte que la tête du radius est contenue par un anneau ligamenteux. Ce ligament annulaire reçoit deux *ligamens accessoires*, un *antérieur* et un *postérieur*, qui proviennent l'un de l'apophyse coronoïde et l'autre de l'olécrane.

5) Le *ligament rond* ou *corde transversale du coude :* long trousseau fibreux, qui s'attache au cubitus au-dessous de l'apophyse coronoïde et descend de là obliquement en dehors, pour se terminer au radius au-dessous de la tubérosité bicipitale.

6) Le *ligament interosseux* est une forte membrane ligamenteuse, étendue entre les deux os de l'avant-bras, à l'exception de la partie supérieure, où elle ne commence qu'au-dessous du précédent ligament. Ses fibres descendent obliquement de dehors en dedans. Ce ligament est percé de plusieurs ouvertures, qui donnent passage à des vaisseaux et à des nerfs.

Mouvemens. Entre le bras et l'avant-bras ils sont bornés à la flexion et à l'extension : la première peut être portée jusqu'à ce que les parties fassent ensemble un angle très-aigu; l'extension s'arrête dès que l'avant-bras forme une ligne droite avec le bras. Ce mouvement d'extension ne peut pas être porté plus loin, parce que l'olécrâne heurte contre l'humérus dès qu'il est entré dans la fosse olécrânienne, et qu'en outre la disposition des ligamens latéraux s'y opposerait ; car, si l'on scie l'olécrâne et qu'on divise transversalement la partie antérieure de la capsule articulaire, le rapport des os reste encore le même.

Le radius exécute sur son axe des mouvemens de rotation en dedans et en dehors; le premier s'appelle pronation, le second supination : ces mouvemens se font de manière à ce que la tête du radius, soutenue par son ligament annulaire, roule dans la petite cavité sigmoïde du cubitus.

Préparation. Pour mettre ces ligamens à découvert, il faut enlever tous les muscles du bras et de l'avant-bras ; on fera donc bien de commencer par étudier ceux-ci. En enlevant le triceps, il faut user de précaution, pour ne pas endommager la portion de la *capsule articulaire* située au-dessus de l'olécrâne : elle y est très-mince et elle adhère au triceps. Le tendon commun des muscles qui s'attachent à la tubérosité externe de l'humérus est adhérent au *ligament latéral externe;* il doit donc en être séparé avec précaution. Le plus souvent on ne pourra pas séparer de la *capsule articulaire* le *ligament antérieur* et les *ligamens lateraux*, qui y adhèrent trop fortement. Pour voir les surfaces articulaires, on sépare en entier l'humérus des os de l'avant-bras, en incisant circulairement la capsule articulaire. Cette préparation permet aussi de voir le *ligament annulaire du radius*, qui est surtout bien visible quand on fait faire au radius des mouvemens de rotation. Les *ligamens accessoires du ligament annulaire* manquent quelquefois. Quand on divise le ligament annulaire en dehors, on voit comment la cavité articulaire communique avec celle de l'humérus; on remarque en outre que ce ligament adhère au col du radius. En emportant le tissu cellulaire, qui est situé entre les attaches inférieures des muscles brachial interne et biceps, il faut avoir soin de ménager la *corde transversale du coude*, qui se trouve dans cette région. Le *ligament interosseux* se voit dès que les muscles de l'avant-bras sont enlevés.

CHAPITRE XII.

Articulations du poignet et de la main.

L'extrémité inférieure du cubitus présente une tête qui s'articule par sa face externe avec la petite facette articulaire concave que l'on remarque à la face interne du radius, tout comme la tête du radius s'articulait en haut avec le cubitus. Le mode d'articulation de l'extrémité inférieure de cet os est donc également un ginglyme latéral.

Les os de l'avant-bras s'articulent par arthrodie avec la première rangée du carpe : le scaphoïde, le semi-lunaire et le pyramidal forment par leur union une surface articulaire convexe, transversalement elliptique, qui est reçue dans la cavité glénoïde que représentent les extrémités réunies du radius et du cubitus.

Les os de la première rangée du carpe s'articulent entre eux par arthrodie : le scaphoïde avec le semi-lunaire, le semi-lunaire avec le pyramidal, et le pyramidal avec le pisiforme; les surfaces articulaires sont très-aplaties.

Les os de la première rangée du carpe s'articulent avec ceux de la deuxième rangée d'une manière assez compliquée : le scaphoïde s'unit par arthrodie avec le trapèze et le trapézoïde; une partie de la face interne du scaphoïde et le semi-lunaire s'articulent par énarthrose avec la tête du grand os et le bord tranchant de l'os crochu; l'os pyramidal, enfin, s'unit par arthrodie à l'os crochu.

Les os de la deuxième rangée du carpe s'articulent entre eux par arthrodie; le trapèze avec le trapézoïde, celui-ci avec le grand os, et le grand os avec l'os crochu.

Le premier os du métacarpe s'articule par arthrodie avec le

trapèze; les surfaces articulaires de ces os sont concaves dans un sens et convexes dans l'autre. Les quatre derniers métacarpiens s'articulent par arthrodie avec les os de la deuxième rangée du carpe; le deuxième métacarpien avec le trapèze, le trapézoïde et une partie du grand os; le troisième avec une partie du grand os; le quatrième avec le grand os et l'os crochu; le cinquième avec l'os crochu.

Les quatre derniers os du métacarpe s'articulent entre eux par arthrodie; leurs extrémités supérieures ont à cet effet à leurs faces correspondantes des facettes articulaires aplaties.

La première phalange des doigts présente à son extrémité supérieure une facette articulaire concave, qui s'unit par arthrodie avec la tête de l'extrémité inférieure de l'os métacarpien correspondant.

L'articulation des premières phalanges avec les secondes, et celle des secondes avec les troisièmes, est un ginglyme angulaire; la surface articulaire de l'os supérieur a la forme d'une poulie, qui est reçue dans la poulie renversée de l'extrémité de l'os inférieur.

1.° *Ligamens entre les extrémités inférieures des os de l'avant-bras.*

L'extrémité inférieure du cubitus est unie à celle du radius :

1) Par un *ligament capsulaire* (*ligament sacciforme*) très-mince, qui se porte transversalement d'un os à l'autre; sa face dorsale est fortifiée par le tendon du muscle cubital externe.

2) Par le *cartilage triangulaire* situé entre l'extrémité inférieure du cubitus et l'os pyramidal; il se porte horizontalement de l'apophyse styloïde du cubitus au bord inférieur de la facette transversale du radius : la face supérieure de ce fibro-cartilage est tapissée par le ligament sacciforme; sa face inférieure l'est par le ligament capsulaire du carpe.

2.° *Ligamens entre les os de l'avant-bras et ceux du carpe.*

1) Le *ligament capsulaire du carpe* entoure les extrémités articulaires du radius, du cartilage triangulaire, du scaphoïde, du semi-lunaire et du pyramidal. Dans l'intérieur, la capsule synoviale fait plusieurs replis appelés *ligamenta mucosa.*

2) Au dos de la main le *ligament rhomboïdal* se dirige obliquement en dedans du bord dorsal du radius vers l'os pyramidal.

3) Le *ligament styloïdien du cubitus* commence à l'apophyse styloïde interne, et se perd sur la capsule; quelques fibres arrivent souvent jusqu'à l'os pyramidal.

4) A la paume de la main, le *ligament styloïdien du radius* va de l'apophyse styloïde externe au scaphoïde et au trapèze.

5) Profondément, le *ligament oblique*, fort cordon ligamenteux, provient en avant du radius tout près de l'apophyse styloïde, et se dirige vers les os semi-lunaire et scaphoïde.

6) Le *ligament droit* va du bord antérieur du cartilage triangulaire au ligament qui unit l'os semi-lunaire au pyramidal.

3.° *Ligamens entre les os du premier rang.*

1) Les *ligamens capsulaires;* ils communiquent avec les capsules voisines. L'os pisiforme a une capsule à lui seul.

2) Les *ligamens interosseux;* l'un entre le scaphoïde et le semi-lunaire (le *ligament transverse*); l'autre entre le semi-lunaire et le pyramidal.

3) Les *ligamens palmaires* s'étendent d'un os à l'autre. Ceux de l'os pisiforme se distinguent par leur force.

4) Les *ligamens dorsaux* entre les trois premiers os. Ils sont beaucoup plus faibles que les palmaires.

4.° *Ligamens entre les os du premier et du deuxième rang.*

1) La *capsule articulaire* s'étend des trois premiers os de la rangée supérieure aux quatre os de la rangée inférieure; elle est assez serrée.

2) Les *ligamens interosseux;* l'un entre l'os scaphoïde et le grand os; l'autre entre ce dernier et le pyramidal.

3) Le *ligament postérieur* se compose de fibres assez irrégulières, en grande partie obliques, qui se portent d'une rangée à l'autre.

4) Le *ligament antérieur* est beaucoup plus fort que le précédent; ses fibres sont transversales et obliques: il commence aux os pyramidal et scaphoïde, et se termine au grand os et au trapézoïde. Outre ce ligament, on observe un cordon assez fort, qui, du pisiforme, se porte vers l'os crochu.

5) Le *ligament interne* se porte de l'os crochu au pyramidal.

6) Le *ligament externe* est étendu entre le scaphoïde et le trapèze.

5.° *Ligamens qui unissent les os de la deuxième rangée entre eux.*

1) Les *ligamens interosseux;* le plus fort se trouve entre le grand os et le trapézoïde; on en trouve un second entre le grand os et l'os crochu (*ligament transverse*).

2) Les *ligamens dorsaux;* ils vont d'un os à l'os voisin, ainsi que

3) Les *ligamens palmaires.*

6.° *Ligamens du premier os du métacarpe.*

1) La *capsule articulaire;* elle est très-lâche et se porte du trapèze au premier métacarpien.

2) Les *ligamens accessoires;* il y en a quatre : un *dorsal*, un *palmaire* et deux *latéraux;* ils sont tous étendus entre le trapèze et le premier os du métacarpe.

7.° *Ligamens entre les quatre derniers métacarpiens et le carpe.*

1) Les *capsules articulaires;* elles ne sont en grande partie que des prolongemens de la capsule du carpe.

2) Les *ligamens dorsaux;* ils sont assez faibles : le deuxième métacarpien en a deux, l'un vient du trapèze, l'autre du trapézoïde; le troisième en a deux, l'un du trapézoïde, l'autre du grand os: le quatrième en a également deux, du grand os et de l'os crochu; le cinquième n'en a qu'un de l'os crochu.

3) Les *ligamens palmaires :* le deuxième métacarpien a un ligament *superficiel* qui vient du trapèze, un ligament *profond* du trapézoïde, et un ligament *latéral*, qui est le plus fort, provenant du trapèze. Le troisième métacarpien est uni au trapèze par deux ligamens *superficiels* et par un ligament *profond*, et à l'os crochu par un ligament *transverse*. Cet os a en outre un ligament *interosseux*, qui provient du ligament transverse entre le grand os et l'os crochu. Le cinquième métacarpien reçoit un fort ligament de l'os crochu, et un autre du pisiforme.

8.° *Ligamens des quatre derniers os du métacarpe entre eux.*

On remarque à la base de ces os :

1) Les *capsules articulaires :* rarement elles forment des

poches à part; le plus souvent elles sont continuées des capsules voisines.

2) Les *ligamens dorsaux*, au nombre de trois, se portent d'un os à l'autre; le plus grand se trouve entre le quatrième et le cinquième métacarpien.

3) Les *ligamens latéraux* commencent à la face externe du corps du troisième, quatrième et cinquième métacarpien, et se terminent à la face interne de la base du deuxième, troisième et quatrième os du métacarpe; le plus fort se trouve entre le deuxième et le troisième.

4) Les *ligamens palmaires* se portent transversalement, l'un du quatrième au troisième métacarpien, l'autre du troisième au deuxième; ce dernier est très-profond.

5) En bas les os du métacarpe sont unis par les *ligamens de la tête du métacarpe*. Ces ligamens sont au nombre de trois, et situés transversalement à la face palmaire.

9.° *Ligamens entre le métacarpe et les phalanges*, et *ligamens des phalanges entre elles.*

1) Les *capsules synoviales* sont lâches et très-spacieuses, surtout vers la face dorsale; en avant elles sont renforcées par des fibres transversales; elles le sont en outre en avant par les tendons fléchisseurs, et en arrière par ceux des extenseurs. Dans l'épaisseur de la capsule des articulations du pouce on remarque des *os sésamoïdes*.

2) Les *ligamens latéraux*, de forme rhomboïdale, se portent d'un os à l'autre à ses faces externe et interne.

Mouvemens. Dans la pronation l'extrémité supérieure du radius roule sur son axe, tandis que l'extrémité inférieure contourne le cubitus d'arrière en avant et de dehors en dedans, de manière à croiser un peu la direction du cubitus, et comme la main est fixée contre le radius, elle suit naturellement ses mouvemens. Dans la supination le radius se meut en sens inverse pour devenir parallèle au cubitus.

Les mouvemens de la main sur l'avant-bras se font en avant, en arrière, en dehors, en dedans et en fronde; les mouvemens latéraux sont beaucoup plus bornés que les autres.

Les surfaces articulaires des os du carpe sont en général si planes et leurs liens sont si serrés, qu'ils n'exécutent les uns sur les autres que des mouvemens obscurs, qui sont la flexion et l'extension. Les mouvemens entre le carpe et les quatre derniers os du métacarpe ne sont guère plus étendus. Les os du métacarpe entre eux sont peu mobiles en arrière, beaucoup plus en avant; le principal mouvement qu'ils exécutent est celui par lequel la main se creuse, c'est-à-dire où le cinquième métacarpien se rapproche du deuxième, en se portant un peu en avant, tandis que le troisième et le quatrième se portent en arrière. Le premier os du métacarpe est au contraire très-mobile, car il se meut facilement en avant, en arrière, des deux côtés et en fronde; on remarque des mouvemens analogues dans l'articulation entre les phalanges et les os du métacarpe. Les seconde et troisième phalanges, au contraire, n'ont que des mouvemens de flexion et d'extension.

Préparation. Le ligament palmaire du carpe, l'aponévrose palmaire, le ligament propre du carpe, les gaînes aponévrotiques des tendons et le ligament dorsal du carpe, servant moins à lier des os qu'à retenir et à brider des tendons, on en aura fait l'étude avec les muscles : toutes ces parties seront donc enlevées avec soin; on emportera également tous les muscles de la région, à l'exception des muscles cubitaux et radiaux, tant externes qu'internes, qui ont des rapports intimes avec les ligamens, et dont on conservera un petit bout; on ménage également à l'un des doigts les tendons fléchisseurs et extenseurs.

Dans la dissection des ligamens de la main, qui sont si petits, si nombreux et si embrouillés, M. J. Weber donne un très-bon précepte, qui est de passer une anse de fil au-dessous de chaque ligament, à mesure qu'on l'a préparé : de cette manière on les distinguera toujours facilement les uns des autres, et il sera plus aisé de les disséquer, parce qu'on peut les soulever en tirant sur le fil.

On commence par préparer tous les ligamens superficiels de la région, tant à la face dorsale qu'à la face palmaire. Il est inutile de donner des préceptes spéciaux sur la manière de disséquer ces ligamens, un peu d'attention les fera facilement reconnaître : nous nous bornerons donc à faire observer qu'à la face palmaire il faut laisser intacte la gaîne du muscle radial interne, sans quoi l'on risque d'endommager les *ligamens superficiels du troisième métacarpien*, et qu'en enlevant les muscles de la main, il faut avoir grand soin de ménager les *ligamens de la tête du métacarpe*, placés transversalement dans la paume de la main, et que l'on enlève presque toujours en préparant les muscles interosseux.

Après avoir étudié les ligamens superficiels, on procède à l'étude des parties profondes : on scie à cet effet les deux os de l'avant-bras dans leur milieu; on incise le ligament interosseux de haut en bas, et l'on écarte ensuite les os, pour pouvoir inciser la partie supérieure du *ligament capsulaire sacciforme*, dont on étudie la disposition.

Pour bien voir le *cartilage triangulaire*, ouvrez le *ligament capsulaire du carpe* par sa face dorsale, fléchissez la main sur l'avant-bras, écartez le cubitus du radius : vous verrez alors que les deux capsules ne communiquent pas, mais que le cartilage est placé entre elles vers le côté interne; vous verrez encore dans l'intérieur du ligament capsulaire les replis de la membrane synoviale et les *ligamens oblique* et *droit*, qui du radius se portent vers le carpe. On divise ensuite au dos de la main les ligamens superficiels et les capsules qui unissent les deux rangées du carpe, tant entre elles qu'aux os du métacarpe, et l'on sépare également à leur face dorsale les os individuels de chaque rangée; puis, en écartant fortement ces os les uns des autres, on aperçoit dans leurs interstices les *ligamens interosseux* qui les maintiennent. On voit également par cette préparation le *ligament interosseux du troisième métacarpien*.

Le *ligament profond du troisième métacarpien* devient visible à la paume de la main dès qu'on a incisé la gaîne du muscle radial interne. On voit le *ligament profond du deuxième métacarpien*, ainsi que le *ligament palmaire entre le deuxième et le troisième métacarpien*, après avoir écarté et même enlevé le tendon du radial interne, et le ligament profond du troisième métacarpien.

Les articulations phalangiennes et métacarpo-phalangiennes seront ouvertes par leur face dorsale; on trouvera les *os sésamoïdes* dans celles du pouce.

CHAPITRE XIII.

Articulations du bassin.

Le sacrum s'unit à la cinquième vertèbre lombaire, absolument comme les vertèbres s'unissent entre elles; nous ne nous occuperons donc pas ici de ce mode d'articulation. Le sommet de cet os s'articule à la base du coccyx par amphiarthrose; une couche mince de fibro-cartilage est placée entre eux. Les faces latérales du sacrum s'unissent par synarthrose à la partie interne et postérieure des os innominés. Les facettes articulaires de ces os sont très-irrégulièrement ovales ou plutôt réniformes. Les os pubis s'unissent entre eux par synarthrose; les facettes articulaires sont oblongues verticalement. Enfin, la tête du fémur s'articule avec la cavité cotyloïde de l'os innominé par énarthrose. Cette cavité cotyloïde n'est pas assez profonde pour contenir en entier la tête du fémur : en dedans et en bas elle est profondément échancrée; mais nous verrons que sa forme est changée par le bourrelet cotyloïdien. La cavité cotyloïde et la tête du fémur sont recouvertes de cartilages lisses.

Tous ces os sont unis par les ligamens suivans :

1) Le *ligament iléo-lombaire :* on le divise en deux parties, dont l'une, connue sous le nom de *ligament antérieur et supérieur de l'os des îles*, se porte du tiers postérieur de la crête de l'os des îles à l'apophyse transverse de la quatrième et cinquième vertèbre lombaire. L'autre est le *ligament antérieur et*

inférieur de l'os des îles, qui se porte de l'épine postérieure et supérieure de cet os, à l'apophyse transverse de la cinquième vertèbre lombaire.

2) Le *ligament sacro-iliaque* se compose de trois portions : l'une, le *long ligament postérieur*, s'étend de l'épine postérieure et supérieure de l'ilion à la quatrième apophyse transverse du sacrum ; l'autre, le *court ligament postérieur*, va de l'épine postérieure et supérieure de l'ilion à la troisième apophyse transverse du sacrum ; la troisième portion, ou *ligament latéral*, se porte de l'os des îles à la première et à la deuxième apophyse transverse du sacrum.

3) Les *ligamens accessoires du sacrum :* ce sont des bandelettes irrégulières qui recouvrent la face postérieure du sacrum, et qui bouchent en partie les ouvertures qui conduisent dans le canal vertébral.

4) Les *ligamens du coccyx :* les *ligamens sacro-coccygiens postérieurs* s'étendent de la face postérieure du sacrum jusqu'à l'extrémité du coccyx ; ils recouvrent les *petits ligamens sacro-coccygiens* qui ont une direction semblable.

5) Le *grand ligament sacro-sciatique* est très-fort, il s'étend de la troisième, quatrième et cinquième apophyse transverse du sacrum et du commencement du coccyx, à la tubérosité de l'ischion. Il a deux *prolongemens :* le *supérieur*, qui va jusqu'à l'épine postérieure et supérieure de l'ilion ; l'*inférieur* ou *falciforme* se porte sur la face interne de la tubérosité de l'ischion, et s'attache le long de la branche ascendante de cet os.

6) Le *petit ligament sacro-sciatique* est placé au devant de l'extrémité postérieure du précédent, et croise sa direction ; il est étendu de la partie latérale de la face antérieure du sacrum et du coccyx, à l'épine de l'ischion.

7) La *symphyse sacro-iliaque :* les facettes articulaires de l'ilion et du sacrum sont chacune encroûtées dans le jeune âge d'un cartilage assez lisse ; plus tard ces deux cartilages s'unissent et paraissent n'en plus former qu'un seul. Cette disposition ne s'observe cependant qu'à la partie antérieure ; car en arrière les faces articulaires de ces os sont plus écartées qu'en avant, et elles sont unies par des trousseaux ligamenteux, les *ligamens transverses*, forts et courts, qui sont placés entre elles. La symphyse est encore raffermie par une large bande aponévrotique, qui se jette de la face interne de l'ilion sur la face antérieure du sacrum.

8) La *membrane obturatrice* ferme le trou ovalaire. En haut

elle est percée d'une ouverture qui livre passage aux vaisseaux et nerf obturateurs.

9) La *symphyse des os pubis*. La surface articulaire de chacun de ces os est recouverte d'un cartilage qui s'unit à celui du côté opposé dans l'âge adulte. Les surfaces articulaires sont plus écartées en avant qu'en arrière Cette symphyse est entourée par un *anneau ligamenteux*, qui, commençant à l'extrémité supérieure, se jette sur la face antérieure de la symphyse et contourne l'angle sous-pubien pour revenir par la face postérieure au point de départ. On remarque encore un *ligament arqué* qui passe d'une branche pubienne à l'autre au-dessous de la symphyse.

10) La *membrane capsulaire du fémur*, extrêmement épaisse, surtout en avant; on y distingue très-bien deux lames : l'interne, qui est la *synoviale* et qui tapisse tout l'intérieur de l'articulation; et l'externe, fibreuse, qui s'attache au rebord de la cavité cotyloïde et au col du fémur. Cette capsule est renforcée par des fibres que lui envoient les tendons des muscles et les portions du *fascia lata* qui se trouvent dans le voisinage; l'intérieur de l'articulation contient plusieurs paquets de franges synoviales.

11) Le *ligament rond* est un faisceau fibreux et vasculeux, entouré d'un prolongement de la capsule synoviale; il provient par une base triangulaire de la partie supérieure de la fossette que l'on remarque dans la cavité cotyloïde, de la partie supérieure de l'échancrure cotyloïdienne et du bord inférieur du pont que le bourrelet cotyloïdien forme par-dessus cette échancrure. De ces divers points d'attache, le ligament se porte en dehors et en haut par-dessus la moitié interne de la tête du fémur et s'implante par une attache arrondie dans la fossette qui se trouve près du sommet de la tête du fémur.

12) Le *bourrelet cotyloïdien* est un rebord fibro-cartilagineux, superposé au bord de la cavité cotyloïde, dont il augmente la profondeur; à l'endroit où cette cavité présente une échancrure, le bourrelet cotyloïdien passe par-dessus, en y formant une espèce de pont, appelé *ligament transversal interne*, en sorte que dans l'état frais le rebord de la cavité cotyloïde est très-régulier. On appelle *ligament transversal externe*, un trousseau de fibres qui descendent du trou ovalaire vers l'échancrure de la cavité cotyloïde, et s'entrecroisent avec le ligament interne.

Mouvemens. Les os du bassin n'exécutent ordinairement aucun mouvement sensible dans les symphyses sacro-iliaque et pubienne; mais dans des cas où les ligamens qui affermissent ces symphyses sont ramollis, comme par exemple vers l'époque de la parturition, les os s'écartent légèrement et peuvent se mouvoir un peu les uns sur les autres, mais d'une manière fort obscure. Le coccyx se meut en avant et en arrière, tant sur le sacrum que dans les articulations des pièces qui le composent. Le fémur peut se mouvoir sur le bassin dans tous les sens, comme le démontre la disposition des surfaces articulaires; ainsi il se porte en avant, en arrière, des deux côtés, dans des points intermédiaires à ces diverses directions, et il exécute en outre les mouvemens en fronde, qui ne sont que la combinaison de ces divers mouvemens.

Préparation. Après avoir achevé la dissection des muscles de la région pelvienne et fémorale, on divise la colonne vertébrale entre la troisième et la quatrième vertèbre lombaires, et l'on scie les os de la cuisse vers leur tiers supérieur, afin de pouvoir plus facilement manier la préparation. Pour mettre les ligamens à découvert, on dissèque les muscles jusqu'à leurs attaches, et on les coupe le plus près possible des os.

En enlevant les muscles et la graisse qui environnent les apophyses transverses de la quatrième et cinquième vertèbre lombaires, il faut se garder de diviser le *ligament antérieur et supérieur de l'os des îles* qui s'y attache. On trouve au bord inférieur de ce ligament le *ligament antérieur et inférieur de l'os des îles*, qui lui est quelquefois uni. On ne peut voir à la fois tout le *ligament sacro-iliaque;* la longue portion ou le *long ligament postérieur* recouvre le *court ligament postérieur* et le *ligament latéral;* pour bien voir ces derniers, il faut donc enlever celui-ci : la longue portion elle-même est en partie recouverte en dessous par le prolongement supérieur du grand ligament sacro-sciatique, qu'il suffit cependant de récliner un peu pour voir le ligament sous-jacent. Les *petits ligamens sacro-coccygiens*, situés à la partie postérieure du bassin, sont recouverts en arrière par les *ligamens sacro-coccygiens postérieurs*, qu'il faut couper pour mettre les autres à découvert.

Le *grand ligament sacro-sciatique* est facilement disséqué, mais il faut avoir soin de ne pas couper ses *prolongemens*, en disséquant les autres ligamens; le *prolongement inférieur* est en grande partie situé dans le petit bassin. Le *petit ligament sacro-sciatique* est un peu recouvert en arrière par le grand ligament de ce nom; on le mettra au net autant que possible à la partie postérieure, puis on en achèvera la préparation dans l'intérieur du petit bassin. Après ces ligamens on dissèque la *membrane obturatrice*, que l'on voit dès qu'on a enlevé de leur attache pelvienne les muscles obturateurs externe et interne : cette préparation exige quelque précaution, pour ne pas enlever en même temps la membrane à laquelle ils s'attachent en partie.

L'*anneau ligamenteux* de la symphyse des pubis se reconnaît facilement à la direction de ses fibres : on ne peut pas l'isoler de la symphyse même. Le *ligament arqué* est uni d'une manière intime à la partie inférieure de l'anneau ligamenteux; quelquefois cependant un peu de tissu cellulaire est placé entre eux. Pour étudier la *symphyse pubienne* elle-même, il faut séparer les pubis du reste du bassin, en divisant verticalement les os dans la direction du milieu des trous ovalaires : alors quelques auteurs recommandent d'inciser l'anneau ligamenteux en arrière, et d'écarter les os d'arrière en avant, de manière à les laisser unis en devant; mais il vaut mieux d'inciser cette symphyse avec la scie, par une coupe transversale et horizontale, ce qui permet de voir la différence d'épaisseur des fibro-cartilages en avant et en arrière. Si le sujet est jeune, on voit aussi très-distinctement sur la surface de la section, que les deux cartilages sont séparés par une substance celluleuse, ou même par de la synovie sur des sujets très-jeunes. Si l'on a une seconde symphyse des pubis à sa disposition, on fera bien aussi de la diviser par une coupe transversale et verticale, qui la sépare en deux moitiés, une antérieure et une postérieure.

On étudie la disposition de la *symphyse sacro-iliaque* d'un côté, en divisant le ligament qui l'affermit et en séparant alors les os de vive force, et de l'autre côté on divise la symphyse au moyen de la scie suivant un plan qui, commençant au détroit supérieur, coupe la symphyse en travers en se dirigeant obliquement en bas et en arrière.

Le *ligament capsulaire du fémur* se voit dès que les muscles qui passent par-dessus l'articulation sont disséqués et enlevés. En emportant la graisse qui entoure la capsule vers la partie externe et postérieure du col du fémur, il faut prendre garde de ne pas couper cette capsule, qui y est moins épaisse que dans les autres points. La *synoviale* se voit dès qu'on enlève la couche fibreuse de la capsule, ou bien en examinant la surface de la section, quand tout le ligament capsulaire est incisé circulairement, à peu de distance du rebord cotyloïdien. Cette dernière préparation permet aussi de voir le *ligament rond*, si l'on fait sortir la tête du fémur de la cavité cotyloïde, en la tirant vers soi. En retroussant la portion supérieure de la capsule articulaire, on découvre le *bourrelet cotyloïdien* et ses dépendances, que l'on examine plus à son aise quand on a divisé le ligament rond.

CHAPITRE XIV.

Articulations du genou.

Le fémur, le tibia et la rotule s'articulent entre eux par ginglyme angulaire. L'extrémité inférieure du fémur présente une poulie, à laquelle on distingue deux condyles séparés par un enfoncement, et le tout encroûté de cartilage lisse. L'extrémité inférieure de ces condyles appuie sur deux facettes du tibia très-peu concaves, mais dont la profondeur est un peu augmentée par deux *fibro-cartilages* intermédiaires, appelés *semi-lunaires*, qui sont placés sur chaque facette articulaire du tibia, et dont la face supérieure qui correspond aux condyles du fémur, est assez concave pour s'accommoder, en partie du moins, à la convexité de ces éminences. Ces cartilages sont unis au tibia le long de la crête qui sépare les deux facettes articulaires, ils sont unis au ligament capsulaire suivant leur circonférence, et ils tiennent enfin l'un à l'autre par un *ligament transversal* placé en avant. A la partie antérieure de l'extrémité articulaire du fémur se trouve la rotule, dont la face postérieure, encroûtée de cartilage, présente une saillie verticale, qui est reçue dans l'enfoncement qui sépare les condyles.

Ces parties sont retenues en position :

1) Par le *ligament capsulaire* qui tapisse toutes les surfaces articulaires, ainsi que les fibro-cartilages semi-lunaires. Il envoie en avant et en haut un prolongement sacciforme entre les condyles du fémur et le triceps de la cuisse, et il forme dans l'intérieur de l'articulation différens replis, tels que l'*appareil synovial*, qui se compose de nombreuses franges rougeâtres, et le *ligament muqueux*, qui commence entre les condyles du fémur, et envoie ensuite au bord externe et au bord interne de la rotule des prolongemens, qui sont les *ligamens ailés*. Outre les ligamens que nous allons énumérer, la capsule synoviale est fortifiée par les tendons des muscles de la cuisse.

2) Le *ligament latéral interne* se porte du condyle interne du fémur à celui du tibia.

3) Les *ligamens latéraux externes* sont au nombre de deux, un *long* et un *court :* le premier commence au tubercule du condyle externe du fémur, et se termine à la partie externe de la tête du péroné. Le second provient plus en arrière du condyle externe du fémur et de la capsule articulaire, et se termine à la partie postérieure de la tête du péroné.

4) Le *ligament postérieur* ou *poplité* se porte obliquement du condyle externe du fémur au condyle interne du tibia. Il manque quelquefois.

5) Le *ligament rotulien* est très-fort; il unit la rotule à l'épine du tibia. Ce ligament ne paraît être que l'extrémité du tendon du triceps crural, dans l'épaisseur duquel la rotule se serait développée comme un os sésamoïde. Une assez grande quantité de graisse est placée entre ce ligament et la capsule.

6) Les *ligamens croisés* sont au nombre de deux; ils se portent de l'intervalle des condyles du fémur au tibia : l'*antérieur* se porte de la face interne du condyle externe du fémur, à la fossette au devant de la crête qui sépare les condyles du tibia; le *postérieur* est étendu de la face externe du condyle interne du fémur, à la fossette derrière la crête qui sépare les condyles du tibia. Placés l'un au devant de l'autre, ces ligamens sont croisés quand la jambe reste dans sa position naturelle; tandis qu'ils

se décroisent quand on la tourne en dehors; mais cela ne peut avoir lieu qu'autant qu'on a divisé le ligament latéral interne, car dans l'état d'intégrité de l'articulation ces ligamens ne se décroisent jamais.

Les extrémités supérieures du tibia et du péroné s'articulent entre elles par arthrodie; les surfaces articulaires sont aplaties et recouvertes de cartilages. Ces os sont retenus, tant à cette extrémité que dans leur longueur,

1) Par une *capsule articulaire* serrée, renforcée par une couche de fibres ligamenteuses, appelées *ligamens de la tête du péroné.*

2) Par le *ligament interosseux*, membrane aponévrotique, étendue entre le tibia et le péroné dans toute leur longueur. Ce ligament est percé de plusieurs ouvertures, qui livrent passage à des rameaux vasculaires et nerveux.

Mouvemens. L'articulation du genou exécute des mouvemens de flexion et d'extension : quand ces mouvemens sont modérés, les trois os restent à peu près en rapport, comme nous les avons décrits; mais si la flexion est forcée, la rotule abandonne en partie les condyles du fémur, contre lesquels elle n'appuie plus que par son extrémité supérieure, tandis que la poulie de ces condyles est occupée par le tendon du triceps; et d'un autre côté, dans l'extension forcée, la rotule remonte au point qu'elle ne touche plus la poulie du fémur que par son extrémité inférieure. Lorsqu'on est assis et que le bassin et la cuisse se trouvent fixés, la jambe peut exécuter de légers mouvemens de rotation; le centre de ces mouvemens correspond au condyle interne du fémur et à la facette interne du tibia, qui se meut sur lui comme sur un pivot, tandis que la facette externe du tibia décrit des arcs de cercle.

Les mouvemens du péroné sur le tibia sont trop bornés pour nous y arrêter.

Préparation. La dissection des muscles de la cuisse et de la jambe étant achevée, on en enlève la majeure partie, en ne conservant que des bouts de ceux qui, s'attachant dans le voisinage de l'articulation, servent de cette manière à l'affermir; tels sont les muscles triceps crural, demi-membraneux, biceps, gastro-cnémiens, etc.; on emporte la continuation du *fascia lata*, qui, après avoir enveloppé le genou, s'unit à l'aponévrose de la jambe. Ce n'est qu'après avoir disséqué toutes ces parties avec beaucoup de soin, que l'on voit les *ligamens latéraux externe* et *interne*. Il est à observer que le *court ligament latéral externe* est plutôt postérieur; c'est donc en arrière qu'on le cherchera : quelquefois il est très-peu distinct. Il faut éviter de prendre pour un ligament, le tendon d'origine du muscle poplité qui entoure le condyle externe du fémur en adhérant fortement au ligament capsulaire. Le *ligament poplité* se compose de trousseaux fibreux assez irréguliers, et entremêlés de paquets de graisse, dont il faut les dégager; nous avons déjà fait remarquer qu'il n'est pas constant. Le *ligament rotulien* se voit facilement; on peut l'isoler en entier de la capsule articulaire, en enlevant le coussinet de graisse qui est placé entre eux. Le *ligament capsulaire*, recouvert par les précédens, se voit en partie quand on les a enlevés. Il faut avoir soin de ne pas endommager le *prolongement sacciforme* de ce ligament, quand on dissèque de haut en bas le tendon du triceps crural : cette espèce de poche y est très-lâche et mince. Quand on incise en travers cette poche, et qu'on continue à ouvrir la capsule, en prolongeant l'incision des deux côtés de la rotule, de manière à pouvoir renverser cet os vers la jambe, mais sans endommager aucune des parties qui se trouvent dans l'intérieur de l'articulation, on voit partir du milieu de la poulie du fémur le *ligament muqueux*, qui se bifurque bientôt pour former les *ligamens ailés*. Cette préparation permet aussi de voir l'*appareil synovial*, disséminé entre les condyles du fémur, entre ceux du tibia et autour de la rotule. Si l'on emporte tous ces prolongemens internes de la synoviale, on aperçoit les *ligamens croisés*, qui en sont enveloppés; mais avant, on remarquera que, quoique ces ligamens paraissent placés dans l'intérieur de l'articulation, ils sont effectivement en dehors de la capsule qui les enveloppe. Les ligamens croisés deviennent plus visibles encore, si l'on coupe en travers les ligamens latéraux et postérieurs avec la capsule articulaire qu'ils recouvrent, de manière à ne plus laisser le tibia attaché au fémur que par le moyen des premiers cordons; en tournant alors la jambe en dedans ou en dehors, on croise ou l'on décroise ces ligamens à volonté. On voit en même temps les *cartilages semi-lunaires* appliqués sur les facettes du tibia; on étudie leur mode d'union avec cet os et avec la capsule articulaire, et l'on observe en avant le *ligament transversal* qui les unit entre eux. On se facilite cette dissection en coupant les ligamens croisés. Enfin, si l'on divise en travers la capsule au-dessous de la rotule, on voit la face postérieure du *ligament rotulien*.

On peut aussi préparer les ligamens du genou après avoir scié en travers la rotule et en disséquant en bas la moitié inférieure de cet os. La moitié supérieure devra rester en place, afin de permettre de voir le fond de la poche synoviale et la position du ligament muqueux et des ligamens ailés. Par ce moyen on peut se dispenser de disséquer les muscles extenseurs de la jambe.

La dissection du *ligament interosseux* est faite dès que les muscles de la jambe sont enlevés; celle des *ligamens de la tête du péroné* et de la *capsule* qu'ils recouvrent, n'est guère plus difficile; on les voit dès qu'on a détaché les tendons des muscles biceps crural, extenseur commun des orteils et long péronier. On ouvre cette capsule après avoir scié les os de la jambe en travers et fendu le ligament interosseux qui unit les fragmens supérieurs.

CHAPITRE XV.

Articulations du coude-pied et du pied.

Les extrémités inférieures du tibia et du péroné s'articulent entre elles par arthrodie; on voit à cet effet à chacun de ces deux os une facette articulaire triangulaire, recouverte de cartilage.

Les os de la jambe s'articulent avec le pied par ginglyme angulaire; ils forment par leur union une espèce de mortaise, dans laquelle l'astragale est reçu par ses deux faces latérales et par sa face supérieure. Les faces interne et supérieure de cette mortaise appartiennent au tibia et l'externe au péroné, qui dépasse par conséquent le tibia. La face supérieure de l'astragale a la forme d'une poulie qui correspond à une poulie renversée du tibia; toutes ces surfaces articulaires sont encroûtées de cartilages.

Les os du tarse s'articulent entre eux par arthrodie : la face inférieure de l'astragale, en deux endroits avec la face supérieure du calcanéum; la face antérieure de l'astragale avec la face postérieure du scaphoïde; la face antérieure du calcanéum avec la face postérieure du cuboïde; le côté externe du scaphoïde (quelquefois) avec le côté interne du cuboïde; la face antérieure du scaphoïde avec la face postérieure des trois cunéiformes : le premier de ces os par son côté externe avec le côté interne du second; le côté externe de celui-ci avec le côté interne du troisième; le côté externe du troisième avec le côté interne du cuboïde.

Les os du métatarse s'articulent avec ceux du tarse par arthrodie; le premier avec le premier cunéiforme; le deuxième avec les trois cunéiformes, qui lui forment une espèce de mortaise; le troisième avec le troisième cunéiforme, le quatrième et le cinquième avec le cuboïde. Les quatre derniers os du métatarse s'articulent par arthrodie entre eux à leur extrémité postérieure.

Les premières phalanges des orteils s'articulent avec les têtes des os du métatarse par arthrodie; les phalanges s'unissent entre elles par ginglyme angulaire.

On remarque les ligamens suivans :

1.° *Ligamens entre le tibia et le péroné.*

1) La *capsule articulaire*, à peine visible, parce qu'elle est entourée de fibres ligamenteuses qui se portent d'un os à l'autre.

2) Le *ligament* (*malléolaire*) *antérieur* a la forme d'un tra-

pèze; on le voit à la face antérieure externe de la jambe, dirigé du tibia vers le péroné. Il est quelquefois divisé en plusieurs paquets, dont l'inférieur, s'il existe, forme un cordon arrondi que l'on décrit alors comme un ligament séparé sous le nom de *ligament antérieur inférieur*.

3) Le *ligament postérieur* a la forme d'un rhombe, et il est situé à la face postérieure et externe de la jambe. Ses fibres se dirigent obliquement en dehors et en bas. Sa partie inférieure forme quelquefois un cordon arrondi distinct, qui porte alors le nom de *ligament postérieur et inférieur*.

2.° *Ligamens entre les os de la jambe et ceux du tarse.*

1) Le *ligament capsulaire :* il est serré des deux côtés et relâché en avant et en arrière; quelques fibres accessoires et les gaînes des tendons le fortifient.

2) Le *ligament antérieur du péroné :* bande ligamenteuse qui du bord antérieur de la malléole externe se porte en avant vers la face externe de l'astragale.

3) Le *ligament moyen du péroné*, ou *perpendiculaire*, va de l'extrémité inférieure du péroné à la face externe du calcanéum.

4) Le *ligament postérieur du péroné :* du bord postérieur et de la face interne de la malléole externe il se dirige presque transversalement vers la face postérieure de l'astragale.

5) Le *ligament deltoïde* commence à la malléole interne et se dirige, en s'élargissant, vers l'os scaphoïde, la poulie cartilagineuse, l'astragale et le calcanéum.

3.° *Ligamens entre l'astragale et le calcanéum.*

1) Le *ligament capsulaire :* mince dans toute son étendue; mais vers le côté interne il est renforcé par la gaîne fibreuse du muscle tibial postérieur et par celle des muscles long fléchisseur commun et fléchisseur propre du gros orteil.

2) Les *ligamens de la cavité sinueuse*, au côté externe du dos du pied. Ils se composent de plusieurs cordons, parmi lesquels on en distingue un *perpendiculaire*, un *oblique* et deux *latéraux*.

4.° *Ligamens entre l'astragale et le scaphoïde.*

1) Le *ligament capsulaire ;* très-mince.

2) Le *ligament supérieur ;* au dos du pied.

3) Le *ligament latéral;* au côté interne du pied.

5.° *Ligamens calcanéo-scaphoïdes.*

1) Les *ligamens dorsaux;* il y en a un *superficiel* assez large, et un *profond* qui est grêle.

2) La *poulie cartilagineuse* se trouve au bord interne de la face plantaire du pied, entre l'apophyse interne du calcanéum et la tubérosité du scaphoïde; le tendon du tibial postérieur passe sur elle.

3) Les *ligamens plantaires;* il y en a deux: l'un (*ligamentum planum*) est mince et touche la poulie, en dehors de laquelle il est placé; l'autre (*ligamentum teres*), plus épais, est couché vers le milieu de la plante à côté du premier.

6.° *Ligamens calcanéo-cuboïdes.*

1) Le *ligament dorsal;* il est quelquefois sous-divisé en plusieurs faisceaux, qui constituent alors le *ligament dorsal interne*, le *dorsal externe*, le *latéral externe* et le *dorsal profond.*

2) Les *ligamens plantaires;* il y en a trois: le *long ligament de la plante*, qui est le plus grand ligament du pied; il se dirige d'avant en arrière, et recouvre un peu le bord externe du *ligament oblique*, qui est situé à côté de lui et plus en dedans. Ce long ligament de la plante forme une gaîne au tendon du muscle long péronier. Le *ligament rhomboïdal* est caché par les deux ligamens précédens.

7.° *Ligamens scapho-cuboïdes.*

1) Le *ligament dorsal.*

2) Le *ligament plantaire* ou *transversal.*

3) Le *ligament interosseux* (*massa ligamentosa*).

8.° *Ligamens scapho-cunéiformes.*

1) Les *ligamens dorsaux;* un pour chaque cunéiforme.

2) Le *ligament latéral;* au bord interne du pied: il va au premier cunéiforme; quelquefois il est uni au précédent.

3) Les *ligamens plantaires;* ils proviennent en partie du tendon du muscle tibial postérieur et de sa gaîne. Le premier cunéiforme en reçoit un superficiel et un profond. Le deuxième et le troisième cunéiforme n'en reçoivent qu'un; celui du troisième manque quelquefois.

9.° *Ligamens cubo-cunéiformes.*

1) Le *ligament dorsal.*

2) Les *ligamens plantaires*, profondément situés entre les deux os : l'un est dirigé d'arrière en avant de l'angle postérieur et interne du cuboïde, à l'extrémité postérieure du troisième cunéiforme; l'autre est sous-divisé en deux ou trois paquets, et passe transversalement d'un os à l'autre.

10.° *Ligamens cunéi-cunéiformes.*

1) Les *ligamens dorsaux;* il y en a deux, un entre chaque os.

2) Le *ligament oblique*, très-fort; situé à la plante profondément entre le premier et le deuxième cunéiforme.

3) Les *ligamens interosseux;* entre le premier et le deuxième os, et entre le deuxième et le troisième.

11.° *Ligamens du premier os du métatarse.*

1) Le *ligament capsulaire;* très-fort.

2) Le *ligament dorsal*, provenant du premier cunéiforme.

3) Le *ligament plantaire*, très-fort, provient également du premier cunéiforme.

12.° *Ligamens du deuxième os du métatarse.*

1) Le *ligament capsulaire;* il est extrêmement mince.

2) Les *ligamens dorsaux;* il y en a trois, et ils proviennent de chacun des os cunéiformes.

3) Le *ligament plantaire* provient du premier cunéiforme.

4) Le *ligament latéral* (*interosseux*) *externe;* il va de la face externe du deuxième cunéiforme à la face correspondante du deuxième métatarsien.

5) Le *ligament latéral* (*interosseux*) *interne;* il se porte de la face externe du premier cunéiforme à la face interne du deuxième métatarsien.

13.° *Ligamens du troisième métatarsien.*

1) Le *ligament capsulaire.*

2) Le *ligament dorsal droit* provient du troisième cunéiforme.

3) Le *ligament dorsal oblique* vient du cuboïde.

4) Le *ligament plantaire;* il n'est qu'un prolongement du ligament plantaire du deuxième métatarsien.

5) Les *ligamens latéraux (interosseux) internes;* il y en a deux, un *droit* et un *oblique;* ils proviennent du troisième cunéiforme.

6) Les *ligamens latéraux (interosseux) externes;* on en compte deux : le *ligament courbe* provient du cuboïde; le *ligament droit* vient du troisième métatarsien.

14.° *Ligamens du quatrième os du métatarse.*

1) Le *ligament capsulaire;* mince.

2) Le *ligament dorsal* provient du cuboïde.

3) Le *ligament latéral* va de la face externe du troisième cunéiforme à la face interne du quatrième métatarsien.

15.° *Ligamens du cinquième os du métatarse.*

1) Le *ligament capsulaire;* il est très-fort.

2) Le *ligament transversal;* situé à la plante : il provient du troisième cunéiforme, et est uni au tendon du muscle tibial postérieur.

16.° *Ligamens des os du métatarse entre eux.*

1) Les *ligamens dorsaux;* il y en a trois, situés transversalement à la base des quatre derniers métatarsiens.

2) Les *ligamens latéraux;* il y en a également trois entre les quatre derniers os du métatarse; ils naissent de la face externe d'un os et se terminent à la face interne de la base de l'os voisin.

3) Les *ligamens plantaires*, au nombre de trois, se trouvent entre les quatre derniers métatarsiens; ils passent transversalement de la base d'un os à celle de l'os voisin.

4) Le *ligament plantaire commun :* longue bande ligamenteuse, qui passe de la base du deuxième à celle du cinquième métatarsien, en s'attachant à chaque os sur lequel elle passe.

5) Les *ligamens transverses du métatarse;* au nombre de quatre : ils se trouvent entre les têtes des cinq os du métatarse vers leur face plantaire.

17.° *Ligamens des phalanges.*

1) Les *ligamens capsulaires.*

2) Les *ligamens latéraux*, dont un de chaque côté.

3) Le *ligament transversal des os sésamoïdes* est une subs-

tance fibreuse, qui unit ces deux osselets dans l'articulation du premier métatarsien avec la première phalange du gros orteil. Cette disposition s'observe quelquefois aussi dans celle de la deuxième phalange avec la première; quelquefois enfin dans l'articulation métatarso-phalangienne du deuxième et du cinquième orteil.

Mouvemens. L'astragale exécute sur les os de la jambe des mouvemens de flexion et d'extension assez étendus, et des mouvemens latéraux beaucoup plus bornés; le mouvement en dehors l'est un peu moins que celui en dedans. De la combinaison de ces mouvemens peut résulter un léger mouvement de circumduction. Les mouvemens des os du tarse entre eux sont extrêmement bornés. Les os du métatarse exécutent dans leur articulation tarsienne de légers mouvemens d'abaissement et d'élévation: le premier, le quatrième et le cinquième sont plus mobiles que les autres. Les premières phalanges peuvent exécuter les mouvemens dans tous les sens; mais ceux de flexion et d'extension sont les plus étendus; les dernières phalanges n'exécutent que des mouvemens de flexion et d'extension.

Préparation. Enlevez les muscles de la partie inférieure de la jambe, en conservant un bout de leurs tendons à l'endroit où ils s'attachent; celui du long péronier ne sera cependant poursuivi que jusqu'au bord externe du pied. Fendez et enlevez complétement les gaînes fibreuses que ces tendons traversent près du coude-pied, mais ayez soin de ménager les ligamens sous-jacens, qui sont en partie unis à ces gaînes. C'est ainsi qu'en avant on coupera les gaînes des muscles tibial antérieur, extenseur propre du gros orteil, extenseur commun et petit péronier; en dehors celle du long péronier (mais qui sera laissée intacte à la plante du pied); en dedans la gaîne des muscles tibial postérieur, fléchisseur commun, fléchisseur propre du gros orteil, etc.

Pour mettre à découvert les ligamens dorsaux du pied, détachez jusqu'aux orteils les muscles extenseur commun et pédieux, et pour apercevoir les ligamens plantaires, faites-en autant des masses musculaires de la plante du pied, en conservant cependant toujours un bout des tendons à l'endroit de leur insertion aux os. Quand on en sera venu à replier les muscles interosseux vers les orteils, il faut ménager les *ligamens transverses du métatarse* au-dessus desquels ils passent.

Relativement aux autres ligamens, on trouvera facilement les *ligamens malléolaires antérieur-supérieur* et *postérieur-supérieur*, le *ligament antérieur* et *moyen du péroné*, et le *ligament deltoïde*; mais les *ligamens malléolaires antérieur-inférieur* et *postérieur-inférieur*, qui d'ailleurs manquent souvent, et le *ligament postérieur du péroné*, sont en partie cachés par la capsule tibio-tarsienne; on ne peut donc bien les étudier qu'après avoir incisé cette dernière.

On passe ensuite à l'étude des *ligamens dorsaux* du tarse et du métatarse, qui se trouvent aisément; observons cependant que le *ligament astragalo-scaphoïde latéral* ne se voit bien qu'après avoir enlevé le ligament deltoïde. Le *ligament calcanéo-scaphoïde profond* est caché par le *superficiel*, qu'il faut enlever, ainsi que la capsule articulaire si elle le recouvre. Pour trouver la *poulie cartilagineuse*, il faut enlever le ligament deltoïde qui la recouvre quelquefois. Le *ligament calcanéo-cuboïde dorsal profond* est recouvert par le *superficiel interne*, qu'on est obligé de couper pour le voir. Les *ligamens latéraux de la base des os du métatarse* sont quelquefois cachés par les *ligamens dorsaux*, qu'il faut alors enlever.

On commence l'étude des *ligamens plantaires* par le *long ligament de la plante*, qui cache un peu le *ligament oblique*, en sorte qu'il faut le renverser en dehors; on coupe ces deux ligamens pour voir le *ligament rhomboïdal* qu'ils recouvrent. Cette préparation met aussi à découvert le trajet du tendon du long péronier et son attache à l'os. Le *ligament interosseux scapho-cuboïde* s'aperçoit dès que le *ligament plantaire transversal* est enlevé. Le *ligament scapho-cunéiforme profond* est recouvert par le *superficiel*, qu'il faut couper pour le voir. Les *ligamens cubo-cunéiformes plantaires* ne sont bien visibles qu'après avoir enlevé le *ligament transversal du cinquième métatarsien* et le *ligament plantaire commun* de ces deux os : le premier cache le second, dont on ne voit bien les faisceaux qu'après l'avoir enlevé, ainsi que la graisse qui est placée entre le cuboïde, le troisième cunéiforme et le scaphoïde. Les *ligamens plantaires de la base des os du métatarse* paraissent dès que le *ligament plantaire commun* est enlevé. Le *ligament latéral du quatrième métatarsien* est uni à la portion du tendon du tibial postérieur, qui s'attache au troisième cunéiforme et qu'il faut par conséquent enlever pour voir le ligament.

Après avoir étudié tous les ligamens plantaires et dorsaux, il nous reste à examiner les *ligamens interosseux*, qu'on ne peut apercevoir qu'autant qu'on divise tous les ligamens superficiels de manière à pouvoir un peu écarter les os les uns des autres. Ces ligamens sont : les *ligamens interosseux entre les os cunéiformes*; le *ligament latéral interne du deuxième métatarsien*, qui cependant ne paraît être autre chose qu'une continuation du ligament plantaire de cet os; le *ligament latéral externe du deuxième métatarsien*; les *ligamens latéraux internes du troisième métatarsien*; les *ligamens latéraux externes du troisième métatarsien*.

Les *ligamens transversaux des os sésamoïdes* se voient facilement dès qu'on ouvre les articulations qui les renferment, par leur face dorsale et des deux côtés.

Il est inutile de décrire plus au long la manière de disséquer les ligamens du pied; l'essentiel, en les préparant, c'est de bien les isoler de leurs voisins et de les soulever, en passant le scalpel au-dessous d'eux.

DEUXIÈME SECTION.

Myotomie.[1]

CHAPITRE PREMIER.

Anatomie générale des muscles.

Les muscles sont des organes fibreux, rougeâtres, mous, peu élastiques, éminemment contractiles et servant par là à produire les différens mouvemens dont le corps est susceptible.

On distingue en général dans les muscles, le *corps* ou *ventre*, qui en est la portion charnue, moyenne, et les extrémités ordinairement tendineuses, dont celle qui est attachée au point le plus fixe est appelée *tête*, et l'autre, insérée au point le plus mobile, reçoit le nom de *queue*.

Les muscles varient beaucoup quant à leur forme ; on remarque des *muscles longs*, des *muscles larges*, des *muscles rayonnés*, etc. Parmi les muscles longs, il y en a qui sont *cylindriques*, d'autres *aplatis*, d'autres *fusiformes*. Quelques-uns sont divisés dans toute leur longueur par un tendon mitoyen, auquel les fibres musculaires, parallèles entre elles, viennent s'insérer de chaque côté et à angle plus ou moins aigu; ces muscles sont appelés *penniformes :* si le tendon se trouve sur le côté du muscle, en sorte que les fibres charnues ne viennent s'y insérer à angle aigu que d'un côté, on le nomme *semi-penniforme;* si un muscle, simple à une extrémité, se divise en deux, trois ou plusieurs chefs à l'autre extrémité, il reçoit le nom de *biceps*, *triceps*, *multifide*, *etc. :* quelquefois la masse charnue d'un muscle est séparée en deux corps par un tendon mitoyen ; on le nomme alors *digastrique*. Le muscle droit de l'abdomen est même divisé en plusieurs corps par des intersections tendineuses. Enfin, il y a des muscles qui, au lieu de s'attacher à deux points plus

---

1 Entre autres ouvrages consultez :

B. S. ALBINUS, *Historia musculorum hominis*. *Lgd. Bat.*, 1734, in-4.° — Ej. *Tabulæ sceleti et musculorum hominis*. *Lgd. Bat.*, 1747, fol. atl. (Les ouvrages de HARTENKEIL, Francf., 1784, in-4.°; de TARIN, Paris, 1753, in-4.°; de GAULTIÉR et JADELOT, Nancy, 1772, fol. atl.; de SANDIFORT, *Lgd. Bat.*, 1781, in-4.°; et de BAHRDT, *Vienn.*, 1786, in-fol., ne sont que des copies ou des extraits d'ALBINUS.)

TH. LAUTH, Élémens de myologie et de syndesmologie. Strasbourg, 1798, 2 vol. in-8.° Cet ouvrage indique aussi la manière de disséquer les muscles.

MUYS, *Musculorum artificiosa fabrica*. *Lgd. Bat.*, 1751, in-4.° avec fig.

PROCHASKA, *De carne musculari*. *Vienn.*, 1778, in-8.°

ou moins éloignés, décrivent une courbe et s'insèrent au même point par leurs deux extrémités, ou bien n'ont même pas de point d'insertion fixe, en ce que leurs extrémités se confondent l'une dans l'autre : ces muscles sont appelés *orbiculaires* ou *sphincters*.

Les muscles sont composés d'une série de *faisceaux*, qui eux-mêmes sont formés de *fascicules* ou *fibres tertiaires*, appréciables à l'œil nu ; celles-ci, soumises au microscope, se trouvent être composées de *fibres secondaires*, striées tant en travers qu'en longueur, lesquelles elles-mêmes ne sont qu'un assemblage de *fibres primitives*. Ces dernières sont formées par des séries de globules assez semblables au noyau central des globules du sang, et ayant à peine un diamètre de $\frac{1}{300}$ de millimètre. Ces différentes espèces de fibres, ces fascicules et ces faisceaux sont unis entre eux par un tissu cellulaire d'autant plus fin que les parties sont plus petites. Le muscle lui-même est enveloppé d'une *gaîne celluleuse*, qui est quelquefois renforcée par des fibres aponévrotiques.

Les fibres musculaires secondaires ont un diamètre qui varie de quatre à huit centièmes de millimètre ; elles sont parallèles ou très-peu obliques, jamais entre-croisées. Dans l'état de relâchement du muscle ces fibres sont droites ; quand le muscle est contracté, elles sont repliées sur elles-mêmes en zigzag.

Les *vaisseaux* des muscles sont très-nombreux, ils se divisent dans leur intérieur en formant des réseaux autour des fascicules et autour des fibres secondaires, sans cependant se continuer avec les fibres elles-mêmes.

Les *nerfs* des muscles sont très-nombreux aussi ; arrivés dans l'intérieur des muscles, leurs branches les parcourent tantôt suivant leur longueur, d'autres fois obliquement à leur direction ; les filets qui en partent se ramifient entre les fibres secondaires sans qu'il soit possible d'indiquer telle ou telle direction générale qu'auraient les filets par rapport aux fibres musculaires. Quelques-uns de ces filets nerveux, après avoir parcouru un trajet d'une certaine étendue, se replient sur eux-mêmes en arcade et rentrent dans le tronc qui les a fournis ou dans un tronc voisin ; d'autres filets nous ont semblé se perdre entre les fibres musculaires sans que nous ayons pu remarquer ces arcades.

On voit par là que chaque fibre primitive ne reçoit pas dans sa composition des vaisseaux et des nerfs, comme on le pensait ; mais qu'elle est soumise à leur influence tout en subsistant par elle-même.

Les muscles sont en grande partie composés de fibrine ; on y trouve en outre de la gélatine et de l'albumine en moindre quantité, et quelques sels en très-petite proportion.

Nous avons vu que l'insertion de la plupart des muscles se fait par des *tendons;* la structure de ces organes est semblable à celle des ligamens. Les fibres des tendons sont beaucoup plus grêles que les fibres musculaires secondaires, mais elles se rapprochent davantage du calibre des fibres primitives des muscles; dans quelques muscles les fibres secondaires semblent se continuer immédiatement avec les fibres tendineuses, en formant à l'endroit de l'union de petits bourrelets; dans d'autres muscles les fibres semblent comme collées obliquement sur les fibres tendineuses, en sorte qu'il est impossible de voir comment elles sont unies. Les tendons varient relativement à leur forme : les uns sont longs et grêles; d'autres sont épais : d'autres, enfin, connus sous le nom d'*aponévroses*, sont larges, minces et étendus en membranes. Il y a des tendons qui peuvent être convertis en membranes par la traction.

Plusieurs muscles n'ont pas de véritables tendons à leurs extrémités, mais leur attache se fait par des fibres musculaires et tendineuses entremêlées. Il y a des tendons qui se bifurquent à leur extrémité et où chaque moitié s'attache séparément; dans d'autres, les extrémités bifurquées se réunissent de nouveau; quelques aponévroses se divisent en deux lames. Enfin, on remarque des tendons et des aponévroses de muscles différens qui s'unissent entre eux pour s'insérer en commun.

Quand les tendons des muscles sont réunis en faisceau dans un endroit resserré, chacun d'eux est entouré d'une *gaîne muqueuse.* Ces gaînes muqueuses sont des espèces de poches sans ouverture, qui enveloppent, d'une manière très-lâche, les tendons et même quelquefois une portion du muscle lui-même, et dont la surface interne est lisse et lubrifiée par une humeur albumineuse; elles sont très-minces, molles, souples, et elles reçoivent un assez grand nombre de vaisseaux sanguins. Ces gaînes servent à fournir aux tendons l'espace nécessaire pour leurs mouvemens, à diminuer leurs frottemens, et leur permettent de se mouvoir les uns indépendamment des autres. On voit que ces gaînes sont assez semblables, par leur structure et leurs usages, aux membranes synoviales des articulations.

Aux endroits où les muscles et les tendons passent sur une éminence osseuse ou sur une articulation, leur glissement est favorisé par des *capsules muqueuses* placées au-dessous d'eux. Ces capsules sont des poches arrondies, semblables, quant à leur structure, aux gaînes muqueuses, et elles n'en diffèrent qu'en ce qu'elles n'entourent pas les tendons circulairement; leur intérieur renferme une humeur albumineuse qui diminue les frottemens des parties.

Les *gaînes fibreuses* des tendons sont des canaux ligamenteux qui fixent à leur place les tendons qui les traversent. Leur tissu ressemble à celui des ligamens. On les trouve surtout vers l'extrémité des membres, où elles empêchent le déplacement des tendons pendant les mouvemens des articulations; quelquefois elles font l'office de poulies de renvoi, en changeant la direction des tendons.

On observe que la totalité du système musculaire est entourée par des *aponévroses* (*fasciæ*), qui sont peu développées au tronc, mais qui le sont beaucoup plus aux membres. La lame fibreuse, plus ou moins distincte, placée sous le tissu cellulaire sous-cutané et qui recouvre extérieurement tous les muscles du tronc, a plus particulièrement reçu le nom de *fascia superficialis*; les propriétés physiques de ce *fascia* le rapprochent du tissu fibreux-élastique. Ces aponévroses forment d'abord une enveloppe générale à la partie dont elles tiennent les muscles appliqués contre l'os; puis on voit, dans l'intervalle des muscles, des cloisons qui servent à retenir chacun d'eux en place. Ces aponévroses ou leurs prolongemens s'insèrent aux os en différens endroits. Plusieurs d'entre elles reçoivent des portions de tendons ou ont même des muscles spéciaux, qui servent à les tendre dans les grands efforts musculaires.

Préparation. Il est facile de séparer les muscles en *faisceaux* et en *fibres tertiaires* avec le scalpel, et l'on voit pendant cette préparation le tissu cellulaire qui les unit; mais leur division ultérieure ne peut être faite qu'après les avoir soumis à la macération, ou après les avoir laissé séjourner pendant quelque temps dans un mélange de parties égales d'alcool et d'essence de térébenthine. Quelques anatomistes emploient à cet effet des muscles cuits ou rôtis, et que l'on a ensuite laissé macérer pendant une huitaine de jours. Ces fibres musculaires ainsi séparées doivent être examinées au microscope. Il est cependant préférable de soumettre au microscope des muscles crus et sans préparation préalable; on choisit à cet effet un plan musculeux très-mince, par exemple le peaucier dans l'homme, ou bien mieux encore le droit de l'abdomen de la grenouille. On verra très-bien en même temps la dernière distribution des *nerfs* dans ces plans musculeux. Les ondulations en zigzag que les muscles présentent pendant leur contraction, seront observées sur un muscle que l'on vient de détacher d'un animal vivant, par exemple d'une grenouille; une petite portion étant placée sous le microscope, on la pique, ou bien on y établit un petit courant galvanique avec deux pièces de métal différent.

Les *vaisseaux* des muscles seront examinés, à la loupe ou au microscope, sur des muscles bien injectés; ils deviennent surtout très-visibles si on laisse sécher un plan musculeux très-mince et injecté, le peaucier, par exemple, qu'on recouvre ensuite d'une couche de vernis bien transparent. Les muscles peuvent être privés de leur couleur rouge, en les malaxant pendant quelque temps sous un filet d'eau.

Les *tendons* peuvent être séparés en un faisceau de fibres soyeuses très-fines, en les soumettant à une macération prolongée dans l'eau, ou bien dans le vinaigre, suivant le conseil de Moscati. On choisit ordinairement le tendon d'Achille pour faire cette opération. On parvient encore, mais avec beaucoup plus de peine, à séparer les tendons par des moyens mécaniques. En exerçant sur le tendon du muscle plantaire grêle des tractions latérales, on peut le réduire en une membrane nacrée de près d'un pouce de large.

Les *gaînes muqueuses* des tendons se trouvent surtout à l'avant-bras, à la main, à la jambe et au pied; elles n'exigent pas de préparation spéciale, mais dès qu'on voit les tendons des muscles enveloppés d'un tissu cellulaire rougeâtre et mou, on fait dans ce tissu une petite incision par où l'on introduit une soie de porc, qui sert à guider le tube avec lequel on insuffle de l'air qui distend la gaîne et permet d'en étudier le développement.

Pour voir les *capsules muqueuses* il faut user de précaution en détachant les muscles placés dessus ou dans leur voisinage; elles ressemblent souvent à du tissu cellulaire, mais elles ont un aspect plus soyeux et ne sont pas imprégnées de graisse. Dès qu'on y a fait une petite ouverture, on s'arrête dans la dissection et on les insuffle. Ces capsules peuvent être entièrement détachées des parties voisines, et l'on voit parfaitement alors que ce sont des poches sans ouverture; on les incise pour voir l'humeur albumineuse qui en lubrifie la cavité.

Les *gaînes fibreuses* sont faciles à disséquer, si l'on a égard à la direction de leurs fibres; pour bien les isoler, il faut enlever les portions de gaînes muqueuses qui les avoisinent, et qu'on distingue facilement à leur transparence et à leur structure non fibreuse. Cette dissection se fait très-facilement avec des ciseaux, surtout aux doigts et aux orteils.

Les *aponévroses d'enveloppe* se trouvent entre le tissu cellulaire sous-cutané et les muscles, en sorte qu'il ne faut pas porter le scalpel trop profondément en incisant la peau; on aperçoit les cloisons et les gaînes particulières qu'elles forment aux muscles, en les incisant sur le milieu de chacun d'eux et suivant sa longueur; on replie les lambeaux de l'aponévrose à droite et à gauche, on sort le muscle de la gaîne, et l'on voit alors que celle-ci l'entoure aussi à sa face inférieure, en s'insinuant entre lui et son voisin.

La dissection des muscles doit être commencée par celle des aponévroses d'enveloppe, dont l'étude est très-importante pour la pratique des opérations chirurgicales; on enlève donc d'abord la peau, avec tout le tissu cellulaire et la graisse qui recouvrent l'aponévrose, afin de préparer celle-ci aussi proprement que possible. Il est essentiel de ne pas se presser dans cette préparation, sans quoi l'on serait obligé d'y revenir pour enlever la graisse en deux temps, ce qui serait plus difficile. L'aponévrose étant étudiée, on la fend et on la replie des deux côtés de la préparation, pour mettre à découvert les muscles; dans cette partie de la préparation il faut avoir soin d'enlever en même temps que l'aponévrose le tissu cellulaire et la graisse qui recouvrent immédiatement le muscle, afin de l'isoler complétement du premier coup. Pour obtenir les muscles bien proprement disséqués, il faut toujours faire agir le scalpel dans le sens des fibres musculaires; car, quand même l'instrument porterait sur le muscle lui-même, il ne ferait alors qu'en érailler les fibres; tandis que, si le scalpel est porté obliquement ou transversalement à leur direction, celles-ci seront coupées en travers toutes les fois que l'instrument les touchera. Au tronc, l'aponévrose d'enveloppe est tellement mince, qu'on peut très-bien la négliger et l'enlever du premier coup avec la peau, pour isoler de suite les muscles sous-jacens. On fera bien cependant de la conserver par exemple à la partie inférieure de l'abdomen, où ses rapports avec l'anneau inguinal deviennent importans dans l'étude de la hernie inguinale.

L'attache des muscles rend raison de leur action; il est donc évident qu'il faut avoir soin de les préparer aussi exactement que possible, pour ne pas laisser de doute sur le point précis de l'os où cette insertion se fait. Il ne faut couper les muscles que quand cela est absolument indispensable pour voir ceux placés au-dessous, ce qui n'a guère lieu que pour les muscles du tronc; aux autres parties du corps il suffit ordinairement d'écarter les superficiels pour préparer ceux qui sont plus profondément situés, en sorte qu'on a l'avantage d'étudier les différentes couches dans leurs rapports. Quand cependant on est obligé de diviser un muscle, il vaut mieux, en général, le faire dans son milieu qu'à son attache; car de cette manière il sera toujours facile de réappliquer les deux moitiés pour les étudier de nouveau.

On fait bien, quand on dissèque la myologie pour la première fois, de n'étudier que les muscles et leurs dépendances, et de couper toutes les autres parties; mais quand on aura pris une idée générale du système musculaire, il est important, dans les dissections subséquentes, d'observer ses connexions avec les parties voisines, telles que les principaux troncs vasculaires et nerveux, dont on ne connaîtra jamais bien la disposition qu'en les envisageant dans leurs rapports avec les muscles; c'est dans ce but que nous avons ajouté à cet ouvrage un abrégé d'anatomie topographique.

CHAPITRE II.

Muscles du bas-ventre.

Nous renvoyons à la sixième section ce qui concerne l'anatomie des hernies.

1.° Muscle oblique externe, grand oblique. L'oblique externe est un plan musculeux situé sur les parties latérales et antérieures de l'abdomen, et dont les fibres sont dirigées en bas et en avant. Il s'attache en haut par huit chefs aux huit côtes inférieures, en alternant avec les digitations du grand dentelé et du grand dorsal; en bas et en arrière il s'insère à la lèvre externe de la crête iliaque: en avant, il se convertit en une large aponévrose qui s'unit à l'aponévrose de l'oblique interne pour se jeter au devant du muscle droit, et s'entre-croiser ensuite sur la ligne médiane avec l'aponévrose du côté opposé. Il résulte de cet entre-croisement des aponévroses des obliques externes, ainsi que de celui des obliques internes et des transverses, un plan fibreux étroit et très-fort, étendu de l'appendice xyphoïde du sternum aux pubis et appelé la *ligne blanche*. La partie inférieure de l'aponévrose de l'oblique externe forme un cordon étendu entre l'épine antérieure et supérieure de l'os des îles et l'épine du pubis, et qui a reçu le nom de *ligament de Fallope* ou *de Poupart*, ou d'*arcade crurale*. Ce bord inférieur de l'aponévrose se contourne sur lui-même en se portant en dedans et en haut, et forme par là une gouttière où est logé le cordon spermatique dans l'homme et le ligament rond de la matrice dans la femme. Vers l'extrémité interne de l'arcade crurale et de son bord inférieur, part une lame triangulaire qui s'attache au pubis, et qui a été appelée *ligament de Gimbernat;* un des bords de ce ligament est confondu avec l'arcade crurale, l'autre s'attache au pubis, et le troisième est libre et dirigé en dehors. C'est ce bord libre qui borne en dedans le *canal crural* et qui devient si important dans la hernie crurale. Les vaisseaux et les nerfs passent de l'abdomen dans la cuisse derrière l'arcade crurale et en dehors du ligament de Gimbernat. En avant et en bas, l'aponévrose de l'oblique externe se divise en deux faisceaux appelés *piliers de l'anneau inguinal:* le pilier supérieur ou interne se porte sur la symphyse des pubis et s'y entre-croise avec celui du côté opposé, après avoir envoyé sur la verge une expression fibreuse connue sous le nom de *ligament suspenseur du pénis;* le pilier inférieur ou externe se porte un peu derrière l'autre et s'attache à l'épine du pubis. Ces piliers, par leur écartement, forment une ouverture triangulaire appelée *anneau inguinal*, par où sort le cordon spermatique chez l'homme ou le ligament rond de la matrice chez la femme.

2.° MUSCLE OBLIQUE INTERNE, PETIT OBLIQUE. Muscle large, dont les fibres sont en général dirigées en bas et en arrière; les inférieures sont transversales. Il s'attache en haut aux cartilages des cinq dernières côtes; en arrière, à l'aponévrose du transverse et à celle du grand dorsal, aponévroses qui proviennent des apophyses épineuses lombaires et sacrées; en bas et en arrière, l'oblique interne s'attache à la crête iliaque et à la partie externe de l'arcade crurale; en avant, il se transforme en une aponévrose, dont la partie inférieure passe en entier devant le muscle droit, mais dont la partie supérieure se divise en deux lames : la lame antérieure s'unit à l'aponévrose de l'oblique externe, pour passer avec elle au devant du muscle droit et pour concourir à la formation de la ligne blanche; la lame postérieure s'unit à l'aponévrose du muscle transverse, pour passer avec elle derrière le muscle droit et se terminer également dans la ligne blanche Le bord inférieur de l'oblique interne se porte en avant depuis le tiers externe de l'arcade crurale; ce bord, auquel est uni le bord inférieur du muscle transverse, se loge dans la gouttière que forme l'arcade crurale en se réfléchissant, et la convertit de cette manière en un *canal* appelé *inguinal* et que traverse le cordon spermatique. Quelques-unes des fibres du bord inférieur de l'oblique interne, au lieu de se porter directement en avant, se dirigent en bas à travers l'anneau inguinal externe, où elles sont entraînées par le testicule, qu'elles enveloppent, ainsi que son cordon, en formant sur eux des anses très-alongées, dont la concavité est dirigée en haut. Ce prolongement musculaire reçoit le nom de *muscle crémaster*.

3.° Muscle transverse. Plan musculeux, dont les fibres sont dirigées horizontalement. Il provient en arrière d'une aponévrose qui résulte elle-même de l'union de plusieurs lames : l'antérieure naît des apophyses transverses des vertèbres lombaires, en passant devant le muscle carré des lombes; la lame moyenne s'attache aux mêmes apophyses transverses, mais en passant derrière le muscle carré des lombes, en sorte que celui-ci est renfermé dans une gaîne aponévrotique; la lame postérieure fournit en même temps l'aponévrose d'origine de l'oblique interne : elle provient des apophyses épineuses sacrées et lombaires, en enveloppant le corps commun du sacro-lombaire et du long dorsal. En haut le muscle transverse s'attache à la face interne des cartilages des sept côtes inférieures, en alternant avec des digitations du diaphragme; en bas et en arrière il s'insère à la lèvre interne de l'os des îles et à la partie externe de l'arcade crurale; en avant le transverse forme une aponévrose dont la moitié supérieure s'unit à la lame postérieure de celle de l'oblique interne, pour passer derrière le muscle droit, et dont la moitié inférieure s'unit à la partie correspondante de l'aponévrose de l'oblique interne pour passer avec elle devant le muscle droit. Ces deux portions de l'aponévrose se terminent tout en avant dans la ligne blanche. Le bord inférieur du muscle transverse se confond avec celui de l'oblique interne, et concourt avec lui à la formation du *crémaster*.

4.° Muscle droit. Longue bande musculeuse, située à la partie antérieure de l'abdomen et s'attachant de chaque côté en haut aux cartilages de la cinquième, sixième et septième côte et à l'appendice xyphoïde du sternum, et en bas à la partie horizontale du pubis. Les fibres de ce muscle sont dirigées verticalement. Il est partagé dans sa longueur en plusieurs portions par des intersections tendineuses.

Le muscle droit est enveloppé par une forte *gaîne aponévrotique*, qui est formée en avant par l'aponévrose de l'oblique externe et la lame antérieure de celle de l'oblique interne, et en arrière par la lame postérieure de l'aponévrose de l'oblique interne et par celle du muscle transverse : en arrière, cette gaîne n'existe cependant qu'à la partie supérieure ; car nous avons vu que la moitié inférieure de l'aponévrose de l'oblique interne et du transverse se jetait en entier au devant du muscle droit, en sorte que la partie inférieure de ce muscle touche presque immédiatement le péritoine.

C'est de l'union et de l'entre-croisement des fibres de la portion tant antérieure que postérieure de la gaîne aponévrotique que résulte la ligne blanche, à la formation de laquelle les trois muscles larges de l'abdomen concourent par conséquent.

5.° Muscle pyramidal. Petit muscle, dont le nom indique la forme : il est situé de chaque côté à la partie interne du muscle droit ; sa base s'attache au pubis et son sommet s'insère à la ligne blanche : il manque quelquefois, d'autres fois on en voit deux de chaque côté.

Usages des muscles du bas-ventre. Ces muscles, attachés à la poitrine, au bassin et à la colonne vertébrale, servent à l'expiration en abaissant les côtes ; en diminuant la convexité du ventre, ils compriment les viscères et agissent pendant le vomissement, la parturition, l'expulsion des matières fécales, et en général pendant tous les grands efforts ; si ces muscles, et surtout les muscles droits, agissent plus fortement, ils contribuent à fléchir le tronc en avant. La contraction des muscles d'un seul côté, fait fléchir le corps latéralement.

Préparation. *Oblique externe.* Le cadavre étant couché sur le dos, et quelques morceaux de bois étant placés sous les reins, pour tendre les parois abdominales, incisez la peau sur la ligne médiane, depuis l'extrémité inférieure du sternum jusqu'au pubis, en faisant passer l'instrument à côté de l'ombilic; faites ensuite une deuxième incision transversale, qui de l'extrémité inférieure du sternum se dirige vers les côtés de la poitrine. Disséquez le lambeau cutané en bas et en dehors, en commençant par son angle supérieur; *ayez soin de ne pas entamer l'aponévrose brillante, qui se trouve à la partie antérieure de l'abdomen*; enlevez soigneusement et en même temps que la peau le tissu cellulaire serré (*fascia superficialis*) qui recouvre la partie charnue du muscle; conservez le cordon spermatique ou le ligament rond, qui se trouve à la partie inférieure interne de l'aponévrose. Pour disséquer les attaches postérieures de ce muscle, ainsi que celles des muscles suivans, il faut coucher le cadavre sur le côté.

Oblique interne. Renversez le muscle oblique externe d'arrière en avant, en le détachant successivement de ses insertions aux côtes et à l'ilion, et laissez à sa surface postérieure tout le tissu cellulaire placé entre lui et le muscle sous-jacent; *ne continuez cette dissection que jusqu'à ce que vous soyez arrivé à quatre travers de doigt environ de la ligne blanche, où l'aponévrose de l'oblique externe s'unit intimement à celle de l'oblique interne.* Conservez intacte l'arcade crurale, que vous laisserez attachée à l'épine iliaque. En écartant simplement l'extrémité inférieure des deux muscles obliques, et en tirant sur le cordon spermatique, on voit distinctement comment le bord inférieur de l'oblique interne se réfléchit sur le cordon pour y former le *muscle crémaster.*

Transverse. Coupez l'oblique interne au commencement de sa partie charnue vers le dos, en ayant soin toutefois de ne pas intéresser le plan musculeux sous-jacent, que vous en distinguerez par la direction différente de ses fibres, par le tissu cellulaire et les vaisseaux qui sont placés entre eux; séparez-le des côtes et de l'os des îles et renversez le muscle en avant, en laissant le tissu cellulaire adhérer à sa face postérieure; *arrêtez-vous dans la dissection, quand vous trouverez son aponévrose unie à celle du muscle transverse.* Pour voir les trois feuillets aponévrotiques qui servent d'attache postérieure au transverse, on divise ce muscle vers le milieu de sa hauteur et suivant la direction de ses fibres, jusqu'à sa partie postérieure; on verra alors les lames aponévrotiques sur le profil de la section.

Muscle droit. Incisez l'aponévrose de l'oblique externe à un pouce en dehors de la ligne blanche, depuis le creux de l'estomac jusqu'au pubis; repliez-en les deux lambeaux, l'un en dehors, l'autre en dedans, en les séparant du muscle qu'ils recouvrent; disséquez cette membrane avec précaution, là où elle est très-adhérente aux intersections tendineuses du muscle droit, afin de ne point couper ces dernières en travers. Le *pyramidal*, s'il existe, se trouve à la partie inférieure interne du muscle droit; quelquefois il est enveloppé par une gaîne particulière, qu'il faut fendre.

Ces muscles étant disséqués, il est facile de se rendre raison du mode de formation de la *gaîne du muscle droit.* C'est surtout vers la partie supérieure de l'abdomen que l'on voit bien comment l'aponévrose de l'oblique interne se fend en deux lames; pour cela il suffit de couper en travers toutes les aponévroses à l'endroit de leur union en dehors du muscle droit, et d'observer leur disposition sur le profil de la coupe.

Pour examiner le *ligament de Gimbernat*, le *fascia transversalis*, l'*anneau inguinal interne* et le *canal inguinal*, parties dont nous avons renvoyé la description à la sixième section, on divise en travers les muscles du bas-ventre à un pouce au-dessus de l'épine iliaque antérieure et supérieure, et l'on coupe la ligne blanche verticalement, de manière à pouvoir abaisser vers la cuisse un lambeau triangulaire de ces muscles avec leurs aponévroses, mais en laissant soigneusement intact le péritoine, que l'on décolle seulement des muscles qu'il recouvre. Le *fascia transversalis* se trouvera tapisser la face postérieure du muscle transverse (ce qui se voit bien surtout sur des cadavres maigres). On observe l'entrée du cordon spermatique à l'endroit où les fibres du *fascia* sont plus multipliées pour former l'anneau inguinal interne; puis, en tiraillant le cordon, on voit son trajet se dessiner dans le canal.

CHAPITRE III.

Diaphragme.

Muscle large et mince, situé entre la poitrine et l'abdomen. On y distingue une *portion costale* et une *portion lombaire*; la *première* forme une espèce de voûte, qui s'attache au cartilage xyphoïde et aux six côtes inférieures de chaque côté par des chefs qui alternent avec les digitations du muscle transverse. Ces chefs se réunissent en un plan musculeux concave en bas, et qui se porte en arrière vers la colonne vertébrale, où il se transforme en une grande aponévrose, qui a à peu près la forme d'une feuille de trèfle, et à laquelle on a donné le nom de *centre phrénique*. Cette aponévrose est percée vers son milieu et un peu à droite d'une ouverture arrondie ou légèrement carrée, appelée *trou carré*, et par où passe la veine cave inférieure. Vers la partie postérieure externe de la voûte du diaphragme on remarque un éraillement des fibres musculaires, où la plèvre est à nu et où elle touche au péritoine.

La partie postérieure du centre phrénique se continue avec la portion lombaire du diaphragme, plus épaisse et plus alongée que l'autre, et qui présente près de son origine, et un peu à gauche, une ouverture appelée *trou ovale*, par où passe l'œsophage avec les nerfs de la huitième paire. Bientôt après, la portion lombaire se divise en deux *piliers*, entre lesquels passe l'artère aorte, la veine azygos et le canal thoracique. Chacun de ces piliers se divise en quatre chefs, qui s'attachent aux trois ou quatre premières vertèbres lombaires et à la dernière dorsale. Le pilier droit descend un peu plus bas que le gauche. Entre le premier chef (le chef interne) et le second, passent les nerfs splanchniques.

Usages. Par sa contraction le diaphragme tend à effacer sa courbure et par là à agrandir la poitrine dans le sens vertical, et à diminuer dans le même sens la capacité abdominale. Ce muscle est donc inspirateur, et il contribue en outre à l'expulsion du fœtus, à l'excrétion des urines et des fèces, au vomissement, etc. Dans les grands efforts musculaires, le diaphragme sert à fixer les côtes, sur lesquelles d'autres muscles viennent prendre un point d'appui solide.

Préparation. On ouvre le bas-ventre par une incision cruciale, pour en enlever tous les viscères; à cet effet on détache le gros intestin, depuis le cœcum jusqu'à l'S romain, en divisant le mésocolon et l'épiploon; puis on place deux ligatures autour du rectum et l'on coupe cet intestin entre elles. Ensuite, rejetant tout le paquet d'intestins grêles vers la gauche, on saisit d'une main le mésentère, que l'on divise d'un seul coup de scalpel jusque vers le duodénum. On tire à soi le cul-de-sac de l'estomac avec la rate; on place une ligature à la partie inférieure de l'œsophage, que l'on coupe *au-dessus*; on sépare ensuite avec précaution la portion cardiaque de l'estomac et la rate, de la portion voisine du diaphragme. On divise les deux ligamens latéraux et le ligament suspensoire du foie, et l'on sépare avec beaucoup de soin ce viscère du diaphragme, là où il lui adhère par son ligament coronaire. La veine cave inférieure sera divisée à son entrée dans le diaphragme, ce qui permettra de renverser le foie en bas. Il n'y a plus après cela qu'à enlever en même temps que le foie, le duodénum avec le pancréas et la portion pylorique de l'estomac qui recouvrent les piliers du diaphragme, pour sortir de l'abdomen tous les viscères digestifs. On enlève après cela les reins avec les capsules surrénales, mais on conserve l'artère aorte en place.

Comme le moindre trou fait au diaphragme, en permettant à l'air atmosphérique de se précipiter dans le thorax, affaisserait ce muscle et en rendrait la dissection, sinon impossible, du moins très-difficile, nous recommandons de procéder à l'extraction des viscères abdominaux avec beaucoup de soin, et d'être surtout attentif, 1.° en détachant la rate, 2.° en séparant le ligament coronaire du foie, 3.° en divisant la veine cave inférieure à son passage par le trou carré.

Après ces opérations préliminaires, on en vient à la dissection du diaphragme, que l'on met à nu en enlevant le péritoine qui le tapisse : cette préparation est facile dans sa portion charnue, si l'on commence près de l'appendice xyphoïde; on travaille alternativement avec la lame du scalpel, avec son manche et même simplement avec les doigts. La portion aponévrotique du diaphragme demande aussi d'être disséquée avec soin, parce qu'elle est mince et que le péritoine y est très-adhérent. Les lambeaux du muscle transverse seront conservés pour voir comment ses digitations alternent avec celles du diaphragme. Il faut user de précaution en disséquant la partie postérieure de la voûte du diaphragme, là où un éraillement de ses fibres laisse la plèvre à nu.

Les piliers du diaphragme et leurs faisceaux se voient facilement, après avoir enlevé le tissu cellulaire qui les recouvre.

CHAPITRE IV.

Muscles antérieurs de la poitrine et muscles superficiels du cou.

1.° MUSCLE PEAUCIER. Plan musculeux quadrilatère, extrêmement mince, dont les fibres sont dirigées en bas et un peu en dehors. Il est attaché en haut au bord inférieur de la mâchoire inférieure, et envoie vers l'angle de la bouche un faisceau de fibres, appelé *muscle risorius de Santorini;* sous le menton les deux peauciers sont très-rapprochés et s'envoient un trousseau de fibres transversales, appelé *muscle transverse du menton.* En descendant sur le cou, les deux peauciers s'écartent l'un de l'autre, et se perdent enfin dans la peau qui recouvre la partie supérieure du grand pectoral et du deltoïde.

Usages. Il tend et fronce la peau du cou; le *risorius* tire l'angle de la bouche en arrière et en bas, ce qui a lieu quand on rit. Quand la mâchoire inférieure n'est pas fixée, le peaucier peut l'abaisser.

2.° MUSCLE GRAND PECTORAL. Muscle triangulaire, situé sur la face antérieure et sur les côtés de la poitrine; on le divise en deux portions, la *claviculaire* et la *thoracique*, qui sont ordinairement séparées par une ligne celluleuse. La première portion provient de la moitié interne de la clavicule; la portion thoracique naît du sternum et des cartilages des six ou sept premières côtes, et communique quelquefois avec le muscle oblique externe par un chef musculeux. Les deux portions dont les fibres convergent vers le bras, s'unissent en un tendon assez large, qui s'insère à la lèvre antérieure de la gouttière bicipitale de l'humérus. Entre ce tendon et la gouttière se trouve une petite *capsule muqueuse.*

On arrive facilement à l'artère axillaire, soit en séparant la portion claviculaire de la portion thoracique, soit en écartant le bord externe du grand pectoral du bord interne du deltoïde. C'est à ce dernier intervalle que correspond aussi la veine céphalique. Le bord inférieur du grand pectoral forme le bord antérieur de l'aisselle.

J'ai plusieurs fois trouvé un muscle alongé, situé le long du sternum, se continuant en haut avec le chef interne du sterno-cléido-mastoïdien et avec quelques faisceaux du grand pectoral, et se terminant en bas sur les cartilages costaux et dans la gaîne du muscle droit. Ce muscle anormal a reçu le nom de *muscle sternal*.

Usages. Le grand pectoral rapproche le bras de la poitrine et le porte un peu en avant. Si la portion claviculaire agit seule, elle élève un peu le bras. Si le bras est fixé (par exemple en l'appuyant sur le coude), le grand pectoral relève les côtes, dilate la poitrine et devient par là inspirateur.

3.° MUSCLE PETIT PECTORAL. Muscle triangulaire, provenant par plusieurs chefs de la troisième, quatrième et cinquième côte, quelquefois aussi de la deuxième. Les fibres convergent en dehors et en haut, et se convertissent en un tendon qui s'attache au bord antérieur de l'apophyse coracoïde de l'omoplate.

Usages. Il porte l'épaule en avant et en bas; mais, si l'omoplate est fixée, il élève les côtes.

4.° MUSCLE SOUS-CLAVIER. Petit muscle demi-penniforme, placé entre la clavicule et la première côte, recouvert en avant par une aponévrose appelée *coraco-claviculaire*. Il commence par un tendon arrondi au tubercule de la première côte, se porte en dehors et se termine à la face inférieure de la clavicule.

Usages. Il abaisse la clavicule et par là l'omoplate qui lui est unie. Si l'épaule est fixée, il contribue peut-être à élever la première côte.

5.° MUSCLE STERNO-CLÉIDO-MASTOÏDIEN. Muscle alongé, divisé en bas en deux chefs; situé en haut sur les côtés et en bas sur la face antérieure du cou. En haut il s'attache à la face externe de l'apophyse mastoïde et à l'arcade occipitale supérieure; son chef interne s'attache à l'extrémité supérieure du sternum; son chef externe s'insère au tiers interne du bord supérieur de la clavicule. Ce muscle correspond en arrière par son bord antérieur à l'artère carotide et à la veine jugulaire interne; il est perforé par le nerf accessoire de Willis.

Usages. Si la poitrine est fixée, les deux muscles portent la tête en avant, mais sans abaisser le menton; un seul muscle tourne la face du côté opposé. Si la tête est fixée, ces muscles relèvent le sternum et deviennent inspirateurs.

6.° MUSCLE DIGASTRIQUE. Petit muscle, situé à la partie supérieure du cou; il commence par un ventre grêle dans la rainure mastoïdienne, se dirige en avant et en bas, et se transforme en un tendon qui traverse le muscle stylo-hyoïdien; arrivé un peu au-dessus de l'os hyoïde, auquel il est lié par une bande aponévrotique, ce tendon change de direction, se porte en avant et en haut, et se convertit de nouveau en un corps musculeux, qui s'attache au bord inférieur de la mâchoire, près de sa symphyse et à côté du digastrique du côté opposé. La glande sous-maxillaire se trouve dans la concavité de l'angle que décrit ce muscle.

Usages. Si l'os hyoïde est fixé, le digastrique abaisse la mâchoire inférieure; si la mâchoire inférieure est fixée, ainsi que l'os hyoïde, ce muscle peut un peu abaisser l'occiput, et par là relever la mâchoire supérieure : si l'os hyoïde est seul mobile, alors il est élevé avec la langue, ce qui a lieu pendant la déglutition.

7.° MUSCLE STYLO-HYOÏDIEN. Muscle grêle, situé au bord supérieur du ventre postérieur du digastrique; il s'attache en haut à la base de l'apophyse styloïde, se dirige en bas et en avant, se laisse traverser par le tendon du digastrique, et s'insère en bas au corps de l'os hyoïde près de sa grande corne.

Usages. Les deux muscles élèvent l'os hyoïde et le portent en arrière; un seul le tire de côté.

8.° MUSCLE MYLO-HYOÏDIEN. Muscle triangulaire, impair, penniforme, étendu entre la face interne de la mâchoire inférieure et le bord supérieur du corps de l'os hyoïde. Les fibres de ce muscle sont dirigées en bas et en dedans; les antérieures s'unissent sur la ligne médiane à celles du côté opposé; les postérieures parviennent jusqu'à l'os hyoïde.

Usages. Si la mâchoire est fixée, l'os hyoïde est élevé et la langue portée contre le palais; si l'os hyoïde est fixé, la mâchoire inférieure est abaissée.

9.° MUSCLE GÉNIO-HYOÏDIEN. Petit muscle arrondi, commençant de l'épine interne de la mâchoire inférieure, et se portant de là au bord supérieur du corps de l'os hyoïde.

Les *usages* sont les mêmes que ceux du précédent.

10.° MUSCLE OMO-HYOÏDIEN. Muscle grêle, digastrique, situé sur la face latérale inférieure du cou. Il commence à la base de l'apophyse coracoïde de l'omoplate près de l'échancrure, et se dirige en haut et en avant, pour s'attacher au bord inférieur de l'os hyoïde près de sa grande corne. Le corps du muscle présente vers son milieu un tendon intermédiaire.

Usages. Si un seul muscle agit, il abaisse l'os hyoïde obliquement de son côté; si les deux se contractent ensemble, l'os hyoïde est abaissé et porté en arrière.

11.° Muscle sterno-hyoïdien. Bande musculeuse, située à la partie antérieure du cou, s'insérant en haut au bord inférieur du corps de l'os hyoïde, et en bas à la face postérieure de l'extrémité supérieure du sternum et à la partie supérieure et postérieure du cartilage de la premième côte.

Usages. Ce muscle abaisse l'os hyoïde.

12.° Muscle hyo-thyroïdien. Petit muscle quadrilatère, qui s'attache au bord inférieur du corps de l'os hyoïde et à sa grande corne; il se dirige en bas pour s'insérer à la ligne oblique du cartilage thyroïde du larynx.

Usages. Il abaisse l'os hyoïde ou relève le cartilage thyroïde, selon que l'un est plus mobile que l'autre.

13.° Muscle sterno-thyroïdien. Bande musculeuse, mince, qui commence à la ligne oblique du cartilage thyroïde, et s'insère à la face postérieure de l'extrémité supérieure du sternum et à la face postérieure du cartilage de la première côte.

Usages. Il abaisse le larynx.

Préparation. *Peaucier.* Le cou et la poitrine étant tendus au moyen de billots de bois placés sous le dos, incisez la peau sur la ligne médiane depuis le menton jusqu'au milieu du sternum; faites une incision transversale très-superficielle le long du bord inférieur de la mâchoire; pratiquez-en une troisième, très-peu profonde et convexe en bas, qui commence au tiers supérieur du sternum, et qui se termine à la partie externe et supérieure de l'épaule; disséquez la peau de dedans en dehors, en commençant près du menton, afin de découvrir le peaucier, qui est un plan musculeux, pâle et mince, situé dans le tissu cellulaire sous-cutané, et qu'on enlève facilement avec la peau. Quand les premières fibres sont trouvées, on dissèque le reste du muscle plus facilement, si l'on a soin de faire agir constamment le scalpel dans la direction de ces fibres. Au-dessous du menton il faut ménager les fibres transverses qui vont d'un peaucier à l'autre. On prépare le peaucier jusque sur l'épaule et la partie supérieure de la poitrine. Les prolongemens qu'il envoie à la face seront disséqués avec les muscles de cette région.

Grand pectoral. Une partie de ce muscle s'aperçoit déjà par la préparation précédente; pour le voir en entier, continuez jusqu'au creux de l'estomac l'incision cutanée de la ligne médiane; faites depuis le tiers externe de la clavicule une incision qui descende vers le tiers supérieur du bras, et disséquez le lambeau de peau en bas et en dedans, en commençant près du tiers externe de la clavicule, et en suivant autant que possible la direction des fibres musculaires. Séparez

8

de la partie supérieure du grand pectoral le peaucier qui la recouvre, et repliez-le en haut.

Petit pectoral. Détachez le grand pectoral de ses attaches à la poitrine et à la clavicule, en commençant par son bord inférieur, et repliez-le en dehors en le laissant attaché au bras : c'est à la face postérieure du tendon du grand pectoral, tout près de son insertion, que se voit la petite *capsule muqueuse.* La dissection du petit pectoral se fait plus facilement en faisant agir l'instrument du dehors en dedans, sans quoi l'on risque d'en hacher le tissu.

On trouve aisément le *sous-clavier*, si l'on élève l'épaule et qu'on tire la clavicule en avant, en l'écartant de la première côte; par là on gagne la place nécessaire pour enlever l'aponévrose coraco-claviculaire et le tissu cellulaire qui recouvre le muscle.

Sterno-cléido-mastoïdien. Continuez à détacher le peaucier de bas en haut, en le repliant sur la face, et laissez-le attaché à la mâchoire inférieure. Isolez le sterno-cléido-mastoïdien de la gaîne aponévrotique, que lui fournit le *fascia superficialis* du cou, et séparez-le du tissu cellulaire sous-jacent, que vous n'enlèverez qu'avec beaucoup de ménagement, pour ne pas couper le *muscle omo-hyoïdien*, qui y est renfermé. Étudiez les rapports du muscle avec les gros troncs vasculaires et nerveux du cou.

Digastrique et *stylo-hyoïdien.* Le ventre postérieur du digastrique devient entièrement visible, si l'on coupe le sterno-cléido-mastoïdien en travers et qu'on le replie en haut. Prenez garde, en nettoyant le tendon du digastrique, de ne pas enlever le stylo-hyoïdien, muscle grêle qui en est traversé (quelquefois cependant le stylo-hyoïdien passe en entier sur le côté interne du tendon du digastrique). Laissez attaché le tendon du digastrique à l'os hyoïde au moyen de l'aponévrose que vous remarquerez à cet endroit.

On aperçoit déjà une partie du *mylo-hyoïdien* en dehors du ventre antérieur du digastrique, qu'il faut détacher des deux côtés du menton pour voir le mylo-hyoïdien en entier.

Génio-hyoïdien. Séparez le mylo-hyoïdien de son attache à la mâchoire inférieure, et repliez-le vers l'os hyoïde. Les génio-hyoïdiens des deux côtés sont unis l'un à l'autre par une ligne celluleuse; ils sont couchés immédiatement sous les muscles génioglosses, dont nous parlerons en traitant de la langue; si l'on ne fait pas attention, on pourrait prendre ces quatre muscles pour un seul.

Omo-hyoïdien. Prenez bien garde de ne pas couper ce muscle long et grêle, en enlevant le tissu cellulaire situé sous le sterno-cléido-mastoïdien; maniez-le avec précaution, pour ne pas le déchirer dans son milieu. J'ai vu ce muscle s'insérer à la clavicule au lieu de se porter à l'omoplate.

Le *sterno-hyoïdien* est visible par les préparations précédentes; dans les sujets affectés de goître, ce muscle est très-mince et quelquefois divisé en plusieurs portions distinctes.

Hyo-thyroïdien et *sterno-thyroïdien.* Ils sont placés derrière le précédent, qu'il faut par conséquent diviser dans son milieu pour bien les voir. Le sterno-thyroïdien est souvent divisé en plusieurs faisceaux dans les sujets goîtreux.

CHAPITRE V.

Muscles du crâne et de la face.

1.° Muscle occipito-frontal; epicranius. Plan musculo-membraneux, très-mince, recouvrant la calotte du crâne. Il commence de chaque côté à l'arcade supérieure de l'occipital et à l'apophyse mastoïde, monte sur le crâne dans l'étendue d'un pouce à un pouce et demi, et se continue avec une large aponévrose, appelée *calotte aponévrotique*. Sur le sommet de la tête, cette aponévrose se transforme en un second plan musculeux, qui recouvre le front et qui se termine au bord supérieur de l'orbite, en se confondant avec le muscle orbiculaire des paupières; il envoie sur le nez un prolongement, connu sous le nom de *muscle pyramidal du nez*. La portion musculaire postérieure reçoit le nom de *muscle occipital*, l'antérieure celui de *frontal;* l'aponévrose intermédiaire se continue sans interruption avec celle du côté opposé, en sorte que ces quatre muscles avec leur aponévrose ne font qu'un seul et même corps.

Usages. L'occipito-frontal meut le cuir chevelu; le frontal en particulier ride la peau du front en travers.

2.° Muscle orbiculaire des paupières. Plan musculeux, transversalement ovale, qui recouvre circulairement les paupières et les rebords de l'orbite. Il commence à l'angle interne de l'œil, au *ligament palpébral*, qui lui sert de tendon, et aux apophyses nasales du frontal et du maxillaire supérieur; il se porte de là sur la paupière supérieure et sur le rebord orbitaire jusqu'à l'angle externe de l'œil, pour le contourner et revenir par la paupière inférieure à l'angle interne : la portion du muscle qui recouvre les paupières est très-mince; on lui a donné plus spécialement le nom de *muscle palpébral*. En bas l'orbiculaire se continue avec le petit zygomatique. Le ligament palpébral est en rapport en arrière avec le sac lacrymal.

Usages. Il rapproche les paupières l'une de l'autre. En se contractant plus fortement, comme son attache fixe est à l'angle interne de l'œil, la portion externe du muscle est dirigée vers cette région; c'est par ce mécanisme que les corps étrangers, qui se trouvent entre les paupières et le globe de l'œil, sont toujours chassés vers l'angle interne.

3.° Muscle sourcilier. Petit muscle alongé, situé dans l'épaisseur du sourcil; il commence à l'os frontal, sur la racine du nez, par un corps assez épais, qui devient plus mince vers le milieu de l'arcade sourcilière, où il se confond avec l'orbiculaire et le frontal.

Usages. Il fronce le sourcil et produit les rides verticales du front.

4.° Muscle pyramidal du nez. Trousseau fibreux, très-grêle, qui, se continuant du bord interne du frontal, se porte sur le dos du nez et quelquefois jusqu'à l'aile.

Usages. Il tire l'aile du nez en haut et ride la peau du nez.

5.° Muscle releveur de l'aile du nez et de la lèvre supérieure. De forme alongée; il commence à l'apophyse montante de l'os maxillaire supérieur, au-dessous du ligament palpébral, descend à côté du nez et se divise en deux faisceaux, dont l'un se porte à l'aile du nez et l'autre à la lèvre supérieure.

Usages. Il ouvre la narine en élevant l'aile du nez, et il tire en haut la lèvre supérieure.

6.° Muscle transversal du nez. Il commence à la partie inférieure de l'aile du nez et à l'os maxillaire supérieur près de son échancrure nasale, monte sur le dos du nez en passant sur l'aile, et s'y convertit en une aponévrose qui s'unit à celle du muscle du côté opposé.

Usages. Il tire l'aile du nez en dehors et dilate la narine, s'il agit en même temps que le muscle précédent; mais s'il agit en même temps que l'abaisseur de l'aile du nez, il comprime la narine.

7.° Muscle abaisseur de l'aile du nez. Muscle court et épais, qui provient de l'os maxillaire supérieur, au-dessus des dents incisives et canine, et monte de là vers la partie postérieure de l'aile du nez.

Usages. Il tire l'aile du nez en bas et en arrière, et rétrécit la narine.

8.° Muscle moustachier. Petit muscle qui commence au bout du nez, se porte en arrière le long de la cloison, et se dirige en dehors dans la lèvre supérieure, où il se perd.

Usages. Il abaisse un peu le bout du nez; les deux muscles rident la lèvre supérieure.

9.° Muscle releveur propre de la lèvre supérieure. De forme rhomboïdale; ce muscle naît du bord inférieur de l'orbite, et descend, en se portant en dedans, vers la lèvre supérieure, où il se perd en s'unissant au releveur de la lèvre et de l'aile du nez et au canin.

Usages. Il relève la lèvre supérieure et la tire un peu en dehors.

10.° Muscle petit zygomatique. Muscle grêle, qui naît de l'os de la pommette et du bord inférieur du muscle orbiculaire, et se porte en dedans et en bas vers la lèvre supérieure, où il s'unit au releveur.

Mêmes *usages*.

11.° Muscle releveur de l'angle de la bouche; canin. Il commence par une base assez large dans la fosse canine, se porte en bas et en dehors en se rétrécissant, et se termine à l'angle de la bouche.

Usages. Il relève l'angle de la bouche et le tire en dedans.

12.° Muscle grand zygomatique. De forme alongée; il commence à l'os malaire derrière le petit zygomatique, et se dirige vers l'angle de la bouche, où il s'unit au releveur et à l'abaisseur.

Usages. Il relève l'angle de la bouche et le tire un peu plus en dehors que les précédens muscles.

13.° Muscle buccinateur. Ce muscle, carré, forme en grande partie la joue. Il s'attache au bord alvéolaire de la mâchoire supérieure, à l'aile ptérygoïde interne, et à la ligne oblique externe de la mâchoire inférieure; de là les fibres se dirigent horizontalement en avant vers la bouche, où elles s'unissent à celles de l'orbiculaire, des releveurs et des abaisseurs; ce muscle est traversé par le *canal de Sténon*.

Usages. Il tire la bouche en arrière et ride la joue; si son action se combine avec celle de l'orbiculaire de la bouche, il porte les joues en dedans; ces mouvemens sont surtout utiles pendant la mastication, l'exercice de la parole, l'action de siffler, etc.

14.° Muscle orbiculaire de la bouche. Les fibres extérieures de ce muscle ne sont autre chose que les extrémités des muscles releveurs et abaisseurs, qui se dirigent circulairement quand ils sont arrivés près des lèvres; les fibres internes appartiennent les unes à la lèvre supérieure, les autres à l'inférieure; ces deux trousseaux se recourbent suivant la direction des lèvres, et s'entre-croisent vers les commissures de la bouche, sans se continuer l'un dans l'autre.

Usages. Il ferme la bouche ; s'il se contracte plus fortement, il la ride et la porte en avant.

15.° Muscle abaisseur de l'angle de la bouche ; triangulaire. Il commence par une base large au bord inférieur de la mâchoire inférieure, et monte en se rétrécissant vers l'angle de la bouche, où il se termine.

Usages. Il abaisse l'angle de la bouche et la lèvre inférieure.

16.° Muscle abaisseur de la lèvre inférieure ; carré. De forme rhomboïdale ; il provient du bord inférieur de la mâchoire inférieure, monte de dehors en dedans, et se termine à la lèvre inférieure, qu'il abaisse en se contractant.

17.° Muscle releveur du menton ; muscle de la houpe du menton. Muscle court et conique, qui commence par un sommet assez rétréci dans une fossette qui correspond à l'alvéole de la deuxième dent incisive, et se porte de là en avant et en bas en s'élargissant pour s'implanter par sa base dans la peau du menton.

Usages. Il relève le menton et la lèvre inférieure.

18.° Muscle transverse du menton. Nous en avons parlé à l'occasion du peaucier ; nous avons vu alors que ce dernier s'approche en haut de celui du côté opposé, en communiquant avec lui par des fibres transversales placées sous le menton.

Usages. Il abaisse le menton et le rétrécit.

19.° Muscle risorius de Santorini. Il se compose d'un ou de plusieurs faisceaux musculaires, qui se détachent du peaucier et se portent en avant en montant vers l'angle de la bouche, qu'ils tirent en bas et en arrière, ce qui a surtout lieu quand on sourit.

Préparation. Les muscles dont nous nous occupons ici ne sont pas également faciles à disséquer sur tous les sujets ; en général ceux qui ont la peau de la face flasque, infiltrée, ou qui sont morts d'une maladie chronique, sont peu propres à ce genre de dissection. Relativement à ces muscles, il est encore à observer qu'il est très-difficile de les mettre au net en même temps qu'on enlève la peau ; je préfère de séparer d'abord cette dernière et de nettoyer les muscles après, en me servant de ciseaux. Remarquons, enfin, que quand les muscles sont préparés, ils deviennent beaucoup plus visibles, puisqu'ils rougissent en les laissant exposés à l'air pendant quelques heures.

Occipito-frontal. Placez un billot sous la nuque et rasez la tête ;

puis incisez la peau sur la ligne médiane depuis la protubérance occipitale externe jusqu'à la racine du nez; faites une incision transversale depuis le point de départ de la première jusqu'à l'apophyse mastoïde, et faites-en une seconde très-superficielle depuis la racine du nez jusqu'à l'apophyse orbitaire externe, en suivant le bord orbitaire supérieur; disséquez avec précaution la peau de dedans en dehors, en inclinant le tranchant du scalpel vers la peau, afin de laisser sur la tête le plan musculeux. Il n'y a pas de mal à laisser les muscles recouverts çà et là de graisse, qu'on enlèvera plus tard avec les ciseaux. Il est à observer que le *muscle frontal* est très-pâle et qu'il se compose de fibres très-peu prononcées, tandis que le *muscle occipital* est beaucoup plus fort. En mettant le frontal à découvert près de l'arcade orbitaire supérieure, il faut ménager l'orbiculaire des paupières, qui le recouvre un peu dans ce point. Il faut avoir bien soin de ne pas enlever avec la peau la *calotte aponévrotique*; cette membrane est intacte tant que la face interne de la peau que l'on détache est couverte de tissu graisseux; elle est au contraire coupée, si l'on remarque que la face interne de la peau est lisse. Si l'on prolonge l'incision cutanée superficiellement le long du dos du nez, et qu'on en dissèque le lambeau un peu en dehors, on découvre le *muscle pyramidal du nez*; mais il faut avoir soin d'incliner le tranchant du scalpel vers la peau, pour ne pas enlever ce petit trousseau musculaire.

Orbiculaire des paupières. Continuez l'incision cutanée superficiellement sur le bout du nez, la cloison des narines et sur la lèvre supérieure; faites-en une seconde, qui n'intéresse également que la peau et qui de l'angle de la bouche se porte vers l'apophyse orbitaire externe, en décrivant une légère courbe à convexité inférieure, et réunissez ces deux incisions par une troisième qui suive le bord de la lèvre; enlevez ensuite toute la peau qui recouvre la partie supérieure de la face, en disséquant de haut en bas le lambeau qui correspond à la paupière supérieure, et de bas en haut celui qui correspond à la paupière inférieure; usez surtout de précaution en disséquant les paupières elles-mêmes, où la peau devient excessivement mince et où les fibres musculaires sont souvent très-pâles. Ménagez au bord inférieur de l'orbiculaire le trousseau qu'il donne au petit zygomatique; disséquez avec soin le tendon de l'orbiculaire ou *ligament palpébral*, que vous reconnaîtrez à la saillie qu'il fait quand on tire les paupières en dehors. Examinez, enfin, les rapports de cette partie avec le sac lacrymal, en relevant la portion de l'orbiculaire qui s'insère à la partie inférieure du tendon. En enlevant la peau qui recouvre la partie supérieure de la joue, il faut faire attention de ne pas emporter en même temps le *petit zygomatique*, qui y est entouré de beaucoup de graisse.

Sourcilier. Abaissez la partie de l'orbiculaire qui cache le frontal vers la moitié interne du rebord orbitaire supérieur; détachez le frontal en le séparant du muscle du côté opposé sur la racine du nez, et disséquez-le en dehors; vous verrez derrière lui le sourcilier, qui s'en distingue de suite par la couleur foncée de ses fibres; on peut encore voir ce muscle après avoir abaissé l'orbiculaire, si l'on fait sur le frontal une légère incision le long de la moitié interne du rebord sourcilier, et si l'on écarte les deux lambeaux du muscle incisé.

Le *releveur de l'aile du nez et de la lèvre supérieure* devient visible, quand on écarte un peu en dehors la portion interne de l'orbiculaire des paupières placée sous le ligament palpébral. On voit déjà en partie le *transversal du nez* depuis que la peau est enlevée du dos du nez; mais comme la partie aponévrotique du muscle est mince, il faut avoir fait agir le scalpel peu profondément pour ne pas la couper; pour voir la portion charnue de ce muscle, on renverse le muscle releveur en dehors, après en avoir divisé la portion qui se rendait à l'aile du nez.

L'*abaisseur de l'aile du nez* est profondément situé au bord inférieur de la portion charnue du transverse et il en est un peu recouvert; il faut par conséquent récliner ce dernier en dehors et disséquer la partie toute postérieure de l'aile du nez.

Le *moustachier* est situé dans l'épaisseur de la cloison du nez, immédiatement sous la peau, qu'il faut enlever avec précaution. Il y a des sujets où ce muscle est très-peu apparent, mais il existe toujours.

Releveur de la lèvre supérieure. Sa partie supérieure est recouverte par l'orbiculaire, dont il faut relever le bord inférieur pour le découvrir.

Le *petit zygomatique* est un trousseau musculaire grêle, placé assez superficiellement dans la graisse de la partie supérieure de la joue, et qui se continue en partie avec le bord inférieur de l'orbiculaire; on l'enlève facilement avec la peau, si l'on ne dissèque pas attentivement. Le *grand zygomatique* se voit derrière et au-dessous de lui, dès que la peau est enlevée.

Le *releveur de l'angle de la bouche* est en partie caché derrière le releveur de la lèvre, qu'il faut un peu récliner en dedans; une grande quantité de graisse est ordinairement logée entre ces deux muscles.

Risorius de Santorini. Faites une incision à la peau depuis l'attache postérieure du grand zygomatique jusqu'à l'angle de la mâchoire inférieure; faites une seconde incision cutanée très-superficielle sur la ligne médiane depuis la lèvre inférieure jusqu'au menton, et une autre depuis la partie supérieure de celle-ci jusqu'à l'angle de la bouche; disséquez de haut en bas la peau de la joue et de la lèvre inférieure, et conduisez le scalpel très-superficiellement pour ne pas intéresser les fibres musculaires. Les paquets musculaires pâles, qui se continuent du peaucier par-dessus la mâchoire inférieure jusque vers l'angle de la bouche, constituent le *risorius.*

Buccinateur. Il faut écarter les faisceaux du *risorius* et enlever la graisse de la joue au-dessous de l'os de la pommette, pour voir ce muscle. Dans cette préparation on fait bien de conserver le *canal de Sténon*, qui a l'épaisseur d'une plume de corbeau environ et que l'on pourrait prendre pour une artère; il se porte horizontalement d'arrière en avant, et perce le buccinateur vers son milieu.

Orbiculaire de la bouche. On l'aperçoit déjà en partie quand la peau est enlevée; pour le voir en entier, on coupe circulairement avec des ciseaux la peau fine et rougeâtre qui recouvre le bord libre des lèvres, mais il faut se rappeler que l'orbiculaire est placé immédiatement sous cette peau.

L'*abaisseur de l'angle de la bouche* et l'*abaisseur de la lèvre inférieure* sont visibles par les préparations précédentes; ce dernier est cependant un peu recouvert par le bord antérieur du *triangulaire.* Observons encore, relativement au *carré*, que ce muscle ne peut jamais être préparé bien proprement, parce que dans toute sa longueur les fibres s'implantent obliquement dans la peau même, en sorte qu'elles sont coupées en travers quand on le met à découvert, ce qui lui donne un aspect haché : ses fibres sont en outre entremêlées de beaucoup de graisse, qui lui donne une couleur jaune grisâtre.

Releveur du menton. Comme le précédent, il s'implante en avant dans la peau, et ses fibres sont entremêlées de graisse, en sorte que sa face antérieure a un aspect irrégulier; pour voir son insertion à la mâchoire, il faut détacher dans l'intérieur de la bouche la membrane muqueuse qui passe de l'alvéole de la deuxième dent incisive à la lèvre inférieure, et enlever ensuite toute la graisse qui se trouve entre l'os et les parties molles, jusqu'à ce qu'on aperçoive le muscle et qu'on l'ait isolé. On voit encore l'attache de ce muscle en repliant en arrière le bord antérieur du carré, et en disséquant de là vers l'alvéole de la deuxième dent incisive.

CHAPITRE VI.

Muscles releveurs de la mâchoire inférieure.

1.° Muscle masséter. Épais, quadrilatère, situé sur la face externe de la branche de la mâchoire inférieure. Il se compose de deux couches entièrement séparées, que l'on pourrait regarder comme deux muscles distincts. La *couche externe*, recouverte en dehors de fibres aponévrotiques, commence par des fibres tendineuses à la partie antérieure du bord inférieur de l'arcade zygomatique, et descend de là vers le bord inférieur de la mâchoire, en se dirigeant un peu en arrière. La *couche interne*, recouverte en avant par l'autre, provient, par des fibres musculaires, de la partie postérieure de l'arcade zygomatique, et descend, en se portant en avant, pour s'attacher à la face externe de la mâchoire inférieure. Le masséter est un peu recouvert par le bord antérieur de la glande parotide, dont le conduit excréteur croise la direction du muscle.

Usages. Il relève la mâchoire inférieure.

2.° Muscle temporal. Ce muscle triangulaire occupe toute la fosse temporale. Il est recouvert en dehors par une *aponévrose*, qui commence à l'arcade temporale, et descend de là pour s'attacher au bord supérieur de l'arcade zygomatique. En bas cette aponévrose est divisée en deux feuillets, entre lesquels se trouve déposée de la graisse. Le muscle lui-même naît en dedans de toute la fosse temporale, en dehors de l'aponévrose qui le recouvre et de l'os de la pommette; en s'approchant de la mâchoire inférieure, il se convertit en un tendon qui passe sous l'arcade zygomatique, et s'insère aux deux faces de l'apophyse coronoïde.

Usages. Il élève la mâchoire inférieure en la portant en arrière.

3.° MUSCLE PTÉRYGOÏDIEN INTERNE. On l'a aussi nommé *masséter interne*, parce qu'il est placé à la face interne de la branche de la mâchoire, comme le masséter l'est à la face externe. Il naît de toute la fosse ptérygoïdienne, se dirige obliquement en bas et en dehors, et s'attache au bord inférieur de la mâchoire jusqu'à son angle.

Usages. Les deux muscles élèvent la mâchoire; un seul l'élève et la porte du côté opposé.

4.° MUSCLE PTÉRYGOÏDIEN EXTERNE. Plus petit que le précédent et situé plus haut que lui. Il occupe la fosse ptérygo-palatine, et naît de la face externe de l'apophyse ptérygoïde et de l'os du palais. De là il se porte horizontalement en arrière et en dehors en se rétrécissant, et se fixe à la face antérieure du col du condyle de la mâchoire et à la capsule articulaire.

Usages. Un seul muscle porte la mâchoire en avant et en dedans en dirigeant le menton vers le côté opposé; les deux la portent directement en avant. Ce muscle contribue puissamment à produire la luxation de la mâchoire inférieure.

PRÉPARATION. Le *masséter* s'aperçoit déjà en partie par la préparation des muscles de la face; pour le voir en entier, on dissèque la peau jusque vers l'oreille et l'on isole la glande parotide et le conduit de Sténon qui le recouvrent; on fait bien de conserver ces parties en rapport avec le muscle. Pour découvrir la portion interne du masséter, qui dépasse déjà un peu l'externe en haut et en arrière, on détache celle-ci de l'arcade zygomatique, et on la replie en bas.

Temporal. Après avoir enlevé la peau de la tempe, on trouve l'*aponévrose temporale.* Pour voir le muscle, on fend cette aponévrose de haut en bas vers le milieu de son étendue, on la détache des arcades temporale et zygomatique, et l'on dissèque les deux lambeaux, l'un en avant, l'autre en arrière, en les laissant attachés par leur extrémité. Cette dissection met aussi au jour les deux lames dont se compose l'aponévrose près de son attache au zygoma, et l'on aura observé en même temps que vers le haut le muscle temporal en naissait en partie. Pour bien voir l'insertion du tendon du temporal, il faut détacher ce muscle et le masséter de leurs attaches supérieures, diviser la mâchoire dans sa symphyse, en séparer les muscles génio-hyoïdien, génio-glosse et buccinateur, ainsi que la membrane muqueuse buccale, et tirer la moitié de la mâchoire sur laquelle on prépare, en dehors et en arrière, de manière à pouvoir faire sortir tout le muscle temporal de dessous l'arcade zygomatique.

Cette partie de la préparation permettra de disséquer commodément les *muscles ptérygoïdiens interne* et *externe;* on les recherche à la face interne de la branche de la mâchoire, que l'on incline à cet effet en dehors, après avoir renversé la tête en arrière, ce qui est facile, si l'on place un billot sous les épaules; on rencontre le *ptérygoïdien interne* placé à la face interne de la mâchoire, et après avoir enlevé toute la graisse qui l'entoure, on trouve le *ptérygoïdien externe* à la partie supérieure externe du précédent.

CHAPITRE VII.

Muscles profonds du cou.

1.° Muscle droit antérieur long. Muscle alongé, situé à la partie supérieure et latérale de la colonne cervicale. Il commence à l'os occipital, et se divise, en descendant, en quatre chefs, qui s'insèrent aux apophyses transverses de la troisième, quatrième, cinquième et sixième vertèbre du cou.

Usages. Ce muscle fléchit la tête directement en avant.

2.° Muscle droit antérieur court. Très-petit et un peu caché par le bord externe du précédent muscle; il vient de l'occipital près du condyle et de la substance cartilagineuse qui unit le rocher du temporal à l'apophyse basilaire, et descend de là vers l'apophyse transverse de l'atlas et de son arc.

Usages. Il incline la tête en avant et un peu de côté.

3.° Muscle droit latéral. Il provient de l'occipital derrière la fosse jugulaire, et s'insère à l'apophyse transverse de l'atlas et à son ligament propre. Il incline la tête de son côté et un peu en avant.

4.° Muscle long du cou. De forme alongée; il s'étend depuis la première vertèbre cervicale jusqu'à la troisième dorsale. Il se compose de deux portions plus ou moins unies entre elles, suivant les sujets; la portion supérieure, un peu recouverte par le droit antérieur long, commence au tubercule de l'atlas et au corps de la deuxième, troisième et quatrième vertèbre cervicale, quelquefois aussi des vertèbres suivantes, et se termine par cinq chefs aux apophyses transverses de la deuxième, troisième, quatrième, cinquième et sixième vertèbre. La portion inférieure commence par plusieurs chefs aux apophyses transverses de la quatrième, cinquième et sixième vertèbre cervicale, et s'attache au corps de la septième et des trois premières vertèbres dorsales.

Usages. Les muscles des deux côtés fléchissent le cou en avant; un seul le tire un peu de son côté.

5.° Muscle scalène antérieur. Situé à la partie inférieure et latérale du cou. Il provient, par des chefs distincts, des apophyses transverses de la quatrième, cinquième et sixième vertèbre cervicale (quelquefois aussi de la troisième). Ces chefs s'unissent en un corps musculaire qui se dirige en bas et en dehors, et se termine à la face externe et au bord supérieur de la première côte, près de son cartilage.

6.° Muscle scalène moyen. Il naît, par plusieurs chefs, des apophyses transverses des quatre ou cinq vertèbres cervicales supérieures (quelquefois même de toutes les vertèbres cervicales), et s'insère au bord supérieur et à la face externe de la première côte vers son milieu. L'artère axillaire et le plexus brachial passent entre ce muscle et le précédent.

Usages. Les scalènes antérieur et moyen fléchissent le cou en avant et de côté, ou bien relèvent la première côte, selon que l'une ou l'autre partie est plus ou moins mobile.

7.° Muscle scalène postérieur. Il part des apophyses transverses de la cinquième, sixième et septième vertèbre cervicale, et s'insère à l'extrémité postérieure du bord supérieur de la deuxième côte.

Usages. Il incline le cou de côté ou relève la deuxième côte.

8.° Muscles scalènes surnuméraires. Outre les trois scalènes que nous venons d'indiquer, on en trouve quelquefois d'autres qui s'y joignent et qui en rendent la dissection plus difficile. C'est ainsi que le *petit scalène* se voit quelquefois entre l'antérieur et le moyen; il vient de l'apophyse transverse de la sixième et septième vertèbre cervicale (quelquefois de la troisième et quatrième vertèbre) et s'attache à la première côte. Le *scalène latéral* est placé entre le moyen et le postérieur; il se rend de la troisième, quatrième, cinquième et sixième apophyse transverse cervicale, à la deuxième côte.

9.° Muscles transversaires antérieurs du cou. Très-petits muscles, au nombre de six de chaque côté. Ils sont placés entre les tubercules antérieurs des apophyses transverses des vertèbres cervicales. En se contractant, ils rapprochent les apophyses transverses et produisent ainsi la flexion latérale du cou.

10.° Muscles transversaires postérieurs du cou. Ces muscles, semblables aux antérieurs, sont placés entre les tubercules postérieurs des apophyses transverses des vertèbres cervicales.

Après avoir étudié ces muscles profonds du cou, il convient de procéder de suite à l'examen du muscle suivant.

11.° Muscle triangulaire du sternum. Ce muscle, dont le nom indique à peu près la forme, est situé à la face postérieure des cartilages des côtes et du sternum. Il provient par quatre chefs des extrémités de la deuxième, troisième, quatrième et cinquième côte et de leurs cartilages; ces chefs s'unissent peu à peu et descendent en se dirigeant en dedans pour s'insérer aux cartilages de la troisième, quatrième, cinquième et sixième côte, au bord de la moitié inférieure du sternum et au cartilage xyphoïde.

Ce muscle abaisse les cartilages des côtes, obliquement vers le sternum.

Préparation. Coupez tous les muscles qui appartiennent à la langue, à l'os hyoïde et au pharynx; sciez les clavicules dans leur milieu, et divisez les côtes sternales à un demi-pouce de leur union avec les cartilages (pour ne pas léser le muscle triangulaire du sternum placé derrière ces os); enlevez le sternum et mettez-le de côté, afin de disséquer plus tard le *muscle triangulaire;* emportez ensuite à la fois la trachée-artère, l'œsophage et les autres parties molles du cou que vous avez déjà détachées, en même temps que les viscères de la poitrine, ce qui se fait très-facilement en saisissant l'os hyoïde et en le tirant de haut en bas avec toutes les parties qui y sont insérées. Désarticulez les condyles de la mâchoire inférieure, et, si rien ne s'y oppose, emportez la face par un trait de scie vertical, qui se termine à un pouce environ au devant de la colonne vertébrale; enlevez, enfin, avec soin la partie supérieure du pharynx attachée à la tête.

Par cette préparation, le *droit antérieur long* devient visible dès que le tissu cellulaire qui le recouvre est enlevé. Pour disséquer ses chefs, il faut relâcher le muscle, en fléchissant la tête en avant.

Le *droit antérieur court* est un peu caché par le bord externe de l'extrémité supérieure du précédent, qu'il suffit de replier en dedans sans le couper. Il est recouvert par du tissu cellulaire serré et quelquefois aponévrotique, qu'il faut enlever pour voir le muscle.

Le *droit latéral* s'aperçoit facilement derrière l'apophyse styloïde.

Le *long du cou* est en partie caché par le droit antérieur long, qu'il faut récliner en dehors sans le couper. Le long du cou ne peut pas être détaché de la colonne vertébrale; il faut donc se borner à isoler les chefs qui le composent, en enlevant la graisse qui les entoure; on se facilite cette dissection en fléchissant un peu le cou en avant.

Dans la préparation des *scalènes*, il faut soigneusement conserver les vaisseaux et nerfs qui passent entre eux. Le *scalène antérieur* se distingue facilement du *moyen*, en ce que le plexus brachial et l'artère sous-clavière les séparent; on n'a qu'à isoler les chefs dont il se compose. Le *scalène postérieur* diffère du *scalène moyen*, en ce qu'il s'attache à la deuxième côte. Si les scalènes surnuméraires existent, la dissection est beaucoup plus difficile ; néanmoins on distingue le *petit scalène* du scalène antérieur, en ce que la partie supérieure du plexus brachial passe ordinairement entre eux, et ce muscle est séparé du moyen par la portion inférieure du plexus et par l'artère axillaire, tandis que l'artère et le plexus passent en entier entre l'antérieur et le moyen, si le petit scalène n'existe pas. Le *scalène latéral* se distingue du moyen, en ce qu'il s'attache à la deuxième côte. Il est beaucoup plus difficile de ne pas le confondre avec le postérieur, de sorte qu'il faut une dissection attentive pour les isoler.

Pour voir les *transversaires antérieurs* et *postérieurs du cou*, il faut séparer tous les scalènes de leurs attaches supérieures ; alors on trouve ces petits muscles placés entre les tubercules des apophyses transverses de chaque paire de vertèbres.

On recherche le *muscle triangulaire du sternum* sur la paroi antérieure de la poitrine que l'on a mise de côté. Pour le voir, il suffira d'enlever le tissu cellulaire lâche et la plèvre, qui recouvrent la face postérieure du sternum, après l'avoir bien épongé.

CHAPITRE VIII.

Muscles superficiels du dos.

1.° Muscle trapèze. Large et mince, de forme trapézoïde, recouvrant la nuque et la partie supérieure du dos. Il provient de la protubérance occipitale externe, du ligament cervical, de l'apophyse épineuse de la septième vertèbre cervicale et de celles de toutes les vertèbres dorsales ; de là ses fibres se portent en dehors : les supérieures en descendant, les moyennes transversalement, les inférieures en montant. Arrivé près de l'épaule, ce muscle s'attache à la moitié postérieure de la clavicule, à l'acromion et à l'épine de l'omoplate. A la hauteur de la deuxième et troisième vertèbre dorsales, le trapèze forme une aponévrose semi-elliptique, et il en forme une autre triangulaire vers son extrémité inférieure.

Usages. Le muscle entier porte l'omoplate et l'épaule directement en arrière ; sa portion supérieure seule élève l'épaule, tandis que sa portion inférieure l'abaisse ; si l'épaule est fixée, le trapèze peut incliner la tête en arrière vers l'épaule, en lui imprimant un mouvement de rotation.

2.° Muscle grand dorsal. Plan musculeux, qui recouvre les deux tiers inférieurs du dos. Il s'attache par une large aponévrose, 1.° aux apophyses épineuses des sept vertèbres dorsales inférieures et à celles des vertèbres lombaires et sacrées ; 2.° à la moitié postérieure de la crête iliaque, et 3.° par des chefs musculeux aux quatre côtes inférieures. L'aponévrose du grand dorsal lui est commune avec l'oblique interne du bas-ventre et le dentelé postérieur et inférieur. Les chefs musculeux alternent avec ceux du muscle oblique externe. De ces différens points d'attache ce muscle se dirige en dehors, en montant vers le bras, où il s'attache à la lèvre postérieure de la gouttière bicipitale, après s'être uni au tendon du muscle grand rond. Une petite *capsule muqueuse* se trouve entre les tendons de ces deux muscles; ce sont eux qui forment le bord postérieur de l'aisselle.

Usages. Il tire le bras et l'épaule en bas et en arrière. Si le bras est porté en haut et fixé, ce muscle élève les côtes inférieures et devient inspirateur.

3.° Muscle rhomboïde. Plan musculeux, dont le nom indique la forme. Il commence à la partie inférieure du ligament cervical, à l'épine de la septième vertèbre cervicale et à celles des quatre vertèbres dorsales supérieures; de là le muscle se porte en dehors en descendant un peu, et s'attache à la lèvre externe de la base de l'omoplate. Ce muscle est souvent divisé en deux portions: la supérieure ou *petit rhomboïde* s'attache à la base de l'omoplate, au-dessus de l'épine de cet os; la portion inférieure ou *grand rhomboïde* s'attache à l'omoplate au-dessous de l'épine.

Usages. Il porte l'omoplate en arrière et un peu en haut, en lui imprimant un mouvement de bascule, en vertu duquel l'angle externe de cet os et par conséquent tout le moignon de l'épaule sont déprimés.

4.° Muscle angulaire. Muscle alongé, situé à la partie latérale de la nuque. Il vient par des chefs distincts des apophyses transverses des trois ou quatre vertèbres cervicales supérieures, descend de là obliquement en dehors, et s'attache à l'angle interne et à la partie supérieure de la base de l'omoplate.

Usages. Si le cou est fixé, ce muscle élève l'angle interne de l'omoplate et fait descendre son angle externe; dans ce mouvement l'épaule est déprimée. Si l'omoplate est au contraire fixée, l'angulaire, en se contractant, incline le cou vers l'épaule.

5.° Muscle dentelé postérieur et supérieur. Situé à la partie supérieure du dos; c'est un petit plan musculeux, qui commence par une aponévrose mince au ligament cervical et aux apophyses épineuses de la septième vertèbre cervicale et des trois dorsales supérieures; il descend ensuite obliquement en dehors et se divise en quatre chefs, qui s'attachent au bord supérieur de la deuxième, troisième, quatrième et cinquième côte. Ce muscle est inspirateur : il élève les côtes.

6.° Muscle dentelé postérieur et inférieur. Plan musculeux, mince, placé à la partie inférieure du dos. Il naît des apophyses épineuses des deux vertèbres dorsales inférieures et des deux lombaires supérieures par une aponévrose qui lui est commune avec le grand dorsal. Devenu musculeux, il se divise en quatre chefs, qui s'insèrent au bord inférieur des quatre dernières côtes. Le bord supérieur de ce muscle est uni au bord inférieur du muscle précédent par un *plan aponévrotique* transversal très-mince, qui semble indiquer que ces deux muscles n'en font, à proprement parler, qu'un seul.

Usages. Il tire les côtes en bas, dans les expirations laborieuses.

7.° Muscle grand dentelé. Muscle large et mince, situé entre le thorax et l'omoplate. Il naît de la lèvre interne de la base de cet os, se porte de là en avant en s'élargissant, et se divise en neuf chefs, qui s'attachent aux huit côtes supérieures; la deuxième côte reçoit deux chefs. Les quatre chefs inférieurs alternent avec ceux du muscle oblique externe du bas-ventre.

Usages. Il porte l'omoplate en avant et la serre contre la poitrine; si l'omoplate est fixée, le muscle porte les côtes en dehors et les élève un peu, en sorte qu'il devient inspirateur. Dans les quadrupèdes ce muscle est très-développé, parce qu'il leur est indispensable dans la station à quatre pattes : dans cette position le thorax est soutenu par les deux grands dentelés comme par une large sangle.

Préparation. *Trapèze.* Le corps étant couché sur le ventre, le dos fortement voûté au moyen de billots placés sous la poitrine, et les bras pendans, on incise la peau le long des épines des vertèbres, depuis la protubérance occipitale externe jusqu'au sacrum ; une incision transversale est pratiquée à la hauteur de la septième vertèbre cervicale; on dissèque les lambeaux de la peau : le supérieur de bas en haut, l'autre de haut en bas, en suivant autant que possible la direction des fibres musculaires.

Pour se faciliter la dissection du *grand dorsal*, on peut faire une deuxième incision transversale à la peau vers la région lombaire; les deux lambeaux seront disséqués de haut en bas et de dedans en dehors. Le grand dorsal provenant des épines par une aponévrose assez mince, il faut avoir soin de la ménager; les commençans la prennent souvent pour du tissu cellulaire; on ménagera de même les bandelettes aponévrotiques, qui, du bord inférieur du grand dorsal, se portent vers l'aponévrose brachiale. L'attache du muscle à l'humérus ne doit pas être séparée du tendon du grand rond, pour ne pas détruire la *capsule muqueuse* qui est placée entre eux. Pour voir la partie supérieure de l'attache du grand dorsal aux épines, il faut diviser le trapèze; cette préparation sert aussi à découvrir le *muscle rhomboïde* : à cet effet coupez le trapèze à un demi-pouce de ses attaches aux épines, séparez-le de la tête, et disséquez-le en dehors, où vous le laisserez attaché à l'omoplate. Le rhomboïde étant placé sous la partie moyenne du trapèze, prenez bien garde de ne pas enlever ces deux muscles en même temps, et pour cela, coupez peu à peu le trapèze *de bas en haut*, en commençant par son bord inférieur, et en regardant toujours en dessous, pour voir quand vous serez arrivé au bord inférieur du rhomboïde.

L'*angulaire* est de même visible par la préparation précédente; il n'y a plus qu'à l'isoler et à séparer les chefs qui l'attachent aux apophyses transverses. Ces chefs naissent souvent en commun avec ceux des muscles voisins, en sorte que l'on est obligé de les fendre jusqu'à leur attache, après les avoir tirés en sens contraire. A son attache à l'omoplate, l'angulaire est souvent uni au grand dentelé, dont il faut le séparer.

Dentelé postérieur et supérieur. Il est caché par le rhomboïde, qu'il faut couper à un demi-pouce des épines, et disséquer en dehors jusqu'à l'omoplate, où on le laissera attaché. Il faut se garder d'endommager l'aponévrose mince par laquelle le dentelé s'insère aux épines.

Le *dentelé postérieur inférieur* est recouvert par le grand dorsal, avec lequel il naît des épines par une aponévrose commune; pour le trouver et pour ne pas couper cette attache postérieure, il faut inciser légèrement le grand dorsal dans sa partie charnue, à un pouce de distance de sa portion aponévrotique; on dissèque ensuite le corps du grand dorsal vers le bras, et la portion d'un pouce de large vers l'aponévrose, mais en s'arrêtant dès qu'on éprouvera la moindre résistance. Dans cette dissection on aura à ménager l'aponévrose mince du dentelé inférieur, ainsi que le *plan aponévrotique* transversal très-ténu, qui unit le dentelé inférieur au supérieur.

Grand dentelé. Ce muscle étant couché à plat sur les côtes, entre elles et l'omoplate, cet os en cache une grande partie; pour bien le voir, il faut renverser en dehors la base de l'omoplate avec le muscle qui y est attaché, en divisant le tissu cellulaire lâche qui se trouve en cet endroit; par là, la face interne de ce plan musculeux devient visible, et il est facile alors d'en séparer les digitations qui se portent aux côtes. Pour en voir la face externe, il faut disséquer dans une direction opposée, c'est-à-dire qu'il faut écarter du tronc l'extrémité antérieure de l'omoplate avec le bras, et disséquer le tissu cellulaire placé entre la face externe du grand dentelé et l'omoplate.

CHAPITRE IX.

Première série des muscles de la nuque et profonds du dos.

Ces muscles nombreux et compliqués ne seront facilement retenus qu'autant que l'on se pénètrera bien du caractère distinctif de chacun, en laissant d'abord de côté les détails, tels que le nombre des chefs, qui varient d'un sujet à l'autre et même d'un côté à l'autre chez le même sujet. Ainsi, il sera facile de retenir, que le *splénius* s'attache en haut à la tête et à des apophyses transverses cervicales, en bas à des apophyses épineuses cervicales et dorsales. Le *sacro-lombaire* a deux séries de chefs : les externes montent, les internes descendent, tous s'attachent aux côtes. Le *cervical descendant*, uni au précédent, est étendu entre des apophyses transverses cervicales et les côtes supérieures. Le *long dorsal* a deux séries de chefs, tous ascendans, les externes allant aux côtes et les internes aux apophyses transverses dorsales. Le *transversaire de la nuque* est exclusivement attaché à des apophyses transverses, tant en haut qu'en bas. Le *petit complexus* s'attache en haut à l'apophyse mastoïde, en bas à des apophyses transverses. Le *grand complexus* a les mêmes attaches inférieures, mais il provient en haut des arcades occipitales. Quant aux muscles de la couche profonde, nous leur trouvons également des caractères faciles à saisir : l'*épineux du dos* est exclusivement étendu entre des apophyses épineuses; et le *transversaire épineux* et le *compliqué de l'épine*, qui tous les deux sont étendus entre des apophyses épineuses et transverses, se distinguent l'un de l'autre, en ce que le premier est plus gros en haut qu'en bas; tandis que l'inverse a lieu pour le compliqué, et que le transversaire épineux est un peu moins obliquement situé que l'autre.

1.° Muscle splénius. Ce muscle, plus ou moins divisé en deux portions, qui communiquent par des bandelettes intermédiaires, forme un plan rhomboïdal, situé sur la nuque et recouvert par la partie supérieure du trapèze. Ses fibres sont dirigées en bas et en dedans. La portion supérieure du splénius, ou *splénius de la tête*, commence à l'arcade occipitale supérieure et à l'apophyse mastoïde, et répond en bas au ligament cervical et à l'épine de la septième vertèbre du cou; la portion inférieure, ou *splénius du cou*, s'attache en haut, par deux, trois et quelquefois quatre chefs, aux apophyses transverses des vertèbres cervicales supérieures; en bas aux apophyses épineuses des cinq et six premières vertèbres dorsales.

Usages. Si un seul muscle agit, il tourne le cou et la tête en arrière de son côté. Les deux splénius tirent la tête directement en arrière.

2.° Muscle sacro-lombaire. Muscle très-long, occupant la partie externe de toute la gouttière vertébrale. Il commence en commun avec le muscle long dorsal, par un vaste corps musculeux, qui s'attache à la partie postérieure de la crête iliaque, à la face postérieure du sacrum et aux apophyses épineuses et transverses des vertèbres lombaires. Cette origine du muscle est enveloppée par une *gaîne aponévrotique*, dont les fibres sont dirigées transversalement, et qui est formée par les aponévroses d'origine des muscles grand dorsal, oblique interne et transverse du bas-ventre. Le corps musculaire commun est recouvert postérieurement par une forte couche de fibres tendineuses; arrivé à la hauteur de la douzième vertèbre dorsale, il se divise en deux chefs principaux, dont l'externe est le sacro-lombaire et l'interne le long dorsal.

Le sacro-lombaire se divise en dehors en treize chefs tendineux ascendans, qui s'attachent au bord inférieur de l'angle des douze côtes, et dont le dernier se rend à l'apophyse transverse de la septième vertèbre cervicale. Outre ces chefs ascendans, le sacro-lombaire en a d'autres, placés au côté interne de ceux-ci, et qui sont descendans; ces chefs s'insèrent au bord supérieur de l'angle des côtes, et communiquent en haut avec le muscle suivant.

3.° Muscle cervical descendant. Ce muscle, grêle et alongé, placé à la partie externe de la nuque, commence ordinairement par quatre chefs des apophyses transverses de la troisième, quatrième, cinquième et sixième vertèbre cervicale; il se place vers la face interne de l'extrémité supérieure du sacro-lombaire, auquel il adhère intimement, et se divise de nouveau en chefs qui s'attachent au bord supérieur de l'angle des quatre ou cinq côtes supérieures. La disposition de ce muscle fait voir qu'il n'est qu'une portion du sacro-lombaire; en effet, les chefs d'origine du cervical descendant font suite aux chefs ascendans du sacro-lombaire, et les chefs de terminaison du cervical ne sont autre chose que des chefs descendans supérieurs du précédent muscle.

4.° Muscle long dorsal. C'est le chef interne du corps musculeux commun, que nous avons décrit en parlant du sacro-lombaire, au côté interne duquel il est placé. Ce long dorsal, en montant, se divise en deux séries de chefs, les uns externes et les autres internes; les premiers s'attachent au bord inférieur des huit ou neuf côtes inférieures, entre le tubercule et l'angle de ces os. Les chefs internes s'insèrent aux apophyses transverses de toutes les vertèbres dorsales. En haut ce muscle est ordinairement uni au muscle suivant.

5.° Muscle transversaire de la nuque. Muscle grêle, placé en haut entre le cervical descendant et le petit complexus; en bas entre le long dorsal et le grand complexus. Il vient par cinq ou six chefs des apophyses transverses des cinq ou six vertèbres cervicales inférieures; il envoie ensuite des bandelettes de communication à l'extrémité supérieure du long dorsal, ou bien s'unit même intimement à ce muscle, vers son bord interne; il se divise enfin en chefs qui s'insèrent aux apophyses transverses des six ou sept vertèbres dorsales supérieures.

Usages des muscles 2.°, 3.°, 4.° et 5.° Ces muscles sont tous destinés à redresser la colonne vertébrale en totalité ou dans quelques-unes de ses portions, et même à la renverser en arrière. Les muscles d'un seul côté peuvent l'incliner un peu de leur côté. Par leurs attaches aux côtes, ces muscles deviennent expirateurs, si leurs chefs ascendans agissent seuls; le sacro-lombaire peut devenir inspirateur, en ne faisant agir que ses chefs descendans.

6.° Muscle petit complexus. Mince et alongé, situé à la nuque entre le grand complexus et le transversaire. Il provient de la partie postérieure de l'apophyse mastoïde, et descend de là en se divisant en sept à huit chefs, qui s'attachent aux apophyses transverses des cinq ou six vertèbres cervicales inférieures et des deux premières dorsales.

Usages. Il renverse la tête en arrière et de son côté; les deux muscles l'inclinent directement en arrière.

7.° Muscle grand complexus. Ce muscle, situé à la nuque, se dirige en bas et un peu en dehors. On le divise quelquefois en deux portions; l'une, interne, remarquable par un tendon brillant, est appelée *digastrique de la nuque;* l'autre, externe, conserve le nom de *complexus.* Ces deux portions sont toujours unies. Le muscle s'insère en haut entre les deux arcades occipitales; il s'élargit en descendant, et se divise en chefs qui s'insèrent aux apophyses transverses des six vertèbres cervicales inférieures, et des cinq à six premières vertèbres dorsales; quelquefois il s'attache aussi par deux chefs internes aux apophyses épineuses de la septième vertèbre cervicale et de la première dorsale.

Usages. Il incline la tête en arrière et de côté; les deux muscles la portent en arrière.

Préparation. Nous avons déjà fait remarquer, qu'il n'y a de constant dans la distribution de la plupart des muscles de la nuque et profonds du dos, que leur disposition générale; tandis que le nombre de leurs chefs est sujet à de fréquentes variétés. Les nombres indiqués dans le texte ne font connaître que la disposition la plus ordinaire. Cette observation a surtout trait aux muscles *splénius*, *cervical descendant*, *transversaire de la nuque*, *grand* et *petit complexus*, *épineux du dos* et *transversaire épineux*. La nuque étant tendue au moyen de billots placés sous la poitrine, on enlève, des épines et des côtes, tout ce qui reste des muscles grand dorsal, rhomboïde, dentelés postérieurs supérieur et inférieur, ainsi que l'aponévrose qui unit ces derniers.

Le *splénius* se découvre facilement à la nuque; les deux portions dont il se compose ne doivent pas être entièrement séparées. Après l'avoir étudié, il faut le détacher des épines et le renverser en dehors, en le laissant attaché à la tête et aux apophyses transverses des vertèbres cervicales. Cette partie de la préparation exige beaucoup de précautions, parce que, le *muscle petit complexus* étant assez intimement uni à la face interne du splénius, on risque de le couper en même temps; il faut donc aller à la recherche du corps de ce petit complexus, près de l'apophyse mastoïde, et cette portion une fois trouvée, il sera facile d'achever la séparation du reste du splénius, qu'on renversera peu à peu en dehors.

Les muscles plus profondément situés seront disséqués avec plus de facilité, quand on en aura relâché les fibres, parce qu'il faut pouvoir les manier pour isoler les chefs multipliés qui les composent, et à cet effet on ôte de dessous la poitrine les billots qu'on y avait placés. Mais pour trouver tous ces chefs, appartenant à différens muscles, et souvent unis entre eux, s'ils s'attachent au même endroit, ON EST PRESQUE TOUJOURS OBLIGÉ DE FENDRE UN SEUL CHEF EN DEUX OU TROIS, pour trouver son compte, ce qui est facile à faire, en tendant avec la main gauche les chefs que l'on veut diviser.

Pour trouver aisément tous ces muscles, il convient de commencer par le *sacro-lombaire*, que l'on reconnaît par ses bandelettes tendineuses situées le long du dos. Il est placé au côté externe du long dorsal, dont il est séparé par une ligne cellulo-graisseuse. On isole d'abord les chefs ascendans, qui s'attachent près de l'angle des côtes; puis on sépare le muscle du long dorsal, en disséquant la ligne celluleuse qui les sépare; en renversant alors le sacro-lombaire en dehors, on ne tarde pas à voir les chefs descendans qui s'attachent aux côtes, un peu en dedans des chefs externes. Si le sacro-lombaire était plus intimement uni au long dorsal, on les distinguerait facilement l'un de l'autre, parce que les chefs internes du sacro-lombaire, qui touchent les chefs externes du long dorsal, sont descendans, tandis que ceux-ci sont ascendans. En poursuivant cette dissection jusque vers la nuque, le *muscle cervical descendant* se trouve préparé en même temps, parce que ce muscle forme la continuation de la partie supérieure du sacro-lombaire, en fournissant ceux des chefs descendans qui s'attachent aux côtes supérieures, tout comme la partie supérieure du cervical descendant n'est que la suite des chefs ascendans du sacro-lombaire, qui s'attachent aux apophyses transverses des vertèbres cervicales.

Long dorsal. La série externe de ses chefs est en partie visible par la séparation qu'on vient de faire, en réclinant le sacro-lombaire; il n'y a qu'à les isoler davantage en tirant le long dorsal en dedans; puis, pour préparer les chefs internes, on sépare le bord interne du long dorsal, du muscle transversaire épineux, avec lequel il communique quelquefois par des bandelettes charnues, qu'il faut couper; on le sépare de même du muscle épineux du dos, avec lequel il naît dans la région lombaire par un chef tendineux commun, qu'il s'agit de fendre de haut en bas, en suivant une trace de séparation que l'on remarque ordinairement dans le tendon. Il suffit du reste de se rappeler que le long dorsal monte en se rapprochant des apophyses transverses, tandis que les muscles épineux du dos et transversaire épineux se dirigent vers les épines, pour trouver facilement le point de séparation de ces muscles. On renverse ensuite le corps du long dorsal en dehors, pour préparer ses chefs internes. La partie supérieure du muscle, qui ne se compose plus que de la série des chefs internes, s'unit au *transversaire de la nuque*, que l'on trouve facilement en suivant le trajet du long dorsal. Les chefs du transversaire seront préparés comme ceux des autres muscles; mais il faut surtout avoir soin de les bien isoler de ceux du *petit complexus*, qui est placé vers son côté interne entre lui et le grand complexus. Le petit complexus est facile à préparer, mais il est quelquefois très-petit; je l'ai vu n'ayant que trois chefs; on a alors bien de la peine à le trouver, parce qu'il est collé, soit contre le transversaire, soit contre le grand complexus; mais son attache à l'apophyse mastoïde sert toujours à le faire reconnaître.

Le *grand complexus* est le plus large des muscles profonds de la nuque, et il ne devient bien visible qu'après qu'on a enlevé le splénius. Ce muscle étant situé entre le petit complexus et le ligament cervical, la séparation de ses chefs ne présente plus de difficultés, après que la dissection des muscles précédens a été faite. Un peu d'attention suffit aussi pour distinguer la ligne de séparation entre lui et le transversaire épineux, qu'il recouvre.

CHAPITRE X.

Deuxième série des muscles de la nuque et profonds du dos.

1.° Muscle grand droit postérieur de la tête. Petit muscle pyramidal, qui commence à l'arcade occipitale inférieure, et descend, en se rétrécissant, pour s'attacher à l'apophyse épineuse de la deuxième vertèbre du cou.

2.° Muscle petit droit postérieur de la tête. Très-petit; du bord postérieur du grand trou occipital il se porte au tubercule de l'arc postérieur de l'atlas.

Usages. Les deux muscles droits inclinent la tête directement en arrière sur la nuque.

3.° Muscle oblique inférieur ou grand oblique. Petit muscle cylindrique, qui provient de l'épine de la deuxième vertèbre cervicale, et se dirige de là en dehors et en haut vers la face postérieure de l'apophyse transverse de l'atlas.

Usages. Il imprime à l'atlas un mouvement de rotation, qui, se communiquant à la tête, tourne la face du côté du muscle qui agit. Les deux muscles inclinent la tête en arrière.

4.° Muscle oblique supérieur ou petit oblique. Triangulaire; il commence par un tendon assez mince à l'apophyse transverse de l'atlas, monte de dehors en dedans vers la tête, en s'élargissant, et s'y attache à la partie externe de l'arcade occipitale inférieure.

Usages. Ce muscle tire la tête un peu en arrière, et lui imprime un mouvement de rotation, en vertu duquel la face est tournée du côté opposé au muscle qui agit. Les deux muscles portent la tête très-légèrement en arrière.

5.° Muscle épineux du dos. Muscle grêle, situé le long du dos entre les épines et le long dorsal. Il commence par quatre tendons aux épines des deux vertèbres lombaires supérieures et des deux dorsales inférieures, et se termine par sept à huit chefs aux épines des sept ou huit vertèbres dorsales supérieures. En bas, ce muscle naît ordinairement par un chef qui lui est commun avec le long dorsal.

6.° Muscle transversaire épineux ou demi-épineux. Muscle assez volumineux, qui commence à l'épine de la deuxième vertèbre cervicale, et se divise en faisceaux qui s'attachent aux apophyses transverses des cinq vertèbres cervicales inférieures. Quand cette première portion du muscle ne fournit plus de chefs, elle est successivement renforcée par d'autres, qui proviennent des apophyses épineuses placées plus bas, depuis la troisième cervicale jusqu'à la quatrième ou cinquième dorsale; ces chefs se terminent aux apophyses transverses des vertèbres dorsales, depuis la première jusqu'à la onzième ou douzième. Quelques anatomistes divisent ce muscle en deux, portant les noms d'*épineux* ou *demi-épineux du cou*, et de *demi-épineux du dos :* le premier provient des apophyses épineuses de la deuxième, troisième, quatrième, cinquième et sixième vertèbre cervicale, l'autre de celles de la septième vertèbre cervicale et des vertèbres dorsales; mais j'ai toujours trouvé ces deux muscles complétement unis.

7.° Muscle compliqué de l'épine. Profondément situé dans les gouttières vertébrales; il se compose d'une série de vingt-six paquets musculeux, qui commencent aux quatre tubercules latéraux du sacrum, à la tubérosité de l'os ilion et au ligament sacro-iliaque postérieur, aux cinq apophyses obliques des vertèbres lombaires, aux apophyses transverses de toutes les vertèbres dorsales et aux apophyses obliques des cinq vertèbres cervicales inférieures. Chacun de ces paquets musculeux monte de dehors en dedans, s'élargit, et s'insère aux apophyses épineuses des quatre ou cinq vertèbres situées au-dessus de lui; ces paquets sont en outre intimement unis les uns aux autres. La partie inférieure du muscle est beaucoup plus volumineuse que la supérieure. La plupart des anatomistes français confondent ce muscle avec le transversaire épineux, dont il est cependant bien distinct.

8.° Muscles intertransversaires du dos et des lombes. Petits muscles placés entre les apophyses transverses de deux vertèbres voisines. On ne les trouve qu'aux lombes et aux cinq vertèbres dorsales inférieures.

9.° Muscles interépineux. Ils remplissent l'intervalle entre les épines de deux vertèbres voisines. Ils n'existent qu'au cou, où ils sont arrondis et très-distincts. On les décrit aussi au dos et aux lombes, mais on ne trouve à leur place que des ligamens.

Usages des muscles 5.°, 6.°, 7.°, 8.° et 9.° Ces muscles servent tous à redresser la colonne vertébrale.

Préparation. Séparez de la tête et de la partie supérieure de la nuque les muscles grand et petit complexus et transversaire : vous trouverez facilement les *muscles grand droit postérieur*, *oblique inférieur* et *oblique supérieur*, formant les côtés d'un triangle qui s'étend de l'occiput à l'épine de l'axis et de là à l'apophyse transverse de l'atlas; ces muscles sont ordinairement recouverts d'un tissu cellulaire fibreux, qu'il faut enlever pour bien les voir. Dans la dissection du *grand droit* il faut incliner la tête en avant; dans celle de l'*oblique inférieur* il faut tourner la face du côté opposé au muscle, et dans celle de l'*oblique supérieur* on la tourne du côté du muscle que l'on prépare.

Le *petit droit postérieur* est profondément situé devant le grand droit et sous son bord interne : on peut le trouver en réclinant simplement le grand droit en dehors; mais il est plus facile de le préparer après avoir divisé le grand droit en travers.

Pour voir les autres muscles profonds, il faut enlever tout ce qui reste de la première série, en coupant ces muscles à leurs attaches le plus près possible des os; si l'on n'a pas encore détaché le long dorsal de l'épineux du dos, on en fait la séparation, comme nous l'avons indiqué en parlant du premier de ces muscles. On aura soin, en enlevant la masse commune au long dorsal et au sacro-lombaire, de ne pas emporter en même temps le *compliqué de l'épine*, qui remplit la gouttière vertébrale en dedans de ces muscles; à cet effet on se guide d'après une lame aponévrotique mince, qui les sépare, et l'on observe en outre la direction des fibres, qui, dans le corps commun au long dorsal et au sacro-lombaire, est longitudinale, tandis qu'elle est oblique dans le compliqué. En dehors des apophyses transverses des lombes, il faut avoir également soin de ne pas emporter en même temps le *muscle carré des lombes*, placé au devant du corps musculaire commun, et qui en est également séparé par un feuillet aponévrotique.

On commence la dissection par l'*épineux du dos*, qui est collé contre les côtés des apophyses épineuses des vertèbres, depuis la partie supérieure du dos jusqu'à la partie supérieure des lombes. C'est à cette dernière région qu'il convient de rechercher les tendons forts qui s'attachent (le premier, ou inférieur, conjointement avec le long dorsal) aux épines des vertèbres; on isole ces chefs dirigés en haut et en dehors; puis, en poursuivant le muscle vers le haut, on ne tarde pas à trouver les chefs supérieurs dirigés en haut et en dedans, et qui s'attachent le long du dos aux épines. Il faut séparer pendant cette dissection le muscle épineux du transversaire épineux, et couper les bandelettes de communication qui existent entre eux; ce qui n'est pas difficile, si l'on se rappelle que le muscle épineux s'attache en haut et en bas aux épines, tandis que l'autre s'attache en haut aux épines, et en bas aux apophyses transverses.

Transversaire épineux. Le commencement de ce muscle se voit de suite dès qu'on a enlevé le grand complexus; il forme un gros muscle provenant de l'épine de l'axis, dont il descend en rayonnant, et il finit en pointe très-rétrécie à la partie inférieure du dos. Il faut isoler tous les chefs de ce muscle, après avoir divisé les bandelettes de communication qui pourraient l'unir à l'épineux du dos et au compliqué de l'épine. Pour bien distinguer le transversaire épineux de ce dernier, il faut observer que dans l'un et dans l'autre les fibres sont dirigées obliquement en bas et en dehors; mais cette direction dans le transversaire se rapproche davantage de la verticale, tandis qu'elle tend vers la transversale dans le compliqué.

Compliqué de l'épine. Il ne peut être bien vu qu'après avoir complétement disséqué à jour les muscles transversaire épineux et épineux du dos, ou bien après les avoir coupés à leurs attaches; les paquets musculaires dont il se compose ne peuvent être isolés que près des apophyses transverses, et à cet effet il faut enlever la graisse qui leur est interposée. Mais on ne peut pas soulever ce muscle, ni le mettre à jour comme les autres.

Les *interépineux* se trouvent facilement entre les tubercules des apophyses épineuses des vertèbres cervicales, après avoir enlevé le ligament cervical.

On commencera la dissection des *intertransversaires* par ceux des lombes, qui sont plus gros, et l'on prépare peu à peu de bas en haut, pour finir par ceux du dos; ces muscles, comme leur nom l'indique, se trouvent dans l'intervalle d'une apophyse transverse à l'autre.

CHAPITRE XI.

Muscles des côtes.

Nous avons déjà examiné le *triangulaire du sternum*, les *petits dentelés postérieurs supérieur* et *inférieur*, et les *scalènes*, en sorte qu'il nous reste à indiquer les suivans :

1.° Muscle carré des lombes. Muscle quadrilatère, situé entre la douzième côte et l'os des îles, à côté des vertèbres lombaires. Ce muscle est enveloppé par une gaîne aponévrotique, qui est formée par les lames postérieure et moyenne de l'aponévrose commune à l'oblique interne et au transverse de l'abdomen. Il naît par un corps épais de la lèvre interne de la crête iliaque et du ligament iléo-lombaire. Il monte de là et s'insère aux apophyses transverses des cinq vertèbres lombaires et au bord inférieur de la douzième côte. Ce muscle est renforcé postérieurement par quelques faisceaux qui proviennent des apophyses transverses des deux ou trois vertèbres lombaires inférieures.

Usages. Il abaisse la douzième côte, qui entraîne les côtes suivantes, et il contribue à la flexion latérale de la colonne lombaire.

2.° Muscles petits releveurs des côtes (surcostaux). Petits muscles triangulaires, situés en arrière vers l'extrémité postérieure des côtes. Ils sont au nombre de douze, et commencent chacun à l'apophyse transverse placée immédiatement au-dessus de la côte à laquelle ils s'attachent; leur insertion aux côtes se fait au col de ces os.

3.° MUSCLES LONGS RELEVEURS DES CÔTES (SURCOSTAUX). Semblables aux précédens; mais ils ne se trouvent ordinairement qu'aux trois ou quatre côtes inférieures; au lieu de s'insérer à la côte qui suit immédiatement l'apophyse transverse à laquelle ils commencent, ils passent par-dessus elle et ne s'insèrent qu'à la deuxième côte inférieure; par exemple celui qui vient de la septième vertèbre se termine à la neuvième côte.

Usages. Comme leur nom l'indique, ils élèvent les côtes et élargissent ainsi la poitrine.

4.° MUSCLES INTERCOSTAUX EXTERNES. Au nombre de onze; on en trouve un dans chaque intervalle des côtes. Leurs fibres, en partie aponévrotiques, sont dirigées en bas et en avant. Ils commencent au bord inférieur de la côte supérieure et s'insèrent au bord supérieur de la côte inférieure, et ils s'étendent depuis la tête de la côte jusqu'à son cartilage.

5.° MUSCLES INTERCOSTAUX INTERNES. Semblables aux précédens, à la face interne desquels ils sont situés. Ils en diffèrent par la direction de leurs fibres, qui se portent en bas et en arrière; ils en diffèrent encore en ce qu'ils ne commencent en arrière que vers l'angle des côtes, tandis qu'en avant ils arrivent jusqu'au sternum.

Usages. Les intercostaux servent à rapprocher les côtes les unes des autres, et par conséquent à rétrécir la poitrine, s'ils agissent tous ensemble pendant que la douzième côte est fixée. Si les intercostaux externes agissent seuls, ils élèvent les côtes et deviennent inspirateurs. Les intercostaux internes, qui ont une direction opposée, semblent destinés à abaisser les côtes, surtout si la douzième est retenue par le carré des lombes, tandis que, si ce muscle reste relâché, ils peuvent contribuer avec les externes à l'élévation des côtes.

6.° MUSCLES SOUS-COSTAUX. On les voit dans l'intérieur de la poitrine, près de l'extrémité postérieure des côtes; ce sont des lames musculaires très-minces, qui ont la direction des intercostaux internes; mais qui, au lieu d'aller d'une côte à la côte voisine, passent par-dessus elle pour ne s'insérer qu'à la deuxième côte, par exemple de la sixième à la huitième.

PRÉPARATION. On parvient au *carré des lombes* dès que le corps du long dorsal et du sacro-lombaire est emporté, et nous avons dit qu'il fallait alors user de précaution pour ne pas enlever en même temps le muscle qui nous occupe; mais il est encore recouvert en arrière par la lame moyenne de l'aponévrose commune au transverse et à l'oblique interne, qu'il faut par conséquent en séparer. On peut encore étudier ce muscle par sa face antérieure, après avoir enlevé tous les viscères du bas-ventre, ainsi que la lame antérieure de l'aponévrose du transverse qui le recouvre.

Les *releveurs des côtes* sont visibles dès que le sacro-lombaire est enlevé; il n'y a qu'à les isoler en passant le scalpel au-dessous deux; on se rappellera que les *longs releveurs* ne se trouvent qu'aux côtes inférieures.

Intercostaux : les *externes* sont déjà préparés par la dissection précédente; les *internes* se voient si l'on enlève avec précaution les externes dans les intervalles des côtes. Mais on les étudie plus facilement encore par la cavité thoracique, après avoir replacé le cadavre sur le dos; ils sont bien visibles dès que la plèvre est séparée des côtes.

Les *sous-costaux* se voient dans l'intérieur de la poitrine près de la colonne vertébrale dès que la plèvre costale est enlevée; ces muscles manquent quelquefois d'un ou même des deux côtés.

CHAPITRE XII.

Muscles de l'épaule.

1.° Muscle deltoïde. Gros et triangulaire, formant le moignon de l'épaule, composé de plusieurs faisceaux juxta-posés, dont les moyens surtout ont une structure penniforme. Ce muscle vient du bord antérieur de la moitié externe de la clavicule, de l'acromion et de l'épine de l'omoplate; il descend en se rétrécissant, pour s'attacher dans l'étendue de plus d'un pouce vers le milieu de la face externe de l'humérus à la surface raboteuse qu'on y remarque. Le bord interne du deltoïde est en rapport avec le bord externe du grand pectoral; entre eux se trouve la veine céphalique, et plus profondément le plexus brachial et l'artère axillaire. La face interne du deltoïde est garnie d'une *capsule muqueuse* très-vaste, qui communique quelquefois avec l'articulation. Au lieu d'une seule capsule on en trouve souvent plusieurs petites, qui ont reçu de leur position les noms d'*acromiale externe*, d'*acromiale interne*, de *coracoïdienne* et de *coraco-brachiale*.

Usages. Il élève le bras en dehors; la partie antérieure du deltoïde l'élève et le porte en même temps en avant, sa partie postérieure le tire en arrière.

2.° Muscle surépineux. Ce muscle, logé dans la fosse surépineuse, de laquelle il tire son origine, se porte transversalement sous l'articulation de la clavicule avec l'acromion, et, arrivé à la tête de l'humérus, il passe par-dessus la capsule articulaire, à laquelle il adhère, et s'insère à la facette supérieure de la grosse tubérosité de l'os du bras. Ce muscle est recouvert par une *aponévrose* dans laquelle plusieurs de ses fibres s'implantent.

Usages. Il porte l'extrémité supérieure de l'humérus en dehors et en arrière, et par là le bras est élevé en dehors et en avant.

3.° Muscle sous-épineux. Ce muscle triangulaire est recouvert par une *aponévrose*. Il naît de la fosse sous-épineuse et en partie de l'aponévrose, se dirige transversalement et un peu en haut, et se change en un tendon qui passe par-dessus la capsule articulaire de l'humérus, pour s'attacher à la deuxième facette de la grosse tubérosité de cet os.

Son principal *usage* est d'imprimer au bras un mouvement de rotation en dehors et en arrière; en même temps il l'élève un peu.

4.° Muscle petit rond. Muscle arrondi, placé au bord inférieur du précédent, auquel il est uni en arrière; il naît du bord inférieur ou antérieur de l'omoplate, monte en se dirigeant en dehors, passe par-dessus la capsule articulaire et s'insère à la facette inférieure de la grosse tubérosité de l'humérus.

Ses *usages* sont les mêmes que ceux du sous-épineux.

5.° Muscle grand rond. Épais et alongé, placé au-dessous du précédent muscle, dont il est séparé par le long chef du triceps. Il provient de l'angle inférieur et de la face postérieure de l'omoplate; de là il se dirige en dehors et un peu en haut, se transforme en un tendon large et mince, qui s'unit à celui du grand dorsal, et s'attache avec lui à la lèvre postérieure de la gouttière bicipitale. En parlant du grand dorsal, nous avons dit qu'il y a une *capsule muqueuse* entre son tendon et celui du grand rond; on remarque encore deux autres capsules muqueuses: la *capsule externe du grand rond* se trouve entre son tendon et l'humérus; la *capsule interne du grand rond* se trouve dans l'épaisseur même du tendon.

Usages. Le grand rond porte l'humérus en dedans et en arrière; si l'humérus est fixé, il porte l'angle inférieur de l'omoplate en dehors et l'élève un peu, ainsi que toute l'épaule.

6.° Muscle sous-scapulaire. Muscle triangulaire, placé sur la face antérieure de l'omoplate. Il naît dans toute la fosse sous-scapulaire, se porte en dehors en se rétrécissant et en se convertissant peu à peu en un tendon qui passe sur la capsule articulaire, et s'attache à la petite tubérosité de l'humérus; ce tendon semble entrer dans l'articulation même, mais il reste réellement en dehors, car la synoviale se réfléchit sur lui en l'enveloppant de toute part. On trouve une *capsule muqueuse* entre le tendon et la capsule articulaire.

Usages. Il imprime au bras un mouvement de rotation en dedans, le rapproche du tronc et l'abaisse quand il avait été élevé. Si le bras est fixé, il tire l'omoplate en dehors.

Préparation. Il est plus facile de disséquer les muscles de l'épaule quand l'extrémité supérieure est séparée du tronc; on scie donc la clavicule dans son milieu, et l'on divise les muscles de la poitrine et du dos, qui retiennent encore l'épaule, mais en conservant un bout en rapport avec la partie que l'on enlève.

On incise circulairement la peau du bras vers le milieu de sa hauteur, mais de manière à ne pas intéresser l'aponévrose brachiale, et l'on fait sur la partie antérieure du moignon de l'épaule une autre incision, qui vient se terminer dans la première. Puis, le muscle *deltoïde* étant tendu au moyen d'un billot placé sous le creux de l'aisselle, on dissèque la peau de dessus ce muscle, en suivant la direction de ses fibres. L'*aponévrose* qui le recouvre sera soigneusement enlevée; mais, quand on sera arrivé aux limites de ce muscle, on la conservera sur ceux du bras. Le deltoïde étant composé d'une série de faisceaux musculeux, quelquefois entièrement isolés les uns des autres et entre lesquels de la graisse est interposée, il ne faut pas pénétrer trop profondément dans ces interstices, pour ne pas diviser ce muscle en entier. On laissera la veine céphalique en rapport avec le bord antérieur du deltoïde.

Les *capsules muqueuses* se voient dans le tissu cellulaire qui recouvre la face interne du muscle, que l'on détache en haut et que l'on abaisse vers le bras.

Dans la dissection du *surépineux* on ne doit enlever l'*aponévrose* qui le recouvre, qu'autant qu'on peut le faire sans diviser les fibres musculaires. L'aponévrose lui est surtout adhérente en arrière. Pour bien voir les rapports du tendon de ce muscle avec l'articulation, on le détache de la fosse surépineuse et on le fait ressortir sous l'espèce de pont que forment au-dessus de lui la clavicule et l'acromion, ce qui n'est pas difficile si l'on a d'abord enlevé avec les ciseaux tout le tissu cellulaire qui entoure le tendon. Si cependant on renonçait à la dissection des ligamens, il serait plus facile de découvrir le trajet du tendon, en divisant l'articulation de la clavicule avec l'acromion; mais toujours faudrait-il finir par séparer le muscle de la fosse surépineuse pour le disséquer ensuite par-dessus la capsule articulaire.

Le *sous-épineux* sera disséqué d'une manière semblable; l'*aponévrose* qui le recouvre sera également laissée sur lui, là où elle est adhérente; on finit par couper le muscle en travers pour disséquer son tendon par-dessus l'articulation.

Il faut se garder de prendre le *petit rond* pour une portion du sous-épineux, auquel il est intimement uni, surtout en arrière; mais en disséquant plus près de l'articulation scapulo-humérale, on trouvera toujours une ligne déprimée qui correspond à un interstice celluleux ou aponévrotique, qui sépare complétement ces deux muscles. D'ailleurs leurs tendons sont distincts, en sorte qu'il est toujours facile de séparer ces muscles en disséquant de dehors en dedans, après avoir tourné l'humérus en dehors sur son axe, afin de relâcher les fibres musculaires. L'attache du petit rond ne se voit bien qu'en disséquant son tendon par-dessus l'articulation, après l'avoir coupé en travers.

La dissection du *grand rond* n'offre pas de difficulté ; en séparant son tendon de celui du grand dorsal, après les avoir tirés en sens contraire, on trouve la *capsule du grand dorsal.* On cherche la *capsule externe du grand rond* sur sa face postérieure près de son attache à l'humérus ; la *capsule interne* ne peut être vue qu'après avoir fendu dans sa largeur le tendon, qui se divise en deux lames.

Le *sous-scapulaire* est facile à disséquer, dès qu'on a replié en arrière le lambeau du grand dentelé qui le recouvre ; les rapports de son tendon avec la capsule articulaire ne peuvent être bien étudiés qu'après avoir disséqué celle-ci et l'avoir ensuite ouverte. La *capsule muqueuse du sous-scapulaire* se voit quand on a disséqué son tendon par-dessus l'articulation.

CHAPITRE XIII.

Muscles du bras.

Aponévrose brachiale. Le bras est enveloppé par une aponévrose assez forte, continuée d'une part avec le *fascia superficialis* de tout le corps, et qui d'autre part est renforcée par des expansions fibreuses provenant des muscles grand pectoral et grand dorsal, qui font l'office de tenseurs de l'aponévrose. Cette membrane envoie dans la profondeur des cloisons qui forment des enveloppes partielles aux muscles et aux vaisseaux.

1.° Muscle coraco-brachial. Petit muscle alongé, aplati, situé à la partie supérieure et interne du bras. Il naît par des fibres musculaires avec le court chef du biceps (qui s'en distingue par sa structure tendineuse) de l'extrémité de l'apophyse coracoïde, et descend de là pour s'attacher au milieu de l'humérus, vers sa face interne, sur la crête qui descend de la petite tubérosité. Ce muscle est ordinairement traversé par le nerf musculo-cutané, ce qui lui a aussi valu le nom de *muscle perforé.*

Usages. Il dirige le bras en avant et en dedans ; si le bras est fixé, il peut écarter du thorax l'angle inférieur de l'omoplate.

2.° Muscle biceps brachial. Il se compose de deux chefs fusiformes, séparés en haut, unis en bas, et situés le long de la face antérieure du bras. Le chef *interne, postérieur* ou *court chef* du biceps, commence par des fibres tendineuses à l'apophyse coracoïde de l'omoplate, avec le coraco-brachial, auquel il est intimement uni; il descend directement et s'unit au *long chef* un peu au-dessus du milieu du bras : ce dernier chef, appelé aussi *externe* ou *antérieur*, provient par un tendon long et grêle de la partie supérieure du bourrelet glénoïdal de l'omoplate; il traverse l'articulation scapulo-humérale, enveloppé par la membrane synoviale, en sorte qu'il est réellement en dehors de l'articulation, quoiqu'il paraisse être dans son intérieur; de là il se porte dans la gouttière ou coulisse bicipitale, à laquelle il est uni par une *gaîne muqueuse* qui l'enveloppe. Bientôt le long chef se transforme en muscle qui s'unit au court chef un peu au-dessus du milieu du bras, en formant avec lui un corps commun, qui descend au devant du brachial antérieur. Vers la partie inférieure de l'humérus le biceps se transforme de nouveau en un tendon qui se porte à l'avant-bras, en passant entre les muscles long supinateur et rond pronateur, et s'insère enfin à la moitié postérieure de la tubérosité bicipitale du radius. Près du pli du coude, il se détache du bord interne du tendon du biceps une *bande aponévrotique*, qui s'unit à l'aponévrose antibrachiale. Entre le tendon et le radius on remarque la *capsule muqueuse radio-bicipitale*, et entre le tendon du biceps et celui du brachial interne on trouve la *capsule cubito-radiale*. Le biceps a quelquefois trois chefs; le troisième chef provient alors du milieu de l'humérus; j'ai même trouvé un biceps qui avait quatre chefs, et un autre qui en avait cinq; tous ces chefs surnuméraires venaient du milieu de l'humérus. J'ai vu un biceps qui n'avait qu'un seul chef, provenant de l'apophyse coracoïde, et qui avait le double du volume ordinaire; la coulisse bicipitale était très-peu prononcée : cette disposition n'existait que d'un côté; sur un autre sujet le long chef manquait également, mais il était remplacé par un chef venant du quart supérieur de l'humérus.

Usages. Il fléchit l'avant-bras sur le bras, porte le radius en supination, lorsqu'il a été dans la pronation, et contribue à porter le bras en avant et en haut; par sa bandelette aponévrotique il tend l'aponévrose antibrachiale.

3.° Muscle brachial interne ou antérieur. Il provient de la face antérieure et interne de l'humérus dans toute sa moitié inférieure, depuis le tendon du deltoïde; il prend en outre des fibres de la face antérieure des *ligamens intermusculaires*, cloisons aponévrotiques qui du milieu de l'humérus se dirigent vers chacun des condyles de cet os. Le brachial interne descend directement; près du pli du coude il se convertit en un tendon qui passe par-dessus l'articulation et s'insère à la crête qui descend de l'apophyse coronoïde du cubitus. Le bord externe du muscle envoie dans l'aponévrose antibrachiale une *bande aponévrotique*, semblable à celle du biceps, mais plus mince qu'elle.

Usages. Il fléchit l'avant-bras sur le bras et tend l'aponévrose antibrachiale. Il tire le ligament capsulaire en haut, et l'empêche d'être pincé pendant la flexion de l'avant-bras.

4.° Muscle triceps brachial. Muscle volumineux, divisé en haut en trois chefs, et occupant toute la face postérieure du bras. Le *long chef* provient du bord antérieur de l'omoplate, tout près de la cavité glénoïde; il passe entre les muscles grand et petit rond, et s'unit vers le milieu du bras aux autres chefs. Le *chef externe* naît de la face externe de l'humérus, au-dessous de la grosse tubérosité. Le *chef interne*, qui est le plus petit des trois, commence à la face interne de l'humérus, au-dessous de son tiers supérieur, et s'unit au chef externe et au long chef vers le milieu du bras; le corps musculaire commun descend le long de l'humérus, en continuant à y prendre des fibres; il s'attache en outre à la face postérieure des deux ligamens intermusculaires: vers la partie inférieure de l'humérus la face postérieure du muscle se convertit en un tendon qui s'attache à l'olécrâne, et qui envoie des deux côtés des prolongemens fibreux qui se continuent avec l'aponévrose antibrachiale. Le nerf radial passe entre le chef externe et interne du triceps, et perfore ensuite le chef externe. On trouve entre le tendon du triceps et l'olécrâne une petite *capsule muqueuse*.

Usages. Il étend l'avant-bras et tend son aponévrose. Le long chef porte le bras en dedans et en arrière, et rapproche l'omoplate de l'humérus.

Préparation. On incise circulairement la peau de l'avant-bras, à un pouce au-dessous des condyles de l'humérus; puis on incise celle du bras le long de sa face antérieure, et on l'enlève peu à peu pour préparer l'*aponévrose brachiale*, dont on examine le feuillet superficiel et les feuillets profonds.

On divise ensuite cette aponévrose sur la face antérieure du bras, et l'on trouve facilement le *coraco-brachial* et le *court chef du biceps*, qui ne doivent pas être séparés en haut l'un de l'autre. On conserve un bout du nerf musculo-cutané, qui traverse le coraco-brachial. En suivant la partie inférieure du biceps, il faut conserver la bande aponévrotique, qui, de son tendon, se porte dans l'aponévrose de l'avant-bras. Si l'on voulait préparer les ligamens sur le même sujet, il ne faudrait suivre le *long chef du biceps* jusqu'à son attache qu'après avoir étudié l'articulation de l'épaule; autrement on ouvre la capsule articulaire pour en découvrir le trajet. Pour voir les *capsules cubito-radiale* et *radio-bicipitale*, il faut couper le biceps en travers et l'abaisser vers l'avant-bras; on trouve l'une entre le tendon du biceps et celui du brachial interne, l'autre entre ce premier tendon et le radius ; mais on fera bien d'en différer l'examen jusqu'à ce que l'aponévrose et les muscles de l'avant-bras aient été étudiés.

On trouve le *brachial interne* derrière la moitié inférieure du biceps; on conserve la bande aponévrotique que son tendon envoie dans l'aponévrose antibrachiale. Si l'on détache ce muscle de l'humérus et des *ligamens intermusculaires*, on voit la face antérieure de ces bandes fibreuses. L'insertion du brachial interne au cubitus ne peut être bien vue qu'après la dissection des muscles de l'avant-bras.

Le *long chef du triceps* est facile à trouver : le *chef externe* et le *chef interne* sont très-rapprochés l'un de l'autre, paraissant au premier abord n'en former qu'un seul; mais on les distingue facilement, si l'on a égard au nerf radial et au tissu cellulaire lamelleux qui les séparent. Après avoir étudié le triceps, on le replie vers l'avant-bras, en le détachant de l'humérus et des *ligamens intermusculaires*, pour voir ceux-ci en entier et pour examiner la petite *capsule muqueuse* entre le tendon du muscle et l'extrémité de la face postérieure de l'olécrâne. On conserve les fibres qui du tendon se continuent dans l'aponévrose de l'avant-bras.

CHAPITRE XIV.

Muscles de l'avant-bras.

Aponévrose antibrachiale. Les muscles de l'avant-bras sont enveloppés par une aponévrose qui se continue en haut avec les tendons des muscles biceps, brachial interne et triceps, par lesquels elle est tendue. Cette aponévrose est adhérente au cubitus dans la majeure partie de sa longueur; elle envoie dans la profondeur des lames qui forment des cloisons entre les muscles; on observe en outre que les muscles de la couche superficielle sont séparés de ceux de la couche profonde par une deuxième aponévrose, qui se porte transversalement du cubitus au radius. Les vaisseaux de l'avant-bras sont placés sous ce deuxième feuillet, en sorte que pour les découvrir on doit le plus ordinairement inciser deux lames fibreuses. L'aponévrose antibrachiale, très-adhérente aux muscles sous-jacens dans le tiers supérieur de la région, ne leur est unie que par du tissu cellulaire lâche dans les deux tiers inférieurs. Vers le poignet, l'aponévrose de l'avant-bras est renforcée en avant et en arrière par des bandes de fibres transversales, qui reçoivent, eu égard à leur position, les noms de *ligamens palmaire* et *dorsal du carpe*. Ces ligamens du carpe fournissent des gaînes fibreuses qui livrent passage aux tendons des muscles de l'avant-bras.

Aponévrose palmaire. On trouve dans la paume de la main une forte aponévrose de forme triangulaire, dont le sommet correspond au carpe, et qui se continue avec le muscle palmaire grêle, qui la tend dans le sens de sa longueur; la base de cette aponévrose se divise en quatre chefs, qui viennent s'insérer à la première phalange des quatre derniers doigts après s'être bifurqués chacun, pour laisser passer les tendons des muscles fléchisseurs. L'aponévrose palmaire se continue latéralement avec une toile aponévrotique très-mince, qui recouvre les muscles propres du pouce et du petit doigt, et que l'on peut suivre jusque sur le dos de la main. On trouve assez souvent un faisceau musculeux qui prend son point fixe sur le tendon du muscle abducteur du pouce, et servant à tendre la toile aponévrotique dans laquelle il s'implante; on pourrait l'appeler *muscle palmaire cutané externe*.

L'aponévrose palmaire reçoit sur son bord interne le *muscle palmaire cutané* (*interne*), assemblage de petits faisceaux musculeux à fibres transversales, recouvrant le bord interne de la main dans presque toute sa longueur, dont l'autre extrémité se perd dans l'aponévrose mince qui recouvre le bord interne de la main; il sert à tendre l'aponévrose palmaire dans le sens de sa largeur.

Nous avons enfin à considérer le *ligament propre du carpe*, forte bande fibreuse transversale, formant une espèce de pont au devant des tendons des muscles fléchisseurs des doigts, et s'attachant d'une part aux os scaphoïde et trapèze, et d'autre part au pisiforme et à l'os crochu. Ce ligament sert moins à lier entre eux les os du carpe, qu'à former une poulie de renvoi aux tendons qu'il bride.

I. Muscles antérieurs de l'avant-bras.

A. *Couche superficielle.*

Ces muscles commencent au condyle interne de l'humérus par un corps commun, qui se divise en descendant en cinq portions.

1.° Muscle cubital interne ou antérieur. Muscle alongé, situé au bord interne de la face antérieure de l'avant-bras. Il descend du condyle interne de l'humérus et de l'olécrâne, en continuant à prendre des fibres de l'aponévrose qui l'entoure, et se termine à l'os pisiforme par un tendon long et fort; quand le muscle palmaire grêle manque, le cubital interne le remplace, en envoyant une expansion tendineuse à l'aponévrose palmaire. Le tendon du muscle est enveloppé par une *gaîne muqueuse*. Le bord externe du cubital interne est en rapport avec les vaisseaux et nerfs cubitaux.

Usages. Il fléchit la main en avant et en dedans vers le cubitus; il tend l'aponévrose palmaire quand le palmaire grêle manque.

2.° Muscle palmaire grêle, petit palmaire ou long palmaire. Petit muscle fusiforme, placé au côté externe du précédent. Il provient du condyle interne de l'humérus, et en descendant il est renforcé par des fibres qui s'implantent dans l'aponévrose qui l'enveloppe; il se convertit bientôt en un tendon long, grêle et aplati, qui se termine dans l'aponévrose palmaire et un peu au ligament propre du carpe. Une *gaîne muqueuse* entoure le tendon. Ce muscle manque assez souvent.

Usages. Il tend l'aponévrose palmaire, et contribue un peu à la flexion de la main.

3.° Muscle fléchisseur superficiel (sublime) des doigts, ou perforé. Muscle épais, situé au milieu de l'avant-bras, entre les deux précédens, mais plus en arrière. Il commence au condyle interne de l'humérus et à l'extrémité supérieure du radius et du cubitus, descend enveloppé de sa gaîne fibreuse, de laquelle il tire de nouvelles fibres musculaires, et se divise en quatre chefs qui passent sous le ligament propre du carpe, enveloppés de *gaînes muqueuses*, et qui se dirigent vers les quatre derniers doigts. Arrivé sur la première phalange, chacun de ces tendons se sépare en deux chefs, entre lesquels passe le tendon du fléchisseur profond; ces deux chefs se réunissent de nouveau sur la deuxième phalange, à laquelle le tendon s'insère en s'épanouissant; à l'endroit où le tendon passe sur l'extrémité de la première phalange il y est retenu par un prolongement de la gaîne muqueuse, qui forme une bandelette courte et assez large, laquelle s'insère à l'os.

Les tendons du fléchisseur superficiel et du profond sont retenus aux doigts par différens liens fibreux, qui sont encore destinés à leur servir de poulies de renvoi: 1) les *anneaux ligamenteux des jointures* sont placés en travers sur les trois articulations des phalanges, et ont environ une ligne de large; 2) les *ligamens vaginaux* se trouvent sur la base de la première et deuxième phalange; leurs fibres sont transversales, et ils ont quatre à six lignes de largeur; 3) les *ligamens croisés :* on ne les trouve qu'à l'extrémité des premières phalanges; ils se composent de deux bandelettes placées obliquement en croix. A l'extrémité de la deuxième phalange on ne voit qu'une seule bandelette oblique.

Usages. Le fléchisseur superficiel est destiné à fléchir les première et deuxième phalanges des doigts; il peut contribuer à porter la main dans la pronation.

4.° MUSCLE RADIAL INTERNE, ANTÉRIEUR OU GRAND PALMAIRE. Assez volumineux; placé au bord externe du palmaire grêle; il commence en commun avec les muscles précédemment décrits, au condyle interne de l'humérus et quelquefois au radius, descend en continuant à prendre des fibres de l'aponévrose qui l'enveloppe et se convertit sur le milieu de l'avant-bras en un fort tendon, qui descend vers la main, en passant sous le muscle court abducteur du pouce; là il entre dans une coulisse fibreuse placée sur une gouttière du trapèze, sur laquelle il envoie quelques fibres, et s'attache enfin à la base du deuxième os métacarpien et en partie au troisième. Ce muscle est enveloppé par une *gaîne muqueuse.* Le bord externe du radial interne est en rapport avec les vaisseaux et les nerfs radiaux.

Usages. Il fléchit la main et la dirige très-peu en dedans.

5.° MUSCLE ROND OU GRAND PRONATEUR. C'est le plus externe des muscles qui commencent par un corps commun au condyle interne de l'humérus; il est situé obliquement à la partie antérieure de l'extrémité supérieure de l'avant-bras. Il descend de dedans en dehors, en continuant à prendre des fibres de l'aponévrose qui l'enveloppe, et arrivé vers le milieu du radius, il contourne cet os et s'attache à sa face postérieure.

Usages. Quand l'avant-bras est dans la supination, il le porte dans la pronation, en faisant rouler le radius sur le cubitus. Si l'avant-bras est fixé dans la supination, il contribue à la flexion du membre.

B. *Couche profonde.*

6.° MUSCLE FLÉCHISSEUR PROFOND DES DOIGTS OU PERFORANT. Placé derrière le fléchisseur superficiel; il provient des trois quarts supérieurs de la face antérieure du cubitus et du ligament interosseux, descend le long de l'avant-bras et se divise en quatre chefs, qui se transforment en tendons; ceux-ci entrent dans la main en passant sous le ligament propre du carpe, donnent attache aux muscles lombricaux, et se portent ensuite vers les quatre derniers doigts, où, arrivés sur les premières phalanges, ils traversent la fente que forment les tendons du sublime par leur bifurcation, et s'insèrent enfin aux troisièmes phalanges. Vers l'extrémité de la première phalange il part quelquefois du tendon une bandelette longue et grêle qui rétrograde vers le milieu de la phalange où elle s'attache. Les tendons sont enveloppés d'une *gaîne muqueuse.*

Usages. Il fléchit d'abord la troisième phalange des doigts; puis, en continuant à se contracter, il fléchit les autres phalanges et même la main.

7.° Muscles lombricaux. Ce sont quatre petits muscles, situés dans la main, et fournis par le tendon du muscle précédent. Ils s'attachent chacun à l'un des tendons du fléchisseur profond, et se portent de là avec ces tendons aux quatre derniers doigts, à la première phalange desquels ils s'insèrent depuis sa face externe jusqu'à sa face dorsale, où ils s'unissent aux tendons de l'extenseur commun.

Usages. Ils fléchissent la première phalange des doigts.

8.° Muscle long fléchisseur du pouce. Placé à côté et en dehors du fléchisseur profond, il provient des trois quarts supérieurs de la face antérieure du radius et en partie du ligament interosseux, et forme en descendant un tendon qui passe dans la main sous le ligament annulaire du carpe, entouré par une *gaîne muqueuse.* Ce tendon se dirige vers le pouce, en passant entre les deux portions du court fléchisseur de ce doigt, et se termine sur la dernière phalange.

Usages. Il fléchit la deuxième phalange du pouce, et consécutivement la première phalange et même l'os métacarpien du pouce.

9.° Muscle carré pronateur. Quadrilatère, situé à la partie inférieure et antérieure de l'avant-bras. Ce muscle commence à la face externe du cubitus, se porte en travers et se termine à la face interne du radius.

Usages. Il tourne le radius sur le cubitus, et porte ainsi la main dans la pronation.

II. Muscles postérieurs de l'avant-bras.

A. *Couche superficielle.*

Les muscles de la couche superficielle, à l'exception des deux premiers, naissent tous du condyle externe de l'humérus par un corps musculeux commun. Ils sont séparés par des intersections aponévrotiques qui leur adhèrent fortement.

1.° Muscle long supinateur. Situé au bord externe de l'avant-bras; il naît du tiers inférieur de la face externe de l'humérus et de la face antérieure du ligament intermusculaire externe, descend le long du radius et se termine à l'apophyse styloïde de cet os. Le bord interne de ce muscle est en rapport avec l'artère radiale.

Usages. Il fléchit l'avant-bras sur le bras. Si l'avant-bras se trouve dans la pronation, il le porte dans la supination; quand, au contraire, le membre est dans la supination, ce muscle tend à le porter dans la pronation, si les autres muscles pronateurs viennent le soutenir dans son action.

2.° Muscle long (premier) radial externe. Situé au bord externe et à la face postérieure de l'avant-bras; il commence derrière le précédent muscle au condyle externe de l'humérus et au ligament intermusculaire externe, descend le long de la face postérieure du radius, se change en un tendon vers le milieu de l'avant-bras, traverse une gaîne que lui fournit le ligament dorsal du carpe, et se termine à la base du deuxième os du métacarpe.

Usages. Il porte la main en arrière et en dehors, et contribue à la flexion de l'avant-bras.

3.° Muscle court (second) radial externe. Il est le plus externe des muscles qui naissent par un corps commun du condyle externe de l'humérus; il tire encore des fibres de la lame aponévrotique qui l'entoure. Ce muscle descend à côté et en dedans du long radial, et se transforme en un tendon qui passe avec lui par la même gaîne du ligament dorsal du carpe et se termine enfin à la base du troisième os du métacarpe. Les tendons des muscles radiaux externes sont entourés par une *gaîne muqueuse.*

Usages. Il dirige la main en arrière et en dehors.

4.° MUSCLE EXTENSEUR COMMUN DES DOIGTS. Il provient, à côté et en dedans du muscle précédent, du corps musculeux, inséré au condyle externe de l'humérus; en descendant il est renforcé par des fibres qui s'implantent dans l'aponévrose qui l'enveloppe, et vers le milieu de l'avant-bras, ou plus bas, il se divise en quatre portions qui deviennent peu à peu tendineuses. Ces tendons passent par une gaîne fournie par le ligament dorsal du carpe, s'écartent sur le dos de la main, où ils sont unis par des bandelettes obliques, et se portent à chacun des quatre derniers doigts; sur la première phalange ils s'unissent aux tendons des lombricaux et des interosseux; puis ils se divisent en trois portions : la moyenne passe sur la deuxième phalange et se termine à sa base, les deux portions latérales passent par-dessus la deuxième phalange et s'unissent de nouveau pour se terminer sur la troisième. Le plus souvent le tendon pour le cinquième doigt reste uni à celui pour le quatrième, et ne s'en détache que vers la tête des os du métacarpe, sous la forme d'une bandelette mince, mais assez large. Le muscle extenseur commun est enveloppé par une *gaîne muqueuse*.

Usages. Il étend les quatre derniers doigts. La disposition des bandelettes qui unissent les tendons sur le dos de la main, fait qu'il est impossible d'étendre le quatrième doigt sans le troisième et le cinquième, et qu'il est assez difficile d'étendre le médius sans remuer un peu l'index, à moins que ces doigts ne soient fixés.

5.° MUSCLE EXTENSEUR PROPRE DU DOIGT AURICULAIRE. Petit muscle qui naît en dedans du précédent, du corps musculeux commun; son tendon, enveloppé par une *gaîne muqueuse*, traverse une gaîne particulière du ligament dorsal du carpe et s'unit, par son bord externe, au tendon de l'extenseur commun, qui se dirige vers le petit doigt; ils se terminent ensemble à la deuxième et à la troisième phalange, qu'ils étendent en se contractant. Ce muscle, au lieu de provenir du condyle externe de l'humérus, naît quelquefois du cubitus et du ligament interosseux; mais cette disposition est loin de pouvoir être considérée comme normale, comme le pensent quelques auteurs. Le tendon du muscle est fréquemment divisé en deux cordons.

6.° MUSCLE CUBITAL EXTERNE OU POSTÉRIEUR. Situé au bord interne de la face postérieure de l'avant-bras. Il provient du corps musculeux commun en dedans de l'extenseur propre de l'auriculaire, et descend en continuant à prendre des fibres de l'aponévrose d'enveloppe et du ligament interosseux; il se transforme en un tendon qui traverse une gaîne formée en partie par la gouttière qui se trouve derrière l'apophyse styloïde du cubitus, passe par une autre gaîne, fournie par le ligament dorsal du carpe, et s'insère enfin à la base du cinquième os du métacarpe. Ce muscle est enveloppé par une *gaîne muqueuse.*

Usages. Il porte la main en arrière et en dehors.

7.° Muscle anconé. Petit muscle triangulaire, placé obliquement à la partie toute supérieure et postérieure de l'avant-bras. Il est le plus interne des muscles qui proviennent par un corps commun du condyle externe de l'humérus, et se dirige de là vers l'extrémité supérieure du cubitus, sur laquelle il s'épanouit. Le bord supérieur ou interne du muscle est confondu avec le triceps du bras.

Usages. Il étend l'avant-bras sur le bras.

B. *Couche profonde.*

8.° Muscle court supinateur. Profondément situé à la partie supérieure, postérieure et externe de l'avant-bras. Il commence au condyle externe de l'humérus, à l'extrémité postérieure du cubitus et aux ligamens qui les unissent; de là les fibres se dirigent obliquement en bas, contournent l'extrémité supérieure du radius, et se terminent sur la face antérieure de cet os. Comme son nom l'indique, il porte l'avant-bras de la pronation dans la supination.

9.° Muscle long abducteur du pouce. Placé obliquement à la moitié inférieure de la face postérieure et du bord externe de l'avant-bras. Il commence au-dessous du court supinateur sur la face postérieure du radius, du cubitus et du ligament interosseux, forme un tendon qui se porte sur le bord externe du radius, en croisant la direction des muscles radiaux externes, passe par une gaîne particulière du ligament dorsal du carpe, et se termine à la base du premier os du métacarpe. Le tendon se divise en deux vers le milieu de son trajet; quelquefois cette séparation se fait très-haut, et alors un des tendons s'unit souvent à celui du petit abducteur du pouce. Le long abducteur du pouce est entouré par une *gaîne muqueuse*, qui lui est commune avec le petit extenseur du pouce.

Usages. Il porte l'os métacarpien du pouce en dehors.

10.° Muscle petit extenseur du pouce. Petit muscle, placé obliquement à la face postérieure et au bord externe de l'extrémité inférieure de l'avant-bras. Il naît à côté et au-dessous du précédent muscle, du radius, du ligament interosseux et un peu du cubitus. Son tendon accompagne celui du long abducteur du pouce, passe avec lui par la gaîne du ligament dorsal du carpe (quelquefois cependant il passe par une gaîne particulière), et se porte sur la première phalange du pouce, à laquelle il se termine; quelquefois il parvient jusqu'à la dernière phalange.

Usages. Il étend la première phalange du pouce, et même sa dernière phalange, s'il parvient jusqu'à elle.

11.° Muscle long extenseur du pouce. Placé à côté du précédent, sur la face postérieure de l'avant-bras. Il commence au tiers supérieur de la face postérieure du cubitus et du ligament interosseux, se transforme en un tendon entouré par une *gaîne muqueuse*, et qui passe obliquement en dehors par une gaîne du ligament dorsal du carpe, en croisant la direction des tendons des muscles radiaux; il s'unit souvent au tendon du petit extenseur, et se fixe enfin à la base de la dernière phalange du pouce. Quelquefois le tendon de ce muscle est divisé en deux.

Usages. Il étend le pouce et spécialement la deuxième phalange.

12.° Muscle extenseur de l'index. Petit muscle, commençant au-dessous du précédent à la face postérieure de l'extrémité inférieure du cubitus et du ligament interosseux; il se convertit en un tendon qui passe sous le ligament dorsal du carpe, en traversant la même gaîne fibreuse que l'extenseur commun, se place vers le bord externe du tendon de ce muscle qui se porte à l'index, s'unit à lui quand il est arrivé à la première phalange et se termine à la deuxième. Le tendon de ce muscle est entouré par une *gaîne muqueuse*.

Usages. Il étend le doigt indicateur.

Préparation. Pour se faciliter la préparation, on peut couper le bras un peu au-dessous du milieu de sa longueur, mais pas plus bas, parce qu'il y a des muscles de l'avant-bras qui s'insèrent au tiers inférieur de l'humérus.

Il convient avant tout de préparer l'*aponévrose antibrachiale* avec les *ligamens dorsal* et *palmaire du carpe* et l'*aponévrose palmaire*. A cet effet, pratiquez le long de la face antérieure de l'avant-bras et de la main une incision qui se termine à la base du doigt médius; faites une seconde incision transversale dans la direction des commissures des doigts, disséquez les lambeaux de la peau, l'un en dehors, l'autre en dedans, et continuez à enlever la peau de même sur la face dorsale de l'avant-bras et de la main, en ménageant avec soin l'aponévrose. Quand on en sera arrivé à détacher la peau qui recouvre la partie interne de la face palmaire de la main, il faut y conduire le scalpel très-superficiellement, pour ne pas enlever le *muscle palmaire cutané*, dont les fibres pâles sont plongées dans la graisse ; on le laisse attaché à l'aponévrose palmaire et couché sur l'aponévrose qui recouvre les muscles du petit doigt. C'est également par une dissection superficielle de la peau que l'on procédera à la recherche du *muscle palmaire cutané externe*.

Après avoir examiné la disposition extérieure des aponévroses, et avant de les inciser, on va à la recherche des *gaînes muqueuses* des muscles de l'avant-bras, qui sont situées au-dessous de l'aponévrose; à cet effet on fait à l'aponévrose et aux gaînes de petites ouvertures vers la partie inférieure de l'avant-bras, et l'on y introduit des soies de porc ou bien on y souffle de l'air avec un syphon ; par ce dernier moyen on distend la gaîne et l'on en voit tout le trajet. Ces petites ouvertures doivent pénétrer jusque sur les tendons des muscles, pour qu'on soit bien sûr d'en avoir incisé les gaînes. On trouve des gaînes muqueuses pour la face antérieure de l'avant-bras, aux muscles *cubital interne*, *palmaire grêle*, *fléchisseur superficiel* et *radial interne*. Les muscles de la couche profonde ont aussi des gaînes muqueuses, qu'il faut voir avant d'avoir disséqué les muscles superficiels et dès que l'aponévrose de l'avant-bras est incisée ; alors, en recherchant le tendon du *fléchisseur profond* et du *long fléchisseur du pouce*, on fait sur leurs gaînes une petite ouverture vers la partie inférieure de l'avant-bras et l'on y introduit l'air comme nous l'avons indiqué. A la face postérieure de l'avant-bras on trouve des gaînes muqueuses pour le *long abducteur* et le *petit extenseur du pouce*, le *long extenseur du pouce*, les deux *radiaux externes*, l'*extenseur commun des doigts*, l'*extenseur de l'auriculaire* et *de l'index*, et pour le *cubital externe*.

Pour disséquer les muscles de la couche superficielle de la face antérieure de l'avant-bras, on sépare leurs tendons en incisant l'aponévrose de bas en haut, ce qui est plus facile que de haut en bas, parce que les tendons des muscles sont distincts à la partie inférieure de l'avant-bras, tandis que leurs corps sont confondus à la partie supérieure. Dans la séparation de ces muscles de bas en haut, on écarte toujours fortement deux muscles l'un de l'autre avec la main gauche, et l'on suit alors exactement avec le scalpel l'interstice celluleux ou fibreux que l'on remarque. Il faut avoir soin de *laisser une portion de l'aponévrose sur la partie supérieure de chaque muscle, tant qu'elle lui est adhérente*, sans cela les muscles auraient un aspect haché, parce qu'une partie de leurs fibres tirent leur origine de cette aponévrose même, et seraient par conséquent coupées en travers. On sépare les muscles jusqu'à ce qu'on soit arrivé au corps commun dont ils prennent leur origine.

Pendant cette préparation on aura pu voir comment l'aponévrose antibrachiale envoie dans la profondeur, entre les muscles, des lames secondaires, qui les retiennent en position.

On incise le ligament palmaire du carpe et l'on détache l'aponévrose palmaire en dehors et en bas, en la réclinant vers le bord cubital de la main, et en la laissant attachée aux muscles palmaire grêle et palmaire cutané. Cette dissection met à découvert le *ligament propre du carpe*. On trouve alors sous l'aponévrose palmaire les divisions du nerf médian, qu'il faut enlever; mais il faut se garder de confondre ces nerfs avec les tendons des *muscles lombricaux*, qui suivent la même direction et que l'on en distinguera par leur éclat nacré. C'est pendant que l'on détache l'aponévrose palmaire, et avant que d'avoir coupé ses quatre prolongemens digitaux, que l'on voit, en disséquant entre ces derniers et la main, comment chacun d'eux se sous-divise en deux languettes, entre lesquelles passent les tendons fléchisseurs.

Pour ne pas détruire le rapport des tendons, il faut conserver des gaînes fibreuses qu'ils traversent, une portion large d'un travers de doigt environ. On conservera également le ligament propre du carpe.

Dans la préparation du *cubital interne*, on ne le séparera pas du cubitus dans toute sa longueur, attendu qu'il lui est attaché dans les deux tiers supérieurs au moyen de l'aponévrose qui le recouvre.

Avant de mettre à découvert l'extrémité des tendons des *fléchisseurs sublime* et *profond des doigts*, il faut étudier les liens ligamenteux qui les retiennent en place; pour cela on incise la peau le long du milieu de la face palmaire des doigts, et l'on en dissèque les lambeaux de chaque côté; on ne tarde pas alors à voir les bandes ligamenteuses qui recouvrent les tendons: on les prépare en disséquant suivant la direction de leurs fibres, et l'on finit par les travailler à jour, en passant le scalpel au-dessous d'eux. De cette manière on trouve les *ligamens annulaires*, *vaginaux*, *croisés* et *obliques*. Après avoir étudié ces gaînes, on les fend le long du doigt, et l'on voit ensuite la disposition des tendons fléchisseurs. Dans le creux de la main et au poignet, les tendons de ces muscles sont entourés d'une *gaîne muqueuse*, que l'on enlève successivement avec les ciseaux, ayant soin de ne pas couper les *muscles lombricaux* ou leurs tendons.

On ne prépare, pour le moment du moins, le tendon du *radial interne* que jusqu'à son entrée dans la gaîne aponévrotique; son insertion sera étudiée en préparant les ligamens de la main, qui seraient sans cela coupés.

Après avoir étudié les muscles superficiels, on examine l'insertion des *tendons du biceps* et *du brachial interne* avec leurs *capsules*, si l'on n'a pas déjà fait cette dissection.

Pour parvenir à la *couche profonde* des muscles antérieurs de l'avant-bras, il suffit de lever et d'écarter ceux de la couche superficielle, sans en rien couper.

Quant aux muscles postérieurs de l'avant-bras, on les dissèque comme ceux de la face antérieure. On a quelquefois de la peine à trouver l'*extenseur propre de l'auriculaire*, parce qu'il naît conjointement avec l'extenseur commun des doigts; il s'en distingue par son tendon propre, qui passe par une gaîne particulière sous le ligament dorsal du carpe.

L'*anconé* est un petit muscle placé tout en dehors entre l'humérus et le cubitus; pour bien le voir, il faut séparer l'aponévrose de l'avant-bras, qui du triceps se jette sur lui.

Pour voir le *court supinateur*, qui est placé très-profondément, il suffit de séparer l'extenseur commun des doigts et l'extenseur de l'auriculaire, jusqu'au condyle externe de l'humérus, sans en rien couper; on trouve ensuite le muscle en tirant ceux-ci de côté.

Les muscles qui se rendent au pouce sont au nombre de trois : l'*abducteur* et le *petit extenseur du pouce* marchent ensemble ; on les trouve placés obliquement au bord externe de l'avant-bras et du poignet ; on les distingue en ce que l'abducteur se termine à l'os du métacarpe, tandis que le petit extenseur va jusqu'à la première phalange. Le *long extenseur* se distingue facilement des autres en ce qu'il est placé à la face postérieure de la main et du poignet. Du reste ces muscles, et surtout les extenseurs, sont souvent divisés en deux portions, qu'il faut se garder de prendre pour autant de muscles différens.

L'*extenseur de l'index* se reconnaît, enfin, en ce qu'il naît par un corps musculeux séparé de celui de l'extenseur commun, quoique passant avec lui par la même gaîne fibreuse, et quoique son tendon soit souvent uni au tendon correspondant de l'extenseur commun.

CHAPITRE XV.

Muscles de la main.

Les muscles de la main qui meuvent le pouce forment à la partie externe de la paume une éminence appelée *thénar;* ceux qui meuvent le petit doigt forment au bord cubital de la face palmaire de la main une autre éminence, moins marquée, appelée *hypothénar*.

1.° MUSCLE PETIT ABDUCTEUR DU POUCE. Situé sur le bord externe de la main. Il provient du ligament propre du carpe et un peu du scaphoïde et du trapèze, et se transforme et un tendon qui s'attache à la face externe de la base de la première phalange du pouce, et s'unit en partie au tendon du long extenseur du pouce.

Usages. Il éloigne le pouce de l'index.

2.° MUSCLE OPPOSANT DU POUCE. Court et épais, placé sous le précédent, auquel il est quelquefois uni. Il provient du ligament propre du carpe et de l'os trapèze, et s'insère tout le long du bord externe du premier os du métacarpe.

Usages. Il porte le pouce vers le creux de la main et l'oppose aux autres doigts.

3.° MUSCLE PETIT FLÉCHISSEUR DU POUCE. Placé sur la face interne de l'opposant. Il provient par deux petits chefs du trapézoïde, du grand os, de l'os crochu et des os métacarpiens qui leur correspondent; le corps musculeux qui résulte de leur union, se divise de nouveau en deux chefs, séparés par le tendon du long fléchisseur du pouce, et qui s'insèrent l'un au côté interne, l'autre au côté externe de la face antérieure de la base de la première phalange, après s'être unis aux os sésamoïdes interne et externe.

Usages. Il fléchit la première phalange du pouce.

4.° Muscle adducteur du pouce. Muscle triangulaire, attaché tout le long de la face palmaire du troisième os du métacarpe; de là ses fibres se dirigent en dehors en convergeant et se terminent par un tendon au côté interne de la base de la première phalange du pouce.

Usages. Il fléchit la première phalange et porte tout le pouce vers le creux de la main.

5.° Muscle abducteur du petit doigt (adducteur de quelques auteurs). Situé le long du bord interne de la main. Il commence à l'os pisiforme et au ligament propre du carpe, et se termine par un tendon au côté interne de la base de la première phalange du petit doigt.

Usages. Il écarte le petit doigt des autres et le fléchit un peu.

6.° Muscle court fléchisseur du petit doigt. Situé le long de la face antérieure du cinquième os du métacarpe. Il commence au ligament propre du carpe et à l'os crochu, et s'insère à la face antérieure de la base de la première phalange du petit doigt. Quelquefois il est très-petit; d'autres fois il manque entièrement.

Usages. Il fléchit le petit doigt et l'incline un peu vers le pouce.

7.° Muscle adducteur ou opposant du petit doigt. Placé sous les deux précédens. Il provient de l'os crochu et du ligament propre du carpe, augmente en épaisseur en se portant en bas et en dedans, et s'insère tout le long du bord externe du cinquième os du métacarpe.

Usages. Il tire le cinquième métacarpien vers le pouce, en sorte que le quatrième est obligé de le suivre; par là la main forme le creux.

8.° Muscles interosseux externes ou dorsaux. Au nombre de quatre, situés dans les quatre espaces interosseux du métacarpe; on les aperçoit tant au dos qu'au creux de la main. Ils commencent chacun aux deux os entre lesquels ils sont placés, à la face interne de l'un et à la face externe de l'autre; de ces deux points d'attache les fibres s'implantent sur des tendons moyens, en sorte qu'ils ont une structure penniforme. Les tendons des interosseux se portent sur les côtés des premières phalanges des doigts et se dirigent un peu vers leur face dorsale, où ils s'unissent aux tendons des extenseurs. Le *premier interosseux externe* est situé entre le premier et le deuxième os du métacarpe, et se termine sur la face externe de l'index. Le *deuxième interosseux externe*, situé dans le deuxième espace interosseux, se termine à la face externe du doigt du milieu. Le *troisième interosseux externe* se termine à la face interne du doigt du milieu, qui par conséquent reçoit deux interosseux externes. Le *quatrième interosseux externe* se termine à la face interne du doigt annulaire.

9.° Muscles interosseux internes ou palmaires. Au nombre de trois, beaucoup plus petits que les précédens; on ne les voit qu'à la paume de la main. Ils ne proviennent en haut que d'un seul os du métacarpe, auquel ils s'attachent tout le long d'une de ses faces. Leurs tendons s'attachent aux premières phalanges, comme ceux des interosseux externes. Le *premier interosseux interne* commence à la face cubitale du deuxième métacarpien, et s'insère à la face cubitale de l'index. Le *deuxième interosseux interne* commence à la face radiale du quatrième métacarpien, et s'insère à la face radiale de l'annulaire. Le *troisième interosseux interne* se porte de la face radiale du cinquième os du métacarpe à la face radiale du petit doigt.

Usages. Le premier et le deuxième interosseux externe et le deuxième et le troisième interosseux interne dirigent les doigts auxquels ils se rendent vers le côté radial: les deux derniers interosseux externes et le premier interne, au contraire, dirigent leurs doigts vers le côté cubital. En agissant avec les muscles fléchisseurs, les interosseux contribuent à la flexion des doigts. Les interosseux externes tendent en outre à rapprocher les os du métacarpe, de manière à creuser la main; cette action est surtout bien visible pour le premier, qui porte l'os métacarpien du pouce dans l'adduction.

Préparation. Quand la peau de la main est enlevée, les muscles du pouce et du petit doigt ne sont plus couverts que par une continuation de l'aponévrose palmaire, qu'il faut maintenant emporter. Les muscles interosseux sont encore en partie cachés par les tendons des extenseurs et fléchisseurs, que l'on divise près du poignet et que l'on replie ensuite vers les doigts.

Les muscles du pouce sont souvent un peu confondus entre eux, de sorte que pour les trouver il faut se rappeler que le *court abducteur du pouce*, placé en dehors, se distingue de l'*opposant* qu'il recouvre, en ce qu'il est plus long et plus grêle et qu'il parvient à la première phalange, tandis que l'opposant est de tous les muscles du pouce le seul qui ne parvienne que jusqu'à l'os métacarpien. Ce dernier caractère suffit aussi pour ne pas confondre avec lui le *petit fléchisseur*, composé de deux portions entre lesquelles passe le tendon du long fléchisseur. Une de ces portions est unie par du tissu cellulaire à l'*adducteur*; mais on distinguera ce dernier, parce qu'il s'attache le long du troisième os du métacarpe.

Les muscles du petit doigt sont l'*abducteur*, qui se trouve facilement; le *petit fléchisseur* et l'*opposant*; ces deux derniers sont confondus par quelques auteurs, qui les décrivent tous les deux sous le nom de petit fléchisseur; ils se distinguent l'un de l'autre en ce que le petit fléchisseur recouvre l'opposant et se porte à la première phalange, tandis que l'autre, plus court et plus épais, ne parvient que jusqu'au cinquième os du métacarpe. Le petit fléchisseur manque souvent.

Afin de pouvoir distinguer facilement les *interosseux*, il est presque indispensable de couper les ligamens de la tête des os du métacarpe, situés à la face palmaire de la main. Ces ligamens étant divisés, on peut écarter les os métacarpiens et travailler dans leur interstice; alors on recherche les tendons des interosseux aux côtés des doigts, et l'on dissèque de là vers la base des muscles. Le premier interosseux interne est un peu caché par l'adducteur du pouce, qu'il suffit de récliner sans le couper, pour disséquer l'interosseux. Comme on voit à la face palmaire tant les interosseux externes que les internes, on en distinguera les premiers en ce qu'ils sont plus volumineux et penniformes, et qu'ils sont les seuls que l'on puisse voir à la face dorsale.

CHAPITRE XVI.

Muscles du bassin et de la cuisse.

Ces muscles sont enveloppés par des aponévroses qu'il est important de connaître, et sur lesquelles nous reviendrons avec plus de détails dans la sixième section. Le *fascia iliaca* est une aponévrose à fibres transversales, qui recouvre les muscles psoas et iliaque; il s'attache aux côtés des vertèbres lombaires, au détroit supérieur du bassin, à la crête iliaque, aux deux tiers externes du bord postérieur de l'arcade crurale et à la crête pectinée; l'extrémité inférieure et interne du *fascia iliaca* se continue derrière les vaisseaux cruraux pour se confondre avec la lame profonde du *fascia lata*. Il résulte de cette disposition que l'on rencontre sous le tiers interne de l'arcade crurale une ouverture, l'*anneau crural interne*, qui conduit du bas-ventre dans la cuisse. L'aponévrose iliaque a pour usage de brider et de soutenir dans leur action les muscles psoas et iliaque; elle est tendue par une portion du tendon du petit psoas, qui se confond avec elle.

Fascia lata. Toute la cuisse est enveloppée par une aponévrose composée de fibres brillantes et entre-croisées; d'une part elle se continue avec le *fascia superficialis* du dos, et d'autre part elle se fixe au sacrum, à la crête iliaque, au ligament de Poupart (arcade crurale), à la symphyse et à la branche descendante du pubis et à la branche ascendante de l'ischion. En bas cette aponévrose se continue avec celle de la jambe. Très-mince à la partie interne de la cuisse, l'aponévrose augmente en épaisseur aux faces antérieure et postérieure de cette partie, et devient très-épaisse, surtout à la face externe. Le *fascia lata* se dédouble en plusieurs endroits, et envoie dans la profondeur des lames qui servent de gaînes aux muscles de la cuisse et aux vaisseaux cruraux; un de ces feuillets profonds, placé devant les muscles psoas, iliaque et pectiné, se continue avec le *fascia iliaca* et forme la paroi postérieure du *canal crural;* la paroi antérieure de ce canal est formée par le feuillet superficiel du *fascia lata* et le tiers interne de l'arcade crurale. Ce canal crural n'est cependant pas entièrement fermé en avant par le *fascia lata*, car cette aponévrose présente en cet endroit une ouverture (*anneau crural*) qui livre passage à la veine saphène.

I. Muscles antérieurs des lombes et de la cuisse.

1.° Muscle du fascia lata. Le *fascia lata* renferme entre deux de ses lames un muscle spécialement destiné à le tendre, afin de mieux soutenir l'action des muscles de la cuisse. Situé à la partie supérieure et externe de la cuisse, ce muscle alongé et aplati commence à la face externe de l'épine antérieure et supérieure de l'os des îles, derrière le couturier; il descend, en se dirigeant un peu en arrière, toujours renfermé entre deux lames de l'aponévrose, dans laquelle il se termine vers le quart supérieur de la cuisse.

L'action de ce muscle est renforcée par les contractions de l'oblique externe de l'abdomen, au bord inférieur duquel le *fascia lata* vient s'attacher.

2.° Muscle petit psoas. Muscle grêle, qui provient par un petit corps de la douzième vertèbre dorsale et de la première lombaire; il se transforme bientôt en un tendon long et aplati, qui descend sur le grand psoas et se termine en partie dans le *fascia iliacà*, et en partie s'insère à la branche horizontale du pubis. Ce muscle manque souvent.

Usages. Il fléchit un peu la colonne lombaire et tend le *fascia iliaca.*

3.° Muscle grand psoas. Muscle volumineux, fusiforme, situé sur les côtés de la colonne lombaire et s'étendant jusqu'à la partie supérieure de la cuisse. Il commence par des chefs charnus au corps et à l'apophyse transverse de la dernière vertèbre dorsale et de toutes les vertèbres lombaires, descend sur le bord externe du détroit pelvien supérieur en formant peu à peu un tendon qui se joint au muscle iliaque interne, passe avec lui sur la branche horizontale du pubis et se dirige vers le petit trochanter, où il se termine.

4.° Muscle iliaque. Muscle large, triangulaire, placé dans la fosse iliaque. Il naît de la lèvre interne de la crête de l'ilion, de la fosse iliaque interne, du ligament iléo-lombaire et de l'apophyse transverse de la dernière vertèbre des lombes; de ces attaches les fibres descendent en convergeant et s'unissent au tendon du psoas; en descendant avec ce dernier, l'iliaque interne continue à prendre des fibres du bord antérieur du bassin et du ligament capsulaire du fémur, et s'insère enfin au petit trochanter. On trouve entre les tendons réunis du psoas et de l'iliaque, et le ligament capsulaire du fémur, une grande *capsule muqueuse*, appelée *iliaque*, qui communique quelquefois avec l'articulation.

Usages. Le grand psoas et l'iliaque fléchissent la cuisse et la portent un peu dans la rotation en dehors. Si le fémur est fixé, ils inclinent la hanche sur la cuisse et la tournent un peu en dedans; le psoas, en outre, fléchit la colonne lombaire de son côté. Si les muscles des deux côtés agissent, ils inclinent directement le bassin et les lombes en avant.

5.° Muscle pectiné. Petit muscle alongé et aplati, situé à la partie antérieure et toute supérieure de la cuisse. Il provient de la crête antérieure de la branche horizontale du pubis, se dirige en bas et en dehors, et s'attache au fémur sous le petit trochanter, au-dessous du tendon des muscles psoas et iliaque; on remarque, entre le tendon du pectiné et celui de ces derniers muscles, la *capsule muqueuse pectinée.*

Usages. Il fléchit la cuisse et la porte en dedans.

6.° Muscle couturier. Muscle très-long et aplati, situé obliquement à la face antérieure et interne de la cuisse. Il naît de l'épine iliaque antérieure et supérieure, descend le long de la cuisse en se portant peu à peu sur sa face interne, et se transforme en un tendon grêle, qui passe derrière le condyle interne du fémur; le tendon se dirige ensuite de nouveau en avant et se termine à l'épine du tibia, après s'être en partie continué avec l'aponévrose crurale. Les vaisseaux cruraux correspondent au bord interne du couturier et un peu à sa face postérieure dans une grande partie de son étendue.

Usages. Il fléchit la jambe sur la cuisse et la cuisse sur le bassin, et porte le membre inférieur dans l'adduction.

7.° Muscle grêle interne ou droit interne. Long, mince et aplati, placé à la face interne de la cuisse. Il commence à la branche descendante du pubis, descend directement, passe derrière le condyle interne du fémur, se porte en avant et se termine derrière le couturier à l'épine du tibia. Il envoie une expansion aponévrotique dans le *fascia* crural. On trouve entre les tendons des muscles couturier, grêle interne et demi-tendineux la *capsule muqueuse antérieure du genou;* cette capsule est quelquefois multiple, et on en trouve alors une pour chacun de ces tendons.

Usages. Il fléchit la jambe sur la cuisse et porte l'extrémité inférieure dans l'adduction. Il fléchit très-peu la cuisse sur le bassin.

8.° Premier ou long adducteur[1]. Muscle épais et alongé, placé à la partie supérieure et interne de la cuisse. Il commence à l'épine du pubis, se porte en bas et en dehors, en devenant un peu plus épais, et s'attache vers le milieu du fémur au bord interne de la ligne âpre.

9.° Second ou petit adducteur. Épais, triangulaire, placé derrière le précédent. Il commence à la branche descendante du pubis, descend en dehors en s'élargissant, et s'insère à la ligne âpre du fémur, depuis le petit trochanter jusque vers quatre travers de doigt plus bas. Il est souvent partagé en deux faisceaux par les artères perforantes qui le traversent.

1 Quelques auteurs comprennent les trois adducteurs sous la dénomination de *triceps crural;* nous verrons que cette dénomination est plus généralement aujourd'hui donnée aux muscles vastes externe et interne, et au crural.

Usages. Les premier et deuxième adducteurs portent la cuisse dans l'adduction et la fléchissent un peu sur le bassin; ils la portent en outre un peu dans la rotation en dehors.

10.° TROISIÈME OU GRAND ADDUCTEUR. Muscle volumineux, triangulaire, dont la partie supérieure est placée derrière les deux précédens. Il s'attache à la branche descendante du pubis et à la branche ascendante de l'ischion, jusqu'à sa tubérosité; de là ses fibres se portent, les supérieures presque transversalement, les inférieures obliquement en dedans et en bas, pour s'attacher derrière les deux premiers adducteurs tout le long de la ligne âpre du fémur, depuis le petit trochanter jusqu'au condyle interne. Vers sa partie inférieure, ce muscle forme un large tendon, qui s'unit à l'aponévrose du vaste interne. Les fibres de ce tendon s'éraillent près du fémur, de manière à former l'orifice d'un canal obliquement dirigé en arrière, et qui est traversé par les vaisseaux fémoraux, qui de la face antérieure interne de la cuisse passent vers sa face postérieure.

Usages. Il porte la cuisse dans l'adduction et un peu dans la rotation en dehors; il l'étend très-peu sur le bassin.

11.° DROIT ANTÉRIEUR. Muscle alongé, penniforme, situé à la face antérieure de la cuisse. Il commence en haut par deux tendons, l'un attaché à l'épine iliaque antérieure et inférieure, l'autre au bord supérieur de la cavité cotyloïde. Le premier tendon descend directement, l'autre est recourbé; tous deux se réunissent de suite et se transforment en un muscle recouvert dans une grande étendue par des fibres aponévrotiques; il descend le long du fémur, redevient tendineux, et s'unit, vers la partie inférieure de la cuisse, à l'aponévrose du triceps, pour s'insérer avec elle à la rotule.

Usages. Il fléchit la cuisse sur le bassin et étend la jambe sur la cuisse.

12.° VASTE EXTERNE (PORTION EXTERNE DU TRICEPS, des auteurs français modernes). Muscle très-volumineux, occupant toute la face externe de la cuisse. Il commence au-dessous du grand trochanter à la lèvre externe de la ligne âpre, et à toute la face externe du fémur; ses fibres, long-temps aponévrotiques, deviennent peu à peu musculaires, et se dirigent en avant et en bas; les supérieures se confondent avec le muscle crural, les fibres inférieures se terminent dans une large aponévrose commune aux deux muscles suivans et au droit antérieur.

13.° MUSCLE CRURAL (PORTION MOYENNE DU TRICEPS des modernes). Il occupe la face antérieure de la cuisse derrière le droit antérieur. Ses bords sont un peu recouverts par les muscles vastes externe et interne, qui s'y confondent en grande partie avec lui. Il commence à la face antérieure du fémur entre les deux trochanters, et continue à prendre des fibres de toute la face antérieure de l'os, à l'exception de son quart inférieur. Ses fibres se dirigent directement en bas; sa surface est en partie aponévrotique. Il se termine dans l'aponévrose commune.

14.° MUSCLE VASTE INTERNE (PORTION INTERNE DU TRICEPS). Moins volumineux que le vaste externe, occupant la face interne de la cuisse. Il provient, au-dessous du petit trochanter, de la lèvre interne de la ligne âpre et de la face interne du fémur. Ses fibres se dirigent en bas, en avant et en dehors, s'unissent au bord interne du muscle crural, et se continuent en partie dans l'aponévrose commune. La partie inférieure du vaste interne est recouverte par une aponévrose qui communique avec le tendon du troisième adducteur, et forme avec lui un canal pour le passage des vaisseaux cruraux.

La forte aponévrose qui résulte de l'union des muscles vaste externe, crural, vaste interne et droit antérieur, s'insère aux deux condyles du tibia, au bord supérieur de la rotule, et envoie par-dessus cet os une expansion aponévrotique qui se termine à l'épine du tibia. Si l'on considère les rapports qui existent entre la rotule, le tendon du triceps et le ligament rotulien, il semble que ce dernier n'est que la continuation du tendon, et que la rotule est un os sésamoïde développé dans son intérieur.

On trouve derrière le tendon du triceps, entre lui et le ligament capsulaire du genou, la *capsule muqueuse supérieure du genou*. Une autre *capsule*, appelée *inférieure du genou*, se trouve entre le ligament rotulien et l'épine du tibia. Une troisième, appelée *capsule de la rotule*, existe entre la rotule et l'expansion aponévrotique du triceps qui passe devant elle.

Usages. Le triceps crural étend la jambe sur la cuisse.

15.° MUSCLE SOUS-CRURAL. Muscle mince et aplati, provenant du quart inférieur du fémur derrière le muscle crural; il descend et se divise en deux faisceaux qui s'attachent au prolongement supérieur du ligament capsulaire du genou des deux côtés de la rotule. Ce muscle a pour usage de tirer en haut la capsule articulaire du genou, afin qu'elle ne soit point pincée par la rotule, dans l'extension de la jambe.

Préparation. Le *fascia iliaca* n'exige pas une bien longue préparation, car il est visible dès que les viscères du bas-ventre sont enlevés, et que le péritoine, qui y adhère d'une manière fort lâche, en a été séparé. On examine les rapports de ce *fascia* avec l'arcade crurale, les vaisseaux iliaques et les muscles psoas et iliaque; on étudie en même temps l'orifice abdominal du *canal crural*, qui se voit vers le tiers interne du ligament de Fallope.

Pour voir le *fascia lata*, on incise la peau sur la face antérieure de la cuisse depuis l'abdomen jusqu'au-dessous du genou; on fait en haut une incision oblique, en suivant le pli de l'aine et la crête iliaque, et en bas on en fait une transversale au-dessous de l'épine du tibia. On dissèque les lambeaux de peau, l'un en dedans, l'autre en dehors, ayant bien soin de ne pas léser l'aponévrose sous-jacente. On conservera à la partie supérieure, antérieure et interne de la cuisse, la veine saphène qui s'y trouve; car c'est en suivant cette veine en haut, qu'on parvient à l'orifice inférieur du *canal crural*, que l'on peut examiner maintenant dans tout son trajet. Dans cette région, le *fascia lata* se compose de plusieurs feuillets, entre lesquels est interposée de la graisse; il faut les conserver tous pour les étudier avec soin. On risque surtout d'intéresser le *fascia lata* aux endroits où des vaisseaux et des nerfs en sortent pour se rendre dans la peau; il faut alors les couper de suite à leur sortie et ne jamais disséquer de bas en haut, parce que c'est dans cette direction que s'ouvrent les feuillets de l'aponévrose.

Psoas et iliaque. Emportez la graisse et l'aponévrose qui recouvrent ces muscles, et poursuivez leurs tendons vers le fémur, en enlevant du bord antérieur du bassin les muscles larges de l'abdomen avec l'arcade crurale qui les termine en bas. Ayez soin, en préparant le grand psoas, de ménager un long ruban aponévrotique, qui est le tendon du *petit psoas*, que l'on enlève facilement, parce qu'il s'épanouit en partie dans le *fascia iliaca*. L'insertion des muscles psoas et iliaque au fémur ne peut être bien vue qu'après avoir préparé les muscles de la cuisse.

On préparera en même temps, dans l'intérieur du petit bassin, le *muscle obturateur interne*, dont nous parlerons à l'occasion des muscles de la fesse, mais dont on voit déjà le corps sur la face postérieure de la membrane obturatrice.

On fend alors le *fascia lata* tout le long de la cuisse, comme on l'a fait pour la peau, et l'on en dissèque les lambeaux en dedans et en dehors; pendant cette dissection on observera les lames que ce *fascia* envoie dans la profondeur et qui forment des gaînes aux muscles et aux vaisseaux.

Dans l'épaisseur de la partie supérieure du lambeau externe de cette aponévrose, se voit maintenant le *muscle du fascia lata*, dont on peut mettre la chair à nu, en enlevant le feuillet aponévrotique qui le tapisse en dedans.

La plupart des muscles antérieurs de la cuisse peuvent être vus sans qu'il soit nécessaire de couper les superficiels, qui ne seront divisés qu'à mesure que nous l'indiquerons, afin qu'on puisse d'abord les étudier tous, dans leur ensemble; il suffira donc de les bien isoler et de les écarter, pour pénétrer dans la profondeur.

Le *pectiné* est recouvert antérieurement par les vaisseaux cruraux, qu'il faut par conséquent enlever pour mettre le muscle à découvert.

Après avoir disséqué les muscles de la partie supérieure de la cuisse, on voit, en les écartant, l'attache du psoas et de l'iliaque. Pour voir les *capsules muqueuses iliaque* et *pectinée*, il faut couper ces muscles en travers au-dessus du bord antérieur du bassin, et les récliner de haut en bas.

Dans la dissection du *droit antérieur* il faut surtout ne pas oublier de le poursuivre bien exactement dans ses attaches supérieures, pour voir ses deux tendons, qui sont ordinairement entourés par un tissu cellulaire muqueux.

Les *adducteurs* se composent de faisceaux musculaires, unis entre eux d'une manière assez lâche, en sorte qu'il faut les disséquer avec beaucoup d'attention et avoir toujours égard à leurs attaches supérieures. On conservera une portion des vaisseaux cruraux là où ils traversent le canal fibreux du grand adducteur.

Après avoir étudié le *pectiné*, qui semble quelquefois se confondre en dedans avec le long adducteur, on le sépare de la branche horizontale du pubis, pour le replier en bas; alors, en enlevant la graisse qui est placée derrière lui, on aperçoit le corps de l'*obturateur externe*, placé sur la face antérieure de la membrane obturatrice, et que nous décrirons avec les muscles postérieurs de la cuisse.

Les *muscles vastes externe*, *interne* et *crural* ne peuvent être séparés les uns des autres qu'à leur partie toute supérieure; encore le vaste interne y est-il souvent intimement uni au crural. On ne poursuivra donc la séparation qu'autant que cela peut se faire facilement, et l'on évitera surtout de lacérer leur tissu.

Pour voir le *sous-crural*, coupez les muscles droit antérieur, vaste externe, interne et crural, en travers, vers le tiers inférieur de la cuisse; séparez-les du fémur, en les disséquant de haut en bas avec beaucoup de précaution. Vous trouverez par la même dissection la *capsule muqueuse supérieure du genou*; pour voir la *capsule inférieure* du genou, il n'y a qu'à continuer à abaisser le tendon du triceps avec la rotule, en divisant l'articulation du genou; mais il ne faudrait procéder à cette recherche que plus tard, si l'on se proposait de disséquer les ligamens sur le même sujet. La *capsule rotulienne* se trouve facilement, mais il est à observer qu'elle manque quelquefois.

La *capsule antérieure du genou* se trouve entre les tendons des muscles couturier et grêle interne et le tibia; on coupe à cet effet ces muscles en travers et on les récline en bas.

II. Muscles postérieurs du bassin et de la cuisse.

1.° Muscle grand fessier. Muscle épais, quadrilatère, composé d'une quantité de faisceaux séparés par des interstices cellulo-membraneux, situé à la face postérieure externe du bassin. Il provient de la partie postérieure de la crête iliaque, de la face postérieure du sacrum et du coccyx, et des ligamens sacro-sciatiques, se dirige en bas et en dehors, et s'insère par un tendon fort et large au grand trochanter et à la partie supérieure de la ligne âpre du fémur. On trouve une très-grande *capsule muqueuse* entre le tendon et le grand trochanter.

2.° Muscle moyen fessier. Épais, triangulaire, occupant la face externe de l'os iliaque, placé en partie plus haut que le précédent muscle, mais caché par lui dans sa partie inférieure. Il provient des trois quarts antérieurs de la crête iliaque et de la face externe de l'os des îles, entre la crête et l'arcade demi-circulaire externe, ainsi que d'une forte aponévrose qui le recouvre en dehors et qui adhère fortement au *fascia lata;* de là ses fibres convergent vers le grand trochanter, à l'extrémité et à la face externe duquel elles s'insèrent. Le moyen fessier est aponévrotique dans son intérieur. Il y a une *capsule muqueuse* entre son tendon, celui du pyriforme et le grand trochanter.

3.° Muscle petit fessier. Triangulaire, entièrement caché par le précédent muscle; il commence à la face externe de l'os des îles au-dessous de l'arcade demi-circulaire externe, jusque vers la cavité cotyloïde; de là il rayonne vers le grand trochanter, au sommet duquel il s'insère après s'être transformé en aponévrose et en tendon. Une petite *capsule muqueuse* est placée entre le tendon et l'os.

Usages. Les trois muscles fessiers dirigent le fémur en arrière et en dehors, et lui impriment un mouvement de rotation en dehors. Le grand fessier pousse le bassin en avant et tire en outre le coccyx de côté et en avant; le moyen fessier tend un peu le *fascia lata.*

4.° Muscle pyriforme ou pyramidal. Muscle triangulaire et alongé, situé le long du bord inférieur du moyen fessier et caché par le grand. Il commence sur la face antérieure du sacrum par trois chefs, qui se réunissent bientôt; le muscle passe ensuite par la grande échancrure sciatique, diminue en épaisseur et se transforme en un tendon grêle, qui s'unit en partie au tendon des jumeaux et de l'obturateur interne, et s'insère avec eux à la face interne du grand trochanter. Quelquefois il est divisé en deux portions par un faisceau du nerf sciatique qui le perfore.

5.° Muscles jumeaux. Petits muscles grêles, situés en travers au-dessous du pyriforme. Ils sont séparés l'un de l'autre par le tendon de l'obturateur interne : le *jumeau supérieur* provient de l'épine de l'ischion et se dirige le long du bord supérieur du tendon de l'obturateur interne; le *jumeau inférieur* provient de la tubérosité de l'ischion, et longe le bord inférieur de l'obturateur; tous les deux s'unissent enfin à ce tendon, et s'insèrent avec lui à la face interne du grand trochanter, au-dessous du tendon du pyriforme et conjointement avec lui. Une *capsule muqueuse*, appelée *marsupium*, enveloppe ces deux petits muscles et le tendon de l'obturateur interne.

6.° Muscle obturateur interne. Triangulaire, en partie situé dans l'excavation pelvienne, et en partie en dehors du bassin. Il naît de la face postérieure du pubis et de la membrane obturatrice, se dirige en arrière en se rétrécissant, se contourne sur la petite échancrure sciatique, comme sur une poulie, en passant entre cette échancrure et le grand ligament sacro-sciatique. L'obturateur interne, devenu tendineux, se dirige ensuite en dehors entre les deux jumeaux, pour s'insérer avec eux à la face interne du grand trochanter, au-dessous de l'attache du pyriforme. La face interne du muscle est recouverte de fibres tendineuses qui se divisent en plusieurs faisceaux. Outre le *marsupium* dont nous avons parlé à l'occasion des jumeaux, et qui facilite les frottemens du tendon sur sa poulie, on remarque une petite *capsule muqueuse* entre le tendon et le grand trochanter.

Usages des muscles 4.°, 5.° et 6.° Ces trois muscles portent la cuisse dans la rotation en dehors et un peu dans l'abduction.

7.° Muscle carré crural. Ce muscle quadrilatère commence à la face externe de la tubérosité sciatique, au-dessous du jumeau inférieur; il se dirige transversalement en dehors, et s'insère au bord postérieur du grand trochanter et à la ligne saillante, qui de là se porte vers le petit trochanter. Une *capsule muqueuse* se trouve entre ce muscle et le petit trochanter.

8.° Muscle obturateur externe. Muscle triangulaire, dont on a déjà pu voir une partie avec ceux de la face antérieure de la cuisse. Il provient de la circonférence antérieure du trou ovalaire et de la membrane obturatrice, se dirige en dehors et en arrière sous le col du fémur, qu'il contourne ensuite en se dirigeant en haut, et s'attache enfin par son tendon dans la fosse trochantérique, au-dessous du jumeau inférieur.

Usages. Le carré et l'obturateur externe portent la cuisse dans la rotation en dehors, comme les précédens muscles; mais ils lui impriment en même temps un mouvement d'adduction.

9.° MUSCLE BICEPS CRURAL. Long muscle à deux chefs supérieurs, situé à la face postérieure de la cuisse, et formant la saillie externe du creux du jarret. Son *long chef* commence par des fibres tendineuses à la face postérieure de la tubérosité sciatique, en commun avec le muscle demi-tendineux; bientôt le biceps s'en sépare, et descend vers le côté externe du membre en augmentant en épaisseur, et en diminuant peu à peu de nouveau vers l'extrémité inférieure de la cuisse, où il s'unit au petit chef après s'être converti en un tendon. Ce *petit chef* provient de la lèvre externe de la ligne âpre, depuis le milieu de la longueur du fémur Après son union au tendon du long chef, le tendon commun s'insère à la tête du péroné et un peu au tibia, et envoie un prolongement dans l'aponévrose crurale. Il y a une *capsule muqueuse* entre ce tendon et le ligament latéral externe du genou.

Usages. Il fléchit la jambe et la tourne en dehors; il tend l'aponévrose crurale. Si la jambe est fixe, il abaisse le bassin sur la cuisse, ce qui arrive quand on s'assied.

10.° MUSCLE DEMI-TENDINEUX. Alongé, situé à la face postérieure interne de la cuisse. Il provient par des fibres charnues en commun avec le long chef du biceps, de la tubérosité de l'ischion, et se transforme bientôt en un tendon long et grêle, qui se dirige vers le condyle interne du fémur, et de là en avant vers le tibia, à la crête duquel il s'attache conjointement avec le droit interne, derrière le couturier. Son tendon forme avec celui du demi-membraneux, la saillie interne du creux du jarret.

Usages. Il fléchit la jambe, ou bien il abaisse le bassin. Il porte en dehors la jambe fléchie.

11.° MUSCLE DEMI-MEMBRANEUX. Il commence à la tubérosité sciatique, devant les précédens muscles, par un tendon fort, qui se transforme bientôt en une aponévrose. Celle-ci se convertit vers le milieu du fémur en un corps musculeux, qui forme de nouveau un tendon à la partie inférieure de la cuisse. Ce tendon se dirige vers le condyle interne du fémur, le contourne et s'insère à la partie postérieure du condyle interne du tibia, aprés avoir envoyé une expansion aponévrotique vers le condyle externe du fémur, et une autre dans l'aponévrose crurale. Une et quelquefois deux *capsules muqueuses* sont placées entre le chef d'origine de ce muscle et le chef commun du biceps et du demimembraneux près de la tubérosité sciatique.

Usages. Les mêmes que ceux du demi-tendineux; il tend en outre la capsule articulaire du genou et le *fascia* crural.

Préparation. Les incisions cutanées qu'on aura à faire sont : 1.° une incision longitudinale depuis l'anus jusque vers les apophyses épineuses des lombes; 2.° une incision transversale à la hauteur de la crête iliaque et qui tombera à angle droit dans celle-ci; 3.° une incision partant de l'anus, conduite suivant le pli de la fesse, *et dirigée ensuite en haut vers le grand trochanter;* 4.° une incision longitudinale à la face postérieure de la cuisse; 5.° enfin, une transversale, au-dessous du creux du jarret.

On commence par préparer le *fascia lata* en disséquant les lambeaux cutanés de la cuisse: il faut travailler avec précaution vers la face interne du membre, parce que l'aponévrose y est très-mince. Quoique le *fascia lata* s'étende aussi par-dessus les muscles de la fesse, il n'est pas nécessaire de l'y mettre à nu; on en observera la disposition à mesure qu'on l'enlèvera de dessus les muscles.

Grand fessier. Disséquez en haut et en dehors le lambeau de peau circonscrit par les incisions cutanées (1.re et 3.e) que nous avons indiquées, *en commençant près de l'anus* et en suivant dans toute leur longueur les faisceaux de fibres musculaires qui se présenteront; il est essentiel de ne pas commencer la dissection d'un nouveau faisceau avant que le premier n'ait été mis au net dans toute son étendue; enlevez en même temps que la peau, l'aponévrose qui recouvre le muscle Comme les faisceaux du grand fessier sont séparés les uns des autres par des cloisons aponévrotiques et graisseuses, qui s'enfoncent entre eux, il ne faut couper ces cloisons que dans le fond des interstices, afin d'en débarrasser le muscle autant que possible. Le grand fessier ne s'étendant pas jusqu'à la partie supérieure de la crête iliaque, on voit entre cette crête et le bord supérieur du muscle, une partie du *moyen fessier*, recouvert en cet endroit par une forte aponévrose, *qu'il faut ne pas enlever.* Pour voir ce moyen fessier en entier, on coupe le grand fessier près de ses attaches au bassin, et on le dissèque peu à peu en dehors, en commençant par son bord inférieur; il restera attaché au grand trochanter; pendant cette préparation on aura aussi pu examiner la *capsule muqueuse du grand fessier*, placée dans le tissu cellulaire sous-jacent. On est quelquefois embarrassé pour trouver la limite du grand fessier; on se souviendra donc que ce muscle est très-épais et qu'il est séparé des muscles qu'il recouvre par du tissu cellulaire dans lequel se ramifient des vaisseaux et des nerfs. Le *pyriforme* est visible par la même préparation; il longe le bord inférieur du moyen fessier, dont on a quelquefois de la peine à le distinguer. Pour voir les attaches de ce muscle au sacrum, il faudrait retourner le cadavre et préparer dans l'excavation pelvienne.

Petit fessier. Séparez le moyen fessier de ses attaches au bassin, en commençant, comme pour le grand fessier, par son bord inférieur; on verra alors aussi, près du grand trochanter, la *capsule du moyen fessier.* Le petit fessier a aussi une *capsule muqueuse*, que l'on trouve par une dissection analogue.

Lorsque le grand fessier est enlevé, on voit, plus bas que le pyriforme, les *jumeaux* et le tendon de l'*obturateur interne*, encore enveloppés du *marsupium*, qui a l'aspect d'un tissu cellulaire soyeux. Ce *marsupium* étant enlevé, il est facile d'isoler les jumeaux de l'obturateur, à l'extrémité du tendon duquel on les laissera cependant attachés. Il n'est pas très-rare de voir manquer l'un ou l'autre de ces jumeaux. L'obturateur interne, dont on a déjà vu une partie dans l'intérieur du petit bassin avec les muscles des lombes, sera visible dans tout son trajet, si l'on enlève toute la graisse située profondément entre le coccyx et le grand ligament sacro-sciatique. Pour voir la disposition singulière du tendon de ce muscle, ainsi que la *capsule muqueuse*, il faut le détacher du trou ovale et le replier en dehors vers le grand trochanter, après avoir divisé le grand ligament sacro-sciatique.

Le *carré*, placé sous le jumeau inférieur, se voit dès que le grand fessier est enlevé. Pour trouver sa *capsule*, on le détache de la tubérosité de l'ischion et on le dissèque en dehors. Par cette préparation on met aussi à découvert le tendon de l'*obturateur externe*, dont on a déjà examiné l'attache au bassin avec les muscles antérieurs de la cuisse ; pour voir ce muscle dans tout son trajet, il faudrait séparer de leurs attaches supérieures, les muscles grêle interne, droit antérieur, long et grand adducteur, et enlever en entier les muscles pectiné, petit adducteur, psoas et iliaque.

Les *muscles biceps*, *demi-tendineux* et *demi-membraneux* sont disséqués facilement après avoir divisé longitudinalement le *fascia lata* et en avoir rejeté les lambeaux à droite et à gauche. Remarquons cependant que le long chef du biceps ne doit pas être séparé en haut du demi-tendineux, et qu'il faut faire attention en disséquant sa partie inférieure, de ne le point couper là où il s'unit à son petit chef, ce que les commençans sont toujours tentés de faire. La *capsule muqueuse*, placée entre les origines des muscles, près de la tubérosité sciatique, se voit en les séparant après les avoir tirés en sens contraire. L'expansion aponévrotique que le demi-membraneux envoie vers le condyle externe du fémur, est profondément située et ne peut être bien examinée que quand on a récliné l'attache des gastrocnémiens.

On conservera les vaisseaux et nerfs poplités, afin d'étudier leurs rapports avec les muscles.

CHAPITRE XVII.

Muscles de la jambe.

Ils sont enveloppés par l'*aponévrose crurale*, qui se continue en partie avec le *fascia lata*, et qui est en partie formée par des expansions aponévrotiques des tendons du couturier, du grêle interne, du biceps et du demi-membraneux, qui font l'office de tenseurs de cette aponévrose. Le *fascia* crural, plus épais en haut qu'en bas, envoie entre les muscles de la face antérieure de la jambe, des cloisons qui les séparent: l'aponévrose elle-même et ses cloisons adhèrent intimement aux muscles vers la partie supérieure du membre; à la face postérieure de la jambe, le *fascia* est plus mince, il n'adhère pas aux muscles, et l'on y remarque qu'il se dédouble pour envoyer une lame entre les muscles du mollet et ceux de la couche profonde.

L'aponévrose, arrivée sur le dos du pied, y devient en général très-mince; mais avant d'y parvenir elle présente plusieurs particularités. C'est ainsi qu'au-dessus des malléoles on remarque à la face antérieure de la jambe, que le *fascia* y est renforcé par des fibres transversales, qui du tibia se jettent sur le péroné: cette portion renforcée a reçu le nom de *bande transversale de la jambe.*

Le *ligament croisé* est placé un peu plus bas sur le coude-pied; il se compose de deux bandes de renforcement, placées obliquement en sens opposé; l'une va de la malléole externe vers le scaphoïde, l'autre de la malléole interne à l'extrémité antérieure du calcanéum. Les tendons des muscles antérieurs de la jambe passent sous ce ligament croisé, qui leur fournit des gaînes particulières et les maintient ainsi en position.

La *gaîne des tendons des péroniers*, ou *ligament annulaire externe du tarse*, se compose en partie de fibres aponévrotiques, placées entre la malléole externe et le calcanéum, et en partie de celles continuées du ligament croisé.

Le *ligament frangé*, ou *ligament annulaire interne*, s'étend d'une manière semblable de la malléole interne vers l'extrémité postérieure du calcanéum. Les muscles jambier postérieur, long fléchisseur des orteils et du gros orteil, et les vaisseaux et nerfs plantaires, passent sous ce ligament.

Le *ligament de l'extenseur du pouce*, enfin, n'est qu'une partie du ligament croisé, renforcée par de nouvelles fibres, et destinée à retenir le tendon de ce muscle.

I. Muscles antérieurs de la jambe.

1.° Muscle tibial (ou jambier) antérieur. Alongé, épais, situé le long de la face externe du tibia. Il provient du condyle externe du tibia, de la face externe de cet os et du ligament interosseux; de là il descend enveloppé dans une gaîne fibreuse fournie par l'aponévrose crurale, et en tire de nouvelles fibres; vers le tiers inférieur du tibia, il se transforme en un tendon qui passe sur l'articulation *tibio-tarsienne*, en traversant une gaîne fournie par le ligament croisé, se dirige vers le bord interne du pied, et s'insère au premier os cunéiforme et à la base du premier métatarsien. Une *gaîne muqueuse* enveloppe ce muscle et en facilite les contractions. Les vaisseaux et nerfs tibiaux antérieurs sont placés profondément vers la face externe du jambier antérieur.

Usages. Il fléchit le pied sur la jambe, et en dirige le bord interne en dedans.

2.° Muscle extenseur propre du gros orteil. Muscle alongé, demi-penné, placé en dehors du précédent. Il commence au-dessous du tiers supérieur de la jambe, à la face interne du péroné et au ligament interosseux, et descend enveloppé par une *gaîne muqueuse;* il se transforme en un tendon qui traverse une gaîne particulière du ligament croisé, et se termine sur la face dorsale de la première et de la deuxième phalange du gros orteil. L'artère pédieuse est placée, le long du tarse, en dehors du tendon de ce muscle.

Usages. Il étend le gros orteil. En continuant à se contracter, il peut fléchir le pied sur la jambe.

3.° Muscle extenseur commun des orteils. Alongé, demi-penné, divisé inférieurement en quatre tendons et placé en dehors des précédens muscles. Il naît du condyle externe du tibia, du ligament interosseux, de la tête du péroné, de la face antérieure et interne de cet os et de la gaîne fibreuse que lui fournit l'aponévrose crurale; il descend enveloppé par une *gaîne muqueuse*, et se divise en quatre tendons qui passent par une gaîne particulière du ligament croisé : ces tendons se portent de là vers les quatre derniers orteils, en croisant la direction des tendons du pédieux, et s'insèrent aux trois phalanges des orteils, comme l'a fait l'extenseur commun des doigts.

Usages. Il étend les quatre derniers orteils, et peut contribuer à la flexion du pied sur la jambe.

4.° Muscle péronier antérieur ou petit péronier. Demi-penné, situé en dehors de l'extenseur commun, auquel il est ordinairement intimement uni, en sorte qu'on devrait plutôt le considérer comme un chef de l'extenseur, que comme un muscle particulier, si son tendon n'en différait pas par son insertion. Il commence au-dessous du milieu de la jambe au ligament interosseux et à la face antérieure du péroné, se transforme en un tendon grèle, qui passe avec l'extenseur commun des orteils par la même gaîne du ligament croisé, et se dirige de là en dehors pour s'insérer à la face supérieure de la base du cinquième métatarsien, après avoir envoyé une bandelette grêle, qui s'unit au tendon extenseur du petit orteil. Ce muscle est quelquefois très-petit; il manque souvent des deux côtés. D'autres fois il est très-fort: c'est ainsi que je l'ai vu provenir des deux côtés de la tête du tibia, de celle du péroné et de ce dernier os dans toute sa longueur.

Usages. Il fléchit le pied et le porte en dehors. Quand il agit avec le jambier antérieur, il fléchit le pied directement en haut.

5.° Muscle moyen péronier ou court péronier latéral. Demi-penné, situé au bord externe de la jambe en dehors du précédent. Il provient de la face externe du péroné dans ses deux tiers inférieurs, et de l'enveloppe fibreuse que lui fournit le *fascia* crural. Il descend entouré par une *gaîne muqueuse*, traverse, avec le muscle suivant, une gaîne fibreuse, placée derrière la malléole externe, longe le bord externe du pied, et se termine à l'extrémité de la base du cinquième métatarsien.

Usages. Il tourne le pied en dehors et l'étend un peu sur la jambe.

6.° Muscle long péronier latéral. Placé le long du bord externe de la jambe en dehors du précédent. Il provient de la face externe de l'extrémité supérieure du péroné depuis sa tête, un peu du tibia et de l'enveloppe fibreuse fournie par l'aponévrose crurale. Il descend derrière le moyen péronier, entouré par une *gaîne muqueuse*, et se transforme en un tendon qui passe derrière la malléole externe à travers une gaîne fibreuse, commune au moyen péronier; il contourne ensuite le bord externe du pied sur une poulie cartilagineuse du calcanéum, et se dirige obliquement en dedans et en avant, pour s'insérer à l'extrémité postérieure des deux premiers métatarsiens et au premier cunéiforme.

Usages. Il étend le pied et le tourne en dehors.

Préparation. Afin de pouvoir manier plus facilement la préparation, on sépare l'extrémité inférieure en sciant le fémur à quatre travers de doigt au-dessus de ses condyles. Puis on fait sur la face antérieure de la jambe une incision longitudinale, et on la prolonge sur le dos du pied; on fait une incision transversale près de la commissure des orteils, et deux incisions le long des bords externe et interne du pied; on dissèque alors les lambeaux de peau de côté et d'autre, afin de mettre à découvert l'*aponévrose crurale* et ses dépendances; celles-ci se trouvent aisément, d'après la description que nous en avons donnée, à l'exception du *ligament frangé*, qui est assez difficile à mettre au net, parce que ses fibres sont entremêlées de beaucoup de tissu cellulaire graisseux. On fera bien cependant de ne pas encore découvrir l'aponévrose qui enveloppe la jambe en arrière, afin que la préparation ne se dessèche pas. Après avoir étudié l'aponévrose, et avant que de l'inciser, il convient de rechercher les *gaînes muqueuses*, comme nous l'avons indiqué pour les muscles de l'avant-bras. On en trouve : au tibial antérieur, à l'extenseur propre du pouce, à l'extenseur commun des orteils et aux péroniers latéraux ; ces derniers sont d'abord enveloppés par une gaîne commune, et chacun d'eux l'est en outre par une gaîne particulière. Pour la dissection des muscles, il faut avoir soin d'inciser l'aponévrose de bas en haut, comme on l'a indiqué dans la préparation de ceux de l'avant-bras; cette aponévrose étant intimement adhérente aux muscles dans la moitié supérieure de la jambe, *on ne doit la séparer qu'autant que cela peut se faire sans couper des fibres musculaires :* ainsi, quand on sera arrivé à l'endroit de l'adhérence, on y coupe l'aponévrose en travers et l'on en laissera un lambeau sur la partie supérieure du muscle. Il faudra conserver une bande du ligament croisé, parce qu'il retient les tendons en position.

Quand on recherchera le *péronier antérieur*, il faudra se rappeler que ce muscle naît en commun avec l'extenseur des orteils, dont il n'est, à proprement parler, qu'un chef; on cherchera donc d'abord son tendon sur l'extrémité supérieure du cinquième métatarsien, et l'on disséquera alors ce tendon vers le haut, pour le séparer de l'extenseur.

Le tendon du *long péronier latéral* ne devra être poursuivi que jusqu'au bord externe du pied, où il s'enfonce profondément entre les muscles et les ligamens de la plante; on en verra la suite après que ces derniers auront été disséqués.

II. Muscles postérieurs de la jambe.

Nous avons déjà parlé du *fascia* qui les enveloppe; mais comme plusieurs de ces muscles s'étendent jusque dans la plante du pied, il convient de dire quelques mots de l'*aponévrose plantaire.* Elle s'attache à la face antérieure de la tubérosité du calcanéum par de fortes fibres tendineuses, qui vont en divergeant vers les orteils. Dans son trajet, cette aponévrose se divise en cinq lanières, une pour chaque orteil, et chacune de ces lanières se sous-divise en deux bandelettes, qui viennent s'insérer aux deux côtés de la tête des os du métatarse; les tendons fléchisseurs passent dans la bifurcation de ces lanières, qui semblent destinées à les fixer. La plupart des fibres dont se compose l'aponévrose plantaire, sont longitudinales; on en voit cependant quelques-unes qui sont obliques ou transversales.

Outre cette portion principale de l'aponévrose plantaire, on en voit encore deux latérales, qui s'en détachent pour se porter, l'une sur les muscles du gros orteil, l'autre sur ceux du petit orteil. Ces appendices de l'aponévrose plantaire sont beaucoup plus minces que la portion moyenne.

1.° Muscles gastrocnémiens ou jumeaux. Les gastrocnémiens sont deux gros muscles situés à la face postérieure de la jambe, où ils constituent la majeure partie du mollet. Le gastrocnémien externe commence au-dessus du condyle externe du fémur; l'interne, un peu plus petit, commence au-dessus du condyle interne. Ils descendent en augmentant peu à peu en épaisseur, se réunissent bientôt en un gros corps musculaire, qui continue à descendre et s'unit ensuite au soléaire, pour former avec lui le *tendon d'Achille*. La face antérieure des gastrocnémiens est aponévrotique. On rencontre une *capsule muqueuse* entre le gastrocnémien interne et le tendon du demi-membraneux.

2.° Muscle plantaire grêle. Petit muscle fusiforme, commençant à la partie supérieure du condyle externe du fémur, en dedans de l'attache du gastrocnémien externe et un peu au ligament capsulaire; il se transforme de suite en un tendon long, grêle et aplati, qui descend, en se dirigeant en dedans, entre les gastrocnémiens et le soléaire, s'unit à l'extrémité inférieure du tendon d'Achille vers son bord interne, et s'attache avec lui au calcanéum. Il manque assez souvent. Rarement il est double.

3.° Muscle soléaire. Épais, penniforme, ayant à peu près la forme d'une sole, ce qui lui a valu son nom. Il commence à la ligne oblique postérieure du tibia, à la tête du péroné et au ligament interosseux, avec lequel il forme en cet endroit un anneau fibreux, qui est traversé par les vaisseaux poplités. De là il descend en continuant à prendre des fibres de la face postérieure du tibia et du péroné. La face antérieure du muscle est charnue; la face postérieure contiguë aux gastrocnémiens est aponévrotique. Vers le milieu de la jambe il se rétrécit, s'unit bientôt aux gastrocnémiens, et forme avec eux le *tendon d'Achille*, qui s'insère à la partie postérieure et inférieure de la tubérosité du calcanéum, après avoir reçu par son bord interne le tendon du plantaire grêle. Il y a une petite *capsule muqueuse* entre l'extrémité du tendon et l'os.

Usages. Ces trois muscles étendent le pied sur la jambe, et ils sont par là indispensables dans la progression. Les gastrocnémiens peuvent en outre fléchir la jambe sur la cuisse. Le plantaire grêle agit de même; mais on conçoit que son action doit être bien faible.

4.° Muscle poplité. Triangulaire, placé obliquement à la partie postérieure et toute supérieure de la jambe. Il provient de la partie inférieure et externe du condyle externe du fémur et du ligament capsulaire, contourne le condyle externe et descend en dedans en s'élargissant, pour se porter vers la face postérieure du tibia, où il s'insère à la ligne oblique. On trouve une *capsule muqueuse* entre l'extrémité supérieure du poplité et les condyles externes du fémur et du tibia.

Usages. Il contribue à la flexion de la jambe, et en détermine alors la rotation en dedans.

5.° Muscle petit fléchisseur commun des orteils. Ce muscle, quoique situé dans la plante du pied, doit être étudié avec ceux de la jambe, parce qu'il recouvre quelques-uns de leurs tendons, et qu'il n'est réellement que la répétition du fléchisseur sublime des doigts, quoique beaucoup plus court par rapport au long fléchisseur. Il naît par un corps épais de la face inférieure et moyenne de la tubérosité du calcanéum, du ligament scaphocuboïde plantaire, et de la moitié postérieure de l'aponévrose plantaire, qui le tapisse en bas. De là il se porte en avant et se divise en quatre chefs, qui se transforment en autant de tendons; ceux-ci passent entre les bandelettes qui résultent de la bifurcation des lanières de l'aponévrose plantaire, et viennent se fixer à la deuxième phalange des orteils; mais avant ils se divisent eux-mêmes en deux chefs, pour laisser passer dans leur écartement les tendons du long fléchisseur commun, comme nous l'avons vu à la main, en parlant du fléchisseur sublime des doigts. L'extrémité antérieure du muscle est entourée par une *gaîne muqueuse.* Les tendons de ce muscle et ceux du long fléchisseur sont retenus, comme ceux des fléchisseurs des doigts, par des *anneaux ligamenteux*, des *ligamens vaginaux*, des *ligamens croisés* et *obliques*, mais qui sont beaucoup plus petits et moins distincts.

Usages. Il fléchit les deux premières phalanges des quatre derniers orteils.

6.° Muscle long fléchisseur commun des orteils. Alongé, situé profondément vers le bord interne de la jambe. Il commence à la lèvre inférieure de la ligne oblique du tibia et en partie à une cloison fibreuse fournie par le *fascia* crural; il descend en continuant à prendre des fibres du tibia jusque vers son quart inférieur, et se transforme bientôt après en un tendon qui se dirige derrière la malléole interne; au bord interne du pied, le tendon se réfléchit dans une gouttière formée aux dépens de l'astragale et du calcanéum, et dans laquelle il est retenu par une gaîne aponévrotique; il passe ensuite dans la plante du pied, où il croise la direction du long fléchisseur du gros orteil, et reçoit de lui une bandelette de communication. Aussitôt après, le tendon du long fléchisseur commun reçoit par son bord externe un *muscle accessoire*, aussi appelé *chair carrée*, de forme rhomboïdale, qui commence à la surface inférieure du corps du calcanéum, et qui se dirige de dehors en dedans pour s'unir à lui. Après cette union, le tendon du long fléchisseur commun se divise en quatre chefs pour les quatre derniers orteils; chacun de ces quatre chefs donne attache à un muscle lombrical, glisse entre les bandelettes résultant de la bifurcation des lanières de l'aponévrose plantaire, passe également dans la fente que laisse la division du tendon du petit fléchisseur, et se termine enfin à la troisième phalange des orteils, comme le fléchisseur profond des doigts. Une *gaîne muqueuse* enveloppe ce muscle, son tendon, son accessoire et les lombricaux.

Usages. Il fléchit les trois phalanges des orteils: la chair carrée sert à renforcer l'action du muscle, et à diriger directement en arrière les tractions, qui sans cela auraient eu lieu obliquement en arrière et en dedans.

7.° Muscles lombricaux. Semblables à ceux de la main, ces petits muscles naissent de chacun des chefs en lesquels se divise le tendon du long fléchisseur; ils se portent vers le côté interne de la première phalange des quatre derniers orteils, la contournent et s'unissent aux tendons de l'extenseur.

Usages. Ils fléchissent la première phalange des orteils.

8.° Muscle long fléchisseur propre du gros orteil. Alongé, situé aux deux tiers inférieurs de la jambe, le long du péroné; il provient de la face postérieure de cet os, du ligament interosseux et d'une cloison fibreuse, fournie par le feuillet profond du *fascia* crural; peu à peu il se transforme en un tendon qui descend enveloppé par une *gaîne muqueuse* et qui passe dans la gouttière du calcanéum et de l'astragale, où il est retenu par une gaîne fibreuse. Le tendon se porte ensuite profondément dans la plante du pied, croise la direction du tendon du long fléchisseur commun, en passant au-dessus de lui, envoie à ce tendon une bandelette de communication, et se termine enfin en partie à la première, mais surtout à la deuxième phalange du pouce.

Usages. Il fléchit le pouce, et au moyen de la bandelette de communication, il fléchit aussi les autres orteils. En se contractant fortement, il étend le pied sur la jambe.

9.° Muscle tibial (jambier) postérieur. Très-profondément situé le long de la jambe, entre le fléchisseur commun et le fléchisseur propre du gros orteil, et en partie caché par eux. Il s'insère à la ligne oblique du tibia, à la face postérieure du péroné, au ligament interosseux, et en partie à la gaîne aponévrotique que lui fournit le feuillet profond de l'aponévrose crurale; il descend entouré par une *gaîne muqueuse*, en croisant la direction du tendon du long fléchisseur commun. Arrivé derrière la malléole interne, il y passe dans une gouttière du tibia, où il est retenu par une gaîne fibreuse, et se contourne vers le bord interne de la plante pour s'attacher, en s'élargissant, à la tubérosité du scaphoïde et au premier cunéiforme, quelquefois aussi au deuxième et au troisième.

Usages. Il étend le pied sur la jambe et le porte en dedans.

Préparation. L'*aponévrose crurale* étant préparée sur la moitié postérieure de la jambe, on incise longitudinalement la peau de la plante dans son milieu; on fait une incision transversale près des commissures des orteils, et l'on dissèque alors les lambeaux cutanés, l'un en dehors, l'autre en dedans, en commençant toujours près du talon, afin de mettre au net l'*aponévrose plantaire*. On remarquera dans cette préparation, que la peau de la plante est très-épaisse, surtout en arrière, et qu'une assez grande quantité de graisse est placée entre elle et l'aponévrose, que l'on reconnaît de suite à l'éclat de ses fibres. On aura soin de ne pas enlever les deux prolongemens latéraux de l'aponévrose, situés sur les muscles du gros orteil et sur ceux du petit. Les cinq lanières dans lesquelles l'aponévrose se divise en avant, seront séparées les unes des autres.

On examine ensuite les *gaînes muqueuses*, en commençant par celle du petit fléchisseur des orteils, que l'on recherche entre les lanières de l'aponévrose plantaire, où se remarquent ses tendons; les autres gaînes se trouvent aux muscles long fléchisseur commun, long fléchisseur propre du pouce et tibial postérieur; ces gaînes seront recherchées et incisées derrière la malléole interne, où les tendons de leurs muscles respectifs se voient à travers l'aponévrose.

On incise après cela le feuillet superficiel de l'aponévrose crurale, pour étudier son feuillet profond, situé transversalement entre les deux couches musculaires; cette préparation aura fait voir les muscles *gastrocnémiens*. Pour bien voir le *plantaire grêle*, le *soléaire* et le *poplité*, divisez en travers le gastrocnémien interne, à un pouce de son attache au fémur, et rejetez les deux gastrocnémiens en dehors, en laissant l'externe attaché à son condyle correspondant. L'origine du poplité ressemble assez à un ligament, en ce qu'elle est formée par un tendon alongé, intimement uni à la capsule articulaire.

Pour trouver maintenant le *petit fléchisseur commun des orteils*, il faut détacher du calcanéum la portion principale de l'aponévrose plantaire et la replier en devant, en la séparant peu à peu, et avec beaucoup de soin, de ses deux prolongemens latéraux, ainsi que du muscle sous-jacent, qui s'y implante en partie. Cette aponévrose sera repliée jusqu'à l'endroit où ses cinq lanières se divisent chacune en deux bandelettes, pour s'attacher aux têtes des os du métatarse, où on les laissera attachées pour permettre de voir plus tard comment les tendons fléchisseurs passent dans leur bifurcation; ce n'est même qu'à présent que l'on peut bien apercevoir cette disposition. On enlève ensuite la peau des orteils, pour mettre à découvert les liens ligamenteux des tendons du petit fléchisseur et ces tendons eux-mêmes, après avoir incisé les gaînes fibreuses.

La *couche profonde des muscles de la jambe* sera visible quand on détachera le soléaire du tibia et qu'on le repliera en dehors en le laissant attaché au péroné. De cette manière les rapports entre les deux couches de muscles ne sont pas détruits, et l'on a gagné assez d'espace pour étudier les *muscles long fléchisseur commun*, *long fléchisseur du pouce* et *tibial postérieur*, en tant qu'ils sont situés le long de la jambe. Pour apercevoir la continuation de ces muscles dans la plante du pied, il faut séparer le petit fléchisseur commun de son insertion au calcanéum et le disséquer en avant, où on le laissera attaché, afin de voir ses rapports avec le long fléchisseur. Maintenant il sera facile de disséquer le tendon du long fléchisseur, auquel on aura soin de laisser adhérer le *muscle accessoire* et les *lombricaux*. Quoique ce tendon passe dans la plante du pied entre les os et l'abducteur du gros orteil, qui forme une espèce de pont sur son trajet, il n'est pas nécessaire de couper ce muscle pour mettre à découvert le passage du fléchisseur; il suffit d'enlever la graisse qui l'entoure. Le tendon du *long fléchisseur du pouce* se voit vers le bord interne du précédent; on ménagera la bandelette de communication qui les unit.

CHAPITRE XVIII.

Muscles du pied.

1.° Muscle pédieux. Aplati, situé sur le dos du pied. Il commence à l'apophyse externe du calcanéum, se dirige en avant et en dedans, et se divise en quatre portions, qui se transforment en autant de tendons et viennent s'insérer, le premier à la première phalange du gros orteil, et les autres aux dernières phalanges des trois orteils suivans, après s'être unis aux tendons de l'extenseur commun.

Usages. Il étend les quatre premiers orteils.

2.° Muscle petit fléchisseur commun des orteils. Nous en avons parlé avec les muscles postérieurs de la jambe.

3.° Muscle abducteur du gros orteil (adducteur de quelques auteurs). Alongé, situé le long du bord interne du pied. Il se compose de deux chefs : le long chef provient de la face interne de la tubérosité du calcanéum et de l'aponévrose plantaire; il s'avance en se transformant en un tendon rubané, auquel s'unit le petit chef provenant du premier os cunéiforme et du premier métatarsien; les deux chefs réunis s'insèrent par un tendon au premier os sésamoïde et à la première phalange du gros orteil.

Usages. Il écarte le gros orteil des autres.

4.° Muscle petit fléchisseur du gros orteil. Plus court que le précédent et situé à son bord externe. Il commence au long ligament de la plante, au deuxième os cunéiforme et à la base du premier métatarsien, et se porte en avant en se divisant en deux portions, dans l'écartement desquelles est logé le tendon du long fléchisseur; ces deux portions s'insèrent, l'une à l'os sésamoïde interne et au côté interne de la base de la première phalange du pouce, l'autre à la face externe de la phalange et à l'os sésamoïde externe. Ce muscle est quelquefois assez intimement uni au suivant. Il fléchit la première phalange du pouce.

5.° Muscle adducteur du gros orteil (abducteur de quelques auteurs). Court, épais, triangulaire, placé en dehors du petit fléchisseur. Il commence au troisième cunéiforme, au long ligament de la plante et à la base des troisième et quatrième métatarsiens; de ces différens points d'attache ses fibres convergent vers un tendon qui se dirige en avant et en dedans, et s'insère au côté externe de la base de la première phalange et à l'os sésamoïde externe, après s'être uni au tendon du muscle suivant. L'adducteur est souvent intimement uni au petit fléchisseur.

Usages. Il rapproche le gros orteil des autres, et le fléchit un peu.

6.° Muscle adducteur transverse du gros orteil ou transverse de la plante (abducteur transverse de quelques auteurs). Mince et alongé, placé profondément sous la tête des os du métatarse. Il provient du ligament capsulaire entre l'os métatarsien et la première phalange du quatrième et du cinquième orteil; de là il se dirige en dedans et un peu en avant, pour s'unir par un petit tendon grêle au tendon de l'adducteur, et se terminer avec lui au côté externe de la première phalange du pouce. Ce muscle rapproche le premier et le cinquième orteil, et peut contribuer à creuser la plante du pied.

7.° Muscle abducteur du petit orteil. Alongé, situé le long du bord externe de la plante. Il se compose de deux chefs: le long chef commence au côté externe de la tubérosité du calcanéum; le petit chef vient du cuboïde et du cinquième métatarsien; les deux portions réunies s'insèrent au côté externe de la base de la première phalange du petit orteil.

Usages. Il éloigne le petit orteil des autres, et le fléchit un peu.

8.° Muscle petit fléchisseur du petit orteil. Très-petit, placé au côté interne du précédent. Il commence à l'os cuboïde, au long ligament de la plante, et à toute la face inférieure du cinquième métatarsien; il s'insère au côté interne de la base de la première phalange du petit orteil, qu'il fléchit.

9.° Muscles interosseux externes. Petits muscles penniformes, placés dans les quatre espaces interosseux du métatarse; ils sont semblables à ceux de la main quant à leur origine, mais ils en diffèrent un peu par leur insertion. Le *premier* s'insère à la face interne et le *deuxième* à la face externe de la première phalange du deuxième orteil; le *troisième* à la face externe du troisième orteil, et le *quatrième* à la face externe du quatrième orteil.

10.° Muscles interosseux internes. Au nombre de trois, situés dans la plante du pied. Ils commencent à la face inférieure des troisième, quatrième et cinquième os métatarsiens, et se terminent à la face interne de la base des troisième, quatrième et cinquième orteils.

Usages. Le premier interosseux externe et les trois internes dirigent les orteils auxquels ils s'insèrent, en dedans vers le gros orteil; les deuxième, troisième et quatrième interosseux externes, au contraire, dirigent leurs orteils en dehors vers le petit. En agissant ensemble, les interosseux peuvent rétrécir la plante du pied, en rapprochant le premier orteil du cinquième.

Préparation. Le *pédieux* peut être préparé sans qu'il soit nécessaire d'enlever les tendons de l'extenseur commun qui le recouvrent. La portion du pédieux qui va au gros orteil est quelquefois entièrement séparée du reste du muscle, en sorte qu'on est tenté de croire qu'elle manque, si l'on n'a pas disséqué avec attention.

Pour voir les muscles de la plante, enlevez tout ce qui reste des muscles long et court fléchisseurs des orteils et de leurs accessoires; divisez de même le tendon du long fléchisseur du pouce, et n'en conservez qu'un petit bout.

L'*abducteur* du gros orteil se reconnaît en ce qu'il occupe tout le bord interne du pied; on le débarrasse du ligament frangé qui le recouvre, et l'on isole les deux chefs.

Le *court fléchisseur* est en partie caché par le précédent, et il est plus court que lui; mais il n'est pas nécessaire de couper l'abducteur pour le voir; il suffit de le récliner. Le fléchisseur est souvent intimement uni à l'*adducteur*, qui est le plus court de ces muscles, et il faut alors les séparer en les incisant; mais on se souviendra que le court fléchisseur est bifurqué en avant et que ses tendons viennent s'insérer aux deux côtés de la base de la première phalange. Près de son attache au pouce, l'adducteur s'unit au tendon arrondi du *muscle transverse de la plante*, qui cache en partie les articulations métacarpo-phalangiennes.

Les muscles du petit orteil sont facilement disséqués; l'*abducteur* occupe le bord externe du pied dans toute sa longueur, et le *petit fléchisseur*, plus court que lui, est situé à son côté interne et en est en partie caché.

Les *interosseux* seront préparés comme ceux de la main; il n'est pas nécessaire d'enlever les précédens muscles pour les voir, à l'exception du transverse, qui gênerait trop, quoiqu'il soit encore possible de le conserver; il suffira de récliner les tendons du pédieux. On recherche et l'on isole d'abord les attaches des interosseux aux orteils, et puis on les dissèque facilement d'avant en arrière.

Avant de terminer l'examen du pied, il convient encore de voir la marche du tendon du *long péronier* dans la plante du pied, qui y est dirigé obliquement en dedans et en avant, enveloppé par des fibres ligamenteuses et par une gaîne muqueuse. Si cependant on se proposait de préparer les ligamens sur la même pièce, il faudrait encore remettre cet examen jusqu'après la préparation du long ligament de la plante.

TROISIÈME SECTION.

Splanchnotomie.

CHAPITRE PREMIER.

De la masse encéphalo-rachidienne.[1]

Sous cette dénomination on comprend toute la partie centrale du système nerveux, contenue dans le crâne et dans le canal vertébral, et se composant du *cerveau*, du *cervelet*, de la *moelle alongée* et de la *moelle épinière*.

Outre les tégumens, les muscles et les cavités osseuses qui protègent ces organes contre les lésions extérieures, ils sont encore plus spécialement entourés de trois membranes, comprises sous la dénomination générale de *méninges*, dont il importe de connaître la disposition.

ART. 1.er *Dure-mère.*

Elle est la plus extérieure et la plus forte des membranes qui entourent le cerveau; elle a une couleur blanche, nacrée, et une structure fibreuse assez semblable aux aponévroses, mais elle est plus dense, et ses fibres sont entre-croisées dans tous les sens. La dure-mère reçoit un grand nombre de vaisseaux sanguins et très-peu de lymphatiques; ses nerfs sont petits et peu nombreux.

La dure-mère tapisse tout l'intérieur de la cavité crânienne et du canal vertébral; elle adhère fortement aux os du crâne, surtout vers la base; mais dans le canal vertébral elle n'est unie aux os que par du tissu cellulaire lâche. La face extérieure de la dure-mère est rendue inégale par une multitude de filamens celluleux et vasculaires, qui lui servent de moyen d'union aux

---

1 Consultez entre autres : VICQ D'AZYR, Traité d'anat. et de physiol., avec des pl. coloriées. Paris, 1786, in-fol.

Les différens ouvrages de GALL et SPURTZHEIM, et spécialement leur anatomie et physiologie du système nerveux en général et du cerveau en particulier. Paris, 1810-1819, 4 vol. in-4.° avec pl. in-fol.

J. et C. WENZEL, *De penitiori structura cerebri hominis et brutorum.* Tubingue, 1812, in-fol. avec fig.

Une série de Mémoires de J. C. REIL, insérés dans *Archiv für Physiologie*, vol. 8, 9 et 11, avec fig.

CH. F. BURDACH, *Vom Baue und Leben des Gehirns.* Leipzig, 2 vol. in-4.°, 1819 et 1822, avec fig.

Plusieurs Mémoires du professeur ROLANDO, insérés dans le *Dizionario periodico di medicina.* Turin, 1822 et suiv., et dans les *Memorie della R. Acad. delle sc. di Torino*, tom. XXIX.

LAURENCET, Anatomie du cerveau dans les quatre classes d'animaux vertébrés, in-8.° Paris, 1825, avec fig.

parties voisines: sa surface intérieure, au contraire, est lisse, polie et recouverte par un prolongement de l'arachnoïde, comme nous le verrons plus bas. En divers endroits de la face interne de la dure-mère, mais surtout aux environs de la faux du cerveau, on trouve de petits corps granuleux jaunâtres, que l'on avait à tort pris pour des glandes, et que l'on appelle encore aujourd'hui *glandes de Pacchioni*.

La dure-mère doit être considérée comme formée de deux lames intimement unies en beaucoup d'endroits, mais qui sont séparées dans d'autres. La lame extérieure est celle qui adhère aux os; elle envoie par tous les trous du crâne des prolongemens qui forment une enveloppe aux vaisseaux et nerfs qui les traversent, et qui, après avoir franchi l'épaisseur des os du crâne, se réfléchissent sur leur face extérieure pour se confondre avec le périoste. La lame interne de la dure-mère, qui, comme nous l'avons déjà fait observer, est recouverte par un feuillet émané de l'arachnoïde, forme des replis, qui proéminent librement dans l'intérieur de la cavité crânienne.

Replis de la dure-mère. 1) La *faux du cerveau;* elle forme une cloison falciforme, proéminant verticalement dans l'intérieur du crâne et attachée sur la ligne médiane aux os de la voûte crânienne, depuis l'apophyse *crista-galli* jusqu'à la protubérance occipitale interne. Cette faux est moins large en avant qu'en arrière, où elle se confond par toute sa base avec la tente du cervelet. La faux du cerveau est tendue entre les hémisphères cérébraux, qu'elle maintient en position, et qu'elle empêche de peser l'un sur l'autre dans les diverses positions de la tête.

2) La *tente du cervelet* est un autre prolongement de la lame interne de la dure-mère, tendu transversalement comme une voûte entre les lobes postérieurs du cerveau et le cervelet. Elle a à peu près une forme semi-lunaire, en sorte qu'on y remarque deux circonférences, dont la plus grande, convexe, s'insère en arrière et latéralement à la protubérance occipitale interne, à la crête qui s'en détache en dehors, au bord supérieur du rocher et à l'apophyse clinoïde postérieure. La petite circonférence de la tente du cervelet, concave et libre, s'insère en avant à l'apophyse clinoïde antérieure, en croisant la direction des fibres du bord postérieur; elle circonscrit avec l'apophyse basilaire de l'occipital une ouverture ovalaire, dans laquelle est placée la protubérance annulaire.

3) La *faux du cervelet;* petit repli triangulaire, qui s'attache par sa base au milieu de la partie postérieure de la tente, et par

un de ses côtés à la crête qui de la protubérance occipitale s'étend au bord postérieur du grand trou de ce nom; à cet endroit la faux du cervelet envoie en avant deux petits prolongemens qui contournent les bords du grand trou occipital. Cette faux est placée entre les deux hémisphères du cervelet, qu'elle maintient dans leur situation.

Sinus de la dure-mère. Nous avons dit que les deux lames de la dure-mère sont séparées en plusieurs endroits; or, par ces écartemens il se forme des canaux de forme triangulaire, livrant passage à du sang veineux, et appelés *sinus de la dure-mère;* ces sinus sont destinés à recevoir le sang qui revient du cerveau, et l'on remarque à cet effet de nombreuses veines qui s'y abouchent, comme nous le verrons dans l'angiologie. L'intérieur des sinus est parcouru par un assez grand nombre de brides filiformes et ligamenteuses. Nous n'indiquons ici que les principaux sinus; leur énumération complète sera faite dans le troisième chapitre de la cinquième section.

1) Le *sinus longitudinal supérieur*, situé sur la ligne médiane, entre la lame externe de la dure-mère et le bord convexe ou adhérent de la faux du cerveau. Il commence à l'apophyse *crista-galli*, et se continue vers la protubérance occipitale interne, dans un autre sinus plus considérable, appelé *pressoir d'Hérophile;* ce pressoir reçoit en outre le sinus droit, et donne naissance aux sinus latéraux.

2) Le *sinus longitudinal inférieur*, situé le long du bord inférieur ou concave de la faux du cerveau; il se termine dans le sinus droit.

3) Le *sinus droit;* dirigé d'avant en arrière, situé sur le milieu de la tente du cervelet, entre elle et la base de la faux du cerveau. En avant il se continue avec le sinus longitudinal inférieur, en arrière il se termine dans le pressoir d'Hérophile.

4) Les *sinus latéraux* ou *transverses;* un de chaque côté; ils se continuent du pressoir d'Hérophile, se portent de là en dehors dans la circonférence postérieure de la tente du cervelet jusque vers le rocher, puis descendent vers le trou déchiré postérieur.

5) Le *sinus pétreux supérieur;* un de chaque côté: il longe le bord supérieur du rocher, et s'ouvre en arrière dans le sinus latéral, en avant dans le sinus caverneux.

6) Le *sinus pétreux inférieur;* un de chaque côté; placé le long du bord inférieur et postérieur du rocher; en arrière il se

continue avec l'extrémité du sinus latéral, en avant avec le sinus caverneux.

7) Les *sinus caverneux;* situés sur les parties latérales de la selle turcique; en haut ils se continuent avec le sinus pétreux, en bas ils se terminent à l'orifice inférieur du canal carotidien, en avant ils envoient vers la fente sphénoïdale un prolongement appelé *sinus ophthalmique.* Ils renferment dans leur intérieur l'artère carotide et le nerf de la sixième paire.

8) Le *sinus circulaire de la selle turcique:* ovalaire, entourant la glande pituitaire; il s'ouvre dans les sinus caverneux.

9) Le *sinus transverse de la selle turcique;* gros et court, placé derrière les apophyses clinoïdes postérieures; il se termine dans les deux sinus pétreux inférieurs.

On a aussi, mais à tort, donné le nom de sinus aux nombreuses veines qui sont placées en dehors de la dure-mère rachidienne.

Art. 2. *Arachnoïde.*

Membrane séreuse, placée entre la dure-mère et la pie-mère; elle est très-mince, transparente; ses vaisseaux ne charient pas de sang rouge dans l'état naturel. Elle tapisse en dehors la pie-mère, et enveloppe ainsi le cerveau, sans cependant s'enfoncer entre ses circonvolutions. L'arachnoïde est presque partout adhérente à la pie-mère, excepté à la base du cerveau, entre la protubérance annulaire et l'entre-croisement des nerfs optiques, de même qu'entre la moelle alongée et le cervelet.

L'arachnoïde se réfléchit en outre sur la dure-mère, comme, par exemple, la plèvre pulmonaire se réfléchit sur les côtes; cela a lieu au moyen de prolongemens que l'arachnoïde envoie au dehors sur les vaisseaux et nerfs qui se détachent du cerveau; de cette manière elle leur forme des gaînes, et, arrivée aux points où ceux-ci traversent la dure-mère, elle les quitte pour se réfléchir sur cette dernière membrane.

Outre ces prolongemens extérieurs, l'arachnoïde en forme d'autres qui se portent vers l'intérieur du cerveau, pour en tapisser successivement tous les ventricules. C'est ce que l'on observe entre l'extrémité postérieure du corps calleux et la partie antérieure de la face supérieure du cervelet, où l'arachnoïde du premier de ces points, au lieu de passer directement sur le second, s'étend au contraire vers les parties profondes de l'encéphale, en se dirigeant en avant et en formant une espèce de *canal*, appelé *arachnoïdien*, canal qui est placé au-dessus des grandes veines de Galien, et pénètre sous la voûte dans le troisième ventricule, en sorte que l'on découvre aisément l'orifice extérieur de ce canal au-dessous du genou postérieur du corps calleux. L'arachnoïde, après avoir tapissé le troisième ventricule, pénètre dans les ventricules latéraux derrière les piliers antérieurs de la voûte et en recouvre également les parois.

ART. 3. *Pie-mère.*

Cette troisième enveloppe du cerveau, qui le touche immédiatement, est mince et très-vasculeuse. Elle se distingue de l'arachnoïde en ce qu'elle tapisse toutes les sinuosités de la surface encéphalique, en s'enfonçant entre les circonvolutions. Cette membrane est spécialement destinée à conduire dans la substance cérébrale les vaisseaux sanguins déjà parvenus à un état de division considérable, et c'est même pour cela qu'elle s'engage dans tous les sillons.

La pie-mère envoie en dehors des prolongemens qui enveloppent les nerfs partant du cerveau, et qui les accompagnent dans tout leur trajet, en se continuant avec leur enveloppe, appelée *névrilème.*

En dedans, la pie-mère forme des prolongemens qui se portent dans les ventricules du cerveau pour y conduire les vaisseaux sanguins; ces prolongemens sont appelés *plexus choroïdes.* Deux d'entre eux entrent dans les ventricules latéraux derrière les cuisses du cerveau; un autre pénètre dans le troisième ventricule sous le corps calleux et la voûte, et est appelé *toile choroïdienne;* enfin, il y en a un qui pénètre dans le quatrième ventricule, près du *calamus scriptorius.* Ces plexus choroïdes sont rougeâtres, composés d'une grande quantité de vaisseaux fins, entortillés, et contenant souvent dans leur intérieur des glandes de Pacchioni.

La pie-mère, qui enveloppe la moelle épinière, s'enfonce entre les deux portions latérales dont cette dernière est composée, en sorte qu'on peut les séparer en partie. Vers l'extrémité inférieure de la moelle, la pie-mère se termine par un long filament, qui descend avec la queue de cheval jusqu'à l'extrémité inférieure du canal vertébral.

ART. 4. *De la substance cérébrale en général.*

Les organes qui nous occupent se composent de quatre substances, différentes par leur couleur.

1.° *Substance blanche* ou *médullaire*. Elle constitue la partie interne du cerveau et du cervelet; dans d'autres parties de l'encéphale, par exemple le pont de Varole, les cuisses du cerveau et du cervelet, les moelles alongée et épinière, etc., elle est placée au dehors. Toutes ces portions de substance blanche sont liées entre elles de manière à former un seul tout. La substance blanche, quoique assez molle, est tenace et un peu élastique; presque partout on y reconnaît à l'œil nu une structure évidemment fibreuse. Examinée au microscope, la substance médullaire des hémisphères apparaît formée d'une multitude de tuyaux, les uns cylindriques, les autres présentant d'espace en espace de petits renflemens réunis par des portions intermédiaires excessivement fines; ces tuyaux sont les uns parallèles, les autres entre-croisés; entre eux on trouve de petits corpuscules isolés, de forme arrondie ou ovoïde. Dans les fibres médullaires du pont de Varole, les tuyaux cylindriques ont été plus nombreux et plus gros que dans l'hémisphère; les tuyaux renflés sont plus rares; les corpuscules s'y trouvent en même nombre qu'au cerveau. La substance blanche reçoit beaucoup de vaisseaux; mais ils sont tous très-petits, parce qu'ils se sont préalablement divisés dans la pie-mère avant que d'y pénétrer; ces vaisseaux rampent presque tous parallèlement aux fibres. L'analyse chimique y démontre : eau, 80,00 ; matière grasse blanche, 4,53 ; matière grasse rougeâtre, 0,70; osmazome, 1,12; albumine, 7,00; phosphore (uni aux matières grasses), 1,50; soufre et sels, 5,15.

2.° *Substance grise* ou *corticale*. Elle forme la couche externe du cerveau et du cervelet; dans d'autres parties, par exemple dans le pont de Varole, les cuisses du cerveau et du cervelet, dans les moelles alongée et épinière, etc., la substance grise est cachée dans l'intérieur, en sorte que sa disposition est telle qu'elle ne forme pas un tout continu; sa couleur est d'un gris tirant sur le rouge, ce qui est dû aux vaisseaux sanguins qui la parcourent, et qui y sont beaucoup plus nombreux que dans la substance blanche. La substance grise est formée des mêmes élémens que la substance blanche; mais les deux espèces de tuyaux y sont en moindre nombre, tandis que les corpuscules y sont extrêmement abondans. La substance grise a moins de consistance que la substance blanche, en sorte qu'elle a été comparée à une bouillie épaisse. L'analyse chimique démontre que cette substance diffère de la blanche en ce qu'elle ne contient pas de phosphore, et qu'elle renferme moins de graisse.

3.° *Substance jaune*. Elle n'est évidemment qu'une modification de la substance grise, dont elle ne paraît se distinguer que par la couleur; on la trouve dans la partie inférieure des lobes postérieurs du cerveau et dans le cervelet, placée entre la substance grise et la substance blanche.

4.° *Substance noire.* On la trouve dans l'intérieur des cuisses du cerveau sous la forme d'une tache semi-lunaire. Cette substance, examinée au microscope, est composée de tubes beaucoup plus gros que ne le sont les autres tubes cérébraux; les uns sont cylindriques, les autres renflés; entre eux l'on aperçoit une très-grande quantité de corpuscules.

Art. 5. *Description de la masse encéphalo-rachidienne.*

1.° *Division générale.*

Toute cette masse se compose :

1) Du *cerveau* proprement dit, qui en forme la portion supérieure et la plus volumineuse. Il a à peu près la forme d'un ovoïde; sa couleur est grisâtre en dehors, et il est divisé sur la ligne médiane, jusqu'à une certaine profondeur, en deux parties latérales, appelées *hémisphères*, qui sont eux-mêmes sous-divisés en trois *lobes*, et ceux-ci en *circonvolutions*. Le *lobe antérieur* du cerveau est logé dans la fosse antérieure, et le *lobe moyen* dans la fosse moyenne du crâne; le *lobe postérieur* est situé sur la tente, qui le sépare ainsi du cervelet placé sous elle. Les lobes postérieur et moyen sont très-peu distincts l'un de l'autre, en sorte que cette division est assez arbitraire; le lobe antérieur et le moyen, au contraire, sont séparés par une fente profonde, dirigée en haut et en arrière, appelée *scissure de Sylvius;* les lobes moyens ont en outre beaucoup de relief vers la base du cerveau.

2) Le *cervelet* est logé sous la tente, dans les fosses postérieures du crâne, au-dessous des lobes postérieurs du cerveau, qui le dépassent un peu en arrière; il a une forme irrégulièrement arrondie, et il est aplati de haut en bas. Un sillon placé sur la ligne médiane le divise en deux *lobes;* on observe dans la disposition de ces derniers plusieurs particularités, dont nous parlerons plus bas, et ils se composent de nombreuses *circonvolutions* larges et minces, plus ou moins parallèles, qui les font paraître striés transversalement. Le cervelet est grisâtre en dehors, blanc en dedans.

3) Entre le cerveau et le cervelet on remarque plusieurs parties qui paraissent tenir tant à l'un qu'à l'autre; elles s'en dis-

tinguent facilement, parce qu'elles sont blanches en dehors. Nous en parlerons plus bas d'une manière plus spéciale.

4) La *moelle alongée* et la *moelle épinière*, qui en est la continuation; ces parties sont placées sous le cervelet, et s'étendent dans l'intérieur du canal vértébral. Leur couleur est blanche extérieurement.

2.° *Configuration extérieure de l'encéphale.*

A la partie supérieure du cerveau on remarque les deux hémisphères, séparés par une scissure profonde, au fond de laquelle on trouve le *corps calleux*, bande de substance blanche, qui unit la partie moyenne et centrale des hémisphères, et dont nous parlerons plus bas.

A la base du cerveau, en procédant d'avant en arrière, on observe :

1) Que les *lobes antérieurs du cerveau* peuvent être séparés l'un de l'autre sur la ligne médiane; dans le fond de l'écartement on remarque un corps blanc, qui est l'extrémité antérieure du *corps calleux*.

2) Sur les côtés de la ligne médiane on trouve deux cordons blanchâtres, dirigés d'arrière en avant et un peu en dedans; ils sont logés dans un sillon, et ils ont la forme d'un prisme triangulaire; ce sont les *nerfs de la première paire* ou *nerfs olfactifs*[1] : leur extrémité antérieure est renflée et grisâtre; elle porte le nom de *bulbe olfactif*; c'est cette partie qui était située sur la lame criblée de l'ethmoïde, et dont partaient les nombreux filamens nerveux qui traversent les trous de cette lame osseuse. En arrière ces cordons tiennent à la substance cérébrale, et l'on voit distinctement qu'ils en naissent par trois *racines* blanchâtres, dont deux externes et une interne plus courte. Parmi ces racines externes il y en a une qui entre profondément dans la scissure de Sylvius jusqu'au corps strié.

3) En dehors des racines des nerfs olfactifs on remarque les

---

1 Dans l'embryon et dans la plupart des animaux, les parties analogues à ce que nous venons d'appeler *nerfs olfactifs* ne sont autre chose que les continuations des lobes antérieurs du cerveau, creusées dans leur intérieur d'une cavité qui communique souvent avec les ventricules latéraux. Ce ne serait donc pas à tort, peut-être, si l'on considérait ces parties, y compris le *bulbe olfactif*, comme étant des portions du cerveau, et si l'on appelait seulement *nerfs olfactifs* les filamens qui s'en détachent pour traverser les trous de l'ethmoïde. Il est vrai que dans l'homme adulte cette disposition est inverse, en ce que les lobes cérébraux y sont très-grands et leurs prolongemens olfactifs très-minces; ce n'est donc que par voie d'analogie que l'on pourrait adopter cette opinion.

lobes moyens du cerveau, formant une saillie notable au-dessus des lobes antérieurs, dont ils sont séparés par la *scissure de Sylvius*, qui s'enfonce profondément entre eux.

4) Derrière les nerfs olfactifs on voit ceux de la *deuxième paire* ou *nerfs optiques*, gros, arrondis, écartés en avant, unis sur la ligne médiane, et s'écartant de nouveau en arrière, de manière à représenter un X. C'est ce qu'on appelle l'*entre-croisement* des nerfs optiques (*chiasma*). En effet, ces nerfs, s'étant rapprochés l'un de l'autre, s'envoient réciproquement des filets, en sorte qu'une portion du nerf gauche va à droite, et *vice versa*. On peut poursuivre les nerfs optiques en arrière, où ils forment des bandelettes aplaties, adhérentes au cerveau, mais distinctes par leur relief, et contournant les cuisses du cerveau. On arrive de cette manière jusqu'à la partie postérieure des couches optiques (corps genouillés externes), et aux tubercules quadrijumeaux, desquels les nerfs optiques paraissent prendre leur origine.

5) Immédiatement derrière l'entre-croisement des nerfs optiques on trouve un petit appendice grisâtre, appelé *entonnoir*, *infundibulum* ou *tige pituitaire*, qui vient se terminer dans la *glande pituitaire* (*hypophysis*). Cette glande pituitaire est un corps grisâtre en dehors, blanchâtre en dedans, ayant la forme d'une fève, et placé dans la selle turcique du sphénoïde, où il est retenu par des replis de la dure-mère. La tige pituitaire est creuse dans son intérieur, et sa cavité se continue avec celle du troisième ventricule.

6) La base de la tige pituitaire est implantée sur une éminence grisâtre, appelée *tubercule cendré* (*tuber cinereum*), qui forme une partie du plancher du troisième ventricule; c'est une lame très-mince, dans l'épaisseur de laquelle on remarque un peu de substance médullaire.

7) Derrière cette élévation on voit les deux *éminences mamillaires* ou *pisiformes*, petits tubercules arrondis, blancs en dehors, grisâtres intérieurement. Ils correspondent à l'extrémité inférieure des piliers antérieurs de la voûte.

8) Derrière les éminences mamillaires se trouvent deux gros faisceaux de substance médullaire, appelés *cuisses du cerveau*, *pédoncules cérébraux* ou *bras de la moelle alongée*. Ils sont dirigés en avant et en dehors, et sont évidemment fibreux dans ce sens. Intérieurement ils sont striés de blanc et de gris, et vers leur bord interne on y trouve la *substance noire*, qui est disposée sous la forme d'un croissant.

9) Entre l'écartement des cuisses du cerveau et les éminences mamillaires, il y a un espace triangulaire, grisâtre, criblé de trous qui livrent passage à des vaisseaux. C'est une continuation du *tuber cinereum*, également composée d'une lame très-mince, qui concourt à former le plancher du troisième ventricule.

10) Du bord interne des cuisses du cerveau et de cette lame grisâtre criblée, se détachent les *nerfs de la troisième paire* ou *oculo-moteurs communs*. On peut en poursuivre des filets dans l'intérieur de la cuisse du cerveau jusque dans la substance noire.

11) Derrière les cuisses du cerveau se trouve une grande éminence blanche, irrégulièrement quadrilatère, appelée *protubérance annulaire*, *pont de Varole*, *pont inférieur*, *mésocéphale;* postérieurement cette éminence se continue avec le cervelet au moyen des cuisses du cervelet; en avant elle communique avec le cerveau par les cuisses du cerveau. La partie supérieure de cette protubérance est formée par les tubercules quadrijumeaux, comme nous le verrons plus tard, et entre ces deux parties passe un canal, l'aqueduc de Sylvius, qui leur a fait donner le nom de *ponts*. Sur la ligne médiane de la protubérance annulaire on remarque une dépression dans laquelle était logée l'artère basilaire. La substance du pont de Varole est blanche en dehors, mêlée de blanc et de gris intérieurement; sa superficie se compose exclusivement de fibres transversales; plus profondément les fibres transversales sont traversées par des fibres obliques en avant et en dehors.

12) Le long des bords externes du pont de Varole on trouve les *nerfs de la quatrième paire* ou *pathétiques*, très-grêles, qui contournent en arrière et en haut les prolongemens du pont vers le cervelet, pour se porter vers les tubercules quadrijumeaux postérieurs et la valvule de Vieussens, d'où ils tirent leur origine.

13) Du milieu du bord externe du pont de Varole se détache le *nerf de la cinquième paire* ou *nerf trijumeau*, très-volumineux, composé de deux faisceaux : un postérieur plus gros et un antérieur plus petit. Ce nerf peut être poursuivi très-avant dans l'intérieur de la protubérance annulaire, et l'on voit alors qu'il en vient par trois racines, dont la moyenne, qui est la plus volumineuse, naît entre l'éminence olivaire et le corps restiforme.

14) Les *nerfs de la sixième paire*, *oculo-moteurs externes*, *abducteurs*, se voient au bord postérieur de la protubérance annulaire, à deux ou trois lignes en dehors de la ligne médiane,

sous la forme de petits cordons aplatis. On ne peut pas les poursuivre bien avant dans la substance cérébrale; ils paraissent prendre leur origine dans la protubérance annulaire, et surtout dans les éminences pyramidales.

15) Par ses deux angles postérieurs, la protubérance annulaire se continue obliquement en dehors vers le cervelet, en formant deux cordons blancs, fibreux, appelés *cuisses* ou *pédoncules du cervelet*, *cuisses de la moelle alongée;* la partie supérieure de ces cuisses du cervelet se continue avec les *processus cerebelli ad testes*, et sa partie postérieure et interne avec les corps restiformes.

16) Derrière la protubérance annulaire commence la *moelle alongée* proprement dite, aussi appelée *tige* ou *queue de la moelle alongée*, qui en est séparée par une rainure très-marquée, dans laquelle s'implantent les nerfs de la sixième paire. Cette moelle alongée est plus épaisse en avant, et elle se rétrécit en arrière et en bas, en se continuant insensiblement avec la moelle épinière. Blanche en dehors, elle est mêlée de substance grise dans son intérieur. Sur la ligne médiane, la moelle alongée est séparée en deux moitiés égales, par une rainure étroite et profonde; chacune de ces moitiés se compose de trois bosselures ou cordons que nous allons décrire.

17) De chaque côté de la rainure médiane de la moelle alongée on remarque un renflement, appelé *éminence pyramidale* ou *pyramide antérieure.* Ces pyramides sont plus larges en avant, et deviennent peu à peu pointues en arrière, où l'on peut les suivre dans l'espace de quinze lignes environ; là elles se rapprochent l'une de l'autre, et s'envoient réciproquement des faisceaux qui s'entre-croisent de manière à ce que ceux d'un côté se portent du côté opposé. En avant, les pyramides se continuent profondément à travers le pont de Varole, comme nous le verrons plus tard.

18) En dehors de ces pyramides, et un peu sur les côtés de la moelle alongée, on voit les *éminences olivaires*, de forme elliptique, blanches en dehors. Les fibres de ces olives se dirigent vers la protubérance annulaire. Dans leur intérieur on remarque un noyau grisâtre frangé, appelé *corps dentelé*, *frangé* ou *rhomboïdal des olives.*

19) A la face postérieure et supérieure de la moelle alongée, à côté des olives, on voit deux autres éminences (une de chaque côté), appelées *pyramides postérieures* ou *latérales*, *corps restiformes*, *processus cerebelli ad medullam oblongatam;* elles

se dirigent obliquement en dehors vers le cervelet, dans lequel elles s'épanouissent.

20) A la partie postérieure et supérieure de la moelle alongée, entre les deux corps restiformes, on observe un enfoncement triangulaire, appelé *sinus rhomboïdal, sinus du quatrième ventricule, calamus scriptorius*, etc., qui forme une partie de la paroi antérieure du quatrième ventricule. Ce *calamus scriptorius* est recouvert de quelques prolongemens de la pie-mère, qui constituent le *quatrième plexus choroïde*, et l'on y remarque en outre un faisceau de fibres transversales blanches, qui paraissent être les racines du nerf acoustique.

21) Les cuisses du cervelet sont recouvertes par deux cordons nerveux, qui forment les *nerfs de la septième paire* des anciens. Les modernes en font deux nerfs distincts : l'un, *nerf de la septième paire, facial, petit sympathique, portion dure de la septième paire*, plus petit, antérieur et interne, provient du bord postérieur du pont de Varole, du sillon qui sépare les olives des corps restiformes. L'autre, *nerf de la huitième paire, acoustique, auditif, portion molle de la septième paire*, plus gros, plus mou, placé en dehors et en arrière du précédent, provient de la bandelette transversale blanche du *calamus scriptorius ;* il contourne alors le corps restiforme, duquel il continue à prendre des fibres, et se porte sur la cuisse du cervelet, où il forme ordinairement un petit *ganglion grisâtre;* dans une partie de ce trajet il est accompagné par le facial, qui lui adhère ordinairement, et qui communique quelquefois avec lui par des filamens nerveux.

22) Entre le corps olivaire et le corps restiforme on remarque une série de filets nerveux, qui constituent la *huitième paire de nerfs* des anciens. Ces nerfs ont été sous-divisés en deux paires, en sorte que le faisceau supérieur, qui naît tout près du bord postérieur du pont de Varole, prend aujourd'hui le nom de *neuvième paire* ou de *nerf glosso-pharyngien*. On peut poursuivre ce nerf dans l'intérieur de la moelle, dont il naît par cinq à six racines. Le faisceau inférieur, composé de dix à quinze filets, constitue la *dixième paire de nerfs* des modernes, *le nerf vague, pneumo-gastrique, moyen sympathique.*

23) Le *nerf accessoire de Willis, accessoire à la huitième paire, nerf de la onzième paire* des modernes, provient de la face latérale des corps restiformes et de la continuation de ces cordons dans la moelle épinière, entre le ligament dentelé et les racines postérieures des nerfs cervicaux, par une série assez con-

sidérable de racines, qui s'unissent successivement en un petit cordon nerveux, placé sur les côtés de la moelle alongée, et dirigé en haut et en avant.

24) Le *nerf grand hypoglosse*, *neuvième paire* des anciens, *douzième* des modernes, enfin, naît de la moelle alongée, entre les pyramides antérieures et les olives, par trois faisceaux de racines.

25) Derrière la protubérance annulaire on voit le *cervelet*; il se compose de deux lobes, séparés sur la ligne médiane par une portion intermédiaire, appelée *ver*, que l'on distingue en *ver supérieur*, en *ver postérieur* et en *ver inférieur*. Le supérieur forme une saillie au-dessus des lobes du cervelet; le ver postérieur et l'inférieur, au contraire, forment une dépression notable; c'est dans la dépression de ce dernier qu'est logée la moelle alongée : cette fossette reçoit aussi quelquefois le nom de *vallon*. On distingue encore dans les lobes du cervelet une face supérieure et une inférieure, séparées par une scissure, et surtout distinctes à l'endroit où la cuisse du cervelet se porte dans cet organe; enfin, chacune de ces faces a été sous-divisée en éminences qui sont souvent très-difficiles à distinguer; nous nous bornerons à indiquer deux éminences qui se trouvent à la face inférieure : l'une, appelée *lobule du nerf pneumo-gastrique* (*flocculus*), petite et arrondie, se trouve immédiatement derrière les cuisses du cervelet; l'autre, nommée *amygdale*, *monticule*, *lobule de la moelle alongée*, est placée des deux côtés du ver inférieur.

Le cervelet se compose de substance grise en dehors, et de substance médullaire dans l'intérieur; la disposition arborisée de ces deux substances a reçu le nom d'*arbre de vie*. La substance blanche se continue avec la cuisse du cervelet, qui, comme nous l'avons déjà fait observer, se compose de trois cordons, dont l'un communique avec la moelle alongée, l'autre avec la protubérance annulaire, le troisième avec les tubercules quadrijumeaux. Dans l'intérieur de cette substance blanche on trouve un noyau grisâtre ou jaunâtre, qui de sa forme a reçu les noms de *corps dentelé*, *frangé* ou *rhomboïdal du cervelet*, ou *corps ciliaire*.

3.° *Intérieur de l'encéphale.*

Si l'on enlève la partie supérieure des lobes cérébraux, en y pratiquant au niveau du corps calleux une incision de dedans en dehors, et inclinée en bas vers le bord externe des hémisphères, on voit :

1) Le *centre ovale de Vieussens*, qui n'est autre chose que la portion centrale des hémisphères cérébraux, où la substance médullaire existe en plus grande abondance, et où elle présente une disposition irrégulièrement ovalaire.

2) Au milieu de ce centre ovale on aperçoit le *corps calleux*, ou *grande commissure du cerveau*, alongé, plus étroit en avant qu'en arrière, fibreux transversalement, composé de beaucoup de substance blanche, entremêlée de quelques parcelles de substance grise ; ce corps présente sur la ligne médiane une ligne un peu saillante, composée de fibres longitudinales, appelée *raphé;* sur les côtés on remarque deux autres lignes longitudinales, appelées *nerfs longitudinaux de Lancisi.* En avant et en arrière, l'extrémité du corps calleux se replie sur elle-même en se dirigeant en bas ; ces extrémités portent, l'une le nom de *genou antérieur*, l'autre celui de *genou postérieur.* Le genou antérieur embrasse dans sa concavité la cloison transparente, le postérieur se confond avec la voûte. Le corps calleux se continue par ses bords avec les hémisphères cérébraux, qui semblent y diriger leurs fibres.

3) En incisant avec le manche du scalpel la substance cérébrale des deux côtés du corps calleux, on ouvre les *ventricules latéraux.* Ces ventricules forment trois prolongemens : un antérieur, recourbé en dehors, appelé *corne antérieure;* un postérieur, plus court, creusé dans le lobe postérieur du cerveau, un peu recourbé en dedans et appelé *corne postérieure*, *cavité digitale* ou *ancyroïde*, et un prolongement inférieur, appelé *corne inférieure*, qui descend, recourbé en spirale, en se dirigeant en dehors, puis en avant, et enfin en dedans, pour s'ouvrir à la base de l'encéphale, derrière les cuisses du cerveau, où il n'est fermé que par la pie-mère.

4) On voit maintenant que le corps calleux et la partie médullaire du cerveau qui le touche, forment la paroi supérieure des ventricules latéraux.

5) La moitié antérieure du corps calleux se continue en bas avec la *cloison transparente* ou *septum lucidum*, de forme triangulaire, mince, enchâssée entre le corps calleux et la voûte. Cette cloison transparente est elle-même formée de deux lames adossées l'une contre l'autre, entre lesquelles se trouve un petit intervalle, surtout bien prononcé dans le fœtus et appelé *cinquième ventricule.* Chacune des lames qui concourent à la for-

mation de la cloison transparente, se compose d'une couche de substance grise en dehors, et d'une autre de substance blanche en dedans.

6) Sur le plancher des ventricules on trouve un cordon granuleux, rougeâtre, appelé *plexus choroïde*. Ce plexus est formé par un prolongement de la pie-mère, dans lequel rampent un grand nombre de vaisseaux, destinés à porter le sang dans l'intérieur du cerveau. On y rencontre souvent des glandes de Pacchioni ou des hydatides. Il entre dans le ventricule par sa corne inférieure, se porte obliquement en avant et en dedans, et passe dans le troisième ventricule, derrière les piliers antérieurs de la voûte, où il s'unit à celui du côté opposé.

7) Quand on tire un peu ce plexus choroïde de côté, on voit que la moitié postérieure du corps calleux se continue en bas avec la *voûte* (*fornix*), très-improprement appelée *voûte à trois piliers*, *trigone cérébral*; car nous verrons plus bas qu'elle se compose effectivement de quatre piliers. Cette voûte forme une lame médullaire triangulaire, recourbée, à concavité inférieure; un de ses angles est antérieur, les deux autres sont postérieurs. Par sa face inférieure la voûte appuie simplement sur les parties sous-jacentes, sans y adhérer.

8) A la partie antérieure du plancher des ventricules latéraux on voit un grand tubercule grisâtre, pyriforme, dont la grosse extrémité regarde en avant, et dont la pointe est dirigée en arrière et en dehors; c'est le *corps strié* ou *cannelé*. Ce nom lui vient de ce que son intérieur se compose d'une substance grise, traversée de nombreuses stries de fibres blanches. Par sa partie inférieure, le corps strié se continue avec la cuisse du cerveau; par sa partie externe, il se confond avec les hémisphères cérébraux.

9) A la partie interne du prolongement postérieur du corps strié on remarque un tubercule blanchâtre, ovoïde, en partie caché par le plexus choroïde, appelé *couche optique*, *couche du nerf optique*, *thalamus nervi optici*. Son intérieur se compose de substance grise, traversée de stries de substance blanche. En bas la couche optique se continue avec la cuisse du cerveau, en dehors avec l'hémisphère.

10) Entre le corps strié et la couche optique se voit un ruban médullaire, fibreux, appelé *bandelette demi-circulaire* (*tænia semicircularis*), qui commence en avant près du troisième ventricule, et qui se termine en arrière dans la corne inférieure du ventricule latéral. Sa partie antérieure est recouverte par une

petite lame de substance grise et translucide, appelée *lame cornée de la bandelette demi-circulaire.*

11) Dans le fond de la corne postérieure du ventricule latéral on remarque une éminence blanche à sa surface, grisâtre dans son intérieur, appelée *ergot*, et qui n'est autre chose que la saillie intérieure d'une circonvolution cérébrale.

Si maintenant on divise en travers et de bas en haut, la voûte, la cloison transparente et le corps calleux, à l'endroit où les deux plexus choroïdes viennent s'unir en avant, et qu'on replie une moitié des portions divisées en avant et l'autre en arrière, on voit,

12) Sur la face réfléchie de la partie postérieure de la voûte, une membrane vasculeuse triangulaire, qui s'unit en avant et latéralement aux deux plexus choroïdes; elle a reçu le nom de *toile choroïdienne* ou *troisième plexus choroïde*. Elle se continue avec la pie-mère, qui passe sous le genou postérieur du corps calleux.

13) Quand on enlève la toile choroïdienne qui tapisse la face inférieure de la voûte, on trouve que cette face a une figure triangulaire, et qu'elle est marquée de plusieurs empreintes dues aux vaisseaux qui y rampaient. Cette partie a reçu le nom de *lyre* (*corpus psalloides*). On voit aussi maintenant que les piliers postérieurs de la voûte s'enfoncent dans les cornes inférieures des ventricules latéraux, où ils se confondent avec la corne d'Ammon, en finissant par dégénérer en une bandelette libre par un de ses bords, et que sa configuration a fait appeler *corps frangé* (*corpus fimbriatum*).

14) Si l'on incise la substance cérébrale de manière à ouvrir peu à peu en dehors la corne inférieure du ventricule latéral, en suivant son contour, on voit que la paroi postérieure de cette corne est formée par une saillie médullaire, contournée comme elle en spirale, appelée *corne d'Ammon*. Elle se continue jusqu'à la base du cerveau, où elle se termine par une tubérosité présentant des inégalités, qui lui ont fait donner le nom de *pied d'hippocampe*, à raison de la ressemblance qu'on lui a supposée avoir avec le pied d'un cheval marin. La substance de cette corne d'Ammon est blanche en dehors, grise intérieurement; elle se continue avec le lobe postérieur du cerveau, et en haut avec le corps calleux et la voûte, qui forme sur son bord libre le *corps frangé*, comme nous l'avons dit.

15) En examinant la portion antérieure de la voûte réclinée en avant, on voit qu'elle se compose de deux cordons médullaires adossés l'un à l'autre, et qui s'enfoncent dans la substance

cérébrale jusque vers la base du cerveau, où ils se perdent dans les tubercules mamillaires. La voûte se compose donc de *quatre piliers :* deux antérieurs et deux postérieurs.

16) En écartant légèrement les piliers antérieurs de la voûte, on voit au devant d'eux un cordon transversal blanc, appelé *commissure antérieure du cerveau,* faisceau fibreux, qui se continue à travers les corps striés dans les hémisphères cérébraux, en formant une courbe à convexité antérieure. Ce faisceau devient peu à peu plus épais vers ses extrémités. A l'exception de ces deux derniers points, où il se continue avec la substance des hémisphères, il est libre dans la substance cérébrale, qui lui forme une espèce d'étui. Cette disposition se voit facilement, si l'on poursuit ce cordon dans un des hémisphères au moyen du manche du scalpel.

17) Quand on écarte légèrement les deux couches optiques, on voit qu'elles sont unies par une lame grisâtre, appelée *commissure molle des couches optiques.* Cette lame se déchire facilement dans les cerveaux qui ne sont plus frais.

18) En divisant sur la ligne médiane ce qui reste de la moitié postérieure du corps calleux et de la voûte, de manière à pouvoir écarter ces parties, on voit que les couches optiques présentent en bas, à leur extrémité postérieure, deux élévations, appelées *corps genouillés* (*corpora geniculata*); on en distingue un *externe* et un *interne.*

19) Le long du bord interne des couches optiques on remarque de petits cordons blanchâtres, qui se portent en arrière, pour s'unir à la *glande pinéale;* cette dernière est un petit corps grisâtre, pointu en arrière, placé entre les corps genouillés internes, et renfermant ordinairement des grains durs, que Carus a reconnu être formés par des cristaux réguliers. Les cordons que nous venons de décrire, sont appelés *rènes* ou *freins de la glande pinéale.*

20) Au-dessous de l'extrémité postérieure des rènes de la glande pinéale on voit un cordon blanc, fibreux, transversal, appelé *commissure postérieure,* qui se confond par ses extrémités avec les couches optiques.

21) Derrière cette commissure, et en partie sous la glande pinéale, on remarque un plan incliné en bas et en arrière, présentant quatre élévations arrondies, dont l'ensemble a reçu le nom de *tubercules quadrijumeaux,* d'*éminences nates* et *testes,* de *pont supérieur.* Ces tubercules sont blancs en dehors et grisâtres dans leur intérieur. Ils forment la partie supérieure du

pont de Varole, et se continuent comme lui avec les cuisses du cervelet, et plus spécialement avec les cordons appelés *processus cerebelli ad testes*, qui se voient derrière les tubercules.

22) On trouve sur le milieu du cervelet une élévation longitudinale, le *ver supérieur*, qui se termine en avant par un tubercule tout près des éminences quadrijumelles postérieures. Cette extrémité antérieure du ver est appelée *luette*.

23) Si l'on enlève cette partie moyenne du cervelet, en coupant d'avant en arrière, de manière à mettre peu à peu à nu la partie qui des tubercules quadrijumeaux se prolonge en arrière, on verra que la luette ne fait que s'avancer vers les tubercules sans y adhérer, et qu'une petite portion de pie-mère leur est interposée; quand celle-ci est enlevée à son tour, on a devant soi la *valvule de Vieussens* ou *grande valvule du cerveau*, qui n'est pas, à proprement parler, une valvule ou lame flottante, mais simplement une lame mince de substance grise, entremêlée de fibres médullaires et fixée de toutes parts; elle a à peu près une forme quadrilatère, et elle s'insère en arrière à la portion centrale et médullaire du cervelet, des deux côtés aux *processus cerebelli ad testes*, et en avant au bord postérieur des tubercules quadrijumeaux postérieurs. Cette lame est dirigée obliquement en bas et en arrière; elle fait partie du plancher supérieur ou postérieur du quatrième ventricule.

24) Le *troisième ventricule*, ou *ventricule moyen*, est une cavité que l'on voit depuis que la voûte qui en forme la paroi supérieure a été enlevée; ses parois latérales sont formées par les couches optiques; la paroi inférieure l'est par les éminences grisâtres que l'on voit à la base du cerveau depuis le point de l'entre-croisement des nerfs optiques jusqu'au bord antérieur de la protubérance annulaire. L'extrémité antérieure du troisième ventricule, appelée *vulve*, se termine un peu au-delà de la commissure antérieure, où cette cavité s'enfonce un peu vers la base du cerveau, pour se terminer dans la tige pituitaire; en arrière, le troisième ventricule se termine près de la commissure postérieure, au-dessous de laquelle on remarque une ouverture appelée *anus*. La commissure molle des couches optiques se trouve placée au milieu du troisième ventricule. Il communique avec les ventricules latéraux, derrière les piliers antérieurs de la voûte, où nous avons vu que le plexus choroïde d'un ventricule s'unissait à celui de l'autre, en passant dans le troisième.

25) Au-dessous de la commissure postérieure, au point que l'on a appelé *anus*, est l'orifice de l'*aqueduc de Sylvius*, canal

qui se dirige en arrière, au-dessous des tubercules quadrijumeaux, entre eux et le pont de Varole (ce qui a valu à ces parties les dénominations de pont supérieur et de pont inférieur), en faisant communiquer le troisième ventricule avec le quatrième.

26) Le *quatrième ventricule*, *ventricule du cervelet*, commence au niveau du bord postérieur des tubercules quadrijumeaux, là où se termine l'aqueduc de Sylvius, dont il n'est que la continuation; sa paroi supérieure ou postérieure est formée par la valvule de Vieussens, et par la partie moyenne de la face inférieure du cervelet; ses parois latérales le sont par les *processus cerebelli ad testes* et par les corps restiformes; sa paroi inférieure ou antérieure est formée en arrière par le *calamus scriptorius*, et en avant par la protubérance annulaire, qui forme à cet effet un sillon. Dans l'intérieur de ce ventricule on remarque deux *valvules semi-lunaires* ou *valvules de Tarin* (Planche III, fig. 3), lames médullaires, minces, qui se détachent de la face inférieure de la luette, et se dirigent de là vers les lobules des nerfs vagues. Le quatrième ventricule communique librement avec le troisième au moyen de l'aqueduc de Sylvius; en bas et en arrière il semble ouvert, si l'on ne considère que la substance cérébrale; mais il y est fermé par une lame de l'arachnoïde et de la pie-mère, qui envoient dans son intérieur de petits prolongemens, connus sous le nom de *quatrième plexus choroïde*.

4.° *Moelle épinière.*

On appelle ainsi la continuation de la moelle alongée dans le canal vertébral; elle y forme un long cordon médullaire, à peu près arrondi ou légèrement aplati d'avant en arrière, en général beaucoup plus grêle que la moelle alongée, mais présentant deux renflemens aux endroits où des nerfs très-volumineux s'en détachent; le premier renflement se remarque aux deux tiers inférieurs de la région cervicale, où naissent les nerfs qui vont former le plexus brachial; l'autre renflement se trouve à la partie inférieure de la région dorsale, où naissent les nerfs des plexus crural et sciatique. La moelle se termine, au niveau de la deuxième vertèbre lombaire, par une extrémité pointue, d'où part un filet qui descend dans le canal vertébral pour s'attacher à son extrémité inférieure. La partie du canal vertébral qui n'est plus occupée par la moelle épinière, l'est par un gros faisceau de nerfs, toujours encore contenu dans l'intérieur de la dure-mère, et dont l'ensemble a été appelé *queue de cheval.*

La moelle épinière est divisée en deux moitiés latérales par une scissure antérieure et une postérieure; mais ces scissures ne pénètrent pas jusqu'au centre de l'organe. Chacune de ces deux moitiés est subdivisée en deux cordons par une légère rainure latérale; on considère ces cordons comme la continuation des éminences pyramidales et des corps restiformes. La moelle se compose à l'extérieur d'une substance blanche extrêmement pulpeuse, presque diffluente, et dans laquelle il est très-difficile de remarquer à l'œil nu une structure fibreuse. La substance blanche de la moelle épinière, examinée au microscope, se trouve formée de tubes pour la plupart beaucoup plus gros que ne le sont ceux des diverses parties du cerveau. Quelquefois un de ces tubes, gros dans un point, se rétrécit subitement dans un espace assez considérable. Il est plus rare de trouver des tubes renflés en chapelet comme on les voit au cerveau. Entre ces tubes sont disséminés un assez grand nombre de corpuscules, les uns semblables à ceux du cerveau, les autres beaucoup plus grands et évidemment formés par une vésicule diaphane. Dans l'intérieur de la moelle on trouve un peu de substance grise, qui y est disposée dans chaque moitié sous la forme d'un croissant qui serait tourné par sa convexité vers le croissant du côté opposé; ces deux croissans, un peu distans l'un de l'autre, sont réunis par une petite ligne transversale grise. Suivant Reil la moelle épinière renferme outre la substance médullaire et grise, un tissu fibreux réticulaire, dans les mailles duquel la substance nerveuse est déposée.

La moelle épinière ne remplit pas à beaucoup près le canal vertébral et la cavité de la dure-mère rachidienne; elle n'est cependant pas flottante, mais elle est retenue en position par le *ligament dentelé.* Ce ligament dentelé se compose d'une série de prolongemens membraneux, triangulaires, placés sur les côtés de la moelle épinière, entre les racines des nerfs vertébraux; la base de ces triangles correspond à la moelle, et leur sommet est attaché à la dure-mère.

L'arachnoïde et la pie-mère, au contraire, adhèrent fortement à la moelle, et s'insèrent dans les scissures antérieure et postérieure. Ces membranes exercent même une certaine constriction sur ce cordon, au point que la moelle est chassée au-dehors, si les membranes viennent à être divisées en un point.

La moelle épinière donne naissance à trente paires de nerfs, dont huit *cervicales*, douze *dorsales*, cinq *lombaires* et cinq *sacrées :* tous ces nerfs en proviennent par deux faisceaux de racines, les unes antérieures et les autres postérieures, qui percent séparément la dure-mère et ne se réunissent qu'ensuite. Le ligament dentelé est placé entre les racines antérieures et postérieures des nerfs. Outre ces trente paires de nerfs, nous avons dit plus haut que le *nerf accessoire de Willis* provenait en partie de la moelle épinière par une série de filets, placés entre le ligament dentelé et les racines postérieures des nerfs cervicaux, depuis la première paire jusqu'à la sixième.

5.° *Connexion des parties qui composent la masse encéphalo-rachidienne.*

Jusqu'à présent nous nous sommes borné à décrire isolément les diverses parties qui entrent dans la composition de l'encéphale; voyons maintenant comment elles sont liées entre elles. Il existe à cet égard plusieurs théories; nous allons brièvement exposer les idées fondamentales de quelques-unes d'entre elles.

1) Gall divise les fibres médullaires de l'encéphale en un système *divergent* et en un système *convergent.* Il pense que ces fibres prennent leur origine aux moelles épinière et alongée, et qu'elles traversent divers amas de substance grise, qu'il appelle *ganglions*, et qu'il croit destinés à renforcer la substance blanche. C'est ainsi que les cordons antérieurs de la moelle, ou pyramides antérieures, s'entre-croisent au point d'union de la moelle épinière avec la moelle alongée; ces pyramides traversent la substance grise de la protubérance annulaire, où elles se renforcent pour en ressortir sous la forme de cuisses du cerveau; elles traversent ensuite deux ganglions, les couches optiques et les corps striés, qui renforcent de nouveau les fibres, et au sortir des corps striés, celles-ci s'épanouissent pour former les lobes antérieurs et moyens des hémisphères du cerveau, qui ne sont autre chose que ces fibres étendues en membranes, et plissées sur elles-mêmes. Arrivées à la surface extérieure des hémisphères, les fibres entrent dans la substance corticale, étendue également en membrane au dehors de la substance blanche; cette substance corticale, qui, suivant Gall, doit être considérée comme un ganglion, imprime aux fibres une autre direction, en vertu de laquelle elles se reportent vers l'intérieur, d'abord en croisant les premières fibres qui constituaient les hémisphères, et avec lesquelles elles forment une espèce de natte, puis en se réunissant sur la ligne médiane avec celles du côté opposé, en formant les *commissures* du cer-

veau; et plus spécialement la commissure antérieure et la majeure partie du corps calleux.

Les fibres des corps olivaires traversent également la protubérance annulaire, les cuisses du cerveau et les couches optiques; mais de là elles se portent en arrière sans traverser les corps striés, et vont former les lobes postérieurs du cerveau; arrivées dans la substance grise, ces fibres changent de direction et convergent vers l'intérieur, où elles s'unissent avec celles du côté opposé, en formant la voûte et la partie postérieure du corps calleux.

Enfin, le cervelet n'est également autre chose qu'une membrane plissée; il est formé par les corps restiformes, qui se renforcent en rencontrant dans leur chemin le corps rhomboïdal du cervelet; arrivées dans la substance corticale du cervelet, les fibres des corps restiformes se replient sur elles-mêmes, convergent en formant les *processus cerebelli ad testes* et les cuisses du cervelet, qui supérieurement forment les tubercules quadrijumeaux, et s'épanouissent en bas sur la superficie du pont, en y formant la couche des fibres transversales qui viennent s'unir à celles du côté opposé.

2) Laurencet pense que le cerveau et le cervelet sont formés par les cordons antérieurs de la moelle épinière et alongée, qui s'épanouissent en membranes, et reviennent en arrière se continuer dans les cordons postérieurs de la moelle, de manière à décrire une anse plus ou moins compliquée. Ainsi donc, si nous avons bien compris cet auteur, les pyramides s'entre-croisent dans la moelle alongée, se portent dans la protubérance annulaire, accompagnées par les faisceaux olivaires (qui ne s'étaient pas entre-croisés), constituent avec eux les cuisses du cerveau, traversent les corps striés, s'étendent en membranes pour former les hémisphères du cerveau, et se dirigent vers le corps calleux; là elles se divisent en deux portions: l'une se porte vers la corne d'Ammon, l'autre passe dans le corps calleux, où elle se croise avec celle du côté opposé, et descend avec la précédente portion par la cloison transparente dans la voûte. Cette voûte ne fait qu'une seule lame médullaire avec le corps frangé, la couche fibreuse de la corne d'Ammon et la cloison des ventricules. Arrivée aux piliers antérieurs, une division de ces fibres descend immédiatement à travers la couche optique dans le faisceau de l'*infundibulum* ou moyen [1], qui lui-même entre dans le corps res-

---

1 Laurencet appelle ainsi la partie latérale de la moelle alongée, en con-

tiforme; une division moindre constitue les corps genouillés, les tubercules quadrijumeaux, les *processus ad cerebellum*, et enfin le cervelet lui-même, au bas duquel elle se continue dans la pyramide postérieure du côté opposé, en se croisant avec sa pareille dans la protubérance annulaire, au devant des faisceaux antérieurs. Les prolongemens de cette commissure contiennent un renflement (corps ciliaire) si analogue au corps rhomboïdal de l'olive, que LAURENCET est porté à croire que les fibres qui descendent au cervelet, sont exactement les mêmes que celles de l'olive, qui étaient montées au cerveau, où elles s'étaient épanouies conjointement avec les pyramides.

PRÉPARATION. Nous conseillons aux élèves de suivre exactement la marche que nous allons leur tracer, parce que de cette manière ils auront l'avantage de pouvoir étudier sur un seul sujet la disposition entière du cerveau.

1.° *Méninges.* Le cadavre étant couché sur le ventre, on dénude la calotte du crâne au moyen d'une incision cruciale pratiquée sur les tégumens, dont on dissèque les lambeaux en bas, de manière à pouvoir scier le crâne circulairement, suivant une ligne qui commence à un demi-pouce au-dessus de la protubérance occipitale, et qui se dirige en avant à huit lignes au-dessus du rebord orbitaire supérieur. Afin de ne pas blesser la dure-mère, on aura égard au peu d'épaisseur du crâne dans la région temporale; d'ailleurs il ne sera pas nécessaire de scier partout les os dans toute leur épaisseur, car on achèvera la division au moyen du ciseau et du marteau; on se servira des mêmes instrumens comme d'un levier pour arracher la calotte osseuse de dessus la dure-mère, à laquelle elle est adhérente.

Quoique cette manière d'ouvrir le crâne ne soit pas aussi expéditive que celle imaginée dans les derniers temps, c'est-à-dire au moyen de la hachette mousse, elle est plus propre; elle rend l'élève attentif aux variations d'épaisseur aux divers endroits du crâne (connaissance indispensable au chirurgien), et, enfin, on ne s'expose pas à mettre les têtes hors d'état d'être conservées, lorsqu'on y remarque, après l'ouverture, quelque disposition intéressante.

On incise ensuite la peau le long des épines des vertèbres, depuis la protubérance occipitale jusqu'à la partie inférieure du sacrum, et on la dissèque de côté avec les muscles qui remplissent les gouttières vertébrales, de manière à dénuder toute la partie postérieure de la colonne vertébrale; puis on casse avec précaution les branches des épines, ce qui se fait soit avec un gros ciseau ordinaire, soit mieux encore avec un ciseau convexe, garni d'une arête qui l'empêche de pénétrer plus qu'à cinq ou six lignes de profondeur, en sorte qu'il est à peu près impossible de blesser la dure-mère rachidienne, que l'on met à nu en enlevant peu à peu les fragmens des épines avec des tenailles. Tout

---

nexion avec la tige pituitaire et le *tuber cinereum*, qu'il distingue de la pyramide postérieure qui est liée au cervelet.

le canal vertébral étant ainsi ouvert, on enlève une portion triangulaire de l'occipital, au moyen de deux traits de scie obliques, qui se terminent des deux côtés du grand trou occipital; on achève avec le ciseau et le marteau ce qui n'a pas pu être entamé avec la scie.

La tête étant relevée au moyen de billots placés sous le menton, on va à la recherche des différens prolongemens de la dure-mère; à cet effet, pour voir la *faux du cerveau*, on incise la méninge d'avant en arrière, des deux côtés et à un demi-pouce en dehors de la ligne médiane, jusqu'à un demi-pouce au-dessus du point qui correspondait à la protubérance occipitale, de manière à en conserver en place une bande moyenne, large d'un pouce environ; les portions latérales de la dure-mère seront divisées de haut en bas dans leur milieu, de manière à en pouvoir rabattre les quatre lambeaux. Détruisant ensuite, soit au moyen du doigt, soit avec l'instrument tranchant, les adhérences vasculaires qui existent entre la pie-mère et la bande longitudinale de la dure-mère qui a été conservée, on voit le repli falciforme qui s'enfonce verticalement entre les hémisphères, ainsi que les *glandes de Pacchioni*, qui sont placées entre la faux et l'arachnoïde. Pour voir la *tente du cervelet*, il suffit de relever les lobes postérieurs du cerveau. On examine la disposition de la *dure-mère rachidienne*, en la fendant en long.

L'*arachnoïde* peut être démontrée en faisant aux enveloppes cérébrales, qui avaient été recouvertes par la dure-mère, une légère incision dans laquelle on souffle de l'air; ce fluide séparera momentanément cette membrane transparente de la pie-mère vasculeuse qu'elle recouvre. On remarquera en même temps que l'arachnoïde passe simplement d'une circonvolution à une autre, sans s'enfoncer dans leurs interstices. On trouve le *canal arachnoïdien* en écartant avec beaucoup de précaution les lobes postérieurs du cerveau; on voit alors l'orifice de ce canal délicat immédiatement derrière et au-dessous de l'extrémité postérieure du corps calleux et au-dessus des veines qui descendent dans le sinus droit, vers le milieu du bord antérieur de la tente. Pour étudier le canal arachnoïdien dans toute son étendue, il faudrait pouvoir y consacrer un cerveau, qu'il importe d'examiner avant qu'il n'ait été extrait du crâne, afin d'éviter le soupçon que cette apparence de canal est due à une déchirure : on commence par introduire une soie de porc dans l'orifice du canal, puis on ouvre les ventricules latéraux; après avoir divisé le corps calleux et la voûte en travers derrière les piliers antérieurs, on récline le corps calleux et la voûte en arrière, en ayant grand soin de détacher de cette dernière l'arachnoïde et la pie-mère qui en tapissent la face inférieure. On trouve de cette manière le canal arachnoïdien bien complet et il ne reste plus qu'à l'inciser sur le trajet de la soie, que l'on voit paraître à travers ses parois diaphanes.

C'est surtout à la base du cerveau que l'on peut bien voir l'arachnoïde; il faut donc sortir ce viscère de la cavité crânienne, et à cet effet on sépare la faux du cerveau de son attache antérieure, après avoir fait écarter les deux lobes cérébraux, et on la récline en arrière : on fait relever les lobes postérieurs du cerveau et l'on divise de chaque côté la tente du cervelet, par une incision dirigée en dehors et en arrière, le long du bord supérieur du rocher, en coupant en même temps les veines de Galien, qui unissent la portion moyenne de la tente au cerveau et au cervelet. L'encéphale n'est plus alors retenu en place que par des liens nerveux et vasculaires qu'il s'agit de diviser; dans cette opération on fera attention aux gaînes que l'arachnoïde envoie sur ces parties et qui se réfléchissent ensuite sur la dure-mère pour en recouvrir la lame interne. Faisant donc de nouveau relever les lobes antérieurs du cerveau, on sépare les bulbes olfactifs de la lame criblée de l'ethmoïde, on coupe les nerfs optiques à leur sortie du crâne, puis la tige pituitaire, les artères carotides et les nerfs de la troisième paire; ceux de la quatrième, étant très-minces, s'arrachent facilement si l'on ne fait pas attention : ils sont retenus en dehors des précédens par un repli de la dure-mère. On divise alors les nerfs de la sixième paire, qui traversent la dure-mère près de l'apophyse basilaire; dirigeant ensuite l'instrument en dehors, on coupe le gros faisceau des nerfs de la cinquième paire; plus en dehors et en arrière, ceux de la septième et huitième; directement en bas, les nerfs de la neuvième, dixième et onzième paire; en bas et en dedans, ceux de la douzième, et enfin, les artères vertébrales. Si maintenant on veut sortir la moelle épinière avec le cerveau, on coupe toutes les paires vertébrales là où elles traversent la dure-mère, et l'on tire à soi le cerveau, afin d'entraîner la moelle à travers le grand trou occipital. Mais ordinairement on préfère de laisser la moelle en place, et à cet effet on la divise au niveau de la deuxième ou de la troisième vertèbre cervicale; dans les cas où le canal vertébral n'aurait pas été ouvert, il faudrait enfoncer un scalpel dans le trou occipital et diviser la moelle alongée aussi bas que possible, de manière à la conserver bien entière et à enlever plutôt une portion de moelle épinière; on en accroche ensuite avec le doigt, le bout qui tient au cerveau, et l'on enlève tout l'encéphale, en le renversant en arrière dans la main gauche, qui est tenue prête pour le recevoir.

Examinant ensuite la partie du cerveau située entre le pont de Varole et l'entre-croisement des nerfs optiques, on trouve une membrane transparente, tendue par-dessus un espace enfoncé; c'est l'arachnoïde, qui y est tout-à-fait séparée de la pie-mère. On peut, par une dissection délicate ou par la macération, démontrer la lame de l'arachnoïde qui tapisse la face interne de la dure-mère.

La *pie-mère* peut être étudiée dans son ensemble, sans que pour cela il soit nécessaire de faire une préparation spéciale; pour voir ses replis qui s'enfoncent entre les circonvolutions cérébrales, on n'a qu'à en enlever des lambeaux de dessus le cerveau; on verra ces replis sortir de l'intervalle des circonvolutions, dans le moment où l'on tire la pie-mère à soi. Les prolongemens intérieurs de la pie-mère, qui se distribuent dans les cavités cérébrales sous le nom de plexus choroïdes, seront étudiés plus tard.

Avant que de passer à l'étude du cerveau, on pourra encore voir la disposition de quelques replis de la dure-mère, qui étaient restés cachés jusqu'à présent, tels que la *faux du cervelet* et les attaches croisées de la tente du cervelet aux apophyses clinoïdes. On examinera, enfin, les *sinus de la dure-mère*, que l'on poursuit en les fendant successivement. Pour voir la forme triangulaire de leur canal, il faut en couper un en travers, par exemple le longitudinal supérieur, et examiner le profil de la coupe.

Il y a encore une autre manière d'étudier la dure-mère, qui serait même préférable à celle que nous venons d'indiquer, si elle n'exigeait que l'on sacrifie le cerveau; mais cette coupe est très-instructive pour en faire une pièce de cabinet. Pour cela on dénude le crâne de ses tégumens et on le divise à droite et à gauche, à un demi-pouce en dehors de la ligne médiane, par un trait de scie vertical, dirigé d'avant en arrière, commençant à un demi-pouce au-dessus du bord orbitaire supérieur et se terminant à un demi-pouce au-dessus de la protubérance occipitale externe. Deux traits de scie horizontaux, qui réunissent chacun les deux extrémités des précédens, servent à détacher les deux portions latérales du crâne, en sorte qu'il n'en subsiste plus en haut qu'un cerceau médian, auquel on laisse adhérer la dure-mère avec la faux. En faisant ces sections, ils est inutile de chercher à ménager la substance du cerveau; on peut hardiment la scier en travers, en même temps que les os, car, ces segmens enlevés, il faudra dans tous les cas arracher en entier la masse cérébrale et cérébelleuse. Cela étant fait, on voit tous les prolongemens de la dure-mère parfaitement en rapport.

2.° *Encéphale.* Après avoir étudié les divisions générales de l'encéphale, on va à la recherche des objets qui sont à remarquer à sa base, dans l'ordre d'après lequel nous les avons décrits. Pour cela on place le cerveau dans une assiette creuse, dans une calotte de crâne; ou mieux encore dans un vase fait exprès, dont la cavité a été modelée sur une calotte. Ces vases, tout en s'adaptant parfaitement à la forme du cerveau, ne sont pas sujets à vaciller comme les calottes. On enlève avec précaution l'arachnoïde et la pie-mère qui recouvrent le cerveau; mais on fera attention de ne pas arracher en même temps les nerfs, surtout ceux de la troisième et de la quatrième paire, qui se déchirent bien facilement. En général, on fera bien encore de s'abstenir d'inciser la substance du cerveau, parce qu'on ne devra étudier pour le moment que les objets placés à sa superficie; cependant, pour voir les racines externes de la *première paire de nerfs*, on pourra faire une petite incision horizontale, qui pénètrera dans la scissure de Sylvius; on suit les *nerfs de la deuxième paire* vers leur origine, en soulevant un peu la protubérance annulaire avec le cervelet, et en écartant avec précaution la pie-mère sur leur trajet. Quelquefois on trouve un trou au lieu de la *lame grise*, placée entre les cuisses du cerveau : c'est le troisième ventricule, dont la paroi inférieure s'est déchirée accidentellement; cela a surtout lieu dans les cerveaux mous, qui n'ont pas été placés de suite dans un vase creux convenable. Pour le *nerf de la troisième paire*, on fait une petite incision dans la cuisse du cerveau et le pont de Varole, immédiatement en dehors de l'origine apparente de ce nerf, et dans la direction des fibres de la cuisse. Cette coupe fera aussi voir la *substance noire*. Il faut suivre le *nerf de la quatrième paire* avec beaucoup d'attention et en enlever peu à peu la pie-mère qui l'entoure, après avoir relevé la protubérance annulaire avec le cervelet. On peut découvrir les racines du *nerf de la cinquième paire*, en incisant le bord externe du pont, de dehors en dedans et suivant la direction des fibres du nerf. Le *croisement des pyramides* se trouve à quinze lignes en arrière du bord postérieur du pont ; il suffit d'enlever exactement les membranes qui recouvrent la moelle alongée, et d'écarter ensuite légèrement les deux moitiés de la moelle, qui sont séparées sur la ligne médiane ; l'entre-croisement s'aperçoit dans le fond de la rainure. Pour bien voir les *corps restiformes* et le *calamus scriptorius*, il faut soulever la moelle alongée et inciser l'arachnoïde qui l'unit à la face inférieure du cervelet. On trouve dans ce *calamus scriptorius* quelques petits prolongemens de la pie-mère (4.e *plexus choroïde*), qu'il faut enlever pour voir les stries blanches qui sont les *racines du nerf acoustique*. En suivant ce nerf autour du corps restiforme, on voit le *ganglion acoustique* et le nerf facial. On remarque encore en cet endroit les *valvules de Turin*, dans l'intérieur du quatrième ventricule ; pour cela, il faut renverser la moelle alongée en avant, et pousser les lobes du cervelet en haut, vers le ver supérieur, de manière à étendre le vallon en largeur.

Pour examiner l'intérieur du cerveau, on le place sur sa base, et, après avoir écarté les hémisphères pour voir le *corps calleux*, on fait au niveau de ce corps une incision horizontale et un peu bombée en haut, de manière à enlever un hémisphère cérébral après l'autre. Ces coupes doivent se faire de dedans en dehors, parce que le cerveau se divise plus facilement dans ce sens. Par là on aperçoit le *centre ovale de Vieussens*. On ouvre les ventricules latéraux en incisant dans le centre ovale, des deux côtés du corps calleux ; puis on suit avec l'instrument la direction des cornes des ventricules. On voit par cette préparation la *face inférieure du corps calleux* et la *cloison transparente*, si l'on soulève un peu le corps calleux et que l'on place l'objet entre l'œil et le jour. On aperçoit encore par cette coupe les *plexus choroïdes*, la *voûte*, les *corps striés*, les *couches optiques*.

On ouvre ensuite la corne postérieure du ventricule latéral, si cela n'a pas déjà été fait, et l'on y voit vers son bord interne une saillie quelquefois très-peu exprimée, qui est l'*ergot*. Si l'on enlève la pie-mère qui tapisse en dehors le cerveau, dans la région qui correspond à cet ergot, et que l'on exerce autour de ce tubercule quelques légères frictions avec la pulpe du doigt, il est très-facile d'en détruire peu à peu la saillie, en même temps qu'on efface en dehors les circonvolutions, en sorte qu'on finit par avoir une membrane médullaire en dedans et corticale en dehors. Nous nous sommes un peu étendu sur cette disposition, parce qu'il nous a paru que nulle part ailleurs la formation des hémisphères par une membrane plissée, était aussi facile à concevoir pour les commençans. Quelquefois cette corne postérieure est très-petite, et alors il faut tâcher d'en reconnaître d'abord la direction, en glissant doucement le petit doigt d'avant en arrière.

En divisant ensuite le corps calleux, la cloison et la voûte, à l'endroit où les plexus choroïdes viennent s'unir, on peut récliner une moitié de ces parties en avant et l'autre en arrière. Cette coupe permet de voir la *toile choroïdienne*, et la *lyre*, quand celle-ci est enlevée ; on remarque encore les *piliers postérieurs de la voûte*, les *corps frangés* et la *corne d'Ammon*. Pour bien apercevoir cette dernière, on incise la paroi externe de la corne inférieure du ventricule, en suivant son contour jusqu'à la base du cerveau ; là on verra aussi comment le plexus choroïde entre dans le ventricule, par la base du cerveau.

Enfin, on voit encore les *piliers antérieurs de la voûte*, et dans leur écartement, la *commissure antérieure*, ainsi que la *commissure molle*, entre les couches optiques. Cette dernière commissure est souvent déchirée dans les cerveaux qui ne sont plus frais, ou dans ceux qui ont été maniés avec peu de soin.

On coupe ensuite la partie postérieure du corps calleux et de la voûte sur la ligne médiane, de manière à pouvoir en rejeter chaque moitié de son côté, ce qui permet de voir les *corps genouillés*, la *glande pinéale*, la *commissure postérieure*, les *tubercules quadrijumeaux* et le *ver supérieur du cervelet*.

Si maintenant on récline ce ver en arrière, on voit les *processus cerebelli ad testes*, et entre eux la *valvule de Vieussens*, que l'on aperçoit mieux encore quand on enlève peu à peu, par une coupe horizontale, la partie antérieure du ver supérieur. Après avoir étudié le *troisième ventricule*, on insuffle le quatrième, en plaçant le tube dans l'orifice antérieur de l'*aqueduc de Sylvius*; par là on verra aussi l'air agiter la valvule de Vieussens. On glisse ensuite une sonde cannelée par le même orifice, pour la faire arriver dans le quatrième ventricule, dont on incisera la paroi supérieure afin d'en voir l'intérieur. En prolongeant enfin cette incision un peu en arrière, dans la substance du cervelet, on voit les *valvules de Tarin*.

La même préparation qui a servi à l'examen de toutes les portions isolées du cerveau, dans l'ordre suivant lequel nous les avons énumérées, peut encore être utilisée pour l'examen de la connexion de ces parties suivant la doctrine de Gall. Le cerveau étant placé de manière à ce que sa base regarde en haut, on écarte avec la pulpe du doigt, la substance des circonvolutions cérébelleuses qui déborde les corps restiformes; de cette manière on verra comment ce cordon entre dans le cervelet. Puis on fait dans cet organe une incision qui, partant du milieu du corps restiforme, sépare les deux tiers externes du cervelet de son tiers interne, ce qui permet de voir comment les pyramides postérieures se ramifient dans l'intérieur; c'est cette disposition arborisée qui a reçu le nom d'*arbre de vie*; enfin, on aperçoit par le même moyen le *corps ciliaire*, dans l'épaisseur du corps restiforme. Pour voir le système convergent du cervelet, il suffit de faire sur la substance cérébelleuse qui déborde la cuisse du cervelet du côté opposé, des frictions dirigées de dedans en dehors; par là on déplisse peu à peu les circonvolutions, et l'on voit que les mêmes replis qui, par la coupe verticale, paraissaient provenir du corps restiforme, semblent se continuer du côté opposé avec les cuisses du cervelet. Si l'on fait ensuite sur le lobe du cervelet resté intact, une incision horizontale qui le divise en une moitié supérieure et une inférieure, en partant du centre d'un de ses pédoncules, on peut obtenir une coupe parfaitement blanche; cette coupe démontre qu'on a incisé juste le milieu d'un des feuillets dont se compose cet organe, et elle fait voir que ce que l'on pourrait prendre dans l'arbre de vie pour un simple rameau, est en effet une lame qui comprend toute la largeur du cervelet.

Pour voir le passage des pyramides à travers le pont, on fait dans la substance de ce dernier une incision un peu oblique et légèrement convexe en dedans, commençant à la base de la pyramide et se terminant au milieu de la cuisse du cerveau. Cette incision sera d'abord très-peu profonde; on récline avec le tranchant du scalpel la couche superficielle des fibres transverses du pont que l'on a coupées, et on les pousse à droite et à gauche, de manière à former peu à peu une gouttière large d'une ligne et demie environ en arrière, et de trois lignes en avant. Quand on aura pénétré à une ligne à peu près de profondeur, on commence à trouver les faisceaux de fibres longitudinales, qui, en grossissant, vont peu à peu former les cuisses du cerveau. On enlève le nerf optique de dessus la cuisse du cerveau, puis on fait dans l'hémisphère cérébral de ce côté une coupe, qui, commençant à l'extrémité de la cuisse du cerveau, se dirige (d'après la position actuelle du cerveau) en dehors et en bas, jusqu'à ce que l'on parvienne, vers l'extrémité de la cuisse, sur deux corps grisâtres traversés par des fibres blanches, et qui ne sont autre chose que la couche optique et le corps strié, par où passent les fibres de la pyramide. Si l'on continue à entamer la substance de ce corps strié dans la même direction, on voit vers son extrémité antérieure, la commissure antérieure coupée en biseau, et qui se présente là sous la forme d'une petite ellipse blanche. Pour apercevoir le trajet des faisceaux du corps olivaire, il faut inciser plus profondément et plus en dehors.

Le côté opposé du cerveau peut encore servir à faire voir le trajet des fibres de la pyramide, par une coupe en profil; on fait à cet effet une incision verticale, qui, partant du milieu de la pyramide, traverse le pont, se dirige obliquement en dehors vers le milieu de la cuisse du cerveau, et de là traverse le corps strié pour s'étendre dans l'hémisphère; on voit alors sur le profil de la coupe du pont, les faisceaux éparpillés de la pyramide, qui y traversent la substance grise. Il n'existe certainement aucune coupe qui soit comparable à celle-ci pour démontrer le trajet des faisceaux pyramidaux.

On a déjà vu les *fibres convergentes* du cerveau, en étudiant le corps calleux, la voûte, la cloison transparente et les commissures antérieure et postérieure; cependant on n'a pas encore suivi la *commissure antérieure* dans le lobe moyen du cerveau, autrement que par la coupe oblique, par laquelle on l'a divisée, en suivant les fibres de la pyramide à travers le corps strié. Si l'on a un autre cerveau à sa disposition, on en incise la substance sur le trajet de ce cordon de réunion, en employant le manche du scalpel, de préférence à sa lame.

Gall indique plusieurs procédés pour voir mieux encore les *fibres convergentes* du cerveau; mais il serait inutile de nous y arrêter, car l'inspection des planches est à peu près indispensable pour les imiter; nous nous bornerons donc à dire, que c'est surtout après avoir ouvert la corne postérieure du ventricule latéral par sa face externe, qu'on parvient à bien saisir les rapports du système divergent et convergent du cerveau, et qu'à cet effet il faut peu à peu déplisser les circonvolutions et rompre le tissu qui résulte du croisement de ces deux ordres de fibres, après avoir soigneusement enlevé toute la pie-mère qui recouvre l'extérieur du cerveau.

Quant au *déplissement* lui-même, qu'il est indispensable d'exécuter pour étudier le cerveau d'après Gall, il faut toujours commencer par enlever avec soin la pie-mère qui recouvre l'extérieur du cerveau; puis on fait glisser doucement la pulpe des doigts sur les endroits où l'on veut obtenir le déplissement, en ayant soin d'agir toujours sur les points où l'on éprouve le moins de résistance. S'il se sépare du cerveau une matière visqueuse qui entrave les mouvemens des doigts, on favorise le déplissement en trempant ceux-ci de temps en temps dans l'eau. On peut s'exercer au déplissement en prenant une portion quelconque de l'hémisphère, et de préférence un morceau du lobe postérieur, que l'on étend facilement en membrane, d'après la méthode que nous venons d'indiquer; mais il faut avoir soin de commencer toujours par appuyer les doigts sur le milieu de la coupe d'une circonvolution, parce que c'est là que les deux lames sont juxta-posées. Ce déplissement s'obtient encore très-facilement, soit en soufflant fortement sur le milieu de la coupe d'une circonvolution, soit en y poussant un jet d'eau.

Laurencet fait une coupe très-simple pour démontrer le cerveau; il le renverse sur sa face convexe, puis il incise d'avant en arrière la scissure de Sylvius jusqu'à la cavité digitale, et il renverse les lobes moyens du cerveau sous le cervelet; plus tard, il fait une autre incision horizontale d'arrière en avant, dans le lobe antérieur, en suivant une espèce de sillon qui semble se continuer de la scissure de Sylvius vers la partie interne du lobe antérieur, et en ayant soin de faire passer l'instrument au-dessous et en dehors du corps strié (d'après la position actuelle du cerveau). Enfin, pour pouvoir renverser en avant le cervelet, le pont de Varole, les cuisses du cerveau, les couches optiques et les corps striés, qui viennent d'être détachés en partie, il faut diviser les piliers antérieurs de la voûte, ainsi que le repli antérieur du septum médian, qui seraient sans cela déchirés par la forte extension qu'on leur fera subir. Dans la démonstration on tient compte de cette division.

3.° *Moelle épinière.* Nous avons déjà indiqué la manière d'ouvrir le canal vertébral. On voit la moelle épinière dès que la dure-mère rachidienne est fendue dans toute sa longueur. Après avoir étudié les membranes qui enveloppent la moelle, et le *ligament dentelé,* on étudie les nerfs vertébraux, ainsi que le nerf accessoire de Willis. Puis, pour examiner le sillon postérieur de la moelle, on enlève avec soin les méninges qui la recouvrent; le sillon antérieur ne peut, comme de raison, être vu qu'après avoir sorti la moelle de son canal. La *substance grise* qui se trouve dans son intérieur, sera étudiée sur la surface des coupes transversales qu'on y fera dans les diverses régions. Comme en général les nerfs ne tiennent pas très-fortement à la moelle épinière, on peut sortir celle-ci de son canal sans l'avoir préalablement ouvert; il suffit de tirer doucement à soi la moelle par son extrémité supérieure; il est vrai qu'alors tous les nerfs en sont arrachés.

4.° On étudie la *structure du cerveau*, en examinant à la loupe ou au microscope composé les quatre substances que l'on y rencontre. On s'assure de la structure fibreuse de la substance blanche par la simple inspection à l'œil nu de portions d'un cerveau bien frais, coupé par tranches dans diverses directions; on verra alors que ce ne sont pas les dentelures plus ou moins acérées de l'instrument tranchant qui déterminent l'apparence fibreuse, parce que ces fibres paraîtront ou disparaîtront, suivant le sens dans lequel on l'a incisé ou râclé. Cette structure devient aussi évidente, si l'on considère qu'il est facile de déchirer le cerveau dans certaines directions et qu'il est beaucoup plus difficile de le faire dans d'autres; enfin, en plongeant un cerveau dans l'alcool, auquel on a ajouté un peu d'acide hydrochlorique ou nitrique, ou bien simplement dans un acide étendu d'eau, dans une solution d'alun ou de sublimé corrosif, ou en le faisant bouillir dans de l'huile, il se durcit et se fendille toujours dans des directions bien déterminées, ce qui prouve encore que les fibres existent réellement, parce que, si le cerveau était une simple *pulpe*, comme on s'est plu à le dire, il se fendillerait tantôt dans telle direction et tantôt dans telle autre. Par contre, en exécutant ces diverses préparations sur la substance grise, on ne parviendra jamais à lui donner une apparence fibreuse.

Nous conseillons cependant de ne faire durcir le cerveau que pour en étudier comparativement la texture; car il vaut mieux en général employer des cervaux frais pour son étude graphique.

L'injection est encore un excellent moyen pour éclairer la texture du cerveau; car les différentes substances cérébrales présentent des particularités bien notables relativement à la distribution vasculaire.

Pour faire voir le tissu réticulaire de la moelle épinière, Reil en mettait macérer des portions dans une solution d'un gros de potasse caustique par once d'eau; après quelques jours il les coupait en tranches les plus minces possible, dont il enlevait alors la pulpe au moyen d'un pinceau très-doux, en ayant soin d'opérer sous l'eau.

CHAPITRE II.

De l'œil, organe de la vision.[1]

Avant que de passer à la description du globe de l'œil, nous avons à considérer plusieurs parties accessoires, qui sont : les organes appelés protecteurs de l'œil, les voies lacrymales et les muscles du globe oculaire.

Art. 1.er *Organes protecteurs de l'œil.*

1.° Sourcils. Les sourcils sont deux arcades convexes en

1 Consultez J. G. Zinn, *Descr. anat. oculi humani*. Gœtting., 1755, in-4.°, avec fig.

S. Th. Sœmmerring, *Abbildungen des menschl. Auges*. Francf., 1801, in-fol. On trouve une copie de ces planches dans le Traité des maladies des yeux, de Demours. Paris, 1818.

M. J. Weber, *Ueber die wichtigsten Theile im menschlichen Auge; Journal für Chirurgie und Augenheilkunde, von* Græfe *u.* Walther, *1ster Band, 3tes Heft*. Berl., 1828.

Fr. G. J. Henle, *De membrana pupillari aliisque oculi membranis pellucentibus*. Bonn, 1832, in-4.°, avec fig.

Fr. Arnold, *Anatomische und physiologische Untersuchungen über das Auge des Menschen*. Heidelb., 1832, in-4.°, avec fig.

haut, situées le long du rebord orbitaire supérieur; ils forment une saillie plus forte en dedans qu'en dehors; cette saillie est surtout due aux muscles sourcilier, frontal et orbiculaire des paupières, qui meuvent le sourcil de côté et d'autre. La portion interne et plus épaisse du sourcil est appelée sa *tête;* sa portion externe effilée porte le nom de *queue.* Les sourcils sont hérissés de poils courts et raides, dirigés en dehors. Leur principal usage consiste à intercepter une partie des rayons lumineux qui viennent d'en haut, ce qui a surtout lieu quand le sourcil est froncé et abaissé.

2.° Paupières. Au devant de chaque œil se trouvent deux valvules mobiles, situées transversalement et pouvant se toucher par leurs bords libres; on en distingue une *supérieure* et une *inférieure.* La première est plus grande, et quand elle est abaissée, elle descend un peu au-dessous du diamètre transversal de l'œil. Les paupières sont réunies par leurs extrémités; de ces deux points d'union l'un est situé en dedans vers le nez, et reçoit le nom d'*angle interne* ou de *grand angle de l'œil;* l'autre est appelé *petit angle*, *angle externe.*

Les paupières se composent d'une double expansion cutanée, d'une couche musculaire et d'un cartilage central.

La face externe des paupières est recouverte par une peau très-fine, continuée de celle de la face; quand elle est arrivée sur le bord libre des paupières, elle se réfléchit vers l'intérieur, en devenant plus mollasse, mince, humide, muqueuse en un mot; cette partie interne réfléchie porte le nom de *conjonctive.* Quand cette membrane muqueuse a entièrement tapissé la face interne ou postérieure des paupières, elle les quitte pour se réfléchir devant le globe de l'œil, dont elle revêt la face antérieure, en sorte que la conjonctive d'une paupière se continue sans interruption avec celle de l'autre, au devant de l'œil. La partie de la conjonctive qui recouvre la cornée transparente, devient excessivement mince et lui adhère si fortement, qu'on serait tenté de croire qu'elle n'y existe pas; nous verrons plus bas comment on parvient à l'y reconnaître. Les autres portions de la conjonctive sont très-lâches et extensibles, pour se prêter tant au jeu des paupières qu'à celui du globe de l'œil.

La conjonctive palpébrale recouvre plusieurs séries de glandes sébacées, appelées *glandes de Meibomius;* les séries sont perpendiculaires au bord libre des paupières, sur lequel elles s'ouvrent par des orifices étroits précédés d'une petite dilatation ou sinus. Ces glandes sécrètent une humeur onctueuse, la *chassie*, qui sert à lubrifier les parties.

On remarque plusieurs rangées de poils, implantés dans la peau vers le bord libre des paupières; on les appelle *cils*. Ils sont un peu recourbés; ceux de la paupière supérieure sont concaves en haut, ceux de l'inférieure le sont en bas.

Derrière la peau qui recouvre les paupières en dehors, on trouve le muscle orbiculaire des paupières, qui est destiné à les rapprocher, en les tirant un peu vers l'angle interne de l'œil. La paupière supérieure a en outre un *releveur propre*, que nous examinerons plus tard.

Enfin, derrière l'orbiculaire on trouve les *fibro-cartilages tarses*, minces, très-élastiques, s'adaptant au globe de l'œil, et donnant la forme aux paupières. Celui de la paupière supérieure a quatre lignes de haut, celui de la paupière inférieure n'en a que deux. Les glandes de Meibomius sont placées entre ces lames et la conjonctive. Ces cartilages tarses se terminent à une ligne de distance de l'angle interne de l'œil, où leur extrémité fait un peu saillir le bord libre des paupières.

Préparation. On examine la disposition des *sourcils* en disséquant, couche par couche, la peau et les muscles, comme nous l'avons indiqué dans la myotomie.

Après avoir soigneusement étudié la disposition extérieure des *paupières*, on en enlève la peau pour préparer le muscle orbiculaire, en disséquant du bord adhérent de la paupière vers son bord libre. Par une dissection semblable on pourra mettre à découvert ses vaisseaux et nerfs, qui cependant sont plutôt du ressort de l'angiotomie et de la névrotomie. Après avoir enlevé la couche musculeuse, on trouve le *cartilage tarse*; puis, en renversant en dehors une paupière sans la détacher, on voit la conjonctive qui la recouvre et qui se réfléchit ensuite sur l'œil; sous la conjonctive on aperçoit des rangées de grains jaunâtres, qui sont les *glandes de Meibomius*, dont on examine la disposition à la loupe. On rend la conformation de ces glandes beaucoup plus distincte en les injectant de mercure; on fend à cet effet l'orifice très-étroit des conduits excréteurs au moyen d'un scalpel effilé : le sinus d'un conduit étant par là mis à découvert, il est facile d'y introduire un tube à mercure. Toute la série de grains glanduleux étant remplie, on y retient le métal au moyen d'une ligature.

Si l'on détache les paupières du rebord orbitaire, on peut, en les tirant en avant, disséquer la *conjonctive* par sa face postérieure et la détacher peu à peu du globe de l'œil jusqu'à la cornée, où l'on ne pourra cependant pas la poursuivre long-temps; il est nécessaire de l'humecter de temps en temps pendant la préparation; cette dissection est plus facile sur un œil de bœuf. Pour enlever en entier la conjonctive de dessus la cornée, il faut s'aider de la macération ou plonger un instant la pièce dans l'eau presque bouillante.

Art. 2. *Voies lacrymales.*

1.° Glande lacrymale. Située derrière la paupière supérieure, au-dessus de l'angle externe de l'œil, dans une petite fossette creusée dans la voûte orbitaire. Cette glande est rougeâtre et granuleuse, de forme aplatie, et elle donne naissance à six ou sept conduits excréteurs très-déliés, qui s'ouvrent sur la face interne de la paupière supérieure les uns à côté des autres. La glande lacrymale est l'organe sécréteur des larmes.

2.° Caroncule lacrymale. Le bord libre des paupières ne se dirige pas en droite ligne de l'angle externe de l'œil vers l'angle interne; mais à deux lignes environ de ce dernier, chaque bord libre présente une saillie, après quoi ces bords se réunissent en formant entre eux une courbe parabolique. L'espace circonscrit par cette parabole porte le nom de *lac lacrymal.* C'est dans ce lac lacrymal qu'est logée la *caroncule lacrymale*, petit corps rougeâtre, composé d'un amas de glandes sébacées, et recouvert de poils extrêmement petits. Cette caroncule et ces poils semblent destinés à remplacer les glandes de Meibomius et les cils qui manquent vers l'angle interne de l'œil. Elle a en outre une utilité toute mécanique, en dirigeant vers les points lacrymaux les larmes qui avaient été portées dans le lac lacrymal, par les contractions du muscle orbiculaire des paupières.

Au bord externe de la caroncule on remarque un petit repli semi-lunaire de la conjonctive, appelé *membrane clignotante.* C'est le rudiment d'une troisième paupière verticale, beaucoup plus développée dans les animaux, et surtout dans les oiseaux, où elle peut recouvrir la totalité de la face antérieure de l'œil, au moyen d'un appareil musculaire très-curieux, qui tire cette membrane de dedans en dehors.

3.° Points lacrymaux. La saillie que l'on remarque sur le bord libre des paupières vers l'angle interne, présente sur sa face interne, qui touche le globe de l'œil, une petite papille, au centre de laquelle on remarque une ouverture rétrécie, qui est le *point lacrymal.* Cette ouverture étant dirigée en arrière, on conçoit qu'elle doit toujours être prête à recevoir les larmes qui y affluent.

4.° Conduits lacrymaux. Au nombre de deux; ils commencent chacun au point lacrymal correspondant, et sont situés dans l'épaisseur du bord libre des paupières vers l'angle interne de l'œil. Ils se portent tous les deux de dehors en dedans, en décrivant une courbe; le supérieur se dirige d'abord un peu en haut, puis obliquement en dedans et en bas, l'inférieur descend d'abord un peu, puis il se porte en dedans et en haut; tous les deux se réunissent enfin pour s'ouvrir dans le sac lacrymal. La conjonctive s'insinue dans ces conduits et en tapisse l'intérieur; dans le sac lacrymal elle se continue avec la membrane muqueuse qui le revêt.

Un muscle particulier, appelé *muscle de Horner* ou *muscle lacrymal*, paraît destiné à tirer en dedans ces conduits lacrymaux et peut-être à comprimer le sac lacrymal, qu'il embrasse sur son côté interne. C'est un muscle grêle, long d'un demi-pouce environ; il naît du bord postérieur de l'os unguis, et se dirige en avant et en dehors, en se divisant en deux chefs, dont l'un s'unit au point lacrymal supérieur et l'autre à l'inférieur.

5.° Sac lacrymal. Réservoir alongé, situé derrière le ligament palpébral, dans une gouttière formée par l'os unguis et l'apophyse nasale de l'os maxillaire supérieur. Son extrémité supérieure remonte un peu au-dessus du ligament palpébral (ou tendon de l'orbiculaire); son extrémité inférieure se rétrécit et se continue avec le canal nasal. Il se compose, comme le canal nasal, d'une tunique fibreuse externe et d'une tunique interne muqueuse, qui se continue en bas avec la membrane pituitaire, et en haut avec la conjonctive.

6.° Canal nasal. Il n'est que la continuation rétrécie du sac lacrymal, qui s'ouvre dans le méat inférieur du nez, par une ouverture taillée en biseau et garnie d'une petite valvule semi-lunaire, formée par un repli de la membrane pituitaire. Ce canal est dirigé en bas et un peu en dedans. Il décrit une légère convexité en avant, et tout-à-fait en bas il est un peu concave en avant.

Les larmes sécrétées par la glande lacrymale, absorbées par les points lacrymaux, vers lesquels elles sont dirigées par la caroncule, parcourent donc les conduits lacrymaux, le sac lacrymal et le canal nasal, pour couler librement dans le nez.

Préparation. On peut voir la *glande lacrymale*, soit en détachant le muscle orbiculaire et la paupière supérieure, de la partie supérieure externe de l'orbite, soit en emportant la voûte de l'orbite sur une tête dont la calotte du crâne a été enlevée, comme nous allons l'indiquer pour la préparation des muscles de l'œil. C'est ce dernier mode de préparation qu'il faut employer, si l'on veut aussi disséquer les vaisseaux et nerfs de la glande.

Pour découvrir les orifices des *conduits de la glande*, il faut détacher cette dernière avec la moitié externe de la paupière supérieure, sur la face postérieure de laquelle ces conduits se trouvent; on les rend visibles, soit par l'insufflation, soit en faisant tremper la pièce pendant quelque temps dans de l'eau colorée, par exemple par du sang ou de l'encre, puis on les injecte de mercure ou bien on y introduit les pointes effilées de la barbe d'un chat. Cette préparation est très-difficile sur l'œil humain; sur l'œil du bœuf, au contraire, on voit facilement les orifices en grand nombre, et il est très-aisé d'y introduire des soies de porc.

Les poils qui recouvrent la *caroncule lacrymale* ne peuvent ordinairement être aperçus qu'au moyen de la loupe. La *membrane clignotante*, très-petite dans l'homme, sera d'abord étudiée sur l'œil du bœuf, où l'on voit distinctement qu'elle n'est autre chose qu'un repli de la conjonctive. Mais il est surtout intéressant de l'étudier sur un œil d'oiseau, d'une poule, par exemple.

Les *points lacrymaux* s'aperçoivent vers l'angle interne de l'œil, dès qu'on renverse un peu en avant le bord libre des paupières. Pour mettre à découvert les *canaux lacrymaux*, le *sac lacrymal* et le *canal nasal*, il faut commencer par introduire des soies de sanglier dans les points lacrymaux et les faire peu à peu parvenir dans le nez; à cet effet on saisit la portion de la paupière avoisinant le point lacrymal et on la tire de manière à faire correspondre autant que possible la direction du canal lacrymal à celle du sac; il est donc nécessaire de se rappeler que le canal supérieur monte d'abord directement, puis se porte en dedans en descendant un peu; que l'inférieur descend d'abord et se porte ensuite en dedans, mais en montant légèrement, et que le sac lacrymal se dirige en bas et très-peu en arrière. Puis, après avoir préparé le muscle orbiculaire, on l'enlève vers l'angle interne de l'œil, mais on en conserve le tendon, dont on étudiera les rapports avec le sac, auquel il est assez adhérent. Il sera facile de ménager les conduits lacrymaux, dont le trajet est représenté par les soies qu'on y a introduites.

Pour découvrir le *canal nasal*, on incise les parties molles depuis l'extrémité interne du rebord orbitaire inférieur jusqu'à la lèvre supérieure, en faisant pénétrer l'instrument jusqu'à l'os. Puis on enlève peu à peu, avec le ciseau et le marteau, la portion antérieure de l'os maxillaire supérieur, dans la longueur d'un pouce environ, de manière à former une gouttière de près de trois lignes de large, toujours en suivant la direction que présente le canal que l'on met à découvert; on verra alors qu'en général le canal est convexe en avant, mais que cette direction change un peu tout en bas, où il forme en avant une petite concavité; on observera aussi que la lame de l'os maxillaire qui sépare le canal en dehors de l'antre d'Highmor est très-mince et sujette à être percée dans le cathétérisme du canal nasal, suivant le procédé de Laforest, si on l'exécute sans ménagement. On divise ensuite la tête en deux moitiés par une section verticale, de manière à laisser la cloison du nez du côté où la préparation n'a pas été faite. De cette manière on découvre le méat inférieur du nez, où se termine le canal nasal, que l'on reconnaîtra par une légère saillie semi-lunaire, de la concavité de laquelle sortent les soies introduites dans les points lacrymaux. Pour voir cette disposition, il est quelquefois nécessaire de briser un peu le cornet inférieur, en le renversant en haut. C'est à dessein que nous conseillons de ne diviser la tête qu'après avoir mis à découvert le canal nasal, ce qui serait plus difficile à faire sur une moitié de tête.

Un procédé moins avantageux, à ce qu'il me semble, pour découvrir le canal nasal, consiste à scier une tête verticalement, puis à introduire de bas en haut une sonde dans le canal nasal et le sac lacrymal, et à enlever ensuite peu à peu, avec un fort scalpel, les portions de l'os unguis et du cornet inférieur qui correspondent à leur partie interne.

Pour voir le *muscle lacrymal*, on sépare en dehors les paupières du globe de l'œil, et on les récline vers le nez en les laissant adhérer à l'angle interne de l'œil; il suffit alors d'enlever la membrane clignotante, les portions voisines de la conjonctive et la graisse environnante, pour apercevoir facilement ce muscle.

ART. 3. *Muscles de l'œil.*

Les muscles qui meuvent le globe de l'œil, sont au nombre de six; de plus on trouve dans l'orbite un septième muscle, qui est le releveur de la paupière supérieure, et dont la description doit également trouver sa place ici.

Les muscles qui s'attachent au globe de l'œil, et spécialement les quatre muscles droits, forment sur son segment antérieur une expansion aponévrotique, que l'on avait décrite autrefois, mais à tort, comme une tunique propre de l'œil, sous le nom de *tunique albuginée.*

1.° MUSCLE RELEVEUR DE LA PAUPIÈRE SUPÉRIEURE. Alongé, aplati, dirigé d'arrière en avant, le long du milieu de la partie supérieure de l'orbite. Il commence en arrière dans un bourrelet fibreux qui entoure le nerf optique à son entrée dans l'orbite, et se termine en s'épanouissant dans le bord supérieur du cartilage tarse supérieur. Ce muscle relève la paupière supérieure.

2.° MUSCLE DROIT SUPÉRIEUR DE L'ŒIL. Alongé, placé sous le précédent. Il commence, comme lui, dans la substance fibreuse qui entoure en arrière le nerf optique, et se termine par une large aponévrose à la partie supérieure du segment antérieur du globe de l'œil.

3.° MUSCLE OBLIQUE SUPÉRIEUR DE L'ŒIL; GRAND OBLIQUE. Alongé, fusiforme, situé le long du bord interne de la paroi supérieure de l'orbite. Il provient en arrière de la substance fibreuse et du périoste de l'orbite à côté du précédent, et se porte en avant en se transformant en un tendon. Arrivé à la partie antérieure de l'orbite, il y passe dans une poulie cartilagineuse qui le retient contre l'os, et s'y réfléchit alors en dehors et très-peu en arrière, pour s'attacher, en s'épanouissant, à la partie supérieure du globe de l'œil, derrière le tendon du droit supérieur.

4.° Muscle droit interne. Alongé, grêle, placé sous le précédent, le long de la paroi interne de l'orbite. Il commence en arrière dans la substance fibreuse qui entoure le nerf optique, se porte en avant et se transforme en un tendon qui s'insère, en s'épanouissant, à la partie interne du globe de l'œil, au devant de son milieu.

5.° Muscle droit externe. Situé le long de la paroi externe de l'orbite. Il naît près du trou optique de la substance fibreuse qu'on y remarque, et s'insère en avant à la partie externe du segment antérieur du globe de l'œil.

6.° Muscle droit inférieur. Dirigé d'avant en arrière au-dessous du globe de l'œil. Il commence près du cercle fibreux qui entoure le nerf optique à son entrée dans l'orbite, et s'insère en avant à la partie inférieure du segment antérieur de l'œil, en s'y épanouissant en une aponévrose.

7.° Muscle oblique inférieur; petit oblique. Recourbé, situé à peu près transversalement au-dessous du globe de l'œil. Il commence au bord antérieur et inférieur de l'orbite, en dehors de la gouttière lacrymale; de là il se recourbe en dehors et en haut sous le globe de l'œil et sous l'extrémité antérieure du muscle précédent, puis il passe entre l'œil et le droit externe, et s'insère enfin à la partie postérieure et externe du globe de l'œil.

Usages. Chacun des quatre muscles droits, s'il agit séparément, tire le globe de l'œil de son côté. Deux muscles droits voisins le meuvent dans une direction moyenne à leurs actions séparées. Le droit externe est l'antagoniste de l'interne; le supérieur est celui de l'inférieur. Si les quatre muscles droits se contractent en même temps, ils tirent peut-être l'œil un peu vers le fond de l'orbite.

Les muscles obliques, considérés chacun isolément, semblent être rotateurs du globe de l'œil sur son axe; le supérieur dirige la partie supérieure de l'œil en dedans et en avant vers le nez; l'inférieur en tourne la partie externe en bas et en avant; mais nous convenons volontiers que nous n'avons jamais observé cette rotation du globe. Il nous paraît donc plus convenable d'adopter l'opinion de SCHRŒDER VAN DER KOLK, qui veut que ces deux muscles agissent toujours simultanément : par là leur action rotatoire est mutuellement détruite; mais comme ces muscles entourent la majeure partie du globe de l'œil, celui-ci est comprimé par eux, alongé suivant son axe, et la pupille en même temps dirigée vers le nez.

PRÉPARATION. Enlevez la calotte du crâne et enfoncez peu à peu la paroi supérieure de l'orbite, en y faisant avec le ciseau et le marteau une ouverture triangulaire, dont un des angles correspond en arrière à l'entrée du nerf optique dans l'orbite. La coupe conseillée par quelques auteurs, et qui consiste à enlever l'arcade orbitaire supérieure, doit être considérée comme inutile et comme détruisant tous les rapports. Dès que le périoste est incisé, on trouve le *releveur de la paupière supérieure*, que l'on poursuit jusqu'au cartilage tarse; le muscle restera attaché en arrière à la gaîne fibreuse qui entoure le nerf optique; on s'en facilite la dissection en abaissant fortement la paupière supérieure. Dans la dissection du releveur de la paupière on se rappellera qu'il est collé sur le *droit supérieur de l'œil*, qui semble faire corps avec lui et dont on le séparera avec précaution. Les autres muscles de l'œil resteront également insérés autour du nerf optique, que l'on conserve intact. En enlevant peu à peu la graisse, les vaisseaux et les nerfs qui entourent les muscles de l'œil, on parvient facilement à les trouver tous, si l'on a égard à la situation respective de chacun d'eux, telle que nous l'avons indiquée.

L'*oblique supérieur* se contournant en dehors après être sorti de sa poulie, il faut, avant de disséquer son tendon, tirailler en sens contraire le muscle et le globe de l'œil, pour remarquer à travers la gaîne muqueuse qui l'entoure, la véritable situation de la poulie et la direction du tendon réfléchi, qu'il est facile alors de mettre au net.

En préparant le *droit inférieur*, il faut ménager l'*oblique inférieur* qui se trouve au-dessous de son extrémité antérieure; enfin, pour préparer facilement ce dernier, on enlève la paupière inférieure et on le dissèque par la face antérieure de l'œil.

ART. 4. *Globe de l'œil.*

(Voyez la coupe en profil, pl. IV, fig. 1.)

L'œil a la forme d'un sphéroïde dont le *grand axe* est antéro-postérieur : cette disposition provient de ce que les quatre cinquièmes postérieurs du globe de l'œil forment un segment d'une sphère plus grande, tandis que le cinquième antérieur est complété par le segment d'une sphère plus petite qui est superposé à l'autre, en sorte que cette dernière partie proémine. Le nerf optique, qui s'unit à la partie postérieure de l'œil, n'est pas exactement dans son axe, mais un peu à son côté interne.

On divise ordinairement les parties qui entrent dans la composition de l'œil, en *membranes* ou *parties contenantes*, et en *humeurs* ou *parties contenues ;* sans nous arrêter davantage à cette division, nous allons successivement énumérer toutes ces parties.

1.° Sclérotique ou cornée opaque. Elle est la membrane la plus extérieure de l'œil, dont elle embrasse les quatre cinquièmes postérieurs ; la cornée transparente la complète en avant. Cette sclérotique est blanche, fibreuse, très-serrée, composée d'une seule lame, plus épaisse en arrière à l'entrée du nerf optique qu'en avant, et surtout que dans son milieu. En avant elle présente une ouverture qui reçoit la cornée transparente ; l'union de ces deux parties a lieu en ce que le bord de la sclérotique est taillé en biseau aux dépens de sa face interne, tandis que le bord de la cornée l'est dans le sens opposé ; mais en outre ces deux membranes sont unies en dehors au moyen de fibres, qui de la sclérotique viennent s'implanter dans la cornée. En arrière et un peu en dedans, la sclérotique présente une petite ouverture qui livre passage aux filets dont se compose le nerf optique.

La face externe de la sclérotique est recouverte de tissu cellulaire ; l'interne est lisse. Ce poli est dû, suivant les recherches d'Arnold, à l'existence d'une membrane séreuse très-mince, qu'il appelle *arachnoïde de l'œil*, et qui, après avoir tapissé la face interne de la sclérotique, se jette par-dessus le bord inférieur du ligament ciliaire pour tapisser la face externe de la choroïde, et former ainsi, comme toutes les séreuses, un sac sans ouverture. L'espace vide qui se rencontre entre la sclérotique et la choroïde contient, suivant Arnold, une très-petite quantité de sérosité.

2.° Cornée transparente. Enchâssée dans l'ouverture antérieure de la sclérotique ; sa convexité est plus grande que celle de cette membrane ; elle n'est pas exactement circulaire, car on remarque que son diamètre transversal est un peu plus long que le vertical. Comme son nom l'indique, elle est parfaitement transparente. Elle se compose de lames, entre lesquelles est déposée une humeur albumineuse ; le nombre de ces lames est encore indéterminé ; il n'est pas difficile d'en préparer six à huit, mais il m'a toujours semblé qu'il en existe plus que le scalpel ne parvient à isoler. Ces lames elles-mêmes, examinées au microscope, sont composées de fibres de $\frac{1}{300}$ à $\frac{1}{400}$ mm d'épaisseur, rugueuses à leur surface, à direction ondulée et irrégulièrement entre-croisées les unes avec les autres.

Vers le point de jonction de la cornée avec la sclérotique, là où leur adhère le cercle ciliaire, on trouve un canal circulaire très-étroit et appelé *canal de Fontana*[1] ou *canal ciliaire.* Chez l'homme ce canal adhère aux membranes extérieures de l'œil; chez le bœuf et les autres animaux, au contraire, il adhère plus fortement au cercle ciliaire. Quoique je n'aie pas vu ce conduit donner des rameaux, il n'est peut-être qu'un vaisseau sanguin; du moins l'ai-je une fois vu rempli de matière rouge après l'injection des artères.

3.° CHOROÏDE. La choroïde est une membrane brune, mince, molle, vasculeuse, placée en dedans de la sclérotique. Elle commence en arrière autour du nerf optique, et se porte de là en avant pour se terminer dans le cercle ciliaire. Elle peut être séparée en deux lames, dont l'interne est appelée *membrane ruyschienne;* un examen attentif fait voir que la lame externe seule se termine dans le cercle ciliaire, tandis que l'interne va plus loin pour s'unir directement aux procès ciliaires et à l'iris. Nous avons déjà fait remarquer que les recherches d'ARNOLD tendent à faire admettre que la face externe de la choroïde est tapissée par la lame interne de l'arachnoïde oculaire, dont nous avons parlé à l'occasion de la sclérotique.

4.° CERCLE OU LIGAMENT CILIAIRE. On appelle ainsi un anneau blanchâtre, situé au niveau de l'union de la sclérotique avec la cornée, et dans lequel se termine la lame externe de la choroïde. Vu le nombre considérable de nerfs qui entrent dans sa composition, on s'accorde assez généralement aujourd'hui à le considérer comme un ganglion. C'est à tort qu'on avait cru

1 Je conçois difficilement comment on a pu me contester d'avoir le premier donné une description exacte du canal de Fontana chez l'homme, dans la première édition de cet ouvrage qui a paru en 1829; car SCHLEMM ne l'a décrit qu'une année plus tard, et si cet anatomiste affirme avoir fait sa *découverte* en 1827, je n'ai jamais prétendu de mon côté n'avoir reconnu cette structure que le jour même de la publication de ce Manuel. Ce serait en effet une manière bien commode de prendre date, que de publier un fait une année après qu'un autre anatomiste l'a déjà fait, tout en annonçant que la *découverte* date de trois ans. On a prétendu en outre que ma description du canal de Fontana se rapporte au bœuf et non pas à l'homme: il suffit de voir ce que j'en dis dans la première édition à l'article PRÉPARATION, pour rester convaincu que c'est bien de l'homme que j'ai parlé, et que SCHLEMM n'a fait que répéter ce que j'avais dit. Au reste, l'injection du canal de Fontana chez l'homme et au mercure se fait depuis trop long-temps à l'amphithéâtre d'anatomie de Strasbourg, pour que je puisse dire à qui appartient la première idée de ce mode d'administration.

que l'iris et les procès ciliaires en provenaient; ces parties se continuent plutôt avec la lame interne de la choroïde.

5.° Corps ciliaire ou procès ciliaires. On donne ce nom à une série d'une soixantaine de petits replis alongés, qui se détachent de la lame interne de la choroïde, à l'endroit où elle contourne le cercle ciliaire; ces replis rayonnent vers l'intérieur, où ils se terminent par des extrémités libres. Ils sont placés derrière l'iris, et devant le corps vitré à côté du cristallin. On est encore dans l'incertitude sur leur nature; quelques anatomistes pensent qu'ils sont musculeux.

6.° Iris. L'iris est un diaphragme membraneux, placé verticalement, et visible derrière la cornée transparente. Différemment coloriée dans les divers individus, cette membrane présente dans son milieu une ouverture arrondie, appelée *pupille* ou *prunelle*. Par sa circonférence, l'iris semble se continuer avec la lame interne de la choroïde, et non pas avec le cercle ciliaire, comme on le dit encore quelquefois. La texture de l'iris est essentiellement musculaire; on y distingue un plan de fibres circulaires et un autre de fibres rayonnées. En arrière l'iris est recouvert d'une couche de substance de couleur noire, retenue en position par une continuation de la membrane de l'humeur aqueuse, qui de la face postérieure de la cornée se réfléchit sur la face antérieure de l'iris, et de là sur sa face postérieure. Cette partie postérieure, noire, de l'iris porte le nom d'*uvée*. On distingue dans l'iris deux cercles artériels; l'un, appelé *grand cercle de l'iris*, entoure sa grande circonférence; l'autre borde l'ouverture pupillaire et est nommé *petit cercle*. Nous en parlerons encore à l'occasion des artères.

7.° Membrane de Jacob. Cette membrane, extrêmement fine et en apparence dépourvue de vaisseaux sanguins, est placée en dedans de la choroïde, entre elle et la rétine. Son existence n'est bien connue que depuis quelques années; bien qu'elle ne soit révoquée en doute par aucun anatomiste moderne, quelques-uns d'entre eux pensent toutefois qu'il ne faut pas la considérer comme une véritable membrane, mais comme une couche de mucus concrété à la suite de la décomposition cadavérique du pigment noir qui revêt la choroïde. Les recherches de M. J. Weber tendent à prouver que cette membrane ne se termine pas à la hauteur du cercle ciliaire, mais qu'arrivée en cet endroit, elle s'épaissit et passe entre les procès ciliaires et la zone de

Zinn, jusque vers le cristallin, et que là elle se réfléchit sur la face postérieure de l'iris, où elle se continue avec la membrane de l'humeur aqueuse qui la tapisse.

8.° Rétine. La rétine est une membrane mince, blanchâtre, située en dedans de la précédente membrane, et enveloppant immédiatement le corps vitré. En avant elle se termine au bord postérieur de la zone de Zinn, en sorte qu'elle n'arrive pas immédiatement jusqu'au bord de la capsule cristalline. La rétine se compose elle-même de deux lames : le nerf optique est plus particulièrement en rapport avec l'externe, dans laquelle le microscope ne nous a toutefois pas fait reconnaître de tubes nerveux semblables à ceux qui composent le nerf optique, mais rien qu'un amas de corpuscules arrondis de $1/_{110}$ de millimètre d'épaisseur environ; l'interne est vasculaire. A une ligne en dehors de l'endroit où le nerf optique entre dans la rétine, on remarque la *tache jaune de Sœmmerring*, entourée de quelques replis membraneux, et au centre de laquelle il y a une petite ouverture, qui, suivant E. Home, donne passage à un vaisseau lymphatique qui se rend dans le corps vitré.

9.° Humeur aqueuse. On donne ce nom à une humeur ténue, transparente, légèrement albumineuse, qui remplit les *chambres antérieure* et *postérieure de l'œil*. Ces chambres sont deux espaces, compris l'un entre la cornée et la face antérieure de l'iris, l'autre entre la face postérieure de l'iris et le cristallin, et communiquant entre eux au moyen de l'ouverture pupillaire. L'humeur aqueuse est sécrétée par la *membrane de l'humeur aqueuse* ou *de Demours*. Cette membrane tapisse la face postérieure de la cornée; extrêmement mince, c'est cependant là où elle a le plus d'épaisseur; elle est très-fragile, comme cornée, et les lambeaux qu'on en obtient se roulent immédiatement sur eux-mêmes; sa couleur m'a toujours semblé tirer un peu sur le jaune. Après avoir tapissé la cornée, elle devient beaucoup plus mince, se réfléchit sur la face antérieure de l'iris, traverse la pupille et tapisse la face postérieure de l'iris, où elle retient en place le pigment noir qui y est déposé. En cet endroit elle paraît se continuer avec la membrane de Jacob, suivant quelques anatomistes.

10.° Cristallin. Le cristallin est un corps lenticulaire, transparent, quelquefois légèrement jaunâtre, plus convexe en arrière qu'en avant, situé derrière l'iris et devant l'humeur vitrée. Il se compose d'un grand nombre de couches concentriques, dont les extérieures sont les plus molles. Par différens procédés on parvient à y produire des fentes rayonnées, ordinairement au nombre de trois, et qui semblent indiquer que ce corps est formé d'autant de secteurs; mais en outre on remarque dans l'intervalle de ces fentes principales une foule de fentes beaucoup plus fines, qui démontrent que chacune des pellicules dont l'emboîtement constitue le cristallin, est composée d'une foule de fibrilles soyeuses extrêmement ténues qui rayonnent de la circonférence de chaque couche vers son centre. Le cristallin est en grande partie composé d'albumine. Ce corps est renfermé librement dans une enveloppe transparente et mince, mais d'un tissu très-dense, comme corné, appelée *capsule cristalline* ou *cristalloïde*. Cette capsule a absolument la forme du cristallin, mais elle est un peu plus grande que lui, en sorte qu'il y a entre elle et le cristallin un petit espace rempli par un fluide transparent, nommé *humeur de Morgagni*. Par sa face postérieure la capsule cristalline adhère à la membrane hyaloïde du corps vitré, qui, en outre, envoie au devant d'elle une lame qui est la continuation de la zone de Zinn.

11.° Corps vitré. Le corps vitré est enveloppé en arrière par la rétine; il occupe la majeure partie de l'œil, depuis la partie postérieure duquel il s'étend jusqu'au cristallin. Le corps vitré est convexe en arrière, pour s'adapter à la concavité de la rétine; il présente en avant une concavité, dans laquelle est logé le cristallin avec sa capsule, qui lui adhère intimement. Ce corps vitré, parfaitement transparent, ne se compose pas d'une humeur épaisse comme on pourrait le croire; mais sa consistance provient de ce que sa partie fluide est renfermée dans une infinité de cellules, formées par une *membrane* particulière, appelée *hyaloïde;* cette membrane, extrêmement mince, lui forme d'abord une enveloppe générale, puis il s'en détache vers l'intérieur une multitude de cloisons, qui circonscrivent les cellules dans lesquelles l'humeur est renfermée. On trouve entre le corps vitré et le bord du cristallin un espace triangulaire, recourbé en cercle, appelé *canal godronné* ou *de Petit* Il y a deux manières d'expliquer son mode de formation : les uns pensent que la membrane hyaloïde se compose de deux lames qui, arrivées à une ligne de distance de la capsule cristalline, se séparent, en sorte que l'une passe derrière la capsule, et l'autre devant, de manière à la retenir en place; de cet écartement il résulte un canal triangulaire, dont un des côtés serait formé par la lame postérieure de l'hyaloïde, l'autre par sa lame antérieure, plus épaisse, striée et plissée (*zone de Zinn*), et le troisième par le bord de la face postérieure de la capsule cristalline. D'autres anatomistes croient que l'hyaloïde ne se sépare pas en deux lames en avant, et qu'elle passe toute entière derrière la capsule cristalline; mais ils décrivent alors séparément une membrane striée et plissée, la *zone de Zinn*, qui s'insère à la partie antérieure de l'hyaloïde, et se porte de là en avant, pour s'attacher à la face antérieure de la capsule cristalline tout près de son bord, ou bien pour se continuer sur toute la face antérieure de la capsule cristalline; cette zone de Zinn formerait alors un des côtés du canal de Petit, et l'hyaloïde et la capsule les deux autres. On voit donc que tout le débat roule sur la question de savoir si la zone de Zinn est une dépendance, un dédoublement de l'hyaloïde, ou si elle est une membrane particulière qui lui est simplement accolée.

12.° Vaisseaux de l'œil. Les artères qui vont au globe de l'œil, sont les *artères ciliaires* et la *centrale de la rétine*, qui toutes proviennent de l'artère ophthalmique. Les artères ciliaires sont de trois espèces: les *ciliaires courtes* ou *postérieures*, dont on voit quelquefois trente à quarante, traversent la sclérotique près du nerf optique, et se sous-divisent dans la lame externe de la choroïde en plusieurs ramifications, dont part un nombre considérable de rameaux qui forment un lacis extrêmement riche dans la membrane ruyschienne. Quand les artères ciliaires courtes sont arrivées près du cercle ciliaire, quelques-uns de leurs rameaux le traversent et s'unissent au grand cercle de l'iris; mais la majeure partie se distribue dans les procès ciliaires.

Les *artères ciliaires longues*, au nombre de deux, traversent la sclérotique vers son tiers postérieur; il y en a une en dehors et une autre en dedans sur le diamètre transversal de l'œil. Elles s'avancent entre la sclérotique et la choroïde jusqu'au cercle ciliaire; là elles se divisent chacune à angle droit en deux branches, qui s'unissent à celles de l'autre artère et aux rameaux des artères ciliaires courtes, de manière à former le grand cercle de l'iris, qui envoie quelques rameaux fins dans l'iris, mais qui en fournit un très-grand nombre aux procès ciliaires.

Les *artères ciliaires antérieures*, au nombre de quatre ou de cinq, percent la sclérotique tout près de la cornée, et se dirigent en partie vers le grand cercle de l'iris, et en partie s'avancent jusqu'au bord pupillaire, où elles forment le petit cercle de l'iris.

L'*artère centrale de la rétine* parcourt le centre du nerf optique, et arrive avec lui à la rétine, dans laquelle elle se distribue par un grand nombre de ramifications. L'artère centrale de la rétine fournit en outre une branche qui traverse le corps vitré d'arrière en avant, lui donne en passant quelques rameaux, arrive à la face postérieure de la capsule cristalline, et s'y divise en plusieurs rameaux disposés en rayons.

Les *veines* qui correspondent à ces artères sont disposées d'une manière analogue, à l'exception des veines *ciliaires postérieures courtes*, qui sont formées par la réunion d'un paquet considérable de rameaux, occupant surtout la lame externe de la choroïde, disposés régulièrement et appelés *vaisseaux tourbillonnés* (*vasa vorticosa*). Les veines de l'œil se dégorgent dans le sinus ophthalmique et en partie dans la veine faciale antérieure.

Arnold, se fondant sur ses observations microscopiques, considère le tissu cellulaire en général, et la sclérotique, la cornée transparente, la membrane de Demours, la capsule cristalline en particulier, etc., comme étant entièrement composés de lacis de vaisseaux lymphatiques. Nos propres recherches nous ont bien fait reconnaître que la cornée, le tissu cellulaire, le tissu aponévrotique, sont composés de fibres soit entrelacées, soit parallèles; mais nous considérons ces filamens comme des fibres primitives et nous ne saurions les rattacher au système lymphatique.

13.° Nerfs de l'œil. Nous avons déjà vu que le *nerf optique* se distribue sur la rétine; les autres nerfs qui se distribuent au globe de l'œil sont les *nerfs ciliaires :* ils proviennent les uns du ganglion ophthalmique et les autres du nerf nasal. Ces nerfs ciliaires percent la sclérotique près du nerf optique, marchent d'arrière en avant entre la sclérotique et la choroïde, en donnant très-peu de rameaux à cette dernière, et s'enfoncent dans le cercle ciliaire, qui ne semble être qu'un ganglion formé par leurs lacis, sans qu'il soit possible, dans l'homme, de suivre leurs filets dans l'iris ou dans les procès ciliaires.

Préparation. L'examen des parties qui composent le globe de l'œil ne peut guère se faire que sur des yeux très-frais, dont la cornée est encore assez transparente et bombée. Beaucoup de ces dissections pourront être faites sur des yeux de bœufs.

Pour voir le globe de l'œil, il faut couper les muscles, les nerfs, et spécialement le nerf optique, dans le fond de l'orbite, et tirer l'œil hors de cette cavité. On peut commencer par rabattre en avant les quatre muscles droits, afin de voir le mode d'implantation de leurs aponévroses dans la sclérotique, et dont on a mal à propos décrit l'ensemble sous le nom de *tunique albuginée*. Puis on enlèvera peu à peu de dessus le globe de l'œil tous les muscles, la conjonctive et les nerfs, à l'exception du nerf optique.

Par là, la face externe de la *sclérotique* et de la *cornée* sera visible. On examine les divers degrés d'épaisseur de la sclérotique, au moyen de sections antéro-postérieures, que l'on fait sur cette membrane. On reconnaît que la sclérotique est percée en arrière d'une seule petite ouverture pour le passage du nerf optique, en divisant d'avant en arrière le globe de l'œil et le nerf optique en deux moitiés égales : on voit alors que la gaîne du nerf optique se continue avec la sclérotique, et en séparant de la gaîne le nerf à son entrée dans l'œil, on voit qu'il traverse une ouverture unique de la sclérotique et non pas une lame criblée : cette dernière apparence est obtenue sur un segment postérieur de la sclérotique, dont on a enlevé la choroïde, si l'on comprime le nerf d'arrière en avant, de manière à faire sortir sa pulpe à travers ces petits trous, ou bien si l'on coupe un nerf optique tout près de son insertion au globe de l'œil, et que l'on fasse un peu macérer le segment postérieur de la sclérotique, de manière à pouvoir exprimer la pulpe de la petite portion restante du nerf; mais ces petites ouvertures ne sont que les interstices des cloisons que forme intérieurement le névrilème et qui n'ont pas été détruites par l'opération. Les lames de la cornée doivent être isolées sur un œil entier, en commençant par les lames les plus extérieures. Quand on en viendra aux lames internes, il faut user de beaucoup de précaution, parce que la moindre piqûre que l'on ferait dans la chambre antérieure de l'œil, déterminerait la sortie de l'humeur aqueuse, et partant affaisserait la cornée. Mais quel que soit le nombre des lames que l'on parvienne à démontrer ainsi, il est facile de s'assurer qu'on n'est pas arrivé au dernier point de division; car si l'on froisse doucement une de ces lames entre deux doigts, on sent distinctement la mobilité qui existe entre celles qui la composent encore. Cette dissection est naturellement plus facile sur un œil de bœuf que sur un œil humain.

On aperçoit le mode d'union de la sclérotique avec la cornée, si l'on fait sur ces deux membranes une section, de manière à pouvoir en examiner le profil à la loupe. On parvient à les séparer par une macération prolongée, par l'ébullition ou par ces deux procédés réunis.

La préparation de la *choroïde* exige beaucoup de soins, parce que cette membrane est assez délicate; on peut s'en faciliter la dissection en l'exécutant sous l'eau. Dans tous les cas il faut inciser circulairement la sclérotique, de manière à la partager en un segment antérieur et un postérieur; mais cette section doit être faite avec les précautions suivantes : on commence par tracer la coupe à faire dans l'épaisseur de la sclérotique, en la grattant circulairement avec la pointe d'un scalpel, mais en se gardant de l'intéresser dans toute son épaisseur. Quand cette voie est tracée, on perce peu à peu la membrane dans toute son épaisseur dans un petit point seulement; dès que cela est fait, ce que l'on reconnaît à la couleur foncée de la choroïde que l'on aperçoit, on souffle de l'air par cette ouverture au moyen d'un syphon, afin d'augmenter un peu par la distension de la sclérotique l'espace qui sépare les deux membranes; puis, soulevant la sclérotique avec des pinces, on introduit dans son ouverture la branche mousse de ciseaux fins, et l'on agrandit ainsi la section ; on continue de cette manière jusqu'à ce que la division soit achevée, en se servant de temps en temps du syphon pour écarter les deux membranes. On renverse ensuite les segmens de la sclérotique, l'un en avant, l'autre en arrière, en détruisant de suite les adhérences vasculaires ou nerveuses qui existent surtout en arrière entre les deux membranes. Le segment postérieur de la sclérotique pourra rester dans cette position, ou bien on le coupera près du nerf optique ; le segment antérieur, au contraire, sera enlevé après l'avoir séparé du *cercle ciliaire*, afin de pouvoir examiner l'*iris*. On peut d'ailleurs s'assurer de la position réelle de l'iris, en plongeant l'œil entier dans l'eau et en l'observant en profil : la réfraction de la cornée est annulée par ce moyen.

Le *canal de Fontana* sur l'œil humain reste adhérent au segment antérieur de la sclérotique que l'on vient d'enlever ; c'est donc sur sa face interne, vers son union avec la cornée, que l'on recherchera ce canal, qui n'est guère plus gros que la tige d'une épingle. On le démontre très-bien en l'injectant de mercure, ce que l'on exécute de la manière suivante : on retourne le segment antérieur de la sclérotique de manière à ce que sa face interne devienne convexe ; on le place ainsi sur l'extrémité de l'index gauche, et on le maintient avec le pouce et le doigt du milieu de la même main ; faisant ensuite une petite incision superficielle avec une lancette à l'endroit de l'union de la sclérotique avec la cornée, même sans distinguer le canal, on introduit le tube à injecter dans cette incision, et l'on ouvre le robinet. Si le canal ne s'injecte pas du premier coup, il est rare de le manquer en essayant deux ou trois fois. Mais la grande difficulté est d'empêcher le mercure de s'échapper, en revenant par l'autre bout du canal ; on réussit assez bien à le retenir, en saisissant toute l'épaisseur de la sclérotique avec des pinces dès que l'injection est faite, et en ne plus lâchant prise que quand les parties sont desséchées.

Pour bien voir le canal de Fontana sur un œil de bœuf, il faut séparer le segment antérieur de la sclérotique et la cornée, en y laissant adhérer le cercle ciliaire, et inciser alors la partie moyenne de ce dernier sur le trajet du canal, qui, chez le bœuf, est logé dans son intérieur et qui est assez grand pour être facilement distingué de cette manière. On peut en rendre la disposition plus distincte, en y introduisant des soies de sanglier.

Procès ciliaires. Coupez un œil en travers, de manière que le segment antérieur soit un peu plus petit que le postérieur ; placez le premier sur la cornée, vous remarquerez, à travers la portion restante du corps vitré, les procès ciliaires disposés comme les fleurons d'une fleur composée, et apparens par leur couleur foncée. On voit un peu les procès ciliaires par leur face antérieure, en faisant une préparation inverse, c'est-à-dire en enlevant la cornée, l'iris et le cristallin. Enfin, on prend encore une très-bonne idée de la disposition des procès ciliaires, si l'on enlève, vers la partie supérieure de l'œil, une portion circulaire de la sclérotique, de la choroïde et de la rétine, en conduisant la coupe depuis l'entrée du nerf optique jusqu'à deux lignes en arrière de la cornée transparente. L'humeur vitrée et le cristallin resteront en place.

En parlant de la choroïde, nous avons déjà dit que la même préparation permet de voir la face antérieure de l'*iris*. La face postérieure se voit, soit sur un iris détaché, soit au moyen de la coupe qui a servi à démontrer la face postérieure des procès ciliaires; on pourra en outre enlever en entier le corps vitré et le cristallin. Si l'on agite dans l'eau un iris bien intact, le pigment noir de l'*uvée* ne se détache pas; mais dès que l'on aura blessé par un très-léger frottement la membrane délicate qui recouvre ce pigment, il colorera l'eau en noir. C'est surtout vers la grande circonférence de l'iris que l'on parvient à bien détacher l'uvée de l'iris.

On obtient la séparation de la choroïde en deux lames, en la soumettant à la macération. Cette division peut aussi être effectuée par des moyens mécaniques, comme l'indique déjà Lieutaud. A cet effet on isole de toutes ses parties voisines, un lambeau de choroïde, avec le cercle ciliaire correspondant, l'iris et les procès ciliaires; on place la pièce sur l'index gauche, de manière à laisser le cercle ciliaire en dehors; puis on incise un peu ce cercle, en commençant près de l'iris; il est alors facile d'en saisir les lambeaux avec une pince et de les tirer peu à peu vers la partie postérieure de la choroïde : le cercle ciliaire entraîne avec lui la lame externe de la choroïde, tandis que la lame interne reste en rapport avec l'iris et les procès ciliaires. Il est plus facile de faire cette préparation sur une choroïde qui a été plongée pendant quelque temps dans l'alcool.

La *membrane de Jacob* ne peut être bien vue que sur des sujets morts depuis au moins quarante-huit heures. On commence par préparer la choroïde; puis, plaçant la pièce sous l'eau, on saisit cette membrane avec deux pinces, et on la déchire avec précaution. On trouve alors sous elle une membrane particulière (différente de la rétine), qui souvent n'est bien visible qu'à la loupe, et que l'on doit toujours examiner sous l'eau, où elle se présente sous la forme de lambeaux flottans; cependant, si l'on a choisi l'œil d'un très-vieux sujet et qu'on procède avec soin, on parvient à la préparer sans déchirure. On peut en obtenir des portions plus considérables, si l'on prépare d'abord la choroïde, qu'on la plonge pendant quelques semaines dans l'eau-de-vie, et qu'on la soumette ensuite à une macération dans l'eau, jusqu'à ce que la décomposition commence à se manifester. Le reste du procédé ressemble à celui que nous avons indiqué auparavant.

Pour voir la continuation antérieure de cette membrane, on exécute la préparation que nous indiquerons en parlant du canal de Petit. Le plus souvent la membrane de Jacob reste alors adhérente à la zone de Zinn, dont on a quelquefois de la peine à la séparer.

La préparation de la *rétine* se fait, comme celle de la précédente membrane, sous l'eau, en déchirant la choroïde et en enlevant ensuite les lambeaux de la membrane de Jacob au moyen d'un pinceau fin. On distingue facilement sa *tache jaune;* mais il convient de faire observer qu'elle perd bientôt sa couleur par la macération. Pour voir les replis qui entourent la tache, il faut regarder à travers le corps vitré sur un segment postérieur de l'œil. Le petit vaisseau lymphatique, qui, au dire d'E. Home, traverse le trou central, se voit, suivant cet anatomiste, au moment où l'on détache le corps vitré de la rétine; cette opération doit être faite sous l'eau. Quand le corps vitré est enlevé, on voit mieux encore la disposition de ces parties. On parvient à séparer par la macération la lame nerveuse de la rétine de sa lame vasculaire et interne; cette disposition devient surtout évidente sur des yeux injectés. La rétine doit être préparée sur l'œil humain : sur l'œil du bœuf elle se rompt trop facilement à cause du grand poids du corps vitré; d'ailleurs la tache jaune ne s'y trouve pas.

On apprécie la quantité de l'*humeur aqueuse*, en la faisant écouler au moyen d'une ponction à la cornée. On reconnaît sa disposition, celle des *chambres de l'œil*, et en général la situation relative des humeurs et des membranes, en divisant en deux moitiés latérales, au moyen d'une section verticale, un œil que l'on a fait congeler.

On commence par étudier la *membrane de Demours* sur l'œil du bœuf; à cet effet on sépare du cercle ciliaire un segment antérieur de la sclérotique avec la cornée; si l'on fait alors sur la face postérieure de cette dernière une légère incision et qu'on en récline les bords de côté, on remarque la membrane de Demours, qui s'en détache en se roulant sur elle-même. Cette disposition se voit aussi sur l'œil humain; mais la membrane y est encore plus fine. Il est très-difficile de préparer en entier la membrane de Demours; cependant nous sommes parvenu à le faire, en enlevant successivement toutes les lames de la cornée transparente sur un œil de bœuf. BICHAT conseille de faire bouillir les yeux sur lesquels on veut démontrer la membrane de Demours; par cette préparation elle se détache quelquefois en entier de la cornée et elle s'en sépare toujours à sa circonférence. On parvient encore à l'isoler, en soumettant un segment antérieur de l'œil à l'action de l'acide nitrique, qui attaque la cornée sans agir sur la membrane de Demours.

La face antérieure du *cristallin* et de sa *capsule* se voit déjà à travers la pupille; on la voit en entier, si l'on enlève la cornée et l'iris. Alors, en faisant une petite piqûre à la capsule, on en voit écouler une gouttelette de liquide, qui est l'humeur de Morgagni; puis on peut la distendre par de l'air ou y introduire une soie. Si l'on agrandit l'incision, on peut faire sortir le cristallin par une très-légère pression, et l'on peut alors examiner facilement la disposition de la capsule, en en faisant flotter les lambeaux sous l'eau. La face postérieure du cristallin se voit à travers le corps vitré sur un segment antérieur du globe de l'œil.

Pour s'assurer de la texture lamelleuse et fibreuse du cristallin, il faut le plonger pendant quelque temps dans l'alcool, dans un acide minéral affaibli, ou mieux encore dans de l'alcool auquel on a ajouté un peu d'acide minéral; après deux ou trois jours d'immersion, il est facile de voir la trace de la division du cristallin en secteurs, et de séparer les lames emboîtées, ainsi que les fibres qui les composent. En laissant dessécher un cristallin ainsi préparé, on le voit également se fendre en plusieurs portions. La trace de ces fentes se voit même sans préparation sur le cristallin du bœuf quand il n'est plus frais.

Le *corps vitré* paraît dès que les tuniques de l'œil sont enlevées. On s'assure de l'existence de la membrane *hyaloïde*, en plongeant pendant quelque temps un corps vitré dans de l'alcool ou dans un acide affaibli qui la rendent opaque; par le même moyen on reconnaît ses prolongemens intérieurs qui forment les cellules. Si l'on fait à un corps vitré une petite incision, on voit s'en échapper peu à peu l'humeur vitrée, ce qui prouve que les cellules communiquent ensemble, parce qu'elles se vident toutes, quoiqu'une seule ait été blessée. Si on laisse écouler en entier l'humeur vitrée, en ayant la précaution d'humecter de temps en temps la superficie de l'hyaloïde pour l'empêcher de se dessécher, on finit par ne plus avoir que cette membrane seule, que l'on aperçoit en la faisant flotter dans un liquide; mais il faut avoir soin de la plonger préalablement dans l'alcool pour la rendre opaque. Enfin, en soumettant un corps vitré à la congélation, on voit qu'il ne forme pas un glaçon uniforme, mais que chacune de ses cellules contient un petit glaçon séparé.

Canal de Petit. On le trouve, après avoir séparé les procès ciliaires du corps vitré, sur un œil qui n'est plus entièrement frais. Ainsi, après avoir partagé les membranes de l'œil en deux segmens, on enlève de suite le postérieur, de manière à dénuder le corps vitré; puis on renverse avec précaution le segment antérieur en avant, et quand on est arrivé au cercle ciliaire, on le sépare doucement avec les procès ciliaires du corps vitré et du cristallin. On trouve alors entre le rebord de ce dernier et la face antérieure du corps vitré une série d'empreintes rayonnées, quelquefois encore recouvertes d'un peu de pigment provenant des procès ciliaires; ce cercle plissé est la *zone de Zinn.* Si maintenant on fait dans cette zone une petite ouverture, et qu'on y souffle de l'air, on verra qu'elle forme la paroi externe et antérieure d'un canal qui entoure le cristallin. Si l'on n'a pas enlevé les restes de la portion antérieure de la rétine et de la membrane de Jacob, on voit que cette dernière passe en dehors de la zone de Zinn en s'épaississant un peu, et il est souvent possible de l'en séparer avec une pointe un peu mousse. On voit encore que la rétine se termine au bord externe de la zone.

La préparation des *vaisseaux* et *nerfs ciliaires* se fait à peu près comme celle de la choroïde et de ses dépendances, seulement aura-t-on soin alors de les ménager à l'endroit où ils percent la sclérotique et où on les déchire facilement au moment où l'on replie cette membrane. L'artère centrale de la rétine se verra également, si l'on met la rétine à nu; mais pour voir le rameau qui traverse le corps vitré et se porte jusqu'au cristallin, il faut fendre en long la rétine sur une de ses faces; l'injection de cette artériole ne réussit guère que sur les yeux de fœtus.

L'injection des artères se fera par l'artère ophthalmique, si l'on ne veut pas faire une injection générale, ce qui est toujours préférable. Les *veines ciliaires* devront le plus souvent être injectées séparément: on se sert à cet effet ordinairement des injections mercurielles : rien n'est plus beau, par exemple, que l'injection des vaisseaux tourbillonnés sur un œil de bœuf.

CHAPITRE III.

Du nez, organe de l'odorat.[1]

Sa portion extérieure forme la partie la plus saillante de la face; on l'a comparée à une pyramide triangulaire. Le sommet de cette pyramide, qui se continue avec le front, est appelé la *racine du nez;* de ce point se dirige en bas et en avant une crête mousse, qui est le *dos du nez*, et dont la partie inférieure, mobile, est appelée le *bout du nez* ou le *lobule.* Des deux côtés de ce lobule se remarquent les *ailes du nez*, qui forment le bord externe des *narines antérieures*, garnies d'un grand nombre de poils (*vibrissæ*), et séparées sur la ligne médiane par la *cloison*, qui du lobule et du dos du nez se dirige en arrière.

La portion supérieure et solide du nez est formée par les apophyses montantes des os maxillaires et par les os propres du nez. La partie inférieure, mobile, est formée par plusieurs cartilages: 1.° Le *cartilage de la cloison* ou *triangulaire.* Il est verticalement enchâssé dans l'angle que forment le vomer et la lame perpendiculaire de l'ethmoïde. 2.° Les *cartilages latéraux.* Ils sont également triangulaires, mais plus petits. Par leur bord antérieur ils s'unissent au bord antérieur du précédent; par leur bord postérieur ils sont insérés aux os propres du nez; par leur base ils s'unissent aux cartilages des ailes. 3.° Les *cartilages des ailes* forment le lobule et une grande partie des ailes du nez; ils sont irréguliers, recourbés sur eux-mêmes, de manière à présenter leur convexité en avant et en dedans, où ils se touchent, en s'appuyant contre le cartilage de la cloison; par leur concavité ils circonscrivent les deux tiers antérieurs du contour des narines antérieures. Par leurs extrémités externes ils s'unissent à deux ou trois petites plaques cartilagineuses, qui complètent le contour des narines.

Dans la myotomie nous avons déjà parlé des muscles du nez, parmi lesquels le *pyramidal*, le *releveur* et le *transversal* dilatent la narine, tandis que l'*abaisseur* et le *moustachier* l'abaissent.

Les narines antérieures, qui sont dirigées en haut et en arrière, sont les orifices des *fosses nasales* ou *narines internes*, cavités séparées sur la ligne médiane par une cloison, formée en avant par le cartilage de la cloison, et en arrière par le vomer

1 S. Th. Sœmmerring, *Abbildungen des menschlichen Organs des Geruchs.* Francf., 1809, in-fol.

et la lame perpendiculaire de l'ethmoïde. En arrière les fosses nasales se terminent par deux ouvertures, appelées *narines postérieures*, conduisant dans le pharynx, et derrière lesquelles on remarque les *orifices internes des trompes d'Eustache*, situés un peu vers le côté externe.

Les parois inférieure et interne des fosses nasales sont lisses et ne présentent rien de remarquable; mais à leur paroi externe on remarque trois éminences superposées les unes aux autres et appelées *cornets*. Tous ces cornets représentent des lames dirigées d'abord en dedans, puis en bas, puis un peu en dehors, de manière à offrir une convexité dirigée vers la cloison, et une concavité sur leur face opposée. L'*inférieur* est formé par un os particulier, le *moyen* l'est par l'ethmoïde; le *supérieur*, beaucoup plus petit, l'est également par cet os. Le *cornet sphénoïdal* est une lame mince, qui ferme en partie les sinus sphénoïdaux, mais qui ne fait pas saillie comme les autres cornets.

Ces cornets, en proéminant dans les fosses nasales, laissent au-dessous d'eux des espaces appelés *méats;* on en distingue trois: le *méat inférieur*, entre son cornet et le plancher des fosses nasales; le canal nasal vient s'y ouvrir; le *moyen*, entre le cornet moyen et l'inférieur; il reçoit en avant l'orifice des cellules ethmoïdales antérieures et du sinus frontal, et en arrière celui du sinus maxillaire; le *supérieur*, entre le cornet supérieur et le moyen; les cellules ethmoïdales postérieures et le sinus sphénoïdal s'y terminent.

La paroi supérieure des fosses nasales est rétrécie; elle correspond à la lame criblée de l'ethmoïde, et c'est par là que descendent les filets du nerf olfactif.

Quelque étendue que soit la surface des cavités nasales, elle est encore augmentée par des cavités accessoires, qui communiquent avec elles et qu'on appelle *sinus*.

1.° Le *sinus maxillaire* ou *antre d'Highmor* est une vaste caverne, creusée dans l'intérieur de l'os maxillaire supérieur. A la partie supérieure et interne de ce sinus il y a une ouverture, par laquelle il communique avec la partie postérieure du méat moyen des fosses nasales. Sa paroi inférieure correspond au bord alvéolaire, et souvent les racines de la première ou deuxième dent grosse molaire proéminent jusque dans l'intérieur de cette cavité.

2.° Le *sinus sphénoïdal;* cavité creusée dans le corps de l'os sphénoïde, et séparée en deux par une cloison médiane. Ce sinus sphénoïdal s'ouvre dans le méat supérieur du nez.

3.° Le *sinus frontal;* situé entre les deux lames de l'os frontal. Il s'ouvre par un petit orifice dans la partie antérieure du méat moyen, en commun avec les cellules ethmoïdales antérieures.

4.° Les *cellules ethmoïdales.* Outre les cornets, l'os éthmoïde présente d'autres anfractuosités, dont les *antérieures* s'ouvrent dans le méat moyen, en commun avec le sinus frontal, et les *postérieures* dans le méat supérieur.

Toutes ces parties que l'on remarque dans les fosses nasales, sont recouvertes par une membrane muqueuse, appelée *membrane pituitaire* ou *membrane de Schneider.* Elle est épaisse, molle, pulpeuse, humide; sur sa face libre on remarque beaucoup de petites ouvertures, qui semblent être les orifices par lesquels le mucus nasal est excrété; sa face interne, adhérente, est fibreuse; elle se détache facilement des os sur lesquels elle est étendue. En dehors elle se continue, par les narines antérieures, avec la peau extérieure; en passant par les narines postérieures, elle communique avec la membrane muqueuse qui tapisse le pharynx; dans l'intérieur du canal nasal elle se continue avec le prolongement de la conjonctive; enfin elle envoie dans les différens sinus des prolongemens qui en tapissent l'intérieur, et qui y dégénèrent en des membranes excessivement minces.

Les *artères* des fosses nasales sont les *nasales postérieures*, fournies par la maxillaire interne; elles y arrivent par le trou sphéno-palatin; les *nasales supérieures* ou *ethmoïdales* sont données par la carotide interne et l'ophthalmique; les unes passent par les trous de la lame criblée et les autres traversent les trous orbitaires internes; les *nasales antérieures* sont fournies les unes par la sous-orbitaire et entrent dans le nez par les trous des os propres du nez; les autres, plus volumineuses, viennent de l'artère antérieure de la cloison. Toutes ces artères forment sur la membrane de Schneider de nombreux réseaux, en s'anastomosant les unes avec les autres.

Parmi les *nerfs*, les uns proviennent du *nerf olfactif* et traversent en grand nombre les trous de la lame criblée; les autres, fournis par le *nerf nasal* de l'ophthalmique de Willis, traversent le trou orbitaire interne; les *nerfs nasaux postérieurs* naissent du ganglion sphéno-palatin et du nerf palatin postérieur; les *antérieurs* proviennent du sous-orbitaire.

PRÉPARATION[1]. Après avoir enlevé la peau du nez par une section

---

1 Si l'on veut étudier toute la splanchnologie sur un seul cadavre, il ne

longitudinale, on en dissèque les muscles comme nous l'avons indiqué dans la myotomie. Après ceux-ci on procède à la dissection des *cartilages*, qu'il est facile d'apercevoir, si l'on enlève avec soin le tissu cellulaire qui les entoure; comme ils sont unis entre eux par des membranes, il faut de temps en temps les mouvoir les uns sur les autres pour en voir exactement les limites. En enlevant la peau de dessus l'aile du nez, il faut surtout faire attention de n'en pas couper le cartilage, qui y est assez mince et adhérent. Le *cartilage triangulaire* ne sera étudié qu'avec l'intérieur du nez.

On met à découvert les *fosses nasales* au moyen d'une section verticale de la tête, qui passe immédiatement en dehors de la cloison du nez. Par là les sinus frontal et sphénoïdal sont également ouverts. On commence par étudier la *membrane pituitaire*, puis, en enlevant celle-ci de dessus la partie antérieure de la cloison, on voit le *cartilage triangulaire*.

L'*orifice du canal nasal* ne peut être vu qu'en renversant en haut le cornet inférieur, en le cassant un peu, sans l'arracher en entier; par un procédé semblable on parvient à découvrir sous le cornet moyen l'*orifice du sinus frontal* et du *sinus maxillaire*. Des soies introduites dans ces orifices, et que l'on fait cheminer jusque dans les sinus, permettent de saisir d'un seul coup d'œil toutes ces dispositions.

On ouvre le *sinus maxillaire* par sa face externe, en enlevant, au moyen du ciseau et du marteau, la portion de l'os maxillaire supérieur qui avoisine en arrière la fosse canine; on observera, quand l'os est enlevé, la continuation de la membrane pituitaire qui revêt le sinus. Quand cette membrane est incisée, on voit la cavité; on remarque encore l'orifice très-étroit qui fait communiquer ce sinus avec le méat moyen.

Le *sinus sphénoïdal*, ouvert par la coupe verticale que nous avons indiquée, peut encore l'être par sa face supérieure, si l'on enfonce avec le ciseau la selle turcique du sphénoïde.

Les *sinus frontaux* sont presque toujours ouverts quand on fait la section horizontale du crâne; on peut encore très-bien les voir, en enlevant avec le ciseau la table externe du frontal au-dessus de la racine du nez, sur une tête où cette partie est très-bombée.

Les *cellules ethmoïdales* seront parfaitement visibles par une coupe horizontale qui passe en avant au-dessus des os unguis, traverse le sinus sphénoïdal, et se termine en arrière à quelques lignes au-dessous de l'extrémité supérieure des apophyses clinoïdes postérieures.

Enfin, on prend une très-bonne idée des rapports des fosses nasales et de toutes leurs annexes, quand on divise une tête en travers par une série de coupes verticales transversales, dont la première traverse le sac lacrymal, et dont la dernière passe au devant des apophyses clinoïdes antérieures.

La dissection des *artères* et des *nerfs* est à peu près la même pour les unes comme pour les autres. Les vaisseaux ou nerfs qui fournissent les rameaux qui se rendent au nez, doivent être préalablement disséqués;

---

faut passer à l'étude du nez, et surtout à celle des fosses nasales, qu'après avoir disséqué la langue, le voile du palais et le pharynx.

puis on scie la tête verticalement d'avant en arrière, en laissant intacte la cloison du nez, du côté où l'on veut faire la préparation; on enlève la muqueuse qui recouvre cette cloison, et l'on brise peu à peu la lame perpendiculaire de l'ethmoïde ainsi que le vomer, pour arriver à la membrane muqueuse qui tapisse cette cloison du côté opposé; c'est là qu'on voit facilement la distribution des artères ou des nerfs. Pour apercevoir leurs ramifications sur les cornets, on sépare du plancher des fosses nasales la muqueuse qui tapisse la cloison du côté où l'on travaille, et on la replie en haut, où on la laisse attachée. Pour bien voir le passage des vaisseaux et nerfs dans les fosses nasales, il faut naturellement un peu agrandir les trous par où ils passent. Relativement au nerf olfactif, ils est à observer, qu'étant très-mou, on ne peut bien en poursuivre la distribution que sur la tête d'un jeune sujet, qu'on a laissé plonger pendant quelque temps dans l'alcool avec addition d'une très-petite quantité d'acide nitrique, ou bien dans un mélange d'alcool et d'essence de térébenthine.

CHAPITRE IV.

Oreille, organe de l'audition. [1]

ART. 1.er *Oreille externe.*

1.° PAVILLON DE L'OREILLE. Il est formé par une lame cartilagineuse mince, pliée de diverses manières, tapissée par un périchondre fibreux et très-adhérent, et recouverte par la peau, qui y devient très-mince et se moule sur tous les contours. Sa forme est en général ovalaire; la majeure partie du rebord du pavillon fait une saillie qui se recourbe en dehors et qu'on appelle *hélix*. Cette éminence occupe les deux tiers du bord postérieur, tout le bord supérieur et le milieu du bord antérieur du pavillon; là elle se dirige en bas et en arrière pour se terminer au centre de la conque. L'*anthélix* est une saillie concentrique à l'hélix; il commence, par une bifurcation, derrière la portion antérieure de l'hélix, descend le long du bord postérieur de la conque, et se porte enfin en avant, pour se terminer au-dessus du lobule, en formant un tubercule dirigé en avant et en haut,

---

1 J. FR. CASSEBOHM, *Tractatus IV, de aure humana*, in-4.°, Halle, 1734, avec fig. — *Tract. V et VI; ibid.*, 1735.

D. COTUNNI, *de aquæductibus auris humanæ internæ*, in-8.° Vienne, 1774, avec fig.

A. SCARPA, *Anatom. disquisit. de auditu et olfactu.* Padoue, 1789, in-fol., avec fig.

S. TH. SŒMMERRING, *Abbildungen des menschl. Hœrorgans.* Francf., 1806, in-fol.

G. BRESCHET, Études anatomiques et physiologiques sur l'organe de l'ouïe et sur l'audition, etc. Paris, 1833, in-4.° avec fig. — Et Annales des sciences naturelles, 1833.

qui porte le nom d'*antitragus*. Au-dessous de l'extrémité antérieure de l'hélix on trouve le *tragus*, éminence arrondie, située vis-à-vis l'antitragus, mais un peu plus haut que lui; il forme une espèce de valvule au devant du conduit auditif.

L'extrémité inférieure du pavillon forme le *lobule;* il est mollasse et ne renferme pas de cartilage dans son intérieur.

Au devant du bord concave de l'anthélix on voit un enfoncement considérable, appelé la *conque*, qui est divisée en deux par la continuation de l'hélix, et à l'extrémité antérieure de laquelle se trouve l'orifice du *conduit auditif externe.* Entre l'hélix et l'anthélix il y a un sillon appelé le *sillon de l'hélix;* enfin, la dépression comprise entre la bifurcation des branches de l'anthélix reçoit le nom de *fosse naviculaire.*

2.° Muscles de l'oreille. Les uns, *extrinsèques*, meuvent le pavillon en totalité; les autres, *intrinsèques*, sont destinés à en mouvoir les différentes parties. Ceux de la première espèce sont :

1) Le *muscle supérieur de l'oreille;* large, mince et triangulaire. Il commence sur l'aponévrose du muscle temporal, et descend, en se rétrécissant, pour s'insérer à la face interne du pavillon, au point qui correspond à la bifurcation de l'anthélix. Il relève le pavillon.

2) Le *muscle antérieur de l'oreille;* beaucoup plus petit. Il commence à l'aponévrose temporale, près de l'arcade zygomatique, et se porte transversalement en arrière, pour s'insérer à la face interne de l'extrémité antérieure de l'hélix. Il tire le pavillon en avant.

3) Le *muscle postérieur;* ordinairement séparé en deux faisceaux arrondis. Il commence à l'aponévrose d'origine du muscle sterno-cléido-mastoïdien, se porte en avant et un peu en bas, et s'insère à la face interne ou postérieure de la conque. Il tire le pavillon en arrière.

Les muscles *intrinsèques* (voyez Pl. II, fig. 1) sont : 1) le *grand muscle de l'hélix;* très-grêle, long d'un demi-pouce. Il est situé sur la partie convexe de l'extrémité antérieure de l'hélix.

2) Le *petit muscle de l'hélix;* extrêmement petit. Il est placé sur la face externe de l'hélix, derrière le précédent et un peu plus bas.

3) Le *muscle du tragus;* assez épais, de forme quadrilatérale. Il est situé sur la face externe du tragus.

4) Le *muscle de l'antitragus;* grêle, long de quatre lignes

environ, se dirigeant de la face externe de l'antitragus à la face externe de l'anthélix.

5) Le *muscle transversal de l'oreille;* situé sur la face postérieure du pavillon de l'oreille, et se composant d'une série de fibres transversales, qui se dirigent de la saillie dorsale qui correspond à la conque, vers celle qui correspond à la fosse naviculaire.

3.° Conduit auditif. Il est dirigé de dehors en dedans et d'arrière en avant, en décrivant un léger arc de cercle à concavité inférieure. Il est elliptique de haut en bas et d'avant en arrière; sa longueur est d'environ dix-huit lignes. En dehors il se continue avec la partie antérieure de la conque et avec le tragus; en dedans il est borné par la membrane du tympan. La moitié externe du conduit auditif est cartilagineuse; les cartilages sont fournis en partie par une continuation de la conque et du tragus, et ils sont complétés par deux ou trois plaques accessoires distinctes. Ces cartilages laissent entre eux de petites fentes nommées *incisures de Santorini*, et ils sont unis entre eux par une substance fibreuse. Une membrane semblable unit la portion cartilagineuse du conduit au rebord inégal de la portion osseuse, qui est interne, et pratiquée dans le temporal.

L'ensemble du conduit auditif, tant cartilagineux qu'osseux, est recouvert par une continuation de la peau du pavillon, qui devient plus fine à mesure qu'elle s'avance dans le canal, de manière à tenir le milieu entre la peau extérieure et les membranes muqueuses; elle se termine en cul-de-sac dans le fond du conduit, où elle tapisse la membrane du tympan. L'ouverture du canal auditif est garnie de poils. La face interne de la peau qui le tapisse est doublée d'une bande circulaire de *glandes sébacées*, large de quelques lignes; ce sont elles qui sécrètent l'humeur jaunâtre et amère, appelée *cérumen*.

Préparation. On commence par la dissection des *muscles extrinsèques*. — *Muscle supérieur :* enlevez la peau des tempes aussi superficiellement que possible, pour ne pas entamer le plan musculaire situé en dehors de l'aponévrose temporale, et disséquez-la vers le pavillon de l'oreille, que l'on tire un peu en bas. Ce muscle et souvent presque aussi large que le muscle temporal ; mais beaucoup plus mince. Quelquefois on peut faire saillir sous la peau la portion du muscle qui s'insère au pavillon, quand on abaisse fortement ce dernier. *Muscle antérieur :* on enlève superficiellement la peau qui recouvre le bord supérieur de l'arcade zygomatique, et on la dissèque vers l'oreille, en tirant peu à peu en arrière le bord antérieur du pavillon. *Muscle postérieur :* on peut toujours reconnaître le trajet de ce muscle avant de le disséquer

quer, si l'on renverse fortement le pavillon en avant; il se trouve dans le pli saillant qui se remarque vers le tiers inférieur du pavillon. Dès que la peau est enlevée, le muscle paraît.

Les *muscles intrinsèques* et le cartilage du pavillon seront préparés en même temps; à cet effet, en enlevant la peau de dessus le pavillon, on aura soin d'en détacher une couche bien mince sur le bord antérieur de l'hélix et à l'union de l'anthélix avec l'antitragus, où les muscles sont extrêmement petits, et souvent à peine appréciables. Le *muscle du tragus* est plus fort et on le manque difficilement. En enlevant la peau de dessus la partie postérieure du pavillon, on y ménagera les *fibres transversales* qui s'y trouvent. Comme la peau est assez adhérente aux cartilages, il faut, autant que possible, l'en séparer en un seul lambeau; la préparation serait plus difficile, en l'emportant seulement par parcelles. Quand on aura détaché la peau du pavillon jusqu'à la conque, on pourra s'arrêter sans couper le lambeau, afin de voir plus tard comment cette peau se comporte dans le conduit auditif.

Pour bien voir la direction du *conduit auditif*, on commence par isoler le conduit cartilagineux des parties voisines, et l'on remarquera en même temps les diverses pièces qui le forment, ainsi que les *incisures* qui séparent ces dernières; le conduit restera adhérent au rebord osseux du temporal; puis, après avoir emporté la portion écailleuse de cet os, on enlève la paroi supérieure du canal osseux au moyen du ciseau; mais il faut avoir soin de ne pas laisser pénétrer cet instrument trop profondément, sans quoi le prolongement cutané qui tapisse le canal serait déchiré; il le serait de même, si l'on n'usait de précaution en enlevant peu à peu les esquilles osseuses détachées. On laisse intacte la paroi supérieure de l'extrémité toute interne du canal, qui entoure la membrane du tympan, sans quoi cette dernière serait endommagée. Si maintenant on souffle de l'air par l'orifice externe du conduit auditif, pour rendre au prolongement interne de la peau sa forme primitive dans tout son trajet le long du canal osseux, on aperçoit très-bien la direction arquée du conduit. Pour voir l'intérieur du canal, on fend en long la membrane et le conduit cartilagineux. On pourra peut-être, si l'oreille n'est plus fraîche, retirer du fond du conduit auditif, le cul-de-sac que forme l'épiderme, et observer aussi vers l'orifice, comment il se continue avec celui du pavillon. En pratiquant sur le conduit auditif une coupe en travers, on remarque sur le profil de la coupe la couche des *glandes sébacées*, *cérumineuses*, qui entourent la peau vers le commencement du conduit. Après avoir étudié la forme et la direction du canal, on peut enlever la portion cartilagineuse, et séparer sur cette pièce quelques-unes des plaques qui recouvrent en dehors la peau qui revêt le conduit, pour voir dans son ensemble le cercle glandulaire.

On démontre mieux encore la continuation de la peau dans l'intérieur du conduit auditif et le cul-de-sac par lequel elle se termine, en soumettant à la macération une oreille encore unie au temporal; alors, après avoir détaché la peau du pavillon et de la conque, et en tirant doucement à soi celle qui s'enfonce dans le conduit, on peut ordinairement l'en faire sortir intacte.

Un bon moyen, enfin, d'étudier exactement la forme du conduit auditif, c'est d'en prendre l'empreinte avec de la cire ou du plâtre.

Art. 2. *Tympan* ou *oreille moyenne.*

1.° Cavité ou caisse du tympan. Cavité irrégulièrement alongée, creusée dans la partie antérieure de la base du rocher, et dirigée obliquement en bas, en avant et en dedans. Sa *paroi supérieure* offre peu d'intérêt. La *paroi inférieure* présente à sa partie antérieure la *fente de Glaser*, qui est traversée par le tendon du muscle antérieur du marteau et par la corde du tympan. La *paroi externe* est en grande partie formée par la membrane du tympan. *Paroi interne :* 1.° on y distingue la *fenêtre ovale*, ouverture irrégulièrement ovalaire, occupée, dans l'état frais, par la base de l'étrier et faisant communiquer la caisse du tympan avec le vestibule; 2.° au-dessus et derrière cette ouverture se remarque une *saillie* alongée, dirigée d'avant en arrière, formée par l'*aqueduc de Fallope;* 3.° au-dessous de la fenêtre ovale on voit le *promontoire*, saillie se terminant en pointe en arrière, et formée par la rampe externe du limaçon et par une partie du vestibule; 4.° la *fenêtre ronde*, petite ouverture dirigée en arrière, placée au fond d'une cavité irrégulièrement triangulaire, se remarque au-dessous de la partie postérieure du promontoire; cette fenêtre ronde est fermée, à l'état frais, par une membrane mince (*tympanum secundarium*), et aboutit à la rampe interne du limaçon; 5.° derrière l'extrémité postérieure et pointue du promontoire on remarque une petite éminence appelée *pyramide;* elle est percée à son sommet d'une ouverture qui livre passage au tendon du muscle de l'étrier.

L'*extrémité antérieure* de la caisse du tympan présente deux ouvertures, dont l'inférieure livre passage à la trompe d'Eustache, et la supérieure au muscle interne du marteau. Ces deux ouvertures sont séparées par une lame osseuse, saillante et recourbée, appelée *bec de cuiller. L'extrémité postérieure* de la caisse du tympan se continue en haut avec les *cellules mastoïdiennes*, petites cavités nombreuses et irrégulières, communiquant les unes avec les autres, et occupant tout l'intérieur de l'apophyse mastoïde; elles semblent destinées à agrandir la cavité du tympan.

Tout l'intérieur de la cavité du tympan est tapissé, à l'état frais, par une membrane muqueuse très-fine, qui se continue avec celle du pharynx en passant par la trompe d'Eustache.

2.° Membrane du tympan. Mince, fibreuse, presque circulaire, concave du côté du conduit auditif, et convexe dans le sens opposé, dirigée obliquement en bas et en dedans; elle forme en dehors l'extrémité interne et (à raison de sa position oblique) une partie de la paroi supérieure du conduit auditif; en dedans elle forme la majeure partie de la paroi externe de la caisse du tympan. Elle est enchâssée circulairement dans une rainure formée par l'extrémité interne du conduit auditif; dans le fœtus cette portion est remplacée par un anneau osseux séparé. La face externe de la membrane du tympan est recouverte par le prolongement cutané qui revêt le conduit auditif; sa face interne l'est par la muqueuse qui tapisse la cavité du tympan, en sorte qu'elle se compose de trois lames. Le manche du marteau est enchâssé entre la lame moyenne et l'interne. Quant au trou qu'on a vu au centre de la membrane du tympan, il n'existe pas dans l'état naturel.

La membrane du tympan, par ses vibrations, transmet les sons qui viennent la frapper, à l'oreille interne, soit en communiquant ses vibrations à l'air que renferme la caisse, soit par l'intermédiaire de a chaîne des osselets de l'ouïe, dont le dernier appuie sur la fenêtre ovale.

3.° Osselets de l'ouïe (Planche III, fig. 1). 1) *Marteau*; placé sur la face interne de la membrane du tympan. Son extrémité supérieure, arrondie, porte le nom de *tête*: elle s'articule en arrière avec l'enclume. Au-dessous de la tête, l'os se rétrécit pour former le *col*, qui donne naissance en avant à *l'apophyse grêle* ou *de Raw;* cette apophyse se termine près de la partie antérieure de la raînure qui reçoit la membrane du tympan, par une extrémité aplatie à laquelle s'attache le tendon du muscle antérieur du marteau. Au-dessous de son col, l'os redevient plus épais, et porte le nom de *manche;* cette partie se termine en pointe, et adhère à la face interne de la membrane du tympan. Dès son origine le manche donne naissance, par sa face externe, à une *apophyse courte* et plus épaisse, qui donne attache au muscle externe du marteau.

2) *Enclume;* on le divise en un *corps* et deux *branches :* le corps offre une poulie qui s'articule avec la tête du marteau; une des branches est courte et épaisse; elle se dirige horizontalement vers les cellules mastoïdiennes, où elle est retenue par des fibres ligamenteuses; l'autre est longue, grêle, recourbée; elle se dirige en bas, pour s'articuler avec l'os lenticulaire.

3) *Os lenticulaire;* extrêmement petit; son nom indique à peu près sa forme; il s'articule avec la longue branche de l'enclume

et la tête de l'étrier. Il se soude souvent à l'enclume, en sorte qu'on a été jusqu'à penser dans ces derniers temps qu'il n'est qu'une apophyse de ce dernier os.

4) *Étrier;* cet os en a assez bien la forme; on le divise en *tête*, en *branches* et en *base*. La tête, dirigée en dehors, s'articule avec l'os lenticulaire; elle est placée sur un col ayant la même largeur que la tête, mais rétréci de haut en bas par suite de la présence d'une fossette qui est placée à sa face supérieure et dans laquelle s'implante le muscle de l'étrier. Des deux branches, l'antérieure est moins courbe que la postérieure. La base, dirigée en dedans et un peu en haut, est appliquée contre la fenêtre ovale.

Les osselets sont unis entre eux par des ligamens, et recouverts par une continuation de la membrane muqueuse du tympan, qui leur sert de périoste.

4.° Muscles des osselets de l'ouïe (Planche II, fig. 2, 3, 4). 1) *Muscle interne du marteau* ou *tenseur de la membrane du tympan;* mince et alongé. Il naît de la paroi supérieure de la trompe d'Eustache, se dirige en arrière le long de la paroi supérieure du tympan, et forme un tendon qui, après s'être réfléchi en dehors sur l'extrémité du bec de cuiller, comme sur une poulie, s'insère à la partie inférieure du col du marteau.

2) *Muscle antérieur du marteau* ou *grand relâcheur de la membrane du tympan;* plus petit que le précédent. Il naît de l'apophyse épineuse du sphénoïde, et se convertit en un tendon grêle, qui, après avoir traversé la fente de Glaser, s'insère à l'extrémité de l'apophyse grêle du marteau.

3) *Muscle externe du marteau* ou *petit relâcheur de la membrane du tympan;* très-petit, et n'existant même pas toujours. Il naît du bord supérieur du conduit auditif, et se porte de là en dedans et en avant, pour s'insérer à la courte apophyse du marteau.

4) *Muscle de l'étrier.* Ce petit muscle naît dans l'aqueduc de Fallope; son corps est renfermé dans la cavité de la pyramide, et son tendon en sort par la petite ouverture que l'on remarque à son sommet, pour s'insérer dans la fossette que l'on remarque au col de l'étrier. Il semble presser l'extrémité externe de la base de l'étrier contre la fenêtre ovale.

Les osselets de l'ouïe ont pour usage de transmettre au labyrinthe les vibrations de la membrane du tympan. La disposition anguleuse de cette chaîne d'osselets permet aux muscles qui les meuvent d'augmenter ou de diminuer la tension de la membrane tympanique, selon que les sons perçus ont plus ou moins d'intensité, sans que pour cela les rapports de la base de l'étrier avec la fenêtre ovale soient changés.

5.° Trompe d'Eustache. Canal long de deux pouces environ, commençant par une extrémité étroite à la partie antérieure du tambour, au-dessous du bec de cuiller et du muscle interne du marteau, et se dirigeant de là en avant, en dedans et en bas, pour se terminer par une extrémité évasée dans la partie supérieure du pharynx, derrière les narines postérieures et à leur côté externe. Cette extrémité évasée porte le nom de *pavillon de la trompe.* Le conduit d'Eustache se compose d'une portion osseuse postérieure, plus petite, creusée dans le rocher du temporal, et d'une portion antérieure fibro-cartilagineuse plus longue; son intérieur est revêtu par une continuation de la membrane muqueuse du pharynx; cette même tunique, extrêmement mince, vient tapisser aussi l'intérieur de la caisse du tympan.

La trompe d'Eustache sert à établir une communication entre l'air contenu dans la caisse du tympan et l'air ambiant.

Préparation. On commence par étudier la disposition de la cavité du tympan sur un temporal desséché; pour cela on l'ouvre par ses faces supérieure et externe, en enfonçant avec le ciseau la partie de la face antérieure du rocher qui avoisine la portion écailleuse du temporal; dès que l'instrument aura ouvert une partie de cette cavité, on en enlèvera peu à peu la paroi supérieure; en avant, cependant, on la ménagera, pour ouvrir plutôt la paroi externe; puis on enlève la majeure partie de la portion écailleuse du temporal au moyen de deux traits de scie, dont l'un, vertical, aboutira à la paroi postérieure du conduit auditif, et dont l'autre commence immédiatement en dehors de l'orifice du canal qui loge la trompe d'Eustache, en se terminant à la paroi inférieure du conduit auditif. Les parties de la caisse du tympan qui ne seraient pas encore bien ouvertes, le seront plus tard, au moyen du ciseau.

On peut obtenir plus facilement une coupe analogue au moyen d'un trait de scie pratiqué sur la face antérieure du rocher, et dirigé d'avant en arrière, depuis le tiers externe de l'orifice du canal qui loge la trompe d'Eustache, jusqu'à l'angle rentrant de l'échancrure pariétale du temporal. Cette coupe doit être conduite de manière à emporter avec la portion écailleuse du temporal, la paroi antérieure du conduit auditif, et la partie supérieure externe de l'apophyse mastoïde.

Enfin, on verrait déjà une grande portion de la caisse du tympan, si l'on se bornait à enlever la paroi antérieure et inférieure du conduit auditif, en cassant la cavité glénoïde du temporal.

Les éminences et les enfoncemens que nous avons décrits dans la caisse du tympan, s'y découvrent facilement, à l'exception de la *fenêtre ronde*; afin de voir celle-ci sous l'extrémité postérieure et inférieure du promontoire, il faut regarder d'arrière en avant, autant que le permet la saillie de la paroi postérieure du conduit auditif. Mais ce qu'il y a de mieux à faire pour voir cette ouverture, dans le cas où l'on veut sacrifier un temporal, c'est de séparer la partie antérieure du rocher de sa partie postérieure, au moyen d'une coupe verticale et antéro-postérieure, pratiquée immédiatement au devant de la pyramide. Il est clair que, pour se diriger dans cette coupe, il faut que le tympan soit d'abord ouvert par sa paroi supérieure.

On se forme une idée nette de la disposition des *cellules mastoïdiennes*, soit en divisant l'apophyse mastoïde dans son milieu par un trait de scie vertical, soit en emportant avec la râpe ou avec le couteau-rugine toute la lame externe de l'apophyse, de manière à en voir l'intérieur, qui est tout-à-fait celluleux.

Membrane du tympan. On a déjà pu la voir par sa face externe dans la préparation du conduit auditif; on la voit même sans préparation au fond de ce conduit, en tirant l'oreille en haut, de manière à redresser ce dernier, ce qui est d'autant plus facile, que l'individu est moins avancé en âge, en sorte que sur les fœtus cette membrane se trouve entièrement à découvert, dès qu'on a enlevé le pavillon de l'oreille avec le conduit cartilagineux. La face interne de la membrane se voit quand la paroi supérieure de la caisse du tympan est enlevée, en prenant toutefois garde, au cas que la même pièce dût servir à la préparation des muscles, de ne pas enlever en même temps le muscle interne du marteau, qui longe cette paroi supérieure. On aperçoit mieux encore la membrane, tout en conservant les rapports des osselets de l'ouïe, si, après avoir enlevé la paroi supérieure du tympan, on emporte la paroi interne de cette cavité (et par conséquent l'extrémité antérieure du rocher), en ne conservant en arrière que la fenêtre ovale et une très-petite portion du promontoire qui la limite en bas et en avant. Cette préparation doit être faite en grande partie avec le ciseau, et exige beaucoup de précaution.

Osselets. Par la précédente préparation on peut voir toute la chaîne des osselets; mais on fera bien de les étudier d'abord séparément. Il est toujours facile de se procurer de ces osselets, parce que toute la préparation se réduit à enfoncer la paroi supérieure de la caisse du tympan; mais dans les laboratoires d'anatomie on peut encore s'en procurer plus facilement et en grand nombre, si l'on a soin de les rechercher au fond des cuves dans lesquelles on a fait macérer des têtes de squelette. Quelquefois cependant l'étrier reste adhérent à la fenêtre ovale, et j'en ai déjà souvent trouvé de fort beaux, qu'il était facile d'extraire du conduit auditif, en les saisissant avec des pinces fines ou avec un petit crochet. L'apophyse de Raw du marteau étant très-fragile, il faut user de beaucoup de précautions dans l'extraction de cet osselet, que l'on n'obtient jamais entier que sur des têtes bien macérées.

Muscle interne du marteau. On le voit dès qu'on a enfoncé la paroi supérieure du tympan; puis on le suit en avant, en brisant avec précaution la lame osseuse qui le recouvre avant son entrée dans la caisse du tympan.

L'extrémité tympanique du *muscle antérieur* se voit par la même préparation, au devant et en dehors du précédent; il faut alors le suivre à travers la fente de Glaser, en enlevant par petites parcelles, avec le ciseau, les parties osseuses qui sont placées en dehors de lui, de manière à obtenir dans la cavité glénoïde du temporal une ouverture faite aux dépens des parties osseuses situées au devant ou en dehors de la fente de Glaser.

Muscle externe du marteau. Ce muscle est très-petit, souvent il paraît même manquer. Pour le voir, il faut couper le pavillon de l'oreille et le conduit auditif cartilagineux, ouvrir le conduit osseux par sa partie inférieure et antérieure, et détacher la membrane du tympan avec beaucoup de précaution, surtout vers sa partie supérieure, contre laquelle est appliqué le muscle. En enlevant la membrane, on fera attention de ne pas déranger dans sa situation le marteau, qui lui est uni par son manche. Par cette même préparation on peut découvrir le trajet du *muscle antérieur*, et l'on voit dans l'intérieur de la caisse du tympan, le tendon du *muscle interne du marteau* se réfléchir autour de l'extrémité du bec de cuiller.

Sur la même préparation on voit le tendon du *muscle de l'étrier* sortir de la pyramide. Pour apercevoir ce muscle en entier, il faut enlever l'extrémité interne de la paroi postérieure du conduit auditif, puis ouvrir avec précaution la pyramide, en suivant le trajet du muscle, à commencer de la partie visible de son tendon. Le tendon du muscle de l'étrier s'aperçoit aussi quand on ouvre le tympan par sa paroi supérieure; mais alors il est difficile de découvrir tout le muscle.

Trompe d'Eustache. On en commence l'étude par son pavillon, que l'on voit très-bien sur une tête sciée d'avant en arrière. On introduit dans le canal une soie de porc ou une sonde fine, qui en feront connaître la direction, et permettront ainsi de le disséquer dans toute sa longueur, en l'isolant des parties voisines. Quand on aura mis à découvert toute la portion cartilagineuse de la trompe, on ouvre le canal osseux, soit par sa face inférieure, soit par sa face supérieure; avant même d'avoir ouvert ce canal, on aura pu distinguer l'orifice tympanique de la trompe, dans un tympan ouvert par sa face supérieure, si l'on fait pénétrer une soie de porc de la trompe dans cette cavité.

Art. 3. *Labyrinthe* ou *oreille interne.* (Pl. III, fig. 1, 2.)

Situé dans l'épaisseur du rocher entre le tympan et le conduit auditif interne, le labyrinthe se compose de trois cavités communiquant ensemble, et qui sont le *vestibule,* placé au milieu; les *canaux demi-circulaires*, placés en arrière, et le *limaçon*, placé en avant. Il s'ouvre à l'extérieur par deux petits canaux appelés *aqueducs*, placés sur son côté interne.

1.° Vestibule. Il a la forme d'un ovoïde dont le long diamètre est dirigé transversalement. La moitié interne du vestibule présente deux *fossettes* séparées par une crête qui va jusque vers la fenêtre ovale; la fossette placée en bas et en avant, est *demi-sphérique;* l'autre, placée en haut et en arrière, est *semi-elliptique.* On remarque en outre dans le vestibule plusieurs ouvertures : 1.° la fenêtre ovale, placée à la paroi externe; 2.° les cinq orifices qui correspondent aux canaux semi-circulaires; les supérieurs s'ouvrent dans la fossette semi-elliptique, les autres sont placés en bas et en arrière; 3.° vers sa paroi interne, plusieurs petits trous qui livrent passage à des nerfs; 4.° à cette même paroi et très-près de l'orifice des deux canaux semi-circulaires verticaux, le petit orifice de l'aqueduc du vestibule; 5.° en avant et en bas, l'orifice de la rampe externe du limaçon.

2.° Canaux demi-circulaires. Au nombre de trois, deux *verticaux* et un *horizontal.* Le *canal vertical antérieur*, qui forme une saillie assez notable à la face supérieure du rocher, est le plus grand des trois; il est dirigé en avant et en dehors; la convexité de sa courbure regarde en haut. Le *canal vertical postérieur* est placé plus bas que le précédent, et se porte en arrière et en dehors; sa convexité est dirigée en arrière. Le *canal horizontal* est le plus petit des trois; il est placé dans l'angle que forment ensemble les deux canaux verticaux; sa convexité regarde en arrière.

Ces trois canaux ne s'ouvrent dans le vestibule que par cinq orifices, parce que les extrémités internes des deux verticaux sont réunies. Chacun de ces canaux présente une dilatation ovoïde ou *ampoule* à l'une de ses extrémités; pour les verticaux, l'ampoule se trouve à leurs extrémités isolées; l'horizontal la présente à son extrémité antérieure.

3.° Limaçon. C'est un canal qui tourne autour d'un *axe* horizontal en formant deux tours et demi de spirale. L'intérieur du canal est sous-divisé en deux loges ou *rampes*, au moyen d'une *cloison spirale* qui contourne l'axe comme le canal lui-même. La partie de la cloison la plus rapprochée de l'axe est osseuse; l'autre est simplement membraneuse. Cette cloison n'arrive toutefois pas jusqu'à l'extrémité du canal, où les deux rampes communiquent par une petite ouverture arrondie, et même sa portion osseuse est plus courte que ne l'est la partie membraneuse. La cloison est en outre disposée de façon à partager la cavité d'une manière inégale, en sorte que la rampe interne est d'abord la plus large, tandis que dans le reste de son étendue la rampe externe l'égale et la surpasse même en largeur. Cette rampe *interne*, *inférieure*, ou *rampe du tympan*, commence à la fenêtre ronde, qui, comme nous l'avons dit, est fermée par une membrane. Près de la fenêtre ronde on voit l'orifice de l'aqueduc du limaçon, qui s'ouvre dans cette rampe. La rampe *externe*, *supérieure*, ou *rampe du vestibule*, s'ouvre dans la partie antérieure et inférieure du vestibule. L'*axe* autour duquel se contourne le limaçon est situé horizontalement en travers; il a la forme d'un cône dont la base correspond au fond du conduit auditif interne; son sommet n'est plus qu'une lame mince près du dernier tour de spire, et comme la cloison spirale continue à décrire une courbe régulière, elle abandonne nécessairement l'axe, en sorte que la séparation des deux rampes cesse d'exister à l'extrémité du limaçon. La petite cavité évasée, décrite sous le nom d'*entonnoir*, n'est autre chose que l'ouverture de communication entre les deux rampes vue par l'extrémité du limaçon qui a été ouverte.

4.° Aqueducs. On appelle ainsi deux canaux creusés dans le rocher, qui prennent naissance dans le labyrinthe par des orifices extrêmement étroits, et qui s'ouvrent à la face postérieure du rocher par des orifices évasés. La dure-mère s'insinue dans ces aqueducs, en formant leur paroi interne, membraneuse, et elle se continue de cette manière avec le périoste fin qui tapisse l'intérieur du labyrinthe.

L'*aqueduc du vestibule* commence à la partie postérieure de la paroi interne du vestibule, se dirige en arrière en se contournant en bas, et s'ouvre à la face postérieure du rocher, derrière le trou auditif interne, par une fente assez étroite. Cet orifice n'est cependant pas ouvert dans la cavité crânienne, mais il est encore recouvert par la lame interne de la dure-mère.

L'*aqueduc du limaçon* commence dans la rampe du tambour, près de la fenêtre ronde, se porte en arrière et en bas, et se termine au bord postérieur du rocher, au-dessous du trou auditif interne, par une dilatation triangulaire également située entre les lames de la dure-mère.

L'existence de ces deux canaux dans le labyrinthe osseux ne peut pas être contestée, mais la plupart des anatomistes modernes révoquent en doute la réalité de la communication que ces conduits établiraient avec les cavités labyrinthiques : ils les considèrent simplement comme des canaux qui livrent passage à des vaisseaux et surtout à des veines. Je me suis moi-même assuré de la présence de ces vaisseaux dans l'intérieur des aqueducs, mais je n'oserais, dès à présent, nier que ces conduits ne communiquent en outre avec l'intérieur du labyrinthe à l'état frais. On conçoit d'ailleurs que, cette communication n'existant pas, les aqueducs devraient être assimilés aux nombreux canaux vasculaires innominés qui parcourent les os dans toutes les directions, et qu'ils perdraient l'importance physiologique que l'on y avait attachée.

On appelle improprement *aqueduc de Fallope*, un canal qui livre passage au nerf facial et dont nous parlerons plus bas.

5.° Membranes nerveuses (Planche III, fig. 2). L'intérieur des canaux demi-circulaires et du vestibule renferme des membranes extrêmement fines, pulpeuses, tubulées, et qui représentent toutes les formes des cavités qui les protègent, excepté que les membranes sont moins grandes que les cavités, et que par conséquent il y a un espace libre entre elles et les os; chaque canal renferme donc un *tube demi-circulaire* très-étroit, garni d'une ampoule; ces tubes s'ouvrent dans le *sinus médian*, placé dans la fossette semi-elliptique du vestibule, et ce sinus communique avec le *sac* logé dans la fossette demi-sphérique. L'espace qui sépare le labyrinthe membraneux du labyrinthe osseux, ainsi que l'intérieur des poches membraneuses, est rempli par un liquide appelé *lymphe de Cotunni*. Breschet a fait voir que le sinus médian et le sac renferment constamment de petits amas de concrétions calcaires, qu'il appelle *otoconies*.

C'est sur ces membranes que vient se ramifier le nerf acoustique qui entre dans le rocher par le trou auditif interne, conjointement avec le nerf fascial. Le nerf acoustique forme bientôt un petit renflement grisâtre qui reçoit un filet de communication du facial; puis le nerf acoustique donne plusieurs branches qui se dirigent, à travers des canaux osseux, dans le vestibule et dans les canaux demi-circulaires; le tronc se porte ensuite dans le limaçon, où il se termine sur la cloison spirale, mais sans s'y épanouir en poches membraneuses comme dans les deux autres parties du labyrinthe. Le microscope ne nous fait découvrir dans les poches membraneuses du labyrinthe qu'un amas de corpuscules arrondis, eux-mêmes formés de globules plus petits.

Préparation. On s'exerce d'abord à faire cette préparation sur un fœtus ou sur un enfant très-jeune, où toute la partie du rocher qui n'appartient pas au labyrinthe est encore molle et spongieuse, en sorte qu'on peut très-bien en entamer la substance avec un canif ou avec un scalpel à lame courte et étroite, ou bien encore avec un très-petit couteau-rugine. On commence par le canal demi-circulaire vertical antérieur, qui forme vers le bord supérieur du rocher une saillie considérable, au devant de laquelle on remarque un enfoncement; là le canal est à peu près à nu. On creuse ainsi autour des canaux semi-circulaires, en se guidant toujours d'après la plus ou moins grande résistance du tissu osseux. Dans le cours de la préparation on détachera peu à peu toute la portion écailleuse du temporal; on finit par le limaçon. Quand toutes les parties du labyrinthe sont préparées extérieurement, on ouvre les canaux semi-circulaires et le limaçon, en les usant vers leurs bords convexes avec une lime fine. C'est surtout en ouvrant le limaçon qu'il faut travailler avec précaution, pour ne pas briser la cloison des rampes.

Lorsque le labyrinthe a été préparé sur un fœtus, cette pièce pourra servir de modèle à le préparer sur un temporal d'adulte, où les parties ne sont guère plus grandes; mais elles y sont beaucoup plus difficiles à travailler, parce que la substance osseuse du rocher a fini par acquérir une dureté éburnée, presque égale à celle du labyrinthe lui-même. La lime est alors le meilleur instrument pour achever la préparation; les parties les plus grandes pourront être travaillées au couteau-rugine et au ciseau, mais il faut beaucoup de ménagement, afin que le dernier coup de marteau ne détruise pas l'ouvrage d'une journée entière.

On ouvre le *vestibule* par sa face supérieure entre le trou auditif et le canal semi-circulaire vertical antérieur. On en ouvrira un autre par sa face externe, en détruisant la fenêtre ovale et la moitié saillante postérieure de la fenêtre ronde. Toutes ces préparations doivent être faites à la lime.

L'examen des *membranes nerveuses* du labyrinthe se fait sur des temporaux de fœtus, que l'on a laissé plonger pendant quelque temps dans de l'alcool, avec addition d'une très-petite quantité d'acide nitrique, pour donner plus de fermeté aux nerfs. On commence par enlever autour du labyrinthe la substance spongieuse du rocher, en conservant le conduit auditif interne avec les nerfs qui y entrent; puis on ouvre ce conduit par sa face supérieure; on ouvre de même le vestibule et les canaux demi-circulaires, en suivant toujours les ramifications du nerf. Le limaçon sera ouvert de la même manière pour y faire voir la distribution nerveuse. Cette préparation, qui exige des soins infinis, doit être faite en grande partie avec la lime, et il sera en outre nécessaire de varier les coupes sur plusieurs labyrinthes, parce qu'il est à peu près impossible de voir toute la disposition sur une seule pièce.

Aqueducs. On commence par rechercher celui du *vestibule*, dont on reconnaît l'extrémité sur une base de crâne encore recouverte de la dure-mère, en promenant la pulpe du doigt d'arrière en avant sur la face postérieure du rocher; on sent dans cet endroit une rainure bornée en avant par une saillie sensible; c'est là que se trouve l'extrémité évasée de l'aqueduc; dès qu'on a enlevé la lame interne de la dure-mère qui le recouvre, on tombe dans une petite cavité, et si l'on y introduit une soie prise au museau d'un renard ou d'un chat, on peut en faire parvenir l'extrémité pointue jusque dans le vestibule. Ces soies sont préférables aux soies de porc, parce qu'elles sont très-fines à une extrémité, et qu'elles augmentent peu à peu en épaisseur vers leur base, ce qui les rend assez raides pour pouvoir être glissées dans un canal aussi étroit. Quand on veut sonder cet aqueduc dans une direction opposée, il faut le faire sur une pièce où le vestibule est ouvert par sa paroi externe et par une petite portion de sa paroi supérieure.

On peut encore s'assurer de la position de l'orifice évasé de cet aqueduc, en laissant dessécher une base du crâne, recouverte de sa dure-mère; toutes les autres portions de cette membrane auront déjà acquis de la transparence et une couleur brunâtre, que la portion qui correspond à l'aqueduc sera encore blanche et humide. Si l'on fait dessécher la pièce complétement, et qu'on incise alors la lame interne de la dure-mère là où elle recouvre l'orifice de l'aqueduc, on peut s'assurer de l'existence de la cavité évasée, et l'on pourra y faire passer une soie plus facilement qu'à l'état frais. On démontre enfin la petite cavité close de l'aqueduc du vestibule, en injectant du mercure par son orifice vestibulaire; le métal la remplira bientôt: si alors on la comprime avec le doigt, le mercure entre dans de petits rameaux veineux qui s'ouvrent les uns dans les veines de la dure-mère, les autres dans le sinus latéral.

L'orifice crânien de l'*aqueduc du limaçon* se trouve immédiatement au devant et au-dessus de l'endroit où le nerf glosso-pharyngien traverse la dure-mère; on peut y introduire la soie de la moustache d'un renard, en la dirigeant de dedans en dehors et un peu d'avant en arrière et de bas en haut. On peut encore démontrer l'existence de ce canal, en l'injectant de mercure, que l'on verra bientôt remplir la rampe interne du limaçon, et enfin tout le labyrinthe.

Sur des rochers de fœtus on peut poursuivre les aqueducs, comme les autres parties du labyrinthe, en enlevant peu à peu la substance spongieuse environnante; mais cette préparation exige des soins infinis, parce que leurs parois sont extrêmement minces. On peut se faciliter cette préparation, si l'on introduit préalablement dans les aqueducs des soies dont la couleur noire paraîtra à travers les parois des canaux, et qui guideront ainsi l'anatomiste dans sa recherche.

Il ne suffit pas d'étudier le labyrinthe sur une pièce préparée comme nous l'avons indiqué précédemment; il est encore utile de le faire sur des rochers que l'on a sciés dans diverses directions, pour voir les cavités de l'oreille interne dans des coupes plus ou moins variées. Pour se reconnaître plus facilement dans ces sortes de pièces, on a l'habitude de passer des soies de différentes couleurs dans les canaux qui viennent d'être ouverts, afin de les distinguer au premier coup d'œil.

Des pièces très-instructives sont encore celles où le labyrinthe a été préparé sur une tête d'adulte; les parties écailleuse et mastoïde du temporal seront conservées en rapport, le conduit auditif sera ouvert par sa face inférieure, mais en conservant son extrémité interne qui contient la membrane du tympan; enfin, on laissera dans la caisse du tympan la série des osselets dans leur position naturelle.

Art. 4. *Vaisseaux* et *nerfs de l'oreille.*

Les *artères* de l'oreille sont très-nombreuses : 1.° L'*auriculaire postérieure* se distribue au pavillon de l'oreille. 2.° La *temporale* donne plusieurs rameaux à l'oreille externe et au conduit auditif, et un rameau qui pénètre dans le tympan par la fente de Glaser et se distribue à la membrane du tympan et au muscle antérieur du marteau. 3.° La *stylo-mastoïdienne* donne des rameaux au conduit auditif, puis fournit une branche de communication, formant, avec un rameau de la temporale, l'*artère tympanique*, qui se distribue sur la membrane du tympan et sur le périoste de la caisse. La stylo-mastoïdienne entre ensuite dans l'aqueduc de Fallope par le trou stylo-mastoïdien, et y donne des rameaux aux cellules mastoïdiennes, au musle de l'étrier, aux canaux demi-circulaires et à la caisse du tympan. 4.° La *maxillaire interne* fournit des rameaux au conduit auditif et à la trompe d'Eustache, et un rameau *tympanique* qui passe par la fente de Glaser. 5.° La *branche pharyngienne* de la maxillaire interne fournit encore un rameau à la trompe. 6.° L'*artère méningée moyenne* donne quelques rameaux qui traversent le rocher et se distribuent à la caisse du tympan et au muscle interne du marteau. 7.° La *carotide interne* donne plusieurs rameaux qui percent le canal carotidien et se distribuent au tympan. 8.° L'*artère auditive*, branche de la basilaire, entre dans le rocher par le trou auditif interne, pour se distribuer à tout le labyrinthe.

Les *veines* qui correspondent à ces artères n'étant pas encore toutes assez exactement connues, nous nous dispenserons de les énumérer. Nous sommes dans une ignorance plus complète encore relativement aux *lymphatiques* de l'oreille interne; mais on connaît ceux de l'oreille externe : ils accompagnent les artères temporale et occipitale.

Les *nerfs de l'oreille externe* proviennent du maxillaire inférieur, de la branche auriculaire postérieure du facial et du troisième nerf cervical. Il en sera question dans la névrotomie. En parlant des canaux nerveux du labyrinthe, nous avons déjà parlé du *nerf auditif*, en sorte qu'il ne nous reste plus qu'à indiquer les sources des nerfs de l'oreille moyenne; ceux-ci sont fournis par le *nerf facial* ou *portion dure de la septième paire* qui, pénétrant dans le rocher par le conduit auditif interne, parcourt l'*aqueduc de Fallope*, qui n'est autre chose qu'un canal recourbé de dedans en dehors et de haut en bas. Ce canal commence au fond du conduit auditif interne, passe au-dessus du vestibule, derrière la fenêtre ovale, et descend ensuite directement dans l'épaisseur du temporal, pour se terminer au trou stylo-mastoïdien. L'aqueduc de Fallope communique en haut avec l'*hiatus* de Fallope, et au-dessous de la pyramide il communique avec un autre petit canal, qui loge la corde du tympan. Dans ce trajet le nerf facial reçoit le *nerf pétreux* et fournit plusieurs filets, dont nous parlons dans la névrotomie. Enfin, nous avons encore à noter ici le *rameau anastomotique de Jacobson*, dont nous ferons connaître ailleurs la distribution. (Voyez, sur les nerfs de l'oreille, la IV.ᵉ section, chap. 3, 5, 6, 7 et 9.)

PRÉPARATION. *Artères*. Les règles que nous avons indiquées successivement pour préparer les diverses parties qui composent l'oreille, seront également appliquées à la recherche des vaisseaux qui s'y distribuent; on ouvrira donc peu à peu les différentes cavités qui composent l'oreille, en y suivant avec soin les artérioles qui s'y rendent. On conçoit que ces préparations ne peuvent se faire que sur des têtes parfaitement injectées.

Nerfs. Nous avons déjà indiqué la manière de suivre le *nerf auditif*; pour ce qui regarde le *facial*, on commence par s'assurer du nerf pétreux, placé sur la face antérieure du rocher, et qui entre dans l'*hiatus* de Fallope; puis on recherche le nerf lingual du maxillaire inférieur et la corde du tympan qui vient s'unir à lui. Quand ces deux préparations préliminaires sont achevées, on peut isoler le temporal des parties voisines au moyen de quelques traits de scie, et, pour pouvoir travailler plus commodément, on enlève la portion écailleuse au niveau de son union avec le rocher, puis on fixe la pièce dans un étau, parce que la majeure partie de la préparation se fera au moyen du ciseau et de la lime. C'est ainsi qu'on ouvre le conduit auditif interne par sa face supérieure, en ménageant toutefois la dure-mère, qui se réfléchit dans son intérieur, et qui servira très-bien à protéger les nerfs contre les atteintes du ciseau, s'il venait à pénétrer trop profondément; on enlève ensuite la lame osseuse qui forme la paroi supérieure du canal auquel aboutit l'hiatus de Fallope, et l'on poursuit ainsi le nerf pétreux jusqu'à son union avec le facial; puis, après avoir ouvert le tympan par sa face supérieure, et continuant à ouvrir l'aqueduc de Fallope par son côté externe, toujours en suivant le nerf facial, on parviendra à voir les rameaux qu'il envoie dans le tympan, et enfin la corde du tympan, qui s'en détache avant sa sortie de l'aqueduc. Dans cette préparation on enlèvera peu à peu la portion écailleuse du temporal, et toute la partie externe du conduit auditif externe; mais on aura grand soin de conserver la portion du conduit qui avoisine la membrane du tympan, en dedans de laquelle on verra passer la corde du tympan; enfin on élargit un peu la fente de Glaser pour voir la sortie du nerf.

Une préparation analogue peut être faite, si, au lieu d'ouvrir la portion inférieure de l'aqueduc de Fallope par sa face externe, on l'ouvre par ses faces supérieure et postérieure, en travaillant vers la base du rocher entre les canaux demi-circulaires et l'apophyse mastoïde. Les canaux demi-circulaires pourront le plus souvent être ménagés. La partie antérieure de la cavité du tympan ne sera ouverte qu'en dernier lieu.

Pour la dissection de l'*anastomose nerveuse de Jacobson*, il faut enlever la partie antérieure de la paroi externe de la caisse du tympan et ouvrir le canal carotique par sa face externe. Il faut en outre ouvrir un petit canal osseux placé au-dessus de celui que parcourt le muscle interne du marteau et parallèlement à lui. Cette préparation, une des plus délicates de l'anatomie, exige des soins infinis; car souvent, en détachant une esquille osseuse un peu trop grande, toute la préparation se trouve abîmée.

CHAPITRE V.

Du tissu cellulaire, de la peau et de l'organe du toucher.[1]

Nous avons cru devoir rattacher le tissu cellulaire à la peau, parce que cette dernière ne semble être en grande partie que ce tissu plus ou moins condensé, et que tous les deux sont destinés à servir d'enveloppe aux parties. Nous en aurions néanmoins fait un chapitre séparé, s'il était entré dans notre plan de traiter à part l'anatomie générale et l'anatomie descriptive. Nous parlerons donc d'abord du tissu cellulaire et du tissu adipeux qui lui est uni. Nous examinerons ensuite la peau elle-même et les trois couches dont elle se compose, et nous terminerons par la description de l'organe du toucher.

ART. 1.er *Des tissus cellulaire* et *adipeux*.

Le tissu cellulaire, aussi appelé *tissu cribleux*, *muqueux*, *la-*

---

1 D. C. SCHOBINGER, *De telæ cellul. in fabrica c. hum. dignitate*. Gœtt., 1748.
TH. BORDEU, Rech. sur le tissu muqueux ou l'organe cellulaire. Paris, 1767.
C. F. WOLFF, *De tela, quam dicunt cellulosa; obs. Nov. C. Petrop.*, t. VI, VII et VIII. — Ej. *De adipe. Ibid.*, t. VII. — Ej. *De cute. Ibid.*, t. VIII.
MALPIGHI, *De omento, pinguedine et adiposis ductibus. Epist. anat. Lond.*, 1686, pag. 33, avec fig. — Ej. *De externo tactus organo, ibid.*, pag. 21.
G. A. GAULTIER, Rech. sur l'organisat. de la peau de l'homme et sur les causes de sa coloration. Paris, 1809. — *Ej.* Rech. sur l'organisat. cutanée. Paris, 1811.
HINTZE, *De papillis cutis tactui inservientibus*. Leyde, 1747. Dans HALLER, *Disp. anat.*, vol. VII, part. 2.
HAASE, *De nutritione unguium*. Leipz., 1774.
RUDOLPHI, *De pilorum structura*. Greifswalde, 1806. — Ej. *Aufsatz über Hornbildung. Abhandl. der Acad. der Wissenschaften zu Berlin*, 1818.
E. A. LAUTH, Mém. sur divers points d'anatomie, av. fig., 1830, in-4.° Dans le 1.er vol. du Recueil des Mém. de la Soc. du Muséum d'hist. nat. de Strasbourg.
H. EICHHORN : *Ueber die Aussonderungen durch die Haut*, etc. MECKEL'S *Archiv für Physiologie*, 1826, pag. 405. — Ej. *Bemerkungen über die Anatomie und Physiologie der äussern Haut des Menschen*, *ibid.*, 1827, pag. 27.
G. BRESCHET et ROUSSEL DE VAUZÈME, Mém. sur la structure et les fonctions de la peau, avec fig. Ann. des sciences nat., 1834. BRESCHET m'a communiqué, dès 1833, les faits consignés dans ce mémoire, en sorte que la découverte des canaux sudorifères en spirale ne saurait lui être contestée.
A. WENDT, *Ueber die menschliche Epidermis*, avec fig., dans *Archiv für Anatomie, Physiologie*, etc., von J. MÜLLER, 1834, pag. 278.

mineux, etc., est mou, élastique, spongieux, blanchâtre, demi-transparent, composé d'une quantité prodigieuse de filamens assez semblables à ceux des ligamens, mais qui s'unissent et s'entre-croisent d'une façon irrégulière, de manière à former de petites lames qui sont les parois de cellules communiquant les unes avec les autres. Le tissu cellulaire est très-riche en vaisseaux sanguins, qui déposent dans ses mailles une sérosité peu abondante dans l'état de santé, et qui, en s'accumulant outre mesure, constitue l'anasarque. Très-peu de nerfs viennent s'y distribuer; mais je ne pense pas qu'il en soit entièrement dépourvu. L'analyse chimique démontre que le tissu cellulaire est en grande partie réductible en gélatine; on y trouve en outre des traces de différens sels, comme dans tous les tissus animaux.

Le tissu cellulaire est très-universellement distribué dans tout le corps; il forme une enveloppe générale extérieure; il en forme de partielles à tous les organes; il entoure en outre tous les vaisseaux et nerfs qui, par leurs ramifications, concourent à la formation de ces organes. Il résulte de ce qui précède, qu'il serait difficile de trouver dans le corps une seule fibre qui ne fût pas séparée des fibres voisines par du tissu cellulaire, au point qu'on a pu croire que tout le corps ne se composait en dernière analyse que de ce tissu plus ou moins condensé et diversement modifié. Le tissu cellulaire est donc à la fois un moyen d'union et un moyen de séparation pour les diverses parties du corps, et comme il forme un système continu d'un bout à l'autre, on conçoit que la sérosité ou tout autre liquide qui serait épanché dans le tissu cellulaire d'une partie, puisse cheminer dans ce tissu et se répandre ainsi dans tout le corps.

La quantité du tissu cellulaire déposé entre les parties dépendant du plus ou moins grand écartement dans lequel elles se trouvent entre elles, on voit facilement que, par exemple, il y aura beaucoup de tissu cellulaire entre deux muscles différens, tandis qu'il y en aura moins entre les faisceaux d'un même muscle et qu'il y en aura infiniment peu entre les fibrilles musculaires; il en sera de même relativement aux glandes et aux lobes et grains dont elles se composent.

En général, on trouve beaucoup de tissu cellulaire à la superficie du corps au-dessous de la peau, dans le pli des articulations, dans la face, la poitrine, le bas-ventre; dans la cavité du crâne et dans le canal vertébral, au contraire, on en trouve très-peu.

Plusieurs tissus semblent n'être formés que de tissu cellulaire condensé, et auquel viennent quelquefois s'unir des fibres aponévrotiques; par exemple, le derme, les membranes muqueuses, séreuses et synoviales, les vaisseaux et même les glandes.

Tel est le tissu cellulaire proprement dit, comme on le rencontre aux paupières, au scrotum, à la verge, entre les fibres musculaires, etc.; mais presque partout ailleurs il est uni au *tissu adipeux*, long-temps confondu avec lui. Ce tissu adipeux ou *graisseux* est jaunâtre; il se compose de très-petites *vésicules* arrondies, disposées en grappes, s'unissant pour former des *grains* et des *lobules* qui sont logés entre les mailles du tissu cellulaire. C'est dans l'intérieur de ces vésicules qu'est déposée une huile jaunâtre, connue sous le nom de *graisse :* celle-ci est donc fluide dans le corps vivant : il est vrai qu'elle se fige par le refroidissement. Ces vésicules sont très-semblables à celles qui sécrètent et logent la moelle déposée dans les cavités des os. Les vésicules graisseuses reçoivent de nombreux vaisseaux sanguins; mais on ne sait rien de positif au sujet de leurs nerfs.

La graisse se trouve en général en plus grande quantité dans les femmes et les enfans en bas âge que dans les hommes. Les points où l'on trouve le plus de graisse sont : la face, le pli des articulations, la plante du pied, l'intérieur de la poitrine et surtout les parois postérieures de l'abdomen autour des reins.

ART. 2. *De la peau.*

La peau est une membrane qui enveloppe toute la superficie du corps et se réfléchit en dedans par toutes les ouvertures naturelles, de manière à tapisser par ses prolongemens internes l'œil, l'oreille, les fosses nasales, la bouche, les voies aériennes, les voies alimentaires et les voies génito-urinaires. Ces prolongemens intérieurs de la peau changent de caractère, deviennent mous, pulpeux, humides, et sont généralement compris sous la dénomination de *membranes muqueuses.* Il en sera plus spécialement question quand nous traiterons de chaque organe en particulier; mais nous ajouterons pour l'intelligence de la chose, que, quoique triviale, la comparaison de la peau et de ses prolongemens muqueux à un manchon, est exacte; car la peau se réfléchit dans la bouche, parcourt tout le canal alimentaire et ressort par l'anus pour se continuer de nouveau avec la peau extérieure, comme la face externe d'un manchon se continue avec sa face interne.

La couleur de la peau varie suivant les races humaines : c'est ainsi que l'on observe toutes les nuances intermédiaires au blanc et au noir, en passant par le jaune brun, l'olive et le rouge cuivré.

La peau se compose de trois couches : le derme, le mucus de Malpighi et l'épiderme. On y rencontre en outre certaines productions cornées, les ongles et les poils, ainsi que des follicules.

1.° Derme, Corium ou vraie peau. Le derme comprend presque toute l'épaisseur de la peau, dont il forme le feuillet profond; il se compose d'un tissu cellulaire très-serré, entremêlé de fibres aponévrotiques fines, multipliées et entre-croisées en sens divers. La face interne, par laquelle il adhère au tissu cellulaire sous-cutané, est moins dense que l'externe; elle est distinctement aréolaire, et ces aréoles semblent n'être qu'une continuation de celles du tissu cellulaire lui-même. On y remarque constamment, aux endroits où la peau doit glisser sur des éminences osseuses, des *bourses muqueuses*, semblables à celles des muscles. Outre les bulbes des poils et les follicules sébacés dont nous parlerons plus bas, on trouve dans l'épaisseur du derme une quantité prodigieuse de petites cavités dans lesquelles est sécrété le liquide de la transpiration cutanée. Ces cavités sont tapissées intérieurement par des prolongemens épidermoïdes très-minces et elles se terminent par des conduits étroits qui s'ouvrent à l'extérieur par les pores qui criblent l'épiderme. La face externe du derme, recouverte par le mucus de Malpighi, est plus ou moins rougeâtre, suivant la quantité de sang qui vient s'y distribuer; elle est recouverte à sa superficie d'une multitude de *papilles* ou petites éminences conoïdes, molles, pulpeuses, dans lesquelles viennent se ramifier les dernières extrémités des vaisseaux sanguins et lymphatiques, et des nerfs qui se rendent dans la peau. Ces papilles sont surtout bien développées à la paume de la main et à la face correspondante des doigts, à la plante du pied, aux lèvres, au mamelon et au gland.

Le derme est blanc ou légèrement nuancé de rouge (dans le nègre il est un peu plus foncé en couleur); il est très-résistant et élastique. Très-épais à la face postérieure du tronc, à la partie externe des membres, à la paume des mains et à la plante des pieds, il devient excessivement mince aux paupières et aux parties génitales. Comme le tissu cellulaire, il peut en grande partie être réduit en gélatine.

Dans la plupart des animaux on trouve sous le derme une

couche musculeuse mince, appelée *pannicule charnu*, et qui est destinée à mouvoir la peau. Dans l'homme nous ne trouvons l'analogue de ce pannicule que dans le muscle peaucier, dans les muscles de la face et dans le palmaire cutané.

2.° Corps muqueux de Malpighi. Il forme une couche de substance à demi liquide, étendue à la surface externe du derme et recouverte elle-même par l'épiderme. Extrêmement mince et incolore dans les blancs, le corps muqueux augmente un peu en épaisseur et devient plus foncé en couleur dans les autres races humaines, de manière à former dans le nègre une toile noire et parfaitement distincte. C'est en grande partie à cette couche qu'est due la coloration de la peau, quoiqu'il soit vrai de dire que l'épiderme et le derme participent aussi à cette coloration, mais à un moindre degré. On n'a pas encore remarqué de vaisseaux ni de nerfs dans le corps muqueux; il semble, au contraire, être sécrété par le réseau vasculaire superficiel du derme. Celui du nègre a été trouvé presque exclusivement composé de carbone. Le corps muqueux étant d'autant plus coloré que la chaleur de l'atmosphère est plus forte, il paraît qu'il est destiné à protéger le derme contre l'impression trop violente des rayons solaires. En outre le corps muqueux produit l'épiderme en se condensant.

3.° Épiderme ou surpeau. Couche de substance cornée, qui recouvre le corps muqueux. Il adhère à ce corps et au derme par une multitude de filamens, qui ne paraissent être autre chose que des prolongemens de l'épiderme qui s'enfoncent dans les pores et les anfractuosités de la peau. La surface externe de l'épiderme est sillonnée, comme l'est le derme sur lequel il est moulé, et on y remarque une foule d'ouvertures ou de *pores*, qui livrent passage à la matière de la transpiration et aux poils. Ces pores ne sont cependant que les orifices de petits canaux épidermoïdes, qui s'enfoncent dans l'épaisseur du derme et qui constituent les filamens par lesquels l'épiderme adhère à la vraie peau. Parmi ces canaux, ceux qui livrent passage à la transpiration ne perforent pas l'épiderme en droite ligne, mais ils sont contournés sur eux-mêmes en spirale, de manière à décrire plusieurs tours de spire aux endroits où l'épiderme est très-épais, tandis qu'ils n'en forment qu'un seul ou même la moitié d'un, là où l'épiderme est le plus mince. On n'a pas encore réussi à injecter l'épiderme ni à y poursuivre des nerfs, en sorte qu'on le considère plutôt comme une espèce de vernis, résultant de la condensation des couches extérieures du corps muqueux, que comme une partie vraiment organisée; à ce titre l'épiderme ne devrait pas être rangé parmi les tissus vivans : c'est une substance sécrétée et morte. L'épiderme, assez mince partout ailleurs, prend beaucoup d'épaisseur à la paume des mains, et surtout à la plante des pieds. Dans ces points-là il paraît évidemment, et à l'œil nu, formé de plusieurs feuillets; ce qui est confirmé par l'observation microscopique, qui fait voir que l'épiderme, quelque mince qu'il soit, a toujours une structure lamelleuse. L'épiderme qui recouvre les membranes muqueuses devient extrêmement mince, bien qu'il existe dans toutes; l'épiderme des membranes muqueuses reçoit le nom d'*epithelium*.

Les chimistes le considèrent comme étant composé d'albumine modifiée d'une manière particulière.

4.° ONGLES (Planche I, fig. 2, 3, 4, 5). On appelle ainsi des plaques cornées qui recouvrent l'extrémité de la face dorsale des doigts et des orteils. On y distingue, 1) une *racine* entièrement cachée par la peau; 2) un *corps* libre par sa face convexe, adhérent par sa face concave, et présentant à son extrémité postérieure une partie blanche, semi-lunaire, appelée *lunule*; 3) une *extrémité libre*, qui se recourberait en crochet si l'on n'avait soin de la couper.

L'ongle est enchâssé en arrière dans une coulisse du derme, de la manière suivante : le derme de la face dorsale du doigt, quand il a fait le trajet d'une ligne environ sur la racine de l'ongle, se réfléchit sur lui-même jusqu'à l'extrémité postérieure de cette racine, puis contourne cette extrémité et se continue, sous la face concave de l'ongle, avec le derme du bout du doigt. L'épiderme accompagne le derme exactement dans ce trajet, en sorte qu'il tapisse aussi la face concave de l'ongle, auquel il est intimement adhérent. Cette disposition, tout-à-fait différente de celle qu'on admet encore communément, a, je crois, d'abord été indiquée par M. J. WEBER. On voit d'après cela que l'ongle est situé à la face extérieure de l'épiderme, dont il fait réellement partie; il ne diffère de l'épiderme du reste du corps que par son épaisseur et sa dureté; particularités qui s'expliquent parfaitement par le développement considérable du corps papillaire qui le sécrète. L'ongle peut être divisé en plusieurs lames, comme toutes les parties de l'épiderme qui acquièrent une grande épaisseur.

La partie du derme qui se réfléchit en cul-de-sac autour de

la racine, a reçu le nom de *matrice de l'ongle.* On remarque au fond de cette matrice des séries de papilles très-développées. Le derme qui correspond au corps de l'ongle et auquel celui-ci adhère, est rouge, pulpeux, présentant une foule de papilles alongées, disposées en séries linéaires, longitudinales, dans lesquelles viennent se ramifier beaucoup de vaisseaux et de nerfs. L'ensemble de ces séries forme une suite de lames minces, et saillantes d'un sixième de ligne environ. L'ongle, qui se moule sur ce corps papillaire, présente également à sa face concave des lames longitudinales, qui s'enfoncent dans l'interstice de celles du corps papillaire, et réciproquement les lames du corps papillaire s'insinuent dans les interstices de celles de l'ongle. Ce corps papillaire a reçu le nom de *tissu générateur de l'ongle;* car c'est lui en effet qui sécrète cette substance cornée, conjointement avec la *matrice.* Le tissu générateur présente des papilles beaucoup plus petites vers la matrice de l'ongle et il y reçoit aussi moins de vaisseaux sanguins : c'est cette différence de coloration que l'on aperçoit à travers la substance translucide de l'ongle sous la forme d'une tache blanchâtre, semi-lunaire.

L'ongle doit donc être considéré comme un épiderme composé de couches successivement superposées, ayant exactement la forme que présente le derme; mais il ne croît pas seulement en épaisseur, il s'avance aussi peu à peu de sa racine vers son extrémité libre, parce que le cul-de-sac du derme ou la *matrice*, continuant toujours à ajouter de nouvelles portions cornées à l'extrémité de la racine, pousse tout l'ongle en avant. De là vient que l'ongle est plus épais à son extrémité libre qu'à sa racine; à cette dernière partie il ne se compose que d'une seule couche, celle qui a été sécrétée en dernier lieu, et ce n'est qu'à mesure qu'on l'examine plus en avant qu'on le trouve composé d'un plus grand nombre de lames anciennes, successivement imbriquées sur la face convexe des nouvelles.

5.° Poils. Les poils sont des productions cornées, filiformes, qui recouvrent toute la surface du corps, à l'exception de la paume des mains et de la plante des pieds; ils varient beaucoup en longueur et en épaisseur; selon la place qu'ils occupent, ils prennent les noms spéciaux de *cheveux*, de *cils*, de *barbe*, etc. On distingue dans chaque poil un *bulbe* qui en est l'organe sécréteur, et une *tige* qui est la substance sécrétée. Le *bulbe* ou *follicule* a une forme ovoïde, il se trouve, soit dans l'épaisseur de la peau, soit dans le tissu cellulaire sous-cutané, et se continue en dehors avec la peau par un orifice étroit; ou pour parler plus exactement, le bulbe n'est autre chose qu'une portion du derme repliée vers l'intérieur sous forme de poche, et dont la texture est modifiée suivant les fonctions qu'elle a à remplir. Le corps du bulbe est ferme et coriace; par son extrémité interne il reçoit de nombreux vaisseaux et nerfs. Dans le fond du follicule on remarque une *papille* conique, pulpeuse, très-vasculaire, qui semble continuée du réseau vasculaire du derme; c'est sur cette papille qu'est implantée la *tige du poil*, qui y commence par une base assez large, mais qui s'effile à mesure qu'elle sort du follicule. Par sa base le poil est en connexion intime avec l'épiderme, qui se réfléchit dans l'intérieur du bulbe et s'y continue sans interruption avec le poil, de manière à lui former une petite gaîne non adhérente qui l'enveloppe depuis sa base jusqu'au point où il quitte la peau[1]. Envisagé de cette manière, on voit que le poil n'est en dernier résultat qu'une portion intégrante de l'épiderme, qui se développe vers l'extérieur. L'orifice du bulbe par lequel sort le poil, est plus rétréci que le reste de sa cavité; il porte le nom de *goulot du bulbe*. Ce goulot est entouré par une zone de petites glandes sébacées, par lesquelles est sécrétée la matière grasse qui lubrifie les poils. La tige du poil est homogène, compacte, de nature cornée, comme l'épiderme; elle est pointue à son extrémité libre et à peu près cylindrique dans le reste de son étendue, à l'exception de la base, que nous avons dit être plus épaisse. La matière colorante qui donne aux poils leurs nuances variées paraît être infiltrée dans la substance cor-

1 On voit que cette disposition est diamétralement opposée à l'opinion de ceux qui disent que le poil, venant à sortir de son follicule, pousse devant lui l'épiderme qu'il rencontre sur son passage, et qui forme ainsi une gaîne sur sa portion libre. D'autres anatomistes n'admettent ni l'une ni l'autre de ces dispositions : suivant eux, la papille du bulbe ne sécrète que la substance spongieuse du poil, tandis que le reste des parois du bulbe sécrète l'enveloppe cornée, à peu près comme sont sécrétées en deux temps les deux substances des dents. Nous avons de nouveau examiné les bulbes des moustaches de la loutre, sur lesquels nous avions fait nos premières observations, et nous avons toujours trouvé d'abord une enveloppe blanche, coriace, qui est le bulbe; dans son intérieur, une enveloppe jaunâtre, transparente, d'apparence cornée, souvent composée de plusieurs feuillets, et que nous considérons comme la couche épidermoïde du bulbe; enfin, au centre, la tige du poil que nous croyons par conséquent toujours encore sécrétée par la papille. Dans les poils composés de deux substances, c'est le sommet de la papille qui vraisemblablement sécrète la substance spongieuse, tandis que la substance cornée doit l'être par les bords de la papille, mais non pas par le reste du bulbe, sans quoi l'on ne devrait pas trouver entre ce dernier et le poil une substance épidermoïde intermédiaire.

née. C'est par suite d'une illusion d'optique que l'on a admis dans les poils de l'homme une substance corticale plus dure et une substance centrale celluleuse ou spongieuse; mais cette dernière substance existe dans les poils de plusieurs animaux.

Il paraîtrait que les poils sont garnis d'aspérités extrêmement petites, dont les pointes sont dirigées vers le sommet des poils, quoiqu'on ne soit pas encore parvenu à les découvrir par l'observation directe.

6.° Follicules cutanés ou sébacés. Ces organes sont des glandes réduites à leur plus grand état de simplicité, n'étant formés que par la peau, qui envoie vers l'intérieur de petits prolongemens sacciformes, de la grosseur d'un grain de millet. Ces petites poches s'ouvrent ordinairement par des orifices étroits dans le goulot du bulbe des poils avec lesquels les follicules sont presque toujours en connexion. Le développement des follicules sébacés et des poils est le plus souvent en rapport inverse de volume : par conséquent un follicule volumineux s'ouvre dans un bulbe peu développé. Il y a toujours plusieurs follicules sébacés pour un seul bulbe pileux, mais souvent un seul a pris du développement, tandis que les autres sont restés petits. Quelquefois le bulbe d'un poil périt, tandis que le follicule correspondant continue à subsister. Mais il se pourrait en outre que quelques follicules eussent toujours existé comme organes à part, bien que cela ne soit pas encore suffisamment démontré. Leur intérieur est tapissé par des prolongemens de l'épiderme, qui constituent une partie des filamens par lesquels cette membrane tient au derme. Des vaisseaux et nerfs viennent se ramifier dans ces follicules par leur extrémité interne, et ils y sécrètent une matière grasse, destinée à oindre les poils et la peau. Les poils fins et soyeux qui naissent des bulbes dans lesquels s'ouvrent les follicules les plus volumineux, sont quelquefois arrêtés dans leur sortie, en sorte que, venant à s'alonger par l'accroissement, ils sont obligés de se contourner sur eux-mêmes en spirale dans l'intérieur du goulot du bulbe: par là ce goulot est bouché, et la matière sébacée ne pouvant plus être versée au dehors, elle s'amasse dans le follicule ou le bulbe, se concrète et forme ainsi les *tannes*, que l'on peut faire sortir de leur cavité par la pression, et que l'on avait improprement pris pour des vers. Les follicules ne sont pas également distincts par tout le corps; on les rencontre surtout au nez, au front, aux tempes, aux joues, aux plis de l'aisselle et de l'aîne, à la poitrine et au dos. Dans les parties où l'on ne voit pas tout d'abord les follicules sébacés, ceux-ci sont logés dans l'intérieur même du derme, cette membrane étant alors trop épaisse pour que d'aussi petits organes puissent proéminer sur sa surface adhérente. Ils manquent à la paume de la main et à la plante du pied, qui sont également dépourvus de poils.

Art. 3. *Organe du toucher.*

Quoique toute la peau soit sensible, elle ne nous donne cependant en général connaissance que de la présence des corps et non pas de leur forme. Ce dernier but n'est rempli que par l'organe du toucher proprement dit, qui se trouve distribué à la face palmaire de toute la main, mais plus spécialement à la pulpe des doigts. Sur toutes ces parties on remarque des lignes disposées en ovale, en triangle, en spirale, ou différemment encore [1], mais toujours plus ou moins parallèles ou concentriques. Chacune de ces lignes se compose d'une double série de papilles, dans lesquelles viennent se ramifier beaucoup de vaisseaux et de filets nerveux; ce sont elles qui transmettent les impressions des corps, relativement à leur forme et à leur volume. On conçoit que la peau ainsi disposée et recouverte d'un épiderme peu épais, doit être singulièrement apte à recevoir les impressions palpables des corps; mais ces dernières ne sont bien distinctes qu'autant que les doigts saisissent le corps ou qu'au moins leur pulpe soit promenée sur toute sa surface. Cette faculté de saisir dépend de la mobilité de la main, et surtout de la faculté que nous avons d'opposer le pouce aux autres doigts; c'est pour cela aussi que la main est un organe du toucher beaucoup plus parfait que le pied, supposé même que ce dernier ne fût pas déformé par les chaussures étroites et que son épiderme ne fût pas rendu calleux par l'exercice, quelle que soit d'ailleurs la similitude de texture de ses surfaces papillaires, comparées à celles de la main.

Préparation. *Tissu cellulaire.* On commence par étudier ce tissu sur la face interne de la peau des paupières, de la verge ou du scrotum, où l'on ne rencontre pas de graisse, ou bien encore, on tire en sens contraire deux muscles voisins pris sur un cadavre maigre, et l'on examine le tissu lamelleux blanchâtre qui leur est interposé. On sépare ensuite un muscle en faisceaux, et ceux-ci en fibres, pour voir comment le tissu cellulaire logé dans leurs interstices devient d'autant plus ténu, qu'il enveloppe des parties plus divisées. On se servira aussi compara-

1 On trouvera rarement deux mains qui aient ces lignes disposées parfaitement de la même manière, en sorte que les directions de ces lignes ne semblent pas être d'une importance majeure.

tivement de tissu cellulaire pris sur un sujet infiltré : là on verra très-bien la disposition de ce tissu, dont les aréoles sont distendues par la sérosité. On en examine ensuite au microscope, pour prendre connaissance de sa structure intime; expérience qui sera aussi répétée sur du tissu cellulaire bien injecté. Enfin, on s'assure de la composition chimique de ce tissu, soit par la coction, soit par la macération prolongée, l'un et l'autre de ces moyens étant également bons pour le résoudre en gélatine.

Tissu graisseux. On le trouve presque isolé dans l'orbite et dans le creux des joues, parce que le tissu cellulaire est extrêmement fin dans ces points ; on sépare donc dans cette graisse les petits amas ou lobules appréciables à l'œil nu, et on les soumet au microscope, pour voir les vésicules qui les composent. Souvent on sera dans le cas de séparer ces vésicules, sous le microscope, avec la pointe d'une aiguille. Mais le meilleur moyen que j'aie trouvé pour voir les vésicules graisseuses, c'est d'examiner celles qui sont implantées dans les tuniques de quelque gros tronc lymphatique, le canal thoracique, par exemple : on distend une portion de ce canal avec du mercure, et l'on examine ensuite la pièce à la loupe ou au microscope ; mais il faut avoir soin de ne pas la laisser dessécher, sans quoi les vésicules se rompraient. Pour bien voir comment les lobules de graisse sont déposés dans les mailles du tissu cellulaire, il faut examiner le tissu sous-cutané d'un cadavre infiltré.

Peau. On l'examinera d'abord dans son ensemble sur un cadavre entier, et l'on observera surtout comment elle se réfléchit dans l'intérieur du corps par les ouvertures naturelles pour former les membranes muqueuses. Dans quelques points on séparera un lambeau de peau à peu de distance de ces orifices, et on le poursuivra jusqu'au-delà de l'endroit où la membrane muqueuse a commencé. On remarquera de cette manière que cette dernière est beaucoup plus mince que la peau. Les *observations microscopiques* sur la peau exigeant la division de cette partie en lames extrêmement minces, et la ténacité du derme s'y opposant, on parvient au résultat désiré par l'immersion de portions de tégumens dans une forte solution de carbonate de potasse ou dans l'eau bouillante. La peau acquiert par là de la consistance tout en perdant sa ténacité, et elle devient un peu translucide, ce qui facilite d'autant plus les recherches. Ce sont surtout les coupes en profil de toutes les parties composant la peau qui rendent les observations microscopiques instructives.

Derme. On commence par isoler un morceau de peau du tissu cellulaire sous-jacent, et l'on observe son mode d'union par des lames cellulaires, qui se continuent de la peau vers l'intérieur. Puis, après avoir entièrement détaché une portion de peau, on la place sur une planche, de manière à avoir devant soi sa face interne, que l'on râcle avec un scalpel tranchant pour en enlever soigneusement tout le tissu cellulaire et toute la graisse ; de cette manière on verra la texture aréolaire de cette face du derme. Pour voir la face externe du derme, on en soumet une portion à une macération prolongée, ou bien on la plonge pendant quelques minutes dans de l'eau chaude (mais non bouillante); le premier procédé est toutefois préférable, parce que l'eau chaude raccornit toujours les parties. Par ces deux moyens l'épiderme peut en être séparé, et l'on voit les *papilles cutanées* s'élever au-dessus de sa surface. Ces papilles sont surtout visibles à la paume de la main et à la plante du pied : les plus grandes se trouvent vers le talon; elles deviennent encore plus évidentes, si la peau est rougie par l'injection; mais alors il faut détacher l'épiderme par la macération et non par l'immersion dans l'eau chaude, et la pièce sera examinée à la loupe ou au microscope composé. Les *vaisseaux* seront étudiés sur une peau bien injectée, ou sur une portion de peau enflammée; on l'examine d'abord fraîche, puis on la dessèche et on la recouvre d'un vernis transparent. On dissèque les *nerfs* dans la peau d'un doigt, en tâchant d'en poursuivre les filets jusque dans les papilles.

Corps muqueux de Malpighi. On l'examine sur un morceau de peau que l'on a laissé macérer jusqu'à ce que l'épiderme puisse être détaché du derme; au moment où l'on sépare ces deux membranes, on voit entre elles une couche d'une matière muqueuse, translucide, légèrement grisâtre. Quelques anatomistes prétendent que cette couche n'existe pas réellement, et qu'elle n'est due qu'à un ramollissement de l'épiderme par l'eau; mais il est bien évident que si cette membrane pouvait aussi promptement être réduite en mucus, la couche muqueuse devrait se trouver à la face libre de l'épiderme, qui est immédiatement en contact avec l'eau, et non pas à sa face adhérente. D'ailleurs, dans la peau du nègre, où le corps muqueux est beaucoup plus épais et plus consistant, il n'est pas difficile d'isoler l'épiderme du corps muqueux et celui-ci du derme, de manière à présenter sur une même pièce les trois couches de la peau, isolées. Cette dissection réussit surtout bien sur la peau du scrotum, et nous possédons plusieurs de ces préparations au musée de Strasbourg. Chez les blancs qui ont des éphélides en grand nombre, on peut aussi isoler les trois couches (quoiqu'avec peine), parce que dans ce cas les taches dépendent d'un plus grand développement et d'une plus forte coloration du corps muqueux. La peau qui a été plongée dans l'eau chaude, sert de contre-épreuve à l'expérience précédente; car alors, si l'on détache l'épiderme du derme, on voit, au moment où l'on sépare ces deux membranes, de nombreux filamens blanchâtres se rompre, et former une couche mince, tant sur l'épiderme que sur le derme. Ces couches ne sont que le corps muqueux séparé en deux lames. Dans cette expérience il a été coagulé par la chaleur, ce qui fait présumer qu'il contient beaucoup d'albumine; or, si le corps muqueux n'existe pas, comme on le prétend, il ne peut pas non plus se coaguler. Quelquefois on parvient à isoler des lambeaux de corps muqueux coagulés, surtout à la plante du pied; c'est ordinairement la partie qui adhère à l'épiderme qui est la plus épaisse. Il importe de ne pas confondre les filamens dus au tiraillement du corps muqueux, avec ceux formés par les prolongemens intérieurs de l'épiderme et les bulbes des poils et les cellules de la transpiration.

Épiderme. Nous avons déjà dit que c'est par la macération ou par l'immersion dans de l'eau chaude, qu'on parvient à le séparer du derme. Dans le vivant on peut obtenir cet effet par les vésicans. Tous ces moyens sont bons pour étudier l'épiderme en général; mais afin de voir les prolongemens qu'il envoie dans l'épaisseur du derme pour y tapisser les cavités où se sécrète la sueur, les glandes sébacées et l'intérieur des bulbes des poils, il convient d'employer de l'eau la moins chaude possible, ou bien il faut plonger la peau pendant long-temps dans une solution très-étendue de sublimé corrosif, jusqu'à ce que l'épiderme puisse en être détaché. Cette solution, tout en favorisant la séparation des parties, donne d'un autre côté plus de consistance à l'épiderme et aux prolongemens de cette membrane, qu'on voit très-bien à sa face interne, surtout quand la séparation en a été faite lentement et avec soin; comme les canaux de la transpiration et les poils perforent le plus souvent le derme et l'épiderme suivant une même direction oblique, il importe de tirer l'épiderme *suivant* et non pas *contre* cette direction; car dans le dernier cas les prolongemens épidermoïdes seraient le plus souvent arrachés. On peut encore faire cette préparation, si l'on plonge la partie pendant peu de jours dans une solution de chaux ou de potasse, et qu'on la laisse ensuite macérer pendant quelque temps dans une forte solution de sublimé corrosif. Les canaux spiraux de la transpiration se voient au moyen de coupes en profil examinées au microscope.

Ongles. On voit facilement leur mode d'implantation, en faisant macérer un pouce ou un gros orteil, ou en le trempant dans l'eau chaude, jusqu'à ce que l'épiderme se détache; on acquiert surtout des idées exactes sur cette disposition, si l'on scie d'abord l'ongle et la phalange onguéale d'avant en arrière et dans leur milieu; le profil de la coupe permet de saisir parfaitement le rapport des objets : on se rappellera que l'épiderme devient très-mince en passant sous l'ongle. Pour apercevoir les lames dont se compose cette partie, il faut choisir des ongles du gros orteil, pris sur des sujets avancés en âge. On examine enfin le tissu générateur de l'ongle sur une pièce bien injectée, dont on séparera l'épiderme et l'ongle par la macération; les séries papillaires qui le composent sont surtout visibles au moment où l'on détache cette plaque cornée.

Poils. On étudie la structure de leur bulbe sur des cils ou sur des poils de la barbe ou du pubis, où cette partie est plus développée que dans les cheveux. Il suffit d'enlever une portion de peau dans laquelle ces poils sont implantés, pour trouver facilement le bulbe sur sa face interne; on l'ouvre avec un scalpel fin, pour en examiner l'intérieur. C'est principalement sur les moustaches des animaux que l'on peut bien examiner la structure du bulbe; les animaux qui sont propres à ce genre de recherches, et que l'on peut se procurer le plus facilement, sont le lapin, le cochon d'Inde, le chat, le renard, la loutre, le bœuf, le cheval, etc.; mais c'est surtout dans le phoque que ces organes prennent un accroissement considérable. Après avoir détaché la lèvre supérieure, en râclant exactement les os, on injecte l'artériole qui accompagne le faisceau des nerfs sous-orbitaires; puis on dissèque quelques rameaux artériels et nerveux, jusqu'au point où ils pénètrent dans le bulbe; en poursuivant celui-ci jusqu'à son goulot, on y aperçoit les glandes sébacées qui l'entourent; pour voir la disposition intérieure du bulbe, on l'ouvre par des coupes longitudinales, transversales et obliques; on verra de cette manière comment l'épiderme se réfléchit dans l'intérieur de la capsule pour la tapisser. De même quand on plonge une portion de cuir chevelu pendant long-temps dans une solution de sublimé corrosif, on parvient à séparer l'épiderme du derme, et l'on voit la face interne du premier hérissée par les bases des cheveux encore enveloppées par la gaîne épidermoïde. La tige des poils sera étudiée à la loupe ou au microscope; on choisira pour cela des poils ou des cheveux de couleur claire; on examinera comparativement des poils de lapin et de chevreuil, dont la structure est plus facile à reconnaître. L'intérieur du poil sera examiné sur des coupes obliques et longitudinales; ces dernières surtout exigent beaucoup de patience de la part de l'anatomiste, et ne peuvent être faites qu'avec des instrumens très-tranchans. On distingue bien au microscope de petites rugosités sur toute la longueur des poils, mais on n'a pas encore réussi à voir que ces aspérités fussent dirigées vers leur sommet; ce qui a fait admettre cette disposition, c'est qu'en plaçant un cheveu entre le pouce et l'index des deux mains, et en écartant celles-ci légèrement en sens contraire, il restera toujours dans la main qui est placée du côté du bulbe, tandis que l'extrémité libre glisse facilement dans l'autre main; ou bien, si l'on place un cheveu entre le pouce et l'index d'une main, et qu'on fasse plusieurs fois glisser ces doigts l'un sur l'autre, suivant la longueur du poil, celui-ci s'échappera constamment par son extrémité libre, quelle que soit la manière dont il ait été placé entre les doigts. Il y a donc quelque chose qui l'empêche de glisser plutôt dans un sens que dans l'autre, et ce n'est donc pas tout-à-fait sans fondement que l'on avait admis que les poils sont recouverts de petites écailles imbriquées les unes sur les autres. Un autre fait vient encore à l'appui de cette manière de voir : il est très-facile de diviser avec un rasoir un cheveu que l'on tient par son extrémité libre; tandis qu'on y réussit bien plus difficilement si on le tient par l'autre bout.

Follicules sébacés. Ils ne sont pas également développés dans tous les sujets; mais en général on les aperçoit très-bien sur la face interne de la peau du nez ou de l'aisselle, après avoir enlevé exactement tout le tissu cellulaire sous-cutané.

CHAPITRE VI.

De l'appareil digestif.

ART. 1.er *Bouche* ou *cavité buccale.*

Elle s'ouvre à l'extérieur par une fente transversale, formée par les deux *lèvres*, par-dessus lesquelles la peau se réfléchit vers l'intérieur pour tapisser la bouche et, peu à peu, tout l'appareil digestif, en prenant les caractères d'une *membrane muqueuse.* A la face postérieure du bord adhérent de chaque lèvre, la muqueuse forme sur la ligne médiane un repli appelé *frein de la lèvre.* La muqueuse qui recouvre les lèvres est rouge, molle, évidemment composée de deux couches, dont l'une se continue avec l'épiderme et l'autre avec le derme. Cette dernière présente à sa surface une infinité de papilles, qui rendent raison de l'espèce de tact que l'on peut exercer avec ces parties. Les lèvres sont mues par un grand nombre de muscles, que nous avons déjà vus dans la myotomie; tels sont les muscles *orbiculaire de la bouche*, *moustachier*, *releveur de la lèvre supérieure et de l'aile du nez*, *releveur propre de la lèvre supérieure*, *releveur de l'angle de la bouche*, *grand* et *petit zygomatique*, *buccinateur*, *triangulaire*, *carré* et *risorius de Santorini*.

Quand la membrane muqueuse a quitté les lèvres, elle se jette sur les *rebords alvéolaires*, où elle entoure exactement les dents et les maintient en position. Cette partie de la muqueuse est ferme, épaisse, et reçoit le nom de *gencive*.

Les *dents* sont des corps durs, blanchâtres, de nature osseuse suivant les uns, et de nature cornée suivant les autres; elles sont implantées dans les arcades alvéolaires des os maxillaires supérieur et inférieur. A chaque arcade on compte seize dents; savoir: quatre *incisives*, deux *canines*, quatre *petites molaires* et six *grosses molaires*; les premières sont tranchantes à leur sommet, les secondes, pointues; les troisièmes ont une couronne à deux tubercules, et les dernières, des couronnes à quatre tubercules. Nous avons parlé de leur structure dans l'ostéotomie.

Les parois latérales de la bouche sont formées par les *joues*, également recouvertes par la muqueuse, qui les quitte pour se continuer sur la partie postérieure des rebords alvéolaires. Dans l'épaisseur des joues est logé le muscle buccinateur, qui leur donne la mobilité.

La *langue* forme la paroi inférieure de la bouche; la muqueuse qui quitte les gencives, vient la tapisser, en formant sous sa partie antérieure un repli, appelé le *frein de la langue* ou le *filet*.

La paroi supérieure de la bouche est formée par le *palais*, qui est placé entre elle et le plancher des fosses nasales. Il est recouvert par une membrane muqueuse, dense, qui se continue avec celle des gencives. Le palais est partagé en deux moitiés latérales par une ligne peu saillante, qui se dirige d'arrière en avant, où elle se termine, derrière les dents incisives moyennes, par un petit tubercule.

En arrière, le palais se continue avec le *voile du palais*, qui forme la paroi postérieure de la bouche. Entre le bord inférieur du voile du palais et la base de la langue se voit une ouverture, appelée *isthme du gosier*, par où la bouche communique avec l'arrière-bouche ou le pharynx.

Au-dessous de la membrane muqueuse qui tapisse la bouche, on trouve un grand nombre de *glandes muqueuses*. On les rencontre surtout dans les lèvres, dans les joues, dans la langue et dans le palais; selon la place qu'elles occupent, elles portent les noms de *glandes labiales*, *buccales*, *linguales* ou *palatines;* elles sont formées à peu près comme le sont les glandes sébacées: la muqueuse forme vers l'intérieur un petit cul-de-sac à col rétréci, et comme cette partie réfléchie a des fonctions spéciales à remplir, elle est plus épaisse et plus pourvue de vaisseaux et de nerfs que le reste de la membrane, de manière à paraître composée du premier abord par un grain solide; c'est dans l'intérieur de cette poche qu'est sécrété le mucus qui lubrifie la bouche, et on l'en voit ressortir par des orifices très-fins. Quelques-unes de ces glandes sont un peu plus composées, en ce que la poche qui les forme se sous-divise elle-même en plusieurs petites poches secondaires, au lieu d'être simple et arrondie, comme le sont les glandes sébacées.

Les *artères* de la bouche proviennent de la faciale, de la temporale, de la maxillaire interne, de l'ophthalmique, etc. Les *nerfs* tirent leur origine des maxillaires supérieur et inférieur, du facial et des nerfs cervicaux. Toutes ces parties seront examinées avec plus de détails dans l'angiotomie et la névrotomie.

Préparation. La majeure partie des objets dont nous avons parlé, peuvent être aperçus sans préparation dès que la bouche est ouverte; les *freins des lèvres* seront visibles, si l'on abaisse fortement la lèvre inférieure, en renversant sa face postérieure en avant, et si l'on élève la supérieure en la renversant de même. Le *frein de la langue* se voit dès qu'on tire en haut l'extrémité libre de celle-ci.

On fera bien de disséquer les *muscles* qui environnent la bouche, comme nous l'avons indiqué dans la myotomie, et en même temps on détachera la peau, en la repliant vers l'intérieur de la bouche, de manière à voir comment elle se continue avec la muqueuse. Les deux couches de la *muqueuse* seront séparées soit par l'immersion dans l'eau chaude, soit par la macération; on peut encore s'assurer de leur existence sur soi-même, parce qu'il est facile d'enlever avec les dents, et sans douleur, des lambeaux de l'épiderme qui recouvre la muqueuse de la face postérieure des lèvres. Les *papilles des lèvres* se voient dès que l'épiderme est enlevé; mais elles sont surtout bien distinctes sur des lèvres parfaitement injectées, dont on a enlevé l'épiderme par la macération.

On trouve les *glandes muqueuses*, même sans en faire la dissection, en renversant au dehors une partie de la bouche, par exemple la lèvre inférieure; dès qu'on la tend au moyen d'un doigt qui fait saillir la muqueuse qui la tapisse, on voit les glandes former sous cette membrane de petites élévations; on sent encore très-bien ces glandes, si l'on froisse la lèvre inférieure contre les incisives de la mâchoire correspondante. Enfin, on voit déjà à nu une partie des glandes buccales entre les fibres du muscle buccinateur, si ce muscle a été préparé; pour voir les autres glandes, on enlève une partie de la muqueuse qui tapisse les lèvres; la joue la langue et le palais, et l'on trouve alors ces corps, qui restent insérés les uns sur la membrane et les autres sur les parties plus profondes.

ART. 2. *Glandes salivaires.*[1]

Elles se composent d'un amas de glandes simples, assez semblables aux glandes muqueuses que nous avons vu exister dans la bouche, mais qui, au lieu de s'y ouvrir par des orifices séparés, s'unissent peu à peu à des canaux excréteurs communs; ces canaux se terminent dans la bouche par des orifices dans lesquels la muqueuse s'insinue pour en tapisser l'intérieur dans toutes leurs ramifications jusqu'aux derniers grains glanduleux. C'est à cause de cette structure composée que les glandes salivaires sont rangées parmi les glandes conglomérées; mais par ce que nous venons de dire, on voit qu'en dernière analyse la structure de ces glandes salivaires est la même que celle des glandes muqueuses; seulement le prolongement sacciforme de la muqueuse est-il simple dans celles-ci, tandis qu'il se ramifie considérablement dans celles-là.

Les glandes salivaires sont au nombre de trois de chaque côté.

1.° GLANDE PAROTIDE. Elle est la plus volumineuse des trois, et située entre le conduit auditif, l'apophyse mastoïde et la branche de la mâchoire. En haut elle s'étend jusque vers la base de l'apophyse styloïde, et elle descend souvent jusqu'au niveau de l'angle de la mâchoire. Cette glande, s'insinuant entre les diverses parties de cette région, a une forme irrégulière. En avant elle se replie un peu par-dessus la branche de la mâchoire, de manière à recouvrir une partie du muscle masséter; là elle donne naissance à son conduit excréteur, appelé *canal de Sténon*, qui se porte transversalement en avant, à quatre lignes à peu près au-dessous de l'arcade zygomatique, en décrivant une courbe à convexité externe et antérieure. Arrivé près du muscle buccinateur, le conduit le perce obliquement pour s'ouvrir dans la bouche, vis-à-vis de la seconde dent petite molaire supérieure ou de la première grosse molaire.

La glande parotide est traversée par les ramifications du nerf facial et par l'artère carotide externe, qui lui donnent des rameaux; quelquefois cependant cette dernière est simplement placée contre sa face interne.

---

1 J. B. SIEBOLD, *Hist. systematis salivalis, physiol. et pathol. considerati*, in-4.° avec fig. Jén., 1797.

2.° GLANDE MAXILLAIRE OU SOUS-MAXILLAIRE. De forme ovalaire, beaucoup plus petite que la parotide. Cette glande est placée au côté interne de l'angle de la mâchoire, entre le bord de cet os et le muscle digastrique; elle est en partie cachée par le muscle mylo-hyoïdien. Le conduit excréteur, appelé *conduit de Wharton*, se détache de la face interne de la glande, un peu vers son extrémité antérieure. Ce canal se porte vers la face interne du mylo-hyoïdien, en passant sous son bord postérieur; il se dirige en avant et en haut, croise la direction du nerf lingual, passe sous la glande sublinguale et s'ouvre dans la bouche au bord postérieur du muscle génioglosse. On aperçoit très-bien les orifices des conduits de Wharton, à côté du frein de la langue, où ils forment de petites papilles très-marquées.

3.° GLANDE SUBLINGUALE. Plus petite que la précédente, alongée, aplatie. Elle est située sous la partie antérieure de la langue, au devant de la glande maxillaire, et elle n'est séparée de la bouche que par la membrane muqueuse. Cette glande s'ouvre dans la bouche par six à huit conduits isolés, dont on voit les petits orifices à côté du frein de la langue. Quelquefois on trouve un conduit excréteur plus volumineux, formé par la réunion de quelques-uns des petits canaux partiels; il reçoit le nom de *canal de Rivinus* ou *de Bartholin*.

Les glandes salivaires versent dans l'intérieur de la bouche une liqueur appelée *salive*, et qui est destinée à faire subir une première préparation aux alimens, auxquels elle se mêle pendant la mastication.

PRÉPARATION. *Parotide*. Pour la mettre à découvert, on fait une incision cutanée le long de l'arcade zygomatique; une autre, parallèle à celle-ci, au niveau de l'angle de la mâchoire, et une troisième qui les réunit en passant verticalement au devant de l'oreille. On dissèque en avant le lambeau ainsi circonscrit. La glande devient aussitôt visible; le conduit qui s'en détache en avant, est superficiellement situé sur le masséter, en sorte qu'il faut enlever la peau avec précaution pour ne pas le couper. Au devant du masséter le conduit s'enfonce dans un paquet graisseux que l'on enlève peu à peu, et il traverse ensuite le buccinateur; on ne le poursuivra pas plus loin. On sépare alors la glande des parties environnantes, et on ne la laisse attachée qu'à sa partie supérieure. On fera bien de ménager la veine faciale postérieure qui passe par-dessus la glande et l'artère carotide qui la traverse; le nerf facial qui y entre au devant de l'apophyse mastoïde, sera également conservé en rapport avec la glande. Il est ordinairement assez difficile de voir dans la bouche l'orifice du conduit; pour le trouver plus aisément, on fait dans le conduit de Sténon une petite incision, par laquelle on introduit une soie de porc que l'on fait glisser en avant, où elle ressort facilement par l'orifice buccal; on peut alors faire rétrograder le bout opposé de la soie jusque dans la glande même, pour s'assurer de la manière dont le conduit en naît.

La *glande maxillaire* est en grande partie visible entre les deux ventres du digastrique et la mâchoire, dès que la peau et le peaucier sont détachés; pour préparer son conduit, qui est souvent difficile à trouver, parce qu'il ressemble assez à une artère, on sépare de la mâchoire le ventre antérieur du digastrique, et l'on récline un peu la glande en bas et en arrière, tout en la conservant en rapport avec l'artère faciale, qui est souvent logée dans une gouttière de la glande, et qui lui donne des rameaux. Le conduit de Wharton se détache de la face interne de la glande, un peu vers l'extrémité antérieure, tout près de l'endroit où elle reçoit un filet du nerf lingual, que l'on conserve. On sépare le mylo-hyoïdien de la mâchoire pour voir la continuation du conduit, dans lequel on introduit ensuite une soie, comme nous l'avons indiqué pour la parotide.

Dès que le muscle mylo-hyoïdien est détaché de la mâchoire, la *glande sublinguale* se voit au devant de la glande maxillaire, à laquelle elle est quelquefois unie. Les conduits excréteurs étant extrêmement fins, on tâchera de les rendre apparens, en recherchant leurs orifices à côté du frein de la langue, et en y introduisant des soies déliées, ou bien en les injectant de mercure, que l'on retient dans leur intérieur au moyen de ligatures qui les embrassent près des orifices. Il est plus facile de faire cette préparation après avoir détaché la langue avec les glandes sublinguales.

Art. 3. *Langue, organe du goût.*[1]

La langue est située sur la paroi inférieure de la bouche, entre les arcades alvéolaires et le palais. Elle a la forme d'une pyramide aplatie, dont la base, dirigée en bas, appuie sur l'os hyoïde, et dont le sommet est dirigé en avant.

La langue se compose de deux parties: d'une enveloppe muqueuse, qui est le siége spécial du goût, et d'un assemblage de muscles qui la meuvent.

La *membrane muqueuse* enveloppe tout le dos de la langue, les bords et la partie antérieure de la face inférieure; elle se continue avec celle des gencives de la mâchoire inférieure et avec celle du voile du palais, du pharynx et du larynx. Au moment où la muqueuse quitte ces parties pour se jeter sur la langue, elle forme divers replis: c'est ainsi que sous sa partie antérieure on voit le *frein de la langue* ou le *filet;* deux autres replis par-

---

1 Malpighi, *De lingua*. Bologne, 1665, in-12.

S. Th. Soemmerring, *Abbildungen der menschlichen Geschmacks- und Sprach-Organe*. Francf., 1806, in-fol.

Gerdy, Discussions et propositions d'anatomie, de physiologie et de pathologie. Paris, 1823, avec fig.

tent de la base de la langue vers le voile du palais : on les appelle *piliers antérieurs du voile du palais;* tout en arrière et en bas on trouve encore un repli, qui de la base de la langue se porte vers l'épiglotte : c'est le *ligament glosso-épiglottique.*

La muqueuse de la langue se compose de deux couches : l'une externe, continuée de l'épiderme, et appelée *périglotte*, se moule exactement sur la seconde membrane, qui est la continuation du derme, et que sa structure a fait appeler *membrane papillaire.* Cette dernière, outre un grand nombre de *glandes muqueuses* simples ou ramifiées qui sont placées sous elle, présente les objets suivans à remarquer : 1.° Les *papilles lenticulaires*, qui sont des éminences, ordinairement au nombre de neuf, placées sur la base de la langue, où elles forment deux séries, disposées en V. Ces deux séries se réunissent en arrière vers le *trou borgne*, petit cul-de-sac dans lequel s'ouvrent des glandes muqueuses. Les papilles lenticulaires ont ordinairement un diamètre de plus d'une ligne; elles semblent composées d'un amas de glandes muqueuses. 2.° Les *papilles fungiformes*, disséminées sur les bords et la partie antérieure de la langue; on en voit très-peu sur sa partie postérieure; elles sont arrondies et adhèrent à la langue par un pédicule étroit. 3.° Les *papilles coniques* sont les plus nombreuses et recouvrent presque toute la face supérieure de la langue; par leur base elles adhèrent à la langue et elles sont libres par leur sommet. Près des bords de la langue ces papilles coniques deviennent extrêmement grêles, en sorte qu'on les y a nommées *papilles filiformes.*

Muscles de la langue.

1.° Styloglosse. Muscle grêle, caché par le stylo-hyoïdien. Il commence à la base de l'apophyse styloïde et au ligament stylo-maxillaire, se dirige en bas en avant et en dedans sur les côtés de la langue, en croisant la direction de l'hyoglosse, et se perd dans la pointe de cet organe, où il se confond avec le muscle du côté opposé. *Usages.* Il élève la langue en la tirant de côté, et en courbe la pointe en bas et de son côté; les deux styloglosses la tirent en arrière, l'élargissent et en courbent la pointe directement en bas.

2.° Hyoglosse. Muscle mince et aplati, qui se porte de l'os hyoïde à la partie latérale de la langue. Il naît par trois portions, qui ont aussi été décrites comme trois muscles particuliers; savoir : le *basioglosse*, provenant du corps de l'os hyoïde;

le *cératoglosse*, de la grande corne, et le *chondroglosse*, de la petite corne de l'os hyoïde; ce dernier faisceau forme un plan mince de fibres longitudinales, placées sous les tégumens de la face dorsale de la langue, et qui a été décrit récemment sous le nom de *muscle lingual superficiel*, ou *cutané lingual*. *Usages*. Il abaisse la langue et la porte de côté. Si les deux muscles agissent ensemble, ils l'abaissent en totalité et la raccourcissent. Les fibres du chondroglosse les plus rapprochées de la ligne médiane doivent recourber la pointe de la langue en haut et en arrière.

3.° Génioglosse. Il est le plus volumineux des muscles de la langue; il provient derrière le génio-hyoïdien du tubercule interne de la symphyse du menton; de là ses fibres se portent en divergeant vers la langue, dont elles constituent la partie moyenne. Les plus internes de ces fibres viennent s'insérer sur une *lame fibro-cartilagineuse*, placée verticalement au centre de la langue. Quelques-unes de ses fibres arrivent jusqu'à la petite corne de l'os hyoïde et à l'épiglotte. *Usages*. Il tire la langue en avant et la fait sortir de la bouche si c'est la partie postérieure qui se contracte; il la tire un peu en arrière si la partie antérieure seule agit; si les deux portions agissent ensemble, le milieu de la langue est déprimé sans que l'organe change de place en totalité; de plus il dilate le pharynx.

4.° Lingual. Faisceau musculeux, placé dans l'intervalle de l'hyoglosse et du génioglosse, et qui, de la base de la langue, s'étend vers la pointe. *Usages*. Il raccourcit la langue et en replie la pointe en bas et en arrière.

5.° On remarque encore dans la langue, surtout vers la pointe, des fibres transversales, et dans toute l'étendue de cet organe des fibres verticales qui traversent celles des muscles précédemment énumérés; les premières rétrécissent la langue et contribuent avec le génioglosse à creuser la langue en gouttière longitudinale; les secondes amincissent et élargissent la langue. Enfin, la langue reçoit encore les fibres du muscle *glosso-staphylin* et du *glosso-épiglottique*, dont nous parlerons plus bas.

L'*artère* linguale est fournie par la carotide externe; la *veine* linguale s'unit à la jugulaire interne.

Les *nerfs* proviennent de trois sources : la branche linguale du maxillaire inférieur se distribue surtout dans les papilles coniques et fungiformes; le nerf glosso-pharyngien se distribue aux papilles lenticulaires, que nous avons dit n'être que des glandes muqueuses; le nerf grand hypoglosse se distribue aux muscles de la langue.

La langue est le principal organe du goût; elle sert en outre pendant la mastication, la déglutition, la succion, et elle est indispensable au libre exercice de la parole.

Préparation. On commence par étudier la conformation extérieure de la langue et ses rapports avec les autres parties, ce qui est facile quand on ouvre fortement la bouche, ou qu'on incise les joues au besoin. Je ne vois pas qu'il soit nécessaire pour cela de diviser la mâchoire inférieure derrière les dents canines, comme on le conseille.

Muscles. Après avoir détaché la peau, on sépare de la mâchoire inférieure le ventre antérieur du digastrique, le mylo-hyoïdien et le génio-hyoïdien; c'est sous ce dernier que l'on trouve le *génioglosse.* En enlevant la graisse qui est accumulée sur les côtés de la langue, on trouvera facilement le *styloglosse* et l'*hyoglosse.* Le *lingual* sera recherché profondément dans la langue, entre les muscles hyoglosse et génioglosse: il ressemble assez au premier par la direction de ses fibres; mais il s'en distingue en ce qu'il ne prend pas attache à l'os hyoïde. Cette préparation sera plus facile à faire sur une langue détachée du corps avec l'os hyoïde; mais il faudrait avant cela avoir préparé le pharynx et le voile du palais. Les *fibres musculaires transversales* se voient sur le profil d'une coupe transversale faite à la partie antérieure de la langue. C'est également sur le profil de coupes transversales ou longitudinales, faites dans divers points de la langue, que l'on étudie ses *fibres verticales.*

Les *papilles* de la langue sont visibles dès que cet organe a été lavé, après l'avoir laissé macérer pendant quelques instans dans l'eau tiède. Elles sont beaucoup plus visibles dans les langues injectées. Pour bien les distinguer les unes des autres, on recourbe la langue sur elle-même, de manière à rendre sa face supérieure convexe. Il n'est pas difficile de poursuivre les filets du nerf glosso-pharyngien dans les papilles lenticulaires; mais il l'est davantage de suivre ceux du lingual dans les autres papilles; on y parvient néanmoins avec un peu d'attention.

On sépare la *périglotte* de la membrane papillaire, par l'immersion dans l'eau chaude ou par la macération. Si l'on opère sur une langue injectée, on emploîra ce dernier procédé exclusivement. Sur la langue du bœuf on trouve une troisième couche intermédiaire aux deux que nous avons énumérées; elle paraît analogue au corps muqueux de Malpighi (c'est même sur la langue du bœuf que cet anatomiste a d'abord découvert son corps muqueux): cette couche n'existe pas dans l'homme.

Art. 4. *Voile du palais.* [1]

Il se compose d'une lame musculo-membraneuse qui, de l'extrémité postérieure du palais, descend en arrière vers la base de

1 Santorini, *Septemdecim tabulæ*, tab. VII.

la langue, où elle se termine par un bord libre et flottant, au milieu duquel on remarque un prolongement arrondi, appelé *luette*. De chaque côté du bord libre du voile du palais descendent deux prolongemens saillans, appelés *piliers :* on en distingue un *antérieur*, qui du voile du palais se porte vers la langue, et un *postérieur*, qui se dirige vers le pharynx. Dans l'écartement des piliers du voile du palais on trouve les *amygdales*, glandes de forme ovalaire, formées par l'agglomération de plusieurs glandes muqueuses, dont on aperçoit distinctement les orifices.

Le voile du palais est recouvert par une *membrane muqueuse*, qui se continue en avant avec celle du palais, en bas avec celle de la langue, des joues et du pharynx, en arrière et en haut avec celle des narines postérieures. Cette membrane est molle et pulpeuse; elle renferme un grand nombre de *glandes muqueuses*.

Le voile du palais est mu par les *muscles* suivans :

1.° Muscle péristaphylin externe ou inférieur, contourné du voile du palais, ou sphéno-staphylin. Petit corps musculeux, alongé, situé au bord interne de l'extrémité supérieure du ptérygoïdien externe. Il commence à la base de l'apophyse ptérygoïde du sphénoïde, en dedans du trou ovale, et au cartilage de la trompe d'Eustache; de là le muscle se porte en bas et en dedans, et se convertit en un tendon, qui contourne le crochet de l'apophyse ptérygoïde qui lui sert de poulie; il se dirige ensuite directement en dedans vers le voile du palais, dans lequel il se perd, en s'élargissant en une aponévrose qui se confond sur la ligne médiane avec celle du muscle du côté opposé. *Usages*. Il tend le voile du palais en le tirant en dehors.

2.° Muscle péristaphylin interne ou supérieur, releveur du palais mou, pétro-staphylin. Petit, alongé, situé à côté du précédent, mais un peu vers son côté interne et supérieur. Il provient du sommet du rocher et du cartilage de la trompe d'Eustache, et se dirige ensuite en bas et en dedans vers le milieu du voile du palais, dans lequel il se termine. *Usages*. Il relève le voile du palais quand cet organe a été abaissé, et le porte un peu en arrière.

3.° Muscle palato-staphylin ou azygos de la luette. Petit muscle cylindrique, ordinairement séparable en deux faisceaux, situé sur la ligne médiane du voile du palais. Il commence sur l'extrémité postérieure du corps des os palatins et sur l'aponévrose qui résulte de l'union des péristaphylins externes, et se dirige en arrière et en bas dans l'épaisseur du voile jusqu'à l'extrémité de la luette, où il se termine. *Usages.* Il raccourcit et élève le voile du palais et la luette.

4.° Muscle glosso-staphylin ou constricteur de l'isthme du gosier. Placé dans l'épaisseur du pilier antérieur du voile du palais. Il naît de la partie latérale de la base de la langue, monte obliquement en dedans et en arrière, et se termine dans le bord inférieur du voile jusque vers la luette. *Usages.* Il abaisse le voile du palais et élève un peu la langue, de manière à rétrécir l'isthme du gosier.

5.° Pharyngo-staphylin ou palato-pharyngien. Il est situé dans l'épaisseur du pilier postérieur du voile du palais, comme le précédent muscle l'était dans l'antérieur. Du bord inférieur du voile du palais il se porte vers la partie latérale du pharynx, où il se confond avec les muscles de cette partie, et surtout avec le stylo-pharyngien. *Usages.* Il abaisse le voile du palais et relève le pharynx.

Le voile du palais sert à empêcher le passage des alimens dans les fosses nasales pendant la déglutition. Dans ce but il est fortement tiré en bas et en arrière, en même temps que le pharynx vient s'appliquer à sa face postérieure, au moment où le bol alimentaire franchit l'isthme du gosier. Le voile du palais sert aussi à la production de la parole.

Préparation. On voit la forme générale du voile du palais dès qu'on ouvre fortement la bouche et qu'on abaisse la base de la langue; on aperçoit mieux encore ces parties par les préparations suivantes, au moyen desquelles on va à la recherche des muscles : isolez la partie antérieure de la mâchoire inférieure, en détachant le peaucier, le ventre antérieur du digastrique, le mylo-hyoïdien, le génio-hyoïdien, le génioglosse et la membrane muqueuse de la bouche, jusqu'en arrière de la deuxième dent petite molaire; emportez le corps de la mâchoire inférieure par un trait de scie qui passe de chaque côté entre la deuxième petite molaire et la première des grosses. Si l'on veut sacrifier le reste de la tête, on peut se faciliter la préparation en faisant sur la mâchoire supérieure une coupe analogue, dirigée vers le sommet de la tête, et qui emporte toute la face; mais cette coupe n'est pas absolument nécessaire, et la première même peut être remplacée par la simple division de la mâchoire dans sa symphyse; mais alors il faut fendre les joues jusqu'au bord antérieur du masséter. Coupez le ventre postérieur du digastrique et détachez de l'apophyse styloïde les muscles stylo-hyoïdien et styloglosse, mais ménagez le stylo-pharyngien, que vous examinerez plus tard; c'est entre le bord supérieur de ce dernier muscle et le ptérygoïdien interne, dans le paquet de graisse qui se trouve dans cet intervalle, que sont profondément situés les deux *péristaphylins*, que vous rechercherez avec beaucoup de précaution, et qui sont faciles à distinguer tant par leur position que par leur direction. Le péristaphylin externe se reconnaît de suite aux fibres aponévrotiques qui le recouvrent en partie. On les suit jusque dans le voile du palais, en travaillant à jour sous la mâchoire inférieure, et l'on se guide dans cette dissection en tiraillant de temps en temps ces muscles pour ne pas perdre de vue leur direction. Il ne faut séparer les parties molles de la mâchoire inférieure qu'immédiatement autour des péristaphylins; sans cela on détruirait le pilier antérieur du voile du palais et la portion du constricteur supérieur du pharynx qui s'insère à la mâchoire inférieure. Après avoir mis les péristaphylins au net, vous pouvez enlever le ptérygoïdien interne, en le coupant très-près de ses attaches supérieures.

Pour voir l'*azygos de la luette* on enlève sur la face antérieure du voile la membrane muqueuse et une couche assez épaisse des glandes palatines; on incise ensuite sur la ligne médiane le plan musculeux et aponévrotique résultant de l'union des muscles péristaphylins des deux côtés.

Glosso-staphylin. On l'aperçoit dès qu'on a emporté la muqueuse du pilier antérieur du voile. Ce muscle est sujet à être coupé dans sa partie supérieure, si l'on n'enlève pas avec beaucoup de précaution la membrane muqueuse du bord inférieur du voile pendant la dissection des péristaphylins.

Le *pharyngo-staphylin* est visible dès qu'on enlève la membrane muqueuse du pilier postérieur du voile.

L'*amygdale* aura été laissée en place pendant la dissection des deux derniers muscles; on pourra plus spécialement l'étudier quand le pharynx aura été ouvert par sa paroi postérieure, comme nous l'indiquerons plus bas.

On peut aussi, et plus facilement, préparer les muscles du voile du palais, en arrière, après avoir fendu la partie postérieure du pharynx, la colonne vertébrale étant préalablement séparée de la tête, comme pour la préparation du pharynx, après laquelle on procédera seulement à celle du voile du palais dans ce cas-là. L'azygos sera alors préparé sur la partie postérieure du voile. Ce mode de préparation a encore l'avantage de rendre inutile la coupe des os que nous avons indiquée d'abord.

ART. 5. *Pharynx*, *gosier* ou *arrière-bouche.*[1]

Il forme un sac musculo-membraneux, long de cinq pouces environ et beaucoup plus étroit en bas qu'en haut, où il a près d'un pouce et demi de diamètre. En haut le pharynx est attaché à la base du crâne, et sa cavité s'y continue en avant avec celle des *narines postérieures*; en haut et en dehors on rencontre

---

1 SANTORINI, *De pharynge. Observ. anat.*, chap. VII — Ej. *Septemdecim tabulæ*, tab. VI.

les orifices évasés des *trompes d'Eustache*, au-dessus et derrière lesquels on remarque (de chaque côté) une fossette qu'il importe de ne pas confondre avec eux. Au-dessous des narines postérieures, la paroi antérieure du pharynx est formée par le *voile du palais*. Cette paroi antérieure est interrompue plus bas par l'*isthme du gosier*, qui fait communiquer le pharynx avec la bouche. Plus bas on voit à la face antérieure du pharynx la *base de la langue*, puis l'*épiglotte*, puis, enfin, l'orifice supérieur du larynx et le *larynx* lui-même. En bas le pharynx se continue avec l'*œsophage*. En arrière il correspond à la colonne vertébrale. La portion supérieure du pharynx livre passage à l'air pendant la respiration; par cette raison ses parois sont constamment écartées; plus bas les parois du pharynx se touchent habituellement, et elles ne s'écartent qu'au moment de la déglutition.

L'intérieur du pharynx est tapissé par une *membrane muqueuse*, qui se continue en haut avec celle des fosses nasales et de la bouche, et en bas avec celle qui revêt les voies alimentaires et aériennes. La membrane muqueuse du pharynx est rougeâtre, molle, recouverte d'un *epithelium* mince et garnie de nombreuses glandes muqueuses.

En dehors le pharynx est composé d'une *couche musculeuse* assez compliquée, mais qui peut être réduite aux muscles suivans :

1.° Muscle constricteur inférieur ou laryngo-pharyngien. Plan musculeux large et mince, qui enveloppe la partie inférieure du pharynx. Il naît du bord inférieur du cartilage cricoïde et de la petite corne du cartilage thyroïde; de là ses fibres se portent vers la ligne médiane et s'y unissent avec celles du côté opposé; les inférieures sont transversales, et les supérieures montent de plus en plus obliquement, de manière à s'unir en haut à angle aigu, vers le milieu de la longueur du pharynx.

2.° Muscle constricteur moyen ou hyo-pharyngien. Beaucoup plus petit que le précédent, dont il est en partie recouvert. Il naît de la petite corne de l'os hyoïde et de la base de la grande corne. Ses fibres se portent en arrière pour s'y unir sur la ligne médiane avec celles du muscle du côté opposé. Les fibres inférieures descendent, les moyennes sont transversales; les supérieures montent et viennent se terminer à l'apophyse basilaire par une aponévrose. Ces dernières fibres du constricteur moyen avaient été décrites à part sous le nom de muscle *céphalo-pharyngien*.

3.° Muscle constricteur supérieur. Large, mince, assez irrégulier, recouvert en partie par le précédent muscle. Il provient le plus souvent par autant de faisceaux distincts, de la base de la langue, de la ligne oblique interne de la mâchoire inférieure, de la partie postérieure du buccinateur et de l'aile ptérygoïdienne interne. Ces différentes portions, qu'on décrivait autrefois séparément sous les noms de *génio-*, *mylo-* et *ptérygo-pharyngien*, s'unissent en partie au muscle du côté opposé, et se terminent en partie par une aponévrose à l'apophyse basilaire de l'occipital.

Usages. Ces trois muscles resserrent la cavité du pharynx; le constricteur moyen et le supérieur peuvent en outre l'élever en totalité.

4.° Muscle stylo-pharyngien. Muscle grêle, qui naît de la base de l'apophyse styloïde et descend de là dans le pharynx, où il s'unit au muscle pharyngo-staphylin. Il passe ensuite sous le constricteur moyen, se perd en partie entre ses fibres et vient en partie s'attacher au cartilage thyroïde.

Usages. Il élève le pharynx et le larynx, et dilate le premier.

Le *pharyngo-staphylin* ou *palato-pharyngien*, que nous avons indiqué avec les muscles du voile du palais, peut également être rangé parmi les muscles du pharynx.

Préparation. Après avoir examiné les rapports de position entre la trachée-artère et l'œsophage dans la région cervicale, divisez ces canaux à peu de distance au-dessus du sternum et séparez-les de la colonne vertébrale, en les repliant peu à peu en haut; mais usez de précaution vers la partie supérieure du pharynx, et dirigez l'instrument plutôt vers la colonne vertébrale que vers lui, afin de ne pas intéresser ses muscles. Désarticulez ensuite la colonne vertébrale d'avec la tête, et séparez en entier cette dernière, à laquelle le pharynx est resté attaché. Si vous ne voulez pas étudier l'organe de l'ouïe sur ce sujet, vous pourrez, au lieu de désarticuler, ce qui est assez difficile, diviser la tête par une section verticale et transversale, qui commence immédiatement au devant de la colonne vertébrale, et qui passe derrière les apophyses styloïdes.

Couchez ensuite la tête sur la face, et enlevez le tissu cellulaire lamelleux qui recouvre en arrière le pharynx. Cette préparation sera plus facile, si vous avez préalablement distendu cette cavité avec de l'étoupe. On ne peut guère donner de règles précises pour la dissection des *constricteurs*; ces muscles présentent beaucoup de variété dans leur distribution, surtout le supérieur. Quelquefois les fibres des constricteurs sont tellement unies, qu'on a de la peine à les distinguer; on se rappellera alors que l'inférieur provient du larynx, que le moyen vient de l'os hyoïde et est recouvert en bas par l'inférieur, et que le supérieur provient de la tête et est recouvert en partie par le moyen;

il faut par conséquent abaisser d'un côté le bord supérieur du constricteur inférieur et du moyen. Le *stylo-pharyngien* se trouve facilement. Après avoir étudié les muscles, on fend le pharynx en arrière sur la ligne médiane, pour étudier sa disposition intérieure. Par là on verra aussi plus facilement les *amygdales*, qui n'ont pu être exactement étudiées par la bouche; on observera leurs orifices excréteurs, dans lesquels il est facile d'introduire des soies de sanglier.

Art. 6. *Œsophage.*

Il forme un canal assez étroit, situé sur le corps des vertèbres, commençant à la hauteur de la quatrième ou cinquième cervicale, où il se continue avec le pharynx, et se terminant dans l'estomac à la hauteur de la dixième vertèbre dorsale. L'œsophage est placé derrière la trachée-artère; dans la poitrine, il est renfermé dans le médiastin postérieur, entre l'aorte et la veine azygos. Dans l'état naturel, l'œsophage est resserré sur lui-même; dans son plus grand état de distension il acquiert près d'un pouce de diamètre. L'œsophage n'est pas exactement placé sur la ligne médiane; mais sa moitié supérieure est un peu déviée à gauche, tandis que sa moitié inférieure l'est un peu à droite.

L'œsophage est formé par plusieurs tuniques : la *tunique externe* ou *musculeuse* présente deux plans, dont l'externe, épais, se compose de fibres longitudinales, qui se continuent en partie avec le constricteur inférieur du pharynx, et qui en partie naissent du cartilage cricoïde. Le plan interne est plus mince; il est formé par des fibres circulaires, qui se continuent en haut avec le constricteur inférieur du pharynx.

La *tunique moyenne*, *celluleuse* ou *vasculaire*, a été improprement appelée *nerveuse;* elle se compose d'un tissu cellulaire, parcouru d'un grand nombre de vaisseaux; elle adhère fortement à la tunique interne, mais très-peu à l'externe.

La *tunique interne*, *muqueuse* ou *villeuse*, se continue du derme, et elle est recouverte par un prolongement de l'épiderme. Cette tunique est plissée en long dans l'état de resserrement habituel de l'œsophage. Elle est garnie de nombreuses glandes muqueuses. A l'endroit où l'œsophage s'unit à l'estomac, la couche d'épithélium acquiert brusquement une excessive ténuité.

Préparation. Nous avons décrit ici l'œsophage tel qu'il fait suite aux organes digestifs; mais nous conseillons aux élèves dans leurs dissections particulières, de ne l'examiner qu'après avoir étudié les plèvres et spécialement les médiastins. Au cou l'on aura dû examiner la position de l'œsophage et de la trachée-artère, avant de les couper pour la préparation des muscles du pharynx. L'œsophage est visible dès que la poitrine est ouverte et le médiastin postérieur incisé. Après avoir étudié sa position, on l'enlève pour l'examiner de plus près; on en coupe une portion de quelques pouces de long, que l'on insuffle, afin de voir jusqu'à quel point il peut être distendu; puis on prépare sur cette portion les tuniques, dont on isole successivement des lambeaux: ainsi l'on séparera les fibres longitudinales pour voir les circulaires; celles-ci pour voir la tunique celluleuse, et celle-ci, enfin, pour voir la tunique muqueuse recouverte de ses glandes. La séparation de cette dernière tunique en deux couches, l'une continuée de l'épiderme et l'autre du derme, doit se faire par la macération ou par l'immersion dans l'eau chaude. On examinera sur une autre portion les rides longitudinales de la tunique interne, qui s'aperçoivent dès que l'œsophage a été fendu en long.

Art. 7. *De l'abdomen en général; péritoine.*[1] (Pl. IV, fig. 2, 3, 4.)

L'*abdomen* ou *bas-ventre* est une cavité, bornée en haut par le diaphragme; en avant, par les muscles droits et transverses; des deux côtés, par les côtes et les muscles transverses; en arrière, par les côtes inférieures, les muscles carrés et psoas, la colonne vertébrale, le sacrum et les os iliaques; en bas, par le petit bassin.

A droite on remarque le *foie*, le plus volumineux des viscères abdominaux, recouvert en partie par les fausses côtes. A gauche, sous les fausses côtes et très-près de la colonne vertébrale, est cachée la *rate;* entre ces deux viscères est placé l'*estomac*, de la convexité duquel descend le *grand épiploon*, espèce de toile membraneuse, chargée de beaucoup de graisse dans certains sujets, et qui est placée devant les viscères du bas-ventre, depuis l'estomac jusqu'aux pubis. Si l'on replie cet épiploon en haut, on remarque qu'il adhère par sa face postérieure au *colon transverse*, placé transversalement au-dessous de l'estomac. En suivant ce colon transverse à droite, on voit qu'il se replie vers la fosse iliaque droite; cette portion repliée est le *colon ascendant;* la portion plus dilatée du colon, qui est logée dans la fosse iliaque et qui y adhère, est le *cœcum.* A gauche, le colon transverse se replie également en bas pour former le *colon descendant;* arrivé dans la fosse iliaque gauche, il prend le nom d'*S romain*, à cause des courbures qu'il y fait; dans le petit bassin il se con-

---

1 J. Douglas, *Descript. peritonæi*, etc., éd. de Heister, 1733, in-12.

Haller, *Icon. anatom. fasc. I,* tab. 1 et 2; et dans *Oper. min.*, tom. I.er, pl. IX et X.

C. J. M. Langenbeck, *Commentarius de structura peritonæi*, etc. Gœtt., 1817, in-8.° avec pl. in-fol.

tinue avec le *rectum*. L'espace compris entre la courbure du gros intestin que nous venons d'indiquer, est occupé par l'*intestin grêle*. La partie de l'intestin grêle située au-dessus de l'ombilic, appartient plus particulièrement au *jéjunum*; celle qui est placée au-dessous, et qui est souvent logée dans le petit bassin, appartient à l'*iléon*, dont on voit l'extrémité se continuer avec le cœcum. Le *duodénum* ou partie supérieure de l'intestin grêle, est beaucoup plus difficile à trouver; il est situé à peu près en travers au devant de la colonne vertébrale, sous l'estomac, derrière le colon transverse, caché dans le *mésocolon transverse*, repli membraneux qui unit le colon transverse aux parois postérieures de l'abdomen. On peut reconnaître la position de ce duodénum en le tiraillant en sens inverse par ses deux extrémités, dont l'une se continue avec l'extrémité droite de l'estomac, l'autre avec l'intestin grêle; pour trouver cette dernière, on fait successivement passer tout l'intestin grêle entre les doigts, depuis l'endroit où il s'unit au cœcum jusqu'au point où il s'enfonce vers la colonne vertébrale. Le *pancréas* est également caché dans la position naturelle des viscères; il est placé transversalement sur la colonne vertébrale, derrière l'estomac, au-dessus du duodénum.

Outre ces viscères qui servent à la digestion, le bas-ventre en renferme encore d'autres, qui servent à la sécrétion et à l'excrétion des urines, et à la génération. Les *reins* et les *capsules surrénales* sont placés des deux côtés de la colonne vertébrale dans sa région lombaire; ils ne peuvent pas encore être aperçus. La *vessie* est placée dans l'excavation du petit bassin, immédiatement derrière les pubis; quelquefois elle est très-peu saillante. Dans la femme, on voit derrière la vessie la *matrice* et ses annexes.

Le *péritoine* est une membrane séreuse, qui tapisse l'intérieur de la cavité abdominale, et recouvre la plupart des viscères renfermés dans cette cavité.

Comme toutes les membranes séreuses, le péritoine est mince, transparent, extensible, élastique, adhérent par sa face externe, et libre par sa face interne; cette dernière est lisse et polie; elle exhale une sérosité destinée à en lubrifier la cavité, afin de faciliter les mouvemens des viscères abdominaux, surtout pendant l'acte de la digestion. Par la macération le péritoine peut être transformé en tissu cellulaire, ce qui l'a fait considérer comme produit par la condensation de ce dernier tissu. Il reçoit un grand nombre de vaisseaux sanguins, mais qui n'admettent pas de sang rouge à l'état naturel. On y trouve aussi de nombreuses veines lymphatiques, sans qu'il faille pour cela considérer le péritoine comme étant uniquement formé par ces vaisseaux. On n'y a pas encore démontré de nerfs.

Le péritoine forme un sac sans ouverture, comme nous l'avons déjà vu aux membranes synoviales des articulations. La femme présente cependant une exception remarquable à ce sujet, en ce que le péritoine offre chez elle deux petites ouvertures près du pavillon des trompes de Fallope, au moyen desquelles il communique avec la membrane muqueuse de l'organe utérin. Le grand nombre de viscères qui remplissent la cavité abdominale et sur lesquels le péritoine vient se mouler, en rendent l'étude très-compliquée et difficile. Cette difficulté deviendra toutefois moindre, si l'on se figure le péritoine comme un vaste sac, présentant dans un point une constriction circulaire, une espèce de col, qui le sous-divise en deux loges, une grande et une petite (fig. 2, A), mais qui communiquent néanmoins toujours ensemble par le moyen de ce col (*ouverture de Winslow*). La petite loge (*cavité des épiploons*) est placée à la partie postérieure de la grande, et son extrémité inférieure s'enfonce dans une duplicature que forme la grande poche (fig. 2, B, C), en sorte qu'on rencontre alors dans ce dernier point quatre lames du péritoine (*grand épiploon*). Suivons maintenant la distribution du péritoine dans ses détails.

Après avoir tapissé la face postérieure de la paroi antérieure de l'abdomen, le péritoine recouvre la majeure partie du diaphragme et se jette de là sur la face supérieure du foie et sur la face antérieure de l'estomac. Dans ce trajet il rencontre le cordon ligamenteux, qui résulte de l'oblitération de la veine ombilicale et qui se dirige vers la face concave du foie. Ce ligament étant placé hors du péritoine, cette membrane doit nécessairement former sur lui un repli, appelé *ligament de la veine ombilicale*, et qui, venant à se continuer sur la face supérieure du foie, prend le nom de *ligament suspenseur du foie* ou *falciforme*. Le foie adhère par son bord mousse au diaphragme : le péritoine ne peut donc pas s'insinuer entre ces deux parties, mais il se replie immédiatement du diaphragme sur le foie; cette partie a reçu improprement le nom de *ligament coronaire du foie*. Les deux extrémités de ce bord mousse du foie sont à une certaine distance du diaphragme : le péritoine, pour passer de l'un à l'autre, est donc obligé de former des replis de forme triangulaire, que l'on distingue en *ligamens triangulaires droit* et *gauche*.

Le péritoine passe de la face supérieure à la face inférieure du foie, et se continue ensuite avec celui qui tapisse la face antérieure de l'estomac, en formant une espèce de pont, qui s'étend du sillon horizontal du foie à la petite courbure de l'estomac. Cette partie est appelée le *petit épiploon* ou *épiploon gastro-hépatique*, borné en bas et à gauche par la petite courbure de l'estomac, en haut par le foie, et à droite par le paquet de vaisseaux et de nerfs qui se rendent dans ce viscère. Le feuillet du péritoine, qui forme le petit épiploon, se jette par-dessus ce paquet de vaisseaux et l'enveloppe de manière à le contourner à droite et en arrière; de cette manière notre lame péritonéale se continue sur elle-même et fournit au petit épiploon une deuxième lame postérieure. En reprenant la comparaison que nous avons établie plus haut entre le péritoine et un sac à deux loges, le feuillet antérieur du petit épiploon ferait partie de la grande loge; le feuillet postérieur appartiendrait à la petite, et le point où le premier se contourne pour donner naissance au second, correspondrait au col rétréci qui fait communiquer les deux loges. Cette lame postérieure du petit épiploon se continue à droite et en haut avec le péritoine qui tapisse la face inférieure du grand lobe du foie; en bas, elle se jette sur la face postérieure de l'estomac, et arrivée à la grande courbure de ce viscère, elle y rencontre la lame péritonéale qui en tapissait la face antérieure et qui est une dépendance de la grande loge du péritoine. Ces deux lames s'appliquent l'une contre l'autre et descendent au devant du colon transverse et au devant du paquet des intestins grêles jusque vers les pubis, en formant une membrane large, mince et flottante, qui est le *grand épiploon* ou *épiploon gastro-colique*. Après avoir fait le trajet que nous venons d'indiquer, ces deux lames se replient sur elles-mêmes d'avant en arrière, et montent de nouveau en s'appliquant contre leur partie descendante. Le grand épiploon se compose donc de quatre lames; deux qui descendent et deux qui montent, et qui ne sont que la continuation réfléchie des premières; ou, pour nous servir toujours de notre comparaison, le grand épiploon est formé par une duplicature, une poche accessoire de la grande loge du péritoine, dans laquelle s'est insinuée l'extrémité inférieure de la petite loge; en effet, les deux lames moyennes appartiennent à celle-ci, tandis que la lame antérieure et la postérieure appartiennent à celle-là. Arrivées près du colon transverse, les deux lames postérieures de l'épiploon se séparent; l'une (celle qui avait tapissé la face antérieure de l'estomac et qui appartient à la grande loge du péritoine) passe sur la face inférieure du colon transverse, et de là sur les vaisseaux coliques, en formant la lame postérieure ou inférieure du *méso-colon transverse;* l'autre lame (celle qui provient de la face postérieure de l'estomac et qui appartient à la petite poche du péritoine) passe sur la face supérieure du colon, et de là sur la face supérieure des vaisseaux coliques, pour former la lame antérieure ou supérieure du mésocolon, et se dirige ensuite en haut pour passer devant le duodénum et le pancréas, et se continuer avec le péritoine qui tapisse la face inférieure du foie. En passant du duodénum au grand lobe du foie, le péritoine forme un repli appelé *hépato-duodénal*. On voit donc que nous avons reconduit le péritoine au point d'où nous l'avons fait partir, en lui faisant décrire un cercle, une espèce de poche, appelée *cavité des épiploons*. Cette cavité communique avec le reste de la cavité abdominale par un *orifice* étroit et triangulaire, appelé *ouverture de Winslow*. Cette ouverture, située à la partie supérieure et droite du bas-ventre, sous le foie, est bornée à gauche et en avant par le paquet des vaisseaux du foie; à droite et en arrière par le ligament hépato-duodénal, et en haut par le foie; ce n'est que par suite d'inflammations adhésives que cette ouverture est quelquefois oblitérée : dans ce cas les deux poches du péritoine ont cessé de communiquer ensemble. La paroi antérieure de la cavité des épiploons est formée par l'épiploon gastro-hépatique et par la face postérieure de l'estomac; sa paroi supérieure, par la partie postérieure de la face concave du foie; sa paroi postérieure l'est par la colonne vertébrale, le pancréas, le duodénum et le mésocolon transverse; enfin, cette cavité se prolonge jusque vers les pubis, entre les deux feuillets antérieurs et les deux feuillets postérieurs dont se compose l'épiploon gastro-colique; mais il faut observer que cette dernière partie de la cavité n'existe pas ordinairement dans les sujets un peu avancés en âge, parce que les lames qui forment l'épiploon viennent à contracter des adhérences entre elles.

Le feuillet du péritoine qui tapisse la face antérieure de l'estomac, se continue à gauche par-dessus la rate avec la partie du péritoine qui tapisse la paroi latérale gauche de l'abdomen. Chemin faisant il forme un repli étendu entre l'estomac et la rate, et appelé *épiploon gastro-splénique*. Le point où le colon transverse se continue avec le colon descendant est également retenu par un repli péritonéal qui se continue avec la séreuse recouvrant les cartilages des fausses-côtes. Ce repli, décrit par Ph. Phœbus sous le nom de *ligament pleuro-colique*, étant placé immédiatement au-dessous de la rate, sert en même temps à soutenir ce viscère.

Après avoir formé tous ces replis, le feuillet composant la

grande loge du péritoine se jette sur la face antérieure de l'artère mésentérique supérieure et de ses divisions, puis sur l'intestin grêle, qu'il contourne pour se replier sur la face postérieure de l'artère mésentérique supérieure. Ce nouveau repli du péritoine, qui unit l'intestin grêle à la paroi postérieure du bas-ventre, est appelé *mésentère*. Comme cependant tout l'intestin grêle n'est pas flottant dans l'abdomen, mais que le duodénum est immédiatement couché sur la colonne vertébrale, cette dernière partie de l'intestin n'a pas de mésentère, mais le péritoine passe seulement devant elle. Le péritoine qui se continue des parois latérales de l'abdomen, se comporte de la même manière relativement au gros intestin : là où les colons droit et gauche sont flottans, le péritoine forme un repli distinct, en se jetant sur eux, et constitue de cette manière les *mésocolons droit* et *gauche;* mais dans la fosse iliaque droite, le cœcum est immédiatement appliqué contre le bassin, en sorte que le péritoine passe simplement devant lui sans lui fournir de mésentère (dans des cas rares on trouve toutefois le cœcum flottant et pourvu d'un véritable mésocolon). Il en est de même du rectum, dont la partie supérieure flottante a un repli péritonéal, appelé *mésorectum*, tandis que la partie inférieure de l'intestin s'enfonce dans le tissu cellulaire du petit bassin et ne peut plus par conséquent être recouverte en arrière par le péritoine, qui le quitte en formant un cul-de-sac, et se jette alors sur la face postérieure de la vessie, et de là sur la face postérieure des parois antérieures de l'abdomen, d'où nous l'avons fait partir.

Le péritoine, en enveloppant le gros intestin, forme d'espace en espace de petits prolongemens alongés, flottans, chargés de graisse, appelés *appendices épiploïques*. A l'endroit où le péritoine quitte le rectum pour se jeter sur la vessie, il fait de chaque côté un repli, appelé *ligament postérieur* ou *latéral de la vessie*.

Chez la femme, le péritoine, quittant le rectum, se jette pardessus la matrice avant d'arriver sur la vessie. Il résulte de cette disposition, que la cavité pelvienne est partagée en une moitié antérieure et une postérieure par une cloison transversale formée par un pli du péritoine au milieu duquel est logée la matrice, et que l'on y remarque alors deux cul-de-sacs; l'un derrière la matrice, l'autre derrière la vessie. Les parties latérales de ce repli transversal viennent s'insérer aux faces latérales du petit bassin; elles portent le nom de *ligamens larges de la matrice*, et renferment dans leurs duplicatures les ligamens ronds, les ovaires et les trompes de Fallope. Ces ligamens larges se divisent en haut chacun en deux replis secondaires, appelés *ailerons*, dont l'*antérieur* renferme la trompe de Fallope, et le *postérieur* l'ovaire. Le péritoine qui du rectum passe à la matrice, forme en outre deux replis longitudinaux, appelés *ligamens postérieurs de la matrice*, et en passant de la matrice à la vessie, il en forme deux autres, appelés *ligamens antérieurs de la matrice*, et qui remplacent alors les ligamens postérieurs de la vessie.

D'après ce que nous venons de voir, les reins, quoique placés dans le bas-ventre, ne sont pas enveloppés par le péritoine, qui passe simplement au devant d'eux. Il est vrai cependant de dire que cette membrane paraît se dédoubler près des reins en plusieurs feuillets, dont quelques-uns passent derrière ces viscères, tandis que le feuillet principal passe au devant d'eux, en sorte qu'ils semblent enchâssés entre les lames du péritoine. Cette disposition a fait admettre à la plupart des anatomistes, que le péritoine se compose de deux feuillets, séparés en arrière et en bas pour recevoir dans leur écartement les reins, les uretères, et même la vessie, tandis qu'ils sont assez intimement unis partout ailleurs, pour qu'on ait généralement pu admettre qu'il n'existait qu'une seule lame du péritoine. Cette disposition est assez constante; mais on a eu tort peut-être de confondre sous un même nom avec le péritoine proprement dit, la lame qui le double en dehors et qui n'a aucun des caractères des membranes séreuses.

Préparation. Choisissez pour cette préparation le cadavre d'un jeune sujet, qui n'ait pas eu une inflammation du bas-ventre. Un billot ayant été placé sous la région lombaire, incisez crucialement la peau, les aponévroses et les muscles de la paroi antérieure de l'abdomen, et disséquez les quatre lambeaux en sens contraire, de manière à mettre le péritoine à nu. Cette préparation n'est guère difficile que derrière le muscle droit, à la gaîne duquel la séreuse adhère assez intimement. L'ombilic sera conservé, ainsi que les cordons ligamenteux formés par les vaisseaux ombilicaux et l'ouraque oblitérés.

On continue à décoller le péritoine dans la région lombaire, en détruisant avec les doigts ou le manche du scalpel, le tissu cellulaire lâche qui l'unit aux parois abdominales. Près des reins on observera une lame celluleuse, qui se détache du péritoine pour passer derrière ces viscères; cette lame sera détruite de manière à laisser les reins en place, et l'on glissera peu à peu la main au devant de la colonne vertébrale et des gros troncs vasculaires, en passant entre l'artère mésentérique supérieure et l'inférieure. Une préparation semblable ayant été faite du côté opposé, on pourra soulever, sans l'avoir ouvert, tout le sac péritonéal avec les parties sur lesquelles il se réfléchit.

Le péritoine sera ensuite ouvert par une incision transversale, qui passera immédiatement sous l'ombilic; en soulevant la partie supérieure du sac, on verra dans son intérieur comment il forme le *ligament de la veine ombilicale* et le *ligament suspenseur du foie*, en passant sous la veine ombilicale. Cette disposition se verra plus parfaitement encore, si l'on incise verticalement la séreuse des deux côtés du ligament suspenseur, après avoir séparé ce ligament en deux lames, entre lesquelles on pénètre par la face antérieure. On incise ensuite en long la partie inférieure du péritoine jusque vers les pubis, et l'on en récline les deux lambeaux.

On passe de suite à l'étude de la position des viscères en général; mais on aura soin de laisser bien intact le péritoine et ses prolongemens; la position du duodénum et du pancréas ne sera cependant étudiée qu'après avoir ouvert la cavité des épiploons.

Dans l'examen de la distribution du péritoine on suivra la marche que nous avons indiquée dans la description. Là il sera naturellement souvent nécessaire d'écarter les viscères en sens opposé, de les sortir de leur position, surtout ceux qui, comme le foie et la rate, sont profondément placés.

L'*ouverture de Winslow* est très-petite; on la trouve lorsqu'après avoir renversé en haut la face inférieure du foie, on porte le doigt de droite à gauche, en le glissant derrière le col de la vésicule du fiel, le commencement du canal cholédoque et le paquet des vaisseaux qui entrent dans le foie. On introduit dans cette ouverture un tube que l'on peut garnir d'étoupe pour bien la remplir, et on l'insuffle; par là la *cavité des épiploons* est distendue et l'*épiploon gastro-hépatique* se soulève. Si le sujet est jeune, et surtout si c'est un fœtus, l'air pénètre entre les lames de l'épiploon gastro-colique et les écarte. Après avoir pris connaissance de cette disposition, on ouvre la cavité des épiploons, en incisant l'épiploon gastro-hépatique, et alors seulement on voit au fond de cette cavité le *duodénum*, qui reçoit le *pancréas* dans sa courbure, et tous les deux encore recouverts par le péritoine. Ce n'est qu'alors aussi que l'on pourra bien se rendre raison de la formation du *grand épiploon* et du *mésocolon transverse*.

ART. 8. *Estomac.*[1]

L'estomac est un viscère creux, situé dans l'épigastre et dans l'hypocondre gauche. On a assez bien comparé sa forme à celle d'une cornemuse; il présente en effet un bord convexe, dirigé en bas et en avant, appelé *grande courbure de l'estomac;* un bord concave, dirigé en haut et en arrière, appelé *petite courbure;* une extrémité arrondie, située dans l'hypocondre gauche, appelée *cardia*, *grand cul-de-sac* ou *fond de l'estomac*, et une extrémité rétrécie, située à droite sous le foie et la vésicule du fiel, au devant et au-dessus du pancréas, appelée *pylore*. Près

1 J. CH. CRUSE, *Præs.* J. DAN. METZGER, *Diss. sistens ventric. human. anat. et physiol. considerat.*, *sect. prior.* Königsb., 1788; in-4.°; et dans METZGER, *Exercit. acad.*, pag. 195.

du pylore la grande courbure forme un coude, appelé *petit cul-de-sac de l'estomac.* Des deux faces de l'estomac l'une est antérieure et supérieure; l'autre postérieure et inférieure.

L'œsophage s'unit à l'estomac vers l'extrémité gauche de sa petite courbure, entre elle et le cardia, par un orifice appelé *œsophagien* ou *cardiaque.* Le pylore se continue avec le duodénum en formant vers son intérieur une *valvule*, appelée *pylorique.* Cette valvule forme un bourrelet circulaire proéminent dans la cavité de l'intestin, et elle se compose d'un repli des tuniques internes de l'estomac et du duodénum, tandis que la tunique externe passe par-dessus sans se replier.

Les parois de l'estomac sont formées par plusieurs *tuniques*, dont l'*externe* ou la *séreuse* est fournie par le péritoine. Cette tunique péritonéale se continue vers la grande courbure avec l'épiploon gastro-colique et vers la petite courbure avec l'épiploon gastro-hépatique. Au-dessous de la tunique séreuse on trouve la *musculeuse*, qui est très-épaisse et qui est formée par deux couches de fibres: l'externe se continue de la couche musculeuse externe de l'œsophage, et ses fibres ont une direction longitudinale; elle est surtout distincte vers la petite courbure. La couche interne est circulaire et enveloppe la totalité de l'estomac. Au-dessous d'elle on trouve quelques fibres circulaires obliques, qui semblent se continuer des fibres circulaires de l'œsophage; on les trouve principalement vers le grand cul-de-sac. La tunique musculeuse recouvre la troisième tunique de l'estomac, appelée *celluleuse*, *nerveuse* ou *vasculaire;* elle se compose d'un tissu cellulaire soyeux, parcouru par un grand nombre de vaisseaux sanguins; mais il n'est pas également prouvé qu'elle soit bien riche en nerfs. La tunique *interne* de l'estomac est aussi appelée *muqueuse* ou *villeuse;* elle est molle, pulpeuse, rougeâtre, continuée de la tunique interne de l'œsophage, et par conséquent de la peau extérieure; mais elle n'est plus recouverte que par un prolongement épidermoïde excessivement mince, l'épaisseur de cette couche diminuant subitement au point où l'œsophage s'unit à l'estomac. Dans l'état de vacuité de l'estomac, la membrane interne forme des rides dans son intérieur, mais qui s'effacent facilement par la distension. La tunique interne est garnie de nombreuses glandes muqueuses, qui sont surtout fort développées aux orifices cardiaque et pylorique.

Quand l'estomac est distendu par des alimens, il fait un mouvement de bascule, en vertu duquel sa grande courbure regarde directement en avant, tandis que sa face antérieure est dirigée en haut. Cette disposition a lieu parce que les orifices cardiaque et pylorique sont fixés, tandis que le reste du viscère est flottant.

Les *artères* de l'estomac sont fournies par la coronaire stomachique, l'hépatique et la splénique. Les *veines* s'unissent à la veine porte. Les *lymphatiques* se dirigent presque tous dans les glandes situées le long de la petite courbure de l'estomac. Les *nerfs* sont fournis par les plexus œsophagiens des pneumo-gastriques et par le grand sympathique.

L'estomac est destiné à transformer les alimens en *chyme*. Cette transformation a principalement lieu à la suite de leur mélange avec le *suc gastrique*, que sécrète ce viscère. Pendant la digestion, les fibres musculaires de l'estomac se contractent successivement les unes après les autres, tantôt du cardia vers le pylore, et d'autres fois du pylore vers le cardia. Le premier mouvement est appelé *péristaltique;* le second, *anti-péristaltique*. La valvule du pylore sert à empêcher la sortie des alimens avant que la digestion stomacale ne soit achevée : elle est alors contractée; mais elle se relâche dès que la digestion est assez avancée.

Préparation. Après avoir examiné l'estomac dans ses rapports avec les viscères environnans, et avoir étudié par anticipation la manière dont le commencement du duodénum se recourbe, on passe une ligature à un demi-pouce au-dessous du pylore, et l'on insuffle l'estomac par la portion cervicale de l'œsophage, pour observer comment il change de position dans son état de réplétion. On divise alors le duodénum immédiatement au-dessous de l'endroit où il a été embrassé par une ligature, et l'on en lie de nouveau le bout divisé, pour s'opposer à la sortie des matières contenues dans l'intestin. On enlève ensuite l'estomac, en y laissant attachée une portion des épiploons, la rate et un bout d'œsophage, que l'on obtient en tirant l'estomac en bas avec une certaine force. On insuffle de nouveau le viscère, et l'on en examine exactement la forme; puis on passe à la dissection des *tuniques*, en commençant par la *séreuse*. Près de la petite courbure de l'estomac, il sera facile de diviser l'épiploon en deux lames, dont on suivra l'une sur la face antérieure et l'autre sur la face postérieure de l'estomac; la même chose se fera à la grande courbure. On observera en même temps que le long de ces deux courbures il y a, entre les deux lames des épiploons, un espace d'un demi-pouce de large, où l'estomac n'est pas recouvert par la séreuse. Après avoir enlevé cette membrane sur une portion de l'estomac, voisine de la petite courbure, on aperçoit les fibres longitudinales de la *tunique musculeuse;* au-dessous de celles-ci l'on remarque les fibres circulaires, et après avoir enlevé ces dernières sur la portion cardiaque de l'estomac, on trouve les fibres circulaires obliques, dont la direction est opposée à celle des premières. La *tunique celluleuse* devient apparente dès que la musculeuse est entièrement enlevée; enfin, l'*interne* paraît après avoir détaché un lambeau de la celluleuse. Ces diverses préparations seront faites comparativement sur des estomacs dont les artères sont bien injectées; on peut les exécuter, soit sur un estomac entier et soufflé, soit sur un estomac ouvert par une incision dirigée le long de la grande courbure; mais alors il faut le fixer sur une planche au moyen de plusieurs épingles, pour pouvoir commodément enlever une tunique après l'autre. Quand l'estomac est ainsi ouvert, on voit la disposition des *orifices cardiaque* et *pylorique*, et les rides que forme la membrane interne. Quant au pylore, on le fend suivant la direction dans laquelle l'estomac a été ouvert, et l'on voit très-bien alors sur le profil de la coupe que les trois tuniques internes forment seules le repli valvulaire, tandis que la séreuse passe directement de l'estomac vers le duodénum sans se réfléchir. Le tact fera déjà reconnaître les *glandes muqueuses* près du pylore et de l'orifice œsophagien; il sera facile de les voir distinctement, en y détachant la tunique interne de la celluleuse.

ART. 9. *Rate.*[1]

Ce viscère, situé dans l'hypocondre gauche, a une forme alongée. Convexe dans la majeure partie de sa circonférence, la rate est concave par son bord qui regarde l'estomac, et par où pénètrent les vaisseaux sanguins; cette dernière partie porte le nom de *hile* ou de *scissure de la rate.* La rate varie beaucoup quant à son volume, on la trouve depuis deux jusqu'à six pouces de long; mais le plus souvent elle en a quatre sur trois de large et sur un pouce d'épaisseur. La rate a une couleur rouge brunâtre; elle a très-peu de consistance.

La rate a une *tunique externe*, *séreuse*, fournie par le péritoine, et qui adhère fortement à la *tunique interne*, *propre*, de nature fibreuse; celle-ci, après avoir enveloppé la totalité de la rate, se réfléchit dans son intérieur par le hile, en fournissant des gaînes qui enveloppent les vaisseaux qui se rendent dans ce viscère; en outre il part de la face interne de cette tunique une quantité considérable de lames et de filamens qui plongent dans l'intérieur de la rate et s'y entre-croisent fréquemment, de manière à former une espèce de trame, sur laquelle viennent se ramifier les vaisseaux. Ceux-ci composent presque en entier le tissu de la rate; ils s'y distribuent de la manière suivante: les *artères* provenant de la liénale, y donnent une quantité considérable de branches, qui se divisent à l'infini sous forme de pinceaux, sans s'anastomoser entre elles. Ces vaisseaux se continuent avec les

---

1 J. P. ASSOLANT, Recherches sur la rate. Paris, 1810.
E. HOME, *On the structure and the uses of the spleen. Phil. trans.*, 1808, pag. 45 et 133; 1821, pag. 25.
C. F. HEUSINGER, *Ueber den Bau u. die Verrichtung der Milz.* Thionv., 1817.

veines, qui forment un réseau d'anastomoses autour des artères, et qui viennent enfin se réunir pour constituer la veine liénale. La rate reçoit des *nerfs* peu nombreux, fournis par le grand sympathique. Quant à ses *lymphatiques*, je n'ai jamais remarqué qu'ils fussent aussi nombreux *dans l'homme*, comme le répètent tous les auteurs.

On trouve en outre dans la rate des *corpuscules arrondis, blanchâtres*, que les uns ont pris pour des glandes, d'autres pour de simples renflemens des prolongemens internes de la tunique propre de la rate. Je leur ai toujours trouvé l'aspect de petites vésicules renfermant une humeur gélatino-albumineuse; au reste ces corpuscules ne se rencontrent pas toujours dans la rate humaine. Les *cellules* dans l'intérieur de la rate, dans lesquelles on disait qu'il y a du sang épanché, ne sont autre chose que les prolongemens fibreux de la tunique interne, et le sang n'est pas épanché dans leur intérieur, mais il est logé dans les vaisseaux, comme partout ailleurs.

La rate tient au grand cul-de-sac de l'estomac par les vaisseaux courts et par l'épiploon gastro-splénique, liaison constante chez tous les animaux chez lesquels ce viscère existe. Quelquefois, au lieu d'une seule rate, on en trouve plusieurs. Si l'on excise ce viscère à un animal, il s'en reproduit un ou plusieurs autres. Cet organe paraît donc n'être dû qu'au développement excessif du tissu capillaire des environs de l'estomac, et la liaison de la rate avec ce viscère semble indiquer qu'elle en régularise la circulation sanguine de manière à ce qu'elle reçoive plus de sang quand l'estomac en reçoit moins, et réciproquement. Outre cet usage, nous pensons avec la majeure partie des anatomistes, qu'elle sert à modifier le sang d'une manière particulière, qui le rend plus apte à la sécrétion de la bile, quand il sera arrivé au foie par la veine porte.

Préparation. Nous avons dit, en parlant de l'estomac, que la rate y restera d'abord attachée pour qu'on puisse examiner les liens vasculaires et membraneux qui les unissent. On peut séparer la *tunique péritonéale* de la *tunique propre* de la rate dans une petite portion de son étendue; cette préparation, que l'on facilite par la macération, doit être faite lentement, en se servant alternativement de la lame et du manche du scalpel. Les cloisons que la tunique propre envoie vers l'intérieur, s'observent au moment où l'on cherche à la séparer de la substance de la rate; l'enveloppe réfléchie que la tunique interne envoie autour des vaisseaux, se voit après avoir débarrassé ces derniers de la graisse qui les entoure et du péritoine qui les recouvre, là où ils pénètrent dans le hile de la rate. On s'assure du tissu presque exclusivement vasculeux de ce viscère, en le soumettant à des lavages répétés, après avoir arraché les membranes qui le revêtent et en examinant la pièce sous l'eau. Les petits *corpuscules blanchâtres* se remarquent dans le tissu d'une rate qui a été incisée; mais ils n'existent pas toujours.

Dans l'étude du tissu de la rate, on ne négligera pas les injections, qui sont si propres à jeter du jour sur la structure des parties; nous n'en dirons pas autant de l'insufflation, qui ne donne guère que des idées fausses : c'est en effet par ce moyen qu'on veut démontrer l'existence des *cellules* de la rate; mais on conçoit que l'air soufflé dans les vaisseaux puisse passer de là dans le tissu cellulaire, et qu'un organe quelconque insufflé, desséché et coupé par tranches, devra nécessairement prendra un aspect celluleux, quelle que soit d'ailleurs sa structure.

ART. 10. *Duodénum.*[1]

Le duodénum forme la portion du canal intestinal qui vient après l'estomac. Sa longueur est d'environ douze travers de doigt ou de dix à onze pouces. Il est situé au devant de la colonne vertébrale, où il décrit une courbe dont la concavité est dirigée en haut et à gauche. Pour comprendre plus facilement sa direction, on le divise en deux portions : la première, qui commence au pylore, se dirige de gauche à droite et en arrière, puis elle fait une inflexion pour se continuer avec la seconde portion, qui se dirige de droite à gauche au devant de la colonne vertébrale; cette portion est un peu recourbée, à concavité supérieure. Arrivé au côté gauche de la colonne vertébrale, le duodénum se continue avec le jéjunum.

Le duodénum est plus ample que le reste de l'intestin grêle, en sorte qu'on l'a aussi appelé *estomac secondaire*. Cet intestin n'est pas enveloppé par le péritoine, qui passe simplement au devant de lui. Ses autres *tuniques* sont semblables à celles du reste des intestins grêles, seulement sont-elles un peu plus épaisses. L'intérieur présente une grande quantité de *valvules conniventes*. A l'endroit où commence la portion transversale du duodénum, on remarque dans son intérieur une *papille* saillante, au sommet de laquelle est l'orifice du canal cholédoque, qui lui-même avait déjà reçu le canal pancréatique.

Les *artères* du duodénum sont fournies par la pylorique, la pancréatico-duodénale, les gastro-épiploïques et la mésentérique supérieure; les *veines* suivent le trajet des artères; les *lymphatiques* nombreux se jettent dans les glandes aortiques; les *nerfs* proviennent du plexus solaire.

---

1 L. CLAUSSEN, *De intestini duodeni situ et nexu.* Leipz., 1757, in-4.°
E. SANDIFORT, *Tab. intest. duodeni.* Leyde, 1780, in-4.°

PRÉPARATION. Il suffit de soulever le foie, d'abaisser l'arc du colon et d'inciser la lame antérieure du mésocolon transverse, pour voir le duodénum qu'elle recouvre. On arrive encore à cet intestin en rejetant en haut l'arc du colon et en incisant la lame postérieure du mésocolon transverse; l'intestin lui-même restera en place jusqu'à ce que l'insertion du canal cholédoque ait été préparée et étudiée. On place une ligature à l'extrémité gauche du duodénum, et on le divise au-dessus de la ligature; puis, pour voir l'intérieur de cet intestin et surtout la papille où s'ouvre le conduit biliaire, on incise le duodénum dans toute sa longueur par sa partie antérieure et inférieure. Les *tuniques* du duodénum ne seront examinées que plus tard avec celles de l'intestin grêle.

ART. II. *Foie.*[1]

Le foie, le plus volumineux de tous les viscères du bas-ventre, est situé dans l'hypocondre droit et dans une partie de l'épigastre. Ses rapports avec les viscères abdominaux ont déjà été examinés en parlant de l'abdomen en général. Le foie est maintenu en position par plusieurs productions du péritoine, que nous avons déjà indiquées également; ainsi, par le *ligament falciforme* ou *suspenseur*, en haut et en avant; par le *ligament coronaire*, en arrière et en haut; et par les deux *ligamens triangulaires* ou *latéraux*, en arrière de chaque côté.

On distingue dans le foie deux faces: la *face supérieure* ou *convexe* est appliquée contre le diaphragme; le ligament suspenseur la divise en deux portions: celle de droite, plus grande, forme le *grand lobe* ou *lobe droit du foie;* celle du côté gauche forme le *lobe moyen* ou *gauche du foie.*

La *face inférieure* (improprement appelée *face concave du foie*, car quoique très-inégale, la convexité est au moins aussi forte que celle de la face supérieure) est divisée d'avant en arrière en deux moitiés inégales par le *sillon longitudinal, antéro-postérieur* ou *sillon de la veine ombilicale*, qui correspond à la direction du ligament falciforme sur la face opposée, et qui forme sur cette face inférieure du foie la limite du lobe droit et du lobe gauche. Ce sillon renferme la veine ombilicale; il est quelquefois interrompu par un ou plusieurs ponts formés par la substance du foie, et qui unissent les lobes en passant par-dessus le sillon. Du milieu de ce sillon longitudinal en part

---

1 FR. GLISSON, *Anat. hepatis.* Lond., 1654, in-8.° avec fig.
J. D. SANTORINI, *Tab. septemdecim.* Tab. IX et XI.
F. A. WALTER, *De struct. hep. et vesic. fell.* dans *Annot. acad.* Berlin, 1786, in-4.° avec fig.
J. M. MAPPES, *De penitior. hep. hum. struct.* Tubingue, 1817.

un autre à angle droit, dirigé dans le lobe droit, et qui porte le nom de *sillon transversal* ou *sillon de la veine porte*, parce que cette veine y est placée. Derrière ce sillon transversal on voit une éminence irrégulièrement triangulaire, appelée *lobe de Spigel, petit lobe du foie* ou *éminence porte postérieure.* Au devant de ce sillon on remarque une saillie quelquefois très-peu prononcée, appelée *éminence porte antérieure.* Plus en avant encore, il y a dans le lobe droit du foie un léger enfoncement, qui loge la vésicule du fiel. En arrière et à la droite du lobe de Spigel on trouve une autre dépression, appelée *sillon de la veine cave*, parce que la veine cave abdominale y est placée.

Le *bord antérieur* du foie est mince; il est échancré au point qui correspond au sillon longitudinal et au ligament suspenseur.

Le *bord postérieur* est très-épais; il adhère au diaphragme par le ligament coronaire, et il y tient des deux côtés par les ligamens latéraux.

Le foie est tapissé par une *tunique séreuse*, fournie par le péritoine, et qui recouvre la *tunique propre du foie* de nature cellulo-fibreuse. Cette dernière enveloppe tout le foie, et arrivée à l'endroit où l'artère hépatique, la veine porte et les conduits hépatiques pénètrent dans l'organe, elle se réfléchit sur ce paquet de vaisseaux, l'accompagne dans l'intérieur du viscère et l'entoure ainsi d'une gaîne commune, appelée *capsule de Glisson*, et qui le suit jusque dans ses dernières ramifications.

La couleur du foie est en général d'un rouge-brun qui, examiné plus attentivement, se compose d'un fond plus clair, parsemé de taches plus foncées. Le tissu du foie est granuleux, comme le sont en général toutes les glandes conglomérées; mais ses grains sont moins gros que ne le sont ceux des glandes salivaires.

Chacun de ces grains glanduleux donne naissance à un petit conduit excréteur, qui s'unit aux conduits voisins pour former peu à peu le *conduit hépatique* ou *pore biliaire.* Ce conduit, du calibre d'une petite plume à écrire et long de dix-huit lignes environ, est placé dans le sillon transversal du foie; il est formé par deux branches principales, qui s'unissent à angle aigu et qui viennent, l'une du lobe gauche, l'autre du lobe droit. Le conduit hépatique se dirige en bas et à gauche dans l'épaisseur de l'épiploon gastro-hépatique, et se divise en deux branches : l'une, située à droite, est appelée *canal cystique;* l'autre, située à gauche, porte le nom de *canal cholédoque.*

Le *canal cystique*, plus grêle et un peu moins long que le

canal hépatique, s'en détache en rétrogradant d'abord un peu; puis il se dirige à droite, et plus tard, en avant, de manière à présenter une courbe. Il est enveloppé, comme le précédent conduit, dans le petit épiploon, et s'ouvre dans la *vésicule du fiel.*

La *vésicule du fiel* ou *vésicule biliaire* forme une poche alongée, pyriforme, dont la partie moyenne porte le nom de *corps.* L'extrémité antérieure, plus large et arrondie, est appelée le *fond;* l'extrémité postérieure, rétrécie, à laquelle s'unit le canal cystique, porte le nom de *col.* La vésicule du fiel est logée dans une dépression du lobe droit du foie; son fond dépasse ordinairement un peu le bord antérieur de ce viscère; quelquefois cependant il en est entièrement recouvert. Elle est tapissée en bas par le péritoine, qui quitte le foie pour se jeter sur elle; mais la tunique propre du foie ne la recouvre pas; celle-ci passe entre ce viscère et la vésicule.

Le *canal cholédoque*, long de près de quatre pouces, a le calibre d'une plume à écrire; il est la branche gauche qui résulte de la division du canal hépatique, ou bien, si l'on aime mieux, il résulte de l'union du canal hépatique et du canal cystique. Quoi qu'il en soit, ce conduit, enveloppé dans l'épiploon gastro-hépatique, passe derrière le pancréas, et s'ouvre dans le duodénum vers le commencement de sa portion transversale, en se terminant sur le sommet de la papille conique qui proémine dans l'intérieur de l'intestin. Ordinairement l'extrémité du conduit cholédoque reçoit celle du canal pancréatique; quelquefois cependant ils s'ouvrent séparément dans l'intestin.

Le canal hépatique et ses racines, les conduits cystique et cholédoque, et la vésicule du fiel, se composent de deux *tuniques:* l'*externe*, cellulo-fibreuse, blanche, contient quelquefois des fibres musculaires sur la vésicule biliaire. La *tunique interne*, *veloutée* ou *muqueuse*, se continue par l'orifice du canal cholédoque avec celle du duodénum; dans les canaux hépatique et cholédoque elle est rendue inégale par de petites excavations assez clairsemées; mais à sept ou huit lignes de l'insertion dans le duodénum ces excavations deviennent rapprochées au point de ne plus être séparées les unes des autres que par de petites cloisons minces et flottantes; dans la vésicule du fiel elle est disposée de manière à présenter des aréoles hexagones, sur lesquelles une innombrable quantité de vaisseaux se ramifient, comme le démontrent les injections. Dans le col de la vésicule et dans le canal cystique, la tunique interne forme des plis contournés en spirale, appelés *valvules spirales de Heister.*

Le foie reçoit son sang artériel de l'*artère hépatique*, branche de la cœliaque, et qui donne, en passant, l'artère cystique à la vésicule biliaire. Outre le sang artériel, le foie reçoit encore du sang veineux, fourni par la *veine porte*. Cette veine, après avoir réuni tout le sang qui revient des organes de la digestion, entre dans le sillon transversal du foie, où elle se divise en deux branches, appelées *sinus de la veine porte*. Ces branches entrent dans la substance du foie et s'y distribuent à la manière des artères. L'artère hépatique, la veine porte et les racines du canal hépatique, sont enveloppées dans l'intérieur du foie par la capsule de Glisson, comme nous l'avons déjà dit.

On trouve en outre un cordon fibreux qui de l'ombilic s'étend jusqu'à la branche gauche de la veine porte, et un autre, qui, partant de ce dernier point, s'insère dans la veine cave inférieure en parcourant le sillon longitudinal: ce sont la *veine ombilicale* et le *canal veineux* oblitérés; nous en reparlerons dans l'embryotomie.

Les extrémités de l'artère hépatique et de la veine porte donnent naissance aux *veines hépatiques simples* ou *veines sus-hépatiques*, qui se dirigent, au nombre de dix à quinze, vers le bord postérieur du foie, où elles s'ouvrent dans la veine cave inférieure. Ces veines ont donc une direction toute différente de celle de l'artère hépatique et de la veine porte; elles ne sont pas entourées par la capsule de Glisson, et comme leurs parois adhèrent fortement au tissu du foie, on remarque qu'elles restent béantes quand on les coupe en travers en incisant ce viscère; tandis que les divisions de la veine porte, entourées d'un tissu cellulaire lâche, contenu, comme elles, dans la capsule de Glisson, s'affaissent quand elles sont coupées en travers.

Les *lymphatiques* du foie prennent diverses directions: les uns accompagnent les conduits hépatique et cholédoque; les autres quittent le foie, en rampant dans l'épaisseur des ligamens latéraux et falciforme, où il est presque toujours facile de les distinguer.

Les *nerfs* du foie sont très-nombreux: ils proviennent du plexus solaire et entourent de leurs réseaux l'artère hépatique et la veine porte; nous avons pu les suivre bien avant dans la substance de ce viscère.

Le foie est l'organe sécréteur de la *bile*. Cette sécrétion paraît s'y faire tant par la veine porte que par l'artère hépatique. La bile qui ne doit pas servir immédiatement à la digestion, passe en partie dans la vésicule du fiel, au lieu de se diriger en totalité dans le duodénum. Dans la vésicule, la bile s'épaissit par la résorption de ses parties aqueuses, et au moment de la digestion, elle en ressort pour se diriger dans le duodénum, en passant par les canaux cystique et cholédoque. La valvule spirale paraît favoriser la marche rétrograde de la bile du conduit hépatique dans la vésicule, quoiqu'il soit impossible d'admettre qu'elle agisse comme une vis d'Archimède, qui n'a d'action qu'autant qu'on lui imprime un mouvement de rotation.

Préparation. On commence par étudier les rapports du foie avec les parties voisines et les *ligamens* qui l'unissent au diaphragme; pour voir ceux-ci, il faudra tirer à soi le foie dans diverses directions, comme l'indique déjà la position variée de ces replis.

Après avoir pris connaissance de la configuration extérieure du foie, autant qu'il est possible de le faire tant qu'il reste dans sa position naturelle, on enlève l'épiploon gastro-hépatique pour disséquer les *vaisseaux* et *nerfs* qui entrent dans le viscère, et le conduit hépatique qui en sort; on suivra ce dernier conduit dans son trajet, et il sera facile de préparer au net les canaux *cystique* et *cholédoque* : à l'extrémité intestinale de ce dernier on fera cependant attention de ne pas intéresser le canal pancréatique qui s'unit à lui. Cette dernière partie de la dissection sera donc différée jusqu'à ce qu'on ait procédé à celle du pancréas. Ce n'est que quand on aura achevé d'étudier la direction de ces deux canaux, que l'on séparera du reste du corps le foie, le duodénum et le pancréas, afin de pouvoir plus aisément prendre connaissance de la forme de ces parties. Pendant qu'on séparera le foie du diaphragme, on aura égard à la disposition du *ligament coronaire*; si cependant on avait déjà étudié les plèvres ou qu'on ne se proposât pas de les disséquer, il serait préférable d'enlever en même temps que le foie, la portion du diaphragme qui correspond aux ligamens falciforme, coronaire et latéraux, dont il sera plus facile d'observer la disposition quand les pièces seront séparées du corps. Mais avant que de diviser la veine cave inférieure, là où elle traverse le diaphragme, on fera bien de séparer de la colonne vertébrale, le duodénum et le pancréas, ce qui serait plus difficile à faire, si ces parties étaient inondées de sang. Dans cette dissection on aura soin de ne séparer que les parties nommées; car si l'on portait le scalpel trop profondément sur les côtés de la colonne vertébrale, on risquerait d'enlever en même temps les capsules surrénales. La veine cave inférieure devra être coupée en deux endroits : d'abord au-dessus de la naissance des veines émulgentes, au point où elle entre dans le sillon du foie destiné à la recevoir, et ensuite là où elle quitte le foie pour traverser le diaphragme.

On procède ensuite à la dissection des parties du foie qui n'ont pu l'être que difficilement, tant qu'il était en place. Ainsi il est facile alors de séparer les deux *tuniques du foie*, en faisant dans l'externe une incision très-légère, et en insinuant ensuite sous elle le manche du scalpel, ou en détachant des lambeaux de cette tunique en tirant dessus avec des pinces. Cette séparation se fait surtout très-facilement au voisinage des ligamens latéraux ou du ligament falciforme. Quand on en sera arrivé à mettre au net les vaisseaux logés dans le sillon transversal du foie, on n'enlèvera pas en entier la gaîne fibreuse qui les entoure; mais on la divisera simplement sur le trajet des vaisseaux, de manière à en former deux lambeaux, dont l'un sera peu à peu replié vers le lobe de Spigel, tandis que les vaisseaux resteront couchés sur l'autre.

Pour voir comment la *capsule de Glisson* n'est que la tunique propre du foie réfléchie, on sépare de la substance de ce viscère un lambeau de ses tuniques, près du sillon transversal, en passant toujours avec le manche du scalpel entre les membranes et le foie, dont on râcle peu à peu la substance; de cette manière on peut facilement poursuivre dans son intérieur la capsule de Glisson dans toutes ses divisions, et l'on voit alors d'une manière bien évidente la continuité de la capsule avec la tunique propre.

Quelquefois on a de la peine à apercevoir le *sillon longitudinal*, parce qu'il est interrompu par des ponts de substance du foie, qui passent par-dessus lui d'un lobe à l'autre; mais on le trouve aisément, si l'on se rappelle que le cordon ligamenteux de la veine ombilicale, renfermé dans le ligament falciforme, se rend dans ce sillon; on isole ce cordon ligamenteux des parties voisines, en le suivant dans sa distribution.

Il est facile de poursuivre les *vaisseaux* bien avant dans la substance du foie, qu'ils soient injectés ou non: il suffit d'enlever peu à peu la substance du viscère qui les entoure, en la râclant avec le manche du scalpel. Les veines hépatiques simples sont de suite visibles par ce procédé; mais il est nécessaire de fendre la capsule de Glisson sur le trajet de l'artère hépatique, de la veine porte et des canaux hépatiques, pour pouvoir les isoler. Par ce même procédé on voit facilement ramper dans la capsule, les nerfs et les vaisseaux lymphatiques profonds. Ces derniers ne sont pas rarement remplis de matière à injection, si l'artère hépatique ou la veine porte avaient été préalablement injectées.

On aperçoit les granulations dont se compose le foie, en déchirant une portion de sa substance. En examinant au microscope des tranches de ce viscère, on voit que les taches foncées correspondent aux distributions vasculaires; cela se voit très-bien sur un foie non injecté. Si l'on observe à la loupe une portion de foie, on remarque que toute sa substance est divisée en petits lobules de forme irrégulière et très-variée, et que les taches foncées correspondent toujours au centre de chaque lobule. Pour prendre une connaissance exacte de la structure du foie, il est nécessaire d'en remplir plusieurs par des injections capillaires; sur un foie on injectera l'artère hépatique, sur un autre la veine porte, sur un troisième les veines hépatiques simples, sur un dernier on injectera les canaux hépatiques. Selon que tel ou tel ordre de vaisseaux sera injecté, on remarquera une distribution vasculaire différente.

Pour s'assurer du fait, que la bile qui sort du foie rétrograde en partie dans le canal cystique pour entrer dans la vésicule du fiel, il suffit de placer un tube dans le canal hépatique et d'y injecter de l'eau; le liquide, tout en sortant par l'orifice du conduit cholédoque dans le duodénum, entrera dans la vésicule du fiel et la distendra graduellement. On aperçoit la *valvule spirale*, soit en prenant son empreinte avec du plâtre ou de la cire que l'on injecte dans le conduit, soit en ouvrant le canal préalablement insufflé et desséché. Il est plus difficile de bien distinguer la véritable direction de la valvule, si l'on ouvre le canal à l'état frais, quoique ses replis soient alors bien visibles; on s'assure encore de son existence par le fait qu'on ne peut que très-difficilement faire passer un stylet dans le conduit, tandis qu'il est bien facile d'y faire passer l'air. Les replis de la tunique interne des canaux hépatique et cholédoque se voient quand ils sont ouverts; il en est de même des aréoles qui se trouvent à l'intérieur de la vésicule du fiel. La séparation des tuniques de la vésicule et des conduits se fait aisément.

Art. 12. *Pancréas.*

Le *pancréas* ou *glande salivaire abdominale* a une figure alongée et aplatie; il est situé transversalement au devant de la colonne vertébrale, au-dessus du duodénum, et embrassé par les courbures de cet intestin. L'extrémité droite, appelée *tête du pancréas*, est la plus épaisse; on y trouve ordinairement une portion séparée du reste de la glande, et appelée *petit pancréas*. L'extrémité gauche, plus mince, est appelée *queue du pancréas*. Le bord supérieur présente une rainure, dans laquelle est logée l'artère liénale.

Le pancréas est une glande conglomérée, assez semblable aux glandes salivaires, quant à sa structure et sa couleur. Les grains qui le composent, donnent naissance à de petits conduits excréteurs, qui forment par leur union le *canal pancréatique* ou *conduit de Wirsung*, placé dans l'intérieur de la glande, dont il parcourt toute la longueur, et qui s'unit vers la tête du pancréas à un petit canal qui vient du lobule qu'on y remarque. Le canal pancréatique est un peu plus rapproché du bord inférieur de la glande que du bord supérieur; il a à peu près le volume d'une forte plume de corbeau. Ses parois sont minces, blanchâtres et diaphanes, parfaitement lisses dans leur intérieur. Il s'unit à l'extrémité du canal cholédoque pour s'ouvrir conjointement avec lui sur le sommet de la papille du duodénum; quelquefois cependant il se termine séparément dans l'intestin.

Les *artères* du pancréas proviennent de l'hépatique, de la splénique et de la mésentérique supérieure. Ses *veines*, dont la distribution est à peu de chose près semblable à celle des artères, s'unissent aux diverses branches de la veine porte; ses nombreux *lymphatiques* s'unissent à ceux de l'estomac; ses *nerfs* viennent du plexus solaire.

Le pancréas sécrète un fluide assez semblable à la salive et qui paraît être très-important pour la digestion.

Préparation. La position et les rapports du pancréas doivent avoir été examinés avant que le duodénum et le foie n'aient été enlevés du bas-ventre. La tête du pancréas restera attachée au duodénum, et son *canal excréteur* sera recherché en commençant la dissection au niveau de la papille du duodénum. Comme le canal est situé dans l'intérieur du pancréas, il faudra enlever les granulations glandulaires placées sur son trajet. On a quelquefois de la peine à trouver le conduit, parce qu'il est très-mince et translucide, et que ses parois reviennent facilement sur elles-mêmes quand il est vide; on cherchera alors à le sonder par l'orifice de la papille dans le duodénum, c'est aussi par cet orifice que l'on introduit le tube, si l'on veut injecter le canal pour en examiner toute la marche. Avec un peu d'habitude on parvient aussi à trouver promptement le canal pancréatique, en le recherchant dans un point quelconque de la glande; il suffit de faire une légère incision dans son tissu pour apercevoir de suite les petites racines du conduit, qui proviennent de chaque grain glanduleux; en suivant une de ces radicules, on arrive bientôt au conduit principal.

Art. 13. *Intestin grêle* et *gros intestin*.[1]

L'*intestin grêle* est sous-divisé en trois portions: le *duodénum*, dont nous avons déjà parlé, le *jéjunum* et l'*iléon*. Le *gros intestin* comprend le *cœcum*, le *colon ascendant*, *transverse* et *descendant*, et le *rectum*.

L'*intestin grêle* a une longueur qui varie de treize pieds jusqu'à vingt-huit; il forme un canal à peu près cylindrique, d'un pouce de diamètre, flottant par un de ses bords et adhérant par l'autre au moyen du *mésentère*, qui a été décrit avec le péritoine. Cependant le duodénum, qui forme la partie supérieure de l'intestin grêle, n'a pas de mésentère, comme nous l'avons dit en parlant de cet intestin. A compter de l'extrémité gauche du duodénum, ce sont à peu près les trois cinquièmes supérieurs

---

1 B. S. Albinus, *Dissert. de arteriis et venis intest. hom.* Leyde, 1736, in-4.° av. fig. — Ej. *De intest. tunic. nervea et cellulosa; Annot. acad.*, liv. II, ch. 7. — Ej. *De valvula coli.* Ibid., liv. III, chap. 2. — Ej. *De art. et ven. intest.* Ibid., chap. 11.

J. N. Lieberkühn, *De fabrica et actione villorum intestin. ten. hom.* Leyde, 1745, in-4.° avec fig.

J. Bleuland, *Vasculor. in intest. ten. tunic.*, etc., *descriptio.* Utrecht, 1797, in-4.° avec fig.

R. A. Hedwig, *Disquisit. ampull. Lieberkühniar. physiol. microsc. resp.* G. T. Tilesio. Leipz., 1797, in-4.°

E. A. Lauth, Mémoire sur divers points d'anatomie, avec fig., 1830, in-4.° Dans le premier volume du Recueil des mémoires de la société du muséum d'histoire naturelle de Strasbourg.

de l'intestin grêle qui sont formés par le jéjunum; les deux cinquièmes inférieurs le sont par l'iléon. Ces deux portions se distinguent l'une de l'autre en ce que le jéjunum est plus épais et garni dans son intérieur de replis valvulaires, qui deviennent d'autant plus rares qu'il s'approche de l'iléon, où ces replis cessent en entier. Le jéjunum occupe ordinairement la partie moyenne de l'abdomen, tandis que l'iléon est placé dans le petit bassin.

L'extrémité de l'iléon se continue avec le *cœcum*, qui forme le commencement du gros intestin. Le cœcum, placé d'une manière fixe dans la fosse iliaque droite, commence par une extrémité libre, close et très-mince, appelée *appendice vermiforme*. Cet appendice forme un petit intestin de deux à trois lignes de diamètre et long de trois pouces environ, qui se termine dans le cœcum proprement dit, dont le diamètre est de deux pouces à deux pouces et demi : c'est à près de deux pouces du commencement de la partie évasée du cœcum que l'iléon vient s'y ouvrir, en sorte que le cœcum avec son appendice forme un véritable cul-de-sac. L'orifice de l'iléon dans le cœcum n'est pas circulaire, comme l'est la lumière de l'intestin grêle; mais les tuniques interne, celluleuse et musculeuse forment en cet endroit des replis intérieurs, qui donnent à l'ouverture la forme d'une fente garnie de deux lèvres. Ces replis portent le nom de *valvule iléo-cœcale*, *valvule du colon* ou *de Bauhin*. Sa disposition est telle que les matières contenues dans l'intestin grêle peuvent passer librement dans le gros intestin; mais que le passage inverse ne peut pas avoir lieu, parce que les lèvres de la valvule s'appliquent alors l'une contre l'autre.

Le *gros intestin* est long de trois pieds et demi à quatre pieds. Son diamètre est d'un pouce et demi à deux pouces; quelquefois cependant il est entièrement contracté sur lui-même, de manière à n'être guère plus gros que l'intestin grêle. Sa surface, au lieu d'être unie comme l'est celle de l'intestin grêle, présente d'espace en espace des bosselures, dont nous verrons plus bas le mode de formation. La première portion du gros intestin, qui se continue du cœcum, porte le nom de *colon ascendant;* il monte au devant du rein droit, fixé contre la paroi postérieure de l'abdomen par le repli du péritoine, appelé *mésocolon droit*. Près du foie, il se replie transversalement à gauche, pour former le *colon transverse* ou *arc du colon*, qui est fixé en arrière par le *mésocolon transverse*, et en avant par l'*épiploon gastro-colique*, comme nous l'avons dit en parlant du péritoine. Arrivé au côté gauche de l'abdomen, il se replie en bas pour former le *colon descendant*, dont la partie inférieure, couchée sur la fosse iliaque gauche, fait plusieurs inflexions et reçoit le nom d'*S romain* ou de *colon iliaque*. Le colon descendant est retenu en arrière par le *mésocolon gauche*. Quand le colon est arrivé dans l'excavation du bassin, il prend le nom de *rectum*, qui est la dernière portion du gros intestin. Il est situé sur la ligne médiane du sacrum; mais tout en bas il dévie un peu à droite pour se reporter sur la ligne médiane en s'ouvrant au dehors. Le rectum est retenu en position par le *mésorectum*, repli du péritoine, qui devient de plus en plus court vers la partie inférieure de l'intestin, et qui finit par le quitter en entier, en formant un cul-de-sac. Le rectum est ordinairement un peu plus rétréci que ne l'est le reste du gros intestin, et l'on n'y remarque plus les bosselures dont nous avons parlé. L'orifice externe et rétréci du rectum porte le nom d'*anus*. Derrière cet orifice, l'intestin forme une dilatation assez marquée.

Les *tuniques* des intestins sont en général semblables à celles de l'estomac, à quelques légères modifications près. La *tunique péritonéale* ou *séreuse* est la plus externe; elle enveloppe les intestins à l'exception du point où pénètrent les vaisseaux, et qui correspond à l'interstice des lames du mésentère et des mésocolons. Le duodénum et le cœcum ne sont tapissés par le péritoine que vers leur face antérieure, et cette tunique adhère d'une manière si faible au duodénum, qu'on l'en sépare avec la plus grande facilité, en sorte qu'on ne compte même pas ordinairement la péritonéale parmi les tuniques de cet intestin. L'extrémité du rectum n'est plus enveloppée par le péritoine. Tout le long du gros intestin la tunique péritonéale forme de petits prolongemens sacciformes, libres et flottans, dans l'intérieur desquels se dépose de la graisse, et qui sont appelés *appendices épiploïques*. La tunique péritonéale ne forme pas de repli intérieur qui concoure avec les autres tuniques à la formation de la valvule iléo-cœcale; mais elle passe par-dessus ce repli en lui adhérant et en se portant directement de l'iléon vers le cœcum.

La *tunique musculeuse* forme deux couches: l'*externe* se compose de fibres longitudinales; elle est en général très-faible dans l'intestin grêle; mais on remarque qu'elle est plus prononcée vers le bord libre de l'intestin que partout ailleurs. A l'extrémité de l'iléon ces fibres longitudinales ne concourent pas à la formation de la valvule iléo-cœcale; mais, comme le péritoine, elles passent directement par-dessus le pli de l'iléon vers le cœcum. Dans le gros intestin les fibres longitudinales affectent une disposition toute particulière : au lieu d'envelopper tout le contour de l'intestin, elles y sont concentrées en trois bandes, larges de quatre lignes environ, appelées *ligamens du colon*, et qui commencent toutes les trois à l'extrémité de l'appendice vermiforme du cœcum; mais comme la longueur totale de ces bandes est moindre que celle de l'intestin lui-même, et que leurs extrémités correspondent néanmoins à celles de ce dernier, auquel elles adhèrent, il s'ensuit que cet intestin est froncé d'espace en espace, et c'est de cette disposition que résultent les bosselures qu'on y remarque. Au rectum cette couche longitudinale s'épaissit considérablement, et elle y embrasse peu à peu tout le contour de l'intestin, en sorte qu'on cesse d'y apercevoir la séparation en trois bandes.

La *couche interne de la tunique musculaire* se compose de fibres circulaires ou légèrement obliques, qui entourent l'intestin dans toute sa circonférence. Cette couche est plus épaisse que l'externe; elle l'est plus dans le duodénum que dans le reste de l'intestin grêle; dans le colon elle est beaucoup plus mince, mais dans le rectum elle acquiert peu à peu une épaisseur considérable. La partie inférieure du rectum est garnie d'un appareil musculeux particulier, que nous examinerons avec les parties génitales.

La *tunique celluleuse*, *vasculaire* ou *nerveuse*, est blanchâtre, et se compose d'un tissu cellulaire particulier, dans lequel viennent se ramifier beaucoup de vaisseaux. Elle a peu d'épaisseur dans l'intestin grêle, et moins encore dans le gros intestin; dans le rectum elle acquiert une épaisseur notable.

La *tunique interne*, *muqueuse*, *villeuse* ou *veloutée*, est molle, plus dense cependant que la celluleuse, recouverte d'un *epithelium* d'une excessive ténuité, et constamment lubrifiée par un enduit muqueux. Elle présente dans tout l'intestin grêle des prolongemens filiformes, flottans dans l'intérieur de l'intestin, et que l'on a comparés aux aspérités du velours : on les appelle *villosités intestinales*. Ces villosités existent encore en rudiment dans le gros intestin; mais elles y sont plus courtes et quelquefois plus grosses, de manière à donner à la muqueuse un aspect réticulé. Chaque villosité intestinale reçoit dans son intérieur une artère, une veine et un vaisseau absorbant, qui y forment des réseaux très-déliés; mais on n'y trouve pas les orifices ouverts des absorbans que plusieurs anatomistes y ont admis. Quelques anatomistes disent aussi y avoir vu entrer des filets nerveux. Les villosités sont beaucoup plus nombreuses à la partie supérieure de l'intestin grêle que dans la partie inférieure. La membrane interne forme en outre des plis transversaux, hauts de cinq lignes environ et dont le bord libre est dirigé en bas. Ces plis, appelés *valvules conniventes* ou *de Kerkring*, sont extrêmement nombreux dans le duodénum, où ils sont imbriqués les uns sur les autres; on en trouve encore un grand nombre dans le jéjunum; mais vers la fin de cet intestin ils deviennent de plus en plus rares, en sorte qu'on n'en trouve plus du tout dans l'iléon. Les valvules conniventes, vers la fin du jéjunum, n'ont plus guère qu'une ligne de hauteur.

La face externe de la membrane muqueuse est garnie d'un grand nombre de *glandes muqueuses*, très-petites, et qui s'ouvrent dans l'intestin. En outre on en trouve vers la partie supérieure de l'intestin grêle qui sont aplaties, dont le diamètre a près d'une ligne et qui portent le nom de *glandes de Brunner*. Vers la partie inférieure de l'intestin grêle on trouve des plaques composées d'une série de glandes muqueuses, placées les unes à côté des autres, et appelées *glandes de Peyer*. Ces plaques ont un diamètre qui varie depuis quelques lignes jusqu'à un pouce et plus. Le plus souvent les glandes de Brunner et de Peyer ne forment pas de véritables follicules, en ce qu'ils n'ont pas de cavité communiquant par un orifice avec l'intestin : ces glandes versent leur produit par toute leur face dirigée vers l'intestin, en sorte que cette face fait à la fois office de cavité et d'orifice.

Les *artères* des intestins sont fournies par les mésentériques supérieure et inférieure, provenant de l'aorte. Les *veines* correspondantes concourent à la formation de la veine porte. Les *lymphatiques* portent ici le nom spécial de *chylifères* ou *lactés* : ils traversent les nombreuses glandes situées dans le mésentère, et se rendent de là dans le réservoir du chyle. Les *nerfs* accompagnent les artères, et ils proviennent du plexus solaire; ceux du rectum sont en partie fournis par le plexus hypogastrique.

Les intestins sont évidemment disposés pour l'absorption des matières alimentaires. Les villosités et les valvules conniventes servent à multiplier les surfaces d'absorption et à ralentir la marche des alimens. Cette fonction s'exerce surtout dans la partie supérieure de l'intestin grêle, moins dans sa partie inférieure et moins encore dans le gros intestin. Les bosselures que l'on observe sur ce dernier, servent peut-être à retarder la progression des matières contenues dans l'intestin.

PRÉPARATION. Après avoir étudié les intestins en place, on les enlève, en ayant grand soin de ne pas léser les organes urinaires, qui devront être étudiés plus tard et qui sont plus profondément situés. A cet effet on place sur la partie inférieure du rectum deux ligatures à un pouce de distance l'une de l'autre, et l'on divise l'intestin entre elles; puis on sépare les intestins, en coupant peu à peu le mésentère là où il s'unit à eux. Il vaut mieux ne pas se presser dans cette préparation, car il est plus facile d'isoler les intestins tant qu'ils sont encore en place que quand ils ont été grossièrement enlevés. Quand tous les replis du péritoine ont été détachés, on enlève la ligature placée sur l'extrémité inférieure de l'intestin, et l'on fait peu à peu ressortir les matières qui y sont contenues, en faisant doucement passer ce canal entre deux doigts, et en commençant à la partie supérieure de l'intestin grêle. On achève de nettoyer l'intestin en y faisant cheminer de l'eau. On replace ensuite la ligature sur le rectum, et l'on insuffle tout l'intestin par sa partie supérieure pour en étudier la configuration.

Les *tuniques* sont en général plus faciles à disséquer sur des portions d'intestins que l'on a laissé macérer pendant quelque temps dans de l'alcool affaibli; comparativement on emploîra aussi à cet effet des bouts d'intestins bien injectés. Pour bien voir la disposition de la *tunique péritonéale*, on prend une portion d'intestin grêle, longue de quatre à cinq pouces environ, et à laquelle restera attaché un lambeau du mésentère correspondant; on l'insuffle et l'on sépare ensuite les deux lames du mésentère, en suivant les rameaux vasculaires qui rampent dans leur interstice; quand on est arrivé au bord concave de l'intestin, on poursuit le péritoine sur un point par-dessus la tunique musculeuse, pour voir comment il la recouvre. Les appendices épiploïques du colon s'aperçoivent facilement.

Tunique musculaire. On la voit déjà en partie à travers la péritonéale. On met à nu les fibres longitudinales sur un bout d'intestin grêle insufflé, en y circonscrivant un lambeau de la séreuse vers le bord convexe de l'intestin; le scalpel devra à peine effleurer cette tunique péritonéale, qui se divise très-facilement; il est aisé d'en rabattre le lambeau. Les intestins injectés sont surtout propres à ce genre de recherches. La couche circulaire se préparera d'une manière analogue, en choisissant de préférence le bord concave ou les côtés de l'intestin, ou bien en enlevant la couche longitudinale vers le bord libre. Sur le gros intestin on fait une préparation un peu différente : après avoir insufflé un bout de colon long de six à huit pouces, on détache à l'une des extrémités les bandes de fibres longitudinales, en les disséquant vers le bout opposé; on verra alors, à mesure que la séparation s'en fera, l'intestin s'alonger et les bosselures disparaître en grande partie, en sorte que, quand la préparation sera achevée, les bandes seront de près d'un tiers plus courtes que le bout d'intestin.

La *tunique celluleuse* étant très-mince, il est assez difficile de l'isoler dans une grande étendue; on y parvient cependant sur un bout d'intestin ouvert et tendu sur une planche au moyen d'épingles placées d'espace en espace; il suffit ensuite d'enlever la tunique musculaire avec la péritonéale, pour arriver sur la celluleuse, que l'on peut après cela disséquer de dessus la muqueuse; ou bien on commence la dissection par la muqueuse, et l'on peut alors laisser la celluleuse appliquée contre la musculeuse, dont elle se distingue suffisamment. Si l'on a choisi pour cette préparation une portion d'intestin injectée, on pourra s'assurer de la richesse vasculaire de cette tunique. Elle peut être séparée en cellules, comme le tissu cellulaire ordinaire : pour cela on fait des mouchetures superficielles dans la tunique péritonéale d'une portion de jéjunum insufflée; on retourne ensuite l'intestin de manière à ce que la muqueuse soit en dehors, et on l'insuffle de nouveau : alors l'air, qui n'est plus retenu par la tunique péritonéale, passe entre les fibres de la musculeuse et distend la tunique suivante en un tissu cellulaire très-apparent. La tunique muqueuse, au contraire, plus compacte, ne se laisse pas distendre en cellules; mais on observera que les valvules sont en grande partie effacées par l'air qui pénètre entre les deux lames qui les forment. On peut dessécher un intestin ainsi préparé, et le couper ensuite pour examiner l'espèce d'éponge dans laquelle la tunique celluleuse a été convertie.

On voit la *tunique muqueuse*, ses valvules conniventes et ses villosités sur différentes portions d'intestin ouvertes, et que l'on fait flotter dans de l'eau claire. Les villosités, très-distinctes alors à l'œil nu, seront encore étudiées à la loupe et au microscope composé; avec ce dernier instrument exclusivement, si c'est pour y examiner la distribution vasculaire, qui y est alors très-évidente. A cet effet on fera bien de choisir une valvule connivente, que l'on coupe à sa base et que l'on examine par son bord libre ; les injections de colle colorée me paraissent préférables à toutes les autres pour ce genre d'examen. Il est facile de séparer la membrane muqueuse des autres tuniques, sur un bout d'intestin tendu sur une planchette; si l'on a choisi pour cet objet une portion de duodénum ou de jéjunum, on trouvera, après avoir séparé un lambeau de muqueuse dans toute la largeur de l'intestin, que les valvules conniventes se sont effacées, et que, si l'on applique de nouveau cette tunique sur l'intestin, elle a beaucoup augmenté en longueur par le fait même de cette disparition des valvules conniventes. La muqueuse est donc réellement plus longue que les autres tuniques, et pour s'adapter à leurs dimensions, elle est obligée de former des replis valvulaires.

Valvule iléo-cœcale. On commence par s'assurer de son action, en remplissant d'eau le colon et en laissant l'iléon ouvert : on remarquera alors que le liquide ne passe pas dans ce dernier, ou n'y entrera que goutte à goutte, tandis que l'eau introduite dans l'iléon passe librement dans le cœcum et le colon. On examine la forme de la valvule sur un bout d'intestin comprenant une portion de l'iléon, le cœcum, son appendice et une portion du colon que l'on a insufflée et à demi séchée; on incise ensuite le cœcum vis-à-vis l'insertion de l'iléon, et l'on aperçoit la valvule dans l'intérieur de l'intestin. On voit encore très-bien la valvule iléo-cœcale sur une portion d'intestin semblable à la précédente, sur laquelle on fend longitudinalement le cœcum et le colon du côté opposé à la valvule, et que l'on fait ensuite flotter dans de l'eau claire. On se rend raison de la formation de la valvule, si l'on enlève sur une portion d'intestin insufflée le péritoine et les fibres musculaires longitudinales qui passent de l'iléon au cœcum, alors il sera facile de passer le manche du scalpel dans l'épaisseur du repli qui forme la valvule, et de la déployer ainsi, en sorte qu'à la fin il n'en reste plus aucune trace; ou bien on dissèque les tuniques intestinales les unes après les autres par-dessus la valvule sur un intestin entièrement ouvert; ou bien encore on se contente d'observer la marche de ces tuniques sur le profil d'une coupe, qui divise une des lèvres de la valvule dans le milieu de sa longueur.

Les *glandes* se voient, soit à travers les tuniques péritonéale et musculeuse sur des intestins insufflés, soit sur des intestins ouverts que l'on place entre l'œil et le jour, soit sur la face externe de la membrane muqueuse qui vient d'être enlevée. Dans le duodénum elles sont souvent appréciables au tact. Dans les cas où ces glandes étaient moins visibles, Ph. Phoebus est parvenu à les rendre apparentes en versant de l'eau chaude sur l'intestin.

CHAPITRE VII.

Organes de la respiration.[1]

Ils comprennent les *poumons*, les *plèvres* qui les enveloppent et la *trachée-artère*. La *poitrine* elle-même doit être rangée parmi les organes de la respiration. Quoiqu'il n'entre pas dans notre plan de nous étendre sur sa description, disons seulement qu'elle forme une cavité plus étroite en haut qu'en bas, bornée en avant par le sternum et les cartilages des côtes; latéralement par les côtes; en arrière par la colonne vertébrale, en bas par le diaphragme; que les muscles intercostaux remplissent les intervalles des côtes, et que ces os sont particulièrement mus par les intercostaux, les scalènes, les releveurs des côtes, le carré des lombes, le triangulaire du sternum et les dentelés postérieurs, supérieur et inférieur.

Art. 1.er *Plèvres.*

Les plèvres sont des membranes séreuses, formant deux sacs distincts et sans ouverture, placés de chaque côté dans la cavité de la poitrine, et destinés à tapisser les côtes (*plèvre costale*) et à envelopper les poumons (*plèvre pulmonaire*). Les deux plèvres s'adossent l'une contre l'autre vers la ligne médiane, et partagent ainsi la cavité thoracique en deux, par une cloison moyenne et verticale, dirigée d'avant en arrière, et appelée *médiastin*.

La disposition des plèvres est donc telle que l'un de ces sacs tapisse la face interne des côtes du côté droit; qu'arrivé près

---

1 F. D. Reisseissen, *Dissert. de pulmonis structura.* Strasbourg, 1803, in-4.° — Idem, *Ueber den Bau der Lungen.* Berlin, 1808, in-8.° — *Ibidem*, 1822, in-fol. avec fig.

du sternum, au lieu de se continuer sur la face postérieure de cet os, il se dirige directement en arrière pour former la partie antérieure du médiastin. Mais bientôt il rencontre dans son trajet les vaisseaux et les bronches qui pénètrent dans le poumon: il est donc obligé de se réfléchir sur ce paquet de vaisseaux et de tapisser tout le poumon; mais il revient par la face postérieure de ce viscère sur la ligne médiane pour y former la partie postérieure du médiastin, et arrivé sur la colonne vertébrale, il se reporte de là sur la face interne des côtes droites, dont nous l'avons fait partir. Du côté gauche on remarque une disposition analogue. En bas les plèvres passent des côtes sur le diaphragme pour le tapisser. En haut ces sacs ont la forme de cônes obtus, dont l'extrémité monte au-dessus du niveau de la première côte, en sorte qu'on peut les apercevoir profondément à la partie inférieure du cou.

Il résulte donc de ce que nous venons de dire, que la poitrine est partagée en deux loges par une cloison verticale et antéro-postérieure, formée de deux lames fournies chacune par le sac de la plèvre correspondante. Cette cloison n'est pas cependant exactement placée sur la ligne médiane; mais elle est dirigée de haut en bas et un peu de droite à gauche. On divise le médiastin en deux portions, continues vers la partie supérieure de la poitrine, mais séparées l'une de l'autre, vers le milieu de cette cavité, par la racine des poumons. Le *médiastin antérieur* est placé entre la racine des poumons et le sternum. Les deux lames de la plèvre qui le constituent, s'écartent en bas pour comprendre dans leur intervalle le péricarde et le cœur; en haut et en avant on trouve dans l'intervalle de ces deux lames la veine cave supérieure, de la graisse, et la glande thymus dans les jeunes sujets. On fera spécialement attention à la position du péricarde, dont la partie supérieure est placée sur la ligne médiane, mais dont la partie inférieure dévie sensiblement à gauche et adhère au diaphragme. Le *médiastin postérieur* est borné en avant par la racine des poumons, en arrière par la colonne vertébrale; entre ses deux lames on trouve la trachée-artère, l'œsophage, la veine azygos, le canal thoracique, l'artère aorte, des glandes lymphatiques et beaucoup de graisse.

La portion de la plèvre qui revêt le poumon, touche celle qui tapisse les côtes, mais sans y adhérer dans l'état naturel, et comme l'intérieur de cette membrane est lisse et lubrifié par de la sérosité, on conçoit que les parties contiguës puissent glisser l'une sur l'autre pendant les mouvemens de la respiration sans s'irriter.

Préparation. Il faut choisir pour ce genre de préparation un sujet qui n'ait pas d'adhérences dans la poitrine; on se gardera donc de prendre un phthisique; en général les sujets les plus propres à cet effet sont ceux dont la poitrine résonne également bien partout.

Dans la préparation des plèvres il s'agit d'enlever une portion des parois latérales de la poitrine, sans cependant endommager les séreuses. A cet effet on divise la peau de la poitrine depuis la partie inférieure du cou jusqu'au creux de l'estomac; on dirige une incision transversale le long des clavicules, et des incisions obliques le long du bord inférieur des cartilages des fausses côtes; puis, après avoir enlevé la peau et les muscles grand et petit pectoral, on incise les muscles intercostaux dans le troisième espace intercostal, qui ordinairement est le plus large. Cette incision doit être faite avec beaucoup de précaution, pour ne pas piquer en même temps la plèvre; on enlève de dessus cette membrane une portion des muscles intercostaux, en s'aidant des doigts et du manche du scalpel, qu'on fait agir très-doucement. De cette manière on continue à passer les doigts entre la plèvre et la quatrième côte, et après en avoir effectué la séparation jusqu'à sa partie antérieure, en poussant doucement la membrane en dedans, on coupe le cartilage de la côte près du sternum, et l'on divise la côte à sa partie postérieure au moyen de tenailles incisives. On enlève de la même manière les deux côtes placées au-dessus et les deux placées au-dessous, afin d'obtenir un espace suffisant pour étudier la plèvre. Il est à observer que cette membrane ne doit pas être détachée en avant plus loin que jusqu'à l'extrémité des cartilages des côtes; on la laissera attachée au sternum pour pouvoir étudier la disposition du médiastin antérieur. Une préparation semblable sera faite du côté opposé.

Le sac de la plèvre s'étendant plus haut que la première côte, il faut, pour bien voir cette disposition, désarticuler en avant une clavicule, et la scier près de l'omoplate; on dissèque ensuite avec soin, au-dessus de la première côte, les vaisseaux sous-claviers, dont les rapports avec la plèvre sont importans à connaître; on détache enfin cette membrane de la première côte, en employant le procédé que nous avons indiqué précédemment; mais il est à observer que la plèvre y est ordinairement plus adhérente qu'aux autres côtes. Cette première côte servant de mesure pour connaître la hauteur à laquelle s'élève la plèvre, on fera bien de la laisser en place. Du côté opposé, on tâchera de faire une prépation analogue, mais en laissant en position la clavicule et le muscle sterno-cléido-mastoïdien.

Pour étudier ensuite la plèvre, on l'insuffle en y faisant une petite ouverture, et l'on observera ainsi la forme de ce sac membraneux; on remarquera en même temps que la plèvre du côté opposé reste affaissée, parce que les deux sacs ne communiquent pas entre eux. On incise ensuite la portion costale des plèvres, pour voir comment elles se réfléchissent sur la ligne médiane pour former le médiastin et pour envelopper les poumons. Si l'on soulève le sternum sans rien déranger à la préparation, et qu'on place le médiastin contre le jour, on jugera du peu d'épaisseur de cette cloison par sa diaphanéité.

Pour voir ensuite les parties logées entre les lames des médiastins, il suffit d'inciser la plèvre d'un côté de la cloison, et de disséquer le tissu cellulaire qui s'y trouve.

Art. 2. *Poumons* et *trachée-artère.*

Les *poumons*, au nombre de deux, se voient dans la poitrine dès que les plèvres sont ouvertes, recouverts chacun par un de ces sacs membraneux, et séparés l'un de l'autre par le médiastin et le cœur. Les deux poumons ont la forme d'un cône, dont la base, oblique, appuyée sur le diaphragme, se porte plus bas en arrière qu'en avant, et dont le sommet est arrondi et dirigé en haut; les côtés de ce cône sont très-convexes, la face antérieure aplatie, et la face postérieure creusée en gouttière pour s'adapter à la forme de la colonne vertébrale. Le poumon droit, un peu plus volumineux que le gauche, est divisé par deux scissures obliques en trois lobes de grandeur inégale. Le poumon gauche n'est formé que de deux lobes (une seule fois j'en ai rencontré trois); son bord inférieur présente une échancrure, dans laquelle est logé le cœur.

La *trachée-artère* est un canal dont la longueur est de quatre à cinq pouces; elle se continue en haut avec le larynx, descend le long de la partie antérieure de la colonne vertébrale au devant de l'œsophage, et passe derrière le sternum pour pénétrer entre les lames du médiastin postérieur; arrivée au niveau de la troisième vertèbre dorsale, elle se divise en deux branches appelées *bronches*, une pour chaque poumon. La bronche droite, un peu plus volumineuse et plus courte que la gauche, passe derrière la branche droite de l'artère pulmonaire et la veine cave supérieure, et devant la veine azygos; arrivée au poumon correspondant, elle s'y divise en trois rameaux, un pour chaque lobe. La bronche gauche, plus longue que l'autre, est embrassée par la concavité de la crosse de l'aorte; elle passe derrière la branche gauche de l'artère pulmonaire, et arrivée à son poumon, elle s'y divise en deux rameaux pour les deux lobes du poumon. Ces divisions des bronches continuent ensuite à pénétrer dans la substance pulmonaire, où elles se distribuent par des ramifications extrêmement nombreuses.

Les bronches et leurs premières divisions sont entourées de glandes lymphatiques noirâtres, appelées *glandes bronchiques*.

La trachée-artère est composée de *cartilages* et de *membranes*; les premiers forment seize à vingt *cerceaux*, hauts d'une à deux lignes, épais d'un tiers de ligne. Ces cerceaux forment les quatre cinquièmes aux sept huitièmes d'un cercle, complété en arrière par un appareil membraneux; ils sont séparés par des intervalles d'une ligne environ; mais il n'est pas rare de voir deux cerceaux se confondant à l'une de leurs extrémités. A l'origine des bronches ces cerceaux sont encore assez réguliers; mais à mesure qu'on les suit dans leurs divisions, on n'y trouve plus que des plaques de plus en plus irrégulières, disposées sans ordre dans tout leur contour, et à la fin on finit par n'en plus apercevoir du tout. Ces cerceaux sont unis les uns aux autres par une *membrane celluleuse*, assez dense, qui se dédouble près du bord des cartilages pour les renfermer entre les deux lames et leur former une espèce de gaîne qui tient lieu de périchondre. Les fibres élastiques longitudinales qui passent d'un cerceau à l'autre, suivant quelques anatomistes, n'existent pas.

La trachée-artère est fermée en arrière par un prolongement de la membrane celluleuse dont nous venons de parler à l'occasion des cerceaux cartilagineux. Après cette tunique on rencontre une couche épaisse de *glandes muqueuses*, qui forme une véritable enveloppe à toute la trachée tant membraneuse que cartilagineuse; elle s'enfonce même dans les interstices des cerceaux cartilagineux. A l'intérieur de cette couche, on trouve dans la partie membraneuse de la trachée et même sur les bords des cerceaux, mais sur leur face interne, un *plan musculeux*, dont les fibres sont transversales. Les fibres musculaires de la trachée-artère peuvent être suivies sur les bronches et leurs divisions, et on les aperçoit encore quand déjà les plaques cartilagineuses ont disparu. Un plan de tissu cellulaire très-vasculeux sépare cette tunique musculeuse d'une couche de *fibres élastiques* longitudinales, surtout abondantes le long de la partie membraneuse, mais s'étendant aussi un peu sur les bords des cerceaux cartilagineux. Ces fibres se fixent en haut au bord supérieur du cartilage cricoïde et à la base des aryténoïdes.

Tout l'intérieur de la trachée-artère, enfin, est tapissé par une *membrane muqueuse*, qui se continue par le larynx avec celle du pharynx. Cette tunique devient de plus en plus mince, à mesure que les divisions des bronches deviennent plus ténues; mais on peut néanmoins la suivre jusque dans leurs dernières ramifications.

L'*artère pulmonaire*, conduisant du sang veineux, provient du ventricule droit du cœur ; elle se divise bientôt en deux branches, une pour chaque poumon, qui viennent se ramifier chacune dans son viscère. Les *veines pulmonaires*, chariant du sang artériel, sont au nombre de quatre, deux pour chaque poumon, et elles vont s'ouvrir dans l'oreillette gauche. Outre ces vaisseaux on remarque les *artères bronchiques*, conduisant au poumon du sang artériel, et qui naissent de la concavité de la crosse de l'aorte, et les *veines bronchiques*, qui se terminent dans l'azygos et dans une des intercostales gauches supérieures, ou dans la veine cave supérieure. Les *lymphatiques* sont disposés en deux plans : les superficiels forment de nombreux réseaux à la superficie du poumon; les profonds accompagnent les bronches et les vaisseaux sanguins; tous vont se rendre dans les glandes bronchiques et de là dans le canal thoracique. Les *nerfs* du poumon sont fournis par le nerf pneumo-gastrique et par le grand sympathique.

Le *tissu du poumon* a dans les jeunes sujets une couleur rosée, qui devient de plus en plus grisâtre, à mesure que l'individu avance en âge; vers l'âge de vingt ans il s'y développe des taches noires, qui lui donnent un aspect marbré, et qui augmentent peu à peu en grandeur et en nombre, en sorte que dans les vieillards il présente une couleur noirâtre en même temps que l'organe a perdu de sa densité. Le poumon surnage à l'eau; il est élastique, mou, spongieux, crépitant si on le presse entre les doigts. Ce tissu pulmonaire se compose d'une infinité de petites *vésicules* arrondies, qui ne sont autre chose que les dernières extrémités des bronches devenues entièrement membraneuses, se terminant en cul-de-sac, et sur lesquelles viennent se ramifier les vaisseaux pulmonaires. Les vésicules qui correspondent à la division d'un même rameau bronchique, sont groupées ensemble pour former des *lobules;* ceux-ci, par leur réunion, forment les *lobes*, et ces derniers, les poumons. Cette sous-division en lobules est très-visible à la surface du poumon, où ils paraissent sous la forme d'hexagones irréguliers, séparés par des lignes cellulaires. On trouve entre les vésicules un tissu cellulaire très-subtil, appelé *tissu cellulaire intervésiculaire;* celui qui sépare les lobules reçoit le nom de *tissu cellulaire interlobulaire.* Enfin, chaque poumon est enveloppé par une partie du sac de la plèvre correspondante, qui pénètre aussi dans les scissures qu'on y remarque; mais il n'y a pas de membrane propre du poumon.

Les poumons sont les organes de la respiration : par les alternatives de dilatation et de rétrécissement de la poitrine, l'air y entre et en ressort; pendant son séjour dans le poumon, cet air agit sur le sang veineux, amené dans le poumon par l'artère pulmonaire, et le transforme en sang artériel, qui retourne au cœur par les veines pulmonaires.

PRÉPARATION. Par la dissection indiquée à l'article précédent, on voit déja les poumons dans leur position naturelle et dans leurs rapports. On enlève ensuite en entier le médiastin et l'on dissèque la trachée-artère et les gros vaisseaux de la poitrine ; mais en ayant soin de ne pas blesser le péricarde, qui sera examiné plus tard. Après avoir étudié ces parties en place, on détache le sternum pour pouvoir préparer la trachée-artère dans toute sa longueur et pour l'apercevoir dans ses rapports avec la glande thyroïde et l'œsophage. La glande thyroïde, qui sera étudiée plus tard, ne sera pas entièrement séparée de la trachée-artère.

Les *cerceaux cartilagineux* de la trachée-artère sont visibles dès que ce conduit est mis à nu ; pour voir comment ils deviennent de plus en plus irréguliers dans les bronches, on en poursuit les ramifications dans une partie du poumon. On prépare les *tuniques* de la trachée-artère sur un morceau de conduit, fendu par sa partie antérieure et fixé sur une planche au moyen de quelques épingles. Les *glandes muqueuses* se voient sur la face postérieure de la trachée dès que la tunique celluleuse a été emportée; pour voir les glandes qui tapissent la portion cartilagineuse, il faut séparer de cette dernière les parties molles qui la revêtent en dedans.

On étudie la *structure du poumon* soit en y exécutant diverses coupes avec un scalpel bien tranchant, soit sur des portions de poumons dont les vaisseaux sanguins ont été remplis de matières à injection diversement coloriées, et dont les bronches ont été remplies de mercure. Le tissu du poumon acquiert par cette injection mercurielle un aspect comme chagriné, qui résulte de la juxta-position des vésicules; on en examinera des portions à la loupe ou au microscope, pour voir comment les vaisseaux se ramifient sur les vésicules. Comparativement on fera des préparations analogues sur des poumons d'animaux, de veaux, par exemple, dont les lobes pulmonaires sont plus minces sur leurs bords, et qui se prêtent par là mieux à ce genre de recherches.

Magendie, qui n'admet pas dans le poumon des *vésicules*, mais bien des *cellules irrégulières*, en démontre l'existence sur des poumons fortement insufflés, desséchés au four, et coupés ensuite par tranches minces; mais on conçoit que l'air peut facilement se frayer une route des vésicules dans le tissu cellulaire intervésiculaire ou interlobulaire, pendant la forte dilatation qu'il éprouve quand la pièce est mise au four, et qu'alors on examine nécessairement des cavités irrégulières, formées de toute pièce, au lieu des vésicules arrondies, qui d'ailleurs sont si évidentes.

CHAPITRE VIII.

Glande ou corps thyroïde.

La glande thyroïde est située au devant de la partie inférieure du larynx et de la partie supérieure de la trachée-artère. Elle est formée par deux lobes latéraux, alongés et arrondis, réunis à leur partie inférieure par une portion intermédiaire rétrécie, nommée *isthme*. De la partie moyenne de cet isthme s'élève fréquemment un prolongement mince et alongé, appelé *pyramide*.

La glande thyroïde a une couleur rouge-brunâtre, elle est lisse à l'extérieur, mais elle n'est pas enveloppée par une tunique propre. Cette glande se compose de lobules réunis par du tissu cellulaire; on n'y trouve ni cavité intérieure ni conduits excréteurs, et elle paraît être principalement formée d'un lacis de vaisseaux réunis par du tissu cellulaire.

Dans les cadavres bien musclés on trouve ordinairement de chaque côté le *muscle de la glande thyroïde*, qui s'attache en haut à l'os hyoïde ou au cartilage thyroïde, et en bas à l'isthme ou à la pyramide de la glande thyroïde. La glande thyroïde reçoit quatre fortes *artères*, les thyroïdiennes supérieures et les inférieures, provenant les unes de la carotide externe, les autres de la sous-clavière; les *veines* qui correspondent à ces artères, sont plus irrégulières et très-volumineuses, surtout les inférieures, qui forment un réseau au devant de la trachée-artère.

La glande thyroïde est sujette à acquérir un volume considérable; cette affection porte le nom de *goître*. On trouve alors dans les glandes qui sont dans cet état, une foule de petites vésicules, remplies d'une humeur épaisse et jaunâtre, qui ne paraissent pas exister à l'état naturel.

Les usages de la glande thyroïde sont entièrement ignorés.

Préparation. On aperçoit la glande dès que la peau du cou et les muscles sterno-hyoïdien et sterno-thyroïdien sont enlevés. L'injection de ses vaisseaux est d'ailleurs la seule préparation que l'on soit dans l'usage de faire pour en examiner la structure. Ce corps est une des parties qui s'injectent avec le plus de facilité, et où le passage de la matière à injection des artères dans les veines se fait le plus aisément. Les petits *conduits excréteurs* que quelques anatomistes disent avoir vus partir de cette glande pour se rendre dans le larynx ou la trachée-artère, n'existent pas; nous nous abstenons donc d'indiquer les procédés qui ont été employés pour les démontrer.

CHAPITRE IX.

Larynx.

Le larynx est une cavité irrégulière, formée de cartilages unis par des ligamens, mus par des muscles, et enveloppés par une membrane muqueuse. Il est situé à la partie antérieure du cou, au devant du pharynx, au-dessous de l'os hyoïde et au-dessus de la trachée-artère.

Art. 1.er *Cartilages.*

1.° Cartilage thyroïde. Il est le plus grand cartilage du larynx, et on l'a comparé à un bouclier; c'est lui qui forme au cou la saillie appelée *pomme d'Adam*. Il se compose d'une lame quadrilatère, pliée à peu près à angle droit dans son milieu, de manière à présenter en avant une forte saillie et une concavité en arrière. Le bord supérieur de ce cartilage est profondément échancré dans son milieu; sur les parties latérales de sa face antérieure on remarque une ligne saillante oblique, dirigée en bas et en avant, et servant à des attaches musculaires. En arrière, le cartilage thyroïde forme des prolongemens, dont les supérieurs, plus longs, sont dirigés en haut, et portent le nom de *grandes cornes* ou de *cornes supérieures;* à l'extrémité de ces cornes on trouve des grains cartilagineux arrondis. Deux autres prolongemens du cartilage thyroïde partent de ses angles postérieurs et inférieurs; ils sont beaucoup plus courts, et portent le nom de *petites cornes* ou de *cornes inférieures;* leur extrémité est garnie d'une facette articulaire qui s'unit au cartilage cricoïde.

2.° Cartilage cricoïde. Il ressemble assez bien à une bague garnie de son écusson. Le cartilage cricoïde est placé sous le précédent; sa partie la plus large regarde en arrière. Le bord supérieur se dirige fortement en haut à la partie postérieure; on y remarque deux facettes articulaires, qui correspondent aux facettes des cartilages aryténoïdes. Sur les côtés, le cartilage cricoïde a deux autres facettes pour l'articulation des petites cornes du cartilage thyroïde. En arrière, ce cartilage présente une crête saillante, sur les côtés de laquelle il y a des dépressions pour l'attache des muscles crico-aryténoïdiens postérieurs.

3.° Cartilages aryténoïdes. Au nombre de deux, placés audessus de la partie postérieure du cartilage cricoïde. Ils ont la figure d'une pyramide triangulaire, recourbée dans toute sa longueur de dehors en dedans. La base de cette pyramide est garnie d'une facette lisse, située vers l'angle postérieur interne et qui s'articule avec la facette du bord supérieur du cartilage cricoïde: l'angle postérieur externe sert à des attaches musculaires, et l'angle antérieur, très-alongé, sert d'attache à la corde vocale et au muscle thyro-aryténoïdien. Le sommet de la pyramide est tourné en dedans, et il touche presque celui du cartilage du côté opposé.

On appelle *appendices de Santorini*, de petits grains cartilagineux, arrondis, attachés au sommet des cartilages aryténoïdes au moyen d'un ligament capsulaire lache.

D'autres petits cartilages enveloppés par un amas de glandes, et que leur figure a fait appeler *cartilages cunéiformes*, sont placés dans les replis ary-épiglottiques tout près des cartilages aryténoïdes.

4.° Épiglotte. Elle est de nature fibro-cartilagineuse, et située à la partie supérieure du larynx, au-dessus de l'échancrure que l'on remarque au bord supérieur du cartilage thyroïde. L'épiglotte est une lame alongée, myrtiforme, recourbée en avant, plus large au milieu et en haut qu'en bas, où elle tient au cartilage thyroïde, à la langue et à l'os hyoïde. L'épiglotte est criblée par un grand nombre de petits trous, remplis par des prolongemens des glandes muqueuses, qui en tapissent les deux faces.

Art. 2. *Ligamens.*

1.° Ligamens hyo-thyroïdiens. L'os hyoïde est uni au bord supérieur du cartilage thyroïde par une lame de tissu cellulaire condensé, appelée *membrane hyo-thyroïdienne.* Du milieu du corps de l'os hyoïde part un faisceau de tissu fibreux-élastique, et qui vient s'insérer dans l'échancrure du bord supérieur du cartilage thyroïde; c'est le ligament *hyo-thyroïdien moyen.* Enfin, les ligamens *hyo-thyroïdiens latéraux* sont des cordons fibreux-élastiques, étendus entre le sommet des grandes cornes du cartilage thyroïde et l'extrémité des grandes cornes de l'os hyoïde.

2.° Ligamens crico-thyroïdiens. Le *ligament crico-thyroïdien moyen* ou la *membrane crico-thyroïdienne* est une bande épaisse de tissu fibreux-élastique, qui d'une échancrure que l'on remarque à la partie moyenne du bord inférieur du cartilage thyroïde, passe au bord supérieur du cartilage cricoïde. A partir des bords de ce ligament, on remarque encore une couche plus mince de fibres élastiques, qui de l'angle rentrant du cartilage thyroïde se portent en divergeant vers tout le bord supérieur du cricoïde, à l'exception de sa partie postérieure. Les *ligamens crico-thyroïdiens latéraux* sont de petits ligamens capsulaires, qui entourent l'articulation des petites cornes du cartilage thyroïde avec le cricoïde. Ces capsules sont fortifiées en dehors par des trousseaux de fibres ligamenteuses élastiques.

3.° Ligamens crico-aryténoïdiens. Les cartilages cricoïde et aryténoïdes sont unis entre eux par les capsules articulaires lâches, renforcées par des fibres ligamenteuses.

4.° Ligamens thyro-aryténoïdiens. Entre les cartilages aryténoïdes et l'angle rentrant du cartilage thyroïde il y a quatre cordons de tissu fibreux-élastique: deux inférieurs et deux supérieurs. Les *ligamens thyro-aryténoïdiens inférieurs*, *cordes vocales*, *cordes de Ferrein* ou *ligamens de la glotte*, sont forts et tendus; ils s'attachent à l'angle antérieur de la base des aryténoïdes et forment les bords d'une fente appelée *glotte*. Les *ligamens supérieurs* sont plus faibles, plus relâchés, plus écartés les uns des autres, que les inférieurs, et ils s'attachent à la portion montante des aryténoïdes, au-dessus des angles antérieurs. Entre les ligamens supérieurs et inférieurs on remarque de chaque côté une petite poche, appelée *ventricule du larynx* et qui est également tapissée par du tissu fibreux-élastique, mais en couche très-mince.

5.° Ligamens de l'épiglotte. Le *ligament thyro-épiglottique*, très-fort, élastique, s'étend de l'échancrure supérieure du cartilage thyroïde à l'extrémité inférieure de l'épiglotte. Le ligament *hyo-épiglottique* est une lame de tissu fibreux-élastique, qui unit l'épiglotte au bord supérieur du corps de l'os hyoïde.

Art. 3. *Muscles.*

1.° Muscle crico-thyroïdien. Ce muscle, penniforme, rhomboïdal, est situé à la partie antérieure et inférieure du larynx. Il commence au bord inférieur du cartilage thyroïde, et se dirige en bas et en avant, en se rétrécissant, pour s'attacher à la partie antérieure du cartilage cricoïde.

Il tire l'arc antérieur du cartilage cricoïde obliquement en arrière et en haut sous le thyroïde, de manière à ce que l'arc postérieur du premier cartilage soit basculé en sens opposé; par ce mouvement la glotte est alongée, rétrécie, et ses lèvres sont tendues.

2.° Muscle crico-aryténoïdien postérieur. Rhomboïdal; situé à la partie postérieure et inférieure du larynx. Il naît de toute la face postérieure du cartilage cricoïde, se dirige en haut et en dehors, et s'insère à l'angle postérieur et externe de la base du cartilage aryténoïde.

Il tire l'angle postérieur et externe du cartilage aryténoïde en bas, en arrière et en dedans, tandis que l'angle antérieur est porté en dehors, en haut et un peu en arrière; par là ce muscle élargit la glotte.

3.° Muscle crico-aryténoïdien latéral. Petit muscle triangulaire, placé à la partie latérale et postérieure du larynx, entre le cartilage cricoïde et le bord postérieur du cartilage thyroïde. Il commence sur le côté du bord supérieur du cartilage cricoïde, monte obliquement en arrière, et s'attache à l'angle externe de la base du cartilage aryténoïde.

Il tire l'angle externe du cartilage aryténoïde en avant et en bas, mouvement qui porte l'angle antérieur en dedans, en bas et un peu en avant, de manière à ce que la glotte soit rétrécie et même fermée; les lèvres de la glotte sont en même temps relâchées et un peu raccourcies.

4.° Muscle aryténoïdien. Ce muscle impair, de figure quadrilatérale, est placé sur la face postérieure des cartilages aryténoïdes, où il passe de l'un de ces cartilages à l'autre. Eu égard à la direction de ses fibres, on l'a divisé en *muscle aryténoïdien transverse* et en *muscle aryténoïdien oblique*.

Il rapproche la partie postérieure des cartilages aryténoïdes et resserre par là la glotte en arrière.

5.° Muscle thyro-aryténoïdien. Muscle alongé, qui se compose souvent de deux faisceaux, placés profondément entre le cartilage aryténoïde et le thyroïde. Il naît de la moitié inférieure de l'angle rentrant de ce dernier et en partie aussi de la face interne, et se dirige en arrière et un peu en haut, pour s'insérer à la partie externe de la base de l'aryténoïde, au bord externe et antérieur de ce cartilage dans toute la hauteur, à la corde vocale, aux parois du ventricule du larynx et au ligament supérieur de la glotte.

Il tire l'angle antérieur du cartilage aryténoïde en avant et un peu en bas, de manière à raccourcir la glotte; les fibres qui s'implantent aux cordes vocales tirent celle-ci un peu en dehors et leur donnent de la tension, parce que le muscle, en se contractant, devient lui-même dur et tendu; les ventricules sont dilatés par les fibres qui s'y implantent.

6.° Muscle thyro-épiglottique. Faisceau musculeux, qui de la face postérieure du cartilage thyroïde monte vers l'épiglotte, où il s'attache au côté externe: il abaisse l'épiglotte.

On trouve enfin des fibres éparses, qui se rendent de la base de la langue et des cartilages aryténoïdes à l'épiglotte; on leur a donné les noms de muscle glosso-épiglottique et de muscle ary-épiglottique. Le premier est destiné à relever l'épiglotte et le deuxième à l'abaisser.

Art. 4. *Membrane muqueuse.*

Tout l'intérieur du larynx est revêtu d'une membrane muqueuse, qui se continue en haut avec celle du pharynx, en bas avec celle de la trachée-artère et en arrière avec celle de l'œsophage. La muqueuse du larynx est molle, et elle adhère très-faiblement à ses parois, excepté sur l'épiglotte, à laquelle elle est unie par du tissu cellulaire serré. En passant de la base de la langue sur l'épiglotte, cette membrane forme trois replis, un moyen et deux latéraux; elle en forme deux autres, en passant de l'épiglotte aux cartilages aryténoïdes. Ces différens replis reçoivent improprement les noms de *ligamens glosso-épiglottiques* et *ary-épiglottiques*. La membrane muqueuse, en passant par-dessus les ligamens thyro-aryténoïdiens supérieur et inférieur, s'engage aussi dans la petite cavité appelée *ventricule du larynx*. Le larynx est lubrifié par du mucus que sécrètent les *follicules glanduleux* qui tapissent la face externe de la membrane muqueuse. On trouve un amas de ces cryptes à la partie inférieure de l'épiglotte, derrière la membrane hyo-thyroïdienne, et appelés *glandes épiglottiques*. Les *glandes aryténoïdes* sont situées près des cartilages de ce nom; elles se composent d'un amas de grains glanduleux, groupés en forme d'L, dont la branche ascendante est appliquée sur la face interne du cartilage, tandis que la branche horizontale s'étend dans le ligament supérieur du larynx.

Les *artères* et *veines* du larynx proviennent des thyroïdiennes supérieure et inférieure et des linguales; ses *nerfs* sont fournis par le pneumo-gastrique, qui lui donne le rameau laryngé proprement dit, et le rameau récurrent; il en reçoit en outre du glosso-pharyngien et du grand sympathique.

Le larynx est l'organe de la voix. Le son est produit d'une part par les vibrations des lèvres de la glotte lors du passage de l'air, d'autre part par les vibrations que l'air acquiert par lui-même en traversant les parties rétrécies et dilatées du tuyau vocal; selon que ces parties sont tendues ou relâchées, selon qu'elles sont rapprochées ou écartées, le son monte ou baisse; le larynx peut donc être considéré comme un instrument à double anche libre, en même temps qu'il agit à la manière d'un tuyau à renflement.

Les usages de l'épiglotte, relativement à l'exercice de la voix, ne sont pas encore suffisamment précisés; mais il est démontré que cette lame empêche que les alimens n'arrivent dans l'ouverture supérieure du larynx pendant la déglutition, bien qu'il soit vrai aussi que le passage des alimens à travers la glotte est empêché par la contraction des muscles qui resserrent cette dernière.

Préparation. Dans les démonstrations publiques on a ordinairement besoin d'autant de larynx qu'on a d'objets à y démontrer : ainsi il en faut un pour le faire voir en position, un autre pour les cartilages, un troisième pour les ligamens, etc. ; mais les élèves qui n'en ont qu'un seul à leur disposition, s'attacheront d'abord à étudier le larynx dans ses rapports avec les parties voisines, tant par sa face antérieure que par sa face postérieure, après avoir fendu le pharynx suivant sa longueur. Après cela on détache le larynx du corps, en emportant en même temps l'os hyoïde et la langue.

On passe ensuite à la dissection des *muscles*; le *crico-thyroïdien* se trouve facilement. Pour voir le *crico-aryténoïdien postérieur* et l'*aryténoïdien*, il faut enlever la membrane muqueuse du pharynx, qui recouvre postérieurement les cartilages cricoïde et aryténoïde. Les *muscles crico-aryténoïdien latéral* et *thyro-aryténoïdien* ne peuvent être bien vus qu'après avoir désarticulé d'un côté la corne inférieure du cartilage thyroïde dans son articulation avec le cricoïde; on écarte alors ces deux cartilages, et l'on dissèque dans leur intervalle, de manière à pénétrer à la face interne du muscle crico-thyroïdien, qui sera séparé du cartilage cricoïde là où il est simplement couché sur lui, tout en restant attaché à ses deux extrémités. Les *muscles thyro-épiglottique*, *ary-épiglottique* et *glosso-épiglottique*, seront recherchés dans l'épaisseur des plis que la muqueuse forme en se jetant sur l'épiglotte; les deux derniers surtout sont petits.

On dissèque ensuite les ligamens, en suivant la description que nous en avons donnée. En même temps on aura égard à la *membrane muqueuse*, aux replis qu'elle forme et aux glandes qui la tapissent. Pour bien voir les *ligamens de la glotte* et les *ventricules du larynx*, on divise le cartilage thyroïde sur la ligne médiane, de manière cependant à laisser intacte la membrane muqueuse, qui en tapisse la face postérieure. On sépare alors d'un côté l'extrémité inférieure de l'épiglotte du cartilage thyroïde et du cartilage aryténoïde correspondant, et on la renverse du côté opposé; par là on a gagné l'espace nécessaire pour bien voir toutes les parties de l'intérieur du larynx, sans nuire à leurs rapports réciproques. Enfin, quand on aura étudié toutes ces parties, on ouvre en entier le larynx par sa face antérieure, et l'on voit alors aux environs de la glotte et du ventricule du larynx les nombreux pores des glandes muqueuses, qui viennent s'y ouvrir. Il ne reste plus alors qu'à isoler les *cartilages* de toutes les parties molles qui les avoisinent, et dans cette préparation on aura surtout égard aux petits grains cartilagineux situés dans l'épaisseur des ligamens hyo-thyroïdiens latéraux, aux *cartilages cunéiformes*, placés dans les replis de la muqueuse étendue entre l'épiglotte et les cartilages aryténoïdes, et aux *appendices de Santorini*, placés sur le sommet des cartilages aryténoïdes; on les sent très-bien, en les froissant entre deux doigts. Ces préparations s'exécutent aisément, soit avec le scalpel, soit avec les ciseaux, et on se les facilite encore, en faisant macérer le larynx pendant quelque temps.

Une très-bonne méthode, enfin, pour étudier la plupart des *ligamens* du larynx, consiste à diviser sur la ligne médiane le larynx, une portion de trachée-artère, l'os hyoïde et la langue : plusieurs de ces ligamens se voient sur le profil de la coupe ; en enlevant alors avec précaution la muqueuse qui recouvre les ligamens thyro-aryténoïdiens et le ventricule du larynx, on voit que toutes ces parties, ainsi que la membrane crico-thyroïdienne, appartiennent à un système de fibres élastiques qui de l'angle rentrant du thyroïde divergent vers le bord supérieur du cricoïde avec le cartilage aryténoïde.

CHAPITRE X.

Cœur.[1]

Le cœur est l'organe central de la circulation, et à cet égard nous aurions pu en placer la description en tête de l'angiotomie ; mais nous avons préféré lui assigner cette place-là, parce que c'est plus ordinairement avec les viscères qu'on l'étudie.

Art. 1.er *Péricarde.*

Le péricarde est un sac sans ouverture, de nature fibro-séreuse, servant d'enveloppe au cœur. Il est situé dans la partie inférieure de l'écartement antérieur de la cloison médiastine, un peu à la gauche de la ligne médiane, et faisant saillie dans la cavité gauche de la poitrine. Des deux côtés le péricarde est tapissé par les plèvres ; mais en avant il touche la face postérieure du sternum, auquel il est uni par du tissu cellulaire très-lâche ; en bas le péricarde appuie sur le diaphragme, auquel il est fortement adhérent.

Le péricarde se compose de deux portions continues : l'une forme un sac libre et plus ample que n'est le cœur qui y est contenu ; ce sac est fortifié en dehors par des fibres aponévrotiques, qui semblent partir du centre tendineux du diaphragme. A quelque distance de l'endroit où les gros troncs vasculaires s'unissent au cœur, le péricarde se porte sur eux, les embrasse et se réfléchit en dedans pour se continuer sur la surface externe du cœur, auquel il adhère d'une manière intime, de manière à lui tenir lieu de tunique propre. Cette seconde partie du péricarde est simplement séreuse, n'étant plus fortifiée par des fibres aponévrotiques.

---

1 P. Sénac, Traité de la structure du cœur, etc. Paris, 1749.

C. F. Wolff, *Dissert. de ordine fibr. muscul. cordis : Act. acad. Petrop.* et *Nov. act. Petrop.* 1780 et suiv.

S. N. Gerdy, Mém. sur l'organ. du cœur. Journal compl., tom. X, pag. 97.

La surface interne du péricarde, tant dans sa portion libre que dans celle qui adhère au cœur, est lisse et humectée, comme le sont toutes les membranes séreuses. Cette disposition du péricarde donne au cœur une position fixe, tout en lui permettant de se mouvoir librement dans son enveloppe, sans qu'il y ait des frottemens nuisibles.

Préparation. Dans l'ouverture de la poitrine, il faut user de précaution pour ne pas blesser le péricarde, au moment où l'on divise le tissu cellulaire qui l'unit à la face postérieure du sternum. Après avoir examiné le péricarde en position, on le détache avec le cœur, en emportant en même temps les poumons, les gros troncs vasculaires et la portion du diaphragme à laquelle il adhère en bas.

Pour préparer le péricarde, il faut d'abord l'insuffler: à cet effet on y fait une ouverture d'une ligne de diamètre ; on passe une épingle dans la cavité du péricarde à une ligne de l'ouverture, et l'on en fait repasser la pointe au dehors du côté opposé, à la même distance de l'ouverture; une seconde épingle est placée d'une manière analogue, mais en croisant la direction de la première à angle droit; on place un fil sous les quatre bouts des deux épingles, on y fait un nœud coulant, on introduit le tube dans l'ouverture, et l'on insuffle, en ayant soin de serrer la ligature, dès que le sac est tendu. Par ce moyen on peut à volonté faire entrer et sortir l'air du péricarde. On peut encore l'insuffler après l'avoir percé très-obliquement avec une aiguille : les bords du canal que l'on forme de cette manière s'effacent assez bien, et l'air est retenu sans ligature; mais l'autre procédé me semble préférable.

On enlève ensuite soigneusement les portions de plèvre qui recouvrent le péricarde, et l'on emporte toutes les glandes bronchiques qui entourent les racines des poumons et qui adhèrent au péricarde, afin de pouvoir bien isoler chaque tronc vasculaire qui entre dans le sac ou qui en sort; mais aux endroits où cette membrane se réfléchit sur eux, il faut disséquer avec beaucoup de précaution, parce qu'on y fait bien facilement des trous dans ces points.

Après avoir étudié la conformation extérieure du péricarde, on l'incise, afin d'en voir l'intérieur et de bien observer la manière dont il enveloppe le commencement de chaque tronc vasculaire, pour se réfléchir ensuite sur le cœur.

Art. 2. *Cœur.*

Le cœur est un muscle creux, enveloppé par le péricarde, dirigé obliquement de haut en bas, de droite à gauche et d'arrière en avant. Il a une figure irrégulièrement conique ; la *base* du cône est placée à la hauteur de la cinquième vertèbre dorsale; c'est à la base que sont placées les oreillettes et leurs appendices, et c'est d'elle que partent les gros troncs vasculaires. Le *sommet* correspond au cartilage de la sixième côte; l'extrémité de ce sommet est légèrement bifurquée, ce qui indique la séparation du cœur en deux ventricules. La *face antérieure* ou *supérieure* est convexe; elle est parcourue par un sillon longitudinal, dans lequel rampent les vaisseaux et qui correspond à la cloison des ventricules; la *face postérieure* ou *inférieure* est aplatie; on y remarque un sillon semblable. Le *bord antérieur* ou *droit* est mince et appuyé sur le diaphragme; le *bord postérieur* ou *gauche* est épais et plus court que le précédent.

A l'intérieur, le cœur est divisé en quatre cavités, dont deux droites et deux gauches; les premières contiennent du sang veineux, les autres du sang artériel; les cavités d'un côté communiquent entre elles, mais non avec celles du côté opposé, en sorte qu'on est réellement fondé à admettre[1] qu'il y a deux cœurs adhérens l'un à l'autre. Les deux cavités du cœur de chaque côté sont une *oreillette*, située vers la base, et dans laquelle se rendent des veines, et un *ventricule*, qui, partant de l'oreillette, s'étend à la pointe, et qui donne naissance à une artère.

1.° *L'oreillette droite* ou *antérieure* est située à la partie antérieure droite de la base du cœur; la veine cave supérieure vient s'y ouvrir en haut et en dehors; la veine cave inférieure s'y unit en bas et en dehors. L'orifice de cette dernière est garni d'une valvule incomplète, quelquefois très-mince, appelée *valvule d'Eustache*. La portion de l'oreillette où se trouve le confluent de ces veines, porte plus particulièrement le nom de *sinus des veines caves*. A la partie supérieure et gauche de l'oreillette on remarque un appendice qui communique avec sa cavité, et qui porte le nom d'*appendice auriculaire*. La paroi gauche de cette oreillette forme la *cloison inter-auriculaire*, qui la sépare de celle du côté opposé. On remarque dans cette cloison une dépression ovalaire, appelée *fosse ovale*, dernière trace du *trou de Botal* et de sa *valvule*, qui dans le fœtus faisaient communiquer les deux oreillettes. Dans l'adulte, ce trou est fermé par une membrane assez mince, qui n'est autre chose que la valvule qui s'est soudée par ses bords. Quelquefois cependant le trou ovale n'est pas fermé en entier, et l'on y trouve alors des points où l'on peut faire passer un stylet fin d'une oreillette dans l'autre. La fosse ovale est entourée par le *bourrelet ovale* ou *anneau de Vieussens*, qui est une portion de la cloison, un peu plus épaisse. Entre la fosse ovale et la valvule d'Eustache

---

1 Nous n'entendons parler ici que du cœur à l'état parfait; plus tard nous traiterons des organes du fœtus.

on remarque plusieurs ouvertures, appelées *trous de Thébésius*, et qui sont les orifices des veines coronaires; l'une de ces ouvertures, correspondant à la grande veine coronaire, est garnie d'une valvule, appelée *valvule de Thébésius* ou *petite valvule d'Eustache;* elle est située à la gauche de la valvule d'Eustache. Immédiatement avant que de se continuer en bas avec le ventricule droit, l'oreillette se rétrécit un peu pour former l'*anneau calleux* qui circonscrit l'*orifice auriculo-ventriculaire.*

Les parois de l'oreillette droite varient beaucoup en épaisseur; à l'état normal, elles n'excèdent guère une ligne. Elles sont inégales à l'intérieur par le relief des paquets de fibres musculaires; ces inégalités portent le nom de *colonnes charnues* (*musculi pectinati*).

2.° Le *ventricule droit* ou *antérieur* commence à la partie inférieure de l'oreillette droite; il occupe la partie antérieure droite du cœur. Sa cavité a à peu près la forme d'une pyramide triangulaire, dont la base répond à l'orifice auriculo-ventriculaire. Deux de ses faces correspondent au bord droit du cœur, et au commencement des deux faces qui en partent; la troisième est formée par la *cloison inter-ventriculaire.* Du côté de la cavité du ventricule, ces parois sont rendues inégales par une multitude de *colonnes charnues* (*trabeculæ carneæ*), dont la direction varie dans les différens sujets; cependant en général elles sont disposées en réseau sur la cloison des ventricules, tandis qu'elles ont plutôt une direction longitudinale sur les autres parois. L'orifice auriculo-ventriculaire est garni de la *valvule tricuspide* ou *triglôchine*, formée de trois lames membraneuses, placée dans l'intérieur du ventricule, et s'unissant aux colonnes charnues du cœur par de petits tendons; ces colonnes charnues sont plus volumineuses que les autres, et elles reçoivent plus spécialement le nom de *muscles papillaires.* Une des lames de la valvule, plus grande que les autres, est tournée vers l'origine de l'artère pulmonaire; une autre est dirigée vers la cloison; la plus petite l'est vers le bord antérieur du cœur. Par sa partie supérieure et gauche, le ventricule droit donne naissance à l'*artère pulmonaire;* l'orifice de cette artère est garni de trois valvules, en forme de nid d'hirondelle, dont le bord libre est dirigé vers l'artère; on les appelle *valvules sigmoïdes* ou *semi-lunaires;* sur le milieu du bord flottant de chacune de ces valvules il y a un petit grain cartilagineux, appelé *tubercule de Morgagni.*

L'épaisseur normale du ventricule droit est d'environ deux lignes et demie à trois lignes.

3.° *L'oreillette gauche* ou *postérieure* est placée à la partie supérieure postérieure et gauche du cœur, à côté de l'oreillette droite. C'est à la partie postérieure de l'oreillette gauche que les quatre veines pulmonaires viennent s'ouvrir par des orifices séparés ou bien par un orifice commun. Cette oreillette ressemble à la droite; on y remarque par conséquent la *cloison inter-auriculaire* avec une légère trace du *trou de Botal*, *l'appendice auriculaire*, *quelques colonnes charnues* et en bas *l'orifice auriculo-ventriculaire gauche.* Les parois de cette oreillette n'ont guère qu'une demi-ligne à une ligne d'épaisseur.

4.° Le *ventricule gauche* ou *postérieur* est plus long et plus étroit que le droit. Ses parois ont de cinq à sept lignes d'épaisseur; sa capacité est moindre que celle du ventricule droit. L'orifice auriculo-ventriculaire est également garni d'une valvule, mais qui n'est partagée qu'en deux portions; elle porte le nom de *valvule mitrale:* une de ses divisions est placée devant l'orifice de l'aorte; l'autre est tournée vers le bord postérieur du cœur. D'ailleurs la disposition intérieure de ce ventricule ressemble à celle du ventricule droit, seulement les colonnes charnues y sont plus fortes. L'artère aorte naît de la partie supérieure et postérieure du ventricule; son orifice est garni de *valvules sigmoïdes*, semblables à celles de l'artère pulmonaire, et sur lesquelles on remarque également des grains cartilagineux, appelés ici *tubercules d'Arantius.*

Le cœur est recouvert par une tunique séreuse, fournie par le péricarde; ses cavités sont tapissées par une membrane fine, transparente, lisse, d'apparence également séreuse, et qui, après avoir revêtu toutes les inégalités intérieures de l'organe, se continue dans les artères et les veines, qu'elle tapisse dans tout leur trajet. C'est cette membrane qui, par ses duplicatures, forme les valvules que l'on remarque dans l'intérieur du cœur. Entre ces deux membranes sont déposées les fibres musculaires, qui, au premier abord, semblent s'entre-croiser sans ordre, mais que l'on peut ramener à deux espèces: les unes, superficielles, communes aux deux moitiés du cœur et dirigées obliquement de la base du cœur vers le sommet, et revenant par la face opposée du cœur vers la base; les autres, profondes, ayant une direction plus transversale, propres à chaque ventricule, autour duquel elles forment des anses diversement contournées en spirales et en huit de chiffre. Ces fibres, tant superficielles que profondes, prennent attache dans des cercles fibreux qui entourent les orifices auriculo-ventriculaires et les ouvertures artérielles des ventricules

Les *artères* du cœur ou *artères coronaires*, au nombre de deux, naissent de l'aorte dès son origine; elles forment un cercle autour du cœur, entre les oreillettes et les ventricules, et rampent ensuite dans les sillons des deux faces du cœur jusqu'à sa pointe. Les *veines coronaires* ont une distribution analogue; mais elles s'ouvrent directement dans l'oreillette droite par les trous de Thébésius. Les *lymphatiques* sont fins et nombreux; ils se rendent dans les glandes situées à la base du cœur. Les *nerfs cardiaques* sont en grand nombre; ils sont fournis par le grand sympathique, le pneumo-gastrique et le glosso-pharyngien; leurs principales branches rampent entre l'artère aorte et l'artère pulmonaire.

Préparation. On conserve l'origine des gros troncs vasculaires en rapport avec le cœur, et on les isole exactement. Pour voir la conformation intérieure du cœur, on incise l'oreillette droite entre les deux veines caves et dans la direction de ces vaisseaux. L'oreillette gauche sera ouverte d'une manière analogue, en l'incisant entre les deux veines pulmonaires. On ouvre le ventricule droit par deux incisions réunies en V, dont la pointe est dirigée en bas et dont la base correspond à l'orifice auriculo-ventriculaire; pour faire ces incisions on introduit un doigt dans le ventricule à travers l'orifice auriculo-ventriculaire, et l'on incise le cœur le long de son bord aigu ou droit; puis on introduit deux doigts dans le ventricule à travers l'ouverture que l'on vient de faire, pour pratiquer la deuxième incision le long du côté droit de la cloison inter-ventriculaire, en se guidant d'après le sillon longitudinal supérieur, à la droite duquel on doit toujours rester. Le ventricule gauche sera de même ouvert par deux incisions en V, qui se joignent vers la pointe du cœur: la première incision se dirige le long du bord mousse ou gauche du cœur; la seconde sera faite le long du côté gauche du sillon longitudinal supérieur, de manière à ouvrir également ce ventricule à côté de la cloison inter-ventriculaire.

Pour voir les valvules sigmoïdes, on incise l'aorte et l'artère pulmonaire en long jusqu'à quelques lignes de leur origine.

Sur un autre cœur on pourra faire une coupe transversale, qui ouvrira les deux ventricules, et fera bien voir la disposition de la cloison, ainsi que la diversité d'épaisseur des parois.

Pour démêler la direction des fibres musculaires du cœur, il faut en choisir un qui ne soit pas trop gras, puis le traiter avec de l'acide nitrique affaibli, ou bien le faire bouillir dans de l'eau, ou mieux dans du fort vinaigre, ou bien encore le laisser plongé pendant quelques mois dans un mélange d'alcool et d'essence de térébenthine. Tous ces moyens servent à durcir les fibres musculaires, et à les écarter les unes des autres, en sorte qu'alors on peut en poursuivre la direction après avoir enlevé le péricarde.

CHAPITRE XI.

Organes urinaires et génitaux de l'homme.[1]

Les voies urinaires et les organes de la génération étant étroitement unis, nous croyons devoir les décrire ensemble.

Art. 1.er *Capsules surrénales* ou *atrabilaires.*

Ces corps, au nombre de deux, sont placés sur les côtés de la colonne vertébrale, au-dessus des reins; leur figure est celle d'un casque aplati; leurs faces antérieure et postérieure, qui sont les plus grandes, n'offrent rien de particulier; leur face inférieure, qui est la plus petite, est un peu concave et appuie sur l'extrémité supérieure des reins.

Les capsules surrénales sont jaunâtres au dehors, brunes à l'intérieur; leur tissu est granuleux; elles renferment une cavité aplatie, contenant une liqueur brunâtre, que l'on désignait autrefois sous le nom d'*atrabile*.

Les capsules surrénales n'ont pas de conduit excréteur; leurs *artères* viennent de l'aorte et des rénales; leurs *veines* s'unissent à la veine cave et aux veines rénales; leurs *nerfs* proviennent des plexus rénaux.

Les usages de ces corps sont entièrement ignorés; mais ils paraissent surtout en avoir dans le fœtus, parce que chez lui ils sont proportionnellement beaucoup plus développés.

Art. 2. *Reins.*[2]

Les reins sont deux organes d'un rouge brun, placés sur les côtés de la colonne lombaire, derrière le péritoine, et enveloppés par une grande quantité d'un tissu cellulaire graisseux, connu sous le nom de *membrane adipeuse du rein :* le rein gauche est ordinairement situé un peu plus haut que le droit; d'ailleurs ces organes présentent beaucoup de variétés, relativement à leur situation; quelquefois ils sont réunis en fer à cheval par leurs extrémités inférieures. Le rein a la forme d'une féve, en sorte qu'on y distingue deux faces, un bord convexe et un bord con-

---

1 J. Wilson, *Lectures on the structure and physiol. of the male urinary and genit. organs, of the human body.* Lond., 1821.

2 Schumlansky, *De structura renum.* Strasbourg, 1782, in-4.° avec fig.
C. W. Eysenhardt, *De structura renum microscopica.* Berl., 1818. — Idem, *Meckel's Archiv*, tom. VIII, pag. 218.

cave; à ce dernier on remarque le *hile* ou la *scissure du rein*, par où pénètrent les vaisseaux.

Le rein est enveloppé par une *tunique propre*, de nature fibreuse, qui, arrivée à la scissure du rein, se réfléchit sur les vaisseaux qui y pénètrent, et en accompagne la distribution dans l'intérieur de ce viscère.

Les *artères rénales* se séparent de l'aorte à angle droit : elles sont souvent doubles, quelquefois quadruples; les *veines* s'unissent à la veine cave; il n'est pas rare non plus de les voir multiples. Les *lymphatiques* forment une couche superficielle, qui se compose de très-peu de vaisseaux, et une couche profonde plus considérable; ils s'unissent aux lymphatiques du plexus lombaire. Les *nerfs* proviennent du petit splanchnique et du plexus solaire.

On distingue dans le rein deux substances : l'une, *externe*, *corticale*, *glanduleuse* ou *granulée;* l'autre, *interne*, *médullaire* ou *tubuleuse*. La *substance corticale* occupe tout l'extérieur du viscère; elle a environ deux lignes d'épaisseur, et elle forme vers l'intérieur du rein des cloisons qui embrassent la substance tubuleuse. La substance corticale est d'un rouge brun; elle se compose d'un lacis de vaisseaux artériels et veineux, entortillés les uns avec les autres, qui se ramifient sur des conduits excréteurs d'une excessive ténuité, également entortillés, appelés *conduits de Ferrein*. On remarque en outre dans la substance corticale, des grains extrêmement petits, réunis en grappes, et que l'on avait, peut-être à tort, considérés comme des glandes. La *substance tubuleuse* est jaunâtre; elle forme douze à dix-huit cônes, dont la base, dirigée vers la périphérie du rein, est embrassée par les cloisons que lui forme la substance corticale, et dont les sommets sont dirigés vers le hile du rein, où ils se terminent par des *mamelons*, qui proéminent dans la cavité des calices. Ces mamelons avaient été décrits comme une substance distincte sous le nom de *substance mamelonnée;* mais à tort, parce qu'ils ne sont que la continuation de la tubuleuse. Cette substance tubuleuse se compose d'une multitude de conduits excréteurs, appelés *conduits de Bellini*, dont la direction est droite, et qui se continuent sans interruption avec les conduits de Ferrein; ils ne sont donc que les conduits de Ferrein redressés. Ceux de Bellini se réunissent peu à peu, à mesure qu'ils approchent de la pointe des mamelons, en sorte qu'ils y sont beaucoup moins nombreux qu'à la base des cônes. Non-seulement ces tubes s'unissent dans chaque cône, mais il n'est pas rare de voir deux ou trois de ces derniers se confondre de manière à se terminer par un mamelon commun.

Les mamelons sont embrassés par des canaux membraneux, appelés *calices*, dont le nombre varie de six à douze, parce que souvent deux mamelons s'ouvrent dans un même calice. Tous ces calices s'unissent pour former un réservoir, appelé *bassinet*, situé dans le hile du rein, et duquel se continue l'*uretère*, canal membraneux, du calibre d'une plume à écrire, qui descend de dehors en dedans pour s'enfoncer dans le petit bassin, où il pénètre dans le bas-fond de la vessie. Les uretères sont placés derrière le péritoine; ils passent par-dessus les muscles psoas, croisent la direction des cordons spermatiques, et ne s'ouvrent dans la vessie qu'après avoir cheminé pendant l'espace d'un pouce, entre les membranes musculeuse et muqueuse de ce réservoir. Les calices, le bassinet et l'uretère se composent de deux tuniques : l'externe est forte et fibreuse; l'interne, muqueuse, est lisse, mince, et se continue en bas avec la muqueuse de la vessie; en haut elle envoie des prolongemens extrêmement déliés dans chacun des orifices des conduits de Bellini, qui se remarquent sur l'extrémité des mamelons.

Les reins sont les organes sécréteurs de l'urine; cette sécrétion paraît se faire dans la substance corticale; des conduits de Ferrein elle passe dans ceux de Bellini, et elle suinte de l'extrémité de ces conduits dans les calices, comme on peut s'en assurer par la pression, qui en fait sortir des gouttelettes. Des calices, l'urine passe par les bassinets et les uretères dans la vessie.

Art. 3. *Vessie.*

La vessie est un réservoir membraneux, situé dans le petit bassin, derrière les pubis, devant et au-dessus du rectum. La vessie a une forme ovoïde; son extrémité la plus large, appelée le *bas-fond*, est dirigée en bas: c'est là que les uretères viennent s'y ouvrir. L'extrémité supérieure, ou le *fond de la vessie*, se continue avec un cordon fibreux, qui se dirige derrière la ligne blanche vers l'ombilic; ce cordon est le reste de l'*ouraque*, canal qui n'existe que dans l'embryon. Deux autres cordons ligamenteux se voient sur les faces latérales de la vessie; ils sont les restes des artères ombilicales, par lesquelles se faisait la circulation fœtale; comme l'ouraque, elles se dirigent vers l'ombilic. La face postérieure et une petite portion des faces latérales sont tapissées par le péritoine, qui du rectum remonte vers la paroi antérieure de l'abdomen. La face antérieure de la vessie n'est pas recouverte par le péritoine; vers la partie inférieure de cette face les parois de ce réservoir s'épaississent, et se prolongent en entonnoir pour former le *col de la vessie*, qui n'est par conséquent point situé à la partie la plus déclive de cette poche.

La vessie est formée de plusieurs tuniques : la plus externe ou *tunique péritonéale* n'en recouvre que la face postérieure et une petite portion des faces latérales; elle adhère, par du tissu cellulaire très-lâche, à la *tunique musculeuse*, qui se compose elle-même de deux couches. Les fibres de l'externe sont longitudinales; elles étaient connues autrefois sous le nom de *musculus detrusor urinæ :* la couche interne est formée par des fibres transversales et obliques, surtout nombreuses vers le col de la vessie, où elles sont désignées sous le nom de *muscle sphincter de la vessie.* Sous la tunique musculeuse on trouve la *celluleuse* ou *nerveuse*, formée par un tissu cellulaire blanc et soyeux; elle est parcourue par beaucoup de vaisseaux sanguins, et elle adhère fortement à la tunique musculeuse et à l'interne. La *tunique interne, muqueuse* ou *veloutée*, n'a reçu ce dernier nom que par analogie, car elle n'a pas de villosités; elle est molle, pulpeuse et lubrifiée par du mucus, qui est sécrété par de nombreuses *glandes muqueuses.* Ces glandes sont tellement petites, qu'on ne peut guère les apercevoir dans l'état sain; mais elles deviennent très-apparentes quand elles viennent à se gonfler. La membrane interne de la vessie se continue en avant avec celle de l'urètre et en arrière avec celle qui tapisse les uretères.[1]

A l'intérieur, on remarque au bas-fond de la vessie un espace triangulaire et un peu saillant, appelé *trigone vésical;* les deux angles postérieurs du trigone correspondent aux orifices des uretères; son angle antérieur se prolonge dans le col de la vessie, et y forme une saillie arrondie, appelée *luette vésicale*, qui se continue plus en avant avec le *vérumontanum*, comme nous le dirons plus bas.

Les *artères* vésicales sont fournies par les hypogastriques; les *veines* forment le *plexus vésical*, très-considérable, qui se jette dans les veines hypogastriques. Les *nerfs* proviennent du plexus hypogastrique.

---

1 Dans les cas de rétention d'urine, il arrive souvent que les fibres de la tunique musculeuse s'éraillent et permettent à la tunique celluleuse et à l'interne de faire hernie au dehors. On remarque alors à la face externe de ces vessies-là des appendices diaphanes, arrondis, de différentes grandeurs, et qui deviennent très-apparens quand la vessie est insufflée.

L'urine, dont la sécrétion se fait d'une manière continue, est retenue pendant quelque temps dans la vessie; pendant ce séjour elle y devient plus concentrée par l'absorption d'une partie de son eau. L'urine est expulsée de la vessie par la contraction de la tunique musculeuse, à laquelle vient s'ajouter celle des muscles du bas-ventre; mais en même temps les fibres musculeuses qui entourent le col de la vessie se relâchent, en sorte qu'il y a antagonisme d'action entre ces fibres et celles qui enveloppent le reste de l'organe.

Art. 4. *Des testicules* et *de leurs annexes.*[1]

Suspendus à la partie antérieure du bassin, au-dessous de la verge et entre les cuisses, les testicules sont entourés de plusieurs enveloppes.

1.° *Scrotum* ou *peau des bourses.* Cette enveloppe extérieure est formée par la peau, qui se distingue par sa couleur foncée, par des rides transversales et par une ligne saillante étroite, située sur la ligne médiane, appelée *raphé.* Cette peau est très-élastique; elle est recouverte par une assez grande quantité de poils.

2.° *Dartos.* On appelle ainsi deux poches, formées par un tissu cellulaire blanc, soyeux, élastique, très-contractile, toujours dépourvu de graisse; chacune de ces poches enveloppe son testicule, et sur la ligne médiane elles adhèrent l'une à l'autre, en y formant ainsi la *cloison du dartos.* Le dartos n'existe pas avant la descente du testicule, et il paraît formé par l'épanouissement du *gubernaculum testis*, comme nous le dirons en parlant de l'anatomie du fœtus.

3.° *Tunique fibreuse.* Elle est située à l'intérieur du dartos; ordinairement elle est très-mince, et ne devient bien apparente que dans les cas de hernie ou d'hydrocèle. Cette tunique se continue du pourtour de l'anneau inguinal, et paraît formée par

---

1 J. E. Neubauer, *De tunicis vaginalibus testis et funiculi spermatici.* Giesen, 1767, in-4.°, avec fig.

A. Monro, *Description of the seminal vessels.* Édimbourg. *Essays and observ. physiol. et litterary*, vol. I, pag. 396, avec fig. — Ej. *De testibus et de semine in variis animalibus.* Édimb., 1755. — Ej. *Of the seminal ducts; Observ. anat. and physiol. wherein D. Hunter's claim for some disc. is examined. Ib.*, 1758.

A. Cooper, *Observations on the structure and the diseases of the testis.* Lond., 1830, in-4.°, avec fig.

E. A. Lauth, Mémoire sur le testicule humain. Strasbourg, 1832, in-4.°, avec fig.; extrait du Recueil des mémoires de la Société du muséum d'histoire naturelle de Strasbourg, tom. I.er

les fibres de l'aponévrose du muscle oblique externe et par le *fascia superficialis*, entraînés par le testicule pendant sa descente.

4.° *Crémaster, tunique musculeuse* ou *érythroïde*. Cette couche se compose de fibres rougeâtres, évidemment continuées du bord inférieur des muscles oblique interne et transverse; quoique le crémaster soit toujours visible, il est beaucoup plus apparent dans les cas de hernie.

5.° *Tunique celluleuse* ou *tunique vaginale commune au cordon et au testicule;* placée en dedans du crémaster; extrêmement mince dans l'état naturel, plus apparente dans les cas de hernie; elle se continue avec le *fascia transversalis* et avec des fibres qui tapissent en dehors le péritoine, et qui ont reçu le nom de *fascia propria*.

6.° *Tunique vaginale* ou *séreuse, tunique vaginale propre du testicule;* mince, transparente, continuée du péritoine. Comme toutes les séreuses, elle se compose d'une poche sans ouverture, qui, après avoir entouré le testicule sans y adhérer, forme en arrière un pli proéminent dans la cavité et entre les feuillets duquel le testicule est placé avec l'épididyme, en sorte qu'ils ne sont pas réellement contenus dans la cavité. On retrouve donc ici la même disposition que dans le péricarde, par exemple. Nous verrons dans l'embryotomie comment le testicule sort du bas-ventre; il nous suffit de dire ici que la cavité de la tunique vaginale communiquait librement dans le principe avec celle du péritoine, en enveloppant le testicule et son cordon, mais que le canal qui résultait de cette disposition, s'est oblitéré peu à peu depuis l'anneau inguinal jusque vers le testicule, en sorte que dans l'adulte la tunique vaginale peut être considérée comme une séreuse séparée; on trouve cependant encore un filament celluleux, qui unit la tunique vaginale au péritoine en passant par l'anneau, et qui est la trace du canal oblitéré.

7.° *Tunique albuginée.* Elle est l'enveloppe propre du testicule; en dehors elle est recouverte par la lame réfléchie de la tunique vaginale, qui lui adhère fortement. La tunique albuginée est blanche, dense, fibreuse, épaisse; elle envoie dans l'intérieur du testicule des cloisons fibreuses et des filamens multipliés, destinés à soutenir les parties délicates qui entrent dans la composition de cet organe.

Les *testicules* sont deux corps ovoïdes, un peu comprimés latéralement, enveloppés dans les poches que nous avons décrites, et dont la tunique immédiate est l'albuginée. On y distingue le *testicule proprement dit*, ovoïde, et l'*épididyme*, corps oblong recourbé, qui commence à la partie supérieure interne du testicule, descend jusqu'à sa partie inférieure le long du bord supérieur et postérieur, et se recourbe ensuite sur lui-même pour former le *canal déférent*.

La *substance du testicule* est molle, pulpeuse, jaunâtre, formée par plus de 800 canaux très-ténus, entortillés les uns avec les autres, en sorte qu'on peut les dévider comme des pelotons de fil. Ces canaux portent le nom de *vaisseaux séminifères*. Leur calibre moyen est de $^1/_{147}$ de pouce lorsqu'ils sont injectés [1]; la longueur de chacun d'eux est, terme moyen, de 25 pouces, la longueur de tous ces conduits supposés réunis serait donc dans un testicule du volume moyen, de 1750 pieds. Ces canaux ne sont toutefois pas isolés, mais ils forment entre eux une foule d'anastomoses, en sorte que leur réunion constitue un vaste réseau. Outre ces canaux séminifères on voit encore des vaisseaux sanguins et des nerfs pénétrer dans le testicule. L'artère spermatique provient de l'aorte; la veine, de la veine rénale; les nerfs, des plexus rénaux et en partie, suivant quelques anatomistes, du plexus hypogastrique. Ces vaisseaux et nerfs concourent à la formation du *cordon spermatique*, qui descend de dedans en dehors, derrière le péritoine, en croisant l'uretère, et s'unit près de l'anneau inguinal interne au canal déférent : ce cordon traverse ensuite le canal inguinal et l'anneau inguinal externe, puis il se dirige en bas et un peu en dedans, pour se rendre à la partie supérieure du testicule. Les vaisseaux et nerfs se divisent à l'infini dans l'intérieur du testicule, en se ramifiant sur les parois des vaisseaux séminifères. Chacun des vaisseaux séminifères est pelotonné sur lui-même, de manière à former un *lobule;* les lobules sont en partie séparés et soutenus par les prolongemens internes de l'albuginée. Ces vaisseaux séminifères se réunissent vers le bord supérieur du testicule en un nombre indéterminé, mais toujours considérable, de canaux très-courts, non infléchis, un peu plus gros que les vaisseaux séminifères, et appelés *vaisseaux droits*. Ceux-ci à leur tour se terminent dans le *rete testis*, plexus formé par des conduits de $^1/_{72}$ de pouce d'épaisseur environ. Ce *rete* occupe les $^2/_3$ internes du bord supérieur du testicule, endroit où il est logé dans un prolongement blanc et fibreux que l'albuginée envoie vers l'intérieur de l'organe.

---

1 Le calibre moyen de ces conduits non injectés est de $^1/_{165}$ de pouce. Toutes les autres mesures que nous donnons sont prises sur des canaux injectés de mercure, et par conséquent un peu distendus.

L'ensemble du *rete* et du prolongement de l'albuginée qui le loge, a reçu le nom de *corps d'Highmor*.

L'extrémité interne du *rete testis* donne naissance aux *vaisseaux efférens*, dont le nombre varie de 9 à 30. Ces conduits, d'abord droits et du calibre de $1/64$ de pouce environ, s'infléchissent de plus en plus en se pelotonnant sur eux-mêmes, de manière à prendre chacun une forme conoïde dont le sommet correspond au *rete* et la base à l'épididyme; aussi ont-ils reçu le nom de *cônes vasculaires;* mais le canal lui-même qui les constitue, loin de s'élargir en cône, se rétrécit au point de ne plus avoir à son insertion dans l'épididyme qu'un calibre moyen de $1/156$ de pouce. Chacun de ces cônes vasculaires, qui dans sa position naturelle est à peine long de 6 lignes, aurait environ 7 pouces 4 lignes de longueur, s'il était redressé. Ces cônes vasculaires s'unissent successivement au canal de l'épididyme, non pas dans le même point, mais de manière à ce que, si les nombreuses inflexions de ce canal étaient redressées, il y aurait $1/2$ jusqu'à 6 pouces d'intervalle entre chaque point d'insertion.

Le *canal de l'épididyme* est régulièrement replié sur lui-même au moyen de quatre séries d'inflexions. Il n'est nullement ramifié; redressé, il a une longueur moyenne de 19 pieds 4 pouces. On distingue dans l'épididyme deux *extrémités* un peu plus épaisses que son *corps:* l'une, celle qui se continue avec le corps d'Highmor, porte le nom de *tête;* l'autre, celui de *queue.* Dans son corps, le canal de l'épididyme a un calibre moyen de $1/78$ de pouce; dans la queue le calibre n'est que de $1/96$ de pouce, tandis que dans la tête il est souvent un peu plus fort que dans le corps.

Le canal de l'épididyme reçoit assez souvent un *appendice* qui s'unit à lui vers sa fin: cet appendice commence par une extrémité borgne; il est le plus souvent entortillé sur lui-même et il renferme du mucus qu'il verse dans le canal de l'épididyme. J'ai rencontré jusqu'à deux et même trois de ces appendices.

Le conduit qui forme l'épididyme, arrivé à l'extrémité externe du testicule, y devient peu à peu plus volumineux, moins flexueux, change de direction en se portant directement en haut et prend le nom de *canal déférent;* ce canal quitte le testicule, devient entièrement droit, accompagne le cordon spermatique jusqu'à l'anneau inguinal interne, puis abandonne le cordon et descend dans le fond du petit bassin, le long de la face latérale de la vessie, en convergeant vers le canal du côté opposé. A la partie inférieure de la vessie il donne naissance à la *vésicule séminale*.

Le conduit déférent a une ligne de diamètre dans la majeure partie de son étendue, et davantage à sa partie inférieure; ses parois sont dures, épaisses, et son canal est assez fin. Il est formé de deux tuniques : une externe, dure, fibreuse, jaunâtre, et une interne, muqueuse, blanchâtre, qui se continue avec la muqueuse de l'urètre.

Les *vésicules séminales*, au nombre de deux, sont situées obliquement entre le bas-fond de la vessie et le rectum, au devant des uretères. Les vésicules séminales naissent du côté externe de la fin des canaux déférens; elles sont très-rapprochées l'une de l'autre à cet endroit; en arrière elles s'écartent. Elles ont deux pouces à deux pouces et demi de longueur, sur six à huit lignes de largeur. Ces vésicules ne sont autre chose que des appendices des canaux déférens, longs de quatre à cinq pouces, terminés par un cul-de-sac un peu élargi, présentant de petites ramifications et formant des flexuosités, entre lesquelles se trouve du tissu cellulaire serré qui les retient, de manière à faire paraître ces appendices beaucoup plus courts qu'ils ne sont réellement. Ces flexuosités se reconnaissent au dehors par des bosselures. A l'intérieur les vésicules séminales présentent l'apparence d'une cavité irrégulière, formée de cellules adossées les unes aux autres, communiquant ensemble, et qui sont dues aux flexuosités des canaux qui constituent ces réservoirs.

Le conduit qui donne naissance à la vésicule séminale se détache du canal déférent dans une direction rétrograde; mais du même point part un autre conduit, appelé *canal éjaculateur*, qui peut être considéré comme la continuation directe du canal déférent et de la vésicule séminale. Ce canal éjaculateur n'a que quelques lignes de long; il se porte en avant en convergeant avec celui du côté opposé, traverse la glande prostate et s'ouvre dans le canal de l'urètre sur le sommet du vérumontanum, immédiatement vis-à-vis de celui du côté opposé. C'est par ces orifices que la membrane muqueuse de l'urètre pénètre dans les conduits déférens et dans les vésicules séminales, pour en tapisser l'intérieur.

Les testicules sont les organes sécréteurs du sperme; cette liqueur, après avoir parcouru toutes les circonvolutions des vaisseaux séminifères et de l'épididyme, est transmise aux vésicules séminales par les canaux déférens. Là le sperme séjourne jusqu'au moment de son émission; il y est mêlé aux mucosités sécrétées par ces réservoirs, et en même temps il y devient plus épais par l'absorption d'une partie de l'eau qui entre dans sa composition. Enfin, dans l'acte de la copulation, le sperme passe dans l'urètre en traversant les conduits éjaculateurs.

Art. 5. *Prostate.*[1]

La prostate est un anneau dur et glanduleux, entourant le col de la vessie et le commencement de l'urètre, et qui a à peu près le volume et la forme d'une châtaigne. L'extrémité supérieure de la prostate est rétrécie et arrondie, l'inférieure est large et aplatie : là la prostate forme des deux côtés de légères saillies, qui constituent les *lobes latéraux*.

Le col de la vessie et le canal de l'urètre ne traversent pas le centre de la prostate : ils sont un peu plus rapprochés de son extrémité supérieure que de l'inférieure. Quelquefois même, mais plus rarement, le canal de l'urètre est simplement logé dans une gouttière profonde creusée dans la partie supérieure de la prostate.

Dans l'intérieur du col de la vessie on voit quelquefois proéminer une partie de la prostate, appelée son *troisième lobe;* ce lobe s'élève de la paroi inférieure du col de la vessie, et l'on conçoit qu'il peut en rétrécir et même oblitérer la cavité, s'il vient à se développer outre mesure.

Sur la paroi inférieure de la portion du canal de l'urètre qui traverse la prostate, on remarque une crête saillante, longitudinale, comprimée latéralement, continuée de la luette vésicale, et appelée *vérumontanum* ou *crête urétrale;* c'est au sommet de cette crête que s'ouvrent les canaux éjaculateurs, et des deux côtés il y a de petites fossettes, dans lesquelles s'ouvrent les conduits excréteurs de la prostate.

La prostate est enveloppée par un tissu cellulaire dense, entremêlé de fibres aponévrotiques; les grains glanduleux qui la composent sont entourés par un tissu fibreux serré : ils donnent naissance à dix ou douze canaux excréteurs, qui s'ouvrent par de très-petits orifices dans les fossettes que l'on remarque des deux côtés du vérumontanum, et qui versent, pendant l'acte de la copulation, une humeur visqueuse, destinée à lubrifier les parties et à se mêler au sperme, auquel elle sert de véhicule.

---

1 E. Home, *On the discovery of small a lobe of the prost. gland. Phil. trans.*, 1806, pag. 195, avec fig. — Ej. *Pract. observ. on the treatment of the dis. of the prost. gl.* Lond., 1811, trad. par L. Marchant. Paris, 1820.

Art. 6. *Verge* ou *pénis*.[1]

La verge est l'organe de la copulation chez l'homme ; elle est située au devant des pubis et du scrotum. Dans l'état de flaccidité, la verge est à peu près cylindrique, et elle pend alors au devant des bourses ; dans l'état d'érection, au contraire, elle prend la forme d'un prisme triangulaire, dont les bords sont arrondis, et elle est alors dirigée en haut et en avant, en décrivant une courbe, dont la convexité est dirigée en bas et en avant.

La verge se compose en avant ou en haut de deux *corps caverneux*, et en bas ou en arrière du *canal de l'urètre*, qui, par leur réunion, lui donnent sa forme prismatique. A son extrémité antérieure elle forme un renflement, qui est le *gland*. La verge est enveloppée par une peau mince, élastique ; au-dessous de cette peau se trouve un tissu cellulaire soyeux et souple, dans lequel il ne se dépose jamais de graisse, et qui, par sa laxité, permet à cette enveloppe de se mouvoir facilement sur la verge. Cette peau, quand elle est arrivée près du gland, quitte la verge et se continue par-dessus le gland sans y adhérer, mais de manière à lui former un étui ouvert en avant, qu'on appelle *prépuce*. La peau de ce prépuce se replie sur elle-même vers l'intérieur, en changeant de caractère, et arrivée au gland, elle le recouvre dans toute son étendue et lui adhère d'une manière intime ; elle se réfléchit enfin dans l'intérieur du canal de l'urètre, en se continuant avec la membrane muqueuse qui le tapisse. Au-dessous du gland cette membrane forme un repli longitudinal, appelé *frein du gland*. Les deux lames qui forment le prépuce étant unies par un tissu cellulaire très-lâche, elles peuvent être écartées momentanément l'une de l'autre, ce qui permet de tirer le prépuce en arrière pour découvrir le gland.

On appelle *dos de la verge*, sa partie supérieure ou anté-

---

1 Fr. Tiedemann, *Ueber den schwammigen Körper der Ruthe des Pferdes. Meckel's Archiv*, tom. II, pag. 95.

Moreschi, *De urethræ corporis glandisque structura*, etc. Milan, 1817. *Meckel's Archiv*, tom. V, pag. 403.

J. Shaw, *Ueber den Bau des häutigen Theiles der Harnröhre*, dans *Meckel's Archiv*, tom. V, pag. 393. — Le mémoire original se trouve dans *Medico-chirurg. trans.*, vol. X, 1819, pag. 339, avec fig.

Amussat, sur l'urètre de l'homme et de la femme. Arch. gén. de médecine, tom. IV, pag. 31 et 547, avec fig.

W. Cowper, *Glandularum quarund. nuper detect. descr.* Lond., 1702, in-4.°, avec fig.

rieure; on y remarque le *ligament suspenseur de la verge*, lame fibreuse, triangulaire, qui d'une part s'attache aux pubis et se continue avec le pilier interne de l'anneau inguinal, et d'autre part s'insère sur la ligne médiane du dos de la verge.

Les *corps caverneux* forment la plus grande partie de la verge; écartés en arrière, où ils s'attachent par leurs *racines* à la branche montante de l'ischion et à la branche descendante du pubis, ils se collent l'un contre l'autre en avant, de manière à former, par leur réunion, un cylindre aplati de haut en bas. En avant, les corps caverneux cessent à l'endroit où commence le gland, auquel ils adhèrent. Les corps caverneux sont entourés par une *membrane fibreuse* dense et épaisse: là où ils sont placés l'un à côté de l'autre, ils sont néanmoins séparés par la membrane d'enveloppe, qui forme de cette manière la *cloison des corps caverneux*. Cette cloison n'est cependant pas complète; elle est criblée d'ouvertures qui font communiquer les deux corps caverneux. La membrane qui entoure les corps caverneux envoie dans leur intérieur une foule de lames, qui y forment des cloisons destinées à soutenir le tissu de ces corps. Ce tissu, appelé *caverneux*, *spongieux* ou *érectile*, est essentiellement vasculaire : les dernières extrémités des artères y forment des dilatations qui donnent naissance aux veines; c'est dans ces dilatations, qui ont à tort été prises pour des cellules particulières, que le sang s'accumule pendant l'érection.

L'*urètre* est un canal commençant au col de la vessie, s'ouvrant à l'extérieur au sommet du gland et servant à transmettre au dehors les urines et le sperme. On divise l'urètre en plusieurs portions : la première en partant de la vessie est la *portion prostatique;* elle a dix à quinze lignes de longueur; comme son nom l'indique, elle est entourée par le tissu de la prostate. Au devant de la partie prostatique on trouve la *portion membraneuse*, longue de huit à dix lignes, et placée à six lignes environ au-dessous de l'arcade des pubis, où elle traverse une cloison fibreuse étendue entre les branches de l'arcade. Après celle-ci vient la *portion bulbeuse*, qui forme un renflement considérable, dirigé en bas et en arrière, et dont l'extrémité est placée à dix ou douze lignes au devant de l'anus. Ce bulbe se continue en devant avec la *portion spongieuse*, en diminuant peu à peu de volume. Cette portion spongieuse est placée au-dessous des corps caverneux, dans une légère gouttière qui résulte de leur adossement. Tout-à-fait en avant la portion spongieuse augmente considérablement de volume pour former le *gland;* l'endroit où il commence est appelé la *base* ou la *couronne du gland*. Cette couronne présente différentes aspérités; les unes sont dues à des papilles sensitives, et les autres, beaucoup plus apparentes, appartiennent à des glandes sébacées qui sécrètent une humeur jaunâtre et odorante. Sur le sommet du gland est l'orifice de l'urètre, et au-dessous on trouve un sillon dans lequel est implanté le frein. Depuis le bulbe jusqu'à l'extrémité du gland, l'urètre a une longueur de 3 pouces 3 lignes jusqu'à 4 pouces 6 lignes. Toutes ces mesures sont prises sur l'urètre à l'état de flaccidité, non détaché du corps et non tiraillé, en sorte qu'alors la longueur totale du canal varie entre 5 pouces et 6 pouces et $\frac{1}{2}$. Mais elle augmente beaucoup si l'on isole le canal et qu'on le tire en longueur.

Le canal de l'urètre est recouvert en dehors par une *membrane fibreuse* beaucoup plus mince que celle des corps caverneux; en dedans il est tapissé par une *membrane muqueuse*, qui se continue d'une part avec celle qui entoure le gland, et qui d'autre part se confond avec la muqueuse de la vessie et des canaux éjaculateurs. Entre ces deux membranes il existe un *tissu spongieux*, semblable à celui des corps caverneux, mais dont les dilatations vasculaires sont moins considérables et qui est parcouru par un nombre prodigieux de vaisseaux lymphatiques. Ce tissu spongieux ne se trouve pas dans la portion prostatique, et on l'aperçoit à peine dans la portion membraneuse; mais dans la portion spongieuse proprement dite il est très-développé, et il offre encore plus d'épaisseur à l'endroit où il forme le bulbe, de même qu'à son extrémité, où il grossit pour former le gland.

Entre le corps spongieux dont nous venons de parler et la membrane muqueuse, on trouve une couche très-mince d'un autre tissu également spongieux, mais qui ne communique pas avec le premier; il a reçu le nom de *corps spongieux interne*; on le trouve surtout dans la portion membraneuse de l'urètre.

L'intérieur du canal de l'urètre n'a pas partout les mêmes dimensions; évasé là où il se continue avec le col de la vessie, il se rétrécit bientôt, puis se dilate de nouveau dans la prostate; sa portion membraneuse est étroite, sa portion bulbeuse et spongieuse est de nouveau uniformément dilatée; au niveau de la base du gland commence un rétrécissement très-peu apparent, suivi d'une dilatation appelée *fosse naviculaire*, et qui communique à l'extérieur par une ouverture très-rétrécie.

La muqueuse qui revêt le canal de l'urètre est criblée de petites ouvertures appelées *lacunes de Morgagni*, et qui sont les orifices des *glandes de Littre*, petits grains glanduleux qui y versent une humeur muqueuse. On trouve en outre derrière le bulbe de l'urètre, deux glandes de la grosseur d'un pois appelées *glandes de Cowper;* ces glandes sont formées d'un assemblage de petits grains, et leurs conduits excréteurs traversent le bulbe de l'urètre pour s'ouvrir dans le canal à quelque distance au devant du vérumontanum.

Les *artères* de la verge sont fournies par la honteuse interne; les *veines* s'unissent au plexus vésical et au plexus honteux interne; les *nerfs* sont fournis par le honteux. Les *lymphatiques* superficiels se rendent dans les glandes inguinales; les profonds accompagnent les artères et se rendent dans les glandes du petit bassin.

Art. 7. *Muscles du périnée.*

Outre les muscles propres aux parties génitales, nous avons à parler de ceux de l'anus, qui doivent être étudiés en même temps.

1.° Muscle sphincter externe de l'anus. Plan musculeux ovalaire, qui commence par des fibres tendineuses à la pointe du coccyx, se porte en avant en embrassant l'anus, et se termine en pointe sur le bulbe de l'urètre; il s'y unit en partie au muscle bulbo-caverneux, et se perd en partie dans le tissu cellulaire sous-cutané. Ce muscle fronce l'anus et tire le bulbe de l'urètre vers le coccyx; il agit donc après l'expulsion des excrémens et pendant l'émission de la semence; il est habituellement relâché et son action est soumise à la volonté.

2.° Muscle sphincter interne de l'anus. Circulaire, placé dans l'intérieur de l'anus; ce muscle n'est autre chose que la continuation des fibres circulaires de l'intestin, qui sont beaucoup plus développées à la marge de l'anus que partout ailleurs. Il rétrécit l'extrémité inférieure du rectum; il est habituellement contracté et n'obéit pas à la volonté.

3.° Muscle transverse du périnée. Petit muscle, composé d'un ou de plusieurs faisceaux, placé à la partie supérieure du sphincter externe qui le recouvre en partie. Il commence à la tubérosité sciatique, se dirige en dedans et très-peu en avant, et se confond sur la ligne médiane, tant avec son congénère, qu'avec le sphincter externe de l'anus et avec le bulbo-caverneux. Ce muscle tire l'anus très-peu en arrière, le comprime d'avant en arrière, et facilite ainsi l'expulsion des matières fécales.

4.° Muscle releveur de l'anus. Ce muscle, en grande partie placé dans le petit bassin, forme une espèce de diaphragme qui ferme inférieurement la cavité pelvienne. Il commence au corps du pubis, au contour supérieur du trou ovale et à la face interne du corps de l'ischion jusqu'à l'épine sciatique. De là, ce muscle se porte en bas, en dedans et en arrière, en formant un plan musculeux large et mince qui entoure la partie postérieure du rectum, et qui s'attache aux derniers osselets du coccyx, au rectum et à la prostate; la portion antérieure du muscle se confond avec celui du côté opposé. Le releveur de l'anus élève la partie inférieure du rectum et la tire en avant; en même temps il la comprime sur les côtés et un peu d'avant en arrière; il comprime la vessie urinaire et les vésicules séminales, et porte en avant le coccyx qui avait été repoussé en arrière; ce muscle agit donc dans l'excrétion des matières stercorales, dans l'expulsion des urines et de la semence; chez la femme il entre aussi en contraction pendant l'accouchement.

5.° Muscle ischio-coccygien. Alongé, aplati, triangulaire, placé au bord postérieur du précédent muscle. Il commence en pointe à l'épine de l'ischion, et s'élargit en se portant vers les côtés du coccyx et du sacrum, où il s'insère. Il tire le coccyx en avant et de côté; les deux le tirent en avant; par ces mouvemens l'extrémité inférieure du rectum est comprimée d'arrière en avant et un peu soulevée.

6.° Muscle ischio-caverneux. Aplati, placé sur la racine du corps caverneux, entremêlé de beaucoup de fibres tendineuses. Il commence au côté interne de la tubérosité sciatique, se dirige en avant, en dedans et en haut, et s'implante dans l'enveloppe fibreuse du corps caverneux. Quand la verge est en érection, les muscles ischio-caverneux la soulèvent.

7.° Muscle bulbo-caverneux. Ce muscle aplati a une figure rhomboïdale; il commence sur le bulbe de l'urètre à côté de son congénère, et se dirige en avant et en haut pour s'attacher en partie au corps caverneux, et en partie au bulbe de l'urètre. En arrière, ce muscle se confond avec le sphincter externe et le transverse du périnée. Il comprime le bulbe de l'urètre et en fait sortir l'urine et la semence par saccades.

8.° Muscle de Wilson ou constricteur de l'urètre.[1]

---

1 Wilson, *Descr. of two muscles surrounding the membr. part of the urethra. Medic. chir. trans. of Lond.*, vol. 1, pag. 175, avec fig.

Muscle aplati, situé derrière la cloison fibreuse (*ligament triangulaire*) tendue entre les branches de l'arcade pubienne. Il commence à côté du sommet de l'angle sous-pubien à la face postérieure du pubis et descend sur le côté de la portion membraneuse de l'urètre, à la portion inférieure de laquelle il s'unit au muscle du côté opposé. Les deux muscles forment un anneau qui comprime l'origine de la portion membraneuse de l'urètre de bas en haut; par leur contraction ils forment souvent obstacle à l'introduction de la sonde.

Préparation. Si l'on n'a qu'un seul cadavre à sa disposition, on ne doit pas étudier les organes qui font le sujet de ce chapitre, dans l'ordre dans lequel nous venons de les décrire; car l'étude préalable des parties génitales et urinaires nécessiterait la destruction des muscles du périnée; il est donc convenable de commencer par la dissection de ceux-ci.

Préparation du périnée. Les muscles du périnée sont très-difficiles à préparer sur un cadavre infiltré, en sorte que l'on choisira de préférence un sujet mort d'une maladie aiguë. On place le cadavre comme pour l'opération de la taille, c'est-à-dire que les fesses dépasseront le bord de la table, les cuisses et les jambes seront fléchies, les pieds attachés aux mains et les genoux maintenus écartés par un bâton placé en travers. Le bassin pourra encore être élevé au moyen d'un billot qu'on place sous lui.

Le scrotum et le pénis étant relevés et fixés au moyen d'une érigne, et le rectum étant rempli de filasse, on fait sur le raphé une incision peu profonde, qui de la base du scrotum s'étende à l'anus. Une incision semblable sera faite depuis le bord postérieur de l'anus jusque sur le coccyx. En disséquant la peau de côté, on trouve le *sphincter externe*, qui entoure l'anus. Le *sphincter interne* se voit dans l'intérieur de l'anus, après avoir enlevé la membrane muqueuse qui le tapisse.

En continuant la dissection des lambeaux de peau vers la partie supérieure de l'incision, on rencontre les *bulbo-caverneux*, recouverts en bas dans leur partie moyenne par la portion supérieure du sphincter externe. Plus en dehors que les muscles bulbo-caverneux sont les corps caverneux du pénis, dont le bord interne est recouvert par les muscles *ischio-caverneux*. Au fond d'une légère excavation qui se trouve entre le bulbe de l'urètre et le muscle ischio-caverneux, se trouve le *transverse du périnée*, petit plan musculeux, divisé en plusieurs paquets par les branches des vaisseaux et nerfs honteux qui le traversent.

Au-dessous du bord inférieur du muscle transverse du périnée se trouve assez profondément le *releveur de l'anus*, espèce de diaphragme, qui du bord de l'anus et du coccyx se porte dans le petit bassin : on le met à découvert en enlevant la quantité de graisse qui se trouve entre le transverse et le bord inférieur du grand fessier. A la partie postérieure du releveur se trouve l'*ischio-coccygien*, très-profondément situé, et qui n'est séparé du releveur que par un peu de tissu cellulaire graisseux.

Pour bien voir les rapports de ces deux derniers muscles avec les viscères du bassin, et ceux de ces viscères entre eux, il faut maintenant les examiner par une coupe en profil, après avoir enlevé une portion de la moitié droite du bassin. On ouvre à cet effet le bas-ventre pour en extraire les viscères de la digestion, et comme il convient de conserver l'ouraque et les artères ombilicales en rapport avec la vessie, l'incision cruciale ordinaire ne devra pas être faite; mais on commencera par faire un lambeau inférieur médian au moyen de deux incisions, qui de l'ombilic se dirigent vers le tiers externe des arcades crurales. Les viscères de la digestion, à l'exception du rectum, seront enlevés, en ayant soin de ne pas endommager les organes urinaires et ceux de la génération; ce sont surtout les capsules surrénales qui sont facilement coupées quand on emporte le foie et la rate: on aura donc soin de ne pas porter le scalpel trop près de la colonne vertébrale. La veine cave inférieure devant rester en rapport avec les reins, il faut la couper à l'endroit où elle entre dans le sillon du foie. — Cela étant fait, on sépare du côté droit les muscles transverse du périnée, releveur de l'anus et ischio-coccygien de leur attache au bassin, le plus près possible de l'os; on sépare de l'os des îles, du pubis et de l'ischion du même côté, le péritoine qui les tapisse, et à la face externe duquel on laisse attaché le cordon spermatique, le canal déférent, l'uretère et les principaux troncs qui résultent de la division des vaisseaux hypogastriques; alors, après avoir récliné à gauche les parties molles renfermées dans l'excavation pelvienne, on scie la branche horizontale du pubis à quinze lignes environ de la symphyse, et la branche de l'ischion immédiatement au-dessous de l'insertion de la branche du corps caverneux. On divise la symphyse sacro-iliaque droite, en coupant une partie des ligamens qui l'affermissent en avant, et en achevant de la luxer; par là on peut enlever toute l'extrémité inférieure droite avec la partie correspondante du bassin.

On passe maintenant à la dissection de la *portion membraneuse de l'urètre*, et pour s'en faciliter la préparation, on introduit une sonde dans la vessie. Même avant de commencer la dissection, il sera facile de s'apercevoir que la portion membraneuse de l'urètre est retenue en place au-dessous de l'angle sous-pubien par l'*aponévrose triangulaire*, cloison membraneuse très-ferme, tendue entre les deux branches du pubis. Il est important de connaître cette disposition, parce que l'ouverture de la cloison par où passe le canal, étant plus étroite que lui et très-peu extensible, c'est elle surtout qui porte obstacle à l'introduction de la sonde dans la vessie; on verra en même temps qu'en tirant en avant la verge, on alonge le canal de l'urètre et qu'on établit le parrallélisme entre la portion membraneuse et l'ouverture de la cloison par où elle passe, et que par ce moyen la sonde pénètre avec facilité. Il faut donc conserver avec soin cette membrane, ainsi que le trousseau de fibres musculaires qui en recouvre la face postérieure, et qui est connu sous le nom de *muscle de Wilson*. Dans la position où se trouvent maintenant préparées les parties, on remarquera que la portion membraneuse de l'urètre ne se continue pas en ligne droite avec la partie postérieure du bulbe, mais qu'elle s'en détache à angle droit à dix lignes environ de son extrémité. C'est à la partie postérieure et supérieure de l'extrémité de ce même bulbe que se trouvent les *glandes de Cowper*, placées devant la cloison membraneuse, et se distinguant facilement au toucher par leur dureté.

Pour compléter l'étude des pares vues de profil, on sépare un peu le péritoine qui recouvre la faceantérieure de la partie inférieure du rectum, et on suit le canal déférent le long de la face externe de la séreuse, afin de trouver la vésicule séminale appuyée sur l'intestin; au devant d'elle on voit la prostate, et au-dessus de celle-ci, la vessie collée contre la face postérieure des pubis. Après toutes ces préparations on rend la pièce propre à être étudiée, en insufflant un peu la vessie.

DISSECTION DES ORGANES GÉNITO-URINAIRES EN GÉNÉRAL. La dissection sera maintenant continuée de manière à étudier quelques-unes des parties en place, et à les extraireensuite du cadavre pour les disséquer et les étudier séparément, après les avoir étalées sur une planche. On commence par préparer les *vaisseaux spermatiques*, et à cet effet on s'assure de la position du cordon, en tirant sur le testicule, et on l'isole de bas en haut, en commençant au-dessus de l'anneau inguinal interne; on sépare peu à peu la veine de l'artère, et l'on dissèque chacun de ces vaisseaux vers le tronc qui lui donne naissance. L'artère étant très-grêle, sa préparation exige beaucoup de soin; avant de disséquer on s'assurera toujours de sa direction, en tiraillant le cordon. On dissèque ensuite l'*uretère*, qui du rein se porte à la vessie, en croisant la direction du cordon spermatique. On prépare au net les vaisseaux des reins et ceux des capsules surrénales, et l'on enlève de dessus ces organes la *membrane adipeuse* qui les enveloppe; on coupe l'aorte au-dessus de la naissance des artères rénales, et au-dessous de celle des artères spermatiques, et l'on divise la veine cave à la même hauteur.

On incise ensuite superficiellement le scrotum sur le trajet du cordon spermatique, depuis l'anneau inguinal jusqu'à la partie inférieure de ce sac cutané. Dès que la peau est fendue, on aperçoit le *dartos*, que l'on met encore mieux à découvert, en disséquant en sens opposé les bords de l'incision. Quand le dartos est incisé lui-même, on voit la *tunique fibreuse*, que l'on peut suivre en haut jusqu'au pourtour de l'anneau, et l'on s'assure de l'étendue de cette tunique, en l'insufflant par une petite ouverture que l'on y pratique. On observera en même temps que le testicule peut être facilement séparé du dartos et replié en haut avec le reste de ses tuniques; si la même préparation a été faite du côté opposé, on voit ensuite que les deux testicules étaient enveloppés chacun par un dartos particulier, et l'on trouve entre eux la *cloison du dartos*. Pour voir le *crémaster*, on fend la tunique fibreuse et l'aponévrose du muscle oblique externe; on remarque alors comment les fibres musculaires de l'oblique interne et du transverse ont été entraînées par le testicule, en formant autour de lui des anses, qui deviennent surtout visibles au moment où l'on tire sur le cordon. Enfin, la *tunique celluleuse* se voit quand on a incisé le crémaster et les muscles oblique interne et transverse. On laissera encore intacte la tunique vaginale, qui sera examinée plus tard. En poursuivant le cordon spermatique à travers le canal inguinal, il faut user de précaution derrière l'anneau interne, où le canal déférent le quitte en changeant de direction. Ce canal sera poursuivi jusqu'à la vésicule séminale, que l'on reconnaît à sa couleur grisâtre et à sa demi-transparence.

On fait ensuite une incision transversale à la peau au devant des pubis, et l'on en dissèque un lambeau en haut et un autre en bas, pour arriver au *ligament suspenseur de la verge*, qui des pubis s'étend sur le dos de cet organe; après l'avoir étudié, on circonscrit le scrotum en continuant l'incision cutanée en bas et en la faisant passer derrière l'anus, si les muscles du périnée n'avaient pas été disséqués préalablement. Puis on détache les corps caverneux des branches de l'ischion, en portant le tranchant du scalpel le plus près possible de l'os. On sépare ensuite des parois abdominales une portion triangulaire du péritoine, dont le sommet correspond à l'ombilic et la base à la vessie, à laquelle ce lambeau restera attaché, en y laissant en même temps adhérer les restes ligamenteux de l'ouraque et des artères ombilicales. La vessie sera enfin séparée de la face postérieure des pubis jusqu'à l'angle sous-pubien.

Pour enlever maintenant la totalité des organes génitaux et urinaires, on divise la symphyse des pubis, si la coupe en profil n'a pas été préalablement exécutée, et on l'écarte en portant les cuisses dans l'abduction; puis on jette en avant les reins, les capsules surrénales, l'aorte et la veine cave, et l'on suit avec le scalpel la concavité du sacrum et du coccyx, en tirant peu à peu en avant toutes les parties molles contenues dans le petit bassin, et en les renversant au dehors à travers l'écartement des branches pubiennes; on achève enfin de couper des deux côtés les parties qui n'ont pas encore été divisées, et l'on emporte la préparation pour l'étaler sur une planche après l'avoir lavée. On continue ensuite la dissection après avoir insufflé la *vessie*, ce qui permet d'en mettre au net la *tunique musculaire*; sa face postérieure devra cependant rester recouverte du péritoine. Le rectum pourra être enlevé en entier, en divisant la peau du périnée au devant de l'anus; par là on gagne l'espace nécessaire pour préparer les *vésicules séminales* et les *canaux éjaculateurs*, qui pénètrent la prostate par sa partie postérieure.

La *glande prostate* elle-même sera soigneusement préparée; mais à sa partie antérieure il faut travailler avec précaution, pour ne pas couper la portion membraneuse de l'urètre, et pour cela il vaut mieux introduire dans la vessie une sonde épaisse qui puisse guider dans la dissection : on aura soin aussi de rechercher par le tact les glandes de Cowper, si elles n'ont pas déjà été mises à découvert. La dissection de la *verge* se fera facilement, en enlevant la peau, que l'on divise longitudinalement. Le canal de l'urètre pourra être séparé des corps caverneux, et on ne les laissera en rapport qu'à la partie antérieure.

PRÉPARATIONS SPÉCIALES A EXÉCUTER SUR LES ORGANES GÉNITO-URINAIRES. *Capsules surrénales*. On en reconnaît la cavité par l'insufflation, ou bien simplement par l'incision; c'est par ce dernier moyen que l'on fait écouler l'humeur brunâtre qu'elles renferment.

Reins. On les divise en deux moitiés au moyen d'une incision conduite le long du bord convexe, et qui pénètre profondément dans l'organe; sur le profil de la coupe on voit alors les deux substances du rein; profondément, vers le hile, on aperçoit la poche membraneuse qui forme le bassinet, sa continuation vers le sommet des cônes pour former les calices, etc. En comprimant les cônes, on fait tomber des gouttelettes d'urine dans les calices. On séparera alors la membrane propre du rein de la substance de ce viscère, ce qui se fait très-facilement, et on la poursuit jusque dans le hile, pour voir comment elle se réfléchit dans l'intérieur. La structure du rein sera examinée au microscope; on se facilite ces recherches par la macération et par les injections. Ces dernières, poussées dans les vaisseaux sanguins du rein, passent avec facilité dans l'uretère : en voulant une fois injecter la veine cave inférieure, nous avons vu ressortir le jet de matière à injection par le canal de l'urètre. On conclut de ces faits que les vaisseaux sanguins se continuent directement avec les conduits de Ferrein et de Bellini, d'autant plus que l'on remarque alors assez souvent des conduits droits et injectés parmi les faisceaux que forment ces derniers. Mais un examen plus attentif nous a convaincu que ces vaisseaux injectés ne sont que des vaisseaux sanguins dont la direction est parallèle aux conduits de Bellini; on voit distinctement s'en détacher des ramuscules à angle droit, et si l'injection pénètre dans le bassinet, c'est toujours par suite d'une rupture dont on ne manque pas de trouver les traces.

On reconnaît la forme intérieure des bassinets en prenant leur empreinte avec de la cire injectée par l'uretère. Les tuniques du bassinet et de l'uretère seront disséquées sur une portion de ce canal, ouverte et fixée sur une planche avec des épingles. La manière dont les uretères s'unissent à la vessie, sera examinée avec ce réservoir.

Vessie. Après en avoir étudié la conformation extérieure, on l'ouvre longitudinalement par sa partie antérieure et supérieure, pour voir le trigone, les orifices des uretères et la luette vésicale. Relativement aux orifices des uretères, on aura remarqué sur la vessie insufflée, que l'air ne passe pas de là dans ces canaux; mais en faisant l'expérience inverse, c'est-à-dire en poussant de l'air des uretères dans la vessie, on verra que le passage s'en fait librement : cela tient au trajet oblique des uretères à travers les parois de la vessie, en sorte que si ce réservoir est distendu d'air ou d'urine, les parois des uretères sont appliquées les unes contre les autres, et forment une espèce de soupape. On mesurera la longueur de l'espace que les uretères parcourent entre les tuniques de la vessie, en y introduisant un stylet de haut en bas. Les tuniques de la vessie seront préparées sur un lambeau détaché de cette poche.

Testicules. Nous avons déjà indiqué la manière de disséquer les tuniques externes du testicule; on reconnaîtra l'étendue de la tunique vaginale, en l'insufflant d'air; puis on l'incise longitudinalement par sa face antérieure, pour voir comment elle se réfléchit sur l'épididyme pour tapisser le testicule. On incise ensuite la tunique albuginée par son bord inférieur, opposé à l'épididyme, pour examiner la substance du testicule, que l'on pourra dévider comme un peloton de fil ; on ne tardera pas à rencontrer alors des conduits séminifères qui présentent des ramifications. En renversant les lambeaux de l'albuginée incisée, on aperçoit quelques-uns de ses prolongemens internes; mais pour voir parfaitement toutes les cloisons qu'elle forme, il faut extraire lentement toute la substance du testicule, soit en la retirant avec des pinces fines, soit en la râclant avec le manche du scalpel; on rend ces cloisons plus apparentes par l'immersion du testicule dans l'alcool. Le corps d'Highmor sera étudié au moyen de deux coupes, l'une conduite suivant le bord inférieur du testicule et divisant l'organe en deux moitiés dans ce sens; l'autre coupe sera verticale antéro-potérieure, de manière à séparer le tiers interne du testicule de ses deux tiers externes : le corps d'Highmor se voit sur le profil des coupes. Si l'on enlève toute la portion de l'albuginée opposée à l'épididyme et au corps d'Highmor, mais sans intéresser la substance du testicule, et qu'on suspende cette pièce dans l'eau, en la fixant au conduit déférent, on pourra, après quelque temps de macération, dévider un grand nombre de vaisseaux séminifères, et l'on verra alors comment ils sortent du testicule, en traversant le corps d'Highmor. En ajoutant un peu de potasse à l'eau dans laquelle on plonge le testicule, la séparation des vaisseaux séminifères peut être obtenue plus promptement; mais alors il faut faire séjourner la pièce plus tard dans l'alcool, pour lui rendre la consistance dont l'alcali l'avait privée. La composition de l'*épididyme*, d'un seul canal replié sur lui-même à l'infini, sera démontrée par des injections mercurielles, faites par le canal déférent. On se convaincra alors de la vérité de cette assertion, soit en observant la progression du métal, soit en divisant en travers l'épididyme, dont on ne verra alors ressortir le mercure que par un seul point. Avec un peu de patience on parvient à redresser une portion d'épididyme au moyen d'une aiguille, et à évaluer ainsi sa longueur totale. On distingue les deux tuniques dont se compose le canal déférent, sur le profil d'une coupe transversale faite à ce canal.

Les *vésicules séminales* seront étudiées par une coupe qui séparera leur face supérieure de leur face inférieure; pour développer leurs circonvolutions, on les remplit de matière à injection ordinaire par le canal déférent, on les soumet pendant quelque temps à la macération, et l'on achève avec l'instrument tranchant le séparation des sinuosités.

Prostate. Les canaux excréteurs que l'on voit sur les côtés du vérumontanum, seront rendus plus apparens en plaçant des soies dans leurs orifices. Comme il importe pour l'opération de la taille de bien connaître les dimensions de la prostate, on en prend une idée exacte en la divisant par une série de coupes dirigées transversalement de haut en bas.

Corps caverneux. Quand les corps caverneux sont encore bien intacts, on fait une petite ouverture dans une de leurs racines, et l'on y pousse de l'air ou de l'eau; on verra alors les deux corps caverneux se gonfler et se roidir, tandis que l'urètre et le gland resteront affaissés. Pour examiner la structure de ces corps, on incise leur enveloppe, et l'on fait sortir le sang par la pression ou par des lotions répétées. Comparativement on examinera aussi des corps caverneux injectés et séchés, comme nous l'indiquerons dans notre huitième section.

Urètre. On a déjà vu dans la préparation des corps caverneux, que le tissu spongieux de l'urètre ne communique pas avec eux; on peut faire la contre-épreuve, en injectant d'eau le corps spongieux de l'urètre, au moyen d'un petit tube placé dans l'extrémité du bulbe; le gland se gonflera par le même moyen. Le corps spongieux interne ne peut bien être démontré que par les injections mercurielles. Pour examiner l'intérieur du canal, on enlève soigneusement les corps caverneux, et l'on fend ensuite l'urètre par sa face supérieure jusque vers la vessie, ce qui permettra aussi de voir le vérumontanum, si cette partie n'a pas encore été étudiée. Vers le commencement de la portion bulbeuse on trouve les canaux excréteurs des glandes de Cowper, que l'on rend plus apparens, soit en y introduisant des soies, soit en les injectant de mercure; le métal remplit en entier ces glandes, et on le retient en place par une ligature jetée sur les canaux excréteurs. Les lacunes de Morgagni, dont les orifices sont obliquement dirigés en avant, sont visibles le long du canal de l'urètre; si l'on a de la peine à les trouver, on les reconnaîtra par le tact, en glissant une soie de porc ou un stylet fin d'avant en arrière sur la paroi inférieure du canal: ces instrumens entreront dans les orifices, et ils y seront arrêtés. Les glandes sébacées et les papilles qui entourent le gland, seront visibles quand on aura détaché l'épiderme par la macération sur un pénis préalablement injecté. Pour prendre une idée exacte de la direction et des divers degrés de capacité du canal de l'urètre, on conseille d'y pousser du plâtre délayé dans de l'eau, ou bien de la matière à injection que l'on emploie pour les préparations à corrosion.

CHAPITRE XII.

Organes urinaires et génitaux de la femme.

ART. 1.er *Organes urinaires.*

Nous n'avons rien à ajouter ici au sujet de la description des capsules surrénales, des reins et des uretères; nous renvoyons pour cela à ce que nous avons dit de ces organes chez l'homme, pag. 332 et suiv. La vessie, dont la structure est la même dans les deux sexes, y a néanmoins des rapports différens. Ainsi, au lieu d'être appuyée sur le rectum, cette poche, chez la femme, est placée devant la matrice et au-dessus du vagin; en sorte que le péritoine, au lieu de passer sur elle directement en venant du rectum, n'y arrive qu'après avoir tapissé la matrice. La vessie de la femme est moins longue et plus large que celle de l'homme, surtout à sa partie inférieure, en sorte qu'on pourrait plutôt la comparer à un cône qu'à un ovoïde.

ART. 2. *Organes génitaux externes* ou *vulve.*

Situés à la partie antérieure et inférieure du bassin, ces organes sont disposés autour de l'orifice du vagin. Le *mont de Vénus*, ou le *pénil*, est une saillie élastique, située au devant des pubis, formée par du tissu cellulaire graisseux et de la peau, dans laquelle s'implantent des poils nombreux. Les *grandes lèvres*, ou *lèvres de la vulve*, sont des replis cutanés, épais et arrondis, qui commencent par une *commissure supérieure*, descendent des deux côtés du pénil, contournent la *fente vulvaire*, et se réunissent à la partie inférieure ou postérieure de la vulve, pour y former la *commissure inférieure*, aussi appelée *fourchette*. Les grandes lèvres sont garnies de poils en dehors, et elles y ont une couleur brunâtre; la peau qui les tapisse en dedans prend les caractères des membranes muqueuses, et elle a une couleur rougeâtre. Dans leur intérieur les grandes lèvres contiennent du tissu graisseux; elles renferment beaucoup de glandes muqueuses et de follicules sébacés.

Le *clitoris* est placé à la partie supérieure et médiane de la vulve, sous la commissure supérieure des grandes lèvres Sa partie antérieure, appelée *gland du clitoris*, forme un petit tubercule arrondi; il est entouré par un repli de la muqueuse, appelé *prépuce du clitoris*, et qui est garni de glandes sébacées, qui sécrètent une humeur fortement odorante. Le clitoris se prolonge en arrière et en bas en un *corps caverneux*, semblable à celui du pénis, mais beaucoup plus petit que lui; ce corps caverneux se bifurque et s'attache par ses deux *racines* à la branche montante des os ischion; il est soutenu, comme celui de la verge, par un petit *ligament suspenseur*, qui descend des pubis. Le gland du clitoris renferme un *corps spongieux* particulier, qui n'a rien de commun avec celui du corps de cet organe. Le clitoris, étant susceptible d'érection, paraît être l'organe excitateur chez la femme.

Des deux côtés du prépuce propre au clitoris descendent deux petites crêtes alongées et aplaties transversalement, appelées *petites lèvres* ou *nymphes;* elles sont formées par un repli de la peau, qui se continue en haut d'une part avec le prépuce et d'autre part avec le gland du clitoris, et qui se termine inférieurement sur les côtés de l'orifice du vagin. Dans l'intérieur des petites lèvres on rencontre un *tissu spongieux* très-subtil, communiquant avec un tissu analogue placé dans le prépuce, et avec celui du gland; cette disposition rend ces parties susceptibles d'entrer en turgescence.

A un pouce de distance au-dessous du clitoris se trouve l'*orifice de l'urètre* ou *méat urinaire*, situé sur le sommet d'un tubercule beaucoup plus saillant derrière cet orifice qu'au devant de lui. La longueur du *canal de l'urètre* varie de dix à quatorze lignes : il est beaucoup plus large et plus dilatable que celui de l'homme. Ce canal longe la paroi supérieure du vagin, qui présente une gouttière destinée à le recevoir. Il se continue dans la vessie par son extrémité postérieure évasée, laquelle n'est pas entourée par une prostate comme dans l'homme; on n'y rencontre pas non plus de vérumontanum. Les parois du canal de l'urètre sont formées en dehors par un corps spongieux, peu épais, et recouvert par un tissu cellulaire fibreux; en dedans il est doublé par la membrane muqueuse, qui y entre par l'orifice vulvaire, et qui se réfléchit dans la vessie.

L'espace semi-lunaire compris dans la courbure des nymphes et borné en arrière par l'orifice de l'urètre, est appelé le *vestibule*. La *fosse naviculaire* est un petit enfoncement transversal, situé à la partie inférieure de la vulve, borné en avant par la fourchette et en arrière par l'orifice du vagin. La fosse naviculaire perd naturellement beaucoup de sa profondeur, si la fourchette vient à se déchirer, comme par exemple à la suite d'un accouchement.

L'orifice du vagin est en partie fermé chez les vierges par l'*hymen*, qui forme une cloison verticale, placée en travers sur sa partie inférieure, et qui a ordinairement la forme d'un croissant. Quelquefois l'hymen entoure circulairement l'orifice de ce canal, en présentant dans son milieu une ouverture plus ou moins grande; d'autres fois il forme une cloison complète, qui oblitère entièrement le vagin; mais l'orifice de l'urètre est toujours placé au devant de l'hymen, en sorte que les urines s'écoulent librement. L'hymen n'est autre chose qu'un repli de la membrane muqueuse; c'est bien à tort que l'on a prétendu que par sa déchirure il forme les caroncules myrtiformes; celles-ci sont indépendantes de lui, et l'on voit le plus souvent au devant d'elles les débris flottans de l'hymen déchiré.

La vulve est garnie de glandes muqueuses; elles sont surtout nombreuses près de l'orifice de l'urètre et à l'entrée du vagin; ces dernières portent le nom de *prostate de Bartholin*.[1]

Art. 3. *Vagin.*

Le vagin est un canal long d'environ quatre pouces, large d'un pouce, aplati de haut en bas, dirigé en arrière et un peu

---

1 Les deux sexes devant verser une humeur muqueuse pendant le coït pour faciliter le glissement des parties, le canal de l'urètre de l'homme était trop étroit et présentait une trop petite surface pour loger assez de glandes muqueuses; elles ont donc été rassemblées en une seule masse, qui forme la prostate. Chez la femme, au contraire, la vulve et le vagin offraient une surface assez étendue pour loger une foule de glandes disséminées; une véritable prostate n'a donc pas été nécessaire dans ce sexe.

en haut, et présentant une légère courbure à concavité supérieure. Le vagin commence derrière la vulve, et se termine près du col de la matrice; il est logé dans l'angle sous-pubien, au-dessus du rectum et au-dessous de la vessie et de l'urètre. En arrière le vagin embrasse le col de la matrice, qui fait saillie dans son intérieur, en sorte qu'il forme au-dessus et au-dessous de ce col de petits *culs-de-sacs*, dont l'inférieur ou postérieur est un peu plus profond, parce que la paroi correspondante du vagin monte plus haut qu'en avant. A son extrémité antérieure le vagin est borné par l'hymen.

Le vagin est formé par plusieurs *tuniques;* la plus extérieure est *cellulo-fibreuse :* à l'intérieur de cette couche on trouve, surtout vers l'extrémité antérieure du vagin, un tissu spongieux, appelé *plexus rétiforme*, résultant d'un lacis considérable de vaisseaux, qui présentent d'espace en espace des dilatations assez semblables à celles des corps caverneux. Ce tissu spongieux paraît être l'analogue du bulbe de l'urètre dans l'homme. La tunique interne est *muqueuse;* cette tunique se continue en avant avec celle de la vulve, et en arrière avec celle de la matrice. La muqueuse forme dans l'intérieur du vagin, le long de la paroi antérieure et de la paroi postérieure, une crête saillante longitudinale, dont partent de nombreuses rides transversales, très-prononcées dans les vierges, mais qui s'effacent peu à peu dans les femmes qui ont fait plusieurs enfans. Ces rides, formées par des duplicatures de la muqueuse, paraissent destinées à augmenter l'excitation pendant le coït, et surtout à se prêter à l'élargissement du vagin, en s'effaçant pendant l'accouchement. Quelques-uns de ces plis, situés à la partie antérieure du vagin, sont beaucoup plus développés que les autres; ils ont à peu près la forme d'une feuille de myrte, ce qui leur a valu le nom de *caroncules myrtiformes;* on les trouve toujours derrière l'hymen dans les vierges, et derrière les débris flottans de cette membrane dans les femmes déflorées; mais chez celles qui ont eu beaucoup d'enfans, ces parties sont moins apparentes, comme le sont en général tous les replis du vagin; et immédiatement après l'accouchement elles sont souvent effacées en entier, en sorte qu'on a pu alors prendre pour ces caroncules les lambeaux de l'hymen; mais à mesure que les parois du vagin reviennent sur elles-mêmes, les caroncules se forment de nouveau.

Le vagin est constamment lubrifié par des mucosités, qui y sont versées par des follicules situés sous la membrane muqueuse.

La forme et la direction du vagin correspondent parfaitement à celle de la verge en érection, qu'il doit recevoir dans l'acte de la génération. Le vagin est en outre destiné à transmettre au dehors le produit de la conception; nous avons vu que les rides de son intérieur lui permettent alors, en s'effaçant, de se prêter à la distension.

ART. 4. *Muscles du périnée.*

Ces muscles ressemblent beaucoup à ceux de l'homme, à l'exception de deux, qui présentent une disposition un peu différente :

1.° *L'ischio-caverneux* se porte au corps caverneux du clitoris; mais il est beaucoup plus petit que dans l'homme.

2.° Le *bulbo-caverneux* est remplacé dans la femme par le *constricteur du vagin*, plan musculeux qui commence au clitoris, et qui se porte sur les côtés du vagin en recouvrant le plexus rétiforme; en bas ce muscle se confond, comme le bulbo-caverneux, avec le transverse du périnée et le sphincter externe. Ce muscle resserre le vagin et comprime la verge pendant le coït; son action est soumise à la volonté, comme cela a lieu pour le bulbo-caverneux chez l'homme; il est ordinairement paralysé chez les femmes qui ont accouché.

ART. 5. *Matrice, utérus.*[1]

La matrice est située dans la cavité pelvienne, derrière la vessie, au-dessus et au devant du rectum, à l'extrémité postérieure du vagin. Sa forme a été comparée à celle d'une poire aplatie d'avant en arrière; sa partie supérieure, et la plus large, porte le nom de *corps;* sa partie inférieure, plus mince, est le *col.* La matrice est placée dans l'axe du détroit supérieur; ainsi le corps est dirigé en haut et un peu en avant, et l'extrémité du col l'est en bas et un peu en arrière, de manière à former à peu près un angle droit avec le vagin. La matrice est d'un tiers environ plus petite chez les vierges que chez les femmes qui ont accouché; dans les premières, la longueur totale de l'organe est de deux pouces; sur cette longueur le col prend un peu moins de la moitié. La plus grande largeur du corps est de seize lignes, son épaisseur de dix à douze lignes. Ce sont les parties latérales du corps de la matrice qui donnent naissance aux trompes de

---

1 F. RUYSCH, *Tractatus de musculo in fundo uteri observato*, etc. Amsterd., 1726, in-4.°, avec fig.

J. F. LOBSTEIN, Fragment d'anatomie physiologique sur l'organisation de la matrice dans l'espèce humaine, in-8.° Paris, 1803.

J. B. BELLONI, *Memoria sopra la vera struttura dell' utero.* Rovigo, 1821.

Fallope. La portion du corps placée au-dessus de ce point, porte le nom de *fond*. Le col a une figure à peu près cylindrique; sa largeur est de neuf à dix lignes. L'extrémité inférieure du col proémine dans le vagin; on y remarque une fente transversale de deux à trois lignes de longueur, qui est l'*orifice externe du col*: cette fente permet de distinguer au col de la matrice deux *lèvres*, une *antérieure* et une *postérieure*; la première est un peu plus épaisse et plus longue que l'autre. La forme de l'extrémité inférieure du col lui a fait donner le nom de *museau de tanche*. Dans les femmes qui ont accouché, le col de la matrice prend une forme différente; l'orifice est large et profondément échancré, en sorte que les lèvres deviennent alors beaucoup plus apparentes, ou plutôt, ce n'est qu'alors qu'elles existent réellement.

Le corps de la matrice est tapissé par le péritoine: cette membrane, en quittant les bords de cet organe, forme de chaque côté un repli, qui se continue sur les côtés de l'excavation pelvienne avec le péritoine qui les revêt; ces replis, appelés *ligamens larges*, sont formés de deux feuillets séreux. Le bord supérieur des ligamens larges se divise en deux *ailerons*, dont l'*antérieur*, aussi appelé *ligament de la trompe*, renferme la trompe de Fallope, et dont le *postérieur* contient l'ovaire. Chacun des ligamens larges renferme dans son épaisseur un *ligament rond de la matrice*, cordon fibreux, composé de tissu utérin, qui des angles supérieurs de ce viscère se dirige en haut et en dehors vers l'anneau inguinal interne, puis traverse le canal inguinal et l'anneau externe, pour se perdre dans le tissu cellulaire du pénil et de la grande lèvre. Le péritoine, en quittant le milieu de la face postérieure du corps de la matrice pour se jeter sur le rectum, forme deux replis, un de chaque côté, dirigés obliquement en arrière et en dehors et appelés *ligamens postérieurs de la matrice* ou *replis semi-lunaires de Douglas*; en avant, en se continuant sur la vessie, il forme des replis analogues, mais plus petits, quelquefois à peine visibles, appelés *ligamens antérieurs de la matrice*. Ces liens, que l'on ne voit bien qu'en tirant en haut la matrice et le rectum, servent à maintenir la matrice en position, tout en lui laissant un certain degré de mobilité. Les ligamens postérieurs renferment des paquets de tissu utérin.

L'utérus forme dans son intérieur une cavité que l'on divise comme l'organe lui-même: ainsi la *cavité du corps* est triangulaire, étroite; la base du triangle est dirigée en haut, et c'est aux deux angles supérieurs que correspondent les orifices trèsrétrécis des trompes de Fallope; le sommet du triangle est dirigé en bas, et correspond à l'*orifice interne du col*. La *cavité du col*, étroite à l'orifice interne, s'élargit un peu au milieu du col, et se rétrécit de nouveau vers l'orifice externe, mais moins cependant qu'à l'interne. Dans les femmes qui ont accouché, la cavité du col, rétrécie vers l'orifice interne, s'élargit graduellement jusqu'à l'orifice externe.

L'intérieur de la matrice est tapissé par une membrane muqueuse, qui se continue en bas avec celle du vagin et en haut avec celle des trompes. Cette membrane forme en avant et en arrière un raphé médian longitudinal, dont partent des stries transversales et saillantes, séparées par des sillons, au fond desquels se trouvent, surtout dans le col, les orifices des glandes muqueuses. Ces glandes se transforment souvent en hydatides, que NABOTH avait pris pour des œufs, et qui de là ont reçu le nom d'*œufs de Naboth*.

La *substance propre* de la matrice est épaisse, dure, dense, élastique, criant sous le scalpel, de couleur grisâtre; elle semble formée de fibres serrées et irrégulièrement entrelacées. La substance du col est plus dure d'apparence, presque cartilagineuse; sa couleur est blanchâtre. Ce tissu fibreux, inextricable dans l'utérus à l'état de vacuité, se ramollit et devient plus apparent pendant la grossesse, où il est évidemment musculeux, ce que nous avons d'ailleurs trouvé confirmé par nos observations microscopiques. Ces mêmes observations nous ont fait voir que le tissu de l'utérus à l'état de vacuité est également musculeux; il est alors exclusivement composé de fibres musculaires primitives, tandis que pendant la grossesse beaucoup de ces fibres sont réunies en fibres secondaires. Dans l'utérus en gestation on trouve en dehors une couche de fibres, pour la plupart longitudinales, qui commencent au fond et descendent sur les deux faces de l'organe; ces fibres sont entremêlées de peu de fibres obliques ou transverses; la couche interne se compose de deux muscles sphincters, qui correspondent chacun à l'orifice de la trompe de son côté, et qui se confondent entre eux et s'étendent jusque vers le col.

Nous venons d'indiquer que la matrice présente des changemens notables pendant la grossesse relativement à sa texture: elle en offre d'autres, plus saillans encore, relativement à sa forme et à son volume; car à la fin de la gestation on lui trouve une longueur de douze à treize pouces sur une largeur de sept à huit et sur une épaisseur de cinq à six pouces. Sa forme est alors plus ou moins ovalaire. Cet agrandissement de la matrice ne dépend pas d'une simple distension occasionée par l'accroissement de l'œuf contenu dans sa cavité; cet organe présente alors réellement un surcroît de nutrition; car dans son plus grand développement ses parois sont encore presque aussi épaisses que dans l'état de vacuité. A mesure que l'utérus grandit, son fond s'élève dans la cavité abdominale: ainsi on le sent derrière les pubis pendant le quatrième mois (lunaire); entre les pubis et l'ombilic, dans le cinquième mois; dans la région ombilicale, pendant le sixième mois, et ainsi de suite jusqu'au neuvième, où il atteint la région épigastrique. Mais dans le courant du dixième mois le fond de l'organe redescend, et on le sent alors entre les régions épigastrique et ombilicale.

La matrice reçoit ses *artères* de l'hypogastrique et de la spermatique; elles deviennent extrêmement flexueuses quand elles sont parvenues dans la substance de l'organe, probablement pour pouvoir se prêter à la distension pendant la grossesse. Les *veines* accompagnent les artères et présentent une disposition analogue. Les *lymphatiques*, peu apparens à l'état de vacuité de la matrice, deviennent extrêmement nombreux pendant la grossesse; ils se rendent dans les glandes du petit bassin et dans les glandes lombaires, en accompagnant les vaisseaux sanguins. Les *nerfs* sont fournis par le plexus hypogastrique.

Les principales fonctions de l'utérus sont d'exhaler à des époques déterminées le sang menstruel, depuis l'âge de puberté jusqu'à celui du retour; de recevoir dans sa cavité l'œuf fécondé, qui vient se greffer sur ses parois, de lui transmettre les sucs nourriciers, et enfin, de l'expulser par ses contractions lors de l'accouchement.

ART. 6. *Trompes de Fallope* ou *trompes utérines.*

Les trompes de Fallope sont deux canaux flottans, situés dans l'épaisseur des ailerons antérieurs des ligamens larges. Ces trompes ont une longueur de quatre à cinq pouces; leur direction est flexueuse; par leur extrémité interne, très-rétrécie, elles s'ouvrent dans les angles supérieurs de la cavité du corps de la matrice; de là elles se portent en dehors, en s'élargissant peu à peu. Leur extrémité externe, appelée *pavillon de la trompe* ou *morceau frangé*, est évasée, garnie de franges nombreuses et irrégulières, et elle est ordinairement tournée vers l'ovaire, auquel elle adhère par l'une de ses franges postérieures.

Les trompes sont enveloppées en dehors par le péritoine, qui se réfléchit par le pavillon dans leur cavité, pour s'y continuer avec une membrane muqueuse, offrant une foule de plis longitudinaux et qui elle-même se continue avec celle de la matrice; c'est donc là que la cavité du péritoine communique médiatement avec l'extérieur du corps par des orifices très-étroits, à la vérité. Entre ces deux membranes on trouve une couche très-mince de tissu spongieux et quelquefois des fibres musculaires. Ces organes reçoivent presque tous leurs vaisseaux et nerfs des spermatiques.

Les trompes de Fallope servent à conduire l'œuf de l'ovaire dans la matrice; pour cela le pavillon s'applique contre l'ovaire et l'embrasse jusqu'à ce que l'œuf s'en soit détaché.

Art. 7. *Ovaires.*

Les ovaires sont deux corps ovoïdes, comprimés d'avant en arrière, situés dans l'épaisseur des ailerons postérieurs des ligamens larges. Leur extrémité interne tient au corps de l'utérus par un cordon grêle, fibreux, appelé *ligament de l'ovaire.*

L'ovaire est recouvert par le péritoine; il présente à l'extérieur des bosselures, et à l'intérieur il se compose de grains blanchâtres et de quinze à vingt vésicules transparentes, remplies d'un liquide incolore et appelées *vésicules* ou *œufs de Graaf;* leur grosseur varie depuis un grain de millet jusqu'à un grain de chenevis. Ce sont ces vésicules qui grossissent après la conception, se rompent et laissent échapper l'ovule qu'elles contiennent; l'ovule est reçu dans la trompe, qui le conduit dans la matrice. On trouve alors dans ces cas, à la place qu'avait occupée l'œuf, une tache qui de sa couleur a reçu le nom de *corps-jaune*, et qui disparaît peu à peu, pour ne laisser à sa place qu'une petite cicatrice. Je dois cependant faire observer que j'ai plusieurs fois trouvé des corps jaunes dans des ovaires de filles dont l'hymen était encore intact, et mon père en a même trouvé un sur une jeune fille, dont l'âge (8 ans) et l'intégrité des parties externes ne laissaient aucun doute sur son état de virginité. Dans les vieilles femmes l'ovaire est raccorni, et l'on n'y trouve plus alors de vésicules.

Les vaisseaux et les nerfs des ovaires sont fournis par les spermatiques.

Préparation. La préparation des organes urinaires se fait d'après les préceptes que nous avons donnés en parlant de ceux de l'homme.

Après avoir étudié la conformation extérieure des parties génitales, on passe à la dissection des *muscles du périnée:* le sujet étant disposé comme pour l'opération de la taille, on distend légèrement le vagin et le rectum avec de l'étoupe, et l'on circonscrit les parties génitales externes par une incision passant en dehors des grandes lèvres, et comprenant le mont de Vénus. On fait ensuite sur le raphé une autre incision peu profonde, qui permettra de préparer le sphincter de l'anus et les autres muscles, comme nous l'avons indiqué pour la préparation du périnée dans l'homme. On enlève une portion de l'un des os iliaques, en ménageant dans toute sa longueur le ligament rond de la matrice qui traverse l'anneau inguinal, et en le laissant en rapport avec la face externe du péritoine qui tapisse le petit bassin. Le pubis et l'ischion seront sciés à dix-huit lignes en dehors de la symphyse, afin de conserver l'attache du corps caverneux du clitoris à la branche montante de l'ischion; la symphyse sacro-iliaque sera désarticulée. Par là on obtient une coupe en profil, qui permet d'examiner toutes les parties génitales dans leurs rapports et de les disséquer en enlevant la graisse qui les entoure. C'est alors aussi que l'on trouvera aisément le *muscle constricteur du vagin* à la partie antérieure de ce canal, et recouvrant le plexus rétiforme. On prépare ensuite les deux corps caverneux pour voir comment ils se réunissent en avant pour s'unir au gland du clitoris.

Quand toutes les parties génitales ont été étudiées en place, on les détache comme nous l'avons indiqué en parlant des parties génitales de l'homme, en ayant soin surtout de porter l'instrument le plus près possible des branches de l'ischion, afin de conserver les corps caverneux dans leur intégrité. On dispose ensuite la préparation sur une planche, et l'on achève de la disséquer au net. Le rectum pourra être enlevé de dessous le vagin.

On fendra la *vessie* et le *canal de l'urètre* par leur face antérieure, pour en examiner l'intérieur; puis, pour voir le *vagin*, on le fend, non par sa face antérieure, mais un peu à côté de la ligne médiane, afin de ne pas couper la crête longitudinale que l'on y remarque. Dans le fond du vagin on étudie la disposition du *col de l'utérus* et celle de son orifice; puis on ouvre la matrice elle-même par sa face antérieure, en se guidant au moyen d'une sonde cannelée, introduite dans sa cavité par l'orifice externe. L'incision devra se bifurquer vers le fond de la matrice, afin de pénétrer dans les deux angles supérieurs où se trouvent les orifices des trompes. Si l'on ne parvenait pas à voir ces orifices, on introduira dans le pavillon de la trompe une soie de sanglier, et on la fera peu à peu arriver dans la cavité de la matrice, en la tournant sur son axe entre les doigts et en tâchant de redresser les courbures du canal, qui pourraient en empêcher le passage; ou bien on plongera la matrice dans l'eau, et l'on poussera dans le pavillon de la trompe de l'air, qui sortira sous la forme de petites bulles par l'orifice utérin de la trompe. Cependant nous croyons devoir faire observer qu'il arrive quelquefois que les trompes sont oblitérées, ce qui a surtout lieu chez les femmes qui ont abusé du coït; ces sortes de sujets sont en général peu propres à l'examen des parties génitales, parce que les différentes parties qui composent ces organes ont alors presque toujours contracté entre elles des adhérences contre nature.

La membrane muqueuse de la matrice ne peut en être facilement séparée qu'après avoir soumis la pièce à la macération. Pour bien voir la disposition du pavillon de la trompe, on le plonge dans de l'eau, afin d'en faire flotter les franges dans le liquide. L'intérieur de l'ovaire sera étudié en fendant l'organe par son bord libre.

On étudiera les *tissus spongieux du clitoris et des trompes*, *du plexus rétiforme* et *du canal de l'urètre*, par des procédés analogues à ceux que nous avons indiqués en parlant de la préparation du pénis, et surtout en les injectant de mercure.

CHAPITRE XIII.

Mamelles.

Les mamelles sont des organes situés sur les parties latérales de la poitrine, un peu vers la face antérieure; elles ont une forme à peu près demi-sphérique, se prolongeant légèrement en cône par leur partie moyenne.

La mamelle est formée par la *glande mammaire*, entourée d'une grande quantité de graisse et recouverte par une peau fine, qui prend une teinte rosée vers le milieu de la mamelle, en y formant un cercle, appelé *aréole*. Dans les femmes adultes la couleur de l'aréole passe du rose au rouge-brun. Au-dessous de l'aréole on voit souvent proéminer des granulations, qui sont des *glandes sébacées*, destinées à oindre la peau fine de cette partie. Au sommet de l'aréole on remarque le *mamelon* ou la *papille*, tubercule très-peu prononcé dans les filles, et plus ou moins alongé dans les femmes qui ont allaité. C'est sur cette papille que viennent s'ouvrir les conduits excréteurs de la glande. Le tissu de la papille et de l'aréole est spongieux, ce qui rend ces parties susceptibles d'entrer en érection.

La glande mammaire se compose de quinze à dix-huit *lobes*, unis entre eux de telle sorte qu'il est impossible de les distinguer au premier aspect. Chacun de ces lobes se compose d'une foule de granulations, semblables à celles des glandes salivaires, et dont les conduits excréteurs vont s'unir pour former un conduit commun, appelé *vaisseau galactophore* ou *lactifère*, qui ne communique en aucune façon avec les conduits des autres lobes. Il y a donc autant de conduits galactophores que de lobes de la glande mammaire. Ces conduits sont extrêmement minces et extensibles; ils ont une marche très-tortueuse, et arrivés près de la base du mamelon, ils y forment une dilatation ou sinus, qui s'ouvre à l'extrémité du mamelon par un canal très-étroit.

Les *artères* des mamelles proviennent des mammaires internes, des intercostales et des thoraciques. Les *veines* suivent la même marche; mais, en outre, elles forment des réseaux superficiels qui communiquent avec les jugulaires externes et les céphaliques.

Les *lymphatiques* se rendent les uns dans les glandes axillaires; les autres accompagnent les vaisseaux mammaires internes. Les *nerfs* proviennent des intercostaux et des thoraciques.

Cette description ne se rapporte qu'à la femme; car dans l'homme la mamelle n'est que rudimentaire. Au lieu de glande, on ne trouve le plus souvent qu'un peu de tissu cellulaire soyeux sous l'aréole : celle-ci est ordinairement assez développée; mais le mamelon est extrêmement petit.

Les glandes mammaires sont les organes sécréteurs du lait. Si l'aréole et le mamelon entrent en érection sur une femme qui allaite, on voit le lait jaillir au loin, en formant des jets, dont le nombre dépend de celui des conduits galactophores.

Préparation. Après avoir étudié la conformation extérieure des mamelles, on procède à l'étude de leur organisation intérieure : on enlève à cet effet la peau et la graisse de dessus une des mamelles pour découvrir la glande et ses *conduits excréteurs*; ceux-ci sont très-minces, en sorte qu'il est bien difficile de les trouver; le meilleur moyen pour les mettre à découvert, c'est l'injection. Pour cela on détache une mamelle, en emportant toutes les parties molles qui recouvrent un côté de la poitrine jusque vers l'aisselle, et on la plonge dans de l'eau tiède. Après l'y avoir laissée pendant quelque temps, on lave très-exactement l'extrémité du mamelon avec de l'eau savonneuse pour en enlever toute la matière sébacée qui bouche les orifices des conduits, et l'on introduit dans chacun de ces orifices une soie de porc qui servira à les distinguer les uns des autres, chaque conduit devant être injecté séparément. On place ensuite un tube fin dans un des orifices en le maintenant avec les doigts, et l'on injecte; quand la matière à injection est figée, on passe à un second conduit, et ainsi de suite. Cette manière de procéder permet toujours de distinguer les conduits injectés de ceux qui ne le sont pas encore, parce que les soies sont introduites dans ces derniers. En plaçant les tubes, il faut avoir soin de ne pas les enfoncer trop profondément, de crainte de déchirer les conduits. On passe ensuite à la dissection de la glande en travaillant avec beaucoup de précaution là où se trouvent les conduits, dont la marche est très-tortueuse, ce qui les expose à être facilement coupés. Si tous les conduits de la glande n'ont pas été injectés, on voit alors les lobes injectés de la glande alterner avec ceux qui ne le sont pas, ce qui prouve bien que les conduits ne communiquent pas entre eux.

On peut encore injecter les vaisseaux galactophores, après avoir placé des soies dans les conduits, si l'on enlève avec précaution la peau fine de l'aréole; on distinguera en cet endroit les vaisseaux par les soies qui y ont été introduites; on les ouvre pour y placer des tubes, que l'on fixe comme dans les injections ordinaires.

Pour l'injection des *artères* et des *veines*, on choisira une femme morte pendant l'allaitement : ces vaisseaux sont alors beaucoup plus développés que dans l'état ordinaire.

QUATRIÈME SECTION.

Névrotomie.[1]

CHAPITRE PREMIER.

Anatomie générale des nerfs.[2]

Les nerfs sont des cordons blancs, peu élastiques, formés de canaux particuliers, qui tiennent par une extrémité au centre nerveux et par l'autre aux organes.

Quoiqu'on soit en général convenu de dire que les nerfs naissent du centre nerveux, on n'entend pas inférer de là qu'ils s'y sont originairement développés, et que de là ils ont pris de l'accroissement pour s'étendre jusque dans les organes ; on pourrait dire avec autant de raison que les nerfs naissent des organes et se terminent dans le centre nerveux : le fait est qu'ils sont éten-

---

1 R. MARTIN, *Instit. neurol., sive de nervis corp. h. tractatio.* Stockholm et Leipzig, 1781, in-8.° — J. G. HAASE, *Cerebri nervor. corp. hum. anat. repetita.* Leipz., 1781, in-8.°, avec fig. — D. E. GÜNTHER, *Cerebri et nervor. distributionis expositio.* Duisbourg, 1786.

J. F. MECKEL, *De quinto pare nervor. cerebri.* Gœtt., 1748, in-4.°, avec fig. — H. A. WRISBERG, *Obs. anat. de quinto pare nervor. encephali.* Gœtt., 1777, in-4.°, av. fig. — A. C. BOCK, *Beschreib. des fünften Nervenpaars*, in-fol. Meiss., 1817, avec fig. — J. F. MECKEL, Dissert. anat. sur les nerfs de la face. Mém. de l'Acad. de Berlin, tom. VII, 1752. — H. F. KILIAN, *Anat. Untersuchung über das neunte Hirnnerven-Paar.* Pesth, in-4.°, 1822, avec fig. — J. F. LOBSTEIN, *De nervo spinali ad par vagum accessorio.* Strasb., 1760, in-4.°, av. fig. — J. F. W. BÖHMER, *De nono pare nervor. cerebri.* Gœtt., 1777, in-4.°, av. fig.

J. F. LOBSTEIN, *De nervi sympath. c. human. fabrica, usu et morbis*, in-4.° Strasbourg, 1823, avec fig. — L. HIRZEL, *Dissert. inaug. sistens nexus nerv. sympath. c. nervor. cerebr.* Heidelberg, 1824, in-4.° avec fig. — F. ARNOLD, *Der Kopftheil des vegetativen Nervensystems*, etc. Heidelb., 1831, in-4.°, avec fig. — Ej. *Icones nervorum capitis.* Heidelb., 1834, in-fol. — J. G. VARRENTRAPP, *Obs. anat. de porte cephalica nervis sympathetici*, etc. Francfort, 1831, in-4.°, avec fig. — J. E. NEUBAUER, *Descript. anat. nervor. cardiacor.*, in-4.° Francfort, 1772, avec fig. — A. SCARPA, *Tab. nevrolog. ad illustr. hist. nerv. cardiacor.*, etc. Pavie, 1794, in-fol., avec fig. — H. A. WRISBERG, *Observat. anat. de nervis viscer. abdominal. Partic. I.* Gœtt., 1780, in-4.° — Ej. *Partic. II. Comment. Gœtt.*, vol. XV, 1804. — Ej. *Part. III*, ibid., vol. XVI, 1808. — G. WALTER, Description des nerfs du thorax et de l'abdomen. Mémoires de l'Académie de Berlin, 1780, avec fig.

2 G. PROCHASKA, *De structura nervor.*, in-8.° Vienne, 1779. — A. MONRO, *Observ. on the structure and functions of the nervous system*, in-fol. Édimb., 1783, avec fig. — J. CHR. REIL, *Exerc. anat. de struct. nervor.*, in-fol. Halle, 1796, avec fig. — C. G. WUTZER, *De corp. human. ganglior. fabr. atque usu*, in-4.° Berlin, 1817, avec fig. — J. A. BOGROS, Sur la struct. des nerfs. Répert. général d'anatomie et de physiologie, tom. IV, 1.re partie, 1827, avec fig. — BRESCHET et RASPAIL, Anatomie microscopique des nerfs, *ibid.*, avec fig.

dus entre la périphérie et le centre, pour les faire réagir l'un sur l'autre. On distingue l'origine des nerfs en *apparente* et en *réelle:* la première est le point de la moelle épinière ou alongée dont ils paraissent se détacher; la seconde est l'endroit jusqu'auquel on peut en poursuivre les *racines* dans l'intérieur de la moelle. Nous avons d'ailleurs parlé de l'origine des nerfs en traitant du cerveau.

On remarque dans les gros nerfs une foule de rides transversales, et dans les petits une disposition ondulée; c'est par suite de cette disposition que les nerfs peuvent être étendus jusqu'à un certain point sans être tiraillés. Les gros nerfs ont en général une forme cylindrique: les petits sont aplatis ou rubanés; ils se composent d'une série de *cordons* arrondis, et ceux-ci sont formés de *filets* très-ténus. Ces filets ne sont pas exactement cylindriques; mais ils augmentent peu à peu en grosseur, à mesure qu'ils s'éloignent du centre nerveux. Les filets nerveux se composent de *tubes* à peu près cylindriques dans la plupart des nerfs, renflés d'espace en espace dans quelques autres, tels que les nerfs optique, acoustique, etc., et renfermant très-probablement dans leur intérieur la substance nerveuse proprement dite dont la nature est encore inconnue. Les faisceaux de ces tubes formant les filets sont entourés par une gaîne de nature fibreuse, appelée *névrilème*, qui, quoique s'unissant à la pie-mère, est cependant considérée par beaucoup d'anatomistes comme une membrane propre. Le névrilème est blanc, très-résistant; il enveloppe chaque filet; il entoure ensuite chaque cordon, et enfin il forme une enveloppe générale au nerf entier. Le névrilème est donc lui-même canaliculé[1]; mais on ne peut pas le considérer comme un vaisseau, pas plus que le périoste qui enveloppe le squelette n'est un vaisseau. Le névrilème paraît par son élasticité exercer une certaine pression sur la substance nerveuse; au moins celle-ci est-elle poussée au dehors quand on coupe un nerf en travers. Dans l'intérieur des organes le névrilème devient extrêmement mince, et peut-être cesse-t-il tout-à-fait vers les dernières extrémités des nerfs.

---

1 Bogros pensait avoir démontré par l'injection, qu'outre le canal que forme le névrilème, la fibre nerveuse elle-même est canaliculée. Mais bien que l'observation microscopique démontre la vérité de cette assertion, ces canaux nerveux sont trop fins pour que l'on puisse supposer qu'ils sont susceptibles d'être remplis de mercure, en sorte que l'on s'accorde assez généralement aujourd'hui à admettre que dans les préparations de cet anatomiste le mercure était simplement contenu dans les canaux du névrilème, en glissant entre lui et le paquet de canaux nerveux qu'il enveloppe.

Il est difficile de savoir si les tubes nerveux restent isolés dans toute leur longueur : en n'examinant que les filets nerveux ou assemblages de tubes, on observe qu'ils s'unissent de distance en distance aux filets voisins ; d'autres fois un filet unique se divise en deux. Mais la question est de savoir si les tubes eux-mêmes se réunissent entre eux, ou se divisent de nouveau : en un mot, s'il y a communication entre les cavités des tubes. Nous n'avons jusqu'à présent rien observé de semblable dans nos propres recherches microscopiques ; mais EHRENBERG annonce avoir remarqué, rarement, il est vrai, des réunions ou des dichotomies des tubes qui composent la substance du cerveau.

Dans leur trajet, les nerfs se divisent en branches et en rameaux ; ces divisions ne sont cependant que de simples séparations des cordons ou des filets qui composent le nerf, et l'on peut souvent les poursuivre beaucoup plus haut qu'elles ne paraissaient d'abord pouvoir se faire : on ne peut donc pas comparer ces divisions à celles des vaisseaux. Le plus souvent les nerfs se divisent à angle très-aigu.

Les nerfs se réunissent de différentes manières : par les *anastomoses*, par les *plexus* et par les *ganglions*.

L'*anastomose* est la réunion de deux nerfs entre eux, à angle plus ou moins aigu : cette réunion, suivant plusieurs anatomistes, n'est pas seulement une juxta-position des fibrilles élémentaires des nerfs, mais bien une communication réelle de plusieurs d'entre elles. Les anastomoses qui se font en arcade, portent le nom d'*anses nerveuses*.

Les *plexus* sont des anastomoses plus compliquées, en ce qu'elles se font entre un plus grand nombre de nerfs, et qu'il en part plusieurs troncs ou rameaux nerveux. La disposition des fibrilles nerveuses dans les plexus est d'ailleurs, dit-on, la même que dans les anastomoses.

Les *ganglions* sont des renflemens grisâtres que l'on rencontre sur le trajet de certains nerfs, et surtout là où ces derniers se réunissent ou se divisent. On trouve dans leur intérieur un mélange très-intime de tubes à renflemens, de tubes cylindriques et de vaisseaux sanguins; dans leurs interstices on remarque des amas arrondis, assez considérables, d'une substance grumeleuse, et en outre dans ceux du grand sympathique de petits globules semblables à ceux du cerveau, disposés sans régularité. La couleur plus foncée des ganglions est sans doute due à la grande quantité de sang qu'ils reçoivent ; leur aspect homogène l'est au mélange intime des tubes et à l'existence des globules. Quoi qu'il en soit, la substance grise des ganglions est assimilée par les uns à celle du cerveau; d'autres pensent que ce n'est qu'un tissu cellulaire particulier, dans les interstices duquel est déposée une pulpe gélatineuse, rougeâtre et cendrée, dont la couleur ne dépend pas uniquement de la quantité de sang que reçoivent ces ganglions. Les ganglions sont entourés par une membrane vasculaire et fibreuse très-dense, qui est continuée du névrilème.

Les ganglions sont divisés par Béclard en deux classes : les *ganglions des nerfs encéphalo-rachidiens* et ceux des *nerfs sympathiques* : la structure de ces derniers est beaucoup plus diffuse que celle des autres, et les filets des nerfs sympathiques, qui unissent ces ganglions, participent en grande partie de leur nature; ils sont grisâtres, transparens, mous, et il est très-difficile d'y distinguer des cordons et des filets particuliers, comme dans les autres nerfs.

La terminaison des nerfs n'est pas encore bien connue; les uns pensent qu'ils se ramifient à l'infini, en sorte qu'il y aurait un filet nerveux qui entre dans la composition de chaque fibre élémentaire du corps; d'autres pensent, au contraire, qu'ils se terminent dans les organes par des extrémités libres, qui agissent à distance. D'un autre côté Prévost et Dumas ont annoncé que dans les muscles les dernières extrémités des nerfs forment avec les nerfs voisins des anses anastomotiques, dont la direction est perpendiculaire à celle des fibres musculaires.

Nos propres observations nous ont souvent mis à même de remarquer ces anses nerveuses ; mais d'autres fois il nous a été impossible d'apercevoir ce retour des filets vers les troncs; nous avons remarqué rarement que les derniers filets sont perpendiculaires aux fibres musculaires, et jamais ils sont disposés à espaces réguliers, en sorte que la théorie physiologique basée sur les assertions de Prévost et Dumas nous paraît être loin encore de pouvoir être considérée comme probable. Dans la rétine et dans les membranes du labyrinthe, la terminaison des nerfs optique et acoustique se fait d'une manière toute différente, en ce qu'on n'y retrouve plus des tubes nerveux, mais seulement un amas de globules, dont le volume présente quelques variations.

Les nerfs reçoivent un grand nombre de vaisseaux sanguins, qui s'y divisent ordinairement en un rameau descendant et un autre ascendant, dont la direction est ondulée et qui se distribuent dans leur intérieur.

Les nerfs encéphalo-rachidiens sont plus particulièrement destinés à transmettre aux centres nerveux les impressions du dehors et à déterminer les mouvemens volontaires ; les nerfs grands sympathiques, au contraire, président plus spécialement au jeu des mouvemens instinctifs, à la nutrition des organes, aux sécrétions, etc. Cependant les attributions de ces deux classes de nerfs ne sont pas, à beaucoup près, assez tranchées, pour qu'on soit fondé à comprendre l'une sous le nom de *nerfs de la vie animale* et l'autre sous celui de *nerfs de la vie organique ;* car nous verrons dans la description des nerfs, que plusieurs des soi-disant nerfs de la vie animale exercent des fonctions que nous devons rattacher à la vie organique, par exemple dans les membres, et *vice versa.*

L'usage des ganglions est encore bien problématique ; car ceux des nerfs cérébro-rachidiens sont, dit-on, destinés à renforcer l'action des racines postérieures des nerfs, et à donner naissance à de nouveaux filets, tandis que ceux du grand sympathique seraient destinés à diminuer, ou même à empêcher l'action du centre nerveux sur les organes où leurs filets se distribuent, ainsi que la transmission des impressions au centre ; et pour expliquer cette contradiction évidente, on dit que les ganglions du grand sympathique sont d'une texture plus serrée que les autres ! D'autres auteurs, généralisant ce qui a lieu pour le nerf grand sympathique, admettent que l'usage des ganglions est d'empêcher la transmission des impressions, de rendre nulles les sensations ; mais des deux séries de racines émanées de la moelle épinière, c'est précisément la postérieure qui seule forme un ganglion et qui seule est sensitive.

Préparation. On examine la conformation extérieure des nerfs, les *cordons* et les *filets* dont ils se composent, sur un gros nerf, le sciatique, le médian, le cubital, etc. On observera sur ces nerfs la manière dont ils se divisent en branches et en rameaux. C'est en examinant la corde du tympan qu'on s'assurera de l'augmentation de volume des nerfs à mesure qu'ils s'écartent du centre nerveux. L'union du saphène externe avec le musculo-cutané à la partie postérieure du tiers inférieur de la jambe, donnera un exemple d'une *anastomose simple.* Les plexus brachial, crural ou sciatique, fournissent des exemples d'*anastomoses plexiformes.* L'union du filet descendant du grand hypoglosse avec les premiers nerfs cervicaux, donnera l'idée d'une *anse nerveuse.* Enfin, on choisit pour l'étude des *ganglions* d'abord celui de Gasser, que forme le nerf trijumeau ; puis on passe à l'étude des ganglions intervertébraux, que l'on trouvera renfermés dans les trous de conjugaison des vertèbres, et l'on dissèque en dernier lieu les ganglions du grand sympathique, par exemple le ganglion cervical supérieur, le premier thoracique, les ganglions semi-lunaires, ou bien les ganglions hordéiformes de la région lombaire. Pour bien voir la disposition des filets nerveux dans les ganglions, il faut couper ceux-ci en long.

La nature canaliculée du *névrilème*, ainsi que les réunions et divisions de ces canaux, seront démontrées de la manière suivante : on plonge un nerf optique qui est encore en rapport avec le globe de l'œil, dans une dissolution de carbonate de potasse, ou bien on le met dans un entonnoir placé sur un vase qui contient de l'ammoniaque, afin de le soumettre aux vapeurs de cet alcali. Par ces procédés la pulpe nerveuse est dissoute, et elle sort facilement du névrilème par la pression; puis on fend la gaîne commune du nerf optique pour mettre à découvert le nerf lui-même, et on l'injecte de mercure par son extrémité postérieure, au moyen d'un tube de verre bien effilé. Le métal qui entre dans un de ces filets, remplira bientôt tous les autres par les anastomoses; quand l'injection est terminée, on retient le mercure par une ligature qui embrasse l'extrémité postérieure du nerf. On reconnaîtra de suite si le tube n'est pas introduit dans un canal, parce qu'alors le mercure s'épanchera d'une manière irrégulière, tandis qu'il donne au nerf une apparence régulièrement striée, si l'injection réussit. On peut injecter tous les nerfs par un procédé analogue; mais la chose est plus visible sur le nerf optique, dont les canaux sont plus gros.

On peut même injecter les nerfs sans préparation préalable, si l'on a un tube en verre assez fin, et si l'on emploie une colonne de mercure haute de vingt-quatre à trente pouces. C'est par ce moyen que Bogros injectait les nerfs; le procédé de cet anatomiste, s'il ne prouve pas que les nerfs sont creusés d'un canal, est cependant très-important pour l'étude des plexus et des ganglions, et pour suivre des filets nerveux jusque dans leurs dernières ramifications.

Pour étudier la disposition de la substance nerveuse dans les cordons, dans les plexus ou dans les ganglions, on détruit le névrilème par l'immersion du nerf dans l'acide nitrique étendu; la substance propre du nerf se durcit, et sa disposition devient parfaitement apparente, surtout si l'on examine la pièce sous l'eau, en écartant les filets avec la pointe d'une aiguille ou d'un scalpel fin.

Mais tous ces moyens d'investigation ne font connaître que la disposition la plus grossière des nerfs. Pour voir les *tubes* qui les composent, il faut en soumettre des parcelles très-minces au microscope, en se servant d'un grossissement de trois cents fois le diamètre environ.

Les sujets les plus propres à la dissection de la névrologie sont ceux d'adultes très-maigres et légèrement infiltrés. La dissection des nerfs exige beaucoup de précautions, qu'il est à peu près impossible d'énumérer toutes. En général, on ne coupera les muscles en travers que quand cela est absolument indispensable, par exemple pour la dissection des filets nerveux qui rampent entre des muscles larges; mais alors on coupera seulement le muscle en travers, sans l'enlever en entier. Le plus souvent, en disséquant les nerfs des membres, il suffira d'isoler les muscles des parties voisines, et de les incliner de côté et d'autre pour suivre les cordons qui passent dans leurs interstices. Quand on aura poursuivi un rameau nerveux jusqu'au point où il entre dans un muscle pour s'y distribuer, il faut s'arrêter dans la dissection; car si l'on suivait le nerf dans la substance musculaire, il se déchirerait facilement, et la préparation aurait en outre un aspect désagréable. Ceux qui dissèquent la névrologie pour la première fois, feront bien d'enlever tous les vaisseaux voisins; mais quand les élèves se seront déjà exercés à disséquer les nerfs, ils conserveront en rapport les principaux troncs vasculaires. Quant aux petits vaisseaux, ils devront toujours être enlevés, parce que leurs rapports ne sont d'aucune importance pratique, et que par leur nombre ils ne peuvent servir qu'à embrouiller l'étude de la préparation. La dissection des nerfs, et surtout de ceux de la tête, rend indispensable l'emploi d'une ou de plusieurs érignes à anneau, à moins qu'on n'ait constamment un aide à sa disposition; encore est-il préférable de disséquer seul, que d'avoir un aide peu intelligent. On saisira le moins possible les nerfs avec les pinces, sans quoi l'on courrait risque de les endommager. Souvent on a de la peine à distinguer un nerf d'un vaisseau vidé; on tâchera de les reconnaître, en se rappelant que les nerfs ne sont que très-peu élastiques, tandis que les vaisseaux le sont beaucoup. La préparation sera de temps en temps humectée d'alcool étendu d'eau, qui raffermit les nerfs, les rend plus blancs et fait crisper le tissu cellulaire.

CHAPITRE II.

Énumération générale des nerfs.

Les nerfs ne peuvent pas être disséqués suivant leur ordre numérique; car en commençant par la préparation des premières paires de nerfs, les suivantes seraient détruites. L'ouvrage que nous offrons aux anatomistes étant conçu dans un but pratique, nous serons quelquefois obligé de nous écarter de l'ordre adopté dans les ouvrages théoriques. Cependant nous croyons devoir commencer par l'énumération systématique des nerfs, afin que les élèves puissent y rapporter leurs dissections.

1.° *Nerfs crâniens.*

1.re *Paire, nerfs olfactifs;* voyez *le nez.*
2.e *Paire, nerfs optiques;* voyez *chapitre IV.*
3.e *Paire, nerfs oculo-moteurs communs; idem.*
4.e *Paire, nerfs pathétiques; idem.*
5.e *Paire, nerfs trijumeaux*, divisés en
  1) *Ophthalmique de Willis;* voyez *chap. IV.*
  2) *Maxillaire supérieur;* voyez *chapitre VI.*
  3) *Maxillaire inférieur;* voyez *chapitre V.*
6.e *Paire, nerfs moteurs externes;* voyez *ch. IV.*
  Filets carotiques; voyez *chapitre IX.*
7.e *Paire, nerfs faciaux;* voyez *chapitre III.*
  Le passage du facial dans le rocher et la *corde du tympan;* voyez *chapitre VI.*
8.e *Paire, nerfs acoustiques;* voyez *l'oreille.*

9.e *Paire, nerfs glosso-pharyngiens ;* voyez *ch. IX.*
10.e *Paire, nerfs pneumo-gastriques ;* voyez *ch. IX.*
11.e *Paire, nerfs accessoires de Willis ; idem.*
12.e *Paire, nerfs grands hypoglosses ; idem.*

2.° *Nerfs vertébraux.*

1.re, 2.e, 3.e, 4.e *Paires cervicales ;* voyez *chap. VII.*
5.e, 6.e, 7.e, 8.e *Paires cervicales ;* voy. *ch. VII et VIII.*
1.re *Paire dorsale ; ibidem.*
2.e, 3.e, 4.e, 5.e, 6.e, 7.e, 8.e, 9.e, 10.e, 11.e, 12.e *Paires dorsales ;* voy. *chap. VII.*
1.re, 2.e, 3.e *Paires lombaires ;* voy. *chap. XI.*
4.e, 5.e *Paires lombaires ;* voy. *chap. XI et XII.*
1.re, 2.e, 3.e, 4.e *Paires sacrées ;* voy. *chap. XII.*
5.e et 6.e *Paires sacrées ;* voy. *chap. X et XII.*

3.° *Nerfs grands sympathiques.*

1.° *Portion céphalique ;* voy. *chap. IX.*
2.° — *cervicale ; ibidem.*
3.° — *thoracique ;* voy. *chap. X.*
4.° — *lombaire ; ibidem.*
5.° — *sacrée ; ibidem.*

CHAPITRE III.

Nerfs de la face.

La face reçoit deux sortes de filets nerveux : les uns, fournis par le facial, se distribuent surtout aux muscles ; les autres, provenant du trijumeau, se répandent plus particulièrement dans la peau et forment avec les premiers de fréquentes anastomoses.

1.° Nerf facial. Le nerf facial naît de la moelle alongée entre les corps olivaires et restiformes ; il entre dans le trou auditif interne, parcourt l'aqueduc de Fallope et paraît au dehors du crâne en passant par le trou stylo-mastoïdien. Pendant son trajet dans l'aqueduc de Fallope, il reçoit et fournit plusieurs nerfs, dont l'étude et par conséquent la description sera mieux placée au *chapitre VI.*

Dès que le facial est sorti du trou stylo-mastoïdien, il donne quelques rameaux profonds, qui sont :

1) Le *nerf auriculaire postérieur.* Ce nerf se porte en arrière

sur la face externe de l'apophyse mastoïde; peu après son origine il s'anastomose avec un rameau fourni par le nerf vague et qui perfore l'apophyse mastoïde; plus tard il communique avec l'auriculaire principal du troisième cervical; puis il se divise en deux rameaux, dont l'*antérieur* se distribue au pavillon et au muscle postérieur de l'oreille; le *postérieur*, ou *nerf occipital*, donne des filets au muscle occipital, au splénius, à la peau, et s'anastomose avec le nerf grand occipital du deuxième cervical.

2) Le *nerf stylo-hyoïdien* et 3) le *nerf digastrique* (*sous-mastoïdien*) qui naissent par un tronc commun; le premier donne des filets aux muscles de l'apophyse styloïde, et s'anastomose avec le grand sympathique et avec le troisième nerf cervical. Le second donne des rameaux au ventre postérieur du digastrique, qu'il traverse, puis il s'anastomose avec le nerf laryngé du pneumo-gastrique et avec le glosso-pharyngien à sa sortie du crâne.

Bientôt après avoir fourni ces rameaux, le tronc du facial se divise en deux branches:

1) *Branche supérieure* ou *temporo-faciale*. Elle se sous-divise en sept ou huit rameaux, qui s'anastomosent fréquemment entre eux, et dont l'ensemble est connu sous le nom de *patte-d'oie*. Ces rameaux sont: (1) les *rameaux temporaux*, au nombre de deux ou de trois, un postérieur, un moyen et un antérieur. Après avoir donné des filets à la glande parotide, ils passent dans la tempe par-dessus l'arcade zygomatique, et s'étendent jusqu'au sommet de la tête et au front; ils se perdent dans les muscles antérieur et supérieur de l'oreille, le temporal, le frontal, l'orbiculaire des paupières et dans les tégumens. Dans leur trajet ils communiquent entre eux et avec le nerf temporal superficiel du maxillaire inférieur, avec l'auriculaire du troisième cervical, avec le malaire du maxillaire supérieur, avec le rameau temporal du même nerf et avec le frontal: un de ces rameaux perce l'aponévrose temporale et s'anastomose avec les temporaux profonds. (2) *Rameaux malaires*, au nombre de deux; ils passent par-dessus l'os de la pommette, et se dirigent, l'un vers la région orbitaire supérieure, l'autre vers sa partie inférieure, en se distribuant aux muscles orbiculaire des paupières, grand et petit zygomatiques, canin, releveur de la lèvre supérieure, etc., et dans les tégumens: ils s'anastomosent avec le nerf frontal, le sous-trochléateur, le malaire du maxillaire supérieur et le sous-orbitaire. (3) *Rameaux buccaux*, au nombre de trois, distingués en *supérieur*, en *moyen* et en *inférieur*; ils passent en avant sur le masséter et arrivent jusqu'au nez et aux deux lèvres: ils donnent

des filets aux muscles buccinateur, zygomatiques, canin, releveurs de la lèvre supérieure, orbiculaire de la bouche, abaisseurs de la lèvre inférieure et aux tégumens; ils s'anastomosent entre eux et avec les malaires, la branche cervico-faciale, le sous-orbitaire, le buccal et le mentonnier.

2) La *branche inférieure* ou *cervico-faciale* descend derrière la branche de la mâchoire, et arrivée à l'angle de cet os, elle se divise en deux branches : (1) la *branche sus-maxillaire,* qui longe le corps de la mâchoire inférieure et se divise elle-même dès son origine en deux rameaux : le premier, appelé *nerf angulaire*, se dirige vers l'angle de la bouche, donne des filets aux muscles et aux tégumens de cette partie, et communique avec les nerfs sous-orbitaire, buccal et mentonnier; le second rameau est le *nerf marginal*, qui s'avance vers le menton, le long de la mâchoire inférieure; il se distribue aux muscles masséter et buccinateur, aux abaisseurs de la lèvre inférieure et aux tégumens, et communique avec les nerfs angulaire, mentonnier et cutané supérieur du cou. (2) La *branche sous-maxillaire* ou le *nerf cutané supérieur du cou;* elle se divise en deux ou trois rameaux, qui rampent sous le peaucier et s'anastomosent avec les rameaux voisins du facial, avec le nerf mentonnier et avec le cutané moyen du cou, fourni par le troisième cervical.

2.° Nerf temporal superficiel. Ce nerf, fourni par le maxillaire inférieur, contourne le col de la mâchoire et passe à la partie postérieure de la tempe, par-dessus l'arcade zygomatique, en accompagnant l'artère temporale ; il donne des filets au conduit auditif et au pavillon de l'oreille, communique en arrière avec le nerf occipital du deuxième cervical et en avant avec les rameaux temporaux du facial.

3.° Nerfs frontaux. Ces nerfs, au nombre de deux, sont fournis par l'ophthalmique de Willis ; le *grand frontal* sort de l'orbite par la gouttière ou le trou sus-orbitaire, se distribue au front et s'anastomose avec les nerfs temporaux et malaires ; le *petit frontal* sort de l'orbite entre le trou orbitaire supérieur et la poulie du muscle grand oblique, et communique avec le grand frontal, le sous-trochléateur et les nerfs temporaux.

4.° Nerf sous-trochléateur ou nasal externe. Branche du nerf nasal de l'ophthalmique, ce nerf passe sous la poulie cartilagineuse du muscle oblique supérieur, arrive dans l'angle interne de l'œil et s'anastomose avec le frontal, le sous-orbitaire et le facial.

5.° Nerf malaire ou sous-cutané de la pommette. Petit rameau du nerf maxillaire supérieur, qui traverse le trou que l'on remarque à l'os de la pommette; il s'anastomose avec les branches temporales et malaires du facial.

6.° Nerf sous-orbitaire. Ce gros faisceau nerveux est la continuation du maxillaire supérieur, qui entre dans la face en traversant le trou sous-orbitaire; il fournit des *rameaux palpébraux inférieurs* très-fins, qui vont jusqu'au bord libre des paupières, des *rameaux labiaux*, qui se distribuent à la peau et aux muscles de la lèvre supérieure, et des *rameaux nasaux*, qui s'anastomosent avec les filets du facial, avec ceux du sous-trochléateur et avec le *naso-lobaire*, petit filet du nerf nasal, qui sort du nez entre l'os propre du nez et le cartilage de l'aile.

7.° Nerf buccinateur. Fourni par le nerf maxillaire inférieur; il passe dans la joue entre les muscles buccinateur et masséter, donne des filets au premier de ces muscles et s'anastomose avec les rameaux buccaux du facial.

8.° Nerf dentaire inférieur ou mentonnier. Il est fourni par le maxillaire inférieur, et sort par le trou mentonnier pour se distribuer aux muscles de la lèvre inférieure et s'anastomoser avec les filets de la branche inférieure du facial et avec les buccaux.

Préparation. Le *tronc* du nerf facial étant profondément placé dans l'épaisseur de la glande parotide, et ses branches se ramifiant dans cette glande, on ne peut pas arriver du premier coup jusqu'à lui; il est vrai qu'on pourrait le mettre à nu par une incision profonde de six lignes environ, faite au devant de l'apophyse mastoïde; mais on risquerait par là de couper le nerf auriculaire postérieur: nous préférons donc de commencer la dissection par la recherche de la *branche inférieure du facial*. Pour cela on fait le long du bord de la mâchoire inférieure une incision superficielle, qui s'étend jusque vers la pointe de l'apophyse mastoïde, et une incision verticale le long de la partie latérale du cou. On dissèque les lambeaux de peau, pour mettre à découvert le muscle peaucier: on remarque à travers ce plan musculeux quelques filets nerveux du troisième cervical, qui montent vers l'oreille; on suit ces filets de bas en haut, en coupant le peaucier en travers sur leur trajet: l'un de ces rameaux pénètre entre les grains de la parotide, et s'y anastomose avec la branche inférieure du facial, que l'on reconnaît de suite à sa direction, en tirant un peu sur elle. C'est ce rameau du facial que l'on suit en arrière, en enlevant peu à peu les grains de la parotide, jusqu'à ce qu'on soit arrivé au *tronc* du nerf. Ou bien encore, après avoir enlevé superficiellement la peau qui recouvre la partie postérieure de la mâchoire inférieure, on distingue à travers la couche cellulaire sous-cutanée quelques filets du facial, que l'on poursuit en arrière dans la glande; on parvient plus facilement à reconnaître ces filets si l'on fait glisser la couche sous-cutanée sur les parties profondes. Quoi qu'il en soit, le tronc du facial étant mis à découvert, on travaille dans l'épaisseur de la parotide dans une direction opposée, c'est-à-dire d'arrière en avant, en poursuivant peu à peu les branches nerveuses, en renversant la glande parotide en avant et en l'enlevant enfin en entier. En mettant à nu le tronc du facial, il faut surtout ménager le *nerf auriculaire postérieur*, qui s'en détache dès sa sortie du trou stylo-mastoïdien, et qui est quelquefois assez profondément situé. Si l'on avait de la peine à trouver ce rameau, on parviendrait à le découvrir en suivant les filets des nerfs cervicaux, qui montent sur l'apophyse mastoïde, et dont l'un s'anastomose avec l'auriculaire postérieur; on tire de temps en temps sur ces nerfs pour en reconnaître d'avance la direction.

A mesure que l'on met à découvert les ramifications du facial, on récline la peau de la face vers la partie antérieure, ce qui est facilité par une incision verticale au devant de l'oreille, et une autre qui de la partie antérieure de l'oreille va par-dessus l'apophyse zygomatique à l'angle externe de l'œil. On conçoit que ces incisions de la peau doivent être très-superficielles.

On suivra ainsi les rameaux du facial et ceux des autres nerfs qui se distribuent dans la face, et que nous avons énumérés. Parmi ceux-ci on a souvent de la peine à trouver le *rameau malaire* du maxillaire supérieur, parce qu'il est très-fin et que le trou malaire n'est pas toujours à la même place : si l'on ne trouve pas de suite ce nerf, on cherche d'abord le trou, en faisant glisser les parties molles sur l'os de la pommette avec l'extrémité des pinces; après avoir tâtonné un peu, on sentira bientôt le trou, et celui-ci une fois trouvé, on le met à découvert pour apercevoir le petit nerf qui en sort. Pour distinguer le *temporal superficiel du maxillaire inférieur* des temporaux du facial, on se rappellera que le premier est situé plus en arrière, tout près de l'artère temporale, et en tirant sur lui, on verra qu'il contourne le col de la mâchoire, au lieu de s'unir au facial autrement que par des anastomoses.

CHAPITRE IV.

Nerfs de l'œil.

Les nerfs qui se distribuent aux parties contenues dans l'orbite, sont : 1.° le *nerf optique ;* 2.° le *nerf oculo-moteur ;* 3.° le *nerf pathétique ;* 4.° l'*ophthalmique de Willis ;* 5.° le *nerf abducteur ;* auxquels il faut encore ajouter, 6.° le *ganglion ophthalmique.*

1.° Nerf optique ou de la 2.e paire. Nés des tubercules quadrijumeaux antérieurs et des corps genouillés externes, les nerfs optiques contournent les cuisses du cerveau, se rapprochent l'un de l'autre, s'entre-croisent en partie, et après s'être de nouveau séparés, pénètrent chacun dans une orbite en traversant le trou optique. Le nerf optique se porte directement vers le globe de l'œil, enveloppé par une forte gaîne fournie par la dure-mère; cette gaîne le quitte pour s'unir à la sclérotique; le nerf lui-même traverse cette membrane et la choroïde, et se distribue dans la rétine.

2.° NERF OCULO-MOTEUR COMMUN OU DE LA 3.e PAIRE. Il naît de la partie interne de la cuisse du cerveau, dans la substance noire qui s'y trouve, et pénètre dans l'orbite par la fente sphénoïdale, après avoir cheminé, conjointement avec le nerf pathétique et l'ophthalmique, pendant l'espace de deux lignes, dans un canal de la dure-mère, qui forme la paroi externe du sinus caverneux. Le nerf passe sous l'ophthalmique, se dirige en dehors et se divise en deux branches: 1) la *branche supérieure*, plus petite, passe par-dessus le nerf optique et se perd dans les muscles droit supérieur et releveur de la paupière supérieure; 2) la *branche inférieure*, plus volumineuse, passe au-dessous du nerf optique et se divise en trois rameaux: l'*interne* va dans le muscle droit interne; le *moyen* se distribue dans le droit inférieur; l'*externe*, plus long que les autres, fournit la *courte racine du ganglion ophthalmique*, situé en dehors du nerf optique; il se perd ensuite dans le muscle petit oblique.

3.° NERF PATHÉTIQUE OU DE LA 4.e PAIRE. Il naît de la partie postérieure des tubercules quadrijumeaux postérieurs, sur les côtés de la valvule de Vieussens, et contourne la protubérance annulaire. Arrivé à l'apophyse clinoïde postérieure, il s'engage dans un long canal de la dure-mère, pratiqué dans la paroi externe du sinus caverneux; il y va conjointement avec l'oculo-moteur et l'ophthalmique, placé entre ces deux nerfs et fortement uni au dernier, avec lequel il communique quelquefois par des filets. Plus tard il se place au-dessus de l'oculo-moteur, entre dans l'orbite par la fente sphénoïdale, et se perd dans le muscle grand oblique.

4.° NERF OPHTHALMIQUE DE WILLIS. Il est fourni par le nerf trijumeau ou de la 5.e paire, qui naît dans l'intérieur du pont de Varole et de l'intervalle des corps olivaires et restiformes, se détache du cerveau sur les côtés de la protubérance annulaire, sous la forme de deux faisceaux, un antérieur plus grêle et un postérieur plus gros, qui s'engagent vers le bord supérieur du rocher dans une gaîne que leur forme la dure-mère. Là le gros faisceau du nerf trijumeau forme un renflement considérable, appelé *ganglion semi-lunaire* ou *de Gasser*, dont partent trois branches : l'antérieure, horizontale, est l'*ophthalmique de Willis*, la moyenne est le *maxillaire supérieur*, l'inférieure est le *maxillaire inférieur*. Le petit faisceau, au contraire, s'applique sur la face interne du ganglion et se continue directement avec le nerf maxillaire inférieur.

L'ophthalmique de Willis se porte en avant, toujours recouvert par la dure-mère, et logé dans la paroi externe du sinus caverneux avec les nerfs de la troisième et de la quatrième paire. Dès son origine le nerf envoie dans la tente du cervelet un filet rétrograde décrit par ARNOLD. Bientôt après le ganglion cervical supérieur lui envoie un petit filet, qui rampe sur l'artère carotide ; puis le nerf ophthalmique se divise en trois branches, qui pénètrent dans l'orbite par la fente sphénoïdale, et qui sont le *nerf frontal*, le *nerf nasal* et le *lacrymal*.

1) *Nerf frontal*. Il est la plus forte branche de l'ophthalmique, et se dirige en avant le long de la paroi supérieure de l'orbite. Bientôt il se sous-divise en deux branches, dont l'externe, plus volumineuse, *nerf grand frontal* ou *frontal externe*, sort de l'orbite par le trou orbitaire supérieur ; ce nerf se distribue dans les muscles sourcilier, orbiculaire des paupières (*nerf palpébral supérieur externe*) et frontal, et dans les tégumens, et s'anastomose avec le petit frontal et les rameaux temporaux du facial. Le rameau interne, *nerf petit frontal*, *frontal interne* ou *sus-trochléateur*, donne des rameaux qui se distribuent dans la paupière supérieure, et un autre qui s'anastomose avec le nerf sous-trochléateur du nasal ; puis il sort de l'orbite entre la poulie cartilagineuse et le trou sus-orbitaire, et se perd dans les muscles sourcilier, orbiculaire (*nerf palpébral supérieur interne*) et frontal, et s'anastomose avec le grand frontal, le sous-trochléateur et le facial.

2) *Nerf nasal*. Placé plus bas et plus en dedans que le frontal ; en entrant dans l'orbite, il traverse l'extrémité postérieure du muscle droit externe, reçoit quelquefois un filet très-grêle du ganglion cervical supérieur, et donne la *longue racine du ganglion ophthalmique*. Le nerf nasal passe alors au-dessus du nerf optique, et fournit là quelques *nerfs ciliaires*, qui vont le long du côté interne du nerf optique et percent la sclérotique pour se ramifier sur la choroïde. Le nerf nasal se divise ensuite

en deux rameaux : (1) le *nasal interne* entre dans le trou ethmoïdal antérieur, pénètre dans la fosse nasale par la fente située à la partie antérieure de la gouttière ethmoïdale, près de l'apophyse *crista galli*, et se divise en deux filets ; l'un se perd dans la membrane pituitaire, l'autre (*nerf naso-lobaire*) s'avance le long de la face postérieure de l'os propre du nez, passe entre le bord inférieur de cet os et le cartilage latéral du nez, et se perd dans les tégumens de l'aile. (2) Le *rameau nasal externe* ou *sous-trochléateur* s'avance le long de la paroi interne de l'orbite, s'anastomose en avant avec un filet du petit frontal, sort de l'orbite au-dessous de la poulie cartilagineuse, se distribue aux muscles et à la peau qui avoisinent l'angle interne de l'œil, et s'y anastomose avec des filets du grand et du petit frontal, du sous-orbitaire et du facial.

3) *Nerf lacrymal*. Il est la plus externe et la plus grêle des branches de l'ophthalmique. Ce nerf s'avance le long de la paroi externe de l'orbite et se divise en deux rameaux, dont l'interne va en avant pour se perdre dans la glande lacrymale, et dont l'externe communique avec le nerf malaire du maxillaire supérieur, et passe avec lui dans la face en traversant le trou malaire. Cette communication se fait tantôt dans l'orbite et d'autres fois dans l'épaisseur de l'os de la pommette.

5.° Nerf abducteur, moteur externe ou de la 6.e paire. Il naît de la moelle alongée entre la pyramide et l'olive, s'avance le long de l'apophyse basilaire, traverse la dure-mère derrière l'apophyse clinoïde postérieure et entre dans le sinus caverneux ; de là il se dirige en avant, au côté externe de l'artère carotide, en s'unissant à un ou deux filets du ganglion cervical supérieur, qui accompagnent l'artère, et qui y forment quelquefois un petit *ganglion*, appelé *caverneux*. Le nerf entre ensuite dans l'orbite par la fente sphénoïdale, traverse l'extrémité postérieure du muscle droit externe avec le nerf oculo-moteur et le nasal, et se termine dans ce muscle droit externe, en y pénétrant par sa face interne.

6.° Ganglion ophthalmique ou lenticulaire [1]. Très-petit, irrégulièrement carré, rougeâtre, situé au côté externe du nerf optique. En arrière il communique par sa *courte racine* avec la branche inférieure de l'oculo-moteur et par sa *longue racine* avec

---

[1] Quoique quelques auteurs disent que ce ganglion existe constamment, mon père l'a vu manquer une fois ; les nerfs ciliaires, dans ce cas, provenaient en grande partie de l'oculo-moteur ; le nasal en fournissait quelques-uns.

le nerf nasal; on trouve en outre un filet extrêmement fin, qui l'unit au ganglion cervical supérieur, et qui accompagne l'artère carotide et l'artère ophthalmique. En avant ce ganglion donne naissance à quinze ou vingt *nerfs ciliaires*, divisés en deux paquets, placés l'un au-dessus, l'autre au-dessous du nerf optique; ces nerfs, arrivés au globe de l'œil, percent la sclérotique, rampent entre elle et la choroïde, et parvenus au cercle ciliaire, ils s'y divisent chacun en deux filets, qui y forment un réseau inextricable, dont partent probablement des rameaux qui se distribuent dans les procès ciliaires et l'iris.

Préparation. Faites aux tégumens de la tête une incision dirigée d'avant en arrière, commençant à un demi-pouce au-dessus de la racine du nez, et se terminant à la protubérance occipitale externe. Disséquez les lambeaux des parties molles de chaque côté, en les abaissant peu à peu et sans y faire une incision cruciale. Quand vous serez arrivés au muscle temporal, détachez-le exactement des os, et laissez-en la partie externe recouverte par la peau. Par là vous avez gagné l'espace nécessaire pour enlever la calotte du crâne, tout en ménageant les parties molles de la tête, où se rendent des nerfs qui seront à examiner plus tard. Le crâne étant scié, enlevez le cerveau, comme nous l'avons indiqué en parlant de cet organe; mais laissez en rapport avec la base du crâne des bouts de nerfs assez longs pour pouvoir être aisément retrouvés dans la suite.

Attachez des fils aux extrémités postérieures des nerfs de la deuxième, troisième, quatrième, cinquième et sixième paire, afin de pouvoir les manier aisément sans être obligé de les toucher eux-mêmes avec les pinces. Enlevez la dure-mère qui recouvre la fosse orbitaire, en la réclinant d'avant en arrière; mais il faut user de précaution quand vous serez arrivés à la partie postérieure du bord externe de cette fosse orbitaire, parce qu'il y a dans cet endroit quelques nerfs renfermés dans des duplicatures de la dure-mère.

Pratiquez un trou dans le plancher de l'orbite au moyen du ciseau et du marteau, agrandissez-le de manière à enlever peu à peu tout le plancher orbitaire, et à avoir une ouverture à peu près triangulaire; cependant ne vous rapprochez pas trop de la lame criblée de l'ethmoïde, de crainte de détruire le *nerf nasal*, et n'enlevez les esquilles osseuses au bord externe de l'orbite qu'avec précaution, parce que le *nerf lacrymal* est souvent adhérent aux os. Le plancher de l'orbite, près du nerf optique, ne sera enlevé que par petites esquilles, sans quoi l'on risque de briser d'un seul coup toute la portion du sphénoïde qui entoure le trou optique, et qu'il serait alors difficile d'enlever sans endommager le nerf.

Enlevez la dure-mère qui recouvre le tronc de la cinquième paire, de manière à mettre à découvert le *ganglion de Gasser*, et isolez un peu les trois branches qui en partent. Poursuivez ensuite le trajet des nerfs de la troisième et quatrième paire et de la branche ophthalmique de la cinquième, en enlevant peu à peu la dure-mère qui les recouvre, et en tirant de temps en temps sur les nerfs pour vous assurer d'avance de leur direction ; la *quatrième paire* surtout exige beaucoup de précaution, parce qu'elle parcourt un long espace dans une duplicature de la dure-mère. La *branche lacrymale* de l'ophthalmique risque aussi d'être divisée, si l'on ne tâche pas de la découvrir en travaillant tantôt d'avant en arrière et tantôt d'arrière en avant; on se souviendra qu'elle est très-superficiellement située au bord externe de l'orbite. Si l'on voulait rechercher les nerfs que la tente du cervelet reçoit de l'ophthalmique de Willis, il faudrait faire cette préparation sur une tête où l'on aurait laissé la tente intacte, et où l'on n'enleverait la dure-mère sur le trajet de l'ophthalmique que peu à peu et par lames très-minces.

Le *nerf de la sixième paire* sera mis à découvert en enlevant la dure-mère en dehors et en arrière du sinus caverneux. Il ne faut pas détacher entièrement la sixième paire de dessus la carotide où elle passe, pour ne pas diviser les rameaux de communication avec le ganglion cervical supérieur, qui seront disséqués avec le nerf maxillaire supérieur.

Les muscles de l'œil resteront en rapport avec le nerf optique, qui est embrassé en arrière par une zone aponévrotique, formée par leurs attaches réunies; mais on fendra cette aponévrose sur le trajet des nerfs qui traversent l'extrémité postérieure du droit externe. C'est dans cet endroit qu'il faut encore disséquer avec précaution, pour ne pas endommager les *racines du ganglion ophthalmique*, que l'on recherchera de suite, ainsi que le ganglion lui-même; avant que de passer plus loin, on poursuit les deux paquets de *nerfs ciliaires* jusqu'au globe de l'œil, sans encore isoler pour le moment les nerfs individuels qui les composent, et qui seraient facilement déchirés dans le cours de la préparation. Si l'on avait de la peine à trouver directement le ganglion ophthalmique, il serait facile d'y arriver en poursuivant en arrière le paquet supérieur des nerfs ciliaires.

Les filets qui exigent encore quelques précautions dans la dissection, sont le *nerf sous-trochléateur*, le *nerf ciliaire* du nasal et le *rameau malaire* du lacrymal; le reste de la préparation se fait aisément, en enlevant peu à peu toute la graisse et les vaisseaux sanguins qui entourent les musles et les nerfs, et en suivant ces derniers avec les ciseaux jusqu'à leur destination.

C'est en étudiant l'œil que l'on examine ordinairement la dernière distribution des nerfs ciliaires et celle du nerf optique.

CHAPITRE V.

Nerf maxillaire inférieur.

Le nerf maxillaire inférieur est la troisième et la plus volumineuse des branches du trijumeau ; il est formé d'une part par la petite racine du nerf trijumeau et d'autre part par la troisième division du ganglion de Gasser ; ce nerf sort du crâne par le trou ovale du sphénoïde, et arrivé dans la fosse zygomatique, il s'y divise en deux faisceaux, un antérieur et un postérieur.

Le FAISCEAU ANTÉRIEUR OU SUPÉRIEUR fournit les nerfs *temporaux profonds*, *massétérin*, *buccal* et *ptérygoïdien ;* ce nerf ptérygoïdien est en outre en connexion intime avec le *ganglion otique.* Les nerfs temporaux profonds et buccal sont plus spécialement fournis par la petite racine du trijumeau.

1.° *Nerfs temporaux profonds.* Ils sont au nombre de deux ou de trois, et distingués en *externe* et en *interne;* l'externe, placé plus en devant que l'autre, provient quelquefois du nerf buccal ou du massétérin. Les nerfs temporaux profonds se dirigent en dehors, au-dessus du muscle ptérygoïdien externe, et se ramifient sur la face interne du muscle temporal ; ils communiquent avec les temporaux superficiels du facial et avec le nerf malaire du maxillaire supérieur.

2.° *Nerf massétérin.* C'est le cordon le plus extérieur du faisceau antérieur ; il traverse l'échancrure sigmoïde de la mâchoire inférieure, entre le bord postérieur du muscle temporal et le col de la mâchoire ; il donne des filets à l'articulation temporo-maxillaire et se perd ensuite dans le masséter.

3.° *Nerf buccal.* Il est le plus gros des nerfs du faisceau antérieur ; il descend entre les deux muscles ptérygoïdiens en se dirigeant en avant, et en leur donnant des rameaux, ainsi qu'au temporal ; il s'avance alors entre l'apophyse coronoïde et le muscle buccinateur, et se distribue dans ce muscle jusqu'à son extrémité antérieure, en communiquant avec les filets du facial et du sous-orbitaire.

4.° *Nerf ptérygoïdien.* Quelquefois il y en a deux. Dès son origine ce petit nerf traverse le *ganglion otique*, renflement grisâtre situé sur la face interne du maxillaire inférieur, et qui renforce le nerf ptérygoïdien en lui donnant quelques filets. Après être sorti du ganglion, le nerf passe entre le muscle péristaphylin externe et le ptérygoïdien externe, auxquels il donne quelques petits filets pour se perdre ensuite dans le muscle ptérygoïdien interne.

5.° Nous venons de parler de la situation du *ganglion otique* (voyez planche V) découvert par ARNOLD ; il nous reste à ajouter que ce renflement reçoit des filamens de la petite racine du trijumeau, sur laquelle il est placé, qu'il en reçoit un autre qui est la terminaison du rameau anastomotique de Jacobson, et un autre du grand sympathique, et qu'il donne un filet au muscle interne du marteau, ainsi que quelques autres qui s'unissent au nerf temporal superficiel.

Le FAISCEAU POSTÉRIEUR OU INFÉRIEUR du maxillaire inférieur donne les nerfs *lingual*, *dentaire inférieur* et *temporal superficiel*.

1.° *Nerf lingual*. Ce nerf est placé en avant; il communique dès son origine avec le dentaire inférieur, et reçoit bientôt à angle aigu la *corde du tympan*, venant du nerf facial, et qui sort par la fente de Glaser (*voy.* chap. VI). Le lingual descend ensuite entre la branche de la mâchoire et le ptérygoïdien interne; puis il se porte en avant, et arrivé au-dessus de la glande maxillaire, la corde du tympan, qui n'avait fait que s'accoler au nerf, se divise en deux branches, dont l'une reste définitivement unie au nerf, tandis que l'autre se jette dans un *ganglion* appelé *maxillaire* ou *lingual*. Ce ganglion reçoit en outre des filets du nerf lingual. De son côté il en donne à ce nerf, puis il en fournit de nombreux à la glande sous-maxillaire, et il communique en outre avec le grand sympathique au moyen de filets qui rampent sur l'artère faciale. Le nerf lingual communique ensuite au-dessus du muscle hyoglosse avec le nerf hypoglosse. Après avoir fourni ces filets, le nerf lingual se dirige en avant entre les muscles mylo-hyoïdien et hyoglosse, puis entre ce dernier et la glande sublinguale; il donne des rameaux aux muscles et à la glande, et se divise en six ou sept branches, qui s'écartent les unes des autres et se distribuent dans la membrane muqueuse de la langue, où l'on peut les suivre jusque dans les papilles.

2.° *Nerf dentaire inférieur* ou *maxillaire inférieur*. Ce nerf est la plus forte branche du faisceau inférieur; dès son origine il communique avec le lingual, puis il se porte en bas et en avant, entre les muscles ptérygoïdiens, vers l'orifice postérieur du canal dentaire; là il fournit le *nerf mylo-hyoïdien*, qui s'avance le long de la mâchoire inférieure, logé dans une gouttière que cet os présente à la face interne de sa branche, et qui donne des filets à la glande sous-maxillaire et aux muscles mylo-hyoidien, génio-hyoïdien et digastrique, et s'anastomose avec le nerf mentonnier. Le nerf dentaire inférieur entre ensuite dans le canal dentaire, donne des filets aux dents molaires, et arrivé près du trou mentonnier, il s'y divise en deux branches: l'une continue à s'avancer dans le canal, et se distribue à la dent canine et aux incisives; l'autre, plus volumineuse, sort par le trou et prend le nom de *nerf mentonnier*. Ce nerf se distribue aux muscles du menton et de la lèvre inférieure, et s'anastomose avec les filets du facial, du buccal, et avec ceux du rameau mylo-hyoïdien.

3.° *Nerf temporal superficiel*. Il naît par deux racines fournies par le nerf lingual et par le dentaire inférieur, et entre lesquelles passe l'artère méningée moyenne. Ce nerf se dirige en bas, en dehors et en arrière, pour passer entre le condyle de la mâchoire inférieure et le conduit auditif; là il donne plusieurs rameaux, dont les uns s'anastomosent avec le facial; les autres se perdent dans la parotide; d'autres, enfin, se dirigent vers le conduit auditif, sur la muqueuse duquel ils se ramifient. Le tronc se réfléchit ensuite en dehors et en haut, et se divise en deux rameaux, qui accompagnent l'artère temporale, se ramifient dans la peau de la tempe et dans le pavillon de l'oreille, et communiquent en avant avec les filets du facial et en arrière avec ceux du nerf occipital du deuxième cervical.

Préparation. Commencez par rechercher le nerf *temporal superficiel* au devant de l'oreille, là où il passe sur l'arcade zygomatique en accompagnant l'artère temporale, et enlevez la calotte du crâne après avoir abaissé les tégumens qui la recouvrent, et surtout en détachant de sa fosse le muscle temporal; retirez le cerveau en conservant un bout des nerfs en rapport avec le crâne; à moins que ces préparations n'aient déjà été faites pour la dissection du facial et des nerfs de l'œil. Si le premier de ces nerfs avait déjà été disséqué sur la même pièce, on pourrait facilement le conserver en usant un peu d'adresse.

Mettez le *tronc du trijumeau* à découvert, en enlevant la dure-mère qui le tapisse en dehors, et pour faire voir le passage du maxillaire inférieur à travers le trou ovale, agrandissez ce trou avec le ciseau, par sa demi-circonférence externe, de manière à lui donner à peu près un demi-pouce de diamètre. De cette manière vous verrez à travers le périoste de la fosse zygomatique le faisceau antérieur des nerfs.

Séparez le muscle masséter de l'arcade zygomatique, et repliez-le en arrière et en bas; mais ayez soin de ménager le *nerf massétérin*, qui se rend dans la face interne du muscle en passant entre l'apophyse coronoïde et le col de la mâchoire. Ouvrez ensuite le canal dentaire inférieur, en enlevant la table externe de l'os de la mâchoire; mais ayez soin de ne pas blesser avec le ciseau le *nerf dentaire* qui parcourt ce canal. Cette préparation sera commencée près du trou mentonnier; on ouvrira la continuation du canal vers les racines des dents incisives, puis le canal lui-même d'avant en arrière; le bord antérieur du masséter peut être détaché de la mâchoire, afin de pouvoir continuer à ciseler; mais il y restera attaché en arrière. L'orifice postérieur du canal sera élargi.

Divisez l'aponévrose temporale là où elle s'insère au bord supérieur de l'arcade zygomatique et au bord postérieur de l'os de la pommette, en ayant grand soin d'endommager le moins possible les filets préparés du facial qui se trouvent dans cette région, et surtout le filet temporal du maxillaire supérieur, qui sort de la fosse temporale vers sa partie antérieure et supérieure pour s'anastomoser avec le facial. Enlevez après cela l'arcade zygomatique par deux traits de scie, dont l'un passera au devant de la cavité glénoïde, l'autre au point où commence l'apophyse zygomatique de l'os malaire, afin de laisser intacte la majeure partie de cet os, dans l'intérieur duquel rampe le filet malaire du maxillaire supérieur, qui devra être disséqué plus tard.

Détachez ensuite le muscle temporal le plus près possible des os de la tempe, afin de conserver les *nerfs temporaux profonds*, qui rampent à sa face interne, et abaissez-le vers la mâchoire inférieure; il ne restera attaché qu'à l'apophyse coronoïde et aux nerfs temporaux. Il faut avoir soin de bien séparer ce muscle du ptérygoïdien externe qui lui adhère.

Enlevez une portion triangulaire des os de la tempe moyennant deux traits de scie; le premier commencera à quelques lignes en arrière du bord externe de l'orbite, et se dirigera vers le trou ovale agrandi; l'autre se dirigera vers le même trou, et commencera immédiatement au devant de la cavité glénoïde. Quelquefois il paraîtra plus avantageux de n'enlever avec la scie que la partie supérieure de la tempe, et d'achever avec le ciseau la coupe vers la base du crâne. Quoi qu'il en soit, on conçoit que ces coupes doivent être faites avec précaution, pour ne pas endommager les nerfs voisins.

Suivez ensuite les branches qui partent du tronc du maxillaire inférieur, en enlevant peu à peu les portions du muscle ptérygoïdien externe qui en recouvrent le trajet, et ne conservez de ce muscle que quelques petits paquets, qui resteront attachés aux nerfs qui s'y distribuent. Détachez le ptérygoïdien interne de son attache à la mâchoire inférieure, ce qui permettra de voir le nerf qui s'y rend, en passant à la partie toute postérieure du ptérygoïdien externe; en même temps qu'on aura gagné l'espace nécessaire pour disséquer le *lingual* et le *dentaire inférieur*. N'oubliez pas le *rameau mylo-hyoïdien*, qui part de ce dernier avant qu'il n'entre dans le canal dentaire : ce rameau est fortement appliqué contre la branche de la mâchoire, où il est retenu par une expansion fibreuse, qui transforme en canal complet la gouttière osseuse destinée à lui livrer passage. Pour voir la distribution de ce nerf, il faut détacher de la mâchoire le ventre antérieur du digastrique et le muscle mylo-hyoïdien.

Enfin, pour gagner plus d'espace dans la préparation, divisez la mâchoire inférieure dans la symphyse, et désarticulez-la avec le temporal, en la laissant toutefois attachée par la partie externe de la capsule articulaire; mais ayez bien soin de ne pas couper la *corde du tympan*, qui sort de la fente de Glaser pour s'unir au lingual; elle se trouve à peu de distance en avant et en dedans du condyle et du col de la mâchoire.

Le *ganglion otique* et les filets nerveux qui sont en connexion avec lui, seront plus facilement disséqués sur une tête divisée sur la ligne médiane et sur laquelle on travaillera du dedans en dehors, en enlevant peu à peu tous les os qui se trouvent sur le côté interne du tronc du maxillaire inférieur.

CHAPITRE VI.

Nerf maxillaire supérieur; passage du facial dans l'aqueduc de Fallope. (Pl. V et VI.)

Le nerf maxillaire supérieur est la seconde branche ou la branche moyenne du trijumeau; il sort du crâne par le trou grand rond, et arrivé dans la fosse ptérygo-palatine, il y donne un *rameau orbitaire*, qui entre dans l'orbite par la fente sphéno-maxillaire, longe sa paroi externe et se divise en deux filets: le filet interne ou *malaire* s'anastomose avec un filet du nerf lacrymal, traverse l'os de la pommette, et arrivé dans la face, il s'anastomose avec le facial; le filet externe ou *temporal* traverse la portion orbitaire de l'os zygomatique, pénètre dans la fosse temporale, s'y anastomose avec un filet du maxillaire inférieur, puis remonte entre l'os et le périoste, ou même quelquefois dans un canal osseux, perce l'aponévrose temporale et s'anastomose enfin avec un filet du facial.

Bientôt après, le nerf maxillaire supérieur donne deux ou trois filets descendans, qui se réunissent après un court trajet, et forment un ganglion triangulaire, appelé *ganglion sphéno-palatin* ou *de Meckel;* ce ganglion fournit les nerfs suivans:

Les *nerfs nasaux supérieurs* ou *sphéno-palatins*, au nombre de trois à cinq; ils partent du côté interne du ganglion, entrent dans la fosse nasale par le trou sphéno-palatin et se distribuent au cornet supérieur, au cornet moyen et à la partie postérieure de la cloison: l'un d'eux, plus volumineux, appelé *nerf naso-palatin de Scarpa*, se porte sur la cloison du nez, et descend en diagonale vers le canal palatin antérieur, en donnant chemin faisant des filets à la muqueuse nasale. Dans son trajet à travers le canal le nerf traverse une masse rougeâtre que l'on a appelée *ganglion naso-palatin* ou *de Cloquet*, sur la nature ganglionnaire de laquelle on a élevé des doutes qui nous paraissent fondés. Enfin le nerf se distribue dans la partie antérieure du palais, et s'y anastomose avec les rameaux du nerf grand palatin.

Les *nerfs palatins* se détachent de l'extremité inférieure du ganglion sphéno-palatin; ils sont au nombre de trois: un grand, un moyen et un petit. 1) Le *nerf grand palatin* est le plus antérieur; il entre dans le canal palatin postérieur, et fournit pendant son trajet trois *nerfs nasaux postérieurs*, qui passent dans le nez et s'y ramifient sur le cornet moyen et sur le cornet inférieur. Quand le nerf grand palatin est sorti de son canal, il se divise en un grand nombre de rameaux, qui se distribuent à la voûte palatine et au voile du palais, et s'anastomosent avec les filets qui terminent le nerf naso-palatin. 2) Le *nerf moyen palatin* descend dans un canal osseux particulier, et se distribue au voile du palais et à l'amygdale. 3) Le *nerf petit palatin*, placé en dehors, traverse son canal osseux et se perd dans la luette et dans l'amygdale.

Enfin, la partie postérieure du ganglion de Meckel donne naissance, 1) à des rameaux qui pénètrent dans le sinus sphénoïdal; 2) à un autre qui se ramifie dans la partie supérieure et postérieure du pharynx (*nerf pharyngé de Bock*); 3) aux *nerfs nasaux supérieurs et postérieurs :* ils donnent des filets à la muqueuse qui tapisse les narines postérieures. Quelquefois ces nerfs se détachent du ganglion par un tronc commun. Le ganglion sphéno-palatin donne en outre naissance à deux nerfs plus volumineux que les précédens, se dirigeant en arrière dans le canal vidien où ils sont renfermés dans une gaîne membraneuse commune, et accolés l'un à l'autre, de manière à avoir long-temps été décrits comme un seul cordon sous le nom de *nerf vidien* ou *ptérygoïdien*. Il nous reste donc à parler de ces deux nerfs qui se séparent à la partie postérieure du canal vidien; 4) le *rameau supérieur du vidien* ou *nerf pétreux* rentre dans le crâne entre l'extrémité antérieure du rocher et l'os sphénoïde, passe sur la face supérieure du rocher, recouvert par la dure-mère, entre dans l'*hiatus de Fallope*, et se dirige vers le nerf facial. A l'endroit où le nerf pétreux s'unit à lui, le nerf facial forme un petit renflement, dont part un filet qui s'anastomose avec le nerf auditif et un autre qui s'unit à la continuation supérieure du rameau anastomotique de Jacobson; un troisième rameau, qui se détache de ce renflement, accompagne le nerf facial dans l'aqueduc de Fallope; dans ce trajet il est fortement accolé au facial; mais avant que ce dernier n'en sorte par le trou stylo-mastoïdien, le filet le quitte et remonte dans un canal particulier sous le nom de *corde du tympan;* ce nerf entre dans la cavité du tympan près de la pyramide, se dirige en avant entre la longue branche de l'enclume et le manche du marteau, et sort enfin par la scissure de Glaser pour s'unir au nerf lingual. On voit donc que la corde du tympan ne peut pas être considérée comme étant la continuation directe du nerf pétreux, mais que sa naissance du renflement du facial indique qu'elle tire son origine tant du pétreux que du facial. Au niveau de la pyramide le nerf facial donne quelquefois un petit filet au muscle de l'étrier. Après que la corde du tympan s'en est détachée et avant que de sortir par le trou stylo-mastoïdien, le nerf facial communique enfin avec le rameau auriculaire du nerf vague. 5) Le *rameau inférieur du nerf vidien* ou *rameau carotidien* entre dans le canal carotidien, où il s'anastomose avec les filets que le grand sympathique envoie à la sixième paire, et forme avec eux un plexus qui entoure l'artère carotide.

Après avoir donné les filets qui s'unissent au ganglion de Meckel, le tronc du maxillaire supérieur fournit un ou deux *nerfs dentaires* ou *alvéolaires postérieurs*, qui descendent sur la tubérosité de l'os maxillaire supérieur, où ils se divisent en plusieurs filets, dont les uns se perdent dans la partie postérieure des gencives et dans le muscle buccinateur, les autres entrent dans les petits conduits dentaires postérieurs, et se distribuent aux racines des quatre dernières molaires supérieures; un de ces rameaux se dirige en avant, entre la muqueuse du sinus maxillaire et l'os, et communique avec les nerfs dentaires antérieurs.

Le nerf maxillaire supérieur entre ensuite dans le canal sous-orbitaire et prend le nom de *nerf sous-orbitaire;* vers le milieu de son trajet il fournit un ou deux *nerfs dentaires antérieurs*, dont les rameaux descendent dans l'épaisseur de la paroi antérieure du sinus maxillaire, pour se distribuer aux racines des dents incisives, de la canine, de la première molaire et quelquefois de la seconde. Une branche de ce nerf dentaire antérieur passe entre la paroi du sinus et la membrane muqueuse qui le tapisse, s'anastomose avec un rameau du dentaire postérieur, et envoie des filamens dans la muqueuse du sinus.

Quand le nerf sous-orbitaire est sorti du canal de ce nom, il se divise dans la face en un grand nombre de rameaux, dont nous avons parlé en décrivant les nerfs de la face; on les distingue en *palpébraux*, en *labiaux* et en *nasaux*, et ils s'anastomosent avec les filets du facial, du sous-trochléateur et du naso-lobaire.

Préparation. Comme les divisions du nerf maxillaire supérieur parcourent en grande partie des canaux pratiqués profondément dans les os du crâne, la majeure partie de la préparation devra être faite avec le ciseau et le marteau; il est donc convenable d'enlever toutes les parties superflues, pour pouvoir plus commodément manier la préparation. Il faut en outre observer qu'il est avantageux de pouvoir isoler la tête du tronc, en sorte qu'il serait à désirer que les nerfs cervicaux et les nerfs profonds du cou fussent déjà disséqués; c'est dans cette supposition que nous indiquons les coupes à faire. On commence par mettre à découvert l'artère carotide interne et le ganglion cervical supérieur du grand sympathique, situés profondément à la partie latérale supérieure du cou, derrière la branche de la mâchoire inférieure; on s'assure de même d'un bout des nerfs glosso-pharyngien, vague et accessoire, qui sortent du crâne par le trou déchiré postérieur; ces nerfs ne seront cependant pas encore disséqués au net, afin de ne pas couper les filets de communication qui existent entre eux et le nerf grand sympathique; puis on enlève la mâchoire inférieure avec la langue et la partie inférieure du pharynx, mais on laisse le voile du palais et la partie supérieure du pharynx en rapport avec la tête, que l'on sépare ensuite dans l'articulation occipito-atlantoïdienne.

Nous supposons qu'on fasse la préparation sur la tête qui a servi à celle du maxillaire inférieur et des nerfs de l'œil; si l'on avait une tête entière, on extrairait le cerveau, on mettrait à nu le ganglion de Gasser, on enlèverait la paroi supérieure de l'orbite et une portion des os de la tempe, comme cela a été indiqué pour ces préparations-là.

On agrandit ensuite le trou grand-rond avec le ciseau et le marteau, pour bien voir le passage du nerf, et l'on va à la recherche de son *rameau orbitaire*, que l'on poursuit au-delà de sa bifurcation jusqu'à l'endroit où ses divisions entrent dans leurs canaux osseux; on enlève ensuite la majeure partie de la cloison externe de l'orbite, depuis sa partie postérieure jusqu'à deux lignes environ en avant de l'extrémité antérieure de la fente sphéno-maxillaire, en ménageant soigneusement le *filet temporal* du rameau orbitaire, qui dans ce point-là passe de l'orbite dans la fosse temporale.

Le *nerf malaire* sera mis à découvert en agrandissant avec le ciseau le canal pratiqué à travers l'os de la pommette; cette préparation exige beaucoup de soins, afin de ne pas enlever le filet du lacrymal, qui vient s'anastomoser avec lui, ce qui n'a quelquefois lieu que dans l'épaisseur de l'os, en sorte que chacun d'eux a alors son canal osseux particulier; on vient à la rencontre du nerf par la face antérieure du zygoma, en agrandissant le trou malaire.

On récline vers la ligne médiane le globe de l'œil avec ses muscles et ses nerfs, afin de gagner l'espace nécessaire pour ouvrir le canal sous-orbitaire par sa paroi supérieure; mais on ménagera soigneusement le nerf lacrymal, à cause de son anastomose avec le filet malaire. On peut laisser subsister un pont sur le canal sous-orbitaire, vers son extrémité antérieure, afin de ne pas briser le bord inférieur de l'orbite; mais on agrandira, si l'on veut, le trou orbitaire inférieur pour mieux voir la sortie du nerf. On emporte de même une partie de la table antérieure de la cloison osseuse du sinus maxillaire, afin de découvrir les nerfs *dentaires antérieurs*, et l'on suit les filets de ces nerfs dans leur distribution aux dents antérieures, en ouvrant avec précaution les canaux osseux qu'ils parcourent.

Les nerfs *dentaires postérieurs* sont facilement mis à découvert à la face postérieure de l'os maxillaire supérieur; on les suit jusqu'aux dents molaires, en enlevant avec précaution la table externe de l'os.

On arrive au *ganglion sphéno-palatin* en suivant les filets inférieurs que le nerf maxillaire fournit avant de donner les dentaires postérieurs. Quelquefois cependant ce ganglion manque, et les nerfs qu'il doit donner proviennent alors directement des filets descendans.

Pour suivre les *nerfs palatins*, on enlève les muscles ptérygoïdiens le plus près possible de leur attache au sphénoïde ; puis on ouvre de haut en bas les canaux palatins postérieurs, en emportant plutôt des portions de l'os maxillaire supérieur et de l'os du palais, que des fragmens de l'apophyse ptérygoïde, qui, dans cette préparation, est très-exposée à se briser à sa base : si cet accident arrivait, la pièce d'os détachée n'offrirait plus assez de résistance pour permettre d'en emporter des fragmens avec le ciseau, et il vaudrait mieux alors enlever en entier l'os détaché, ce qui permettra même de poursuivre plus commodément la dissection commencée. Les trois nerfs palatins étant ainsi mis à découvert, on suit le *moyen palatin* et le *petit palatin* en arrière dans le voile et dans l'amygdale, et l'on dissèque le *grand palatin* dans la voûte du palais au moyen d'une incision qui de la dernière grosse dent molaire se dirige en avant ; on récline de côté et d'autre les lambeaux de la muqueuse du palais, et l'on enlève grain par grain les glandes palatines sur le trajet des rameaux nerveux, qui sont ordinairement profondément situés. Les *rameaux nasaux* du grand nerf palatin seront disséqués avec les nerfs nasaux postérieurs.

Pour mettre à découvert les deux rameaux dont se compose le *nerf vidien*, on ouvre le canal qu'il parcourt, en enlevant peu à peu la base de l'apophyse ptérygoïde et en travaillant ensuite dans le corps même du sphénoïde ; mais il faut beaucoup de précaution en maniant le ciseau ; car en le faisant pénétrer trop profondément, on risque de diviser d'un seul coup le nerf, qui est excessivement mou. Quand on a ouvert le canal vidien, le nerf n'est pas encore à découvert ; il y est enveloppé par une gaîne membraneuse, et ce n'est qu'après avoir incisé celle-ci que l'on découvre les deux filets dont il se compose. On suit d'abord le *nerf pharyngé* et les *nasaux postérieurs et supérieurs*, qui se détachent du ganglion sphéno-palatin à côté de l'origine du vidien ; puis on poursuit les deux filets principaux qui composent ce dernier, à travers la substance fibro-cartilagineuse du trou déchiré antérieur, en commençant par le *nerf pétreux*. Cette dissection est difficile, et le fibro-cartilage ne peut être enlevé que brin par brin avec le scalpel ; on enlève ensuite la dure-mère de dessus le nerf pétreux, et on le suit avec le ciseau dans l'*hiatus de Fallope*. On ouvre l'aqueduc de Fallope jusqu'à l'endroit où le nerf pétreux s'unit au facial ; on ouvre de même le trou auditif interne par sa partie supérieure ; mais on laisse pour le moment encore le *nerf facial* et le *nerf auditif* enveloppés par la dure-mère, qui pénètre dans ce trou avec eux, et on ne la fend qu'après avoir mis à découvert tout le trajet du facial à travers l'aqueduc de Fallope, ce qui se fait en enlevant peu à peu la substance osseuse autour de lui, de manière à ce que ce canal soit élargi jusqu'au diamètre de deux à trois lignes ; mais on conçoit que cette préparation exige des soins infinis pour ne pas couper la corde du tympan ou bien le facial lui-même. On poursuit ensuite la *corde du tympan*, en ouvrant la cavité tympanique par sa face supérieure ; et l'on enlève en entier la partie antérieure de la cavité glénoïde jusqu'à la fente de Glaser, pour voir la sortie de la corde du tympan.

On poursuit après cela, sur le promontoire du tympan, le filet du facial, qui va s'anastomoser avec le *rameau de Jacobson* : ces filets ne sont pas entièrement à nu dans le tympan, mais renfermés dans des canaux osseux, dont les parois externes sont extrêmement minces, et par conséquent faciles à enlever, cependant il est convenable de faire remarquer que le rameau de Jacobson fait souvent de fortes inflexions dans son trajet, en sorte qu'on court risque de le perdre, si l'on n'y fait pas bien attention. On suit alors en avant le filet qui du rameau de Jacobson se porte dans le plexus carotique.

De suite après avoir poursuivi le *rameau carotique* du vidien à travers le fibro-cartilage du trou déchiré antérieur, on ouvre le canal carotique par sa face externe et dans toute sa longueur ; on trouve alors l'artère carotide entourée par un plexus assez considérable de filets nerveux, qu'il est facile d'isoler de l'artère, et on les suit aisément en bas jusqu'au ganglion cervical supérieur, et en haut jusqu'au nerf de la sixième paire. On dissèque ensuite le ganglion cervical supérieur, pour découvrir ses communications avec les nerfs voisins. La préparation de ces filets, qui du reste n'appartient pas directement ni au maxillaire supérieur ni au facial, est ordinairement faite à cette occasion, parce que travaillant déjà dans la profondeur il est aisé de les mettre à découvert; mais dans tous les cas conviendra-t-il d'y procéder quand on préparera les nerfs que nous décrirons au chapitre IX.

Ce n'est que maintenant qu'il convient d'aller à la recherche des *nerfs nasaux*, qui, étant très-profondément situés, devront être recherchés en disséquant de dedans en dehors; à cet effet on divise la tête d'avant en arrière par une coupe qui laisse subsister la cloison des narines du côté où l'on fait la préparation ; on enlève ensuite la membrane muqueuse qui recouvre la cloison du nez; puis on casse la cloison elle-même, et on l'emporte par parcelles, de manière à laisser intacte la membrane muqueuse qui la tapisse du côté où la préparation sera faite : on verra alors sur cette membrane le *nerf naso-palatin de Scarpa* se diriger en diagonale depuis le trou sphéno-palatin vers le canal palatin antérieur, que l'on ouvre avec le ciseau; on ne conserve ensuite de la membrane muqueuse de la cloison qu'une lanière de quelques lignes de large, qui puisse soutenir le nerf naso-palatin, et l'on en coupe le reste pour voir dans l'intérieur des fosses nasales; là on suivra les ramifications des *nerfs nasaux postérieurs*, des *nerfs nasaux postérieurs et supérieurs*, et des *nasaux*, fournis par le nerf grand palatin, en fendant de haut en bas la muqueuse qui tapisse la partie externe de la fosse nasale, à commencer vis-à-vis le ganglion sphéno-palatin et en suivant successivement les filets qui en partent.

CHAPITRE VII.

Nerfs cervicaux et dorsaux.

Quoiqu'il n'y ait que sept vertèbres cervicales, on compte néanmoins huit paires de nerfs cervicaux, parce que la première sort entre l'occipital et l'atlas, et que la huitième sort entre la septième vertèbre du cou et la première du dos. Les paires dorsales sont au nombre de douze; la première sort au-dessous de la première vertèbre dorsale, et la douzième au-dessous de la douzième vertèbre.

Les nerfs vertébraux ont cela de commun, qu'ils naissent tous de la moelle de l'épine par deux séries de racines, une antérieure et une postérieure; ces deux séries s'unissent pour former les troncs des nerfs qui passent à travers les trous de conjugaison. Pendant ce trajet chaque série de racines postérieures forme un *ganglion* appelé *inter-vertébral*, auquel la série de racines antérieures est simplement accolée sans prendre part à sa formation. Quand les nerfs sont sortis des trous de conjugaison, ils se divisent en deux branches, dont l'antérieure communique avec la branche antérieure du nerf supérieur, avec celle du nerf inférieur et de plus avec le grand sympathique. Les branches postérieures communiquent également entre elles. Ce sont les communications des branches antérieures qui forment les plexus cervical, brachial, lombaire et sciatique.

1.er Nerf cervical, nerf sous-occipital, (nerf cérébral de la dixième paire des anciens). Ce nerf est très-petit: il sort entre l'occipital et l'atlas, au-dessous et en dedans de la dernière inflexion de l'artère vertébrale.

Branche antérieure. Elle se recourbe en avant et en dehors, autour de l'apophyse transverse de l'atlas, et descend pour s'unir avec le deuxième nerf cervical; elle fournit des rameaux aux muscles grand et petit droits antérieurs de la tête et droit latéral, et communique avec le nerf vague, l'hypoglosse et le ganglion cervical supérieur.

Branche postérieure. Plus volumineuse que l'antérieure; elle fournit: 1) deux rameaux ascendans, l'un pour le grand complexus, le grand et le petit droit postérieur de la tête, l'autre pour l'oblique supérieur, et 2) un rameau descendant, qui donne des filets à l'oblique inférieur et communique avec le deuxième cervical.

2.e Nerf cervical (1.re paire des anciens). Il sort du canal vertébral, entre la première et la deuxième vertèbre du cou, et se divise de suite en deux branches.

Branche antérieure. Elle donne: 1) un rameau ascendant qui s'unit au premier cervical et communique avec le ganglion cervical supérieur; 2) un rameau descendant qui s'unit au troisième nerf cervical; ce rameau donne des filets aux muscles cervical descendant et grand droit antérieur de la tête, et fournit un filet qui remonte vers le nerf accessoire de Willis, un autre qui concourt à la formation du nerf petit occipital, et un dernier qui, réuni à un autre du troisième cervical, concourt à la formation de l'anse descendante de l'hypoglosse.

Branche postérieure. Elle communique en haut avec le premier et en bas avec le troisième cervical; elle donne ensuite des filets aux muscles oblique inférieur, grand complexus et splénius, et se continue sous le nom de *nerf grand occipital* vers l'occiput, où elle se distribue dans le muscle occipital et dans les tégumens, et s'y anastomose avec le nerf auriculaire postérieur du facial et avec le nerf petit occipital.

3.e Nerf cervical.

Branche antérieure. Elle se dirige en dehors et communique avec le ganglion cervical supérieur, le deuxième et le quatrième cervical, et donne un filet descendant qui s'unit à un filet du deuxième cervical, et quelquefois à un filet du quatrième, pour former une anse avec le rameau descendant de l'hypoglosse. La branche antérieure fournit ensuite : 1) le *nerf petit occipital*, qui reçoit un rameau de la branche antérieure de la deuxième paire; puis il se dirige en arrière, croise la direction du grand occipital, situé plus profondément, et arrive à l'occiput entre ce nerf et l'oreille externe; il donne des filets aux tégumens, aux muscles splénius et trapèze, et communique avec l'accessoire de Willis, le grand occipital, l'auriculaire postérieur et l'auriculaire principal; 2) l'*auriculaire principal* ou le *grand auriculaire postérieur*, qui donne un rameau de communication au nerf cutané moyen du cou, un autre à la branche inférieure du facial, et se divise ensuite en deux filets qui montent vers l'oreille, se distribuent au pavillon et au muscle postérieur de l'oreille, et communiquent avec l'auriculaire postérieur et le petit occipital; 3) par un tronc commun, les *nerfs cutané moyen* et *cutané inférieur du cou:* ils contournent d'arrière en avant le bord postérieur du sterno-cléido-mastoïdien, et se ramifient à la partie moyenne et inférieure du cou, où ils donnent des filets au peaucier et aux tégumens, et s'anastomosent tant entre eux qu'avec la branche inférieure du facial, et avec l'auriculaire principal.

Branche postérieure. Beaucoup plus petite que l'antérieure; elle donne un rameau à la branche postérieure du deuxième cervical, un autre au nerf petit occipital, et se distribue ensuite dans les muscles splénius, transversaire, complexus, transversaire épineux et trapèze, et dans les tégumens de la nuque.

4.e Nerf cervical.

Branche antérieure. Très-forte; après avoir donné des filets aux muscles droit antérieur long et angulaire, elle communique avec le grand sympathique et avec le deuxième nerf cervical, et fournit un filet descendant qui s'unit au rameau descendant de l'hypoglosse; après ces filets, la branche antérieure fournit un rameau qui s'unit à un autre du cinquième cervical pour former le *nerf diaphragmatique* ou *phrénique :* ce nerf reçoit quelquefois encore d'autres filets des nerfs cervicaux supérieurs, du plexus brachial et de l'anse descendante de l'hypoglosse; il descend alors à la partie inférieure du cou, en donnant des filets au scalène antérieur et en communiquant avec le grand sympathique et le nerf vague. Il passe ensuite dans la poitrine avec le nerf vague, et descend dans le médiastin antérieur jusqu'au diaphragme, dans lequel il se ramifie. Le nerf diaphragmatique du côté droit donne quelques filets qui traversent le trou carré du diaphragme, en accompagnant la veine cave inférieure, et qui s'anastomosent dans le bas-ventre avec le plexus solaire et les nerfs vagues.

La branche antérieure donne ensuite un rameau de communication avec le cinquième cervical, et se sous-divise après cela en trois ou quatre rameaux, appelés *sus-claviculaires*, et que l'on distingue en antérieur, moyen et postérieur : l'*antérieur* descend sur le milieu de la clavicule et se ramifie dans la peau de la poitrine, dans la glande mammaire et dans les muscles sous-clavier et grand pectoral; le *moyen* ou *nerf acromial*, se distribue dans la peau de la partie antérieure de l'épaule, dans le muscle trapèze, et communique avec l'accessoire de Willis; le *postérieur* se rend dans la peau de l'épaule et dans les muscles sur- et sous-épineux.

Branche postérieure très-petite; elle communique avec le troisième cervical, donne des rameaux aux muscles grand complexus, transversaire épineux, petit complexus, transversaire et angulaire, et se perd dans les tégumens de la nuque.

Plexus cervical. Ce plexus, situé sur les parties latérales du cou, derrière le muscle sterno-cléido-mastoïdien, est formé par les anastomoses des branches antérieures des premier, deuxième, troisième et quatrième nerfs cervicaux. C'est de ce plexus que partent les filets qui concourent à la formation de l'anse de l'hypoglosse, le nerf petit occipital, l'auriculaire principal, les nerfs cutanés moyen et inférieur du cou, le nerf diaphragmatique et les nerfs sus-claviculaires. Nous avons préféré de décrire ces nerfs tels qu'ils naissent des branches antérieures des paires cervicales, et nous ne faisons mention ici du plexus cervical que parce que quelques auteurs modernes ont adopté ce dernier mode de description.

5.e, 6.e, 7.e et 8.e Nerfs cervicaux. Les *branches antérieures* de ces nerfs sont très-volumineuses; elles communiquent avec le grand sympathique, donnent ordinairement des filets au nerf diaphragmatique, et se réunissent ensuite à angle aigu pour former le *plexus brachial* conjointement avec le premier nerf dorsal. La branche antérieure du cinquième communique avec celle du quatrième nerf cervical.

Les *branches postérieures* sont très-grêles; elles se distribuent aux muscles transversaire épineux, compliqué de l'épine, grand complexus, splénius et trapèze, et se terminent dans les tégumens de la région cervicale.

1.er Nerf dorsal. La *branche antérieure*, très-volumineuse, communique avec le grand sympathique, puis elle se divise en deux rameaux : le supérieur s'unit à angle aigu au huitième nerf cervical pour concourir à la formation du plexus brachial; l'inférieur, plus petit, longe la face inférieure de la première côte et se distribue dans les muscles intercostaux.

La *branche postérieure* est très-petite, et elle se distribue comme celle des derniers nerfs cervicaux.

2.e, 3.e, 4.e, 5.e, 6.e, 7.e, 8.e, 9e., 10.e, 11.e et 12.e Nerfs dorsaux. Ces nerfs se ressemblent beaucoup par leur distribution; dès qu'ils sont sortis des trous de conjugaison, ils donnent une branche postérieure ou dorsale, et une branche antérieure ou intercostale.

Branches postérieures ou *dorsales*. Elles sont plus petites que les antérieures et se portent en arrière entre les apophyses transverses des vertèbres, sous le muscle compliqué de l'épine; là elles se divisent en *rameaux internes*, qui donnent des filets aux muscles compliqué de l'épine, transversaire épineux, long dorsal, complexus, rhomboïde, trapèze et grand dorsal, et en *rameaux externes*, qui passent entre les releveurs des côtes et le long dorsal, donnent des filets à ces muscles, ainsi qu'au sacro-lombaire, au rhomboïde, au trapèze, au grand dorsal, et se perdent enfin dans la peau.

Branches antérieures ou *intercostales*. Leur distribution n'est pas la même pour tous les nerfs dorsaux; mais elles ont cela de commun, qu'elles donnent un ou deux filets de communication au grand sympathique, et qu'elles s'avancent vers la partie antérieure de la poitrine, le long du bord inférieur de la côte supérieure, et entre les muscles intercostaux externe et interne, auxquels elles fournissent des rameaux.

Deuxième et *troisième nerfs dorsaux*. Outre le *rameau intercostal* proprement dit, qui fournit des rameaux aux muscles grand pectoral et triangulaire du sternum, ils donnent un *rameau brachial*, qui passe dans le creux de l'aisselle, et se distribue dans la peau de la partie interne du bras jusqu'au coude.

Quatrième, *cinquième*, *sixième* et *septième nerfs dorsaux*. Vers le milieu de la côte, les branches antérieures se divisent en *rameaux externes*, qui donnent des filets au muscle grand oblique et à la peau de la poitrine et du bas-ventre, et en *rameaux internes*, qui s'avancent entre les côtes et se divisent dans le grand pectoral, la mamelle et les tégumens.

Huitième, *neuvième*, *dixième* et *onzième nerfs dorsaux*. Arrivées au tiers antérieur des côtes, les branches antérieures se divisent en deux rameaux : les *externes* se distribuent dans le grand dentelé, le grand oblique, et dans les tégumens de la poitrine et du bas-ventre; les *internes* quittent les espaces intercostaux, rampent entre le transverse et le petit oblique du bas-ventre, leur donnent des rameaux, ainsi qu'au muscle droit, et se perdent dans les tégumens de l'abdomen.

Douzième nerf dorsal. Après avoir donné des filets au grand sympathique, ce nerf communique par une forte branche avec le premier nerf lombaire, puis il se dirige en bas et en dehors, en donnant des filets au carré des lombes et au diaphragme; au niveau de l'extrémité antérieure de la douzième côte, ce nerf se divise en deux rameaux : l'*externe* donne des filets aux muscles grand et petit oblique et aux tégumens; l'*interne* descend entre l'oblique interne et le transverse, leur donne des filets et se perd dans la partie inférieure des muscles droit et pyramidal.

PRÉPARATION. *Branches antérieures des nerfs cervicaux*. On dissèque la peau du cou de dedans en dehors, après en avoir circonscrit un lambeau par trois incisions : l'une, verticale, sur la ligne médiane du cou; l'autre le long du bord de la mâchoire inférieure; la troisième le long de la clavicule : ces deux dernières doivent être très-peu profondes, afin de ne pas couper la branche inférieure du facial et les rameaux sus-claviculaires. Pour ne pas courir le risque de couper les filets nerveux superficiels, on fera bien de laisser pour le moment le muscle peaucier couché sur les parties profondes; on verra alors à travers ce plan musculeux des filets nerveux, que l'on met à nu en coupant le peaucier en travers sur leur trajet et en l'enlevant peu à peu en entier. La peau de la partie supérieure de la poitrine sera disséquée en dehors, en même temps que les filets nerveux qui rampent dans son épaisseur. Le sterno-cléido-mastoïdien est embrassé par des anses nerveuses, qu'il faut soigneusement ménager; mais pour pouvoir disséquer plus profondément, on coupe ce muscle à ses attaches inférieures, et on le replie en haut avec ses anses nerveuses, en le laissant attaché à l'apophyse mastoïde.

En suivant ensuite les filets du nerf cutané moyen du cou, on arrive au tronc de la troisième paire cervicale; et comme tous les nerfs cervicaux ont entre eux des communications qui unissent la série de leurs branches antérieures et postérieures, il suffit d'être arrivé au tronc d'un seul d'entre eux, pour trouver sans peine les nerfs voisins, en suivant toujours les branches de communication.

Le *nerf phrénique* ne sera poursuivi dans la poitrine qu'après avoir disséqué les nerfs dorsaux; pour voir son trajet, on emporte le sternum, et on le trouve alors dans le médiastin antérieur, accolé au péricarde: sa dissection se fait aisément.

Il convient peut-être de faire observer ici que l'on devra soigneusement ménager les nerfs crâniens, situés profondément au cou le long de l'artère carotide, et qui seront étudiés après les nerfs cervicaux. Parmi ces nerfs on évitera surtout de couper le rameau descendant de l'hypoglosse, qui, s'unissant à un filet du deuxième et du troisième cervical, forme au cou une anse nerveuse. On aura grand soin aussi de conserver les filets de communication entre chaque paire cervicale et le grand sympathique.

Dans la préparation des *branches postérieures des nerfs cervicaux*, on récline la peau de la nuque de dehors en dedans, en ménageant les filets nerveux qui se distribuent dans son tissu. La peau de la partie postérieure de la tête sera enlevée en entier, après l'avoir peu à peu incisée sur le trajet des nerfs occipitaux, qui resteront couchés sur le crâne. Les muscles de la nuque, tels que le trapèze, le splénius et le grand complexus, seront coupés en travers sur le trajet des nerfs, ou bien seulement détachés de l'occiput et repliés en arrière, selon que cela paraîtra plus commode; mais les filets nerveux qu'ils reçoivent seront soigneusement ménagés.

La *première paire cervicale* ne sera disséquée qu'après toutes les autres; on commence par rechercher la branche inférieure du facial et son anastomose avec le troisième cervical; on peut ensuite couper toutes les branches du facial, à l'exception de la branche anastomotique; puis on divise la mâchoire dans sa symphyse, et on la désarticule du côté où l'on prépare, afin de pouvoir la tirer de côté; il sera le plus souvent inutile d'enlever en entier cette portion de la mâchoire. On conseille encore de couper le sterno-cléido-mastoïdien à son attache supérieure; mais cette coupe n'est pas nécessaire, et les rapports des nerfs s'en trouvent dérangés, parce qu'alors le muscle ne tient plus à rien. Le tronc de la première paire cervicale est très-difficile à trouver; on voit bien facilement passer par-dessus l'arc de l'atlas sa branche de communication qui l'unit à la deuxième paire; mais le tronc lui-même est profondément situé entre la partie toute inférieure de l'occipital et la première vertèbre; on y arrive en suivant la branche de communication, et on le trouve alors entre l'apophyse transverse et le tubercule postérieur de l'atlas.

Pour disséquer les *branches antérieures des nerfs dorsaux*, on récline la peau de la poitrine et du bas-ventre de dedans en dehors, en y laissant attachés les nerfs qui y entrent; mais comme il y a des filets qui s'y rendent au bord externe du sternum, on serait obligé de les couper pour pouvoir détacher davantage la peau, si l'on ne divisait de haut en bas cette enveloppe en dehors du point où ces nerfs y entrent; on continue alors à la rabattre pour trouver les principaux rameaux cutanés, qui percent les muscles intercostaux externes vers le milieu des côtes. On fera une incision à la peau de la partie antérieure du bras, et on la dissèque vers le creux de l'aisselle, pour suivre les rameaux des deux premiers nerfs dorsaux, qui se rendent dans les tégumens de cette partie. Les muscles pectoraux pourront alors être détachés de leur insertion à la poitrine, pour bien voir les filets des nerfs dorsaux qui y entrent; les muscles de l'abdomen seront coupés en travers sur le trajet des filets nerveux qui s'y distribuent, et que l'on trouvera aisément en suivant vers la profondeur les filets qui se portent au dehors dans la peau; ou bien on détachera les deux muscles obliques de leurs attaches postérieures, et on les renversera peu à peu en avant pour voir les rameaux nerveux qui rampent entre leurs plans, et surtout entre l'oblique interne et le transverse. La gaîne du muscle droit sera fendue de haut en bas pour mettre à découvert les nerfs qui entrent dans le muscle, et ceux qui le traversent pour pénétrer dans les tégumens. On ouvre ensuite la poitrine; on renverse le poumon vers le côté opposé à la préparation, et après avoir enlevé la plèvre costale, on incise les muscles intercostaux internes sur le trajet des nerfs vers le bord inférieur des côtes. L'origine des branches antérieures des derniers nerfs dorsaux ne peut pas encore être bien vue, parce qu'elle est cachée par le diaphragme; pour cela il faut que la poitrine et l'abdomen soient largement ouverts, en sorte qu'il est convenable de ne faire cette dissection qu'avec celle des nerfs lombaires.

Afin de voir les *branches postérieures des nerfs dorsaux*, on couche le sujet sur le ventre et l'on détache la peau du dos de dedans en dehors; on dissèque de même en dehors les muscles larges, tels que le trapèze, le grand dorsal et le rhomboïde, en conservant les filets qui se rendent dans ces parties; puis on sépare le long dorsal en dehors du sacro-lombaire et en dedans de l'épineux du dos et du transversaire épineux, en suivant les rameaux nerveux qui sont placés entre ces muscles.

CHAPITRE VIII.

Plexus brachial.

Ce plexus considérable, situé à la partie latérale inférieure du cou, entre le scalène antérieur et le scalène moyen, derrière la clavicule et dans le creux de l'aisselle, est formé par les branches antérieures des quatre derniers nerfs cervicaux et du premier dorsal. Ces nerfs sont disposés de la manière suivante : le cinquième et le sixième nerf cervical s'unissent peu après leur origine; le huitième cervical et le premier dorsal s'unissent de même, tandis que le septième cervical parcourt un trajet beaucoup plus long entre ces deux paquets de nerfs, et se divise enfin en deux branches, dont l'une s'unit au faisceau supérieur et l'autre à l'inférieur. Ces cinq troncs nerveux forment ensuite un entrelacement considérable, dont partent les nerfs suivans:

1.° Nerfs thoraciques. Ils sont en général peu volumineux; leur nombre varie beaucoup; on les distingue en antérieurs et en postérieurs : les *antérieurs* sont quelquefois seulement fournis par la septième paire cervicale, d'autres fois par les quatre dernières paires cervicales, d'autres fois même par tous les nerfs qui concourent à la formation du plexus brachial. Ils descendent derrière la clavicule, et donnent des rameaux aux muscles sous-clavier, grand et petit pectoral et aux tégumens de la poitrine. Un de ces rameaux perfore le petit pectoral pour se ramifier dans le grand pectoral. Quelquefois on trouve un rameau qui forme une anse autour de l'artère axillaire, et qui vient de nouveau s'unir à la partie inférieure du plexus brachial. Les *nerfs thoraciques postérieurs* naissent le plus souvent du cinquième et du sixième cervical; ils se ramifient dans le grand dentelé, le grand dorsal, le rhomboïde et l'angulaire :

2.° Nerf sus-scapulaire. Fourni par le cinquième nerf cervical, quelquefois aussi par le sixième. Il se dirige en arrière vers le bord supérieur de l'épaule, donne des filets au muscle sous-scapulaire, passe ensuite sous le ligament postérieur de l'omoplate, qui convertit en trou l'échancrure du bord supérieur de cet os, et donne des filets au muscle sus-épineux. Le nerf sus-scapulaire entre ensuite dans la fosse sous-épineuse, en passant sous l'acromion, et se perd dans les muscles sous-épineux et petit rond.

3.° Nerfs sous-scapulaires. Ils sont au nombre de deux ou de trois, leur origine du plexus est d'ailleurs très-variable; ils se ramifient dans les muscles sous-scapulaire et grand rond; quelquefois aussi dans le grand dorsal et le petit rond.

4.° Nerf cutané interne. Peu volumineux; fourni par le huitième cervical et le premier dorsal. Il descend au côté interne du bras avec la veine basilique; à la partie supérieure du bras il se divise en deux branches, dont l'externe, plus petite, est située plus en avant; l'interne, plus volumineuse, est placée plus en arrière; toutes les deux se distribuent à la peau de la moitié interne du bras et de l'avant-bras jusqu'au poignet; leurs rameaux s'anastomosent entre eux et avec ceux du musculo-cutané.

5.° Nerf musculo-cutané, cutané externe, ou perforant de Cassérius. Il provient des cinquième, sixième et septième nerfs cervicaux; dès sa naissance il donne des rameaux au coraco-brachial et au biceps, derrière lequel il est en partie placé; puis il perfore le coraco-brachial, ou bien il descend seulement à son côté interne et se divise en deux branches : l'une se distribue aux muscles biceps et brachial interne; l'autre, toujours placée derrière le biceps, se porte vers le bord externe de ce muscle quand elle est arrivée à la partie inférieure du bras, devient ensuite sous-cutanée et se ramifie dans la peau de la moitié externe de l'avant-bras et de la main; elle s'anastomose dans l'avant-bras avec les filets du cutané interne, et sur le dos de la main avec ceux du radial.

6.° Nerf médian. Le nerf médian, fourni par tous les nerfs du plexus brachial, est le plus gros des nerfs qui en partent. Il descend profondément à la partie interne du bras avec l'artère brachiale, sans donner de branches; près du pli du bras il donne des rameaux qui se rendent dans les muscles rond pronateur, radial interne, palmaire grêle, fléchisseurs superficiel et profond, et cubital interne. Il fournit aussi dans cet endroit le *nerf interosseux interne*, qui descend le long de la face antérieure du ligament interosseux, en donnant des rameaux au fléchisseur profond et au long fléchisseur du pouce; à la partie inférieure de l'avant-bras le nerf interosseux en donne au carré pronateur; il se porte ensuite à la partie postérieure du poignet, en traversant le ligament interosseux, et se perd sur le dos de la main, en s'anastomosant avec les filets du radial.

Le nerf médian descend ensuite vers la main, et donne pendant son trajet un rameau *palmaire cutané*, qui se perd dans la peau de la paume de la main. Arrivé au poignet, le nerf médian passe sous le ligament propre du carpe, et se divise en cinq *rameaux digitaux palmaires.* (Quelquefois il se divise en deux branches, qui se subdivisent l'une en trois, l'autre en deux rameaux.)

Le *premier rameau digital* donne des filets aux muscles court abducteur, opposant et petit fléchisseur du pouce, et se continue ensuite le long du bord radial du pouce jusqu'à son extrémité; le *deuxième rameau digital* va le long du bord cubital du pouce, et donne des filets au court fléchisseur et à l'abducteur du pouce. Le *troisième rameau digital* s'avance le long du bord radial de l'index, après avoir donné des rameaux aux interosseux et aux lombricaux. Le *quatrième rameau digital* donne également des filets à ces muscles et se divise en deux rameaux; l'un pour le bord cubital de l'index, l'autre pour le bord radial du doigt du milieu. Le *cinquième rameau digital* donne des rameaux musculaires, s'unit à un rameau du cubital, et se distribue au bord cubital du troisième doigt et au bord radial du quatrième. Chacun de ces nerfs digitaux palmaires du médian, donne dès son origine un filet digital dorsal.

7.° Nerf cubital. Il est formé par le septième et le huitième nerf cervical et par le premier dorsal; dès son origine il donne quelquefois une *branche cutanée*, qui se distribue à la peau de la partie interne et postérieure du bras. Le nerf cubital descend le long de la partie interne du bras, donne près du coude des rameaux au triceps et aux tégumens, et passe entre le condyle interne de l'humérus et l'olécrâne dans l'avant-bras, où il est placé d'abord entre le fléchisseur profond et le cubital interne, et plus tard entre ce dernier et le palmaire grêle. Pendant son trajet le long de l'avant-bras, il donne des rameaux aux muscles cubital interne et fléchisseur profond, et le rameau *long palmaire cubital*, qui communique dans la main avec le rameau palmaire cutané du médian. A la partie inférieure de l'avant-bras le nerf cubital se divise en deux branches :

Branche palmaire. Elle passe dans la paume de la main entre le ligament palmaire et le ligament propre du carpe, et s'y divise en deux rameaux : 1) le *rameau superficiel* donne des filets aux muscles abducteur et fléchisseur du petit doigt, communique avec le dernier rameau du médian, et se distribue au bord cubital du doigt auriculaire et aux bords radial et cubital du petit doigt;

2) le *rameau profond* accompagne l'artère correspondante en se portant transversalement dans la partie profonde de la main entre les interosseux et l'abducteur du pouce; il se distribue à ces muscles, ainsi qu'à ceux du doigt auriculaire et aux lombricaux.

Branche dorsale; plus petite que la palmaire; elle se porte sur la face postérieure de l'avant-bras et de la main, et y fournit les *nerfs digitaux dorsaux* du quatrième et du cinquième doigt et du bord cubital du troisième. Deux de ses filets communiquent avec deux filets du radial, pour former l'*arcade dorsale supérieure* et l'*arcade dorsale inférieure.*

8.° Nerf radial. Le nerf radial, très-volumineux, naît de tous les nerfs du plexus brachial; il descend à la partie postérieure du bras, entre le long chef du triceps et l'humérus, puis entre l'os et les deux courts chefs de ce muscle, et se contourne vers la partie externe du bras, en passant entre le chef externe du triceps et le brachial interne. Dans ce trajet il donne des rameaux au triceps; au côté externe du bras il fournit le *nerf cutané externe moyen*, qui se ramifie dans la peau de la partie externe et postérieure de l'avant-bras; le nerf radial donne ensuite des rameaux au long supinateur et aux deux radiaux externes, et arrivé près du coude, il se divise en deux branches:

La *branche superficielle* ou *antérieure* passe entre les deux muscles supinateurs, puis entre le long supinateur et le premier radial externe, et quand elle est arrivée près du carpe, elle se divise en deux rameaux: l'*externe* donne des filets au long et au petit abducteur du pouce et au premier interosseux externe, fournit les *nerfs digitaux dorsaux* du pouce et s'anastomose avec le nerf musculo-cutané; l'*interne* fournit les *nerfs digitaux dorsaux* externe et interne de l'index et externe du médius. Les rameaux de la branche superficielle du radial forment avec ceux du cubital les *arcades dorsales supérieure* et *inférieure.*

La *branche profonde* ou *postérieure* se dirige vers la partie postérieure de l'avant-bras, en y donnant des filets au long supinateur et aux radiaux externes, traverse le court supinateur et lui donne des filets, ainsi qu'aux muscles cubital externe, extenseur commun, extenseurs du pouce et de l'index et abducteur du pouce. Cette branche fournit ensuite le *nerf interosseux externe*, qui descend sur la face postérieure du ligament interosseux, donne des rameaux aux muscles voisins et se perd enfin sur l'articulation du carpe.

9.° Nerf circonflexe ou axillaire. Souvent il naît en commun avec le radial; d'autres fois il est formé par les deux derniers nerfs cervicaux et par le premier dorsal; il se dirige en dehors et en bas, entre les muscles grand rond, petit rond et le long chef du triceps, pour contourner la partie postérieure de l'humérus; dans ce trajet il donne une branche qui accompagne l'artère sous-scapulaire en se portant en dehors au devant du long chef du triceps et qui se distribue au sous-scapulaire, au grand rond et au petit rond. Il s'engage ensuite sous la face postérieure du deltoïde, dans lequel il se ramifie; mais avant il fournit le *nerf cutané supérieur externe*, qui se ramifie dans les tégumens de l'épaule et du bras.

Préparation. On détache la peau de la poitrine et on la renverse en dehors; on coupe les muscles grand et petit pectoral à leurs insertions à la poitrine, en les disséquant vers le bras et vers l'épaule, où ils resteront attachés. Il faut ménager les rameaux nerveux qui se rendent dans ces muscles par leur face postérieure, et en détachant le petit pectoral, on aura soin de conserver les rameaux qui du premier et du deuxième nerf dorsal se portent à la peau du bras en traversant l'aisselle, si ces nerfs n'ont pas déjà été étudiés. Le muscle sous-clavier sera détaché de la première côte et restera adhérent à la clavicule, que l'on scie au devant de l'insertion de ce muscle; les nerfs qui s'y rendent devront être ménagés. Par ces préparations le trajet du plexus brachial est à découvert, et il ne reste plus qu'à enlever le tissu cellulaire graisseux qui l'enveloppe. Si le muscle scalène antérieur n'est pas encore détaché, on le coupe pour bien voir l'origine du plexus brachial.

Ceux qui dissèquent la névrologie pour la première fois, feront bien d'enlever les vaisseaux artériels et veineux qui accompagnent les nerfs, et dont la préparation simultanée présenterait trop de difficultés; mais les élèves déjà exercés à ce genre de dissection, conserveront les principaux troncs vasculaires en rapport.

Pour suivre le trajet des nerfs dans le bras, on fait sur le milieu de sa face antérieure une incision cutanée, qui se prolonge sur la face antérieure de l'avant-bras, en passant entre les deux condyles de l'humérus; par là on laisse dans le lambeau interne de la peau les ramifications du *nerf cutané interne*, et dans le lambeau externe celles des *nerfs cutanés externes*. Dans la dissection de ces nerfs cutanés il faut bien se garder d'en laisser les ramifications couchées sur le bras ou sur l'avant-bras; elles devront toutes être disséquées dans la peau même, et à cet effet on laisse adhérer à la peau le tissu cellulaire sous-cutané et l'aponévrose. Parmi les *filets cutanés* il en est deux qu'on coupe souvent; ce sont ceux du *circonflexe* et du *radial:* le premier entre dans la peau près du bord postérieur du muscle deltoïde; l'autre se détache du tronc du radial, lorsqu'après avoir contourné l'humérus, ce nerf se porte vers la face externe du bras. Près du poignet la peau sera coupée circulairement; on aura soin alors de ne pas intéresser les *branches dorsales du cubital* et *du radial* et l'extrémité du *nerf musculo-cutané*, qui se portent sur le dos de la main. Ces branches avec leurs dernières ramifications devront rester sur la main, dont on enlève par conséquent la peau par lambeaux, en ménageant les nerfs.

Dans la dissection des nerfs du bras, on ne coupera que rarement les muscles en travers, le plus souvent il suffira de les écarter pour bien voir le trajet des cordons nerveux ; cependant on peut couper en travers le court supinateur pour voir le passage de la *branche profonde du radial:* encore peut-on se dispenser de faire cette division, si l'on prépare bien proprement les parties environnantes. Quelquefois il faudra couper en travers le carré pronateur, pour suivre le trajet du *nerf interosseux interne.*

Pour voir la distribution du *nerf circonflexe*, on détache le deltoïde de l'omoplate, en le laissant attaché à la clavicule et à l'humérus. Nous avons déjà fait observer que le rameau cutané du circonflexe est facilement coupé, si l'on n'y fait pas attention ; cependant ce rameau manque quelquefois.

Le *nerf sus-scapulaire* ne peut être commodément disséqué que quand le bras est détaché du tronc. Dans le cas contraire, il faudrait coucher le bras en travers sur la poitrine. Après avoir détaché le trapèze de l'omoplate et de la clavicule, on poursuit le nerf en divisant le muscle sus-épineux suivant la direction de ce cordon; mais il faut ménager aussi les rameaux qu'en reçoit ce muscle : on détache ensuite le sous-épineux de la crête de l'omoplate, et en tiraillant de temps en temps le tronc du nerf sus-scapulaire, on ne tarde pas à découvrir son trajet dans la fosse sous-épineuse ; il n'y a plus alors qu'à enlever la graisse qui l'entoure, surtout à son passage sous l'acromion.

CHAPITRE IX.

Des quatre derniers nerfs cérébraux, et des portions céphalique et cervicale du grand sympathique.

Ces nerfs, situés profondément dans la tête, au cou et dans la poitrine, seront disséqués en même temps; nous aurons donc à étudier : 1.° le *nerf glosso-pharyngien;* 2.° le *nerf vague;* 3.° l'*accessoire de Willis;* 4.° le *grand hypoglosse;* 5.° le *grand sympathique.*

1.° Nerf glosso-pharyngien, portion antérieure de la 8.ᵉ paire des anciens, nerf de la 9.ᵉ paire des modernes. Il provient des parties latérales de la moelle alongée, du sillon qui sépare l'olive du corps restiforme, entre le nerf vague et le facial. Il sort du crâne par la partie antérieure du trou déchiré postérieur, en même temps que le nerf vague et l'accessoire, mais situé dans un canal particulier de la dure-mère. Immédiatement après sa sortie du crâne, il forme un petit *ganglion*, appelé *pétreux*, logé dans une petite fossette du rocher, et dont part, 1.° une petite branche ascendante, ou *rameau anastomotique de Jacobson*, qui entre dans la caisse du tympan; là il se divise en deux rameaux: l'inférieur, après avoir donné des filets à la trompe d'Eustache, pénètre dans le canal carotidien, où il s'anastomose avec le grand sympathique; le supérieur donne des filets à la fenêtre ronde, à la fenêtre ovale et à la trompe d'Eustache; puis il contourne le bec de cuiller en se portant dans un canal particulier placé à la face supérieure du rocher, au-dessus du muscle interne du marteau et parallèlement à lui, reçoit dès son origine un filet provenant du renflement ganglionnaire du facial, et se perd enfin dans le ganglion otique. Cette terminaison du nerf de Jacobson a reçu le nom de *petit nerf pétreux superficiel*. Le ganglion pétreux fournit ensuite 2.° un filet descendant qui s'unit au ganglion cervical supérieur; et 3.° un filet de communication pour le rameau auriculaire du nerf vague.

Le glosso-pharyngien s'anastomose ensuite avec le rameau digastrique du facial. Après être descendu pendant l'espace d'un pouce environ, il se divise en deux branches: la *branche postérieure*, après s'être réunie au rameau pharyngé du nerf vague, envoie un rameau dans le plexus pharyngé, et un autre, qui descend le long de la carotide interne, communique avec le nerf vague et le ganglion cervical supérieur, et se jette enfin sur la carotide primitive pour concourir à la formation du plexus cardiaque. La *branche antérieure*, plus volumineuse, donne plusieurs rameaux, qui, en s'anastomosant avec le rameau émané de la branche postérieure et avec celui venant du nerf vague, forment le *plexus pharyngé*, dont les ramifications se rendent dans les muscles du pharynx, dans la membrane muqueuse et dans l'amygdale. La branche antérieure donne ensuite des rameaux au muscle stylo-pharyngien et à l'hyoglosse, et se consume dans la muqueuse de la langue, dans les papilles lenticulaires, dans l'amygdale et dans la muqueuse du pharynx.

2.° NERF VAGUE, PNEUMO-GASTRIQUE, NERF DE LA 8.e PAIRE DES ANCIENS, NERF DE LA 10.e DES MODERNES. Il naît des côtés de la moelle alongée au-dessous du précédent nerf, et sort avec lui par le trou déchiré postérieur, où il est renfermé dans une gaîne de la dure-mère, qui lui est commune avec l'accessoire. Pendant ce trajet, le nerf vague forme un *ganglion* qui communique par un filet avec le ganglion cervical supérieur du grand sympathique. Le ganglion du nerf vague envoie en outre en dehors et en arrière un *rameau auriculaire*, qui, après avoir communiqué avec un filet du glosso-pharyngien, pénètre dans l'aqueduc de Fallope, y communique avec le nerf facial et se divise ensuite dans l'intérieur de l'apophyse mastoïde en deux filets : l'un d'eux, après être sorti de l'apophyse mastoïde, s'unit au nerf auriculaire postérieur du facial; l'autre se termine dans les glandes cérumineuses de l'oreille et dans la peau qui tapisse l'intérieur du conduit auditif. Bientôt après, le nerf vague communique avec l'accessoire de Willis, union qui quelquefois n'a lieu qu'après sa sortie du crâne.

A sa sortie du crâne il est placé devant la veine jugulaire interne, et se trouve intimement uni au glosso-pharyngien, à l'hypoglosse et à l'accessoire. Après s'en être séparé, il descend derrière l'hypoglosse et la veine jugulaire interne, et forme un renflement alongé et grisâtre, appelé *plexus gangliforme*, dont partent des filets de communication avec le glosso-pharyngien, l'hypoglosse, le ganglion cervical supérieur et la branche antérieure du deuxième nerf cervical. De suite après, et quelquefois avant, il donne le *nerf pharyngé supérieur*, qui s'unit à un filet de l'accessoire, et qui forme alors le *plexus pharyngé*, conjointement avec les filets du nerf glosso-pharyngien. Le pneumo-gastrique donne aussi quelquefois un *nerf pharyngé inférieur*, plus petit que l'autre, et qui se rend également dans le plexus pharyngé.

A deux pouces environ de sa sortie du crâne, le nerf vague fournit le *nerf laryngé supérieur*, qui s'avance derrière l'artère carotide interne et se divise en deux rameaux : le *rameau externe* ou *inférieur* donne des filets aux muscles constricteur inférieur, crico-thyroïdien, hyo-thyroïdien, sterno-thyroïdien, et s'anastomose avec le ganglion cervical supérieur et le nerf cardiaque superficiel; le *rameau interne* ou *supérieur* traverse la membrane hyo-thyroïdienne, et donne des filets à l'épiglotte, à la muqueuse du larynx, aux muscles crico-thyroïdien et aryténoïdien, et communique avec les rameaux du récurrent.

Le nerf vague descend le long du cou au côté externe de l'artère carotide, et fournit dans ce trajet quelques *rameaux cardiaques*, qui s'unissent au nerf cardiaque principal; quelquefois il fournit le *nerf cardiaque superficiel*, si celui-ci n'est pas donné par le grand sympathique; le tronc du nerf vague pénètre ensuite dans la poitrine, en passant au devant de l'artère sous-clavière ou du tronc innominé, et donne une branche considérable, appelée *nerf récurrent* ou *laryngé inférieur*. Ce nerf remonte vers le larynx, en contournant d'avant en arrière la crosse de l'aorte du côté gauche, et l'artère innominée du côté droit, de manière à embrasser ces artères par une anse; puis il remonte à côté de la trachée-artère en fournissant quelques *rameaux cardiaques* qui se jettent dans le plexus de ce nom; il donne en outre des rameaux à la trachée-artère et à la glande thyroïde. Arrivé au larynx, le nerf récurrent se distribue au constricteur inférieur du pharynx, aux muscles crico-aryténoïdiens postérieur et latéral, aryténoïdien, thyro-aryténoïdien et à la muqueuse du larynx; il communique en outre avec le laryngé supérieur.

Après avoir fourni le nerf récurrent, le nerf vague donne souvent quelques *filets cardiaques*, qui se jettent dans le plexus cardiaque; puis il donne cinq à six *nerfs trachéaux inférieurs*, qui forment autour des bronches un plexus, auquel s'unissent des rameaux du ganglion cervical inférieur et qui se divise en deux portions : l'une, appelée *plexus pulmonaire antérieur*, entre dans le poumon au devant des bronches et de leurs ramifications; l'autre, plus considérable, est le *plexus pulmonaire postérieur*, qui se rend dans les poumons, en suivant la partie postérieure des premières divisions de la trachée-artère.

Le nerf vague se dirige ensuite en arrière et en bas, derrière la racine du poumon, pour se porter sur l'œsophage; celui du côté gauche est placé à la face antérieure de ce canal; celui du côté droit l'est à sa face postérieure. En descendant sur l'œsophage, les deux nerfs vagues forment entre eux de nombreuses anastomoses, de manière à l'entourer de *plexus* appelés *œsophagiens*, que l'on distingue en *antérieur* et en *postérieur*, et dans lesquels il n'est pas rare de rencontrer de petits ganglions; ces plexus donnent des filets au médiastin postérieur et à l'aorte. Arrivé dans le bas-ventre, le *plexus œsophagien postérieur* entoure l'orifice cardiaque de ses réseaux; il se distribue le long de la petite courbure de l'estomac, à la face postérieure de ce viscère, fournit des filets au pancréas et au duodénum, et communique avec les plexus œsophagien antérieur, coronaire stomachique, hépatique et solaire. Le *plexus œsophagien antérieur* suit de même la petite courbure de l'estomac, donne des filets à la face antérieure de ce viscère, communique avec le plexus œsophagien postérieur, et se termine dans le plexus hépatique.

3.° NERF SPINAL, NERF ACCESSOIRE DE WILLIS (*nervus ad par vagum accessorius*), 11.° PAIRE DE NERFS DES MODERNES. Il naît par une série considérable de filets des parties latérales et postérieures de la moelle épinière, entre les racines antérieures et postérieures des six premiers nerfs cervicaux. Il monte dans le crâne par le grand trou occipital, et il en ressort par le trou déchiré postérieur conjointement avec le nerf vague, avec lequel il communique. Dans ce trajet, il donne un filet qui s'unit au nerf vague; à sa sortie du trou il fournit plusieurs filets qui s'anastomosent avec le rameau pharyngé du nerf vague et avec l'hypoglosse. Le nerf spinal descend ensuite derrière la veine jugulaire, donne au sterno-cléido-mastoïdien quelques rameaux qui s'anastomosent avec des filets du troisième nerf cervical, traverse ce même muscle vers son tiers supérieur, reçoit bientôt après des filets du deuxième, du troisième, du quatrième et du cinquième nerf cervical, et se termine enfin dans le muscle trapèze par des filets qui s'anastomosent avec ceux du nerf acromial.

4.° Nerf grand hypoglosse, nerf de la 9.e paire des anciens, nerf de la 12.e paire des modernes. Ce nerf vient par dix ou douze filets du sillon qui sépare l'éminence pyramidale de l'éminence olivaire, et sort du crâne par le trou condyloïdien antérieur. Dès sa sortie il est placé à côté du nerf vague, avec lequel il communique par un ou deux filets, puis il s'avance sur les artères carotides interne et externe et sur le ganglion cervical supérieur, recouvert en dehors par la veine jugulaire interne, en formant une grande arcade à convexité inférieure, placée sous le tendon du muscle digastrique. Dans ce trajet il communique avec la première paire cervicale, avec le ganglion cervical supérieur et avec l'accessoire de Willis. De la convexité de l'arcade que forme l'hypoglosse, il part une *branche descendante* (*ramus descendens noni paris*) qui accompagne l'artère carotide et la veine jugulaire, et s'anastomose vers le milieu du cou avec un rameau du deuxième et du troisième nerf cervical, en formant une arcade renversée à convexité antérieure et inférieure; de cette arcade naissent des filets pour les muscles sterno-thyroïdien, sterno-hyoïdien et omo-hyoïdien; l'un d'eux s'unit au nerf phrénique et envoie des ramifications qui s'étendent jusqu'au péricarde.

Le nerf hypoglosse s'avance ensuite entre les muscles mylo-hyoïdien et hyoglosse, en donnant des rameaux au hyo-thyroïdien, au génio-hyoïdien, à l'hyoglosse, au génioglosse et au styloglosse; puis il communique avec le nerf lingual du maxillaire inférieur, et s'avance jusqu'à la pointe de la langue entre les muscles génioglosse et lingual, dans lesquels il se termine par un grand nombre de ramifications.

5.° **PORTION CÉPHALIQUE et CERVICALE DU GRAND SYMPATHIQUE.** Le *nerf grand sympathique*, *ganglionnaire*, *intercostal* ou *trisplanchnique*, se compose d'une série considérable de ganglions réunis entre eux par des filets anastomotiques, communiquant avec tous les nerfs vertébraux et avec la plupart des nerfs cérébraux. Ce nerf fournit un grand nombre de filets qui se distribuent aux organes placés dans la tête et le long du cou, ainsi qu'aux viscères de la poitrine et du bas-ventre.

Le long du cou le grand sympathique forme trois *ganglions*[1]: un *supérieur*, un *moyen* et un *inférieur;* nous rattacherons à la description de ces ganglions celle du *premier ganglion thoracique*, qui, comme eux, concourt à la formation des nerfs cardiaques. Pour mettre plus de clarté dans la description, nous prendrons pour point de départ le ganglion cervical supérieur, examinant les nombreux rameaux qu'il envoie vers la tête et qui forment la portion céphalique du grand sympathique, tandis que les rameaux descendans en forment la portion cervicale.

1) *Ganglion cervical supérieur* ou *olivaire.* Alongé fusiforme, quelquefois olivaire, situé à la partie latérale supérieure du cou, depuis l'orifice inférieur du canal carotique jusqu'à l'apophyse transverse de la troisième vertèbre cervicale, au devant du muscle grand droit antérieur de la tête, derrière l'artère carotide interne, en dedans de la veine jugulaire interne et des nerfs vague et hypoglosse. De ce ganglion partent des rameaux supérieurs, internes, externes, antérieurs et inférieurs.

Rameaux supérieurs. L'un d'eux, très-grêle, qui quelquefois naît de la partie moyenne du ganglion, monte vers le ganglion du glosso-pharyngien, auquel il s'unit, ainsi qu'au ganglion du nerf vague. Un autre rameau très-gros, appelé *nerf carotique*, provenant de l'extrémité supérieure du ganglion, entre dans le canal carotidien, et s'y divise en deux rameaux, un externe et un interne, réunis entre eux par des filets de communication, de manière à former un plexus autour de l'artère carotide interne. Le *rameau externe du nerf carotique* communique avec le nerf anastomotique de Jacobson par un filet assez fort, qui perfore

---

1 Nous ferons observer, relativement à la nomenclature de ces ganglions, que l'on trouve une grande confusion dans les auteurs modernes; beaucoup d'entre eux donnent le nom de ganglion cervical moyen à l'inférieur, et ils décrivent le premier ganglion thoracique sous le nom de ganglion cervical inférieur. Nous nous sommes convaincu que cette confusion provient de ce que plusieurs de ces descriptions n'ont pas été faites sur le cadavre, mais en compulsant des livres qu'on a mal compris.

la paroi externe du canal carotidien; il s'unit au ganglion sphéno-palatin au moyen du nerf pétreux profond ou branche inférieure du vidien; enfin, un ou plusieurs filets le font communiquer avec le nerf de la sixième paire : il n'est pas rare de trouver sur le trajet de l'un des filets de ce rameau externe un petit *ganglion* appelé *carotique*. Le *rameau interne du nerf carotique*, outre les filets qui l'unissent au rameau externe, se divise en plusieurs rameaux qui forment, sur la troisième courbure de l'artère carotide, un *plexus* appelé *caverneux*, et dans lequel on trouve ordinairement un petit *ganglion* qui porte également le nom de *caverneux*, parce que l'un et l'autre se trouvent dans le sinus de ce nom. De ce plexus part un filet qui communique avec le ganglion ophthalmique directement ou indirectement, en s'unissant au nerf nasal; d'autres filets accompagnent les divisions de l'artère carotide interne, se distribuent à la tige pituitaire, se ramifient dans la pie-mère et entourent de leurs réseaux l'artère ophthalmique, avec laquelle ils pénètrent dans le globe de l'œil; quelquefois, enfin, on trouve des filets du plexus caverneux qui communiquent avec le ganglion de Gasser et avec le nerf oculo-moteur commun.

Rameaux internes, très-petits; ils vont dans les muscles long du cou et grand droit antérieur de la tête, dans le pharynx et dans le larynx, en s'anastomosant avec des filets du glosso-pharyngien et du nerf vague.

Rameaux externes. Leur nombre varie d'un à quatre. Ils passent en travers sur le muscle grand droit antérieur de la tête, communiquent avec les branches antérieures des quatre premières paires cervicales, et donnent des filamens aux muscles grand droit antérieur et scalène antérieur.

Rameaux antérieurs; très-nombreux et plus volumineux que les autres, dont ils se distinguent par leur couleur rougeâtre et par leur peu de consistance, en sorte qu'ils ont reçu le nom de *nerfs mous*. Les uns s'anastomosent avec les nerfs hypoglosse, vague et facial; les autres descendent sur l'artère carotide primitive, en s'anastomosant avec des filets du nerf vague. L'un d'eux, appelé *nerf cardiaque supérieur* ou *superficiel*, descend sur le côté externe de l'artère carotide, en s'anastomosant successivement avec des filets du nerf vague et du rameau descendant de l'hypoglosse; dans son trajet, ce nerf donne des filamens à la glande thyroïde, au pharynx, à l'œsophage, aux muscles sterno-hyoïdien et sterno-thyroïdien; il se termine ordinairement en s'anastomosant avec le nerf récurrent; rarement il descend sur la crosse de l'aorte pour s'unir au nerf cardiaque moyen. Les rameaux antérieurs les plus nombreux se jettent sur l'artère carotide externe, qu'ils accompagnent jusque dans ses dernières divisions : un de ces filets, placé sur l'origine de l'artère méningée moyenne, s'unit au ganglion otique; un autre, accompagnant l'artère maxillaire externe, aboutit au ganglion maxillaire.

Rameau inférieur. Il descend derrière l'artère carotide et au devant des muscles grand droit antérieur et long du cou; vers le tiers inférieur du cou il s'unit au ganglion cervical moyen, et si ce ganglion n'existe pas, il descend plus bas, pour s'unir au ganglion cervical inférieur. Dans son trajet il donne des filets au nerf cardiaque superficiel, au pharynx, au larynx, à la glande thyroïde, et communique avec le nerf accessoire de Willis et avec les nerfs cervicaux voisins.

2) *Ganglion cervical moyen* ou *thyroïdien.* Il est ordinairement situé immédiatement au-dessus de la sixième vertèbre cervicale, devant le muscle long du cou, derrière l'artère carotide et le nerf vague : il est peu considérable, aplati, quelquefois très-petit; souvent il n'existe pas du tout. Il envoie des filets en haut, en dedans, en dehors, en avant et en bas.

Filet supérieur. C'est le rameau de communication avec le ganglion cervical supérieur.

Filets internes. Ils se jettent sur l'artère thyroïdienne inférieure, et forment autour d'elle le *plexus thyroïdien*, dont quelques rameaux s'unissent au nerf récurrent.

Filets externes. Ils communiquent avec les nerfs cervicaux, spécialement avec le quatrième, le cinquième et le sixième : quelquefois ils sont réunis en un seul filet.

Les *filets antérieurs* s'unissent au nerf cardiaque superficiel, et quelquefois au nerf cardiaque principal.

Le *filet inférieur* fait communiquer ce ganglion avec le cervical inférieur.

3) *Ganglion cervical inférieur.* Il est ordinairement placé sur l'apophyse transverse de la septième vertèbre cervicale et sur le col de la première côte, derrière l'artère vertébrale. Si le ganglion cervical moyen manque, ce ganglion est souvent placé plus haut; d'un autre côté, j'ai vu le ganglion inférieur très-petit, tandis que le moyen très-grand fournissait le nerf cardiaque principal. Quelquefois il est double; sa figure est très-irrégulière.

Filets supérieurs. L'un d'eux est la branche de communication avec le ganglion cervical moyen; les autres traversent les trous de conjugaison des vertèbres, et forment, autour de l'artère vertébrale, un plexus dont les ramifications arrivent jusqu'à l'artère basilaire; plusieurs filets se perdent dans les muscles intertransversaires, et communiquent avec les nerfs cervicaux au moment où ils sortent des trous de conjugaison.

Filets internes, très-petits; ils se rendent dans le muscle long du cou et dans le plexus pulmonaire.

Filets externes, très-déliés, mais nombreux; ils communiquent avec les nerfs cervicaux inférieurs, donnent des ramifications au scalène antérieur et forment un plexus autour de l'artère sous-clavière et de ses divisions.

Filets antérieurs. Quelques-uns s'unissent au nerf cardiaque superficiel; d'autres se réunissent entre eux et à des rameaux du premier ganglion thoracique pour former le *nerf cardiaque principal* ou *grand nerf cardiaque profond*, qui concourt à la formation des plexus cardiaques après s'être anastomosé avec des filets du nerf vague.

Filets inférieurs. L'un d'eux, très-court, fait communiquer le ganglion avec le premier ganglion thoracique en passant derrière l'artère sous-clavière; quelquefois même ces deux ganglions se touchent complétement; les autres passent au devant de l'artère sous-clavière pour s'unir également au premier ganglion thoracique: cette anse nerveuse, qui embrasse l'artère, porte le nom d'*anse de Vieussens.*

4) *Premier ganglion thoracique.* Très-grand, irrégulier, situé sur le col de la première et de la deuxième côte; quelquefois il est confondu en arrière avec le ganglion cervical inférieur et avec le deuxième ganglion thoracique.

Filets supérieurs. Ils le font communiquer avec le ganglion cervical inférieur.

Les *filets internes* vont au muscle long du cou.

Les *filets externes* communiquent avec les nerfs cervicaux inférieurs, avec le premier dorsal, et envoient des ramifications sur l'artère sous-clavière.

Filets antérieurs, très-considérables : les uns vont s'unir au grand nerf cardiaque profond, fourni par le ganglion cervical inférieur; les autres forment *le petit nerf cardiaque profond,* qui s'anastomose avec des filets du nerf vague, et se jette dans les plexus cardiaques.

Le *filet inférieur* fait communiquer le premier ganglion thoracique avec le second.

Plexus cardiaques. On en distingue deux : le *plexus cardiaque superficiel* ou *antérieur*, plus spécialement formé par le nerf cardiaque superficiel, est placé au devant de l'aorte et envoie ses ramifications à cette artère et dans le péricarde.

Le *plexus cardiaque postérieur* ou *profond*, beaucoup plus considérable que l'antérieur, est formé par les anastomoses multipliées des deux nerfs cardiaques profonds des deux côtés, tant entre eux qu'avec des filets fournis par le nerf vague et par sa branche récurrente : il n'est pas rare de trouver dans ce plexus un *ganglion* appelé *cardiaque.* Le plexus cardiaque profond est situé entre la crosse de l'aorte et la division de la trachée-artère. Il envoie des subdivisions dans les plexus pulmonaires, sur l'aorte et principalement sur le cœur ; ces dernières forment deux plexus secondaires, appelés *coronaires ;* le *plexus coronaire postérieur* est le plus fort ; il descend vers la base du cœur sur l'artère pulmonaire gauche, et arrivé près de l'artère coronaire postérieure, il forme autour d'elle des réseaux qui l'accompagnent jusque dans ses dernières divisions. Le *plexus coronaire antérieur*, plus petit, passe entre l'aorte et l'artère pulmonaire, et se jette sur l'artère coronaire antérieure, dont il suit les ramifications.

Préparation. On commencera la dissection des nerfs dont il a été question dans ce chapitre, après avoir achevé celle des nerfs cervicaux, en la faisant du même côté où ces derniers auront été préparés, ce qui facilitera beaucoup le travail. Si cependant on voulait commencer cette préparation sur un sujet encore entier, il faudrait mettre à découvert le sterno-cléido-mastoïdien, en conservant l'anse nerveuse qui l'entoure, le couper à ses attaches inférieures et le rejeter en dehors et en haut, en ayant grand soin de ménager le nerf accessoire de Willis qui le traverse vers son tiers supérieur. On désarticule la mâchoire inférieure après l'avoir sciée dans sa symphyse, et on l'enlève en laissant la glande sous-maxillaire, la langue et le pharynx en rapport avec le cou. De cette manière on gagne l'espace nécessaire pour disséquer les troncs nerveux placés sous le bord antérieur du sterno-cléido-mastoïdien, après avoir toutefois coupé l'apophyse styloïde à sa base et l'avoir renversée en avant avec tous les muscles qui s'y insèrent, mais en ménageant les filets nerveux qui entrent dans ces muscles. Il est inutile de donner des règles spéciales pour la dissection des nerfs qui nous occupent ; il suffit de recommander de conserver soigneusement les communications qu'ils ont, soit entre eux, soit avec les nerfs cervicaux. Les branches antérieures des nerfs cervicaux pourront d'ailleurs être en partie enlevées, si elles gênent pendant la préparation.

Pour la dissection des nerfs dans la poitrine, il faut ouvrir cette cavité après avoir désarticulé les clavicules.

Les filets nerveux qui exigent le plus d'attention pendant la préparation, sont :

1.° Les *filets pharyngiens* du nerf vague, qui en naissent à peu près à la hauteur du plexus gangliforme et au-dessus du nerf laryngé supérieur; on les trouve plus facilement, si l'on tire le pharynx en avant et de côté; mais il faut se garder de prendre pour un de ces filets le nerf glosso-pharyngien, uni au nerf vague à sa sortie du crâne, et qui, quoique peu volumineux, l'est cependant beaucoup plus que les filets pharyngés de ce dernier.

2.° Le *rameau auriculaire* du nerf vague: étant très-profondément situé, il est bien difficile de le disséquer autrement que sur une portion de tête sur laquelle on exécute une coupe spéciale: la coupe la plus avantageuse consiste à diviser le crâne verticalement en travers, immédiatement derrière la veine jugulaire interne. On met à découvert tout le trajet de cette veine jusque dans l'intérieur du crâne: puis on la fend en long par sa paroi postérieure, et l'on voit alors à travers ses tuniques une légère saillie transversale, due au rameau auriculaire qui passe au devant de la veine. Ce rameau étant mis à nu, on en dissèque aisément l'origine; sa distribution, au contraire, exige l'emploi du ciseau et du marteau, avec lesquels on enlève peu à peu la partie postérieure de l'apophyse mastoïde jusqu'à l'aqueduc de Fallope.

3.° Les *filets cardiaques superficiels*, que le nerf vague fournit depuis la partie moyenne jusqu'à la partie inférieure du cou.

4.° Le *filet cardiaque superficiel* du ganglion cervical supérieur, et auquel viennent s'unir d'autres filets, fournis par le ganglion cervical moyen (s'il existe), et ceux du nerf vague. Il descend ordinairement renfermé dans la gaîne de l'artère carotide.

5.° Le filet qui du ganglion cervical supérieur va au ganglion du glosso-pharyngien, et le *filet anastomotique de Jacobson*, qui de ce dernier ganglion va dans l'intérieur du rocher. Pour disséquer ce dernier rameau il faut faire au crâne des coupes analogues à celles que nous avons indiquées pour la préparation des nerfs maxillaires inférieur et supérieur; il faut en outre ouvrir la cavité du tympan par ses parois externe et supérieure, en enlevant la membrane du tympan et toute la moitié antérieure et supérieure du conduit auditif. Toute la préparation exige les soins les plus minutieux, à cause de la délicatesse des filets nerveux et du grand nombre de canaux osseux qu'il faut ouvrir pour les mettre à découvert.

6.° Les *rameaux carotidiens* du grand sympathique, et surtout les filets des *nerfs mous* qui accompagnent les vaisseaux, vont aux ganglions otique et maxillaire: il conviendra donc de conserver les artères dans cette préparation.

7.° Le *rameau descendant de l'hypoglosse*, qui, après s'être détaché de la convexité du tronc, s'anastomose avec un filet fourni par le deuxième et le troisième cervical.

8.° Les *nerfs cardiaques profonds*, fournis en avant par les ganglions cervical inférieur et premier thoracique.

9.° L'*anse nerveuse de Vieussens*, qui unit le ganglion cervical inférieur au premier thoracique; elle est placée au devant de l'artère sous-clavière, qu'il faut par conséquent laisser intacte.

10.° Dans la poitrine, le *nerf récurrent* fourni par le nerf vague. Ce nerf contourne à gauche la crosse de l'aorte et à droite l'artère innominée, et remonte derrière ces vaisseaux, collé sur l'œsophage, pour se porter au larynx. Il faut surtout ménager les *filets cardiaques*, qui s'anastomosent avec ce nerf. Au reste, le nerf vague sera facilement disséqué dans la poitrine, où il donne les plexus pulmonaires et œsophagiens ; pour cela il sera nécessaire de renverser le poumon vers le côté opposé. Les filets nerveux des plexus œsophagiens qui se rendent à l'estomac, seront disséqués avec la portion abdominale du grand sympathique.

11.° On trouve le *plexus cardiaque profond* en séparant avec précaution la crosse de l'aorte de l'artère pulmonaire, après avoir enlevé préalablement le péricarde ; on est même étonné du volume considérable qu'acquièrent ces nerfs en cet endroit : ils y ont une couleur grisâtre et un aspect corné. Pour bien voir leur trajet, il faut diviser l'artère innominée et la récliner à gauche.

CHAPITRE X.

Portions thoracique, lombaire et sacrée du grand sympathique.

1.° Portion thoracique. La *portion thoracique* du grand sympathique se compose d'une suite de douze ganglions, réunis entre eux par des branches de communication, de manière à représenter un tronc nerveux ayant des renflemens d'espace en espace : ce tronc est situé sur les côtés de la colonne vertébrale, au devant de la tête des côtes, et derrière la plèvre. Le premier ganglion thoracique, dont nous avons déjà parlé, est le plus volumineux de tous; souvent il se confond avec le second; les autres sont beaucoup plus petits, triangulaires ou alongés : on leur a donné le nom de *ganglions hordéiformes*. Outre les filets par lesquels ils communiquent entre eux, ils donnent des filets externes et des filets internes.

1.° *Filets externes.* Il y en a un ou deux pour chaque ganglion; ils s'unissent aux branches antérieures des nerfs dorsaux au moment où elles sortent des trous de conjugaison.

2.° *Filets internes.* Les plus déliés accompagnent les artères intercostales et se jettent sur l'aorte, qu'ils embrassent par leurs réseaux; quelques-uns parviennent jusqu'aux plexus pulmonaires. D'autres filets, plus volumineux, et qui ne sont fournis que par les ganglions inférieurs à compter du sixième, forment, par leur réunion, les *nerfs splanchniques*, et descendent sur les corps des vertèbres au devant du tronc du grand sympathique. Ces nerfs splanchniques sont au nombre de deux, savoir : 1) le *grand nerf splanchnique*, fourni par les sixième, septième, huitième, neuvième et dixième ganglions thoraciques; il pénètre dans le bas-ventre en passant par l'écartement des deux faisceaux internes du pilier correspondant du diaphragme, et forme ensuite un renflement considérable, appelé *ganglion semi-lunaire*, aplati, concave par en haut, et de forme assez irrégulière. Les ganglions semi-lunaires des deux côtés sont assez rapprochés l'un de l'autre; ils sont couchés au devant de la partie interne des piliers du diaphragme et de l'aorte, au niveau du tronc cœliaque, au-dessus des capsules surrénales. Ces deux ganglions communiquent ensemble par un grand nombre de filets nerveux qui s'entre-croisent de mille manières, et sur le trajet desquels on rencontre souvent de petits ganglions: c'est ce plexus nerveux qui porte le nom de *plexus solaire*, et dont les divisions accompagnent les branches de l'artère aorte et forment ainsi autant de *plexus secondaires*, que nous examinerons plus bas.

2) Le *petit nerf splanchnique*[1] est formé par des filets du onzième et du douzième ganglion thoracique; il passe dans le bas-ventre plus en dehors que le grand nerf splanchnique, entre les chefs externes du pilier du diaphragme, et s'unit au plexus rénal.

Les plexus secondaires fournis par le plexus solaire sont les suivans:

1) *Plexus phrénique* ou *sous-diaphragmatique*. Il se compose d'un petit nombre de filets qui accompagnent les artères diaphragmatiques inférieures pour se rendre avec elles dans le diaphragme.

2) *Plexus cœliaque;* très-considérable. Il embrasse le tronc cœliaque et ses divisions, en sorte qu'il se subdivise comme cette artère elle-même: (1) *Plexus coronaire stomachique*. Il accompagne l'artère de ce nom le long de la petite courbure de l'estomac, envoie des filets avec l'artère gastro-épiploïque droite, et communique avec les filets stomachiques du nerf vague et avec le plexus hépatique. (2) *Plexus splénique* ou *liénal*. Il n'est formé que par un très-petit nombre de filets qui accompagnent

1 Quelques anatomistes avaient donné le nom de *nerf splanchnique* à un nerf fourni par le neuvième et le dixième ganglion thoracique, dans les cas où le grand nerf splanchnique n'est formé que par le sixième, le septième et le huitième ganglion, nerf qui se jette dans le plexus solaire, et ils appellent alors *nerf rénal*, celui qui est fourni par le onzième et le douzième ganglion. Nous avons cru devoir adopter la dénomination le plus généralement admise aujourd'hui, parce que la disposition que nous venons d'indiquer est très-rare, et que le nerf en question n'est évidemment qu'une portion détachée du grand splanchnique, avec lequel il pénètre aussi dans l'abdomen par la même séparation des piliers du diaphragme.

l'artère splénique, et dont quelques-uns vont au pancréas; une petite portion de ce plexus accompagne l'artère gastro-épiploïque gauche. (3) *Plexus hépatique antérieur;* très-considérable. Il envoie quelques rameaux sur l'artère gastro-épiploïque droite, et communique avec les filets des nerfs vagues.

3) *Plexus hépatique postérieur;* plus volumineux que l'antérieur. Il est plus particulièrement fourni par le ganglion semi-lunaire droit, et il accompagne les divisions de la veine porte dans le foie.

4) *Plexus mésentérique supérieur;* très-considérable. Il entoure l'artère de ce nom, et se distribue à l'intestin grêle et au gros intestin, jusqu'à la partie supérieure du colon gauche.

5) *Plexus mésentérique inférieur* ou *moyen.* Ce plexus, qui semble se détacher du mésentérique supérieur, descend sur l'aorte jusqu'à la naissance de l'artère mésentérique inférieure, en recevant des filets de la portion lombaire du grand sympathique et des plexus rénaux. Il se divise lui-même en plusieurs portions. L'une, qui constitue le plexus mésentérique inférieur proprement dit, accompagne l'artère du même nom, et se distribue au colon gauche, à l'S romain et au rectum; une autre se jette sur l'artère iliaque primitive et en accompagne les divisions; une dernière, enfin, passe par-dessus l'angle sacro-vertébral dans le petit bassin, pour y concourir à la formation du plexus hypogastrique.

6) *Plexus rénaux.* Ils sont formés par des filets provenant des ganglions semi-lunaires, du plexus solaire, du plexus mésentérique inférieur, et par l'épanouissement des petits nerfs splanchniques. En outre ils reçoivent quelquefois des filets de la portion lombaire du tronc du grand sympathique, filets qui ont aussi été décrits sous le nom de *plexus rénaux postérieurs.* Les plexus rénaux renferment plusieurs petits ganglions; ils se distribuent aux reins, aux capsules surrénales, et fournissent les

7) *Plexus spermatiques;* ceux-ci accompagnent les cordons spermatiques en recevant quelquefois des filets du tronc du grand sympathique. Ces nerfs sont extrêmement grêles; ils se rendent au testicule dans l'homme et à l'ovaire dans la femme.

2.° Portion lombaire. La *portion lombaire* du grand sympathique est située sur les côtés de la face antérieure du corps des vertèbres. Elle forme ordinairement cinq ganglions; quelquefois on en trouve moins. Tous ces ganglions sont unis entre eux par des filets de communication; en outre chacun d'eux envoie en dehors ou en arrière deux ou trois filets qui s'unissent aux nerfs lombaires : ces filets sont placés profondément sur le corps des vertèbres et recouverts par le muscle psoas. En avant, les ganglions lombaires fournissent un grand nombre de filets, dont les uns se jettent dans les plexus rénaux, et les autres forment autour de l'aorte un réseau appelé *plexus aortique;* ce plexus s'unit en partie au mésentérique inférieur, et en partie au plexus hypogastrique.

3.° PORTION SACRÉE. La *portion sacrée* du grand sympathique est située sur la partie antérieure du sacrum; on y remarque ordinairement quatre ganglions près des trous sacrés antérieurs. Vers la partie inférieure du sacrum, les grands sympathiques des deux côtés se rapprochent peu à peu de la ligne médiane, et finissent par s'unir entre eux par une *arcade*, de la convexité de laquelle partent quelques filets très-fins qui se dirigent vers le coccyx. Les filets fournis par les ganglions sacrés forment des rameaux de communication tant entre eux qu'avec le dernier ganglion lombaire, ainsi qu'avec les paires sacrées; d'autres filets externes, très-ténus, vont dans les muscles pyramidal et releveur de l'anus; les derniers, enfin, qui sont antérieurs, se jettent dans le plexus hypogastrique.

Plexus hypogastrique. On le trouve entre le sacrum et le rectum. Il est formé par les filets antérieurs de la portion sacrée du grand sympathique, par une division du plexus mésentérique inférieur, par le plexus aortique, par des filets du plexus sciatique, et par la cinquième paire sacrée, qui y concourt en entier, ainsi que la sixième, si elle existe. Ce plexus considérable envoie un grand nombre de rameaux nerveux au rectum et à ses muscles, à la vessie, aux vésicules séminales, aux testicules (suivant SCHLEMM), à l'utérus et au vagin.

PRÉPARATION. La poitrine étant ouverte, on renverse un poumon vers le côté opposé, et après avoir enlevé la plèvre qui tapisse le côté de la colonne vertébrale ainsi que la majeure partie de l'extrémité libre des côtes, on met à découvert le *tronc du grand sympathique*, puis ses filets de communication avec les nerfs dorsaux et ceux qu'il envoie en avant sur le corps des vertèbres, pour la formation des nerfs splanchniques. On observera en même temps des filets plus déliés, qui se jettent sur l'artère aorte, et d'autres qui s'unissent aux plexus pulmonaires. Après avoir vu ces derniers, on enlève le cœur et les poumons; mais on laisse en place l'aorte et l'œsophage avec les plexus fournis par les nerfs vagues; on ouvre le bas-ventre, on divise les épiploons gastro-colique et gastro-hépatique, et l'on sépare le foie de toutes ses attaches au diaphragme, en ne le laissant plus tenir qu'au paquet de vaisseaux et de nerfs qui entrent dans le sillon transversal; on isole l'estomac de manière à ne plus le laisser attaché qu'à l'œsophage, au pylore et à l'artère coronaire stomachique entourée de ses nerfs. La rate sera entièrement séparée du diaphragme; on la laissera adhérer à l'estomac et en rapport avec l'artère splénique, qui elle-même restera logée dans le sillon du pancréas. Les reins et les capsules surrénales devront rester en place. On fend alors le diaphragme sur le trajet des nerfs splanchniques, QU'IL FAUT DISSÉQUER DES DEUX CÔTÉS, et l'on enlève les portions latérales de ce muscle pour n'en conserver que la portion moyenne, dans laquelle se rendent les artères diaphragmatiques inférieures avec leurs plexus.

Au moyen de ces coupes préparatoires on peut, selon le besoin, renverser l'estomac et la rate en haut et à droite, et le foie à gauche, afin de poursuivre commodément les nerfs splanchniques jusqu'aux *ganglions semi-lunaires;* ces deux ganglions étant disséqués, on trouve, en les tiraillant en sens inverse, le *plexus solaire*, et il n'est pas difficile alors de disséquer les *plexus secondaires* qui en dérivent, si l'on suit les vaisseaux qu'ils enlacent de leurs réseaux. Ces plexus sont à découvert dès qu'on a enlevé le péritoine; mais pour les voir bien distinctement, on conçoit qu'il importe d'enlever soigneusement tout le tissu cellulaire qui les entoure.

On parvient à rendre les nerfs plus visibles, en les humectant souvent d'alcool étendu d'eau. A la hauteur de la dixième vertèbre du dos on a quelquefois de la peine à trouver la continuation du tronc du grand sympathique, qui y est plus grêle que dans les autres points de son trajet, et qui y change même de direction. On doit donc disséquer avec attention dans cet endroit, pour ne pas perdre la trace du nerf.

Pour voir la *portion lombaire du grand sympathique*, il faut jeter les reins en avant, après avoir enlevé la membrane adipeuse qui les entoure. Les communications avec les paires lombaires sont difficiles à trouver, parce que les filets sont très-longs et très-grêles, et qu'ils sont profondément logés dans les gouttières entre les corps des vertèbres, et cachés par le muscle psoas, qu'il faut détacher des os et rejeter en dehors.

Afin de suivre plus facilement la *portion sacrée du grand sympathique* et le *plexus hypogastrique*, il convient d'enlever l'extrémité inférieure droite avec la portion correspondante du bassin. Pour cela l'on incise la symphyse des pubis et la symphyse sacro-iliaque droite; on luxe les os, puis on divise les parties molles de manière à laisser le rectum et les parties génitales internes et externes sur le côté gauche du cadavre, que l'on place ensuite de manière à ce que le jour puisse pénétrer dans l'excavation pelvienne. On suit alors, dans le petit bassin, le plexus mésentérique inférieur, le plexus aortique et les troncs des grands sympathiques; tout ceci ne peut se faire facilement qu'après avoir divisé les replis péritonéaux qui retiennent les viscères contenus dans cette cavité, afin de pouvoir tirer ces derniers en avant et à droite.

CHAPITRE XI.

Nerfs lombaires.

Ils sont au nombre de cinq paires; une fois cependant je n'en ai rencontré que quatre, mais sur un sujet qui avait une vertèbre lombaire de moins. Ils naissent vers la partie inférieure de la moelle épinière et forment dans l'intérieur du canal rachidien la *queue de cheval* conjointement avec les nerfs sacrés. Dans les trous de conjugaison ils forment leur ganglion et se partagent bientôt en deux branches, une postérieure et une antérieure.

Branches postérieures des nerfs lombaires. Celle du premier nerf est la plus considérable; elle se dirige en arrière entre les apophyses transverses des deux premières vertèbres lombaires, donne des filets aux muscles sacro-lombaire et long dorsal, devient sous-cutanée et se perd dans la peau de la partie supérieure de la fesse. Les branches postérieures du deuxième et du troisième nerf lombaire sont plus petites; d'ailleurs elles ont une distribution semblable. On les voit arriver jusque dans la peau de la partie postérieure et supérieure de la cuisse. Enfin, les branches postérieures des deux derniers nerfs lombaires sont très-petites; elles se perdent ordinairement dans les muscles sacro-lombaire et long dorsal.

Branches antérieures. Elles communiquent entre elles, avec la douzième paire dorsale, avec la première paire sacrée et avec les ganglions lombaires du grand sympathique, comme on l'observe en général pour toutes les branches antérieures des nerfs vertébraux. De la communication de ces branches entre elles résulte un plexus considérable, appelé *plexus lombaire* ou *crural.*

Plexus lombaire. Ce plexus, situé sur les côtés de la colonne lombaire, est recouvert par le muscle psoas; il est formé, comme nous venons de le dire, par l'union des branches antérieures des cinq nerfs lombaires. Outre quelques petits filets qui se perdent dans le psoas et l'iliaque, il fournit les branches suivantes :

1.° Nerfs inguinaux. Ils varient beaucoup dans leur distribution et leur origine : on en trouve ordinairement trois; leur volume est peu considérable.

1) *Nerf inguinal supérieur* ou *ilio-scrotal*, fourni par le premier nerf lombaire. Il traverse la partie supérieure du psoas, lui donne un filet, et se dirige en dehors sur le carré des lombes, jusqu'à la partie postérieure de la crête iliaque; de là le nerf se porte en avant le long de cette crête, en donnant pendant son trajet des filets aux muscles voisins, puis il se divise en deux branches : l'*externe* se perd dans les muscles du bas-ventre et dans les tégumens; l'*interne* s'avance jusqu'à l'anneau inguinal, le traverse et se perd dans les tégumens de l'aîne et du scrotum, ou dans ceux des grandes lèvres.

2) *Nerf inguinal moyen*, fourni par le premier et le deuxième nerf lombaire. Il traverse le psoas et descend d'abord le long de son bord externe, puis il se dirige vers la crète de l'os des îles et se distribue dans le muscle iliaque, dans les muscles larges du bas-ventre, dans les tégumens de cette région et dans la partie supérieure du scrotum.

3) *Nerf inguinal inférieur*, *inguino-cutané*, ou *cutané externe*, fourni par le deuxième ou le troisième nerf lombaire. Après avoir traversé le muscle psoas, il en suit le bord externe, puis il se dirige au devant du muscle iliaque vers l'épine antérieure et supérieure de l'ilion, et passe entre cette épine et l'inférieure; là, le nerf se divise en deux rameaux : l'*externe* se perd dans la peau de la partie postérieure et supérieure de la cuisse; l'*interne* se ramifie dans les tégumens de la partie antérieure et externe de la cuisse jusqu'au genou.

2.° Nerf honteux externe, inguinal interne ou génito-crural. Fourni par la première et la deuxième paire lombaire; il descend d'abord dans l'épaisseur du psoas, puis le long de sa face antérieure, et se divise près de l'arcade crurale en deux rameaux : l'*interne* sort par l'anneau inguinal avec le cordon spermatique, et se distribue dans le scrotum, le dartos, le crémaster et dans la peau de l'aîne; l'*externe*, plus petit, passe sous l'arcade crurale avec les vaisseaux cruraux, et se ramifie dans la peau de la partie interne et supérieure de la cuisse, où il communique quelquefois avec les filets du nerf crural.

3.° Nerf crural. Ce gros cordon nerveux, fourni par les branches antérieures des quatre premiers nerfs lombaires, descend d'abord derrière le muscle psoas, puis le long de son bord externe, et entre dans la cuisse en passant sous l'arcade crurale en dehors de l'artère crurale. Pendant ce trajet, il donne plusieurs rameaux aux muscles psoas et iliaque. Arrivé à la partie supérieure de la cuisse, il se partage en deux faisceaux : l'*externe* se divise par un grand nombre de branches aux muscles droit antérieur, triceps extenseur, et tenseur du *fascia lata*. La *branche interne* donne des rameaux au muscle couturier, aux tégumens de la partie interne de la cuisse jusqu'au genou, et fournit enfin le *nerf saphène interne*, situé profondément derrière le couturier, à côté de l'artère crurale, dans une gaîne fibreuse fournie par le vaste interne et le troisième adducteur; dans ce trajet il reçoit souvent un filet du nerf obturateur. A la partie inférieure de la cuisse le nerf saphène devient peu à peu sous-cutané, accompagne la veine saphène interne, et se distribue avec elle à la peau de la partie interne de la jambe et du pied, jusqu'au gros orteil.

4.° Nerf obturateur. Fourni par les branches antérieures des deuxième, troisième et quatrième nerfs lombaires; il est moins volumineux que le crural. Il descend le long du bord interne du psoas, entre ensuite dans le petit bassin en accompagnant les vaisseaux obturateurs, donne des filets aux muscles obturateurs interne et externe, sort par le trou de la membrane obturatrice et se divise en deux branches : l'*antérieure* donne des rameaux au grêle interne, au petit et au long adducteur, et fournit souvent un filet qui concourt à la formation du nerf saphène interne; la *branche postérieure* se perd dans l'obturateur externe et dans le grand adducteur.

5.° Nerf lombo-sacré. Il naît de l'union des branches antérieures du quatrième et du cinquième nerf lombaire; et descend dans l'excavation pelvienne au devant de la partie latérale du sacrum, pour s'unir au plexus sciatique; mais avant cette union il fournit le *nerf fessier supérieur*, qui, après avoir reçu quelques filets du plexus sciatique, sort du bassin par l'échancrure sciatique, au-dessus du bord supérieur du muscle pyramidal, et se ramifie dans le moyen et le petit fessier et dans le muscle du *fascia lata*.

Préparation. Le *plexus lombaire* étant caché par le muscle psoas, il faut séparer ce muscle des vertèbres et le replier en dehors, en le coupant en travers sur le trajet des filets qui le perforent, de manière à en enlever peu à peu la majeure partie; mais en conservant toutefois les portions du muscle dans lesquelles viennent se rendre des rameaux nerveux. On dissèque ensuite les *nerfs inguinaux* et le *génito-crural*, dans l'ordre suivant lequel nous les avons énumérés. Il importe de faire cette préparation AVANT que de passer à celle du crural et avant que d'inciser le ligament de Poupart; car les extrémités des nerfs inguinaux se dirigeant parallèlement à ce ligament et au-dessus de lui dans l'épaisseur de la paroi abdominale, elles seraient nécessairement divisées en même temps que le ligament. La préparation de ces rameaux exige donc quelque attention, afin de ne pas couper ceux qui traversent l'anneau inguinal pour aller se distribuer aux parties génitales.

L'incision de la peau de la cuisse doit se faire le long de sa partie antérieure, et se prolonger par-dessus la rotule et le long de la crête du tibia, afin de laisser dans le lambeau interne les *nerfs cutanés internes*, tandis que les *cutanés externes* seront disséqués sur le lambeau externe. Il est encore à observer que tous les nerfs cutanés devront rester adhérens à la peau, comme nous l'avons déjà indiqué dans la dissection des nerfs du bras; à cet effet il faut de suite détacher le *fascia lata*, en même temps que la peau; car en laissant la terminaison des filets cutanés couchée sur les parties profondes, les muscles resteraient d'un côté recouverts de tissu cellulaire, et d'un autre côté, ces filets superficiels empêcheraient la dissection des profonds, à moins qu'on ne les coupe.

La dissection des branches profondes du *nerf crural* se fait en écartant simplement les muscles, sans les inciser; le ligament de Poupart aura naturellement été divisé sur le trajet de ce nerf, en ménageant toutefois les filets inguinaux qui en croisent la direction.

On a quelquefois de la peine à trouver la principale branche qui concourt à la formation du *nerf saphène interne*, parce qu'elle est logée dans une gaîne fibreuse, fournie par les muscles vaste interne et troisième adducteur, gaîne qu'il faut fendre sur le trajet du nerf. Dans cette dissection on fera attention au filet que le nerf obturateur envoie au saphène, et qui s'unit à lui, ordinairement au-dessous du milieu de la cuisse, et quelquefois seulement au-dessous du genou. Le saphène peut être suivi facilement jusqu'à la malléole interne, en laissant ses ramifications placées dans la peau le long de la jambe; mais si l'on voulait le disséquer plus loin, sur le bord interne du pied, il faudrait couper la peau en travers près de la malléole, en ménageant le nerf, et disséquer son extrémité sur le pied même, sur lequel elle devra rester couchée.

On trouve le *nerf obturateur* près du détroit supérieur du bassin, derrière les vaisseaux iliaques; la dissection des branches qu'il donne dans la cuisse, se fait après avoir détaché le muscle pectiné de son insertion au bassin, et en écartant les uns des autres, les muscles de la partie supérieure et interne de la cuisse. On reconnaît aisément la direction de ses filets, en tirant sur la portion du nerf située dans le bassin. Il faut avoir soin de ménager le *rameau saphène* de ce nerf.

Le *nerf lombo-sacré* et le commencement du *nerf fessier*, qu'il fournit, peuvent être vus dans la situation actuelle du sujet; mais la terminaison de ce dernier nerf ne peut être étudiée qu'après avoir retourné le cadavre sur le ventre, et après avoir détaché les muscles fessiers, en sorte qu'il est plus convenable de faire cette dissection en même temps que celle des nerfs qui partent du plexus sciatique.

CHAPITRE XII.

Nerfs sacrés.

On en compte six paires, quelquefois seulement cinq. Ils proviennent de l'extrémité du renflement inférieur de la moelle épinière, et ils concourent à la formation de la *queue de cheval.* Les racines postérieures de ces nerfs forment, comme celles de tous les nerfs vertébraux, des ganglions, mais avec la différence que ces ganglions sont renfermés dans le canal osseux du sacrum et à une certaine distance des trous sacrés, en sorte qu'on ne peut les voir au dehors comme ceux des autres nerfs vertébraux. Les faisceaux des nerfs sacrés se divisent ensuite en branches postérieures et en branches antérieures, qui sortent les unes par les trous sacrés postérieurs et les autres par les trous sacrés antérieurs.

Branches postérieures des nerfs sacrés. Elles sont en général peu volumineuses; les plus fortes sont celles de la troisième et de la quatrième paire. Elles communiquent chacune avec la branche postérieure du nerf placé au-dessus et avec celle du nerf placé immédiatement au-dessous. Ces branches se distribuent au muscle grand fessier et aux tégumens de la fesse et de la marge de l'anus; les deux supérieures donnent aussi des filets au corps commun du sacro-lombaire et du long dorsal.

Branches antérieures. Elles communiquent avec les ganglions sacrés du grand sympathique: les quatre supérieures forment le *plexus sciatique*, en s'anastomosant, tant entre elles, qu'avec le nerf lombo-sacré; les inférieures concourent à la formation du *plexus hypogastrique*, de manière à ce que la troisième et la quatrième lui donnent une branche, tandis que la cinquième et la sixième, si elle existe, s'y rendent en entier.

Plexus sciatique ou sacré. Formé par les branches antérieures du quatrième et du cinquième nerf lombaire et par celles des quatre premiers nerfs sacrés; il se continue en haut avec le plexus lombaire, et communique en bas avec le plexus hypogastrique. Ce plexus est situé sur les parties latérales et postérieures du petit bassin, au devant du muscle pyramidal, derrière les vaisseaux hypogastriques, le rectum et la vessie. Il fournit les branches suivantes :

1.° Nerf fessier supérieur. Déjà décrit à l'occasion du nerf lombo-sacré.

2.° Nerf fessier inférieur ou petit sciatique. Fourni par le deuxième et le troisième nerf sacré. Il sort du bassin par l'échancrure sciatique, au-dessous du muscle pyramidal, et se partage en trois séries de rameaux : 1) *Rameaux fessiers*, qui se jettent dans le muscle grand-fessier ; 2) *Nerf cutané postérieur supérieur*. Il passe derrière la tubérosité sciatique en décrivant une courbe dont l'extrémité se dirige en dedans vers le périnée : ce nerf se ramifie dans le grand fessier et dans la peau de la partie postérieure et supérieure de la cuisse, du périnée, du scrotum et de la verge ; 3) *Rameau crural* ou *nerf cutané postérieur inférieur ;* quelquefois fourni par le grand nerf sciatique. Il descend le long de la partie postérieure de la cuisse et s'y distribue jusqu'au jarret, et quelquefois jusque dans la peau du mollet.

3.° Nerf honteux commun. Provenant du troisième et du quatrième nerf sacré, quelquefois du cinquième ; il sort du bassin sous le muscle pyramidal, et passe entre les deux ligamens sacro-sciatiques, où il se divise en deux rameaux. 1) Le *rameau supérieur* donne des filets aux muscles obturateur interne et bulbo-caverneux, monte le long de la branche de l'ischion et du pubis, et arrivé à la symphyse, il se porte sur le dos de la verge, où il se ramifie jusqu'au gland, en fournissant des filets aux corps caverneux. 2) Le *rameau inférieur* ou *nerf hémorrhoïdal inférieur* se distribue dans les muscles de l'anus, dans le scrotum, le dartos et dans l'urètre.

Dans la femme, le rameau supérieur du nerf honteux est très-petit ; il suit d'ailleurs la marche indiquée et se perd dans le clitoris : l'inférieur va dans les muscles de l'anus et dans la grande lèvre jusqu'au mont de Vénus.

4.° Nerfs hémorrhoïdaux moyens. Peu volumineux, fournis par le troisième et le quatrième nerf sacré. Ils se distribuent à l'anus et à ses muscles, à la partie inférieure du rectum, à la vessie, aux vésicules séminales et à la prostate. *Dans la femme* ils donnent des rameaux à la matrice et au vagin.

5.° Rameaux musculaires. Ces rameaux se rendent dans les muscles pyramidal et obturateur interne (*nerf obturateur inférieur*) ; souvent ils sont fournis par quelques-uns des nerfs que nous avons déjà énumérés.

6.° Nerf sciatique. Il est le plus considérable du plexus et même du corps en général. Il naît de l'union de tous les nerfs qui concourent à la formation du plexus sciatique, et sort du bassin par l'échancrure sciatique entre le muscle pyramidal et le jumeau supérieur; quelquefois il perfore le premier de ces muscles. Dans ce point, il donne des rameaux au grand fessier, aux jumeaux, à l'obturateur interne, au carré; il passe ensuite entre la tubérosité sciatique et le grand trochanter, et descend le long de la partie postérieure de la cuisse, entre le long chef du biceps et le demi-membraneux, en donnant des rameaux aux muscles biceps, demi-tendineux, demi-membraneux et grand adducteur. Pendant ce trajet il fournit le *nerf cutané postérieur inférieur*, si le nerf fessier inférieur ne l'a pas donné.

Le nerf sciatique se divise un peu au-dessous du milieu de la cuisse (quelquefois beaucoup plus haut) en deux branches appelées *nerfs poplités*.

1) Nerf poplité externe ou péronier. Dès son origine, il donne un rameau qui se distribue sur la partie antérieure externe de l'articulation du genou; puis, au-dessus des condyles du fémur, il en fournit un autre, appelé *nerf cutané péronier*, qui descend sous la peau, le long du gastrocnémien externe, et qui s'unit ordinairement vers le tiers inférieur de la jambe au nerf saphène externe, pour former avec lui le *nerf dorsal externe du pied*.

Le nerf poplité externe passe ensuite derrière le condyle externe du fémur et le tendon du gastrocnémien externe, se contourne un peu en avant, et s'engage entre l'extrémité supérieure du péroné au-dessous de sa tête et le muscle long péronier : là, il se divise en deux branches, le *nerf musculo-cutané* et le *nerf tibial antérieur*.

(1) Le *nerf musculo-cutané* descend entre les muscles péroniers et le long extenseur des orteils, leur donne des filets, et se divise en deux rameaux qui passent sur le dos du pied, après avoir percé l'aponévrose : le *rameau interne et superficiel du dos du pied*[1] se sous-divise lui-même en deux filets, qui se rami-

---

1 Le dos du pied reçoit six rameaux nerveux, quatre superficiels et deux profonds : les superficiels sont, en les énumérant de dedans en dehors : *a*) le nerf saphène interne; *b*) le rameau interne du musculo-cutané; *c*) le rameau externe du même nerf; *d*) le saphène externe ou nerf dorsal externe du pied. Les nerfs profonds du dos du pied sont *a*) le rameau interne et *b*) le rameau externe du tibial antérieur.

fient dans la peau du côté interne du dos du pied, sur le gros orteil et sur le côté interne du deuxième. Les filets de ce nerf s'anastomosent avec ceux du nerf saphène interne. Le *rameau externe et superficiel du dos du pied* se distribue également dans la peau du dos du pied, et s'y divise en trois filets, qui fournissent les nerfs digitaux-dorsaux des trois derniers orteils et de la moitié externe du deuxième, et communiquent avec les filets du saphène externe.

(2) Le *nerf tibial antérieur* ou *interosseux*, après s'être dégagé de dessous le long péronier, se porte sur le ligament interosseux et descend au devant de ce ligament avec l'artère tibiale antérieure, entre le muscle tibial antérieur, l'extenseur commun des orteils et l'extenseur propre du pouce, auxquels il donne des filets. Il passe sous le ligament croisé sur le dos du pied, et s'y divise en deux cordons appelés *nerfs profonds du dos du pied*, et que l'on distingue en *interne* et en *externe*. Ces nerfs se distribuent dans le muscle pédieux et dans les interosseux; quelques-uns de leurs filets deviennent superficiels et s'anastomosent avec les rameaux dorsaux fournis par le musculo-cutané.

2) Nerf poplité interne ou tibial. Il est plus volumineux que l'externe et descend directement dans le creux du jarret entre les deux gastrocnémiens; puis il s'engage entre le soléaire et les muscles profonds de la région jambière postérieure, en traversant un anneau fibreux que lui fournit le soléaire.

Au-dessus du condyle interne du fémur, le nerf tibial fournit le *nerf saphène externe*, qui descend sous la peau, le long de la partie postérieure et externe de la jambe, vers le tiers inférieur de laquelle il s'anastomose souvent avec le nerf cutané péronier. Le nerf qui naît de cette anastomose est appelé *nerf dorsal externe du pied;* il descend le long du bord externe du tendon d'Achille, passe sous la malléole, s'avance le long du bord externe du pied et se distribue aux tégumens du dos du pied, et quelquefois à la peau des deux derniers orteils, en s'anastomosant avec les filets du rameau externe du musculo-cutané.

Bientôt après, le nerf tibial donne des rameaux aux gastrocnémiens, au soléaire, au poplité, au plantaire grêle, à l'articulation du genou, et un rameau qui, perçant le ligament interosseux, se ramifie dans le muscle tibial antérieur.

Le nerf tibial descend profondément le long de la partie postérieure de la jambe, entre les artères tibiale postérieure et péronière, et donne, pendant ce trajet, des rameaux aux muscles tibial postérieur, long fléchisseur commun des orteils et fléchisseur propre du pouce. Près de la malléole interne, il donne un gros rameau qui se divise dans la peau et la graisse de la plante du pied. Le tronc passe ensuite derrière la malléole interne, sous la voûte du calcanéum, où il est recouvert par l'abducteur du gros orteil et se divise en deux branches, le *nerf plantaire interne* et le *plantaire externe*.

(1) *Nerf plantaire interne*. Il s'avance à côté du tendon du long fléchisseur du pouce et au-dessus de l'adducteur oblique, en donnant des rameaux au petit fléchisseur des orteils, à l'accessoire du grand fléchisseur, à l'adducteur, à l'abducteur et au petit fléchisseur du gros orteil. Il se partage ensuite en quatre rameaux, dont le premier va au bord interne du gros orteil; le deuxième au bord externe du même et au bord interne du second; le troisième au bord externe du second orteil et au bord interne du troisième; le quatrième va au bord externe du troisième orteil et au bord interne du quatrième. Ces nerfs envoient en outre des filamens dans les muscles interosseux, lombricaux, adducteurs transverse et oblique et petit fléchisseur du pouce.

(2) Le *nerf plantaire externe* est un peu plus petit que l'autre; il se dirige en avant entre le petit fléchisseur et l'accessoire du grand fléchisseur, auxquels il donne des filets, ainsi qu'à l'abducteur du petit orteil, et se divise en deux branches: la *branche superficielle* donne des filets au petit fléchisseur du petit orteil, au quatrième lombrical, et se distribue ensuite aux deux côtés du petit orteil et au côté externe du quatrième. La *branche profonde* se perd dans les muscles adducteur du gros orteil, fléchisseur du petit, lombricaux et interosseux.

Préparation. On commence par mettre au net le *plexus sciatique*, dans le petit bassin, en rejetant de côté le rectum et la vessie avec le plexus hypogastrique; les petites branches des paires sacrées inférieures, qui se perdent dans ce dernier plexus, ont déjà été disséquées avec l'extrémité du grand sympathique. Alors on couche le sujet sur sa face antérieure, et, pour rendre la pièce plus facile à manier, on scie la colonne vertébrale dans le milieu de la région lombaire.

On fait sur la partie postérieure du tronc une incision à la peau le long de la ligne médiane, jusqu'à un pouce au-dessus de l'anus; on en fait une deuxième transversale à la hauteur de la crête iliaque, et une troisième, qui de l'extrémité inférieure de la première se porte en dehors et en bas, suivant le pli de la fesse. On dissèque la peau de la fesse en dehors, en ménageant autant que possible les *nerfs cutanés* que l'on rencontre. On incise ensuite la peau sur le milieu de la face postérieure de la cuisse jusqu'au creux du jarret, et l'on en dissèque les lambeaux l'un en dehors, l'autre en dedans, en détachant en même temps le *fascia lata*, afin de laisser dans la peau les nerfs cutanés qui pénètrent dans la cuisse sous le bord inférieur du grand fessier.

On divise le grand fessier à peu de distance du grand trochanter et de la ligne âpre du fémur, et on le replie en dedans en commençant près de son bord supérieur; mais il faut avoir soin de ménager les *filets cutanés du petit sciatique*, qui sont placés vers le bord inférieur du muscle. Les *nerfs fessiers* entrent dans le muscle par sa face interne; il faut donc disséquer avec ménagement. Après avoir enlevé la graisse qui est située sous le grand fessier, on verra sans peine les nerfs fessiers supérieur et inférieur, ainsi que le *grand nerf sciatique*, qui tous sortent du bassin au-dessus et au-dessous du muscle pyramidal, que l'on peut au besoin détacher supérieurement, ainsi que le muscle moyen fessier, si cela paraissait nécessaire, mais en évitant toutefois de couper les nerfs qui y pénètrent.

Le *nerf honteux* passe entre les deux ligamens sciatiques; pour en voir les ramifications, il faut détacher la peau et la graisse qui entourent l'anus et les parties génitales, en disséquant entre ces parties et l'ischion.

On suit bien facilement le *nerf sciatique* dans la cuisse, après avoir séparé les muscles.

La dissection des nerfs de l'extrémité inférieure se fait après avoir fendu la peau depuis le creux du jarret jusqu'au talon; mais au tiers inférieur de la jambe on ne doit inciser les tégumens que très-superficiellement, parce que c'est dans cette région que se fait l'anastomose entre le *nerf cutané-péronier* et le *saphène externe*, vers le côté externe du tendon d'Achille; ce n'est qu'après avoir trouvé cette anastomose qu'on pourra hardiment détacher la peau de la jambe. Au reste, j'ai vu quelquefois manquer cette anastomose.

On voit le trajet du *nerf tibial* après avoir séparé le gastrocnémien et le soléaire de leurs attaches internes, en les laissant insérés au condyle externe du fémur et au péroné; il suffit alors de déjeter ces muscles en dehors et de diviser le feuillet profond de l'aponévrose jambière. On aura soin de ménager la *branche cutanée* que fournit le tibial près du calcanéum. Pour voir la distribution des *nerfs plantaires*, on enlève la peau de la plante et l'aponévrose plantaire depuis la partie antérieure du calcanéum jusqu'à un pouce de distance de la commissure des orteils; puis on détache du calcanéum le petit fléchisseur des orteils, en conservant le rameau nerveux qui y entre près de son bord interne; les distributions des nerfs plantaires pourront alors être facilement suivies, en soulevant le muscle ou en l'inclinant de côté; en avant, on suivra les rameaux digitaux en incisant la peau dans leur direction.

Il n'est pas nécessaire, pour voir le trajet du *nerf péronier*, de couper le muscle long péronier sous lequel il passe; il suffit de détacher un peu ce muscle de l'os en cet endroit; on verra facilement le passage du nerf, en écartant les muscles entre lesquels ses ramifications descendent, en sorte que la dissection devra être faite à peu près comme celle des muscles de la jambe; mais en détachant la peau de la partie antérieure et inférieure de cette dernière, il faut avoir soin de ne pas couper les deux branches du *musculo-cutané*, qui percent l'aponévrose pour se jeter sur le dos du pied ; ces deux nerfs, ainsi que le *saphène externe*, l'*interne* et les dernières ramifications du *tibial antérieur*, devront être disséqués sur le dos du pied, et non dans la peau. Après avoir mis à découvert tous ces nerfs, on coupe la peau circulairement près du coude-pied, et on l'enlève alors par lambeaux sur le trajet de chacun de ces nerfs. Le muscle pédieux sera soulevé, afin de mieux voir la distribution des branches du tibial antérieur.

CINQUIÈME SECTION.

Angiotomie.[1]

Cette partie de l'anatomie comprend : 1.° le *cœur*, organe central de la circulation; nous en avons parlé dans la splanchnotomie, parce que c'est avec elle qu'on l'étudie ordinairement; 2.° les *vaisseaux*, canaux, ayant des ramifications multipliées et successivement décroissantes, et dont les troncs tiennent au cœur, tandis que leurs extrémités divisées correspondent au corps entier. Les vaisseaux sont de plusieurs espèces : les *artères* partent du cœur et sont destinées à transmettre le sang aux organes; les *veines* reprennent le sang que les artères ont conduit dans le corps et le ramènent au cœur; les *vaisseaux lymphatiques* forment un système vasculaire veineux, dans lequel circule la lymphe et le chyle, et qui, au lieu de se terminer directement dans le cœur, communique avec le système sanguin veineux dans un grand nombre de points.

I.° ARTÈRES.[2]

CHAPITRE PREMIER.

Anatomie générale des artères.

Les artères sont des canaux membraneux, élastiques, de forme cylindrique, et composés de trois tuniques. La *tunique externe* est appelée *fibreuse* ou *celluleuse :* elle est blanchâtre, et composée de fibrilles aponévrotiques, obliques et enlacées les unes avec les autres; cette tunique est très-résistante et très-élastique. La *tunique moyenne, musculeuse* (*fibreuse* de quelques auteurs), est épaisse, jaunâtre, élastique, cassante, divisible en plusieurs couches composées de fibres presque circulaires; la couche la plus interne de la tunique moyenne se compose de fibres longi-

---

1 C. A. Meyer, *Anatomische Beschreibung der Blutgefässe des menschlichen Körpers*, 2.e édit. Berlin, 1788, in-8.°, avec fig.

F. A. Walter, *Angiologisches Handbuch.* Berlin, 1789, in-8.°

2 C. H. Ehrmann, Sur la structure des artères, etc. Strasbourg, 1823, in-4.°

A. Haller, *Icones anat.*, Fasc. II-VIII. Gœttingue, 1745-1756, in-fol.

Fr. Tiedemann, *Abbildungen über den Verlauf der Pulsadern des menschlichen Körpers.* Carlsruhe, 1824, in-4.°, avec pl. in-fol. et atl.

E. A. Lauth, Anomalies dans la distribution des artères de l'homme; dans les Mémoires de la Société du muséum d'histoire naturelle de Strasbourg, vol. 1, 1832, in-4.°

tudinales ou très-peu obliques. L'aspect extérieur de cette tunique ne diffère guère de celui des ligamens jaunes élastiques des vertèbres; mais examinées au microscope, les fibres élémentaires qui la composent ont la plus grande analogie avec les fibres rugueuses de la substance intervertébrale; quelques-unes cependant sont lisses et ressemblent à celles des tendons : les fibres s'entrecroisent entre elles sans régularité. Nous nous sommes assuré que ces fibres diffèrent totalement de celles des muscles ou de la matrice. C'est par suite de l'élasticité de cette tunique moyenne que les artères restent béantes, quoique vides de sang. La *tunique interne* des artères, toute mince qu'elle est, peut être divisée en deux lames très-ténues : elle est transparente, lisse, semblable aux membranes séreuses; elle se continue évidemment de la tunique interne qui tapisse les cavités du cœur.

Outre ces tuniques propres, les artères sont entourées au dehors par une *gaîne fibreuse*, qui est unie à la tunique externe par du tissu cellulaire très-lâche, et qui renferme souvent des cordons nerveux considérables.

Les artères reçoivent dans leurs tuniques un grand nombre de *vaisseaux* (*vasa vasorum*), fournis par les vaisseaux voisins, et qui deviennent très-apparens par l'injection.

Les artères sont très-riches en *nerfs* qui leur sont fournis par les nerfs cérébraux et rachidiens, et surtout par le grand sympathique; ces nerfs forment autour des artères des réseaux qui les accompagnent jusque dans leurs dernières divisions.

Le système artériel se compose d'une série de cylindres juxtaposés et successivement décroissans. Mais comme la capacité des deux cylindres, résultant de la bifurcation d'une artère, est constamment plus grande que celle du tronc, il s'ensuit que la capacité de tout le système artériel est infiniment plus grande vers ses extrémités que vers son origine au cœur: de là, la comparaison du système artériel à un cône dont la base correspondrait à tout le corps et le sommet au cœur. Il résulte encore de cet élargissement progressif du système artériel, que la circulation sanguine doit se faire beaucoup plus rapidement dans les troncs que dans les branches, et qu'aux dernières extrémités des artères (au *système capillaire*), l'impulsion du cœur doit être presque imperceptible, tout comme on ne distingue pas de courant dans l'eau d'un lac traversé par un fleuve.

Les divisions des artères se font ordinairement à angle aigu; quelques-unes partent à angle droit : rarement elles se séparent d'un tronc dans une direction rétrograde. Quoi qu'il en soit, on remarque constamment dans l'angle de séparation des artères, une crête saillante dans l'intérieur du vaisseau et dirigée vers le cœur; cette saillie, appelée *éperon*, est formée par un repli de la tunique interne de l'artère; elle sert à favoriser la séparation de la colonne du sang et à diriger ce liquide dans les vaisseaux.

Les artères forment entre elles des réunions ou *anastomoses* d'autant plus fréquentes, en général, que les artères sont plus petites. Ces anastomoses sont ou bien *angulaires*, ou bien *transversales* ou par *arcades;* les premières ont lieu si deux artères s'unissent à angle plus ou moins aigu, de manière à former un tronc unique par leur réunion; les autres, quand deux branches artérielles viennent directement à la rencontre l'une de l'autre.

Rigoureusement parlant, il n'y a que deux artères: l'artère pulmonaire et l'artère aorte. Celles que l'on décrit dans l'angiologie comme autant d'artères spéciales, ne sont que des divisions des deux artères principales, auxquelles on a donné des noms particuliers pour faciliter les descriptions.

L'artère pulmonaire naît du ventricule droit du cœur; l'artère aorte, du ventricule gauche. Chacune d'elles s'insère sur un anneau ligamenteux qui entoure l'orifice du ventricule; c'est spécialement la tunique moyenne de l'artère qui vient s'y attacher, en se divisant en trois festons. La membrane interne passe du cœur dans l'artère, après avoir formé trois *valvules* considérables, appelées *sigmoïdes*, et qui sont destinées à empêcher le reflux du sang de l'artère dans le ventricule. La membrane externe de l'artère passe en partie par-dessus les fibres charnues du ventricule, tandis que ces dernières semblent s'implanter sur l'autre partie de la tunique externe comme un muscle sur son tendon.

Quand les artères sont parvenues à leur dernier degré de division, elles se continuent directement avec les veines, après avoir formé entre elles de nombreuses anastomoses, en sorte qu'il est presque impossible de bien préciser l'endroit où finit l'artère et où commence la veine. Ce réseau anastomotique, placé sur la limite des deux systèmes vasculaires, fait partie du tissu de nos organes; mais c'est à tort que l'on a admis que c'est principalement au mode d'arrangement de ces petits vaisseaux qu'est due la diversité des tissus; car, examinés au microscope, les réseaux vasculaires forment des mailles dont les interstices, entièrement dépourvus de vaisseaux, sont remplis par les fibres élémentaires, qui ont dans chaque organe une apparence caractéristique. C'est cette portion du système sanguin que quelques anatomistes décrivent à part sous le nom de *système capillaire.* Néanmoins ce système ne nous paraît avoir rien de spécial; il n'est, comme nous l'avons dit, que la continuation des dernières artérioles dans les radicules veineuses, enlacées et unies par un grand nombre de ramuscules anastomotiques.

Préparation. On étudie la conformation extérieure des artères en les isolant des parties voisines : pendant ce premier temps de la préparation on remarquera la gaîne qui entoure ces vaisseaux; cette gaîne est surtout bien visible autour de l'artère carotide, de l'artère crurale, etc. On enlève ensuite plusieurs bouts d'artères, on les lave et on les place sur une planchette pour en continuer l'examen.

Pour disséquer les *tuniques* des artères, on choisit un morceau d'artère aorte, dont on a soigneusement enlevé le tissu cellulaire ambiant, et que l'on maintient distendue au moyen d'un cylindre en bois, ou dans laquelle un aide a placé son doigt; on sépare ensuite un lambeau de la tunique externe, afin de mettre à découvert la tunique moyenne, que l'on reconnaît à ses fibres jaunâtres et transversales : cette tunique peut être séparée en plusieurs lames; c'est après avoir détaché la lame interne (fibres longitudinales) de la tunique moyenne, que la tunique interne est mise à découvert; comme cette dernière tunique est très-mince, il faut y procéder avec beaucoup de précaution. On peut encore voir la tunique interne sur une artère fendue en long, et dans laquelle on fait une incision superficielle; on cherche ensuite à arracher avec des pinces un lambeau de cette membrane.

On voit les *éperons* des artères après avoir fendu, suivant sa longueur, une artère près du point de sa division, par exemple l'extrémité inférieure de l'aorte abdominale.

L'*origine* de l'artère aorte ou de l'artère pulmonaire sera étudiée en enlevant le péricarde et en préparant alors couche par couche les tuniques de l'artère vers le cœur. La disposition des valvules sigmoïdes se voit après avoir fendu une de ces artères jusqu'à peu de distance de son origine du cœur, et après avoir ouvert le ventricule correspondant.

Les *terminaisons* des artères dans les veines seront étudiées au microscope, soit sur des parties parfaitement injectées, soit, mieux encore, sur des animaux vivans, par exemple sur le mésentère ou la membrane inter-digitale des grenouilles; il faut ensuite suivre la marche des globules sanguins, pour voir comment ils passent d'un ordre de vaisseaux dans l'autre.

Il n'est pas rare de trouver des *vasa vasorum* gorgés de sang sur des portions d'artère aorte; d'ailleurs ces petits vaisseaux se voient sur tous les cadavres injectés. Les *nerfs* des artères seront étudiés sur la carotide primitive et sur les branches qui en partent, ou sur des artères des membres; toutes ces artères sont entourées par un réseau considérable de filets nerveux, souvent très-forts. On rend les nerfs des artères plus visibles, surtout dans les membres, en excisant sur un jeune sujet maigre et injecté un paquet de vaisseaux entourés de nerfs, que l'on plonge dans l'alcool pendant quelques jours : les filets destinés aux vaisseaux deviendront plus apparens si on laisse un peu dessécher le tissu cellulaire, les nerfs conservant plus long-temps leur humidité, en sorte qu'ils resteront opaques et blancs.

La dissection des artères se fait après avoir enlevé la peau de la partie sur laquelle on veut travailler; cette peau ne peut pas en général être conservée, comme on l'a fait pour les nerfs, parce que les artères n'y entrent ordinairement que dans un certain état de division. En général, on doit commencer par la dissection des troncs et passer ensuite à celle des branches : mais si les troncs sont profondément situés, c'est par ces dernières qu'il faut commencer. Dans cette dissection il faut en même temps avoir égard aux parties voisines, et se garder de couper une branche artérielle pendant qu'on en dissèque une autre. Si l'on ne dissèque pas l'angiologie pour la première fois, on fera bien de conserver en rapport les principaux nerfs; les muscles ne seront coupés en travers qu'autant que cela est absolument indispensable, comme nous l'indiquerons dans la suite. En disséquant des artères dans des espaces remplis de beaucoup de tissu cellulaire, on a quelquefois de la peine à trouver toutes les branches qui se détachent d'un tronc, avant que celui-ci n'ait été complétement isolé; il faut alors tâcher de les reconnaître d'avance par le tact : on les sentira facilement à travers le tissu cellulaire. La préparation des vaisseaux exige beaucoup plus de précaution que celle des nerfs, parce qu'ils se déchirent plus facilement; c'est pour cela qu'il faut éviter de saisir les vaisseaux avec les pinces, qui pourraient les endommager : si l'on veut tendre un vaisseau, il vaut mieux employer à cet effet l'érigne à anneau.

CHAPITRE II.

Tableau d'origine des principales artères.

Les artères ne peuvent pas être disséquées suivant leur ordre d'origine, parce que l'on s'exposerait à couper des branches superficielles pour voir les branches profondes dont elles naissent : il faut donc procéder par régions; mais pour pouvoir plus facilement prendre connaissance de tout le système, nous ajoutons ici le tableau d'origine des artères. Nous n'énumérons pas toutes les branches; on complétera facilement cette lacune en consultant la description des artères selon les régions.

Artère pulmonaire; *chap. IV.*
- 1.° Artère pulmonaire gauche; *ibidem.*
- 2.° Artère pulmonaire droite; *ibidem.*

Artère aorte; *ibidem.*
- 1.° Artères coronaires droite et gauche; *ibidem.*
- 2.° Artère innominée; *ibidem.*
  - 1) Artère carotide droite; *ibidem.*
  - 2) Artère sous-clavière droite; *ibidem.*

3.° Artère carotide gauche; *chap. IV et V.*
1) Artère carotide externe; *chap. V.*
(1) Artère thyroïdienne supérieure; *ibidem.*
(2) Artère pharyngienne inférieure; *ibidem.*
(3) Artère linguale; *ibidem.*
(4) Artère maxillaire externe ou faciale; *ibidem.*
(5) Artère occipitale; *ibidem.*
(6) Artère auriculaire postérieure; *ibidem.*
(7) Artère maxillaire interne; *chap. VI.*
(8) Artère transverse de la face; *chap. V.*
(9) Artère auriculaire inférieure; *ibidem.*
(10) Artère auriculaire supérieure; *ibidem.*
(11) Artère temporale; *ibidem.*
2) Artère carotide interne; *chap. VII.*
(1) Artère ophthalmique; *ibidem.*
(2) Artère communicante de Willis; *chap. VIII.*
(3) Artère du plexus choroïde; *ibidem.*
(4) Artère calleuse antérieure; *ibidem.*
(5) Artère sylvienne; *ibidem.*
4.° Artère sous-clavière gauche; *chap. IV et VIII.*
1) Artères thymiques; *ibidem.*
2) Artères médiastines antérieures; *ibidem.*
3) Artères péricardines antérieures; *ibidem.*
4) Artère vertébrale; *chap. VIII.*
(1) Artères spinales cervicales; *ibidem.*
(2) Artère méningée postérieure; *ibidem.*
(3) Artère spinale antérieure; *ibidem.*
(4) Artère spinale postérieure; *ibidem.*
Artère basilaire; *chap. VIII.*
(1) Artères cérébelleuses inférieures; *ibidem.*
(2) Artères cérébelleuses supérieures; *ibidem.*
(3) Artères cérébrales profondes; *ibidem.*
(*a*) Artère communicante; *ibidem.*
(*b*) Artère auditive interne; *ibidem.*
5) Artère mammaire interne; *chap. III et VIII.*
(1) Artère péricardio-diaphragmatique; *ch. IV et VIII.*
(2) Artères mammaires externes; *chap. III.*
(3) Artère musculo-phrénique; *ibidem.*
(4) Artère épigastrique supérieure; *ibidem.*
6) Artère thyroïdienne inférieure; *chap. VIII.*
(1) Artère transversale du cou; *ibidem.*
(2) Artère scapulaire transverse; *ibidem.*

(3) Artère cervicale ascendante; *chap. VIII.*
7) Artère intercostale première; *ibidem.*
8) Artère cervicale profonde; *ibidem.*
Artère axillaire; *chap. IX.*
1) Artère dorsale scapulaire; *ibidem.*
2) Artères thoraciques externes; *chap. III et IX.*
3) Artère acromiale; *chap. IX.*
4) Artère glanduleuse; *ibidem.*
5) Artère scapulaire inférieure; *ibidem.*
6) Artère circonflexe antérieure; *ibidem.*
7) Artère circonflexe postérieure; *ibidem.*
Artère brachiale; *ibidem.*
1) Artère brachiale profonde; *ibidem.*
2) Artères collatérales internes; *ibidem.*
3) Artère radiale; *ibidem.*
4) Tronc commun de l'artère interosseuse et de la cubitale; *ibidem.*
5.° Artères intercostales; *chap. III et IV.*
6.° Artères bronchiques; *chap. IV.*
7.° Artères œsophagiennes; *ibidem.*
8.° Artères péricardines postérieures; *ibidem.*
9.° Artères diaphragmatiques supérieures; *ibidem.*
10.° Artères diaphragmatiques inférieures; *chap. XI.*
11.° Artère cœliaque; *chap. X.*
1) Artère coronaire stomachique; *ibidem.*
2) Artère hépatique; *ibidem.*
3) Artère liénale; *ibidem.*
12.° Artère mésentérique supérieure; *ibidem.*
13.° Artères capsulaires; *chap. XI.*
14.° Artères rénales; *ibidem.*
15.° Artères adipeuses; *ibidem.*
16.° Artères spermatiques; *ibidem.*
17.° Artères lombaires; *ibidem.*
18.° Artère mésentérique inférieure; *chap. X.*
19.° Artère sacrée moyenne; *chap. XI.*
20.° Artères iliaques primitives; *ibidem.*
1) Artère iliaque interne; *ibidem.*
(1) Artère iléo-lombaire; *ibidem.*
(2) Artère obturatrice; *ibidem.*
(3) Artère ombilicale; *ibidem.*
(4) Artère sacrée latérale; *ibidem.*
(5) Artère fessière; *ibidem.*

(6) Artère sciatique; *chap. XI.*
(7) Artère honteuse commune; *ibidem.*
2) Artère iliaque externe; *chap. XII.*
(1) Artère épigastrique inférieure; *chap. III et XII.*
(2) Artère circonflexe iliaque; *ibidem.*
Artère crurale; *chap. XII.*
(1) Artère circonflexe externe; *ibidem.*
(2) Artère circonflexe interne; *ibidem.*
(3) Artère tégumenteuse de l'abdomen; *ch. III et XII.*
(4) Artère crurale profonde; *chap. XII.*
Artères perforantes; *ibidem.*
(5) Artère honteuse externe; *ibidem.*
(6) Artères musculaires; *ibidem.*
Artère poplitée; *ibidem.*
(1) Artères articulaires; *ibidem.*
(2) Artères jumelles; *ibidem.*
(3) Artère tibiale antérieure; *ibidem.*
(4) Tronc commun de l'artère tibiale postérieure et de la péronière; *ibidem.*

CHAPITRE III.

Artères superficielles de la poitrine et du bas-ventre.

Nous aurons à examiner ici l'*artère mammaire interne*, la terminaison des *intercostales* et des *thoraciques externes*, l'*artère tégumenteuse du bas-ventre*, l'*épigastrique*, la *circonflexe iliaque* et la terminaison des *artères lombaires.*

1.° ARTÈRE MAMMAIRE INTERNE. Elle est une des premières branches que fournit la sous-clavière. Après avoir donné quelques rameaux dans l'intérieur de la poitrine (voy. ch. 4), elle descend à trois lignes en dehors du sternum, derrière les cartilages des côtes, et couchée sur la plèvre et sur le triangulaire du sternum. Dans chaque intervalle intercostal, l'artère mammaire interne fournit des rameaux appelés *artères mammaires externes.* Ces rameaux se dirigent en dehors, se distribuent aux muscles intercostaux, au grand et au petit pectoral, au triangulaire du sternum, à la partie supérieure de l'oblique externe et du muscle droit, à la glande mammaire, à la peau, et s'anastomosent avec les branches antérieures des artères intercostales et des artères thoraciques. Les mammaires externes les plus considérables sont celles qui sortent du premier et du quatrième espace intercostal.

Quand l'artère mammaire interne est arrivée au niveau du sixième cartilage costal, elle se divise en deux branches, dont l'une, appelée *artère musculo-phrénique*, se porte en dehors à angle droit, se distribue dans le diaphragme, dans les muscles obliques et transverse, et communique avec les rameaux des artères intercostales, lombaires et circonflexe iliaque.

L'autre branche est la continuation du tronc de la mammaire interne; elle pénètre dans les parois du bas-ventre, placée d'abord derrière le muscle droit, et y prend le nom d'*artère épigastrique supérieure*. Ses rameaux se perdent dans les muscles du bas-ventre, descendent jusque vers l'ombilic, et s'anastomosent avec ceux de l'épigastrique (inférieure), de la musculo-phrénique et des lombaires.

2.° Artères intercostales. Elles sont fournies par le tronc de l'aorte descendante, et l'on en trouve une dans chaque espace intercostal, où elles s'avancent vers la partie antérieure de la poitrine, le long du bord inférieur des côtes. Vers le milieu de la longueur de ces os, elles se divisent en deux branches, dont l'une s'avance le long du bord inférieur de la côte supérieure, et l'autre le long du bord supérieur de la côte inférieure. Dans ce trajet, ces artères donnent des rameaux aux muscles voisins et à la mamelle, en s'anastomosant avec les branches des artères thoraciques, et en avant avec les rameaux mammaires externes fournies par la mammaire interne.

3.° Artères thoraciques externes. Il y en a deux, une *supérieure* et une *inférieure*, fournies par l'artère axillaire; elles se portent en avant et en bas derrière le grand pectoral, se ramifient dans les muscles du thorax, dans la glande mammaire, dans les tégumens, et s'anastomosent avec les rameaux des intercostales et des mammaires externes.

4.° Artère tégumenteuse du bas-ventre. Elle naît de la crurale au-dessous du ligament de Poupart, et monte entre la peau et l'aponévrose du grand oblique, pour se ramifier aux tégumens et aux muscles du bas-ventre jusque vers l'ombilic. Elle communique avec l'épigastrique et la mammaire interne.

5.° Artère épigastrique (inférieure). Branche de l'artère iliaque externe; elle monte dans la paroi antérieure du bas-ventre, profondément placée, soit derrière, soit dans l'épaisseur du muscle droit. Près de son origine elle se contourne en dedans et en haut, pour embrasser la demi-circonférence interne du cordon spermatique ou du ligament rond de la matrice; elle donne dans ce point plusieurs rameaux, importans surtout dans l'anatomie des hernies, et qui naissent tantôt séparément, tantôt en commun : 1) un rameau appelé *spermatique externe*, qui accompagne le cordon spermatique; 2) un *rameau pubien*, qui se porte transversalement sur la face postérieure des pubis, pour s'y anastomoser avec celui du côté opposé; 3) un *rameau obturateur*, qui descend pour traverser le trou que l'on remarque à la membrane obturatrice, et qui envoie un petit rameau à travers le canal crural.

Après avoir fourni ces rameaux, l'artère épigastrique monte derrière la partie externe du muscle droit, en donnant beaucoup de branches qui se ramifient dans les muscles du bas-ventre, et qui communiquent avec l'artère circonflexe iliaque, ainsi qu'avec les artères lombaires. Elle se termine enfin au-dessus de l'ombilic par plusieurs rameaux qui s'anastomosent avec la branche épigastrique supérieure de la mammaire interne. Un de ces rameaux rampe sur le péritoine, accompagne la veine ombilicale et arrive avec elle dans le sillon longitudinal du foie, où il s'anastomose avec des rameaux de l'artère hépatique.

6.° Artère circonflexe iliaque ou iliaque antérieure. Elle naît également de l'artère iliaque externe, et se porte en dehors sous le péritoine vers l'épine antérieure et supérieure de l'ilion, en donnant des rameaux aux muscles transverse et iliaque, et dont quelques-uns s'anastomosent avec ceux de l'artère iléo-lombaire. Elle se dirige ensuite en arrière le long de la crête iliaque et se divise en deux branches, une externe et une interne, qui rampent entre les muscles oblique interne et transverse, leur donnent des rameaux, et s'anastomosent avec les artères lombaires, l'épigastrique, la mammaire interne et les intercostales inférieures.

7.° Artères lombaires. Ces artères, au nombre de quatre ou de cinq, naissent de l'aorte descendante dans la région lombaire: elles s'avancent dans les parois abdominales, d'abord entre le péritoine et le muscle transverse, puis entre ce muscle et le petit oblique, et se perdent par un grand nombre de rameaux dans les muscles larges de l'abdomen, en communiquant avec les artères intercostales, la mammaire interne, l'épigastrique, la circonflexe iliaque, etc.

Préparation. On fait à la peau une incision longitudinale, depuis la partie supérieure du sternum jusqu'aux pubis, et trois incisions transversales : l'une sur les clavicules, l'autre à la partie inférieure du sternum, la troisième à la hauteur de l'ombilic. On dissèque les trois lambeaux de peau en dehors, en laissant les artérioles qui se rendaient dans son épaisseur, couchées sur les parois de l'abdomen, et en évitant de trop les isoler, afin de ne pas déranger leurs positions naturelles. Au bas-ventre, la plus remarquable de ces artères superficielles, c'est la *tégumenteuse*, qui monte en dehors du bord externe du muscle droit, et dont on aperçoit déjà le trajet à travers la peau sur les sujets maigres et bien injectés. A la poitrine, les branches les plus superficielles sont les *mammaires externes*, qui sortent des intervalles costaux près du sternum; on les laissera également sur les parties profondes, en coupant les ramuscules qui entrent dans le tissu de la peau elle-même.

Pour mettre à nu le tronc de la *mammaire interne*, on divise l'attache sternale du grand pectoral dans l'espace de quelques lignes ; puis on enlève les muscles intercostaux internes et la graisse, qui remplissent l'extrémité sternale des espaces intercostaux ; on trouvera l'artère à trois lignes environ en dehors du sternum, derrière les cartilages des côtes, dont on peut couper des morceaux larges d'un demi-pouce sur le trajet de l'artère, pour la mettre complétement à découvert. En coupant ces cartilages, il faut tenir le scalpel d'une manière bien fixe, afin de ne pas se blesser, au cas qu'ils fussent divisés subitement. On dissèque les rameaux de communication de la mammaire avec les *intercostales*, et ces dernières artères elles-mêmes, en incisant sur leur trajet les muscles pectoraux et intercostaux qui les recouvrent, de manière à mettre à nu tout ce réseau artériel ; on pourra même enlever en entier une ou deux côtes, dont on aura bien détaché les artères intercostales et la plèvre, en coupant ces os dans le milieu de leur longueur. Les artères intercostales ne seront poursuivies que jusqu'aux parties latérales du thorax; leur origine se verra avec les vaisseaux profonds de la poitrine.

Vers la partie inférieure de la poitrine, où l'artère mammaire se bifurque et où ses branches *musculo-phrénique* et *épigastrique supérieure* sont cachées en grande partie par les cartilages des côtes, il faudra le plus souvent emporter en entier ceux de la sixième et de la septième, afin de bien voir la distribution de ces vaisseaux ; les ramifications de l'épigastrique supérieure dans le bas-ventre seront suivies en coupant les muscles sur leur trajet, de manière à déranger les artères le moins possible dans leur position naturelle.

L'*artère épigastrique* est située profondément entre le muscle droit et le péritoine; pour la découvrir, il suffit de suivre un des rameaux qui percent les aponévroses des muscles du bas-ventre, en coupant celles-ci et les muscles sur le trajet de l'artériole ; l'artère sera préparée d'une manière analogue dans toutes ses ramifications, sans avoir égard aux muscles, qu'on ne séparera point les uns des autres, mais qu'on coupera toujours en travers, même sur les plus petits rameaux ; on trouvera ainsi les nombreuses anastomoses des diverses artères qui nous occupent. Dans la dissection du tronc de l'épigastrique il faut conserver l'anneau inguinal et le cordon spermatique ou le ligament rond qui le traversent, afin d'étudier le rapport de ces parties dont la connaissance se rattache à celle de la hernie inguinale. On ne pourra guère voir dès à présent les petits rameaux que donne l'artère épigastrique à son origine, si ce n'est celui qui accompagne le cordon spermatique; les autres se verront quand l'abdomen sera ouvert.

On arrive à l'*artère circonflexe iliaque*, soit en suivant un des rameaux anastomotiques qui ont été découverts en disséquant l'épigastrique, soit en détachant de la crête de l'os des îles, les muscles obliques externe et interne. Les *artères lombaires* seront recherchées dans la région des flancs par une dissection analogue; le plus souvent il suffit, pour les trouver, de suivre un des petits rameaux artériels qui passent de la profondeur à la superficie. L'origine de toutes ces artères ne sera étudiée que plus tard, à mesure qu'on sera arrivé à la préparation des troncs qui les fournissent, cette première dissection ne devant servir qu'à faire voir préalablement des parties qui auraient été sacrifiées, si l'on avait voulu procéder d'après un ordre rigoureusement anatomique.

CHAPITRE IV.

Vaisseaux profonds de la poitrine.

Nous aurons à examiner : 1.° l'*artère pulmonaire*, 2.° l'*artère aorte* et ses branches, savoir : les *artères coronaires*, l'*artère innominée*, la *carotide* et la *sous-clavière gauches*, les *artères bronchiques*, *œsophagiennes*, *médiastines* et *péricardines postérieures*, *intercostales* et *diaphragmatiques supérieures*. D'autres rameaux, mais qui proviennent rarement du tronc de l'aorte, seront néanmoins étudiés ici : telles sont les *artères médiastines antérieures*, *thymiques*, *péricardines antérieures* et *péricardio-diaphragmatiques*.

1.° Artère pulmonaire. Elle naît de l'extrémité supérieure du ventricule droit du cœur, au devant de l'artère aorte, se dirige en arrière et un peu à gauche, et se divise bientôt en deux branches, qui s'en écartent à angle droit.

La *branche droite*, ou *artère pulmonaire droite*, plus longue et plus volumineuse que la gauche, se porte en dehors, derrière l'aorte et la veine cave supérieure, au devant de la bronche droite, et entre dans le poumon de ce côté, où elle se divise en trois branches, une pour chaque lobe.

La *branche gauche*, ou *artère pulmonaire gauche*, plus courte que la droite, se dirige en dehors, au devant de l'aorte descendante et de la bronche gauche, et se divise en deux branches, qui se ramifient dans les deux lobes du poumon gauche.

L'artère pulmonaire est unie à la concavité de la crosse de l'aorte par un faisceau fibreux qui part du commencement de l'artère pulmonaire gauche et s'insère dans l'aorte au-dessous de la naissance de la sous-clavière gauche. Ce ligament est le résultat de l'oblitération du *conduit artériel* qui, dans le fœtus, établissait une communication entre l'artère pulmonaire et l'aorte.

2.° Artère aorte. L'artère aorte provient du ventricule gauche du cœur. Elle monte de gauche à droite et d'arrière en avant, puis se dirige en arrière et à gauche, et descend sur le côté gauche du corps des vertèbres, de manière à décrire une courbe dont la concavité est dirigée en bas et à gauche; cette partie recourbée de l'artère a reçu le nom de *crosse de l'aorte*. La portion placée entre le cœur et la partie la plus élevée de sa courbure, est appelée *aorte ascendante;* la portion qui redescend, est l'*aorte descendante*. C'est à peu près au niveau de la deuxième vertèbre dorsale que se trouve le point le plus élevé de la crosse. Cette artère donne les branches suivantes :

1) Artères coronaires. Elles sont au nombre de deux, et naissent de l'aorte dès son origine au cœur, au-dessus des valvules semi-lunaires.

1) L'*artère coronaire droite*, *antérieure* ou *inférieure*, provient de la partie antérieure de l'aorte, entre celle-ci et l'artère pulmonaire; elle se dirige en avant et à droite, dans le sillon qui sépare l'oreillette et le ventricule droits, et se retourne vers la face postérieure du cœur. Quand elle est arrivée au sillon qui sépare les deux ventricules, elle quitte sa première direction et parcourt ce sillon jusqu'à la pointe du cœur, où elle s'anastomose avec la coronaire gauche. Pendant ce trajet elle donne de nombreux rameaux à l'oreillette droite et aux deux ventricules.

2) *Artère coronaire gauche*, *supérieure* ou *postérieure*. Elle naît de l'aorte, entre l'oreillette gauche et la partie postérieure de l'artère pulmonaire, et se divise bientôt après en deux branches : l'*antérieure* descend à la face antérieure du cœur dans le sillon qui sépare les deux ventricules, et, arrivée à la pointe du cœur, elle la contourne pour s'anastomoser avec la coronaire droite. La *branche transversale* ou *coronaire* contourne la base du cœur d'avant en arrière, en parcourant le sillon qui sépare le ventricule gauche de l'oreillette de ce côté, et finit par s'anastomoser avec des rameaux de la coronaire droite. Les ramifications de l'artère coronaire gauche se répandent sur l'oreillette gauche et sur les deux ventricules.

2) Artère innominée ou brachio-céphalique. Elle est la première de celles qui naissent de la convexité de la crosse de l'aorte. Ce gros tronc artériel se dirige en haut et à droite, et après un trajet d'un pouce ou de dix-huit lignes, il se divise en deux branches : l'une ascendante, qui est la *carotide droite;* l'autre transversale, ou *sous-clavière droite.*

3) Artère carotide gauche. Elle naît à côté et à gauche de la précédente, et monte presque verticalement le long de la partie latérale du cou.

4) Artère sous-clavière gauche. Elle provient de la crosse de l'aorte, à côté de la précédente et plus à gauche qu'elle, et se dirige en dehors et en haut.

Dans des cas plus rares, la crosse de l'aorte fournit de sa convexité plus de trois gros troncs; le plus souvent le tronc surnuméraire est la vertébrale gauche. Quelquefois la multiplication des troncs est due à la naissance de la sous-clavière et carotide droites par des troncs séparés.

Outre ces gros troncs, on décrit comme provenant de l'aorte, de petits rameaux qui se portent dans la poitrine, et que l'on distingue en *artères thymiques*, en *médiastines antérieures* et en *péricardines antérieures.* Quelquefois ces artérioles partent réellement de la face antérieure de l'aorte; mais le plus souvent elles sont fournies par la *mammaire interne,* branche de la sous-clavière, et dont on voit maintenant l'origine; à droite c'est presque constamment la mammaire interne qui les fournit. Cette artère donne en outre un rameau constant, l'*artère péricardio-diaphragmatique* (*diaphragmatique supérieure* de quelques auteurs), qui passe sur les côtés du péricarde vers le diaphragme en accompagnant le nerf phrénique.

5) Artères bronchiques. Petites, au nombre de deux, provenant de la concavité de la crosse de l'aorte (la droite quelquefois d'une des intercostales supérieures); elles fournissent des *artères médiastines* et *péricardines postérieures*, accompagnent chacune la bronche correspondante dans le poumon, et se ramifient sur elle jusque dans ses dernières divisions.

6) Artères œsophagiennes. Très-petites, au nombre de deux à sept; ordinairement on en trouve trois. Elles naissent de la partie antérieure de l'aorte, au-dessous des bronchiques, et se ramifient sur l'œsophage.

7) ARTÈRES MÉDIASTINES et PÉRICARDINES POSTÉRIEURES. Très-petites; elles naissent tantôt directement de l'aorte, d'autres fois elles sont fournies par les bronchiques ou par les intercostales.

8) ARTÈRES INTERCOSTALES. Elles proviennent de chaque côté, au nombre de neuf ou de dix, des parties latérales de l'aorte, dont elles partent à angle droit. Les deux supérieures sont ordinairement fournies par l'artère sous-clavière. Les artères intercostales, arrivées dans les espaces intercostaux, se divisent en deux branches : la *postérieure* ou *dorsale*, plus petite, se dirige en arrière et se ramifie dans les muscles et les tégumens du dos, après avoir fourni un rameau (*artère spinale du dos*) qui pénètre dans le canal vertébral et se ramifie sur la moelle de l'épine. La *branche antérieure* ou *intercostale* s'avance dans l'espace intercostal, entre la plèvre et le muscle intercostal interne, logée dans la gouttière du bord inférieur de la côte correspondante; bientôt cette artère se divise en deux rameaux, qui passent entre les muscles intercostaux externe et interne. Un de ces rameaux longe le bord inférieur de la côte, l'autre, plus petit, en suit le bord supérieur; tous les deux se ramifient dans les muscles voisins et s'anastomosent en avant avec la mammaire interne, l'épigastrique et la circonflexe iliaque.

9) ARTÈRES DIAPHRAGMATIQUES SUPÉRIEURES. Ces petites artères, au nombre de deux, sont les dernières branches que fournit l'aorte dans la cavité pectorale. Elles naissent de la face antérieure de ce tronc, et se ramifient dans la partie postérieure du diaphragme. Ces artères manquent souvent; je les ai vues fournies par des intercostales voisines.

PRÉPARATION. On sépare les muscles pectoraux de leurs attaches au sternum et aux côtes, ayant soin de ménager les vaisseaux qui s'y rendent par leur face interne ; le chef claviculaire du grand pectoral pourra rester en place. On divise les espaces intercostaux et les côtes, à l'exception de la première, à deux pouces en arrière des cartilages ; puis on scie le sternum en travers, immédiatement au-dessous de l'insertion de la première côte. Par là il devient facile d'enlever la paroi antérieure de la poitrine, que l'on détache de haut en bas, en portant le scalpel derrière le sternum et le plus près possible de l'os, afin de ménager les artères médiastines qui se trouvent en cet endroit. On fera bien de ne diviser l'artère mammaire interne qu'au niveau de la deuxième côte, de manière à en conserver un bout d'une certaine longueur. En enlevant le sternum et les côtes, on aura dû laisser intacts le péricarde et le diaphragme. On scie ensuite sur la ligne médiane la portion supérieure du sternum, qui a été laissée en place, ce qui permettra d'en écarter les deux moitiés, pour disséquer commodément l'origine des branches ascendantes de l'aorte. La cavité pectorale est largement ouverte par cette préparation préliminaire, en même temps que les rapports si essentiels de la clavicule et de la première côte avec les vaisseaux sous-claviers se trouvent conservés.

Je conseille de disséquer, dans tous les cas, les veines de la poitrine en même temps que les artères, ce qui peut se faire facilement, parce que dans nos injections les veines se trouvent le plus souvent remplies de matière, et que leur dissection ne serait pas même bien difficile au cas qu'elles ne fussent pas injectées, étant alors gorgées de sang. Seulement faut-il, dans ce dernier cas, avoir soin de ne pas les blesser, ou de les lier de suite si cela arrivait; parce que le sang qui en sortirait sans cesse, souillerait la préparation.

Pour procéder à la dissection des vaisseaux de la poitrine, il faut commencer par se débarrasser des poumons, qui gênent par leur volume. A cet effet on enlève successivement le parenchyme pulmonaire entourant les vaisseaux artériels et veineux, en commençant par leur racine, de manière à isoler les troncs et les principales branches. A mesure qu'une de ces dernières est mise à découvert, on y passe une ligature, et on la divise entre le lien et le poumon, que l'on finit par enlever en coupant les divisions de la trachée-artère. Cette dissection est assez longue, mais elle seule offre le moyen d'étudier les rapports exacts de tous ces vaisseaux, sans avoir la préparation inondée de sang, comme cela aurait lieu infailliblement, si l'on commençait par couper les poumons à leur racine, à charge d'y faire plus tard les ligatures nécessaires.

Il est bien difficile de donner maintenant des règles exactes à suivre dans la dissection des vaisseaux de la poitrine; les gros troncs sont faciles à trouver; mais les petits vaisseaux courent risque d'être coupés: on évitera peut-être de le faire, si l'on se rappelle que les uns proviennent en général des vaisseaux mammaires, et sont placés au devant de l'aorte et de la veine cave supérieure, à la partie supérieure de la poitrine, et que les autres proviennent de la concavité de la crosse de l'aorte et de la face antérieure de ce vaisseau, en sorte qu'ils sont placés à la partie postérieure du thorax.

On commence donc par isoler le médiastin antérieur et le thymus (ou la graisse qui le remplace dans l'adulte), en les séparant des gros troncs placés derrière eux, et en ne laissant ce paquet de parties molles en rapport avec les organes voisins, qu'au moyen des rameaux vasculaires qui s'y rendent de par en haut.

On fait une préparation analogue sur le péricarde, que l'on détache de dessus les gros troncs qui sortent du cœur, en l'incisant des deux côtés, en arrière des *vaisseaux péricardio-diaphragmatiques* (que l'on reconnaît facilement à leur position superficielle, à leur longueur et à leur trajet, qui suit celui des nerfs phréniques), de manière à laisser la moitié antérieure du péricarde, avec les deux artères qu'elle renferme, attachée seulement en bas au diaphragme, et en haut à ses vaisseaux artériels et veineux.

Au moyen de ces dissections on peut replier le péricarde et le thymus avec le médiastin à droite ou à gauche, afin d'arriver facilement sur les troncs qui naissent du cœur ou qui s'y rendent, et que l'on débarrasse du tissu cellulaire et des portions du péricarde qui les entourent. Pendant cette dissection il faut ménager le cordon ligamenteux qui unit l'artère pulmonaire à la crosse de l'aorte.

Les *vaisseaux coronaires* seront aisément disséqués, en enlevant la graisse qui les entoure surtout vers leur origine; il est plus facile de les préparer en disséquant dans la direction des rameaux vers les troncs.

Quand on en sera arrivé à la dissection des *artères bronchiques*, des *œsophagiennes* et des *médiastines postérieures*, on procédera de la même manière, en rejetant le cœur tantôt à droite et tantôt en le reportant dans sa situation naturelle. On conservera du médiastin postérieur et de la moitié postérieure du péricarde, un lambeau où se rendent les vaisseaux, et qui sera détaché de toutes les parties circonvoisines, en ne le laissant en rapport qu'avec les vaisseaux qui s'y rendent.

On a quelquefois de la peine à trouver les *artères diaphragmatiques supérieures* qui naissent de l'aorte quand elle pénètre entre les piliers du diaphragme; pour les mettre à découvert, il faut le plus souvent travailler dans l'épaisseur de ces derniers, après avoir refoulé le diaphragme vers l'abdomen; ou bien on diffère leur dissection jusqu'à ce qu'on soit arrivé à celle des artères diaphragmatiques inférieures (voyez chap. XI, pag. 485): au reste nous avons vu que ces artérioles ne sont par constantes.

Pendant la préparation de la *veine cave supérieure*, il faut faire attention à la *veine azygos*, qui s'y réunit à angle droit, et que l'on coupe bien facilement à cause de cette disposition; c'est dans le commencement de l'azygos que j'ai souvent vu s'aboucher une *veine bronchique*, qui, d'après la plupart des descriptions, doit se rendre dans la veine cave supérieure; disposition que je n'ai jamais rencontrée.

Il ne reste plus dans la dissection des vaisseaux de la poitrine, que celle des *artères intercostales*. Pour voir leurs troncs, il suffit d'enlever la plèvre costale et la graisse qui les cachent; plus en avant il faut inciser les muscles intercostaux internes. Les *branches dorsales* des artères intercostales ne doivent être suivies qu'après avoir étudié tous les vaisseaux de la poitrine, parce qu'étant obligé de retourner le cadavre, on risque de déchirer ces derniers.

CHAPITRE V.

Artère carotide primitive et branches superficielles de la carotide externe. (Pl. VII, A et B.)

L'artère *carotide primitive* naît, à droite, du tronc innominé; à gauche, de la crosse de l'aorte. Elle monte sur les parties latérales du cou, d'abord derrière le chef sternal du sterno-cléido-mastoïdien, et plus tard derrière le bord interne de ce muscle. La veine jugulaire interne se trouve en dehors et au devant de l'artère; le nerf vague est en arrière et en dehors, le grand sympathique est en arrière. Au niveau du bord supérieur du cartilage thyroïde, la carotide primitive se divise en *carotide externe* ou *antérieure*, et en *carotide interne* ou *postérieure*.

Artère carotide externe.

Elle passe derrière le ventre postérieur du muscle digastrique, monte vers le col de la mâchoire, derrière la glande parotide, entre la branche de la mâchoire et le conduit auditif, et se termine sur la tempe sous le nom d'artère temporale. Pendant ce trajet, elle fournit les branches suivantes :

1.° Artère thyroïdienne supérieure. Elle part de la carotide externe, à quelques lignes de son origine, se dirige d'abord un peu en haut, puis en avant, et plus tard en bas, de manière à décrire une arcade à concavité inférieure. Dès son origine, elle donne des rameaux au sterno-cléido-mastoïdien, au peaucier et à l'omo-hyoïdien.

L'artère thyroïdienne supérieure fournit ensuite l'*artère laryngée*, qui, après avoir donné des rameaux aux muscles abaisseurs de l'os hyoïde et au crico-thyroïdien, envoie sur la membrane crico-thyroïdienne un rameau transversal; ce rameau s'anastomose avec un autre fourni par l'artère du côté opposé, et il perfore ensuite la membrane pour pénétrer dans le larynx. L'artère laryngée se termine en pénétrant dans l'intérieur du larynx, entre l'os hyoïde et le cartilage thyroïde; dans des cas plus rares c'est le rameau crico-thyroïdien qui forme la continuation du tronc, en sorte que l'artère passe alors dans le larynx entre le cartilage thyroïde et le cricoïde. L'artère laryngée provient rarement du tronc de la carotide externe.

L'*artère thyroïdienne supérieure* descend ensuite vers la glande thyroïde, pour s'y ramifier et s'y anastomoser avec l'artère du côté opposé et avec la thyroïdienne inférieure.

2.° Artère pharyngienne inférieure. Peu considérable; quelquefois double. Elle naît de la partie interne de la carotide externe; quelquefois elle est une branche de l'occipitale ou de la thyroïdienne supérieure; rarement de la faciale. Cette artère monte sur le côté interne de la carotide et se distribue aux muscles antérieurs de la colonne vertébrale, aux constricteurs du pharynx, à la trompe d'Eustache et à la caisse du tympan; elle fournit un rameau qui pénètre dans le crâne par le trou déchiré postérieur, pour se ramifier dans la dure-mère qui tapisse les fosses postérieures du crâne.

3.° Artère linguale. Cette artère volumineuse naît de la

partie antérieure de la carotide externe; rarement elle en provient en commun avec la faciale. Elle s'avance au-dessus de la grande corne de l'os hyoïde, entre le constricteur moyen et l'hyoglosse, en fournissant des rameaux musculaires; puis elle monte entre ce dernier muscle et le génioglosse vers la base de la langue, où elle donne une ou plusieurs *artères dorsales de la langue*, qui se distribuent au dos de cet organe et à l'épiglotte. L'artère linguale se divise ensuite en deux branches: 1) l'*artère ranine*, qui est la continuation du tronc, s'avance entre les muscles génioglosse et lingual vers la pointe de la langue, où elle s'anastomose avec la ranine du côté opposé; 2) l'*artère sublinguale*, placée plus en dehors, passe entre les muscles génioglosse et mylo-hyoïdien, et se ramifie dans la glande sublinguale, dans les muscles de la langue et dans la membrane muqueuse de la bouche.

4.° Artère faciale, maxillaire externe ou labiale. Elle naît communément du côté interne de la carotide externe et au-dessus de la linguale; c'est la branche la plus considérable de la carotide; cependant elle présente une foule de variétés quant à son origine, son volume, et même relativement aux branches qu'elle fournit, et qui sont quelquefois remplacées par des ramifications des artères voisines.

L'artère faciale monte derrière le ventre postérieur du muscle digastrique, se loge dans une gouttière creusée dans la glande maxillaire, à laquelle elle donne plusieurs rameaux; puis elle se contourne en dehors sur la face externe de la mâchoire inférieure, au devant du muscle masséter.

Dès son origine, elle donne ordinairement l'*artère palatine ascendante*, qui cependant est quelquefois fournie par la pharyngienne inférieure, d'autres fois par l'artère carotide externe. Cette artère palatine monte derrière le muscle stylo-pharyngien vers le voile du palais, et s'y ramifie, ainsi que dans les amygdales et dans les muscles ptérygoïdiens. Elle s'anastomose avec les artères palatines descendantes.

L'artère faciale envoie des rameaux aux muscles ptérygoïdien interne, digastrique, stylo-hyoïdien et à la glande maxillaire, et près du bord inférieur de la mâchoire elle fournit l'*artère submentale*, qui s'avance sur la face externe du mylo-hyoïdien, lui donne des rameaux, ainsi qu'au digastrique, et forme à la partie inférieure du menton des réseaux vasculaires, qui s'anastomosent avec les rameaux de l'artère dentaire inférieure.

Du bord inférieur de la mâchoire, l'artère faciale s'avance vers l'angle de la bouche en formant de nombreuses flexuosités, dont partent des rameaux pour les muscles voisins; à l'angle de la bouche elle se divise en deux branches: 1) l'*artère coronaire inférieure*, qui s'avance le long du bord de la lèvre inférieure et s'anastomose avec celle du côté opposé; 2) l'*artère coronaire supérieure*, qui suit une direction semblable le long du bord de la lèvre supérieure, et qui fournit en haut quelques rameaux, dont l'un, appelé *artère antérieure de la cloison*, monte vers la cloison du nez pour se ramifier dans la membrane pituitaire et sur le bout du nez. D'autres rameaux, appelés *artères nasales latérales inférieures*, montent sur l'aile du nez; d'autres, enfin, appelés *artères dorsales du nez*, ou *artères nasales latérales supérieures*, se jettent sur le dos de cet organe, où ils forment un plexus considérable; l'une de ces artères arrive quelquefois jusqu'à l'angle interne de l'œil, où elle s'anastomose avec un rameau de l'artère ophthalmique.

5.° Artère occipitale. Cette artère naît du bord externe de la carotide, ordinairement au niveau de l'origine de la faciale ou de la linguale. Elle se porte d'abord en haut jusqu'à la partie postérieure de l'apophyse styloïde, puis elle se dirige en arrière entre l'apophyse transverse de l'atlas et l'apophyse mastoïde, cachée par le sterno-cléido-mastoïdien, le splénius, le trapèze et le petit complexus; cette artère monte enfin en serpentant vers l'occiput, où elle s'anastomose avec les branches de la temporale, de l'auriculaire postérieure, et avec celles de l'occipitale du côté opposé.

Pendant ce trajet, l'artère occipitale fournit: 1) de nombreux rameaux au sterno-cléido-mastoïdien et aux muscles de la nuque; 2) un rameau qui accompagne la veine jugulaire et passe dans la dure-mère en traversant le trou déchiré postérieur; 3) l'*artère stylo-mastoïdienne* (quelquefois fournie par l'auriculaire postérieure), qui pénètre dans le tympan et dans le labyrinthe, en traversant le trou stylo-mastoïdien; 4) un ou plusieurs rameaux qui traversent les trous mastoïdiens postérieurs et se ramifient dans la dure-mère; 5) une branche assez considérable qui descend profondément entre les muscles de la nuque, dans lesquels elle se distribue; quelques-uns de ses rameaux s'anastomosent avec des rameaux de l'artère vertébrale et des artères cervicales ascendantes.

6.° Artère auriculaire postérieure. Elle naît de la partie postérieure de la carotide externe, à peu de distance au-dessus de l'occipitale, dont elle est quelquefois une branche. Cette artère donne des rameaux au muscle digastrique, à la glande parotide, et se distribue dans la partie postérieure du pavillon de l'oreille et sur l'apophyse mastoïde; elle fournit quelquefois l'artère stylo-mastoïdienne.

7.° Artères parotidiennes. Ces petites artères sont en nombre indéterminé, et se perdent dans la glande parotide.

8.° Artère maxillaire interne. Cette branche très-considérable s'enfonce dans la profondeur, derrière la mâchoire inférieure; nous en parlerons au chapitre suivant.

9.° Artère transverse de la face. Elle provient de la partie antérieure de la carotide, passe transversalement sur la branche de la mâchoire avec le conduit de Sténon, et se ramifie dans les muscles orbiculaire de la paupière, zygomatiques et buccinateur; elle s'anastomose avec l'artère sous-orbitaire, la buccale et la faciale.

10.° Artère auriculaire inférieure. Souvent elle est double. Elle naît de la partie postérieure de la carotide, vis-à-vis de la précédente, et se distribue à la partie inférieure et antérieure du pavillon de l'oreille. Un de ses rameaux traverse la fente de Glaser et pénètre dans le tympan.

11.° Artère temporale. Quand la carotide externe est arrivée au niveau de l'arcade zygomatique, elle prend le nom d'artère temporale [1]. Cette artère se divise ordinairement en quatre branches :

1) *Artère temporale profonde.* Se détachant du tronc, quelquefois au-dessous de l'apophyse zygomatique; elle perce l'aponévrose temporale et se ramifie dans le muscle de ce nom, en communiquant avec les artères temporales profondes de la maxillaire interne.

2) *Artère auriculaire supérieure.* Elle se ramifie dans la

---

1 Quelques auteurs donnent le nom d'artère temporale à l'extrémité de la carotide externe dès que l'artère maxillaire interne s'en est séparée; d'après cette synonymie, la transverse de la face et l'auriculaire inférieure seraient des branches de la temporale.

partie supérieure et antérieure du pavillon et dans le muscle supérieur de l'oreille, en communiquant avec l'auriculaire postérieure et avec l'inférieure.

3) *Branche occipitale.* Cette branche se dirige en arrière et en haut, vers l'occiput et sur le sommet de la tête, où elle forme un grand nombre de ramifications qui s'anastomosent avec l'artère occipitale, l'auriculaire postérieure et avec la branche frontale.

4) *Branche frontale.* Elle se porte en avant, se ramifie sur le front et sur le sommet de la tête, et s'y anastomose avec la branche occipitale et avec les artères frontales.

Préparation. La carotide externe se distribuant à la majeure partie du cou et de la tête, on enlève successivement la peau de ces régions, ce qui sera facilité par les coupes préparatoires suivantes: une première incision cutanée s'étend depuis le menton jusqu'à la partie inférieure du cou (où l'on a déjà fait une incision transversale le long des clavicules pour la préparation des vaisseaux profonds de la poitrine); une deuxième incision transversale et très-peu profonde commence au menton, longe le bord de la mâchoire inférieure et passe de là jusqu'à la partie inférieure de l'occiput; une troisième incision verticale et peu profonde va depuis l'angle de la mâchoire jusqu'à la tempe, en passant au devant de l'oreille; une quatrième, enfin, se dirige transversalement depuis l'oreille jusqu'à l'angle externe de l'œil. On obtient ainsi deux lambeaux carrés, qui seront successivement disséqués, l'inférieur en arrière et le supérieur en avant, et deux lambeaux triangulaires, dont l'inférieur sera disséqué en arrière et en dehors, et le supérieur en avant et en haut.

En détachant la peau de la face et du crâne, il faut avoir soin de l'enlever aussi mince que possible, parce que les artères de ces régions sont situées très-superficiellement; il vaut donc mieux, dans ce cas spécial, laisser du tissu cellulaire sur les parties sous-jacentes, qu'il sera facile de mettre au net avec les ciseaux ou le scalpel, après s'être débarrassé de la peau. Les artères qui sont les plus sujettes à être enlevées en même temps que la peau, sont, la *transverse de la face*, située sur le muscle masséter, et son rameau qui se dirige vers l'angle externe de l'œil; les *artères dorsales du nez*, les *artères frontale, temporale, occipitale* et *auriculaire postérieure*.

On dissèque les artères dans l'ordre suivant :

Carotide primitive. On en voit déjà l'origine dans la poitrine; pour en voir le trajet le long du cou, il suffit de récliner un peu en arrière le sterno-cléido-mastoïdien, sans le couper; on écarte de même la veine jugulaire et les filets nerveux qui recouvrent l'artère, et l'on enlève la gaîne qui l'entoure, ainsi que les glandes lymphatiques qui sont placées sur elle. Il faut préparer l'artère à jour au-dessous de la clavicule. Quelquefois il convient de couper à leurs attaches inférieures les muscles sterno-hyoïdien et sterno-thyroïdien.

Thyroïdienne supérieure. Elle est recouverte en partie par les muscles omo-hyoïdien, sterno-hyoïdien et sterno-thyroïdien, qu'il suffit le plus souvent de préparer proprement en les soulevant, sans les couper à leurs attaches.

La *laryngée*, qui est une branche de la thyroïdienne et qui quelquefois provient du tronc de la carotide externe, n'exige pas de préparation spéciale; mais pour en voir la distribution dans l'intérieur du larynx, il faut ouvrir cet organe en fendant le cartilage thyroïde sur la ligne médiane.

Faciale. On arrive plus facilement à cette artère, dont l'origine est un peu masquée par la mâchoire inférieure, après avoir placé un billot sous la nuque et avoir incliné la tête du côté opposé à celui où l'on fait la préparation. Les muscles digastrique et stylo-hyoïdien, qui cachent en partie l'artère, seront soigneusement disséqués, et leurs rapports avec l'artère étudiés; plus tard, pour mieux mettre en évidence le trajet de l'artère, on pourra diviser le digastrique à son attache postérieure, et couper avec un ciseau l'apophyse styloïde près de sa base, de manière à la replier en avant avec tous les muscles qui s'y attachent, sans les couper. Afin de sortir l'artère faciale de la gouttière que lui fournit la glande maxillaire, il faut peu à peu renverser l'extrémité postérieure de cette glande vers l'os hyoïde, en ménageant les rameaux qu'elle reçoit. La marche tortueuse de l'artère dans ce point exige quelques précautions pendant la dissection. On ne peut voir pour le moment que l'origine de la *palatine ascendante;* sa terminaison sera étudiée quand on préparera l'artère maxillaire interne. Pour voir toutes les branches de la *submentale*, il suffit de séparer un peu le ventre antérieur du digastrique, du muscle mylo-hyoïdien, sans le couper.

On poursuivra la faciale dans la face, en ayant toujours égard à sa direction flexueuse, afin de ne pas la diviser en travers. Quelquefois on sera obligé de couper des muscles sur son trajet, par exemple le triangulaire. Près de la bouche, cependant, il faut disséquer attentivement, pour ne pas confondre avec les artères, des veines qui pourraient être injectées; ces veines sont très-volumineuses et très-multipliées; on les distingue des artères, en ce qu'elles sont placées dans la couche sous-cutanée, tandis que les artères rampent dans la couche musculaire. Sur le nez, il faut enlever la peau avec beaucoup de soin, parce que les artères y sont très-superficielles. La préparation de la faciale est en général plus facile à faire avec des ciseaux fins qu'avec le scalpel.

Linguale. On divise les muscles mylo-hyoïdien et hyoglosse sur le trajet de l'artère; puis on ouvre fortement la bouche et l'on tire la langue au dehors pour la fixer au moyen d'une érigne insérée au front. On enlève alors la membrane muqueuse qui tapisse la face inférieure de la langue, et l'on écarte légèrement les muscles génioglosse et lingual, pour mettre à découvert tout le trajet de la *ranine*, en travaillant de la pointe de la langue vers sa base, jusqu'à ce qu'on soit arrivé au point où l'artère avait été préparée du dehors. Il ne reste plus alors, pour découvrir facilement les *artères dorsale de la langue* et *sublinguale*, qu'à inciser la membrane muqueuse de la bouche, là où elle s'attache à la mâchoire inférieure, de manière à laisser la glande sublinguale en rapport avec la langue. Il est à observer que l'artère dorsale manque quelquefois. On conseille, pour faciliter la dissection de ces artères, de diviser la mâchoire inférieure dans la symphyse ou des deux côtés de la symphyse : cette coupe ne doit pas être faite si l'on veut préparer plus tard l'artère maxillaire interne, parce qu'alors on aurait trop de peine à ouvrir le canal dentaire inférieur.

Auriculaire postérieure. Cette artère, ainsi que les branches suivantes de la carotide externe, sont le plus souvent cachées par la glande parotide. Il faut donc commencer par isoler cette glande dans toute sa circonférence, en la détachant peu à peu des parties voisines et surtout des artères qu'elle recouvre; on aura soin toutefois de ménager les petites *artères parotidiennes* qui y entrent en nombre indéterminé; on conduira la préparation de manière à ce que la glande ne tienne plus qu'aux rameaux nourriciers, et en avant, à son canal excréteur. Dans cette dissection deux artères sont facilement divisées : en avant, la *transverse de la face*, et en arrière, l'*auriculaire postérieure*, qui est souvent tout-à-fait enveloppée par la portion inférieure de la glande. Si, malgré toutes les précautions prises, cette artère avait été divisée et qu'on ne pût plus la retrouver dans l'intérieur de la glande, il faudrait la rechercher derrière l'oreille, que l'on tirerait en avant en la fixant avec une érigne. En enlevant alors avec précaution la peau qui recouvre la partie postérieure du pavillon de l'oreille et l'apophyse mastoïde, on trouvera le réseau superficiel que forme l'artère en cet endroit, et il sera facile alors de parvenir au tronc, qui est souvent assez profondément situé dans le tissu cellulaire qui unit le conduit auditif à l'apophyse mastoïde. Cette artère fournit quelquefois la *stylo-mastoïdienne.*

Artère occipitale. Elle est très-difficile à suivre dans son trajet entre l'atlas et l'apophyse mastoïde, où elle est profondément située sur la face inférieure de l'occiput. Il faut commencer par diviser le muscle sterno-cléido-mastoïdien dans son milieu, pour le récliner en haut. (Quelques auteurs conseillent de le couper le plus près possible de ses attaches supérieures, ou bien même d'enlever l'apophyse mastoïde avec le ciseau ou la scie, pour la renverser vers le bas avec le muscle qui s'y insère; par ces deux procédés on arrive plus facilement à l'artère, mais on en détruit les rapports.) Après avoir replié le sterno-cléido-mastoïdien en haut, on sépare le digastrique de son attache postérieure, et l'on coupe l'apophyse styloïde à sa base pour la replier en bas avec tous ses muscles, si cela n'a pas déjà été fait avant. Le trajet de l'artère est encore recouvert par le splénius et le petit complexus, qu'il faut couper le plus près possible de leurs attaches à la tête. Le splénius surtout envoie sur l'artère une quantité de fibres aponévrotiques qui la brident contre l'os, et qu'il faut diviser peu à peu pour arriver jusqu'à elle. Il m'a toujours paru plus facile de découvrir l'artère dans ce trajet, en allant des branches vers le tronc: dès que j'ai mis à découvert une branche principale de l'occipitale, je la suis en débridant la gaîne fibreuse avec des ciseaux; mais il faut faire attention de ne pas couper le tronc aux endroits où il s'en détache un rameau, parce que là il change toujours de direction en formant des flexuosités considérables. Les branches de l'occipitale seront disséquées de manière à faire voir leurs anastomoses avec les autres artères qui rampent sur le crâne. L'*artère stylo-mastoïdienne* est tantôt fournie par cette artère et tantôt par l'auriculaire postérieure; on ne peut la suivre dans l'aqueduc de Fallope qu'après avoir terminé la dissection des autres artères; la préparation sera faite avec le ciseau et le marteau, comme celle du nerf facial lors de son passage dans le rocher.

Pharyngienne inférieure. Elle était cachée par les muscles de l'apophyse styloïde qui ont été renversés en bas; elle monte entre la carotide externe et l'interne. Les rameaux que cette artère donne à la trompe d'Eustache, à la caisse du tympan et à la dure-mère, ne peuvent être suivis qu'après avoir disséqué toutes les autres artères de la tête. Il convient alors de fendre la tête et le pharynx d'avant en arrière et sur la ligne médiane.

Transverse de la face. Il faut enlever la peau très-superficiellement sur son trajet, afin de ne pas couper le tronc ou les branches de cette artère. Son volume varie beaucoup.

Auriculaire antérieure. On la dissèque après avoir tiré l'oreille en arrière; elle est très-petite.

Temporale. On commencera par disséquer ses branches superficielles; pour suivre la branche auriculaire, il faut replier l'oreille en bas et en arrière. On fend l'aponévrose temporale pour mettre à découvert la branche profonde.

CHAPITRE VI.

Artère maxillaire interne. (Pl. VII, A et B.)

L'artère maxillaire interne est ordinairement plus volumineuse que la continuation de la carotide externe, dont elle se détache à angle droit; elle se dirige en dedans sous le col de la mâchoire inférieure, pour passer entre les deux muscles ptérygoïdiens dans la fosse ptérygo-palatine. Cette artère donne un grand nombre de branches, le plus souvent dans l'ordre suivant :

1.° Artère auriculaire profonde. Petite; elle va au conduit auditif cartilagineux, et se détache de la maxillaire interne dès son origine.

2.° Artère tympanique. Elle donne des rameaux à l'articulation de la mâchoire inférieure et pénètre dans le tympan par la fente de Glaser, pour se distribuer à la membrane du tympan et aux muscles du marteau.

3.° Petite artère méningée. N'est pas constante; elle donne des rameaux au ptérygoïdien externe et au voile du palais, et traverse le trou ovale avec le nerf maxillaire inférieur, pour se distribuer à la dure-mère près de la selle turcique.

4.° Artère méningée moyenne ou sphéno-épineuse. Elle monte entre les deux ptérygoïdiens, traverse le trou petit rond, et dès qu'elle est arrivée dans le crâne, elle donne un rameau qui accompagne le nerf pétreux à travers l'*hiatus* de Fallope : il se distribue dans le tympan et s'anastomose dans l'aqueduc de Fallope avec l'artère stylo-mastoïdienne. L'artère méningée moyenne se divise ensuite en deux branches qui rampent dans la dure-mère, et dont l'antérieure communique avec la méningée antérieure, tandis que la postérieure s'anastomose avec la méningée postérieure.

5.° Artère temporale profonde. Tantôt simple, tantôt multiple; elle se distribue dans le muscle temporal et dans le périoste de la tempe, et s'anastomose avec la temporale profonde que fournit la temporale superficielle.

6.° Artères ptérygoïdiennes. En nombre indéterminé; elles se distribuent dans les deux muscles ptérygoïdiens.

7.° Artère massétérine. Fournie tantôt par une des précédentes, d'autres fois par la maxillaire interne elle-même. Elle entre dans le masséter en passant entre l'apophyse coronoïde et le col de la mâchoire inférieure. Cette artère n'est pas constante; souvent elle est fournie par d'autres branches de la carotide externe.

8.° Artère buccale. Fournie quelquefois par une temporale profonde ou par l'alvéolaire. Elle se dirige en avant et en bas sur la face externe de l'os maxillaire supérieur, et se ramifie dans le buccinateur et dans les muscles voisins, en s'anastomosant avec les branches de la faciale, de la transverse de la face et de la sous-orbitaire.

9.° Artère dentaire inférieure ou maxillaire inférieure. Cette artère se détache de la maxillaire interne quelquefois avant les rameaux musculaires que nous venons d'énumérer. Elle descend le long de la face externe du ptérygoïdien interne, auquel elle donne des rameaux, et entre dans l'orifice postérieur du canal dentaire; mais avant, elle fournit le *rameau mylo-hyoïdien*, qui s'avance le long de la face interne de la mâchoire inférieure, dans une gouttière que l'on y remarque, et qui se distribue à la membrane muqueuse de la bouche, au mylo-hyoïdien et au ventre antérieur du digastrique. Dans l'intérieur du canal dentaire, l'artère donne des rameaux aux racines des dents molaires, et au niveau du trou mentonnier elle envoie une petite branche qui continue à marcher dans le canal pour se distribuer à la dent canine et aux incisives. L'artère sort ensuite par le trou mentonnier, se ramifie dans les muscles de la lèvre inférieure, et s'anastomose avec la submentale, la coronaire inférieure et quelquefois avec la buccale.

10.° Artère alvéolaire ou maxillaire supérieure. Fournie quelquefois par une temporale profonde ou par la sous-orbitaire. Elle s'avance en serpentant sur la tubérosité de l'os maxillaire supérieur, et envoie des rameaux à travers les trous dentaires supérieurs et postérieurs, dans les racines des dents molaires et dans le sinus maxillaire. Ses autres rameaux se distribuent dans les muscles voisins, dans les gencives, dans la membrane muqueuse de la bouche, et s'anastomosent avec la sous-orbitaire et avec la faciale.

11.° Artère sous-orbitaire. Elle entre dans l'orbite par la fente sphéno-maxillaire, donne un rameau à la glande lacrymale et au muscle orbiculaire des paupières, et s'avance dans le canal sous-orbitaire; dans ce trajet elle fournit un rameau qui descend dans le conduit dentaire antérieur et supérieur, pour se distribuer aux racines des dents incisives et canine, et au sinus maxillaire. L'artère sous-orbitaire sort ensuite de son canal par le trou orbitaire inférieur, et se distribue à la face, par un grand nombre de rameaux, que l'on distingue en *labiaux*, en *nasaux* et en *palpébraux*, et qui s'anastomosent avec les branches de la faciale, de la buccale et de l'alvéolaire.

12.° Artères palatines descendantes ou supérieures. Elles sont au nombre de deux ou de trois, quelquefois réunies à leur origine en un seul tronc. L'une d'entre elles, appelée aussi *artère pharyngienne descendante* ou *supérieure*, ou *artère ptérygo-palatine*, traverse le conduit ptérygo-palatin, et se ramifie dans la partie supérieure du pharynx et dans la trompe d'Eustache. Les autres traversent le conduit palatin postérieur et les conduits secondaires qui le terminent en bas, et, arrivées à la voûte palatine, elles fournissent au voile du palais des rameaux qui s'y anastomosent avec l'artère palatine ascendante. D'autres rameaux s'avancent le long de la voûte palatine, s'y distribuent, et traversent le trou palatin antérieur pour entrer dans le nez, où ils s'anastomosent avec les artères nasales postérieures, avec les artères dorsales du nez, et quelquefois avec les artères antérieures de la cloison.

13.° Artère vidienne. Cette artère se dirige en arrière dans le canal vidien, et quand elle en est sortie, elle se ramifie dans la partie supérieure du pharynx et dans la trompe d'Eustache.

14.° Artère nasale postérieure ou sphéno-palatine. C'est par elle que se termine l'artère maxillaire interne. Quelquefois au lieu d'une on en trouve deux ou trois. Elle passe par le trou sphéno-palatin dans la fosse nasale, où elle se divise en deux branches: l'une, externe, se ramifie sur les cornets; l'autre, interne, ou *artère postérieure de la cloison*, s'avance en diagonale sur la cloison du nez, lui donne une foule de rameaux, et s'anastomose en avant avec les branches de la palatine descendante, qui sont arrivées dans le nez à travers le trou palatin antérieur. D'autres fois c'est cette artère elle-même qui traverse le trou, et qui s'anastomose avec les artères palatines dans le palais.

Préparation. L'artère maxillaire interne est si profondément située, que pour voir tout son trajet il faut faire aux os et aux parties molles de nombreuses coupes et sacrifier plusieurs vaisseaux superficiels; c'est ainsi qu'on ouvrira le canal dentaire inférieur, et qu'on enlèvera successivement l'arcade zygomatique, la branche montante de la mâchoire inférieure, les os de la tempe, la voûte et la paroi externe de l'orbite, l'arcade orbitaire supérieure, etc. A cet effet, on sépare le muscle masséter de ses attaches à l'arcade zygomatique, en ayant soin de ménager l'artère massétérine, qui se rend dans le muscle en passant entre le condyle et l'apophyse coronoïde de la mâchoire; on sépare de même, avec précaution, ce muscle de la majeure partie de ses attaches à la mâchoire inférieure, en ne le laissant adhérer que vers l'angle de cet os. On recherche au niveau des dents petites molaires, l'artère dentaire inférieure qui sort du trou mentonnier, et l'on enlève le périoste qui recouvre la mâchoire, suivant le trajet du canal, que l'on ouvre avec le ciseau et le marteau dans toute son étendue. Pendant cette préparation, il faut avoir soin de ne pas laisser pénétrer le ciseau trop profondément, sans quoi l'on risque de blesser l'artère. L'orifice postérieur du canal sera largement agrandi, en se gardant toutefois de trop tirailler l'artère massétérine; puis, si l'on juge qu'on ne risque plus de blesser l'artère dentaire, on coupe la branche de la mâchoire avec une scie à main, introduite entre le masséter et l'os: la coupe sera oblique, et s'étendra depuis l'angle de la mâchoire jusqu'en arrière de la dernière molaire.

On fait aux parties molles du crâne une incision sur la ligne médiane, qui commence un peu au-dessus de la racine du nez, et qui se termine à la protubérance occipitale; les parties molles seront disséquées vers les côtés jusqu'à la hauteur des oreilles, en enlevant en même temps le péricrâne, de manière à dénuder complétement les os. On ouvre le crâne avec la scie et par une section horizontale, en évitant de blesser la dure-mère, surtout dans la région temporale. La calotte du crâne étant enlevée, on incise la dure-mère des deux côtés de la faux du cerveau, et l'on en abaisse les deux lambeaux vers les côtés. L'extraction du cerveau se fait comme nous l'avons dit en parlant de ce viscère, mais ici l'on dirigera spécialement son attention vers les vaisseaux. Les carotides internes seront divisées à une ligne environ de l'endroit où elles percent la dure-mère.

Un temps assez long s'étant écoulé depuis la mort du sujet jusqu'au moment où l'on en retire le cerveau, cet organe est trop ramolli pour être examiné immédiatement; cette étude ne sera faite qu'après avoir vu le trajet des artères carotide interne et vertébrale. En attendant, on fait durcir le cerveau en le plongeant pendant quelques jours dans un mélange de trois parties d'alcool à dix-huit degrés, et d'une partie d'acide nitrique, ou bien dans une dissolution aqueuse de sublimé corrosif[1]. Des ligatures seront placées sur les artères carotides et vertébrales divisées, afin d'empêcher la matière à injection de s'échapper.

On sépare l'aponévrose temporale de son attache à l'arcade zygomatique, et, moyennant deux traits de scie, on enlève toute l'arcade avec la portion de l'os de la pommette qui dépasse en arrière la face postérieure de l'os maxillaire supérieur, en ayant soin toutefois de ménager l'artériole qui sort par le trou malaire et qui est ordinairement fournie par l'artère lacrymale, branche de l'ophthalmique.

On comprend ensuite le muscle temporal et les artères qui s'y ramifient dans un lambeau triangulaire à base supérieure; on le détache en entier du crâne, en enlevant en même temps le périoste, de crainte de blesser l'artère temporale profonde qui entre dans le muscle par son extrémité inférieure. Ce muscle ne restera attaché qu'à l'apophyse coronoïde et à l'artère; puis on sépare cette apophyse de la branche de la mâchoire avec une scie à main ou avec des tenailles incisives, en évitant de blesser l'artère massétérine. On désarticule enfin la branche de la mâchoire, en laissant attaché à la tête le cartilage articulaire qui reçoit une artériole de la tympanique, et l'on emporte cette portion de la mâchoire, après avoir coupé près d'elle les fibres du ptérygoïdien externe, et en laissant l'interne en partie attaché au bord inférieur de cet os. Cette portion d'os enlevée, ainsi que les autres qu'on coupera successivement, pourront être conservées pour être réappliquées plus tard avec des fils métalliques, si l'on veut conserver la préparation.

Séparez des os la dure-mère qui tapisse la région temporale, jusqu'à ce que vous soyez arrivés au tronc de la méningée moyenne; cette séparation se fait, soit par de légères tractions, soit en interposant les doigts ou le manche du scalpel. Faites ensuite dans la dure-mère deux incisions, de manière à en obtenir un lambeau triangulaire, ren-

---

1 Le premier mélange est le seul que l'on doive employer si le sujet a été injecté à la colle.

fermant les ramifications de l'artère méningée; le sommet de ce lambeau correspond au trou sphéno-épineux. Agrandissez peu à peu ce trou avec le ciseau, aux dépens de sa demi-circonférence antérieure et externe, jusqu'à ce qu'il ait le diamètre d'une pièce de cinquante centimes. Détachez avec la scie une portion triangulaire d'os, comprenant la portion écailleuse du temporal et une partie de la grande aile du sphénoïde; la pointe du triangle correspondra au trou agrandi. La portion d'os est encore adhérente au ptérygoïdien externe : on coupe ce muscle tout près de son attache au crâne, afin de pouvoir enlever ensuite l'os détaché.

On fait un lambeau de la dure-mère qui tapisse la fosse antérieure du crâne, et dans laquelle se ramifie l'artère méningée antérieure. On aura soin de conserver cette artériole fournie par l'ophthalmique; puis, on enfonce la paroi supérieure de l'orbite, on sépare avec le manche du scalpel le périoste qui recouvre en dedans la paroi externe de cette cavité, en se rappelant que l'artère lacrymale envoie en avant un rameau qui traverse l'os de la pommette, et qu'il faut ménager. On enlève ensuite avec le ciseau toute la paroi externe de l'orbite, et l'on divise avec la scie l'apophyse montante de l'os zygomatique, au-dessus de l'endroit où passe l'artère malaire, après avoir refoulé en dedans l'œil et les parties qui l'entourent. Enfin, on détache les parties molles et le périoste qui recouvrent le front et l'arcade orbitaire supérieure, jusqu'en dehors de l'échancrure orbitaire, de manière à conserver l'artère frontale, qui se ramifie dans ce lambeau de parties molles, et l'on divise l'arcade orbitaire en dehors de l'artère frontale, de manière à pouvoir enlever en totalité la portion d'os séparée.

Telles sont les coupes nombreuses qu'il faut pratiquer pour apercevoir la majeure partie de l'artère maxillaire interne. Il nous reste cependant encore à indiquer quelques coupes particulières, relatives à différens rameaux; mais avant il convient de faire observer que, le ptérygoïdien externe empêchant beaucoup de voir la division de l'artère, il faut peu à peu enlever ce muscle presque en totalité, en n'en conservant que quelques petits paquets isolés qui ne tiendront plus qu'aux artérioles qui s'y rendent. Remarquons encore que la marche de l'artère maxillaire interne est très-tortueuse, et qu'on la coupe par conséquent très-facilement, si l'on ne dissèque pas avec précaution.

Artère tympanique. Il faut la suivre à travers la fente de Glaser, au moyen du ciseau.

Artère méningée moyenne. Sa distribution principale se voit aisément; mais le rameau qu'elle envoie dans le rocher avec le nerf pétreux, est très-difficile à suivre; on se conduira, dans cette préparation, comme dans celle du nerf pétreux lui-même. La dissection en est plus aisée sur une tête d'enfant, ou sur une portion de tête d'adulte dont les os ont été ramollis par l'immersion dans un mélange d'eau et d'acide nitrique; mais alors il faut de nouveau laisser dégorger les parties dans l'eau souvent renouvelée, pour enlever l'acide qui attaquerait les instrumens.

Artère maxillaire inférieure. Pour voir son rameau mylo-hyoïdien, il faut scier la mâchoire dans sa symphyse, et la renverser ensuite un peu en haut.

Artère buccale. On en facilite la dissection, en distendant la joue par de l'étoupe introduite dans la bouche.

Artère alvéolaire. Pour suivre ses rameaux dentaires, il faut enlever la table externe de l'os avec le ciseau ou avec un fort scalpel, en suivant la marche des rameaux artériels, et après avoir abaissé le bord supérieur du buccinateur.

Artère sous-orbitaire. L'œil étant récliné en dedans, avec les parties qui l'entourent, on ouvre avec le ciseau le canal sous-orbitaire, jusqu'à une ligne environ du rebord orbitaire inférieur, puis on dissèque les rameaux que l'artère fournit en sortant par le trou orbitaire inférieur; repoussant ensuite ces rameaux en avant, on incise jusqu'à l'os les parties molles situées en dehors du trou sous-orbitaire, afin de dénuder la fosse canine. Après avoir agrandi le trou vers sa demi-circonférence externe, on ne tarde pas à voir les rameaux que l'artère sous-orbitaire envoie à la muqueuse du sinus maxillaire, et aux dents incisives et canine. On poursuit les premiers avec le ciseau, mais avec la précaution de ne pas déchirer la membrane muqueuse du sinus, qui est extrêmement mince. Cette partie de la dissection se fera surtout vers la face externe et supérieure du sinus. Les rameaux dentaires seront poursuivis immédiatement au-dessous du trou sous-orbitaire, et en n'enlevant que la table externe de l'os.

Artères palatines descendantes et *pharyngienne descendante.* On suit ces artères en ouvrant avec un ciseau bien tranchant, et à petits coups de marteau, les canaux palatins postérieurs et ptérygo-palatin, en travaillant entre l'apophyse ptérygoïde externe et l'os maxillaire supérieur. La terminaison des artères dans le palais ne peut pas être aperçue dans le moment; d'ailleurs la dissection se fait comme celle des nerfs palatins postérieurs. On étudiera en même temps la terminaison de l'artère *pharyngienne ascendante*, dont on n'a vu que l'origine pendant la dissection des artères superficielles de la tête.

Artère vidienne. La paroi externe de l'orbite étant entièrement enlevée, comme nous l'avons dit, le sommet de la fosse zygomatique se trouve bien à découvert; il suffit donc d'enlever peu à peu avec le ciseau les portions externes de la base de l'apophyse ptérygoïde, et de la grande aile du sphénoïde, de manière à ouvrir le canal vidien. Il est presque inutile de faire observer qu'il faut enlever le nerf maxillaire supérieur et les veines qui entourent les artères dans le haut de la fosse zygomatique et qui contribuent à rendre plus difficile encore cette dissection, qui se fait dans un espace si rétréci.

Artère nasale postérieure. On commence par agrandir le trou sphéno-palatin avec beaucoup de précaution. Dans cette opération on risque surtout de casser les apophyses ptérygoïdes. On scie[1] ensuite la tête d'avant en arrière, de manière à laisser la cloison du nez du côté où l'on fait la préparation, et l'on enlève de dessus la cloison, la membrane

---

1 Avant que de scier la tête en deux, il est convenable d'ouvrir le canal carotique pour mettre à découvert le trajet de la carotide interne, sans quoi les parties osseuses, déjà tant affaiblies par la préparation de la maxillaire interne, se briseraient vers le corps du sphénoïde, ne présentant plus assez de résistance pour permettre l'ouverture du canal carotique.

muqueuse qui la recouvre ; puis on cerne avec le ciseau le vomer et la lame perpendiculaire de l'ethmoïde, de manière à pouvoir enlever en entier ces os. Les ramifications de la nasale postérieure, de la palatine descendante et des ethmoïdales, peuvent alors être étudiées sur la partie membraneuse de la cloison qui est restée en place. On ouvre le canal incisif pour voir l'artériole qui le traverse, et qui va communiquer avec les palatines descendantes, dont on achève maintenant la dissection. Pour voir les rameaux de la sphéno-palatine qui se ramifient sur les cornets, on sépare du plancher des fosses nasales la cloison membraneuse qu'on y avait laissée attachée, on replie le lambeau en haut, et l'on va à la recherche du tronc de l'artère, au-dessus de l'extrémité postérieure du cornet moyen.

CHAPITRE VII.

Artère carotide interne.

Après s'être séparée de la carotide primitive, l'artère carotide interne monte directement sous l'apophyse styloïde et ses muscles vers le canal carotidien; là, elle forme une inflexion en se dirigeant horizontalement en avant et en dedans. Au sortir du canal carotidien, elle entre dans le sinus caverneux en se recourbant à angle obtus, de manière à monter d'arrière en avant; bientôt après elle se dirige un peu en dehors, et, arrivée à la partie inférieure de l'apophyse clinoïde antérieure, elle se dirige en haut et un peu en dedans et en arrière, pour traverser la dure-mère près du bord externe des nerfs optiques. Avant que d'entrer dans le canal carotique, l'artère est accompagnée en arrière par le nerf vague, le ganglion cervical supérieur et par la veine jugulaire interne; elle ne donne que très-rarement un petit rameau pharyngé dans cette première partie de son trajet. Dans l'intérieur du canal, où elle est entourée par les filets ascendans du grand sympathique, elle donne de très-petits rameaux à l'oreille interne. Dans le sinus caverneux, elle est côtoyée par le nerf de la sixième paire, et elle y fournit de petites artérioles à la dure-mère et aux nerfs voisins. Près de sa dernière inflexion, enfin, la carotide interne se divise en deux branches, dont l'une est l'artère ophthalmique, l'autre la continuation du tronc.

1.° *Artère ophthalmique.*

Cette artère assez considérable entre dans l'orbite par le trou optique, au-dessous (quelquefois au-dessus) du nerf de ce nom, et se distribue en un grand nombre de rameaux, qui présentent une foule de variétés quant à leur mode d'origine.

1) *Artère méningée antérieure.* Cette petite artère n'existe que très-rarement. Elle est fournie par l'ophthalmique avant qu'elle ne soit parvenue dans l'orbite ; elle se ramifie dans la dure-mère qui tapisse la fosse antérieure du crâne, et s'anastomose avec la méningée moyenne.

2) *Artère lacrymale.* Elle s'avance entre la paroi externe de l'orbite et le muscle droit externe, auquel elle donne des rameaux, ainsi qu'au droit supérieur et au releveur de la paupière. Elle se distribue dans la glande lacrymale et donne un *rameau malaire* qui traverse l'os de la pommette, et se ramifie dans le muscle temporal et dans l'orbiculaire ; un autre rameau de l'artère lacrymale sort de l'orbite par l'angle externe de l'œil, se ramifie dans l'orbiculaire et s'anastomose avec la palpébrale. L'artère lacrymale est rarement fournie par la méningée moyenne.

3) *Artère ethmoïdale postérieure.* Manque souvent. Quand elle existe, elle passe dans le nez par le trou ethmoïdal postérieur, et se ramifie dans les cellules ethmoïdales postérieures, les sinus sphénoïdaux et le sinus maxillaire ; quelquefois elle fournit une méningée antérieure qui remonte dans le crâne près de la lame criblée de l'ethmoïde, et se ramifie dans la dure-mère.

4) *Artères ciliaires.* Ces artères proviennent, soit du tronc, soit des branches de l'ophthalmique. Elles sont de trois espèces : (1) *artères ciliaires postérieures* ou *courtes ;* on en trouve quelquefois une trentaine ; elles percent la sclérotique tout près de l'insertion du nerf optique, et se ramifient dans la face externe de la choroïde et dans les procès ciliaires. (2) *Artères ciliaires longues*, au nombre de deux, une interne et une externe : elles traversent la sclérotique un peu au devant de l'insertion du nerf optique, et s'avancent entre la sclérotique et la choroïde sur le diamètre transversal de l'œil ; arrivées près du cercle ciliaire, elles se divisent chacune en deux rameaux qui s'en écartent à angle droit, et qui s'anastomosent entre eux et avec les ciliaires antérieures, de manière à former un cercle artériel appelé *grand cercle de l'iris.* Ce cercle, situé sur la grande circonférence de l'iris, donne, par sa concavité, des rameaux qui forment un autre cercle artériel autour de l'ouverture pupillaire et appelé *petit cercle de l'iris.* (3) *Artères ciliaires antérieures :* leur nombre varie de quatre à douze. Elles percent la sclérotique non loin de son union avec la cornée, et s'unissent au grand cercle

de l'iris. Elles sont presque toujours fournies par les artères musculaires.

5) *Artère centrale de la rétine.* Fournie par le tronc de l'ophthalmique, par une des ciliaires ou par la musculaire inférieure. Elle pénètre dans l'intérieur du nerf optique et entre avec lui dans l'œil, où elle se ramifie sur la rétine ; un petit rameau traverse le corps vitré, arrive sur la face postérieure de la capsule cristalline, et s'y distribue par un grand nombre de rameaux rayonnés.

6) *Artère musculaire inférieure.* Elle se ramifie au côté interne de l'orbite dans les muscles droits interne et inférieur, obliques supérieur et inférieur.

7) *Artère musculaire supérieure* ou *sus-orbitaire.* Souvent elle manque, et alors elle est remplacée par des rameaux provenant isolément des artères voisines. Si elle existe, elle s'avance entre le releveur de la paupière supérieure et le périoste de l'orbite, et se ramifie dans les muscles droits supérieur et externe, releveur de la paupière supérieure et oblique supérieur ; elle envoie un rameau qui sort par l'échancrure orbitaire supérieure pour se distribuer au front.

8) *Artère ethmoïdale antérieure.* Elle sort de l'orbite par le trou ethmoïdal antérieur, donne quelques rameaux qui montent dans le crâne par les trous de la lame criblée, et se distribuent à la dure-mère ; le reste de l'artère se ramifie dans les cellules ethmoïdales, dans les sinus frontaux et sur la cloison du nez, en s'anastomosant fréquemment avec les artères nasales postérieures.

9) *Artères palpébrales inférieure* et *supérieure.* Elles naissent séparément ou par un tronc commun, et sortent de l'orbite près du tendon du muscle orbiculaire ; chacune d'elles se porte de dedans en dehors dans l'épaisseur des paupières, en formant une arcade parallèle au bord libre des paupières, et dont partent une foule de rameaux pour le muscle orbiculaire, pour les glandes de Meibomius, les cartilages tarses, la conjonctive et la peau. Ces rameaux artériels s'anastomosent avec les artères voisines.

Après avoir fourni les rameaux que nous venons d'indiquer, l'artère ophthalmique se termine au grand angle de l'œil, en s'y divisant ordinairement en deux rameaux, savoir :

10) *Artère nasale.* Elle passe au-dessus du tendon de l'or-

biculaire, donne des rameaux au sac lacrymal, au releveur de l'aile du nez et de la lèvre supérieure, et se ramifie sur le dos du nez en s'anastomosant avec les artères dorsales du nez fournies par la faciale.

11) *Artère frontale.* Elle se dirige en haut et se divise en trois branches : l'*artère sourcilière* entre dans le muscle sourcilier et dans l'orbiculaire; l'*artère frontale cutanée* se ramifie dans la peau du front, où elle monte pour s'anastomoser avec l'artère temporale superficielle ; l'*artère frontale profonde* se distribue aux muscles sourcilier et frontal, aux sinus frontaux, et s'anastomose avec les temporales profondes.

2.° *Artère carotide interne* ou *cérébrale.*

Après avoir fourni l'artère ophthalmique, elle envoie de très-petits rameaux au nerf optique, à la tige pituitaire, etc.; puis elle donne les artères suivantes :

1) *Artère communiquante postérieure* ou *de Willis.* Elle se dirige en arrière et s'anastomose avec l'artère cérébrale postérieure, branche de la vertébrale. Dans ce trajet, elle donne des rameaux au plancher du troisième ventricule, aux éminences mamillaires, au nerf optique et aux cuisses du cerveau.

2) *Artère du plexus choroïde* ou *choroïdienne.* Se porte en dehors et en arrière, contourne la cuisse du cerveau, et pénètre dans la corne inférieure du ventricule latéral, où elle se ramifie sur le plexus choroïde, pour distribuer le sang artériel aux parties contenues dans le ventricule latéral.

L'artère carotide cérébrale se divise ensuite en deux branches : l'*artère calleuse* et l'*artère sylvienne.*

3) *Artère calleuse, cérébrale antérieure* ou *carotide antérieure.* Cette artère se dirige en avant et en dedans au devant de l'entre-croisement des nerfs optiques, en se rapprochant de celle du côté opposé, avec laquelle elle communique par une branche transversale très-courte, appelée *artère communiquante antérieure ;* quelquefois on trouve deux de ces artères. L'artère calleuse s'avance ensuite avec celle du côté opposé, et arrivée près du genou antérieur, elle se contourne en haut et en arrière, en marchant sur la face supérieure du corps calleux jusque vers son extrémité postérieure. Pendant ce trajet, elle donne une foule de rameaux, qui se distribuent, soit au corps calleux,

soit aux hémisphères du cerveau, où ils s'anastomosent avec les branches de l'artère sylvienne et de la cérébrale postérieure.

4) *Artère sylvienne* ou *cérébrale moyenne.* Elle se dirige en dehors dans la scissure de Sylvius, et se divise en une foule de rameaux pour les lobes antérieur et moyen du cerveau. Les divisions de cette artère s'anastomosent avec celles de l'artère calleuse et de l'artère cérébrale postérieure.

Préparation. La coupe latérale du crâne, telle qu'elle a été pratiquée pour la préparation de l'artère maxillaire interne, sert aussi pour celle de la carotide interne; il ne reste plus qu'à ouvrir le canal carotique avec le ciseau, en observant les précautions nécessaires pour empêcher la lésion du vaisseau qui le parcourt. On ouvre ensuite le sinus caverneux, en incisant la dure-mère vers la partie latérale du corps du sphénoïde. On conserve soigneusement les rapports du nerf de la sixième paire avec la carotide, dans l'intérieur du sinus caverneux.

Artère ophthalmique. Les coupes à faire dans l'orbite ont déjà été indiquées en parlant de l'artère maxillaire interne. On arrive aux divisions de l'artère ophthalmique, après avoir incisé d'avant en arrière le périoste qui tapissait la paroi supérieure de l'orbite; on en renverse les lambeaux à droite et à gauche, puis, après avoir divisé l'aponévrose qui unit les attaches postérieures des muscles droit supérieur et droit externe, on arrive au tronc de l'artère ophthalmique. La dissection des branches se fait en enlevant peu à peu la graisse à l'aide du scalpel, ou, mieux encore, avec des ciseaux bien effilés. Dans cette dissection on ne conservera que le globe de l'œil avec le nerf optique, les muscles et les artères. On peut, il est vrai, préparer tous les nerfs et les artères en même temps; mais cette préparation est très-difficile à faire. On aura soin de ménager jusqu'aux plus petits rameaux artériels, en se gardant toutefois de confondre avec eux des veines qui seraient injectées, comme cela arrive souvent.

L'*artère méningée antérieure* sera laissée dans le lambeau de la dure-mère, dans lequel elle se ramifie.

Artère lacrymale. Il faut agrandir le trou malaire, afin de voir le passage du *rameau malaire* dans la face.

L'*artère musculaire supérieure* est ordinairement une des premières artères qu'on dissèque; comme elle est placée immédiatement sous le périoste, il faut éviter de couper l'artère en fendant celui-ci.

Les *artères ciliaires* ne seront suivies pour le moment que jusqu'à leur entrée dans la sclérotique. Plus tard, on pourra en examiner le trajet dans le globe de l'œil, d'après les procédés que nous avons indiqués pour la préparation de cet organe.

La *centrale de la rétine* ne sera également suivie que jusqu'au point où elle pénètre dans le nerf optique.

Artères ethmoïdales. Après avoir un peu agrandi les trous qui leur livrent passage, on en suit la distribution dans le nez, en observant les préceptes qui ont été donnés en parlant de l'artère nasale postérieure.

On différera l'étude de la distribution de l'artère CAROTIDE INTERNE dans le cerveau, jusqu'à ce qu'on ait disséqué l'artère vertébrale; nous reviendrons donc sur cet objet en parlant de cette dernière.

CHAPITRE VIII.

Artère sous-clavière.

L'origine de l'artère sous-clavière diffère des deux côtés: à droite elle provient de l'artère innominée, en sorte qu'elle y est un peu plus courte qu'à gauche, où elle provient directement de la crosse de l'aorte.

L'artère sous-clavière forme une courbure à concavité inférieure: ainsi, elle se dirige d'abord en haut et en dehors; dans sa deuxième portion elle est transversale, et dans sa dernière, qui est placée entre le scalène antérieur et le scalène moyen, elle est dirigée en bas et en dehors. Après avoir franchi les muscles scalènes[1], elle prend le nom d'*artère axillaire.* Au devant de l'artère sous-clavière on trouve les nerfs vague, phrénique et l'anse du grand sympathique, la veine sous-clavière et la clavicule; en arrière, la colonne vertébrale et ses muscles; le sommet du poumon correspond à la concavité de la courbure de l'artère.

Dès son origine, l'artère sous-clavière fournit quelquefois des artères *thymiques*, *médiastines* et *péricardines;* puis elle donne les branches suivantes :

1.° ARTÈRE VERTÉBRALE. Quelquefois, celle du côté gauche surtout, est fournie par la crosse de l'aorte; si elle l'est par la sous-clavière, elle s'en détache au niveau de la première vertèbre dorsale; elle monte ensuite pour s'engager dans le trou percé dans la base de l'apophyse transverse de la septième ou de la sixième vertèbre cervicale, et dans ceux des vertèbres placées au-dessus. Dans chaque espace intervertébral elle donne des rameaux externes pour les muscles du cou, et des rameaux internes ou *artères spinales cervicales;* celles-ci passent, par les trous de conjugaison, dans le canal vertébral, pour se ramifier sur la moelle épinière, où elles forment des cercles artériels très-multi-

---

1 Nous suivons en cela la plupart des anatomistes, en assignant cette limite à l'artère sous-clavière. TIEDEMANN la fait arriver jusque dans l'espace qui sépare la clavicule de la première côte; cette division a l'inconvénient de lui assigner des limites moins précises. Les chirurgiens qui aiment mieux annoncer avoir lié l'artère sous-clavière que l'axillaire, lui conservent même quelquefois ce nom plus long-temps encore.

pliés autour des racines antérieures et postérieures de chaque paire nerveuse.

L'artère vertébrale, qui jusqu'ici était montée verticalement, se dirige obliquement en haut et en dehors, en traversant le trou de la deuxième vertèbre du cou, qui lui-même est dirigé dans ce sens. Quand elle en est sortie, elle remonte directement jusqu'à ce qu'elle ait franchi le trou de l'atlas; alors elle se courbe à angle droit en dedans et en arrière autour de l'articulation de l'atlas avec l'occipital; enfin, elle se dirige en haut, en avant et en dedans, à travers le grand trou occipital, dans la cavité crânienne, où elle correspond à la partie latérale de la moelle alongée. Peu à peu les deux artères vertébrales s'approchent l'une de l'autre, et elles s'unissent près de la protubérance annulaire pour former l'*artère basilaire*. Cette artère s'avance sur le milieu de la protubérance, et, arrivée près de son bord antérieur, elle s'y divise en quatre branches, deux pour chaque côté.

Avant d'entrer dans le trou occipital, l'artère vertébrale fournit l'*artère méningée postérieure*, qui se ramifie dans la dure-mère de la fosse postérieure du crâne.

Dans le crâne, l'artère vertébrale fournit les branches suivantes :

1) *Artère spinale postérieure.* Elle descend sur la face postérieure de la moelle épinière, parallèlement avec l'artère du côté opposé, avec laquelle elle s'anastomose par un grand nombre de branches transversales; dans ce trajet elle s'unit aux artères spinales cervicales et dorsales. Quelquefois cette artère est fournie par la cérébelleuse inférieure.

2) *Artère spinale antérieure.* Elle descend sur la face antérieure de la moelle épinière, et s'unit bientôt à l'artère du côté opposé pour former avec elle un petit tronc situé sur la ligne médiane; ce tronc continue ainsi à descendre jusqu'à l'extrémité inférieure de la moelle, et accompagne même le cordon moyen qui de l'extrémité de la moelle se dirige jusque vers le coccyx. Cette artère est fréquemment renforcée par des rameaux qui entrent dans le canal vertébral le long des nerfs vertébraux.

3) *Artère cérébelleuse inférieure.* Quelquefois elle n'est fournie que par la basilaire; souvent elle est double, et alors l'une porte le nom d'*artère cérébelleuse inférieure et postérieure*, et l'autre celui d'*artère cérébelleuse inférieure et antérieure*. Quoi qu'il en soit, ces artères se ramifient sur la face inférieure

du cervelet, sur le ver inférieur, et s'anastomosent avec les rameaux de la cérébelleuse supérieure.

4) *Artère basilaire.* Cette artère, avons-nous dit, est formée par la réunion des deux artères vertébrales. Outre de petites artérioles au pont de Varole, elle fournit l'*artère auditive interne*, qui pénètre par le conduit auditif dans le labyrinthe. Des quatre branches qui terminent l'artère basilaire, les deux postérieures sont les *artères cérébelleuses supérieures*, et les deux antérieures, plus volumineuses, sont les *artères cérébrales postérieures*.

5) *Artère cérébelleuse supérieure.* Quelquefois elle naît du tronc même de la basilaire. Elle se contourne en dehors et en arrière, et se ramifie sur la face supérieure du cervelet et sur le ver supérieur; elle s'anastomose avec les cérébelleuses inférieures.

6) *Artère cérébrale postérieure* ou *profonde.* Cette artère se dirige en avant et en dehors, et, à quelques lignes de son origine, elle reçoit l'artère communiquante de Willis, en sorte que nous voyons maintenant en entier le *cercle artériel de Willis*, formé par la carotide droite, la communiquante postérieure droite, la cérébrale postérieure droite, le tronc de la basilaire, la cérébrale postérieure gauche, la communiquante postérieure gauche, la carotide et la calleuse gauches, la communiquante antérieure et la calleuse droite.

L'artère cérébrale postérieure donne ensuite des rameaux à la cuisse du cerveau, à la couche optique, aux tubercules quadrijumeaux, au plexus choroïde, et se ramifie enfin sur le lobe postérieur du cerveau en communiquant avec les rameaux de l'artère sylvienne.

2.° Artère mammaire interne. Elle part du bord inférieur de la sous-clavière vis-à-vis de l'artère vertébrale, fournit ordinairement des *artères thymiques*, *médiastines antérieures*, *péricardines*, etc., et toujours la *péricardio-diaphragmatique*, artère dont nous avons déjà parlé dans le quatrième chapitre. La mammaire interne descend ensuite sur la face postérieure des cartilages des côtes, comme nous l'avons dit dans le troisième chapitre.

3.° Artère thyroïdienne inférieure. Elle naît de la partie supérieure de l'artère sous-clavière, à côté et en dehors de la vertébrale, et se dirige d'abord en haut, puis en avant, derrière la carotide primitive. De la convexité de sa courbure l'artère thyroïdienne inférieure donne une branche appelée *artère cervicale ascendante*, et qui se distribue dans les muscles profonds du çou jusque vers sa partie supérieure. L'artère se ramifie ensuite dans la glande thyroïde, où elle s'anastomose avec celle du côté opposé et avec les artères thyroïdiennes supérieures.

Dans quelques cas on trouve une troisième artère thyroïdienne inférieure, ou *artère thyroïdienne de Neubauer*, qui provient de la mammaire interne, de l'aorte, d'une des carotides, ou du tronc innominé, et qui monte vers la glande, au devant de la trachée-artère.

4.° Artère cervicale transverse. Très-souvent elle est fournie par la thyroïdienne inférieure. Elle se dirige transversalement en dehors sur les muscles de la nuque, auxquels elle donne des rameaux, et quand elle est arrivée près de l'angle postérieur de l'omoplate, elle se distribue aux muscles larges du dos, et envoie quelquefois une branche qui descend le long du bord postérieur de l'omoplate et qui remplace alors l'artère dorsale scapulaire.

5.° Artère scapulaire supérieure ou transverse. Souvent elle est fournie par la thyroïdienne inférieure. Elle se dirige en arrière et en dehors sous la clavicule, en donnant quelques rameaux musculaires ; quelquefois elle traverse l'échancrure du bord supérieur de l'omoplate sous le ligament coracoïdien, en accompagnant le nerf sus-scapulaire ; mais elle passe plus souvent encore par-dessus le ligament et s'engage sous le muscle sus-épineux, auquel elle donne des rameaux. L'artère scapulaire supérieure descend ensuite sous la voûte de l'acromion dans la fosse sous-épineuse, où elle se ramifie dans le muscle sous-épineux en communiquant avec une branche de la sous-scapulaire. Quelquefois cette artère fournit la dorsale scapulaire.

6.° Artère intercostale première. Elle provient du bord postérieur de la sous-clavière, près des muscles scalènes ; de là elle descend sur le col de la première côte, et s'y divise en deux branches, qui s'avancent dans les deux espaces intercostaux supérieurs, où elles se ramifient.

7.° Artère cervicale profonde. Cette artère, qui quelquefois est fournie par l'intercostale première, monte profondément sur le corps des vertèbres, en se distribuant aux muscles scalènes, long du cou, droit antérieur de la tête, compliqué de l'épine et grand complexus. Quelquefois elle donne une branche appelée *artère vertébrale accessoire*, qui monte avec l'artère vertébrale dans les trous des vertèbres ou dans des trous particuliers, percés à côté de ceux-ci, et qui est principalement destinée à fournir des rameaux musculaires et spinaux.

Préparation. L'origine de l'artère sous-clavière est à découvert par la préparation indiquée pour la dissection des vaisseaux profonds de la poitrine. Avant que de passer à l'étude spéciale des branches que fournit cette artère, il convient d'observer exactement sa position. A cet effet, on coupe les muscles sterno-cléido-mastoïdien, sterno-hyoïdien et sterno-thyroïdien à leurs attaches inférieures, s'ils ne l'ont pas déjà été, et on les replie en haut; on enlève ensuite la graisse qui enveloppe l'artère sous-clavière, et l'on étudie ses rapports avec les muscles scalènes et le plexus brachial, avec les nerfs vague, diaphragmatique et grand sympathique, la veine sous-clavière, la première côte, la clavicule, la trachée-artère et la plèvre costale.

On passe ensuite à la dissection des branches artérielles. Avant de diviser les veines qui se trouvent devant elles, il faut placer une ligature autour de la veine sous-clavière, couper ce vaisseau en dehors de la ligature, et faire sortir de suite tout le sang qu'il contient, en comprimant sur leur trajet les veines du cou et du bras, et en épongeant ensuite la préparation : de cette manière on se débarrasse une fois pour toutes du sang, dont la sortie continuelle à travers les veines divisées rendrait la préparation plus difficile.

On divise l'articulation sterno-claviculaire; on sépare le grand pectoral de son attache à la clavicule, afin de le replier en bas et en dehors, et l'on coupe l'attache costale du sous-clavier; par là, la clavicule est rendue assez mobile pour qu'elle ne puisse plus gêner dans la dissection de l'artère sous-clavière.

On commence par les branches les plus superficielles, par exemple, la *cervicale ascendante* et la *cervicale transverse*, que l'on suit dans leur trajet, soit en écartant simplement les muscles entre lesquels elles passent, soit en les coupant en travers. C'est ainsi qu'il faudra le plus souvent séparer le trapèze de son attache à la clavicule, pour le renverser vers le dos, et couper le rhomboïde en travers. On a quelquefois de la peine à distinguer l'*artère cervicale transverse* de la *scapulaire transverse*, parce que la synonymie de ces artères est fort embrouillée. Ces deux artères sont à peu près parallèles; mais la cervicale est placée plus haut que la scapulaire. D'ailleurs cette dernière va toujours dans la fosse sur-épineuse. Pour la suivre dans sa marche, il faut séparer le trapèze de son attache à l'épine de l'omoplate, au moins dans ses deux tiers externes, et séparer de même le deltoïde de son attache à cette épine. On coupe ensuite le muscle sur-épineux en travers, sur le trajet de l'artère, on enlève peu à peu la graisse qui en entoure la continuation sous la voûte de l'acromion, on sépare le sous-épineux de la crête de l'omoplate et d'une partie de la base de cet os, et on le replie en bas, pour voir la fin de l'artère scapulaire transverse.

La *mammaire interne* a déjà été disséquée avec les vaisseaux superficiels et profonds de la poitrine.

Intercostale première. Pour y arriver, on enlève la portion de la première côte qui dépasse en avant l'insertion du scalène antérieur, on enlève la plèvre costale, puis on travaille profondément entre la tête de la première côte et l'artère sous-clavière, à la partie postérieure de laquelle cette artériole prend naissance.

La *cervicale profonde* est souvent double. Il faut récliner les muscles scalènes entre lesquels elle passe, et souvent couper en travers sur son trajet le scalène postérieur. On la disséquera de même entre les muscles profonds de la nuque.

Vertébrale. Cette artère ne doit être disséquée qu'après toutes les autres branches de la sous-clavière, parce que, pour arriver jusqu'à elle, il faut détacher le plus près possible des apophyses transverses des vertèbres cervicales, les muscles qui s'y attachent, et les replier en arrière. C'est après avoir enlevé soigneusement les muscles intertransversaires du cou et la graisse placée entre les apophyses transverses, que l'on voit le tronc de la vertébrale monter vers la tête. Pendant cette préparation, il faut ménager les rameaux musculaires qu'elle jette au-dehors. Les inflexions que forme l'artère près de la première vertèbre, seront mises à découvert en enlevant les muscles grand et petit droits postérieurs, et l'oblique supérieur de la tête. On détache ensuite avec précaution la dure-mère qui tapisse l'os occipital, et l'on enlève par deux traits de scie la portion squammeuse de cet os : par là, on voit l'entrée de la vertébrale dans le crâne, et l'on aperçoit bien l'origine de la *méningée postérieure*, qui est souvent multiple. Il est inutile d'enlever l'extrémité des apophyses transverses des vertèbres cervicales, pour mettre complétement à nu le trajet de la vertébrale, comme on le recommande encore quelquefois.

L'origine des *artères spinales antérieure* et *postérieure* se voit sur l'encéphale que l'on a conservé ; mais la suite de ces artères ne peut être vue qu'après avoir ouvert en arrière le canal vertébral, comme nous l'avons indiqué en parlant de la moelle épinière. On remarquera en même temps les *artères spinales cervicales*, *dorsales* et *lombaires*, fournies par les artères vertébrale, intercostales et lombaires, et qui sont renfermées dans les paquets nerveux qui sortent du canal vertébral.

La dissection des artères qui se ramifient dans le cerveau est très-facile ; il suffit de suivre les vaisseaux, en écartant les divers lobes de la substance encéphalique, et de diviser au besoin cette dernière sur leur trajet avec le manche du scalpel. On se guidera dans cette dissection d'après les connaissances que l'on a acquises par l'étude du cerveau lui-même.

CHAPITRE IX.

Artères axillaire et brachiale.

Quand l'artère sous-clavière a franchi les scalènes, elle prend le nom d'*artère axillaire.* Cette artère descend dans le creux de l'aisselle avec les nerfs du plexus brachial, qui forment autour d'elle un réseau, et avec la veine axillaire, qui est placée en dedans. Pendant ce trajet, elle donne plusieurs branches considérables. Arrivée à la partie inférieure de l'aisselle, dans l'intervalle du tendon du grand pectoral et des tendons réunis du grand dorsal et grand rond, elle prend le nom d'*artère brachiale,* et descend le long du bras derrière le bord interne du biceps, recouverte en partie par la veine brachiale et par le nerf médian.

L'artère brachiale se termine près du pli du bras, en s'y divisant en *artère radiale* et en *artère cubitale;* quelquefois cette division se fait beaucoup plus haut, ce qui, suivant TIEDEMANN, a surtout lieu chez des individus de taille peu élevée.

1.° *Artère axillaire.*

1) *Artère dorsale scapulaire.* Cette artère présente une foule de variétés. Tantôt elle naît réellement de l'artère axillaire, et alors elle est la première branche qui en part; d'autres fois elle est une branche de la cervicale transverse, plus souvent de la scapulaire transverse; assez rarement elle est fournie par la branche ascendante de la sous-scapulaire. L'artère dorsale scapulaire va transversalement vers l'angle supérieur et postérieur de l'omoplate, en donnant des rameaux aux muscles voisins; elle se recourbe ensuite à angle droit et descend le long de la face antérieure du bord interne ou postérieur de l'omoplate, entre les muscles rhomboïde et grand dentelé, auxquels elle donne des rameaux, ainsi qu'au grand dorsal. Près de l'angle inférieur de l'omoplate, cette artère s'anastomose avec l'artère sous-scapulaire.

2) *Artères thoraciques externes.* Elles sont ordinairement au nombre de deux, une *supérieure* et une *inférieure.* La première, plus petite, se ramifie dans les muscles grand dentelé, grand et petit pectoral; elle donne quelquefois des rameaux à la peau et à la mamelle. L'*inférieure,* ou *grande thoracique externe,* est souvent fournie par la sous-scapulaire; elle donne des rameaux aux muscles grand et petit pectoral, et se replie en avant au-dessous du bord inférieur du grand pectoral, pour se ramifier dans la mamelle, en s'anastomosant avec les rameaux

de la mammaire interne. Cette terminaison de la thoracique externe inférieure est aussi appelée *artère mammaire externe.*

3) *Artère acromiale.* Elle est souvent une branche de la thoracique inférieure. Elle se divise entre le bord supérieur du petit pectoral et la clavicule en plusieurs rameaux, pour le petit pectoral, le grand pectoral, le sous-clavier et le grand dentelé; puis elle donne une branche supérieure, qui se perd sur l'articulation de la clavicule avec l'acromion, et une branche inférieure, qui descend sur la veine céphalique entre les muscles deltoïde et grand pectoral, dans lesquels elle se perd.

4) *Artère glanduleuse axillaire.* Souvent elle est fournie par une des thoraciques. Elle se rend dans les glandes de l'aisselle et dans la graisse. Quelquefois elle donne des rameaux au muscle sous-scapulaire.

5) *Artère sous-scapulaire* ou *scapulaire inférieure.* Elle est la plus forte branche de l'artère axillaire, et elle en naît au niveau du bord inférieur du tendon du muscle sous-scapulaire. Elle fournit d'abord des rameaux à ce dernier muscle, puis elle se divise en deux branches. La *branche supérieure*, ou *artère circonflexe scapulaire,* donne des artérioles aux muscles grand et petit rond, et au long chef du triceps, au devant duquel elle passe; puis, arrivée sur son bord externe, elle se sous-divise en deux rameaux: l'un passe dans la fosse sous-épineuse, se distribue dans le muscle sous-épineux et communique avec l'artère scapulaire supérieure; l'autre rameau marche vers l'angle inférieur de l'omoplate, où il s'anastomose avec l'artère dorsale scapulaire. La *branche inférieure* descend le long du bord antérieur de l'omoplate, et se distribue dans les muscles grand rond, grand dorsal et grand dentelé.

6) *Artère circonflexe antérieure.* Cette artère, peu volumineuse, se contourne sur la face antérieure de l'humérus, en passant sous le coraco-brachial et le court chef du biceps; arrivée près de la coulisse bicipitale, elle y donne un rameau qui descend le long du grand chef du biceps. L'artère circonflexe antérieure monte alors le long du tendon dans l'intérieur de la coulisse, et se distribue à l'articulation. Cette artère donne quelquefois des rameaux au deltoïde, au biceps et au coraco-brachial.

7) *Artère circonflexe postérieure.* Elle contourne la face postérieure de l'humérus, pour revenir par sa face externe se

ramifier dans le muscle deltoïde, après avoir donné quelques petites branches au sous-scapulaire, au biceps, au long chef du triceps et au petit rond. Des rameaux de cette artère forment sur l'articulation un réseau anastomotique avec la circonflexe antérieure.

2.° *Artère brachiale.*

Outre un assez grand nombre de petits rameaux qui se répandent dans les muscles coraco-brachial, biceps, brachial interne et triceps, l'artère brachiale fournit les branches suivantes:

1) *Artère brachiale profonde, grande collatérale* ou *collatérale externe.* Elle se détache du tronc de la brachiale au-dessous du tendon du grand rond, se dirige en arrière avec le nerf radial, passe avec lui entre les deux courts chefs du triceps, et se contourne sur la face externe du bras. Pendant ce trajet, elle donne des rameaux aux muscles voisins, et quelquefois une petite nourricière à l'humérus. Au côté externe du bras, l'artère sort entre le muscle biceps et le brachial interne, descend vers l'articulation en donnant des rameaux à ces muscles, et se termine en s'anastomosant avec les récurrentes radiale et interosseuse. Quelquefois cette artère fournit une collatérale cubitale.

2) *Grande artère nourricière de l'humérus.* Elle part de la brachiale au-dessous du muscle coraco-brachial, donne des ramuscules à ce muscle et au triceps, traverse le muscle brachial interne et entre dans l'os du bras vers sa face interne, un peu au-dessous du milieu de sa longueur. Quelquefois elle se détache de la brachiale plus haut, mais elle entre toujours dans l'os au-dessous du coraco-brachial.

3) *Artères collatérales cubitales* ou *internes.* Ces artères sont ordinairement au nombre de deux. Elles naissent du bord interne de la brachiale, descendent en donnant des ramifications aux muscles voisins, et s'anastomosent, soit avec la brachiale profonde, soit avec la récurrente cubitale, en entourant l'articulation du coude d'un réseau artériel quelquefois très-développé. Si la brachiale ne donne qu'une seule collatérale cubitale, on en trouve ordinairement une seconde fournie par la brachiale profonde.

4) *Artère collatérale radiale.* Cette artère n'est pas constante. Souvent elle est remplacée par l'artère brachiale profonde, qui elle-même est une collatérale radiale. Si elle existe, elle naît

du bord externe de la brachiale, se dirige vers le condyle externe de l'humérus, et s'y anastomose avec l'artère récurrente radiale.

5) *Artère radiale.* Il n'est pas très-rare de voir cette artère se séparer très-haut de la brachiale, quelquefois même de l'axillaire. Quoi qu'il en soit, l'artère radiale descend dans l'avant-bras entre le long supinateur, le rond pronateur et le radial interne, en devenant de plus en plus superficielle, de manière à être à peu près sous-cutanée au-dessus du poignet.

La première branche qui en part ordinairement, c'est l'*artère récurrente radiale*, qui se recourbe en haut entre les muscles long supinateur et long radial externe, auxquels elle donne des rameaux, ainsi qu'aux autres muscles de la région, et qui finit par s'anastomoser, entre le condyle externe de l'humérus et l'olécrane, avec les branches collatérales radiales.

Pendant ce trajet, l'artère radiale fournit des rameaux aux muscles antérieurs de l'avant-bras, et arrivée près de l'apophyse styloïde du radius, elle s'y divise en *branche palmaire* et en *branche dorsale*. La *branche palmaire*, plus petite que l'autre, descend dans la paume de la main, au devant du tendon du radial interne, donne des rameaux aux muscles du pouce, et s'anastomose avec une branche de l'artère cubitale, pour concourir à la formation de l'*arcade palmaire superficielle.* Quelquefois cette branche est si petite, qu'elle se perd dans les muscles du pouce sans s'anastomoser avec la cubitale.

La *branche dorsale* peut être considérée comme la continuation du tronc de la radiale; elle se dirige sur le dos de la main, au-dessous des tendons des extenseurs du pouce, et entre celui du long radial externe et le premier os du métacarpe, en donnant des rameaux aux muscles et aux ligamens : là elle se divise en plusieurs rameaux superficiels et en une branche profonde.

(*a*) Parmi les *rameaux superficiels*, les uns sont destinés aux muscles du pouce; un autre, appelé *artère dorsale du pouce*, se distribue sur la face postérieure de ce doigt, où il communique avec les artères palmaires; une branche, appelée *artère dorsale du carpe*, forme sur ce dernier un réseau anastomotique avec l'extrémité de l'artère interosseuse et avec la branche dorsale de la cubitale. Ce réseau est appelé *arcade dorsale du carpe*, quoiqu'il ne forme pas une arcade régulière; quelquefois il s'étend jusqu'aux os du métacarpe, où il prend le nom d'*arcade dorsale du métacarpe.* Parmi les rameaux qui partent de cette arcade dorsale, on en remarque surtout trois, appelés *artères interosseuses dorsales du métacarpe;* elles s'avancent sur les muscles interosseux externes, leur donnent des rameaux, et envoient à travers ces muscles les *artères perforantes*, qui passent dans la paume de la main, où elles s'anastomosent avec l'arcade palmaire profonde. Les artères interosseuses se terminent sur la face dorsale des quatre derniers doigts, sous le nom d'*artères digitales dorsales.*

(*b*) La *branche profonde* de l'artère radiale dorsale s'enfonce entre le premier et le deuxième os du métacarpe, pour se porter profondément dans la paume de la main, en donnant des rameaux aux muscles entre lesquels elle passe; elle s'anastomose avec la branche profonde de l'artère cubitale et avec un rameau de l'interosseuse, de manière à former l'*arcade palmaire profonde* ou *radiale*, située sous les tendons des muscles fléchisseurs des doigts.

Outre de petits rameaux pour les muscles interosseux et lombricaux, on voit partir de la convexité de cette arcade les *artères interosseuses palmaires*, qui s'avancent entre les os du métacarpe pour se distribuer aux doigts. Parmi ces artères, celle qui est placée dans le premier et le deuxième espace interosseux est ordinairement très-développée, parce qu'elle concourt à fournir les artères collatérales des doigts correspondans, en s'unissant à des branches émanées de l'arcade superficielle. Dès son entrée dans la paume de la main, la branche profonde de la radiale donne la *collatérale radiale palmaire du pouce.* L'arcade palmaire profonde communique avec l'arcade dorsale au moyen des artères perforantes dont nous avons déjà parlé.

6) *Artère cubitale.* Cette artère descend dans l'avant-bras, entre le muscle cubital interne et les fléchisseurs communs des doigts. Dès son origine, elle est très-profondément située, et elle ne devient plus superficielle que vers le tiers inférieur de l'avant-bras; cependant jamais autant que l'artère radiale. Outre les nombreux rameaux musculaires que l'artère cubitale fournit pendant son trajet, elle donne, à quelque distance de son origine, l'*artère récurrente cubitale.* Celle-ci monte entre le cubital interne et le fléchisseur superficiel, puis, entre le condyle interne de l'humérus et l'olécrane, et s'anastomose avec les artères collatérales cubitales; elle fournit un rameau qui remonte au devant du condyle interne de l'humérus, et qui s'anastomose également avec un rameau des collatérales internes. Ce rameau naît quel-

quefois du tronc de la cubitale, au-dessus de la récurrente, et il est appelé, par quelques auteurs, *artère récurrente cubitale antérieure.*

Bientôt après, l'artère cubitale fournit, par sa face postérieure, l'*artère interosseuse*, qui se divise de suite en deux branches, une antérieure et une postérieure. L'*artère interosseuse antérieure* descend sur la face antérieure du ligament interosseux, en donnant l'*artère nourricière du radius*, ainsi que des rameaux aux muscles de la région, et en fournissant des *artères perforantes* qui traversent le ligament et se ramifient dans les muscles postérieurs de l'avant-bras. A la partie inférieure de l'avant-bras, elle passe derrière le muscle carré pronateur, et envoie un rameau dans la paume de la main, pour s'y anastomoser avec l'arcade palmaire profonde. L'artère traverse ensuite la partie inférieure du ligament interosseux, donne un rameau qui s'unit à l'extrémité de l'interosseuse postérieure, et se dirige elle-même sur le carpe, où elle fournit un réseau anastomotique qui concourt à la formation de l'arcade dorsale du carpe.

L'*artère interosseuse postérieure* traverse le ligament interosseux, et fournit de suite l'*artère récurrente interosseuse* ou *récurrente radiale postérieure*, qui remonte entre l'olécrane et la tête du radius, en donnant des rameaux aux muscles voisins et en s'anastomosant avec l'extrémité de la brachiale profonde. L'interosseuse postérieure descend après cela entre les muscles postérieurs de l'avant-bras, auxquels elle donne de nombreux rameaux, et se termine à la partie inférieure de l'avant-bras en s'anastomosant avec un rameau de l'interosseuse antérieure.

L'*artère cubitale* fournit ensuite, vers le milieu de l'avant-bras, l'*artère nourricière du cubitus* (quelquefois elle donne, un peu plus haut, une artère nourricière au radius), et, à l'extrémité inférieure de l'avant-bras, elle se divise en branche dorsale et en branche palmaire.

La *branche dorsale*, plus petite, descend sur le dos de la main, en passant sous le tendon du cubital interne, et se termine dans l'arcade dorsale de la main.

La *branche palmaire* descend dans la main derrière le ligament palmaire du carpe à côté de l'os pisiforme, en donnant des rameaux à l'articulation et aux muscles du petit doigt, puis elle se divise en deux branches: la *branche superficielle*, qui est la plus considérable, se recourbe dans le creux de la main, au devant des tendons des muscles fléchisseurs, pour former l'*arcade palmaire superficielle* ou *cubitale*, en s'anastomosant avec la branche palmaire de l'artère radiale, qui ne concourt que très-peu à la formation de cette arcade. De la concavité de l'arcade partent de petits rameaux pour les lombricaux et l'articulation; de sa convexité partent cinq branches qui forment, par leurs sous-divisions, deux *artères collatérales palmaires* à chacun des cinq doigts, à l'exception du pouce, dont le bord radial ne reçoit pas de collatérale de cette source: la première collatérale ne se sous-divise pas et elle se rend au bord cubital du petit doigt; la seconde se distribue aux bords radial du petit doigt et cubital de l'annulaire; la troisième se rend aux bords radial de l'annulaire et cubital du doigt du milieu; la quatrième, après s'être unie à une branche de l'arcade profonde, se rend au bord radial du doigt du milieu et au bord cubital de l'index; la cinquième, enfin, s'unit également à une branche de l'arcade profonde et se distribue aux bords radial de l'index et cubital du pouce. Les deux artères collatérales de chaque doigt s'anastomosent en arcade à l'extrémité de chaque phalange, et surtout à l'extrémité de la dernière. La *branche profonde* s'enfonce derrière l'origine du muscle opposant du petit doigt, se porte transversalement sous les tendons des muscles fléchisseurs, et concourt à la formation de l'arcade palmaire profonde.

Préparation. Le grand pectoral a déjà été coupé à ses attaches au sternum et à la clavicule, dans les dissections précédentes: on sépare de même le petit pectoral des côtes, et l'on replie ces deux muscles en dehors, en évitant de couper les *artères thoraciques* qui s'y distribuent, et surtout l'*artère acromiale*, que l'on voit superficiellement sous la peau, dans un espace triangulaire formé par la clavicule, le grand pectoral et le deltoïde. Par cette préparation, on voit l'*artère axillaire* enveloppée par le plexus brachial; on la met en évidence, ainsi que les branches qui en partent, et dont la dissection est facile: on procédera, à cet égard, comme pour la préparation des muscles, que l'on sépare les uns des autres, en ne divisant que rarement leurs fibres. Il n'y a guère que le muscle sous-épineux et le deltoïde qui fassent exception: le premier devra quelquefois être coupé en travers sur le trajet de l'*artère scapulaire inférieure*, pour en bien voir la communication avec la scapulaire supérieure; mais le plus souvent il suffira de le soulever; le deltoïde sera coupé à ses attaches à l'omoplate et replié en avant, afin qu'on puisse voir la distribution de l'*artère circonflexe postérieure*. Mais on fera bien de laisser ce muscle attaché à la clavicule, pour ne pas trop détruire les rapports, et afin d'éviter que l'artère qui s'y rend ne soit déchirée par le poids du muscle.

Quand on aura terminé la préparation de l'artère axillaire, il faut détacher du tronc l'extrémité supérieure, avec l'épaule et ses muscles, afin de pouvoir plus commodément manier la pièce pendant la dissection de l'*artère brachiale*. Cette préparation se fera après avoir enlevé la peau et l'aponévrose, en séparant les uns des autres les muscles du bras et de l'avant-bras, sans en rien couper. De cette manière il sera facile de suivre les divisions des artères, en travaillant dans l'interstice des muscles, que l'on maintient bien écartés, sans détruire les rapports qu'il est si important de connaître. A l'avant-bras, il faudra cependant couper en travers le rond pronateur, pour bien voir le trajet de la *cubitale*, et le carré pronateur, afin de voir celui de l'*interosseuse antérieure*. On sépare avec soin les muscles postérieurs de l'avant-bras jusqu'à leurs attaches supérieures, pour voir dans leurs interstices les ramifications de l'*interosseuse postérieure*. On tâchera de bien mettre en évidence les anastomoses des *récurrentes cubitales*, *radiale* et *interosseuse*, avec les collatérales, qui entourent l'articulation huméro-cubitale d'un réseau artériel, surtout bien développé près de l'olécrane.

Pour rechercher les *artères nourricières*, il faut se rappeler que celle *de l'humérus* pénètre dans l'os vers le milieu de sa longueur au-dessous de l'attache du coraco-brachial; que celle *du radius* y pénètre vers le tiers supérieur ou un peu plus bas, tantôt à la face antérieure de l'os, et d'autres fois à son bord cubital; enfin, que l'*artère nourricière du cubitus* y entre par la face antérieure de l'os, vers le tiers supérieur, ordinairement un peu plus haut que la précédente. On poursuit avec soin les artérioles qui se portent dans la profondeur vers les points indiqués, et si l'on ne trouve pas de suite le véritable rameau nourricier, on rugine avec précaution l'os dans une petite étendue, ce qui permet ordinairement de découvrir de suite l'artère que l'on cherche.

Dans la main, il faut, après avoir préparé l'arcade palmaire superficielle, diviser le ligament propre du carpe et écarter un peu les tendons fléchisseurs des doigts, afin de pouvoir disséquer l'*arcade profonde*. Il est inutile de couper en travers les tendons des fléchisseurs, comme on le recommande; on trouvera assez d'espace pour la préparation, si l'on enlève avec soin les gaînes muqueuses qui enveloppent les tendons, de manière à isoler ces derniers.

La continuation de l'interosseuse sur le dos de la main, et l'*arcade dorsale du carpe*, se voient dès qu'on a incisé le ligament dorsal du carpe, afin de pouvoir incliner de côté les tendons extenseurs des doigts, qui ne doivent pas être divisés en travers. La *branche profonde de la radiale*, qui pénètre entre le premier et le deuxième os du métacarpe, pour se porter dans la paume et former l'arcade palmaire profonde, sera suivie en écartant le pouce des autres doigts, et en isolant avec soin ses muscles, qu'on peut le plus souvent se dispenser de couper en travers, si la dissection en a été faite avec soin.

CHAPITRE X.

Artères des organes de la digestion.

Ces artères, fournies par l'aorte abdominale, partent toutes de sa face antérieure, et ont aussi reçu le nom d'*artères chylopoïétiques*, à raison des fonctions des organes dans lesquels elles viennent se ramifier.

1.° Artère ou tronc cœliaque. Cette artère volumineuse naît de l'aorte, entre les piliers du diaphragme, se dirige en avant, et après un trajet de six à huit lignes, elle se divise en trois branches, qui sont l'*artère coronaire stomachique*, l'*hépatique* et la *splénique*, et que leur disposition a fait nommer le *trépied de Haller.* Très-souvent le tronc cœliaque fournit dès sa naissance les artères diaphragmatiques inférieures.

1) *Artère coronaire stomachique*, *grande coronaire*, *gastrique supérieure* ou *gauche*. Elle est la plus petite des artères fournies par la cœliaque, et se dirige vers la petite courbure de l'estomac, en donnant d'abord des branches ascendantes, appelées *artères œsophagiennes inférieures*, parce que c'est dans cette partie du tube intestinal qu'elles se ramifient. Elle fournit ensuite des *branches cardiaques*, qui se ramifient sur le grand cul-de-sac de l'estomac. L'artère coronaire stomachique continue à se porter à droite, le long de la petite courbure, et à se distribuer sur les parois de l'estomac, en donnant quelques rameaux au petit épiploon; elle finit par s'anastomoser avec l'artère pylorique. Quelquefois la coronaire stomachique envoie une forte branche dans le lobe gauche du foie; quelquefois, au lieu de provenir du tronc cœliaque, elle vient directement de l'aorte.

2) *Artère hépatique.* Elle se dirige de gauche à droite, et se divise près du col de la vésicule du fiel en deux branches: l'*hépatique* proprement dite, et la *gastro-épiploïque droite.*

(1) *Branche hépatique.* Elle monte à droite, et donne, dès sa naissance, l'*artère pylorique* ou *gastrique droite supérieure*, qui se dirige de droite à gauche le long du pylore et de la petite courbure de l'estomac, et s'anastomose avec l'extrémité de la coronaire stomachique. Quelquefois l'artère pylorique est fournie par le tronc de l'artère hépatique. La branche hépatique se divise ensuite en *hépatique gauche*, qui se distribue au lobe gauche du foie et au lobe de Spigel, et en *hépatique droite;* celle-ci fournit l'artère *cystique* ou *cystique jumelle*, qui se divise de suite après sa naissance en deux rameaux, et vient se distribuer sur la vésicule du fiel: l'artère hépatique droite se perd ensuite dans le lobe droit du foie.

(2) *Branche gastro-épiploïque droite; gastrique droite inférieure, gastro-duodénale, etc.* Elle descend un peu à gauche, derrière le duodénum, et se recourbe sur son bord inférieur pour s'avancer directement de droite à gauche le long de la grande courbure de l'estomac, sous le nom d'*artère gastro-épiploïque*

proprement dite; elle se ramifie à la grande courbure de l'estomac, au grand épiploon, et s'anastomose avec la gastro-épiploïque gauche. Pendant ce trajet, elle fournit au duodénum et au pancréas un assez grand nombre de rameaux, qui de leur destination ont reçu les noms divers d'*artères duodénales supérieures* et *postérieures*, de *pyloriques inférieures*, de *pancréatiques transverses*, et de *pancréatico-duodénales antérieures* et *postérieures*. L'artère hépatique est assez souvent remplacée en partie par des branches venant de la coronaire stomachique ou de la mésentérique supérieure.

3) *Artère splénique* ou *liénale*. Cette artère est la plus considérable des branches de la cœliaque. Elle se dirige de droite à gauche derrière l'estomac, le long du bord supérieur du pancréas, et fournit pendant ce trajet les *artères pancréatiques moyennes* et *gauches*, qui se rendent dans la glande et s'y anastomosent tant entre elles qu'avec les autres artères pancréatiques. L'artère splénique fournit ensuite l'*artère gastro-épiploïque gauche* ou *gastrique gauche inférieure*, qui se dirige de gauche à droite le long de la grande courbure de l'estomac, donne des rameaux à ce viscère et au grand épiploon, et se termine en s'anastomosant avec la gastro-épiploïque droite. Après avoir fourni cette artère, la splénique se divise en trois à six branches, qui entrent dans la scissure de la rate et se ramifient dans ce viscère; mais avant, elles donnent les *vaisseaux courts*, qui se dirigent vers le cardia, sur lequel ils s'anastomosent avec les branches de la coronaire stomachique et des gastro-épiploïques.

2.° Artère mésentérique supérieure. L'artère mésentérique supérieure, un peu plus volumineuse que la cœliaque, naît de l'aorte, immédiatement au-dessous de cette dernière. Elle est d'abord placée derrière le pancréas, et elle descend au-dessous de cette glande pour s'avancer dans le mésentère, en y formant une arcade considérable, dont la convexité est dirigée à gauche, en bas et en avant. Dès son origine, l'artère mésentérique supérieure donne quelques *artères duodénales*, qui se distribuent à l'intestin de ce nom et au pancréas, et s'anastomosent avec les rameaux fournis par la cœliaque. Quelquefois l'artère mésentérique donne une forte branche au foie, surtout au lobe droit de ce viscère.

La convexité de l'arcade que décrit la mésentérique supérieure fournit les *artères intestinales*, que l'on dit être au nombre de seize à vingt, mais dont je n'ai jamais compté que sept à onze.

Ces branches forment entre elles de grandes arcades anastomotiques, de la convexité desquelles partent des branches secondaires plus nombreuses, qui forment entre elles une deuxième série d'arcades; celles-ci donnent naissance à des branches tertiaires plus petites et plus nombreuses encore, qui s'anastomosent également entre elles près du bord concave des intestins, et dont partent enfin les rameaux qui se dirigent sur les tuniques intestinales. Ces artères intestinales se ramifient sur tout l'intestin grêle, à l'exception de la fin de l'iléon, qui reçoit les siennes de l'iléo-colique.

La concavité de l'arcade de la mésentérique supérieure donne naissance à trois branches: l'*artère colique droite inférieure* ou *iléo-colique*, l'*artère colique droite moyenne* ou *colique droite*, et l'*artère colique droite supérieure* ou *colique moyenne*; mais très-souvent on ne trouve que deux branches, et alors les deux dernières naissent par un tronc commun.

L'*artère iléo-colique* provient de la portion inférieure de la mésentérique supérieure; elle fournit trois branches: l'*inférieure* s'anastomose avec la dernière artère intestinale et se ramifie ensuite sur l'appendice cœcal. La *moyenne* s'anastomose également avec la dernière artère intestinale, de manière à fournir conjointement avec elle les rameaux qui se distribuent sur l'extrémité de l'iléon; elle s'anastomose ensuite avec la branche inférieure et la branche supérieure, et elle se termine en se ramifiant sur le cœcum. La *supérieure* monte vers le colon droit, sur lequel elle se ramifie après s'être anastomosée avec la branche moyenne et avec l'artère colique droite moyenne.

L'*artère colique droite moyenne* est ordinairement une branche de la suivante, rarement de l'iléo-colique; elle se ramifie dans la partie supérieure du colon droit, après s'être divisée en deux branches, dont l'inférieure s'anastomose avec la branche supérieure de l'iléo-colique, et la supérieure avec la branche droite de la colique droite supérieure.

La *colique droite supérieure* provient du tronc de la mésentérique supérieure, à un pouce environ de sa naissance de l'aorte. Elle se distribue au colon transverse, après s'être divisée en deux branches : la branche droite s'anastomose avec la branche supérieure de la colique droite moyenne; la branche gauche communique avec l'artère colique gauche supérieure, fournie par la mésentérique inférieure, en formant avec elle une anastomose très-[illegible]dérable, appelée *arcade de Riolan* ou *de Winslow*.

3.° Artère mésentérique inférieure. Elle naît quelques pouces plus bas que la mésentérique supérieure, de la face antérieure de l'aorte, à peu près un pouce au-dessus de la bifurcation de cette dernière. Elle est beaucoup plus petite que les deux artères précédentes, et donne d'abord deux ou trois branches, appelées *coliques gauches*, et que l'on distingue en *coliques gauches supérieure*, *moyenne* et *inférieure*, qui se ramifient sur le colon gauche et sur l'S romain du colon. La branche supérieure forme l'*arcade de Winslow* avec la branche gauche de la colique droite supérieure, et elle s'anastomose en bas avec la branche moyenne ; celle-ci s'anastomose en haut avec la branche supérieure et en bas avec l'inférieure ; cette dernière, enfin, communique en haut avec la branche moyenne et en bas avec l'artère hémorrhoïdale interne.

La continuation de la mésentérique inférieure descend avec le rectum dans l'excavation pelvienne, sous le nom d'*artère hémorrhoïdale interne* ou *supérieure ;* elle se distribue à l'intestin rectum, et communique en haut avec la colique gauche inférieure, et en bas avec les artères hémorrhoïdales moyenne et externe et avec les artères vésicales antérieures.

Préparation. L'abdomen étant ouvert au moyen d'incisions pratiquées à sa paroi antérieure, on fait la dissection des artères qui nous occupent, en emportant peu à peu les lames du péritoine, entre lesquelles ces vaisseaux rampent. Comme les troncs artériels correspondent à la partie postérieure du bas-ventre, on ne peut arriver jusqu'à eux qu'après en avoir préparé les branches ; c'est donc en sens inverse de la circulation du sang que devra se faire cette dissection.

Dans la préparation du *tronc cœliaque* et de ses branches *coronaire stomachique* et *hépatique*, on divise en travers l'épiploon gastro-hépatique, après avoir examiné les artérioles qui y rampent ; on renverse le foie en haut, en le fixant dans cette position, et l'on tire l'estomac en bas, afin de préparer toutes les branches qui se distribuent dans ce point ; on met de même à découvert les *artères gastro-épiploïques*, le long de la grande courbure de l'estomac, en incisant seulement la lame antérieure du grand épiploon sur le trajet de ces artères. Plus tard, afin de voir les *artères pancréatiques* et *duodénales*, et le tronc de la *splénique*, il faudra renverser en haut l'estomac, auquel resteront attachés la rate et le grand épiploon, tandis que le duodénum et le pancréas restent en place. Pour cela, on glisse la main de haut en bas derrière l'estomac, jusqu'à ce qu'elle soit arrivée au point où le grand épiploon s'attache au colon transverse, et l'on détruit cette adhérence, soit avec la main, soit avec le scalpel, ou bien on soulève simplement le bord flottant du grand épiploon, en le séparant du colon avec l'instrument tranchant, et en le repliant peu à peu en haut. En disséquant l'artère splénique le long du pancréas, on ménagera les artères pancréatiques qu'elle fournit. En inclinant l'estomac et la rate de côté et d'autre, il faut se rappeler que les *vaisseaux courts* que fournit l'artère splénique, sont très-fragiles.

Mésentérique supérieure. On tire le colon transverse en haut, et on le fixe dans cette position avec des érignes; on étale ensuite le mésentère en tirant l'intestin grêle vers la partie inférieure du bas-ventre. Les vaisseaux mésentériques seront visibles dès que la lame antérieure du péritoine qui forme le mésentère sera enlevée; on en fait autant pour la lame du mésocolon. En disséquant ensuite vers la base de ce dernier repli, on arrive au tronc de l'artère mésentérique, que l'on poursuit jusque vers son origine à l'aorte, en enlevant la gaîne nerveuse qui lui est fournie par le plexus mésentérique supérieur, et en emportant les glandes lymphatiques qui l'entourent quelquefois. Dans cette préparation il faut soulever le pancréas et le duodénum, et les récliner un peu à droite; mais il faut surtout avoir soin de ne pas couper les petites artères duodénales que fournit la mésentérique dès son origine, et qui sont sujettes à être divisées pendant qu'on met à découvert le tronc du vaisseau. Enfin, si l'on veut avoir une préparation propre, il ne suffit pas d'enlever une des lames du mésentère et du mésocolon; il faut les enlever toutes les deux, de manière à travailler à jour toute la distribution de la mésentérique supérieure, en évitant néanmoins de trop tirailler les vaisseaux, qui finiraient par se rompre.

La dissection de l'*artère mésentérique inférieure* se fera d'une manière analogue, après avoir tiré en dehors le colon descendant; mais si l'on met à découvert le tronc du vaisseau, ainsi que la portion de l'artère aorte comprise entre sa naissance et celle de la mésentérique supérieure, il faut éviter de couper les artères spermatiques, très-grêles, qui naissent de la face antérieure de l'aorte, vers le milieu de l'espace compris entre les origines de ces deux artères. La continuation de l'artère mésentérique inférieure sur le rectum (*artère hémorrhoïdale interne*) ne sera disséquée qu'avec les branches de l'artère hypogastrique.

CHAPITRE XI.

Artères profondes du bas-ventre et artères du bassin.

Ce n'est qu'après avoir examiné les trois troncs artériels dont nous avons parlé dans le chapitre précédent, que l'on peut étudier la disposition de l'aorte abdominale et celle des artères qui en partent. L'aorte arrive dans le bas-ventre en passant entre les deux piliers du diaphragme, et elle descend sur la face antérieure du corps des vertèbres, un peu à gauche, à côté de la veine cave inférieure, qui est placée à droite. Vers l'union de la quatrième et de la cinquième vertèbre lombaire, l'aorte se termine en se divisant en deux branches, qui sont les artères iliaques primitives, et elle donne ordinairement du milieu de sa bifurcation l'artère sacrée moyenne.

Les branches que fournit l'artère aorte dans tout ce trajet, sont:

1.° ARTÈRES DIAPHRAGMATIQUES INFÉRIEURES. Ces artères, au nombre de deux, sont les premières branches de l'aorte abdominale, de la face antérieure de laquelle elles naissent; souvent elles sont fournies par l'artère cœliaque. Après avoir donné des rameaux aux capsules surrénales (*artères capsulaires supérieures*), elles se ramifient sur le diaphragme, en formant entre elles une arcade anastomotique, et en communiquant avec les diaphragmatiques supérieures, les musculo-phréniques et avec les intercostales et lombaires voisines. L'artère diaphragmatique droite donne en outre quelques rameaux au foie, et l'artère du côté gauche fournit des artérioles à l'œsophage.

2.° ARTÈRE CŒLIAQUE. Nous l'avons décrite dans le chapitre précédent; elle naît immédiatement au-dessous des diaphragmatiques inférieures; souvent elle les fournit.

3.° ARTÈRE MÉSENTÉRIQUE SUPÉRIEURE. Provenant de la face antérieure de l'aorte, immédiatement au-dessous de la cœliaque. Voyez le chapitre précédent.

4.° ARTÈRES CAPSULAIRES MOYENNES. On trouve de chaque côté une, deux ou trois artères capsulaires, qui proviennent de la partie latérale de l'aorte, ordinairement à la hauteur de la mésentérique supérieure; quelquefois elles sont fournies par la rénale ou la cœliaque. Elles se ramifient dans la capsule surrénale, après avoir donné des artérioles au pilier du diaphragme et aux glandes lymphatiques voisines.

5.° ARTÈRES RÉNALES OU ÉMULGENTES. Ces artères varient en nombre depuis une jusqu'à quatre; le plus souvent on en trouve une ou deux; elles proviennent, de chaque côté, de la partie latérale de l'aorte, au-dessous des artères capsulaires et de la mésentérique supérieure; elles se dirigent en dehors à angle droit, et fournissent pendant ce trajet des *artères capsulaires inférieures* et des *artères adipeuses;* arrivées dans la scissure du rein, elles se divisent en deux ou trois branches, qui pénètrent dans la substance de l'organe. L'artère rénale droite est un peu plus longue que la gauche, à cause de la position de l'aorte, et elle naît ordinairement un peu plus bas que l'autre.

6.° ARTÈRES SPERMATIQUES (INTERNES). Très-grêles, nées de la face antérieure de l'aorte au-dessous des rénales; on en trouve une et quelquefois deux de chaque côté. Les artères spermatiques descendent en se dirigeant en dehors; assez souvent celle du côté gauche remonte d'abord un peu pour contourner les vaisseaux rénaux, en formant une anse autour d'eux. En descendant, l'artère spermatique se rapproche de la veine correspondante, avec laquelle elle forme le cordon spermatique, qui croise obliquement la direction de l'uretère, au devant duquel il passe. Dans ce trajet, l'artère forme par ses fréquentes divisions et réunions un plexus qui devient d'autant plus délié qu'on l'examine plus bas. Chez l'homme, l'artère spermatique traverse le canal inguinal avec le conduit déférent, entre dans le scrotum, donne des rameaux à la tunique commune du cordon et du testicule, et se ramifie enfin dans ce dernier organe. Chez la femme, cette artère se dirige vers l'ovaire, dans lequel elle se ramifie après avoir donné des rameaux à la trompe, au ligament rond et à la matrice.

7.° Artère mésentérique inférieure. Nous avons déjà parlé de cette artère, qui naît de la face antérieure de l'aorte, peu avant sa division.

8.° Artères lombaires. Ces artères, au nombre de quatre ou de cinq de chaque côté, proviennent plutôt de la partie postérieure que des parties latérales de l'aorte; quelquefois les artères correspondantes de droite et de gauche proviennent d'un petit tronc commun; souvent les artères voisines du même côté, surtout les trois inférieures, naissent également d'un petit tronc commun, qui se divise bientôt en autant de branches. Quoi qu'il en soit, ces artères se dirigent en arrière, dans la gouttière que forment, sur le côté, les corps des vertèbres lombaires, derrière le muscle psoas, en lui donnant des rameaux, ainsi qu'au carré des lombes. Près des trous intervertébraux elles se divisent en deux branches: les *branches postérieures*, plus petites, se ramifient dans la masse musculaire des gouttières vertébrales, après avoir donné de petites *artères spinales lombaires*, qui pénètrent dans le canal vertébral pour se ramifier sur la moelle épinière, en remontant sur le faisceau nerveux correspondant. Les *branches antérieures* s'avancent entre les muscles larges du bas-ventre, où nous les avons vues avec les vaisseaux superficiels s'anastomoser entre elles et avec la circonflexe iliaque, l'épigastrique inférieure, la mammaire interne et les intercostales inférieures.

9.° ARTÈRE SACRÉE MOYENNE. Elle naît de l'angle de la bifurcation de l'aorte (plus rarement d'une iliaque primitive), et elle est, malgré sa petitesse, la véritable continuation de l'artère aorte abdominale, ce qui devient surtout évident, si l'on examine cette artère chez les animaux. L'artère sacrée moyenne descend sur le milieu de l'angle sacro-vertébral et de la face antérieure du sacrum et du coccyx, en donnant des branches latérales, dont les supérieures sont les plus volumineuses et qui sont analogues aux branches latérales de l'aorte; elles s'anastomosent, soit avec la dernière artère lombaire, soit entre elles, soit avec les artères sacrées latérales. Quelques-uns de ces rameaux entrent dans les trous sacrés antérieurs, et ressortent par les trous sacrés postérieurs, pour se répandre sur la face postérieure du sacrum et sur les muscles voisins.

10.° ARTÈRES ILIAQUES PRIMITIVES. Ces artères volumineuses résultent de la bifurcation de l'artère aorte; elles se dirigent chacune en bas et en dehors vers le détroit supérieur du bassin, et quand elles sont arrivées près de la symphyse sacro-iliaque correspondante, elles se divisent chacune en deux branches: l'*hypogastrique* et l'*iliaque externe*.

11.° ARTÈRE HYPOGASTRIQUE OU ILIAQUE INTERNE. Elle s'enfonce de suite dans l'excavation pelvienne, où elle se divise quelquefois en deux branches principales, dont la *postérieure* fournit ordinairement les artères *iléo-lombaire*, *sacrée latérale*, *fessière* e t *obturatrice;* tandis que l'*antérieure* fournit les artères *hémorrhoïdale moyenne*, *ombilicale*, *utérine*, *vésicale*, *ischiatique* et *honteuse interne*. Cependant l'origine de ces artères est sujette à de nombreuses variétés, en ce qu'elles naissent fréquemment par des troncs communs.

1) *Artère iléo-lombaire*. Quelquefois elle est fournie par une artère lombaire. Elle se dirige en dehors et en arrière, derrière les muscles psoas et iliaque, et se divise bientôt en deux branches: la *supérieure* monte entre le psoas et l'iliaque, leur donne des rameaux et s'anastomose avec les dernières artères lombaires; la *branche inférieure* se dirige en dehors et en avant, se distribue au muscle iliaque, donne la nourricière de l'os des îles et s'anastomose avec des rameaux de la circonflexe iliaque.

2) *Artère sacrée latérale*. Provient souvent de l'iléo-lombaire ou de la fessière; fréquemment on en trouve deux: une

supérieure et une inférieure. Cette artère descend sur le côté de la face antérieure du sacrum, au devant des trous sacrés antérieurs, à travers lesquels elle envoie les *artères spinales sacrées*, qui se ramifient soit dans la dure-mère et dans les nerfs de la queue de cheval, soit dans les muscles du dos. L'artère sacrée latérale forme de fréquentes anastomoses avec les branches de la sacrée moyenne.

3) *Artère fessière* ou *iliaque postérieure*. Elle est la plus grosse branche de l'hypogastrique ; elle se dirige en arrière et en bas, et sort du bassin par la partie supérieure de l'échancrure sciatique, au-dessus du bord supérieur du muscle pyramidal, en lui donnant des rameaux, ainsi qu'au moyen et au petit fessier. L'artère fessière se divise ensuite en deux branches : la *superficielle* se dirige en dehors, entre les muscles grand et moyen fessiers, dans lesquels elle se ramifie, ainsi que dans le grand ligament sacro-sciatique ; la *branche profonde* s'avance entre le moyen et le petit fessier, leur donne des rameaux, fournit une artère nourricière à l'os des îles, donne des ramuscules à l'articulation coxo-fémorale, et communique près de cette articulation avec les rameaux de l'artère circonflexe externe, fournie par la crurale.

4) *Artère obturatrice*. Cette artère est quelquefois fournie par la fessière, par l'ischiatique ou par la honteuse interne. Dans d'autres cas, elle provient de l'épigastrique ou de la crurale elle-même[1]. Quoi qu'il en soit, l'artère obturatrice sort constamment du bassin par la partie supérieure du trou obturateur, après avoir donné un rameau aux muscles psoas et iliaque interne ; un autre, qui s'anastomose par arcade derrière les pubis avec un rameau semblable, qui vient du côté opposé, et un troisième, qui s'unit à l'artère épigastrique. Elle donne ensuite quelques rameaux à l'obturateur interne, et se divise en deux branches : l'*interne* se dirige vers la partie interne de la cuisse, où elle se distribue

1 Pour bien concevoir ces dernières variétés, il faut remarquer que dans l'embryon il y a deux artères obturatrices, l'une fournie par l'hypogastrique ou par ses branches, l'autre par la crurale, et qui s'anastomosent près de la partie supérieure du trou obturateur. Selon que l'une de ces branches se développe avec la croissance du corps, tandis que l'autre conserve son diamètre primitif, l'artère obturatrice semble naître dans l'adulte de l'une ou de l'autre artère ; mais alors on trouve constamment le petit rameau capillaire dont le développement est resté entravé, et qui s'anastomose avec l'autre. Dans quelques cas rares les deux rameaux sont également développés, en sorte que l'obturatrice naît alors par deux racines.

aux muscles de la région et aux parties génitales externes, et s'anastomose avec la branche suivante et avec l'artère circonflexe interne; la *branche externe*, plus volumineuse, descend entre les muscles obturateurs interne et externe, auxquels elle donne des rameaux, et se dirige vers la tubérosité sciatique, où elle se distribue aux muscles voisins, et s'anastomose avec la branche interne, l'ischiatique, la circonflexe interne et l'hémorrhoïdale interne.

5) *Artère hémorrhoïdale moyenne.* Souvent elle est fournie par la honteuse interne, par l'ischiatique ou par l'ombilicale; quelquefois elle manque, et alors elle est remplacée par les rameaux des artères hémorrhoïdales supérieure et inférieure. Elle se ramifie sur la face antérieure du rectum et sur la face postérieure de la vessie, en s'anastomosant avec les autres hémorrhoïdales et avec les artères vésicales.

Dans la femme, cette artère fournit ordinairement l'*artère vaginale*, qui cependant provient quelquefois directement de l'hypogastrique ou d'une de ses branches, telles que l'ombilicale, la honteuse interne ou l'ischiatique; elle forme surtout le plexus rétiforme du vagin, et se ramifie en partie sur le col de la vessie.

6) *Artère ombilicale.* Cette artère se dirige vers la partie latérale et inférieure de la vessie, à laquelle elle donne des rameaux; elle monte ensuite le long des côtés de la face postérieure de ce réservoir, puis le long de la face postérieure de la paroi abdominale antérieure jusqu'à l'ombilic, en se rapprochant peu à peu de celle du côté opposé. Cette artère, très-volumineuse dans le fœtus, est presque complétement oblitérée et ligamenteuse dans l'adulte; il n'y a alors que la portion étendue entre le tronc de l'hypogastrique et la vessie qui soit canaliculée, pour laisser passer le sang dans les rameaux vésicaux.

7) *Artère utérine.* Elle n'existe que chez la femme, et elle est quelquefois fournie par la honteuse interne. Cette artère rampe dans le ligament large jusqu'au col de la matrice; là elle donne des rameaux au vagin et à la vessie, et remonte ensuite le long des côtés de la matrice, en lui fournissant un grand nombre de rameaux, dont les supérieurs communiquent avec ceux de l'artère spermatique.

8) *Artères vésicales.* Outre les rameaux vésicaux qui proviennent de l'ombilicale, on en trouve souvent d'autres, fournis

par le tronc de l'hypogastrique ou par l'ischiatique. Suivant leur position, on distingue des *artères vésicales inférieures* et des *supérieures;* ces dernières sont constamment données par l'ombilicale, et se ramifient sur la partie moyenne et supérieure de la vessie. Les artères vésicales inférieures se ramifient dans le bas-fond de la vessie, dans l'urètre, dans la prostate et dans les vésicules séminales.

9) *Artère ischiatique.* Quelquefois elle naît par un tronc commun avec la honteuse interne ou la fessière; elle sort du bassin par la grande échancrure sciatique, sous le bord inférieur du muscle pyramidal, en lui donnant des rameaux, ainsi qu'au releveur de l'anus. L'artère ischiatique fournit, près du bord inférieur du grand fessier, un rameau qui se distribue à ce muscle, aux ligamens et aux os du coccyx. L'artère ischiatique envoie ensuite des branches aux muscles fessiers, d'autres aux muscles rotateurs de la cuisse et fléchisseurs de la jambe, et qui s'anastomosent avec les rameaux de la circonflexe interne ; enfin, un rameau qui pénètre dans le nerf sciatique, qu'il accompagne jusque vers le milieu de la cuisse.

10) *Artère honteuse interne* ou *commune.* Cette artère naît souvent en commun avec l'ischiatique; elle sort du bassin par la partie inférieure de l'échancrure sciatique, entre les muscles pyramidal et ischio-coccygien, et elle y rentre en passant entre les deux ligamens sacro-sciatiques. L'artère honteuse descend ensuite sur la face interne de l'ischion jusqu'à la tubérosité, et remonte le long de la face interne de la branche montante de cet os jusqu'au pubis.

Dans l'intérieur du bassin l'artère honteuse donne des rameaux à la vessie, à la prostate et au rectum; dès sa sortie elle en donne au pyriforme, au grand fessier, aux jumeaux, au demi-membraneux et au biceps, rameaux qui s'anastomosent avec l'artère circonflexe externe et l'obturatrice. Entre les ligamens sacro-sciatiques elle fournit l'*artère hémorrhoïdale externe* ou *inférieure,* quelquefois double, qui se ramifie au rectum et à ses muscles, en communiquant avec l'artère hémorrhoïdale moyenne. A la partie supérieure de la tubérosité de l'ischion, près du muscle transverse du périnée, l'artère honteuse se divise en deux branches: une superficielle et une profonde.

(1) La *branche superficielle*, *artère superficielle du périnée*, est un peu plus rapprochée de la ligne médiane que l'autre ; elle traverse le muscle transverse du périnée, donne quelquefois des

artères hémorrhoïdales externes, et s'avance ensuite entre les muscles ischio- et bulbo-caverneux, auxquels elle donne des rameaux pour se perdre, sous le nom d'*artère de la cloison*, dans la cloison du dartos et dans le scrotum.

(2) La *branche profonde* ou *artère de la verge*, placée un peu plus en dehors, fournit dès son origine l'*artère transverse du périnée*, qui cependant provient quelquefois de la branche superficielle, et qui se ramifie sur le muscle bulbo-caverneux, en envoyant des rameaux dans le bulbe de l'urètre. La branche profonde monte ensuite le long de la branche descendante du pubis, en donnant des rameaux à la prostate, à l'urètre et au corps caverneux. Quand elle est arrivée près de la symphyse pubienne, elle se divise en deux rameaux: *a*) l'*artère dorsale* ou *superficielle de la verge* traverse le ligament suspenseur du pénis, et s'avance, sous la peau, sur le dos de la verge jusqu'à la base du gland, dans lequel elle se ramifie, après l'avoir entouré d'une couronne artérielle; elle s'anastomose avec l'artère du côté opposé au bout d'un trajet plus ou moins long; *b*) l'*artère profonde de la verge* ou *caverneuse* s'enfonce dans l'intérieur du corps caverneux, dans lequel elle se distribue.

Dans la femme l'artère honteuse est moins volumineuse que dans l'homme; mais sa distribution est analogue, en ce que les grandes lèvres, le plexus rétiforme et le clitoris remplacent le scrotum, le bulbe de l'urètre et la verge.

Préparation. On retire du bas-ventre, le foie, la rate, l'estomac et le reste du canal intestinal, à l'exception du colon descendant, que l'on laisse en rapport avec l'artère mésentérique inférieure. En divisant le tronc cœliaque et l'artère mésentérique supérieure, on conserve un bout de ces vaisseaux pour voir leurs rapports avec les autres branches qui partent de l'aorte. Le diaphragme sera soigneusement conservé, afin de pouvoir rechercher les *artères diaphragmatiques inférieures* : leur origine est quelquefois cachée par les piliers du diaphragme, que l'on écarte sur leur trajet. La dissection des artères capsulaires et rénales ne présente pas de difficultés. Celle des *spermatiques* exige quelques précautions, à cause de leur ténuité; il ne faut donc préparer la face antérieure de l'aorte, entre les artères mésentériques supérieure et inférieure, qu'avec beaucoup de ménagemens. Si l'on avait de la peine à trouver de suite ces artères, qui parfois ne sont pas injectées, on exercerait des tractions sur le cordon spermatique, afin de reconnaître leur trajet au moyen des mouvemens qu'on leur imprime. Pour voir les *artères lombaires*, il faut couper en travers, et sur leur trajet, les piliers du diaphragme, le psoas, ainsi que les autres muscles qui le recouvrent; leurs branches postérieures seront suivies dans les muscles profonds du dos, quand on retourne le cadavre pour préparer l'artère fessière.

On ne peut bien disséquer les divisions de l'*artère hypogastrique* dans l'intérieur du bassin qu'après avoir enlevé la partie latérale de celui-ci, et comme c'est à gauche qu'est placé le rectum, et qu'on pratique l'opération de la taille du même côté, il convient d'étudier la distribution de l'hypogastrique de ce côté-là; c'est donc la partie droite du bassin qui devra être emportée. Quelques anatomistes conseillent, avant de faire cette coupe, de disséquer les branches de l'hypogastrique droite qui se rendent dans la fesse, ainsi que la honteuse interne : l'une et l'autre de ces manières de procéder a ses avantages et ses inconvéniens, en sorte qu'on se conduira comme les circonstances le permettront. Quoi qu'il en soit, on sépare les muscles internes de la cuisse droite de leur attache au pubis, et après avoir un peu incliné à gauche la vessie, qui pourrait être blessée, on scie la branche horizontale du pubis droit et la branche montante de l'ischion du même côté, à peu près vers le milieu du trou ovale. On incise ensuite les ligamens qui affermissent l'articulation sacro-iliaque droite du côté de l'excavation pelvienne, afin de luxer cette articulation et d'enlever la cuisse droite avec la portion correspondante de l'ilion; mais il faut préalablement diviser les parties molles, de manière à circonscrire et à conserver en entier les parties génitales et les organes contenus dans l'excavation pelvienne, en rapport avec le côté gauche, sur lequel on continue la préparation.

On pourrait même conduire le scalpel de manière à conserver une partie de l'artère hypogastrique du côté droit, en n'emportant avec l'os de la hanche que l'artère iléo-lombaire, la fessière, l'ischiatique et l'obturatrice. Cette manière de procéder serait très-avantageuse, parce qu'on ménagerait du côté droit tout le trajet de l'artère honteuse, qui, à coup sûr, est une des branches les plus importantes à connaître.

La préparation des branches de l'hypogastrique, qui se ramifient dans le bassin, ne présente maintenant plus de difficultés, et il serait inutile de donner à cet égard des règles particulières, parce qu'il suffira d'écarter les parties, après avoir enlevé les replis du péritoine. En général, on reconnaîtra mieux les rapports des organes contenus dans l'excavation pelvienne, après avoir un peu insufflé la vessie, et avoir légèrement distendu le rectum avec de l'étoupe. On met à découvert les branches de l'*iléo-lombaire*, en divisant sur leur trajet les muscles psoas et iliaque.

Pour la préparation de l'*artère fessière*, on retourne le cadavre; on dénude le grand fessier et on le divise A SON ATTACHE AU FÉMUR, en tâchant de couper le moins possible les rameaux artériels qui y entrent par sa face interne. On sépare ensuite le moyen fessier de son ATTACHE AU BASSIN, autant que cela est nécessaire pour bien voir la distribution du tronc et des branches profondes de la fessière. Par ces préparations on voit aussi l'*artère ischiatique* et le tronc de la *honteuse interne*. Pour disséquer la continuation de l'artère honteuse interne dans le périnée, on place le sujet comme pour l'opération de la taille, on enlève la peau très-superficiellement, et l'on opère la dissection d'une manière analogue à celle des muscles du périnée; seulement faut-il éviter de diviser même les moindres artérioles qui traversent la graisse déposée abondamment entre le rectum et la tubérosité de l'ischion. L'*artère dorsale de la verge* est à découvert dès que l'on a incisé la peau du dos de la verge, et l'*artère caverneuse* se voit après avoir incisé latéralement le corps caverneux dans lequel elle se ramifie. Comme la distribution de l'artère honteuse présente fréquemment des variétés qu'il importe de connaître exactement, on fera bien de disséquer comparativement le périnée du côté opposé. Il est inutile de donner des préceptes particuliers pour la dissection de l'artère honteuse chez la femme.

L'*artère obturatrice* ne sera poursuivie dans la cuisse que quand on en viendra à la dissection des branches profondes de l'artère crurale.

CHAPITRE XII.

Artères iliaque externe et crurale.

L'ARTÈRE ILIAQUE EXTERNE (FÉMORALE OU CRURALE) est la branche externe ou antérieure qui résulte de la bifurcation de l'artère iliaque primitive ; elle descend le long du bord externe du détroit supérieur du bassin, en se dirigeant un peu en dehors, placée sur le côté externe de la veine iliaque, en dedans du nerf crural. Elle passe sous le milieu de l'arcade crurale, et prend le nom d'*artère crurale* ou *fémorale* proprement dite. Pendant ce trajet elle fournit les branches suivantes :

1.° ARTÈRE ÉPIGASTRIQUE OU ÉPIGASTRIQUE INFÉRIEURE. Nous l'avons décrite avec les vaisseaux superficiels du bas-ventre : elle naît de la face antérieure de l'iliaque, à une distance variable au-dessus de l'arcade crurale, rarement au-dessous, et fournit quelquefois l'obturatrice, disposition que nous avons expliquée en parlant de cette dernière.

2.° ARTÈRE CIRCONFLEXE ILIAQUE OU ILIAQUE ANTÉRIEURE. Elle naît tout près de l'épigastrique, du côté externe de l'iliaque; dans des cas rares elle est fournie par la crurale; nous l'avons décrite avec les vaisseaux superficiels de l'abdomen.

Quand l'artère iliaque externe a dépassé l'arcade crurale et qu'elle a pris le nom d'ARTÈRE CRURALE, elle donne de suite quelques petits rameaux à la graisse, aux glandes inguinales et aux tégumens; puis elle donne naissance aux artères suivantes :

3.° ARTÈRES HONTEUSES EXTERNES. Elles sont au nombre de deux ou de trois, et se dirigent dans le scrotum, dans les tégumens du pubis et dans ceux du bas-ventre; dans la femme elles vont dans les grandes lèvres.

4.° ARTÈRE TÉGUMENTEUSE DU BAS-VENTRE. Cette branche naît de la crurale dès son entrée dans la cuisse; nous en avons parlé en traitant des vaisseaux superficiels de l'abdomen.

L'artère crurale se divise ensuite, à un pouce et demi ou deux pouces au-dessous de l'arcade crurale, en deux branches, une *profonde* et une *superficielle;* j'ai vu cette division se faire derrière l'arcade crurale.

5.° ARTÈRE CRURALE PROFONDE OU MUSCULAIRE PROFONDE. Elle se dirige en bas, en arrière et un peu en dedans, et fournit les branches suivantes:

1) *Artère circonflexe externe.* Se dirige en dehors, derrière le muscle droit antérieur, en donnant un rameau qui se porte vers le petit trochanter, où il s'anastomose avec la circonflexe interne. Quand la circonflexe externe est arrivée près du grand trochanter, elle s'y divise en deux branches: la *branche transversale,* qui se contourne en dehors, donne des rameaux aux muscles iliaque, fascia lata, droit antérieur, couturier, vaste externe, grand et moyen fessiers; elle s'anastomose en arrière avec l'artère fessière, et dans la fosse trochantérique avec la circonflexe interne. La *branche descendante* rampe entre le droit antérieur et le crural, donne des rameaux à ces muscles, ainsi qu'au vaste externe, et s'anastomose près de la rotule avec l'articulaire externe, et avec les perforantes de la crurale superficielle et de la crurale profonde.

2) *Artère circonflexe interne.* Elle naît vis-à-vis de la circonflexe externe, contourne le fémur profondément entre le pectiné et le psoas, en donnant aux muscles voisins des rameaux qui communiquent avec les artères circonflexe externe, obturatrice et crurale superficielle, et se divise près du petit trochanter en deux branches: la *branche supérieure, antérieure* ou *ascendante,* fournit des rameaux à l'articulation du fémur, au muscle obturateur externe et aux adducteurs; elle communique avec l'artère obturatrice. La *branche inférieure, postérieure* ou *transversale,* passe derrière le col du fémur, et donne des rameaux aux muscles adducteurs, carré, obturateur externe, et à l'origine commune des muscles fléchisseurs de la jambe. Un de ces rameaux entre dans la fosse trochantérique, et s'y anastomose avec les artères obturatrice, fessière, ischiatique et circonflexe externe.

3) *Artères perforantes.* C'est par ces artères que se ter-

mine la crurale profonde; elles sont ordinairement au nombre de deux à quatre, et on les désigne par leur ordre numérique, en appelant *première perforante* celle qui traverse le troisième adducteur près du petit trochanter, tandis que la *deuxième*, la *troisième* et la *quatrième*, si elle existe, percent ce muscle successivement plus bas. Ces artères perforantes descendent d'abord entre le vaste interne et les adducteurs, auxquels elles donnent des rameaux, et quand elles ont traversé le troisième adducteur, elles se ramifient dans les muscles biceps, demi-membraneux et demi-tendineux. Elles communiquent entre elles, avec la crurale superficielle et la poplitée, et en haut avec la circonflexe interne, l'ischiatique et la circonflexe externe. La première perforante fournit l'*artère nourricière supérieure du fémur*, qui entre dans l'os au-dessous du grand trochanter; la *grande artère nourricière* ou *nourricière inférieure*, est fournie par une des perforantes inférieures et par un rameau de la crurale superficielle; elle entre dans l'os vers le milieu de sa longueur, entre le premier et le troisième adducteur.

6.° Artère crurale superficielle. Cette artère se dirige obliquement en bas, en dedans et en arrière, derrière le bord interne du muscle couturier, d'abord sur le côté externe, puis au devant de la veine crurale. Dans ce trajet elle donne de nombreux rameaux aux tégumens, aux muscles couturier, droit antérieur, grêle interne, adducteurs, vaste interne et crural; en outre elle fournit deux *artères perforantes*, qui se ramifient dans le biceps et dans le vaste externe, et communiquent avec les perforantes de la crurale profonde et avec la branche inférieure de la circonflexe externe; un rameau s'unit à un autre de la crurale profonde pour concourir à la formation de la *grande artère nourricière du fémur*.

Avant que de perforer le troisième adducteur, la crurale fournit la *grande artère anastomotique*, qui descend entre le vaste interne et le troisième adducteur, leur donne des rameaux, et communique sur le côté interne du genou avec les artères articulaires supérieures et inférieures et avec la tibiale récurrente. Quelquefois cette artère ne provient que du commencement de la poplitée.

L'artère crurale traverse ensuite un canal fibreux formé par le troisième adducteur et le vaste interne, et quand elle a franchi ce canal, elle se trouve à la face postérieure de la cuisse et prend le nom d'*artère poplitée*. Cette artère est profondément située entre les saillies musculaires externe et interne du jarret, recouverte par la veine poplitée et le nerf poplité interne. Elle fournit les branches suivantes :

1) *Artère articulaire supérieure interne.* Elle se contourne au-dessus du condyle interne du fémur, en se divisant en plusieurs branches, dont les superficielles passent sur la rotule et dont les profondes se distribuent au muscle vaste interne, en passant entre lui et le fémur jusqu'à l'articulation du genou. Ses rameaux s'anastomosent avec l'articulaire supérieure externe, avec l'articulaire inférieure interne et avec la grande anastomotique.

2) *Artère articulaire supérieure externe.* Cette artère contourne le fémur au-dessus de son condyle externe, pour se jeter sur la face antérieure de l'os, en passant sous le tendon du biceps et sous le vaste externe, auxquels elle envoie des rameaux. Elle s'anastomose avec les branches des autres articulaires et avec la grande anastomotique.

3) *Artère articulaire moyenne.* Fréquemment elle est fournie par une des autres articulaires; elle se distribue sur la partie postérieure de l'articulation, où elle s'anastomose avec les rameaux des artères voisines.

4) *Artères jumelles.* Ces vaisseaux, au nombre de deux ou de trois, se distribuent aux deux gastrocnémiens, au soléaire et au plantaire grêle.

5) *Artère articulaire inférieure interne.* Elle descend sous le gastrocnémien interne, contourne le condyle interne du tibia et se ramifie sur le côté interne et sur la face antérieure de l'articulation du genou. Cette artère donne des rameaux au muscle poplité et s'anastomose avec les artères articulaires supérieures, avec l'inférieure externe et avec la tibiale récurrente.

6) *Artère articulaire inférieure externe.* Elle se porte en dehors sous le plantaire grêle, le gastrocnémien externe et le tendon du biceps, pour se ramifier sur la partie latérale externe et antérieure de l'articulation du genou; elle s'anastomose avec les autres articulaires.

L'artère poplitée se divise ensuite près du bord inférieur du muscle poplité, en *tibiale antérieure* et en *tibiale postérieure.*

7) *Artère tibiale antérieure.* Elle donne dès son origine des rameaux aux muscles profonds de la jambe; puis elle se porte

en avant pour traverser la partie supérieure du ligament interosseux, sur la face antérieure duquel elle descend entre les muscles tibial antérieur, extenseur commun des orteils et extenseur propre du pouce. Dès qu'elle est arrivée dans la partie antérieure de la jambe, elle fournit l'*artère tibiale récurrente*, qui monte entre le tibial antérieur et l'extenseur commun des orteils, et se distribue sur la partie antérieure de l'articulation du genou, où elle communique avec les articulaires et avec la grande anastomotique.

Pendant son trajet le long de la jambe, l'artère tibiale antérieure donne une foule de rameaux aux muscles antérieurs de la jambe, et quelques rameaux qui perforent le ligament interosseux, pour se ramifier dans les muscles postérieurs de la jambe et communiquer avec les artères tibiale postérieure et péronière. A l'extrémité inférieure de la jambe, l'artère tibiale antérieure fournit deux *artères malléolaires*, dont l'*externe* se ramifie sur la malléole externe et sur l'articulation, donne des rameaux au muscle pédieux, et communique avec les artères pédieuse, plantaire externe et péronière. L'*interne* se ramifie d'une manière analogue sur la malléole interne, et communique avec les branches de la pédieuse et de la tibiale postérieure.

Quand l'artère tibiale antérieure est arrivée sur le dos du pied, elle prend le nom d'*artère pédieuse*; elle s'avance entre les tendons des muscles extenseur commun des orteils et extenseur propre du gros orteil, jusque vers le premier intervalle interosseux. Pendant ce trajet, elle donne des rameaux internes très-petits et plusieurs branches externes, dont deux surtout ont un volume notable; l'une est l'*artère du tarse*, l'autre l'*artère du métatarse*: elles se dirigent toutes les deux en dehors, sous le muscle pédieux, vers le bord externe du pied, en communiquant fréquemment entre elles et en donnant des rameaux au pédieux et aux articulations; elles s'anastomosent avec l'artère malléolaire externe, avec la péronière et avec la plantaire externe. L'artère du métatarse forme, par son union avec celle du tarse, une arcade artérielle, appelée *arcade dorsale du pied*. La convexité de cette arcade regarde en avant, et il en part trois rameaux principaux, appelés *artères interosseuses*: ces artères s'avancent sur le deuxième, le troisième et le quatrième espace interosseux; elles fournissent d'abord chacune un *rameau perforant*, qui descend dans la plante du pied pour s'unir à l'arcade plantaire. Quand les artères interosseuses sont arrivées près de la commissure des orteils, elles se divisent en deux branches, appelées *artères digitales dorsales*, qui se distribuent sur les côtés de la face dorsale des deux orteils correspondans.

Quand l'artère pédieuse est arrivée au premier intervalle interosseux, elle se divise en deux branches : l'une, appelée *artère anastomotique profonde*, s'enfonce dans la plante du pied pour former l'*arcade plantaire*, conjointement avec l'artère plantaire externe ; l'autre s'avance, sous le nom d'*artère dorsale du gros orteil*, jusqu'à la tête des os du métatarse, et s'y divise en deux rameaux digitaux, l'un pour le côté externe du gros orteil, l'autre pour le côté interne du second.

8) *Artère tibiale postérieure.* Elle descend le long de la face postérieure de la jambe, entre la couche musculaire superficielle et la profonde, recouverte par le feuillet profond de l'aponévrose crurale. Elle passe ensuite dans la plante du pied, derrière la malléole interne, sous la voûte du calcanéum, où elle se termine en se divisant en deux branches appelées *artères plantaires.* Dans ce trajet, outre de nombreuses branches musculaires qui s'anastomosent avec des rameaux perforans de la tibiale antérieure, elle fournit les suivantes :

1) *Artère nourricière du tibia.* Très-forte, fournie par la tibiale postérieure peu après sa naissance ; elle se dirige en dedans et entre dans le tibia vers son tiers supérieur.

2) *Artère péronière.* Elle varie beaucoup en calibre ; ordinairement elle est peu volumineuse ; quelquefois elle manque, et alors elle est remplacée par plusieurs petites branches de la tibiale postérieure ; mais plus souvent encore elle est plus volumineuse que de coutume et alors elle remplace en partie l'une des artères tibiales qui se trouve être trop grêle. Elle descend le long du péroné, en s'enfonçant peu à peu entre les fibres du muscle tibial postérieur, auquel elle donne des rameaux, ainsi qu'aux autres muscles de la région ; quelques-uns d'entre eux s'anastomosent avec les rameaux perforans de la tibiale antérieure. Un peu au-dessus du milieu de la jambe elle fournit l'*artère nourricière du péroné.* Au tiers inférieur de la jambe, ou plus bas encore, l'artère péronière se divise en deux branches : l'*artère péronière antérieure* traverse le ligament interosseux, descend entre le tibia et le péroné, et s'anastomose sur le dos du pied avec les artères du tarse et du métatarse, après avoir donné de nombreux rameaux aux articulations et au muscle abducteur du petit orteil. Quelquefois cette artère est très-petite, et les rameaux qu'elle doit fournir le sont alors par la tibiale antérieure.

L'artère péronière postérieure continue à marcher dans la direction primitive du tronc; elle descend derrière la malléole externe et se ramifie sur le bord externe du pied, en donnant des rameaux à toutes les parties de cette région et en s'anastomosant avec la tibiale postérieure, la tibiale antérieure et la plantaire externe. Dans un cas où l'artère péronière s'était développée en sens inverse avec la tibiale postérieure, j'ai vu la branche postérieure passer sous la malléole interne dans la plante du pied, pour former les artères plantaires, après toutefois s'être anastomosée avec la tibiale postérieure, qui était très-petite.

3) *Artère plantaire interne.* Elle est une des branches qui terminent la tibiale postérieure sous la voûte du calcanéum. Beaucoup plus petite que l'externe, elle s'avance le long du bord externe de l'abducteur du gros orteil, en donnant des rameaux aux muscles et aux articulations voisines; elle se termine près de la tête du premier os du métatarse, en s'unissant à l'arcade plantaire.

4) *Artère plantaire externe.* Plus forte que l'interne; elle se dirige en dehors, profondément placée entre le court fléchisseur des orteils et le muscle accessoire du long fléchisseur, en donnant des rameaux aux muscles voisins et aux articulations, et en s'anastomosant avec les artères du tarse et du métatarse. Près de l'extrémité postérieure du cinquième os du métatarse, l'artère plantaire externe se recourbe en dedans pour s'unir vers le premier intervalle interosseux à l'artère anastomotique profonde de la pédieuse et à l'extrémité de la plantaire interne, en formant ainsi l'*arcade plantaire*[1], dont la convexité est dirigée en avant. De la concavité de cette arcade naissent quelques artérioles pour les muscles interosseux et pour les ligamens; sa face supérieure reçoit les trois artères perforantes, que nous avons vu être fournies par les artères interosseuses dorsales. La convexité de l'arcade donne naissance aux *artères collatérales des orteils*, qui sont ordinairement au nombre de six, et qui, après avoir donné des rameaux aux muscles de la plante, se sous-divisent de manière à ce qu'il y ait à la face plantaire de chaque orteil deux artères collatérales, qui se terminent à la troisième phalange, en s'anastomosant entre elles par arcade.

---

1 On l'appelle quelquefois arcade plantaire *profonde*; mais je ne connais pas d'arcade plantaire *superficielle*.

Préparation. Les artères épigastrique, circonflexe iliaque et tégumenteuse ont déjà été étudiées avec les vaisseaux superficiels, en sorte qu'il suffit d'en voir maintenant l'origine. On commencera par disséquer les *artères honteuses externes*, qui sont superficiellement situées à la partie supérieure interne de la cuisse; après les avoir isolées, on enlève peu à peu tout le tissu cellulaire qui entoure le tronc de l'artère crurale, de manière à ne conserver que les vaisseaux et les muscles. On dissèque l'*artère crurale superficielle* jusqu'au point où elle perfore le troisième adducteur, et l'on conserve soigneusement l'anneau fibreux qui lui livre passage. On sépare ensuite les muscles de la cuisse pour découvrir le trajet de l'*artère crurale profonde*, en évitant autant que possible de diviser les muscles en travers; le plus souvent il suffira de bien les soulever, après avoir enlevé tout le tissu cellulaire ambiant. A la partie antérieure du membre il n'y a guère que le muscle pectiné et les deux premiers adducteurs qui doivent être séparés de leurs attaches, au pubis, afin de voir le trajet de l'*artère circonflexe interne*, ainsi que la terminaison de l'*artère obturatrice*, qui ne sera disséquée que maintenant. A la partie postérieure de la cuisse il faudra couper en travers le muscle carré, pour apercevoir la branche ascendante de la circonflexe interne.

A la jambe, pour voir le trajet de l'*artère tibiale postérieure* et de la *péronière*, il faut diviser le gastrocnémien interne à son attache supérieure, et séparer le soléaire du tibia, afin de replier les muscles du mollet en dehors, en les laissant attachés au condyle externe du fémur et au péroné. L'*artère tibiale antérieure* sera parfaitement visible si l'on écarte bien les muscles extenseurs des orteils, du tibial antérieur, après avoir divisé le ligament croisé. Pour voir la *pédieuse* et les *artères du tarse* et *du métatarse*, il faut exactement séparer les différens chefs du muscle pédieux, et, au besoin, diviser ses chefs externes à leurs attaches postérieures.

Dans la plante du pied, on peut conserver la partie postérieure du muscle abducteur du gros orteil, qui passe sur l'artère tibiale postérieure, dont on voit le trajet après avoir enlevé toute la graisse qui l'entoure. Il faut alors, après avoir disséqué la peau de la plante, détacher du calcanéum l'aponévrose plantaire et le muscle petit fléchisseur des orteils, et les replier de côté en les isolant peu à peu des parties profondes de la plante, mais en ménageant les rameaux artériels qu'ils reçoivent. On poursuit enfin les *artères plantaires* depuis leur point d'origine, tantôt en coupant sur leur trajet les muscles qui les cachent encore, et tantôt en les soulevant de manière à pouvoir les incliner de côté.

II.° VEINES.[1]

CHAPITRE PREMIER.

Anatomie générale des veines.

Les veines sont des canaux irrégulièrement cylindriques, qui rapportent au cœur le sang de toutes les parties du corps, où elles sont continues aux dernières ramifications artérielles. En s'unissant entre elles, les veines forment peu à peu des rameaux, des branches et des troncs, qui se rendent dans les oreillettes du cœur. Les troncs veineux sont beaucoup plus nombreux que les troncs artériels; on compte quatre veines pulmonaires, deux veines caves, une veine coronaire et la veine porte. Cette dernière présente une disposition toute particulière, en ce qu'elle naît des organes de la digestion par une multitude de rameaux, qui se réunissent peu à peu en un tronc unique; ce tronc entre dans le foie et s'y divise, à la manière des artères, en branches et en rameaux, qui se continuent avec les ramuscules des veines hépatiques.

Les veines forment entre elles des anastomoses multipliées, même parmi les veines d'un gros calibre; disposition que l'on remarque moins généralement dans les artères. Relativement à leur distribution, on divise les veines en deux espèces: 1) les *veines profondes* sont celles qui accompagnent les artères; on trouve en général deux veines pour une artère; mais cette disposition n'existe pas pour les troncs ou pour les branches volumineuses. Cependant il y a des veines profondes qui n'accompagnent pas des artères, par exemple les veines du cerveau, du canal vertébral, de l'œil, la veine azygos, etc. 2) Les *veines superficielles* rampent dans la couche sous-cutanée; elles ne sont pas accompagnées par des artères, et elles s'anastomosent fréquemment entre elles et avec les veines profondes.

La capacité du système veineux est de beaucoup supérieure à celle du système artériel: car le calibre des veines est en général plus grand que celui des artères qu'elles accompagnent; en

---

1 P. Camper, *Demonstrationes anatomico-pathologicæ*, liv. I. Amsterdam, 1760, in-fol., avec fig.

J. G. Walter, *Observationes anatomicæ*. Berlin, 1775, in-fol. avec fig. — *Ej. Epistola de venis oculi*. Berlin, 1778, in-4.°

G. Lauth, *Spicilegium de vena cava superiori*. Strasbourg, 1816, in-4.°

G. Breschet, Recherches anatomiques, physiologiques et pathologiques sur le système veineux; in-fol. avec pl. Paris, 1827 et suiv. — *Ej.* Sur les veines du rachis. Paris, 1819, in-4.°, avec fig.

outre on trouve dans beaucoup de cas deux veines pour une seule artère; enfin, les veines sous-cutanées n'ont pas d'artères correspondantes. HALLER pense même que cette différence de capacité des veines aux artères est dans la proportion de neuf à quatre.

Les veines ne forment pas, comme les artères, une série de cylindres régulièrement décroissans; bien au contraire, elles présentent souvent des dilatations ou des rétrécissemens dans leur trajet, et il n'est pas rare de trouver un tronc composé de deux branches, chacune plus volumineuse que lui.

A l'extérieur, les veines sont entourées par une gaîne celluleuse; leurs parois elles-mêmes sont formées par trois tuniques: la *tunique externe* ressemble à celle des artères; elle est assez mince et formée de fibres cellulaires et aponévrotiques. La *tunique moyenne* ne se voit que dans les gros troncs; elle y forme des fibres rougeâtres molles et extensibles, pour la plupart longitudinales, que l'on n'a pas hésité, à raison de ces caractères, à considérer comme musculeuses. L'examen microscopique ne nous a toutefois pas offert la moindre analogie entre ces fibres et celles des muscles; elles ressemblent presque en tout point aux fibres du tissu cellulaire; même la direction longitudinale que l'on y reconnaît à l'œil nu, ne paraît exister que pour les faisceaux des fibres; car ces dernières elles-mêmes se croisent irrégulièrement lorsqu'on les examine suffisamment grossies. Cette tunique étant beaucoup plus mince que la tunique moyenne des artères, les veines elles-mêmes sont en général moins épaisses que celles-ci, et ne restent pas béantes comme elles, quand elles sont vides. La *tunique interne*, mince, transparente, diffère de celle des artères par son extensibilité, par sa texture filamenteuse et par son adhérence plus intime à la tunique externe là où la tunique moyenne a disparu.

Dans leur intérieur, la plupart des veines sont garnies de valvules paraboliques, formées par des replis de la tunique interne. Un des bords de ces valvules est convexe, et il adhère aux parois de la veine du côté de ses racines; l'autre bord est concave et flottant du côté du cœur. Ces valvules, en s'abaissant, empêchent le sang veineux de rétrograder. Selon le calibre des veines, les valvules sont disposées trois à trois ou par paires; dans les petites veines elles sont uniques. Les endroits des veines où sont placées des valvules, se font remarquer à l'extérieur par des nodosités. On ne trouve pas de valvules dans les veines de l'encéphale, du canal vertébral, dans la veine porte, dans les veines caves, dans les veines utérines, ni dans celles de la plupart des autres viscères [1]. On en trouve peu dans la veine azygos et dans les veines du cou et de la tête. En général on trouve plus de valvules dans les veines profondes que dans les veines superficielles, dans les veines des extrémités inférieures, que dans celles des extrémités supérieures.

Les sinus de la dure-mère sont des conduits veineux d'une structure particulière. Au lieu d'être cylindriques comme les veines, ils sont triangulaires ; leur intérieur est tapissé par une continuation de la tunique interne des veines, et l'on y remarque des brides transversales, qui paraissent être des valvules rudimentaires. Les tuniques externe et moyenne des veines manquent dans ces sinus, et elles y sont remplacées par la dure-mère elle-même.

Les veines, comme les artères, reçoivent un grand nombre de *vasa vasorum*, qui y arrivent des vaisseaux circonvoisins. Elles reçoivent aussi des nerfs, mais en plus petit nombre que les artères : ces nerfs sont pour la plupart fournis par le système ganglionnaire.

Préparation. On examine la structure des veines par des procédés analogues à ceux que nous avons indiqués en parlant des artères. Cependant, comme la tunique moyenne est très-mince et assez adhérente aux autres, on ne peut que difficilement l'isoler; mais on l'aperçoit très-bien en regardant contre le jour une veine ouverte : on choisit pour cela une portion des veines caves près de leur entrée dans le cœur. On voit les valvules sur des veines fendues en long.

La dissection des veines se fait à peu près comme celle des artères: seulement faut-il user de plus de précaution encore, parce que les tuniques veineuses sont en général beaucoup plus minces que les tuniques artérielles, ce qui les expose naturellement davantage à être déchirées.

CHAPITRE II.

Veines du cou et veines superficielles de la tête.

1.° Veine faciale antérieure. Elle se dirige depuis l'angle interne de l'œil, où elle est appelée veine angulaire, jusqu'au bord inférieur de la mâchoire inférieure, au devant du masséter, derrière l'artère faciale. Elle se joint, au-dessous de la mâchoire, à la veine faciale postérieure, et le petit tronc qui résulte de

---

1 Cette loi n'est cependant pas générale; le professeur Mayer a trouvé des valvules très-petites, il est vrai, dans les veines pulmonaires de l'homme et du bœuf; j'en ai trouvé dans celles du cheval, ainsi que dans les veines du cœur de l'homme et du cheval.

cette union, se jette dans la veine jugulaire interne. La veine faciale antérieure est formée par la réunion des rameaux veineux qui correspondent en partie aux divisions de l'artère faciale, et dont il suffit par conséquent de donner la simple énumération; ainsi nous trouvons :

1) La *veine frontale* ou *préparate.*
2) La *veine sus-orbitaire*, qui reçoit elle-même des *rameaux palpébraux supérieurs.*
3) Les *veines dorsales supérieures* et *inférieures du nez.*
4) La *veine palpébrale inférieure.*
5) Les *veines nasales antérieures.* Elles sortent du nez entre l'os propre du nez et le cartilage de l'aile; on en distingue une supérieure et une inférieure.
6) Les *veines labiales supérieures.*
7) La *veine faciale profonde*, dont il sera question dans le chapitre suivant.
8) Les *veines buccales.*
9) La *veine labiale moyenne.*
10) Les *veines labiales inférieures.*
11) Les *veines massétérines.*
12) La *veine submentale.*
13) La *veine glanduleuse*, qui provient de la glande maxillaire et des muscles voisins.

2.° Veine faciale postérieure. Elle descend au devant de l'oreille, logée dans l'épaisseur de la glande parotide; mais beaucoup plus superficiellement que l'artère carotide externe, à laquelle elle correspond assez bien par sa distribution. Elle se termine en partie dans la veine jugulaire externe postérieure et en partie dans la jugulaire interne, après s'être unie à la veine faciale antérieure; elle reçoit :

1) La *veine temporale antérieure.*
2) La *veine temporale postérieure.*
3) La *veine auriculaire profonde.* (Voyez le chapitre III.)
4) La *veine articulaire antérieure.*
5) Les *veines auriculaires antérieures.*
6) La *veine transverse de la face.*
7) La *veine auriculaire postérieure.*
8) La *veine articulaire postérieure.* (V. le chapitre III.)
9) La *veine maxillaire interne.* (Ibidem.)

3.° Veine occipitale. Elle correspond à l'artère de ce nom

et se rend à la veine jugulaire externe postérieure; on trouve en outre une deuxième veine occipitale, qui s'unit également à la jugulaire postérieure, et une *occipitale profonde*, qui se rend dans la jugulaire interne.

4.° Veine jugulaire externe. Elle se compose de deux troncs, qui sont ordinairement développés en rapport inverse l'un de l'autre; ces troncs s'unissent à la partie inférieure du cou, derrière les clavicules, pour se jeter dans la veine jugulaire commune.

1) La *veine jugulaire externe antérieure* est ordinairement fournie par une ou deux *veines cervicales cutanées*, et communique souvent en haut avec des branches de la jugulaire postérieure ou de la jugulaire interne. Elle descend superficiellement sur la face antérieure du cou, le long du bord interne du sterno-cléido-mastoïdien, et communique quelquefois en bas avec la veine du côté opposé par une branche transversale, dans laquelle se rendent des *veines thyroïdiennes inférieures;* elle se réfléchit enfin sous l'attache du sterno-cléido-mastoïdien, pour se diriger en arrière et s'unir à la veine jugulaire externe postérieure.

2) La *veine jugulaire externe postérieure.* Cette veine prend son origine à la partie supérieure du cou, de la veine occipitale superficielle, qui est quelquefois double, comme nous l'avons déjà fait observer; elle reçoit ensuite une forte branche de la veine faciale postérieure, quelquefois une autre de la faciale antérieure, de la jugulaire interne ou de la jugulaire externe antérieure. Elle descend superficiellement le long du bord postérieur du sterno-cléido-mastoïdien, reçoit souvent, à la partie inférieure du cou, une branche de la *veine céphalique*, et peu après, la *veine transverse du cou*, qui provient des parties latérales du cou et de l'épaule. Enfin, la veine jugulaire postérieure s'unit près de la clavicule à l'antérieure, pour former un petit tronc qui se jette dans la jugulaire commune.

5.° Veine jugulaire interne. C'est cette veine qui ramène presque tout le sang de l'intérieur de la tête; elle commence au trou déchiré postérieur par une dilatation, appelée *golfe de la veine jugulaire*, et qui reçoit le sang de l'encéphale, versé par l'intermédiaire du sinus latéral. Immédiatement après elle reçoit la *veine condyloïdienne antérieure*, qui traverse le trou de ce nom, et fait communiquer la veine jugulaire interne avec les sinus vertébraux. Elle descend ensuite le long de l'artère carotide, derrière l'apophyse styloïde et ses muscles, en recevant chemin faisant la *veine occipitale profonde*, qui cependant y entre quelquefois beaucoup plus bas et d'autres fois s'unit à la jugulaire postérieure. Arrivée au-dessous de la mâchoire inférieure, elle reçoit:

1) Le tronc commun de la *faciale antérieure* et de la *faciale postérieure*.

2) La *veine linguale*, profondément placée entre les muscles mylo-hyoïdien et hyoglosse, stylo-hyoïdien et stylo-pharyngien. Elle est formée en partie par des branches veineuses, qui correspondent aux divisions de l'artère linguale, et en partie par un plexus veineux très-compliqué, situé au-dessous de la langue et communiquant avec les veines du voile du palais, des amygdales, du pharynx et de l'épiglotte.

3) La *veine pharyngienne*, qui entre quelquefois dans la jugulaire interne par un tronc commun avec la linguale. Elle provient d'un plexus veineux considérable, qui entoure le pharynx et l'œsophage.

4) La *veine thyroïdienne supérieure*. Cette veine est souvent double ou même multiple; alors on donne quelquefois à la branche inférieure le nom de *veine thyroïdienne moyenne*. La veine thyroïdienne supérieure reçoit la *veine laryngée*.

Quand la veine jugulaire interne est arrivée à la partie inférieure du cou, derrière la clavicule, elle se jette dans la veine jugulaire commune.

Préparation. La préparation de ces veines se fera à peu près comme celle des artères. Ainsi, après avoir enlevé la peau, en évitant de couper les rameaux veineux sous-cutanés qui sont très-rapprochés de la superficie, on dissèque les veines du cou en enlevant peu à peu le muscle peaucier; le sterno-cléido-mastoïdien, le sterno-hyoïdien et le sterno-thyroïdien pourront être divisés à leurs attaches inférieures. Après avoir achevé la dissection des veines du cou, on passe à celles de la tête, que l'on prépare d'après les règles indiquées pour la dissection des branches de l'artère carotide externe.

Les veines profondes, telles que la *faciale profonde*, l'*auriculaire profonde*, l'*articulaire postérieure*, la *maxillaire interne* et la partie toute supérieure de la *jugulaire interne*, ne seront disséquées que plus tard.

CHAPITRE III.

Veines profondes de la tête.

1.° Veine faciale profonde. Elle correspond à une partie de l'artère maxillaire interne, étant formée par les veines *nasale postérieure* et *alvéolaire supérieure*, qui se dirigent en dehors et en avant, en contournant l'os maxillaire supérieur; le tronc arrive dans la face au-dessous de l'os de la pommette, où il s'unit à la *veine malaire*, qui sort par le trou de ce nom; enfin, la veine faciale profonde s'unit à la faciale antérieure.

2.° Branches profondes de la faciale postérieure.

1) *Veine auriculaire profonde;* elle se ramifie au conduit auditif.

2) *Veine articulaire postérieure.* Cette veine correspond à une partie de l'artère maxillaire interne; elle sort d'un plexus veineux considérable, appelé *plexus ptérygoïdien*, et qui lui est commun avec la veine maxillaire interne. Les rameaux de ce plexus, qui concourent plus spécialement à former l'articulaire postérieure, sont les veines *articulaires* proprement dites, la *veine méningée moyenne*, quelques *veines émissaires*, qui communiquent avec le sinus caverneux, la *veine vidienne* et la *veine palatine supérieure.*

3) *Veine maxillaire interne.* De même que la précédente veine, elle est formée par le plexus ptérygoïdien, et elle ne correspond qu'à une petite partie de l'artère maxillaire interne. Les branches qui lui donnent ordinairement naissance, sont: des *rameaux parotidiens*, la *veine maxillaire inférieure* ou *dentaire inférieure*, les *veines ptérygoïdiennes*, *massétérines postérieures* et *temporales profondes.*

3.° Veines de l'encéphale.

1) *Veines cérébrales supérieures.* Elles proviennent de la partie supérieure des hémisphères cérébraux par un grand nombre de rameaux logés dans les anfractuosités des circonvolutions. Par leur union ces rameaux forment un certain nombre de troncs, qui se dirigent en dedans et un peu en avant, pour s'ouvrir dans le sinus longitudinal supérieur, après s'être unis aux veines provenant des faces internes des hémisphères.

2) *Veines cérébrales latérales* et *inférieures* (ou *veines cérébrales postérieures*). Elles proviennent des parties latérales et inférieures du lobe moyen et du lobe postérieur du cerveau, en formant trois ou quatre troncs, qui s'ouvrent dans le sinus latéral près du sinus pétreux supérieur.

3) *Veines cérébrales antérieures.* Elles naissent de la partie inférieure du lobe antérieur du cerveau et de la scissure de Sylvius, et se terminent soit dans le sinus caverneux, soit dans le sinus ophthalmique, soit enfin dans le sinus pétreux supérieur.

4) *Veines de Galien.* On en trouve ordinairement deux, une de chaque côté. Elles proviennent de l'intérieur des ventricules du cerveau et sont formées par la *veine du corps strié* et par la *veine choroïdienne*, qui s'unissent près de la commissure antérieure du cerveau. Les veines de Galien se dirigent en arrière sous la voûte, continuent à se renforcer en recevant de nombreux rameaux provenant des parties profondes du cerveau, et sortent des ventricules entre l'extrémité postérieure du corps calleux et la glande pinéale, pour s'ouvrir dans l'extrémité antérieure du sinus droit.

5) *Veines cérébelleuses supérieures.* Elles se rendent dans la partie moyenne du sinus droit.

6) *Veines cérébelleuses inférieures.* Ces veines s'ouvrent les unes dans les sinus latéraux, les autres dans le sinus droit.

4.° VEINE OPHTHALMIQUE. Les rameaux de la veine ophthalmique correspondent à peu près à ceux de l'artère de ce nom; ainsi nous trouvons la *veine centrale de la rétine*, les *ethmoïdales postérieure* et *antérieure*, la *lacrymale*, les *ciliaires*, les *branches musculaires*, la *frontale*, etc. La distribution des veines ciliaires sur la choroïde, diffère néanmoins de celle des artères; elles se réunissent de manière à former sur cette membrane six ou sept paquets, qui se divisent aussitôt en une multitude de rameaux disposés en arcade, fréquemment anastomosés entre eux, et que leur disposition a fait appeler *vaisseaux tourbillonnés*, *vasa vorticosa.* Les branches de la veine ophthalmique se réunissent en un, deux ou trois troncs, qui sortent de l'orbite par la fente sphénoïdale, et s'ouvrent dans le sinus caverneux, et spécialement dans son prolongement antérieur, appelé *sinus ophthalmique.*

5.° SINUS DE LA DURE-MÈRE. Ces conduits veineux reçoivent le sang du cerveau, de l'œil et des os du crâne. Nous en avons déjà énuméré les principaux dans la splanchnotomie : ici nous en parlerons d'une manière plus complète et par rapport aux veines qui s'y rendent.

1) *Sinus longitudinal supérieur.* Il est situé le long du bord convexe de la faux, et reçoit les veines cérébrales supérieures. Il communique avec les veines des tégumens du crâne par des *veines émissaires* ou *émissaires de Santorini*, qui traversent les trous pariétaux. Le sinus longitudinal supérieur se termine dans le pressoir d'Hérophile.

2) *Sinus longitudinal inférieur.* On le trouve le long du bord concave de la faux; il reçoit quelques veines de la dure-mère, quelques veinules de la face interne des hémisphères du cerveau, et se termine dans le sinus droit.

3) *Sinus droit.* Situé sur le milieu de la tente du cervelet, le long de la base de la faux. En avant il reçoit le sinus longitudinal inférieur et les veines de Galien; latéralement les veines cérébelleuses supérieures; en arrière, les veines cérébelleuses inférieures. Il se termine dans le pressoir d'Hérophile.

4) *Pressoir d'Hérophile.* Placé contre la protubérance occipitale interne; il reçoit le sinus longitudinal supérieur et les sinus droits, et donne naissance aux sinus latéraux.

5) *Sinus latéraux* ou *transverses.* Il y en a un de chaque côté, qui se contourne en dehors le long de la partie adhérente de la tente, puis il se porte en bas et en dedans vers le trou déchiré postérieur, où il se termine dans le golfe de la veine jugulaire. Dans ce trajet, le sinus latéral communique avec le sinus occipital postérieur, et reçoit les veines cérébrales latérales et inférieures, une partie des veines cérébelleuses inférieures et le sinus pétreux supérieur. Le sinus latéral communique ensuite avec les veines de l'occiput, au moyen d'une forte *veine émissaire* qui traverse le trou mastoïdien. Enfin, avant de se terminer dans le golfe de la veine jugulaire, il reçoit le sinus pétreux inférieur.

6) *Le sinus circulaire du trou occipital* est nommé d'après sa position. Il communique rarement avec les sinus vertébraux, reçoit des veines de la dure-mère, ainsi que les sinus occipitaux antérieurs, et communique avec les sinus transverses au moyen des sinus occipitaux postérieurs.

7) *Sinus occipitaux postérieurs.* Très-petits; manquant quelquefois d'un ou des deux côtés. Logés dans la faux du cervelet, ils font communiquer le sinus circulaire avec les sinus transverses.

8) *Sinus occipitaux antérieurs.* Ces sinus, placés d'arrière en avant sur l'apophyse basilaire, font communiquer le sinus circulaire avec les sinus pétreux inférieurs, ou avec les sinus transverses de l'apophyse basilaire.

9) *Sinus circulaire de la selle turcique* ou *sinus circulaire de Ridley.* Il entoure la glande pituitaire, reçoit de petites veines de la dure-mère, et se termine des deux côtés dans les sinus caverneux.

10) *Sinus caverneux.* Placés sur les côtés de la selle turcique. En avant ils forment un prolongement appelé *sinus ophthal*

mique, et dans lequel s'ouvre la veine ophthalmique; en dedans ils sont unis par le sinus circulaire de Ridley; en haut ils reçoivent les veines cérébrales antérieures; en dehors ils reçoivent la veine méningée moyenne, si cette veine ne s'unit pas à l'articulaire postérieure; en bas ils communiquent avec le plexus ptérygoïdien par une ou plusieurs *veines émissaires;* en arrière, enfin, ils se terminent dans les sinus pétreux supérieurs et inférieurs.

11) *Sinus pétreux supérieurs.* Ils longent de chaque côté le bord supérieur du rocher, et font communiquer les sinus caverneux avec les sinus transverses.

12) *Sinus pétreux inférieurs.* Beaucoup plus grands que les précédens; placés de chaque côté le long du bord inférieur et postérieur du rocher. Ils unissent les sinus caverneux aux sinus latéraux, et communiquent entre eux au moyen du sinus transverse de la selle turcique, et des sinus transverses de l'apophyse basilaire.

13) *Sinus pétreux antérieurs.* Quelquefois très-petits, n'existant même pas toujours, placés de chaque côté le long du bord antérieur du rocher. Ils prennent leur origine des veines de la dure-mère dans la fosse moyenne du crâne et se terminent dans le sinus caverneux correspondant.

14) *Sinus transverse de la selle turcique* ou *de Littre.* Placé transversalement au-dessous et derrière les apophyses clinoïdes postérieures. Il est assez volumineux, et fait communiquer ensemble les extrémités antérieures des sinus pétreux inférieurs.

15) *Sinus transverses de l'apophyse basilaire.* Petits et irréguliers; ils se dirigent transversalement sur l'os basilaire, d'un sinus pétreux inférieur à l'autre, et communiquent en arrière avec les sinus occipitaux antérieurs. Quelquefois on en trouve un qui est plus rapproché du trou occipital, et qui reçoit alors le nom de *sinus transverse de l'occipital.*

PRÉPARATION. On procédera à la dissection des veines profondes de la tête à peu près comme nous l'avons indiqué pour l'artère maxillaire interne, en pratiquant sur les os de la tête des coupes nombreuses. Comme les veines du cerveau se jettent dans les sinus de la dure-mère par des troncs multipliés, on ne peut pas enlever de suite ce viscère; mais on fera bien de commencer par étudier la disposition des vaisseaux pendant que cet organe est encore en place. Après avoir pris une connaissance générale des veines, on retire le cerveau. Pour cela, l'on détache la faux de l'apophyse *crista-galli;* on divise les veines cérébrales supérieures près de l'endroit où elles entrent dans le sinus longitudinal supérieur, et l'on incise la tente du cervelet des deux côtés; puis on coupe les grandes veines de Galien, les veines cérébelleuses, les cérébrales inférieures et les cérébrales antérieures, aux divers points où elles s'unissent aux sinus.

Pour ouvrir le crâne, quelques anatomistes conseillent de le réduire en fragmens d'un à deux pouces de diamètre, en se servant pour cela du côté aplati de la tête d'un marteau; mais il nous semble que la scie présente tous les avantages de cette manière de procéder, sans en avoir les inconvéniens.

La dissection de la veine maxillaire interne et de l'articulaire postérieure, qui naissent du plexus ptérygoïdien, est extrêmement difficile, parce que ce plexus veineux est très-serré, et qu'il est entouré de beaucoup de tissu cellulaire graisseux. J'ai essayé plusieurs fois d'enlever cette graisse avec des dissolutions alcalines, mais sans résultats satisfaisans, parce que la liqueur n'avait pas d'action sur la graisse, si elle était faible, et qu'elle attaquait les tuniques des vaisseaux, si elle était concentrée. Cependant j'ai observé que, quoiqu'il soit bien difficile d'apercevoir les ramifications de ce plexus tant que les parties molles sont encore humides, on parvient beaucoup mieux à les distinguer quand la pièce commence à sécher, en sorte qu'on emploiera quelquefois ce dernier moyen pour rendre les objets plus visibles.

CHAPITRE IV.

Veines des extrémités supérieures.

Les veines des extrémités supérieures sont disposées par deux couches, une superficielle et une profonde. La distribution de cette dernière correspond à celle des artères; elle comprend les veines *radiale*, *cubitale*, *brachiale*, *axillaire* et *sous-clavière*, qui sont formées par des branches semblables à celles que fournissent les artères. La sous-clavière, cependant, a moins de branches que n'en donne l'artère de ce nom; car les veines thyroïdienne inférieure, mammaire interne, intercostale première et vertébrale, se rendent dans la veine jugulaire commune; la cervicale transverse s'unit à la jugulaire externe postérieure, et les cervicales ascendantes sont en grande partie remplacées par la veine vertébrale antérieure. La veine sous-clavière ne passe pas, comme l'artère, entre le scalène antérieur et le moyen; elle reste toujours en rapport avec la face postérieure de la clavicule, à laquelle elle est unie par du tissu cellulaire assez serré.

La couche des veines superficielles présente une foule de variétés; elle commence en général sur les côtés des doigts où les deux veines collatérales forment entre elles de fréquentes anastomoses. Parmi ces veines des doigts, celle qui correspond au petit doigt et au bord interne de la main, porte le nom de *veine salvatelle*, tandis que celle qui provient du pouce est appelée veine *céphalique du pouce.* Sur le dos de la main, les veines superficielles forment une *arcade* plus ou moins régulière. A la face palmaire des doigts et de la main, on trouve un *réseau veineux* extrêmement riche, placé entre la peau et l'aponévrose palmaire. C'est de ce réseau et de l'arcade dorsale de la main que naissent les trois veines sous-cutanées principales :

1.° Veine céphalique ou radiale cutanée. Elle provient principalement de l'extrémité radiale de l'arcade dorsale de la main, et de la veine céphalique du pouce. Ordinairement elle est double, en sorte qu'on en trouve une *antérieure* et une *postérieure.* Elle monte le long du bord radial de l'avant-bras, en s'anastomosant avec les veines voisines. Près du pli du coude, elle reçoit la veine médiane céphalique, branche de la veine médiane, puis elle continue à monter le long de la partie antérieure et externe du bras, en passant dans la gouttière qui résulte de l'adossement des muscles grand pectoral et deltoïde. Un peu au-dessous de la clavicule, la veine céphalique se divise en deux branches : la plus volumineuse plonge dans la profondeur, et s'unit au-dessous de la clavicule à la veine axillaire en passant par-dessus le muscle petit pectoral ; l'autre branche, appelée *petite céphalique*, passe par-dessus la clavicule pour s'unir à la veine jugulaire externe postérieure.

2.° Veine basilique ou cubitale cutanée. Elle tire son origine de la veine salvatelle et de l'extrémité interne de l'arcade dorsale de la main. Comme la céphalique, elle est souvent multiple ; en sorte qu'on en distingue une *antérieure* et une *postérieure.* Elle monte le long du bord cubital de l'avant-bras, et se trouve entièrement sur la face antérieure près du pli du coude ; là elle s'unit à la veine médiane basilique, et au même point elle communique avec les veines profondes du bras. La veine basilique monte ensuite le long de la face interne du bras, devient peu à peu plus profonde, et s'unit vers le tiers supérieur du membre à la veine brachiale. Quelquefois elle se continue plus haut, pour ne s'unir qu'à la veine axillaire.

3.° Veine médiane. Cette veine, rarement simple, le plus souvent formée par un plexus veineux, naît du réseau veineux palmaire. Elle monte le long de la partie moyenne de la face antérieure de l'avant-bras, en s'anastomosant fréquemment avec les veines basilique et céphalique. Près du pli du coude, elle est ordinairement assez volumineuse, et elle s'y divise en deux branches, dont l'externe, appelée *veine médiane céphalique*, s'unit après un court trajet à la veine céphalique, tandis que l'interne, appelée *veine médiane basilique*, se joint à la veine basilique; en sorte qu'au pli du bras les veines céphalique, médiane et basilique sont à peu près disposées comme la lettre M. C'est ordinairement sur une des branches qui terminent la veine médiane qu'on pratique la saignée du bras. A l'endroit où la veine médiane se bifurque, elle donne fréquemment une branche de communication avec la brachiale.

Préparation. Ces veines étant très-superficielles, il ne faut d'abord enlever qu'une couche de peau très-mince. On fera bien de conserver les filets des nerfs cutané interne et musculo-cutané, qui entourent les veines du bras et de l'avant-bras, afin d'en examiner les rapports; on étudiera de même ceux de la veine médiane basilique, avec l'artère brachiale et avec l'aponévrose du biceps. Les tuniques des veines des membres étant assez épaisses, il est toujours facile de mettre ces dernières au net en les travaillant à jour, quand même elles n'auraient pas été injectées.

CHAPITRE V.

Veines superficielles du tronc.

Immédiatement au-dessous de la peau, on trouve une quantité extrêmement considérable de veines qui forment entre elles de larges réseaux, où se rendent de nombreux rameaux provenant de la peau elle-même et du tissu cellulaire sous-cutané. Ces veines, qui ne se remplissent que rarement par les injections, se rendent dans les veines jugulaires, la mammaire interne, les thoraciques et la céphalique, pour la partie antérieure du thorax; dans la veine crurale et la saphène interne, pour la paroi abdominale antérieure; celles du dos s'unissent aux branches postérieures des intercostales; celles des lombes, enfin, aux veines sciatique et fessière.

Outre ces veines sous-cutanées, nous trouvons dans cette région une ou plus ordinairement deux veines concomitantes pour chacune des artères que nous avons décrites, et qui les accompagnent dans toutes leurs divisions; ainsi :

1.° La *veine mammaire interne*, qui se divise en
  1) *Veine musculo-phrénique*, et en
  2) *Veine épigastrique supérieure.*

2.° Les *veines intercostales.*

3.° Les *veines thoraciques externes.*

4.° La *veine tégumenteuse du bas-ventre.*

5.° La *veine épigastrique* (*inférieure*).
6.° La *veine circonflexe iliaque*.
7.° Les *veines lombaires*.

PRÉPARATION. *Veines sous-cutanées*. Il faut enlever la peau avec une précaution extrême, pour ne pas emporter en même temps ces veines, qui sont souvent très-superficiellement situées, et dont il est toujours facile de reconnaître le trajet à travers les tégumens par la saillie qu'elles font, et souvent même par leur couleur, que l'on aperçoit à travers la peau. Ce n'est qu'après avoir achevé la préparation de ce réseau superficiel, que l'on passera à celle des *veines profondes*, en y procédant à peu près comme nous l'avons indiqué pour les artères, mais en ménageant en même temps les vaisseaux superficiels.

CHAPITRE VI.

Veines rachidiennes.

1.° VEINES SPINALES. On remarque sur les deux faces de la moelle de l'épine un réseau veineux très-riche, qui se termine en haut dans les *veines spinales antérieures* et *postérieures*. Ces veines spinales elles-mêmes s'unissent aux veines cérébelleuses inférieures. Dans le reste de la moelle épinière, les veines spinales s'unissent aux veines vertébrales, intercostales, lombaires et sacrées, selon la région dans laquelle on les examine, en envoyant au dehors de petits rameaux qui accompagnent les cordons nerveux spinaux.

2.° RÉSEAU VEINEUX RACHIDIEN. On rencontre un autre plexus à la surface externe de la dure-mère rachidienne, depuis la tête jusqu'au sacrum. La partie de ce plexus qui correspond à la moitié postérieure du canal vertébral, porte le nom de *réseau veineux rachidien*: les ramifications qui le constituent s'unissent aux sinus vertébraux et aux veines vertébrales, intercostales, lombaires, etc.

3.° SINUS VERTÉBRAUX. Le plexus qui correspond à la moitié antérieure du canal vertébral, porte improprement le nom de *sinus vertébraux*. Ce ne sont pas, en effet, des sinus renfermés comme ceux de la dure-mère cérébrale, dans l'épaisseur de cette membrane fibreuse. Les sinus vertébraux sont des veines unies à la dure-mère par du tissu cellulaire lâche, mais dont l'intérieur est parcouru par un grand nombre de brides filamenteuses, semblables à celles que l'on remarque dans les véritables sinus. Les sinus vertébraux sont formés par deux conduits longitudinaux, unis entre eux par des branches transversales. Les *sinus longitudinaux* correspondent aux deux côtés de la face postérieure des corps des vertèbres; ils s'étendent depuis la tête jusqu'au sacrum, et ils reçoivent un grand nombre de branches de communication du réseau veineux rachidien. Les *sinus transversaux* sont en nombre égal à celui des vertèbres sur le milieu de la face postérieure du corps desquelles ils sont placés: par leurs deux extrémités ils se continuent avec les sinus longitudinaux, et c'est dans leur intérieur que s'ouvrent les veines qui rampent dans l'épaisseur du corps des vertèbres. Les sinus longitudinaux s'ouvrent, près du grand trou occipital, dans les veines vertébrales et dans les *veines condyloïdiennes antérieures.* Ces dernières traversent les trous de ce nom, et se terminent dans les veines jugulaires internes. Rarement les sinus vertébraux communiquent avec le sinus circulaire de l'occipital.

4.° Veine vertébrale commune. Cette veine considérable est un des quatre troncs qui concourent à la formation de la veine jugulaire commune. Elle est composée elle-même de trois branches:

1) *Veine profonde de la nuque.* Cette veine, très-constante, naît par un grand nombre de rameaux qui forment un plexus anastomotique autour des branches des apophyses épineuses des vertèbres cervicales; derrière l'apophyse mastoïde, elle communique avec les veines occipitales; le long du cou, elle communique avec la veine vertébrale et avec les plexus veineux rachidiens. La veine profonde de la nuque descend recouverte par les muscles scalènes, reçoit la *veine intercostale première,* et s'unit enfin au tronc de la vertébrale proprement dite, pour former avec elle la vertébrale commune.

2) *Veine vertébrale antérieure.* Cette veine varie beaucoup dans sa distribution; quelquefois elle manque comme branche distincte, et alors elle est remplacée par de nombreux rameaux fournis par les veines voisines. Elle naît d'un réseau veineux très-riche, qui recouvre la face antérieure du corps des vertèbres cervicales, et qui forme des communications avec la veine vertébrale proprement dite, et avec la veine jugulaire externe postérieure. La veine vertébrale antérieure s'unit à la vertébrale, tantôt plus haut, tantôt plus bas.

3) *Veine vertébrale* (proprement dite). Elle naît de l'extrémité supérieure du sinus vertébral longitudinal de son côté, traverse le trou de l'apophyse transverse de l'atlas, et descend en-

suite dans les trous pratiqués à la base des apophyses transverses des cinq vertèbres suivantes. Pendant ce trajet, elle forme d'abord des anastomoses multipliées avec la vertébrale du côté opposé, puis avec les veines occipitales, profonde de la nuque et vertébrale antérieure. Entre chaque paire de vertèbres, elle communique avec les sinus vertébraux et les réseaux veineux rachidiens, moyennant des rameaux qui traversent les trous de conjugaison. La veine vertébrale s'unit, à des hauteurs variables, à la veine vertébrale antérieure; puis, après avoir reçu la veine profonde de la nuque, elle prend le nom de veine vertébrale commune, qui se termine dans la veine jugulaire commune.

Préparation. Il faut commencer par préparer les rameaux de la veine vertébrale et des trois branches qui la constituent. A cet effet, on enlève la majeure partie des veines superficielles et des muscles qui entourent le cou et la nuque, afin de ne plus conserver que ceux des muscles qui reçoivent des rameaux partant des vaisseaux qui nous occupent. De cette manière, on aura peu à peu dénudé la colonne vertébrale, et on la verra recouverte d'un riche réseau veineux. On sépare de même les muscles qui remplissent les gouttières vertébrales, en les détachant des apophyses épineuses et en les renversant en dehors, afin de voir les plexus que les veines intercostales, lombaires et sacrées forment sur les lames des vertèbres. Puis, on casse avec le ciseau les branches des apophyses épineuses des vertèbres, de manière à ouvrir le canal vertébral, en évitant toutefois d'endommager la dure-mère et le réseau veineux qui la recouvre en arrière. Après avoir étudié ce réseau, on incise la dure-mère en long, pour découvrir les veines spinales postérieures, et l'on retire la moelle épinière, afin de voir les veines spinales antérieures. Quoique ces veines spinales ne s'injectent que bien rarement, on peut néanmoins facilement en examiner la disposition, parce qu'elles sont ordinairement gorgées de sang. Enfin, on détache toute la dure-mère du canal vertébral, pour apercevoir les sinus vertébraux placés derrière les corps des vertèbres, et qu'il est facile d'isoler de la dure-mère qui les recouvre.

CHAPITRE VII.

Veines profondes de la poitrine.

1.° Veines jugulaires communes ou veines innominées. Ces veines, situées derrière les clavicules, sont formées vers le milieu de ces os par le confluent de quatre veines, qui sont: la *jugulaire externe*, la *jugulaire interne*, la *sous-clavière* et la *vertébrale*. C'est dans le même point que le *conduit thoracique* (à gauche) et la *grande veine lymphatique droite* (du côté opposé) viennent s'unir au système sanguin. Cette union a spécialement lieu dans l'angle que forme la veine jugulaire interne avec la sous-clavière. La veine jugulaire commune gauche est beaucoup plus longue que la droite, parce que la veine cave supérieure, qui naît de leur union, dévie à droite. La *veine jugulaire commune gauche* reçoit constamment les *veines thyroïdienne inférieure* et *mammaire interne gauches*, quelquefois aussi la *veine intercostale première gauche*. La *veine jugulaire commune droite* reçoit moins souvent les rameaux veineux dont nous venons de parler, ceux du côté droit s'unissant souvent à la veine cave supérieure. Enfin, on trouve des veines plus petites, telles que des *péricardines*, des *thymiques*, des *médiastines antérieures*, etc., qui se terminent tantôt dans les mammaires internes, tantôt dans les jugulaires communes, tantôt, enfin, dans la veine cave supérieure.

2.° VEINE CAVE SUPÉRIEURE. Ce gros tronc veineux, formé par la réunion des deux veines jugulaires communes, commence à un pouce au-dessus de la crosse de l'aorte, et descend sur le côté droit de la portion montante de ce tronc artériel et placée un tant soit peu plus en avant que lui, pour s'ouvrir dans l'oreillette droite du cœur. La veine cave supérieure descend directement, mais avant de s'unir au cœur, elle se tourne un peu vers la gauche. Outre les petites *veines thymiques*, *médiastines*, *péricardines* et *péricardio-diaphragmatiques* qui s'y terminent quelquefois, elle reçoit ordinairement les veines *mammaire interne* et *thyroïdienne inférieure droites*, et les *veines bronchiques*. La veine bronchique du côté droit se termine cependant plus souvent dans la veine azygos.

3.° VEINE AZYGOS. Elle naît dans la région lombaire, de plusieurs rameaux fournis par les *veines lombaires*, *rénales*, et par la *veine cave inférieure*. Elle forme de chaque côté un tronc qui sort du bas-ventre par l'ouverture aortique du diaphragme, et qui monte le long de la partie antérieure de la colonne vertébrale, à côté de l'artère aorte. Pendant ce trajet elle reçoit des *veines diaphragmatiques*, *œsophagiennes*, *médiastines postérieures*, *péricardines postérieures*, *bronchiques* et les *veines intercostales*, qui en augmentent peu à peu le volume. Ces veines intercostales, d'ailleurs, se distribuent à peu près comme les artères; elles reçoivent des veines spinales et des branches de communication avec le réseau veineux rachidien et avec les sinus vertébraux.

La veine azygos droite, ou *azygos proprement dite*, est beaucoup plus forte que la gauche, qui porte le nom de *demi-azygos*.

Vers la sixième ou la septième vertèbre dorsale, la veine demi-azygos se porte à droite derrière l'aorte, pour s'unir à la veine azygos; celle-ci continue à monter à côté de l'aorte, en recevant maintenant les artères intercostales des deux côtés, à l'exception des intercostales supérieures, qui vont se rendre dans les veines vertébrales. Quand la veine azygos est arrivée au niveau de la troisième vertèbre dorsale, elle quitte la colonne vertébrale et se contourne au-dessus de la bronche et de l'artère pulmonaire du côté droit, pour s'unir à la veine cave supérieure. Quelquefois la veine demi-azygos est plus développée qu'à l'ordinaire. Dans ce cas, après avoir envoyé une forte branche de communication à l'azygos, elle monte le long du côté gauche de la colonne vertébrale, et s'anastomose avec l'intercostale supérieure de son côté: on dit alors que la veine azygos est double.

4.° VEINES CORONAIRES.

1) *Grande veine coronaire.* Elle commence à la pointe du cœur, se dirige dans le sillon interventriculaire de la face antérieure, vers le sillon qui sépare le ventricule et l'oreillette gauches, contourne ce sillon pour se jeter sur la face postérieure du cœur, et se termine enfin dans l'oreillette droite. Pendant ce trajet, elle reçoit un grand nombre de rameaux de la face antérieure des deux ventricules et de l'oreillette gauche, puis une branche notable qui commence à la pointe du cœur et qui rampe le long de son bord gauche. Avant son entrée dans l'oreillette, elle reçoit une autre branche volumineuse, qui, naissant de la pointe du cœur, monte dans le sillon interventriculaire de la face postérieure, et ramène le sang de la face postérieure des deux ventricules. Enfin, elle reçoit quelquefois encore un petit rameau coronaire, qui se dirige de droite à gauche dans le sillon qui sépare le ventricule droit de l'oreillette droite, dont il ramène le sang. Quelquefois l'un ou l'autre de ces rameaux se termine séparément dans l'oreillette.

2) *Petite veine coronaire* ou *de Galien.* Elle rampe le long du bord droit du cœur, et ramène le sang du ventricule droit et de l'oreillette du même côté.

3) Outre ces veines, on en trouve de très-petites, situées plus profondément dans la substance du cœur, et qui se terminent ordinairement dans l'oreillette droite, mais quelquefois aussi dans l'oreillette gauche, ou même dans un des ventricules, par les trous de Thébésius.

5.° Veines pulmonaires. Les veines pulmonaires, destinées à ramener au cœur le sang qui a été artérialisé dans les poumons, forment de chaque côté deux troncs qui se terminent dans les quatre angles de l'oreillette gauche du cœur. Les veines pulmonaires droites sont un peu plus fortes, mais plus courtes que les gauches. La capacité des veines pulmonaires est moindre que celle des artères correspondantes.

Préparation. Elle a déjà été indiquée en parlant des artères profondes de la poitrine (chap. 4 de l'artériotomie). L'origine de la veine azygos dans le bas-ventre ne peut pas encore être aperçue; on la verra en disséquant la veine cave inférieure.

CHAPITRE VIII.

Veine porte.

La veine porte forme un système sanguin particulier, en ce qu'elle naît, à la manière des autres veines, des viscères abdominaux de la digestion, et qu'elle se divise ensuite dans le foie à la manière des artères, pour s'y continuer avec les radicules des veines hépatiques.

La *portion veineuse* de la veine porte correspond à peu près aux divisions des artères cœliaque (à l'exception des branches que l'artère hépatique fournit au foie), mésentérique supérieure et mésentérique inférieure, en sorte qu'on trouve toujours un rameau veineux accompagnant un rameau artériel:

1.° Veine mésentérique supérieure. Entièrement disposée comme l'artère de ce nom; elle s'unit derrière le duodénum à la veine suivante.

2.° Veine splénique ou liénale. Cette veine est formée par la réunion de la *veine splénique proprement dite* et de la *veine mésentérique inférieure*, qui correspondent à la distribution des artères de ce nom. Quand la veine splénique s'est unie à la mésentérique supérieure, le tronc commun prend le nom de *veine porte*, qui se dirige en haut et à droite, et reçoit, chemin faisant, la veine suivante:

3.° Veine coronaire stomachique. Elle s'unit au tronc de la veine porte dès son origine.

4.° Veine cystique. Cette petite veine s'unit à la veine porte quand celle-ci est arrivée dans la scissure horizontale du foie.

La *portion artérielle* de la veine porte commence quand le tronc est parvenu dans le sillon horizontal du foie; elle y est enveloppée par la *capsule de Glisson* avec l'artère hépatique, les canaux hépatiques, les vaisseaux lymphatiques et les nerfs du foie. Le tronc se divise en cet endroit en deux branches, qui s'en éloignent à angle droit, et que l'on désigne sous le nom de *sinus de la veine porte.* La branche droite est plus courte et plus volumineuse que la gauche; chacune d'elles se dirige dans le lobe correspondant du foie, et s'y divise en rameaux qui accompagnent ceux de l'artère hépatique, et qui se terminent enfin dans les granulations du foie, en s'y continuant avec les veines hépatiques.

Préparation. On suivra les préceptes donnés pour la dissection des artères des viscères de la digestion.

CHAPITRE IX.

Veine cave inférieure.

Les veines des extrémités inférieures sont disposées par deux couches, comme celles des extrémités supérieures. La *couche profonde* répond à la distribution des artères; ainsi nous trouvons les *veines tibiales antérieure* et *postérieure, poplitée, crurales superficielle* et *profonde*, et *iliaque externe.*

La *couche superficielle des veines* commence sous la peau du pied; elle y forme, comme à la main, des réseaux à mailles étroites à la plante, et à mailles plus larges sur le dos du pied, où ces vaisseaux sont disposés en arcade appelée *arcade dorsale veineuse du pied.* Près de la malléole externe, cette arcade donne naissance à la *veine saphène externe*, qui passe derrière la malléole, et monte ensuite le long de la partie postérieure externe de la jambe, en formant de fréquentes anastomoses avec la veine saphène interne. Elle se termine dans le creux du jarret, où elle s'enfonce sous l'aponévrose pour s'unir à la veine poplitée.

La partie interne de l'arcade dorsale du pied donne naissance à la *veine saphène interne* ou *grande saphène*, qui monte au devant de la malléole interne, le long de la partie interne de la jambe, en donnant des rameaux anastomotiques à la veine saphène externe. Elle monte ensuite derrière le condyle interne du fémur; puis elle se porte sur la face interne de la cuisse, en se dirigeant peu à peu en avant et en suivant le trajet du muscle couturier. Arrivée à un pouce au-dessous de l'arcade crurale, la saphène interne se trouve presque à la partie antérieure de la cuisse; elle y traverse un anneau fibreux (anneau crural) formé par le *fascia lata*, et s'ouvre dans la veine crurale, après avoir reçu quelques *veines cutanées du bas-ventre* et des *honteuses externes*.

Parmi les branches de la *veine hypogastrique* ou *iliaque interne*, il convient de faire observer qu'il n'existe pas de veines ombilicales correspondantes aux artères. Nous verrons, en parlant du fœtus, que la veine ombilicale se rend dans le foie. La plupart des branches de la veine hypogastrique forment de véritables plexus veineux, que l'on appelle *plexus hémorrhoïdal*, *plexus honteux externe* et *interne*, *plexus vésical*, *plexus sacré*, *plexus vaginal* et *plexus utérin*. Ces plexus suivent en général la distribution des artères, cependant il est à remarquer que parmi les *veines dorsales de la verge*, il y en a qui prennent une direction différente: les plus volumineuses entrent dans le bassin sous l'arcade des pubis, et se confondent avec les veines qui entourent la vessie. On trouve sur les côtés du vagin un tissu spongieux analogue au bulbe de l'urètre, appelé *plexus rétiforme*. Ce plexus est en grande partie formé par des veines dont quelques-unes s'unissent au plexus honteux interne, mais qui pour la plupart se jettent dans le plexus vésical.

Les *veines iliaques primitives* sont formées par l'union des veines iliaques externe et interne. Elles s'unissent sur la cinquième vertèbre lombaire, pour donner naissance à la veine cave inférieure.

La *veine cave inférieure* monte sur le côté droit de la colonne vertébrale, à côté de l'artère aorte. Elle arrive au-dessous du foie, où elle est reçue dans une gouttière que lui forme ce viscère; puis elle traverse le trou carré du diaphragme, arrive dans la cavité thoracique, où elle est de suite enveloppée par le péricarde, et se termine, après un trajet très-court, dans la partie inférieure et postérieure de l'oreillette droite du cœur. La direction de la veine cave inférieure au moment de son insertion au cœur, est oblique de bas en haut et d'arrière en avant.

Pendant ce trajet, la veine cave inférieure reçoit:

1) La *veine sacrée moyenne*, semblable à l'artère.

2) Les *veines lombaires*, qui se distribuent comme les artères de ce nom. Elles communiquent avec les sinus vertébraux, avec le réseau veineux rachidien, et reçoivent des *veines spinales*.

3) La *veine spermatique droite*, semblable à l'artère, tandis que la *veine spermatique gauche* s'ouvre dans la veine rénale de son côté. Les veines spermatiques se composent souvent de deux

troncs, qui se divisent et s'anastomosent fréquemment entre eux, de manière à former un plexus appelé *corps pampiniforme.*

4) Les *veines rénales* ou *émulgentes.* Ces veines, ordinairement simples, ressemblent par leur distribution aux artères. La veine rénale gauche est beaucoup plus longue que la droite; elle reçoit la *veine spermatique* et la *veine capsulaire gauche.*

5) La *veine capsulaire droite.* Celle du côté opposé va dans la veine rénale gauche.

6) Les *veines hépatiques*, *sus-hépatiques*, ou *veines hépatiques simples.* Ces veines sont au nombre de quatorze à quinze; on en trouve deux très-volumineuses, et douze à treize petites. Toutes ces veines se jettent dans la veine cave pendant qu'elle est logée dans le sillon du foie, et immédiatement avant son passage à travers le diaphragme.

7) Les *veines diaphragmatiques inférieures.* Elles s'ouvrent quelquefois dans les veines hépatiques.

Préparation. On enlève la peau des extrémités inférieures pour en voir les *veines superficielles.* Il convient de conserver les rameaux nerveux qui les accompagnent. On préparera l'anneau fibreux du *fascia lata*, que traverse la saphène interne pour s'unir à la crurale.

Le trajet des veines du bassin sera mis à découvert d'après les préceptes indiqués pour la préparation de l'artère hypogastrique.

Pour voir la veine cave inférieure et les branches qui lui donnent naissance, il faut enlever l'estomac, la rate, les épiploons, l'intestin grêle et le colon; mais on conserve le foie, que l'on renverse en haut et à droite, afin de pouvoir disséquer les veines hépatiques. Le reste de la préparation se fait comme celle de l'aorte abdominale.

III.° VAISSEAUX LYMPHATIQUES.[1]

CHAPITRE PREMIER.

Anatomie générale des vaisseaux lymphatiques.

Les lymphatiques sont des vaisseaux veineux, organes de l'absorption, naissant de toutes les parties du corps et se termi-

---

1 W. Cruikshank, *The anatomy of the absorbent vesssels.* Londres, 1786, in-4.°, avec fig.

P. Mascagni, *Vasorum lymphaticorum corp. hum. historia et ichnographia.* Sienne, 1787, in-fol., avec fig.

V. Fohmann, *Anatomische Untersuchungen über die Verbindung der Saugadern mit den Venen.* Heidelberg, 1821, in-12. — *Ej.* Mémoires sur les communications des vaisseaux lymphatiques avec les veines, et sur les vaisseaux absorbans du placenta et du cordon ombilical. Liége, 1832, in-4.°, avec fig. — *Ej.* Mémoires sur les vaisseaux lymphatiques de la peau, des membranes

nant dans les veines sanguines, dans lesquelles ils versent les substances absorbées. On voit donc que les lymphatiques sont des appendices du système veineux, dont ils diffèrent par leur origine non continuée des artères et par leur contenu, qui est de la lymphe ou du chyle au lieu d'être du sang. Il en résulte que ce que l'on a appelé *radicules absorbantes des veines sanguines*, doit être considéré comme des vaisseaux lymphatiques, dont elles ont tous les caractères, tandis que le caractère distinctif des veines leur manque. Car ce n'est pas le plus ou le moins de longueur du vaisseau qui peut le faire ranger dans telle classe ou dans telle autre.

Les lymphatiques sont formés de deux tuniques; l'externe, fibreuse, ressemble à celle des veines; mais elle est beaucoup plus mince; l'interne est de nature séreuse, très-déliée, formant, comme celle des veines, des replis valvulaires paraboliques extrêmement nombreux, et qui donnent aux lymphatiques l'aspect noueux qu'on leur connaît. Ces valvules sont très-rapprochées dans les lymphatiques des tuniques intestinales; elles le sont moins dans ceux du mésentère et dans ceux des membres supérieurs; moins encore dans ceux des extrémités inférieures. Les lymphatiques du poumon, du foie, de l'utérus, etc., sont dépourvus de valvules, ou bien celles qu'on y trouve ne sont pas assez complètes pour empêcher le reflux des liquides. On trouve constamment des valvules aux points où des lymphatiques se terminent dans les veines sanguines.

Malgré la ténuité des lymphatiques, leurs parois sont cependant beaucoup plus résistantes que celles des vaisseaux sanguins du même calibre. Ces tuniques sont en outre très-élastiques et très-irritables; cette dernière propriété subsiste même quelque temps après la mort.

A l'exception des villosités intestinales, où les lymphatiques naissent par des radicules libres, FOHMANN a fait voir que partout ailleurs[1] ces vaisseaux forment à leurs premières origines

---

muqueuses, séreuses, du tissu nerveux et musculaire. Liège, 1833, in-4.°, avec fig.

Tous les ouvrages cités contiennent aussi des notions sur l'anatomie générale des lymphatiques; j'ai traité du même objet dans mon Essai sur les vaisseaux lymphatiques. Strasbourg, 1824, in-4.°

1 On n'a pas encore trouvé de lymphatiques dans la substance du cerveau et de la moelle épinière, ni dans le globe de l'œil; cependant MASCAGNI et FOHMANN en ont trouvé sur les enveloppes cérébrales. On pense assez généralement qu'il n'y a pas de lymphatiques dans le placenta et le cordon ombilical; mais FOHMANN a découvert une disposition particulière qui lui fait admettre dans ces parties une grande quantité de lymphatiques.

des plexus très-serrés, dépourvus de valvules, et dont partent les petits troncs valvuleux. C'est surtout à la peau, aux membranes muqueuses et aux membranes séreuses que l'on voit naître une prodigieuse quantité des ces vaisseaux. Long-temps on avait admis, sur la foi de plusieurs autorités d'ailleurs respectables, que les origines des lymphatiques étaient garnies d'orifices organiques; mais des recherches qui ont été faites depuis n'ont pas été favorables à cette opinion, et nous-même, dans les nombreuses observations microscopiques que nous avons tentées à se sujet, nous n'avons jamais réussi à apercevoir ces orifices, qui devaient être si distincts au dire de ceux qui veulent les avoir observés. Le passage des substances absorbées dans les lymphatiques se fait donc à travers leurs parois, par le moyen des pores inorganiques dont toute matière est criblée.

Les lymphatiques des intestins, que l'on désigne sous le nom de *vaisseaux lactés* ou *chylifères*, naissent dans la cavité intestinale sur les villosités que l'on y remarque. Les vaisseaux lactés charient le *chyle*, tandis que les lymphatiques du reste du corps contiennent la *lymphe*: mais il ne faut pas considérer les lactés comme un système à part; car ils ont une structure semblable à celle des autres lymphatiques, avec lesquels ils se confondent d'ailleurs par de nombreuses anastomoses.

Les lymphatiques forment deux plans, comme les veines sanguines; le plan profond accompagne les artères, le plan superficiel est sous-cutané dans les membres, et dans les viscères il est immédiatement placé sous l'enveloppe séreuse. Les lymphatiques ne se réunissent pas en troncs aussi volumineux que les vaisseaux sanguins, mais ils sont beaucoup plus nombreux qu'eux. C'est ainsi qu'on en trouve une trentaine dans le seul plan superficiel de la partie supérieure de la cuisse, et quinze à seize à la partie supérieure du bras. Dans le tissu même des organes ils forment un réseau anastomotique extrêmement riche, au point que quelques anatomistes ont été portés à penser que tout le corps n'était composé que de ces vaisseaux. A mesure que les lymphatiques avancent dans leur trajet, ils continuent à former des réseaux à mailles de plus en plus lâches, et ils prennent alors une direction plus ou moins rectiligne.

Lorsque les vaisseaux lymphatiques des membres sont arrivés dans le pli des grandes articulations, et que ceux des cavités splanchniques ont quitté les viscères dont ils naissent, ils se divisent subitement, à la manière des artères, en rameaux d'une ténuité extrême, communiquant les uns avec les autres, et qui se réunissent ensuite de nouveau, à la manière des veines, en un ou plusieurs troncs. Tous ces vaisseaux sont unis entre eux par du tissu cellulaire fin et serré, dans les aréoles duquel s'est déposée une humeur albumineuse, de manière à former un peloton représentant un corps assez résistant pour avoir reçu le nom de *glande* ou de *ganglion lymphatique* ou *glande conglobée*. On voit que cette distribution des lymphatiques, pour former les glandes, est en petit ce qu'est celle de la veine porte en grand, pour la formation du foie. On remarque dans l'intérieur de ces glandes des cellules qui ne sont autre chose que des dilatations partielles des lymphatiques qui s'y distribuent. Les glandes lymphatiques sont ordinairement oblongues et un peu aplaties; leur grandeur varie depuis celle d'une lentille jusqu'à celle d'une grosse féve ou d'une noisette. La couleur des glandes lymphatiques est en général rosée, celles de la rate sont brunes, celles des poumons, noirâtres. Elles sont entourées d'une membrane d'apparence fibreuse, mais qui n'est qu'un lacis de vaisseaux sanguins, unis par du tissu cellulaire.

On trouve dans l'excavation pelvienne et dans l'écartement postérieur du médiastin des glandes lymphatiques particulières, où les vaisseaux sont unis par un tissu cellulaire très-lâche, au lieu d'être serrés les uns contre les autres par du tissu cellulaire dense; en sorte que ces glandes ne sont qu'un véritable plexus, mais dans lequel les vaisseaux affectent la même disposition que dans les autres glandes.

Les vaisseaux lymphatiques qui entrent dans les glandes sont appelés *vaisseaux inférens;* ceux qui en sortent sont appelés *vaisseaux efférens*. En général, les derniers sont plus gros et moins nombreux que les vaisseaux entrans.

Les vaisseaux lymphatiques se terminent dans les veines sanguines. Cette terminaison a lieu dans différens points: 1.° dans l'intérieur des glandes lymphatiques, en sorte que les vaisseaux efférens des glandes sont les uns lymphatiques et les autres veineux[1]; 2.° dans l'angle d'union de la veine jugulaire interne avec

---

1 Si l'on injecte du mercure dans un vaisseau inférent, ce métal sort de la glande, soit par des lymphatiques efférens, soit par des veines. Ce passage du mercure dans les veines n'a certainement pas lieu à la suite de la déchirure d'un lymphatique; car le métal tendrait plutôt à s'infiltrer dans le tissu cellulaire, qu'à déchirer une veine et à s'y insinuer; d'ailleurs on voit à l'œil nu, les communications se faire dans les glandes peu serrées, et surtout dans les plexus lymphatiques des oiseaux. Enfin, l'on trouve quelquefois dans les chiens des glandes qui n'ont pas de vaisseaux lymphatiques efférens et dont il ne sort que des veines; ce n'est donc que par elles seules que la lymphe peut être emportée.

la veine sous-clavière. C'est dans ce point que finissent les principaux troncs du système lymphatique, les autres terminaisons que nous venons de signaler ne se faisant que par des vaisseaux capillaires.[1]

Préparation. On étudie la structure des vaisseaux lymphatiques sur un canal thoracique, que l'on recherche entre l'aorte et la veine azygos; on emporte ce conduit avec un bout de la veine sous-clavière dans laquelle il s'ouvre; et, après avoir fendu cette veine en long, on examine le point d'insertion du canal et les valvules qui en ferment l'entrée. La séparation des tuniques du canal thoracique se fait soit par une dissection délicate, soit en retournant une portion de ce canal de manière à ce que la tunique interne devienne extérieure, et en forçant ensuite dans le vaisseau un cylindre dont le diamètre surpasse celui du canal : la tunique interne, moins extensible que l'externe, se rompt alors et laisse celle-ci à découvert.

Les valvules des lymphatiques se distinguent déjà à l'extérieur dans les vaisseaux injectés. Pour bien en voir la disposition, il faut choisir quelques gros vaisseaux lymphatiques, par exemple ceux qui rampent sur les vaisseaux iliaques, et les faire flotter dans l'eau après les avoir fendus en long. Le canal thoracique est moins propre à ce genre de recherches, parce qu'il ne renferme que très-peu de valvules.

Les glandes lymphatiques seront successivement étudiées, en y poursuivant les vaisseaux lymphatiques, ou en les coupant en travers. On examine ensuite des glandes injectées de mercure par leurs vaisseaux entrans, soit à l'état frais, soit après les avoir desséchées et divisées avec un instrument très-tranchant. D'autres glandes, enfin, seront injectées avec de la colle de poisson colorée, ou avec du lait que l'on fait coaguler par un acide ou par l'alcool concentré. On tâche ensuite d'analyser la glande, en écartant peu à peu les vaisseaux entortillés, au moyen d'une aiguille ou d'un scalpel très-fin. Cette analyse, extrêmement pénible, se trouve déjà faite si l'on examine les glandes particulières qui se trouvent dans l'écartement postérieur du médiastin et dans l'excavation pelvienne, près des vaisseaux iliaques, et que l'on ne peut ordinairement trouver qu'après les avoir injectées : là, les divisions des lymphatiques ne sont pas unies d'une manière assez serrée pour former un corps dur; le tissu cellulaire interposé est lâche et soyeux, en sorte que, si ce plexus est bien injecté de mercure, il est facile de le débrouiller en entier. C'est dans ces mêmes plexus que l'on peut suivre à l'œil le passage du mercure des rameaux lymphatiques dans

---

1 Lippi, qui vient de recevoir le prix de physiologie décerné par l'Académie des sciences, pour avoir écrit un ouvrage qui n'est que la répétition d'une partie de ce qui a été publié sur les communications des lymphatiques avec les veines, par Fohmann, en 1821, et par moi, en 1824, a pris pour des *troncs lymphatiques* les *veines* remplies de mercure qui sortent des glandes; il a en conséquence admis que le système veineux reçoit des vaisseaux lymphatiques considérables ailleurs qu'aux points d'insertion du canal thoracique et de la grande veine lymphatique droite; mais l'assertion de Lippi repose sur une erreur : car, à l'exception de ces deux points, les communications ne se font qu'entre des veines et des lymphatiques *capillaires*.

les rameaux veineux, ce qui ne peut naturellement pas se faire si la communication a lieu dans l'intérieur d'une véritable glande.

L'origine des vaisseaux lymphatiques constitue une des recherches les plus délicates de l'anatomie. Leurs plexus d'origine ne peuvent être aperçus que par l'injection, comme nous l'indiquons dans la huitième section. Dans les villosités intestinales remplies de chyle, ce dernier, par son opacité, tient lieu d'injection, en sorte qu'on peut assez souvent examiner la manière dont les lactés naissent de ces villosités. C'est aussi sur ces dernières que l'on veut avoir aperçu des orifices que nous n'avons jamais pu distinguer. HAASE ayant pu faire sortir des globules de mercure à travers la surface externe du derme, dont les lymphatiques avaient été injectés par voie rétrograde, croyait avoir démontré par là les orifices des lymphatiques à la peau; mais il paraît que cet anastomiste s'en est laissé imposer par des ruptures. Enfin, on parvient quelquefois à remplir les premières origines des lymphatiques d'air, de mercure ou d'ichthyocolle dissoute, que l'on pousse dans le tissu cellulaire. Quelques auteurs mal instruits prétendent que les lymphatiques se continuent des artères comme les veines; mais je défie qui que ce soit de remplir un lymphatique par une injection poussée dans une artère, à moins qu'il ne se soit fait un épanchement dans le tissu cellulaire; et alors il n'y a pas d'anatomiste un peu exercé qui n'en ait observé la réplétion. Ces cas ne sont d'ailleurs qu'exceptionnels, tandis qu'on devrait les observer fréquemment, s'il y avait communication directe entre les lymphatiques et les artères.

CHAPITRE II.

Anatomie descriptive des vaisseaux lymphatiques.

Les lymphatiques des orteils s'avancent avec les vaisseaux collatéraux vers le dos du pied, où ils forment un plexus dans lequel viennent se rendre des rameaux provenant du bord interne et du bord externe de la plante. Du plexus dorsal du pied partent un grand nombre de rameaux, qui entourent la moitié antérieure de la jambe, et qui se divisent bientôt en deux faisceaux. Le plus considérable reçoit les lymphatiques de la moitié interne de la plante du pied, et accompagne la veine saphène interne. L'autre reçoit les lymphatiques qui naissent sur la moitié externe de la plante du pied, et monte avec la veine saphène externe, en contournant la jambe en arrière. Arrivé derrière le condyle interne du fémur, le faisceau externe s'unit en partie aux lymphatiques profonds, et en partie à ceux qui accompagnent la veine saphène interne. Tous ces lymphatiques montent ensuite le long de la face interne de la cuisse, pour se porter peu à peu à la face antérieure, et, arrivés à deux pouces au-dessous du pli de l'aine, ils y forment huit à douze glandes, appelées *glandes inguinales superficielles*. A la partie supérieure de la cuisse on trouve souvent plus de trente lymphatiques. Ceux qui naissent à la partie postérieure de la cuisse s'unissent aux précédens, en contournant le membre, soit en dedans, soit en dehors. On voit entrer dans les mêmes glandes, les lymphatiques superficiels de la fesse, de la hanche, des lombes, de la partie inférieure du dos, ceux des parois antérieures du bas-ventre; enfin, les lymphatiques superficiels du pénis et du scrotum.

Les lymphatiques profonds de l'extrémité inférieure suivent le trajet des artères; ils sont beaucoup moins nombreux que les superficiels: on en trouve deux ou trois autour de chacune des divisions de l'artère poplitée. Quand ils sont arrivés dans le creux du jarret, ils s'y unissent avec quelques rameaux de ceux qui accompagnent la veine saphène externe, et forment ensuite quelques petites glandes appelées *glandes poplitées*. Les lymphatiques profonds sortent de ces glandes au nombre de cinq à six, et montent ensuite avec l'artère crurale, en formant quelquefois, pendant ce trajet, de très-petites glandes lymphatiques. A la partie supérieure de la cuisse, les uns s'unissent aux vaisseaux superficiels, les autres se ramifient dans quatre à six *glandes inguinales profondes*, dans lesquelles viennent encore se rendre les lymphatiques qui accompagnent les artères épigastrique et circonflexe iliaque.

Les vaisseaux lymphatiques qui sortent des glandes inguinales superficielles et profondes, passent sous l'arcade crurale, et se divisent de suite en deux faisceaux : l'un d'eux accompagne les vaisseaux iliaques externes, sur lesquels il forme des plexus et quelques *glandes iliaques*. L'autre faisceau descend dans le fond du petit bassin, où il se ramifie dans les *glandes pelviennes;* celles-ci reçoivent aussi les vaisseaux lymphatiques des parties profondes de la fesse, tels que les ischiatiques, les iliaques postérieurs et les obturateurs, ceux de la vessie, de la prostate, des vésicules séminales, du canal de l'urètre, de l'extrémité inférieure du rectum, du vagin et du col de l'utérus. Ces différens vaisseaux forment des plexus variés sur les viscères dont ils prennent leur origine; mais, après les avoir quittés, ils suivent en général le trajet des artères correspondantes. Les vaisseaux qui sortent des glandes pelviennes forment plusieurs troncs très-volumineux, qui remontent vers le détroit supérieur du bassin : là, les uns accompagnent l'artère hypogastrique et se jettent dans les glandes iliaques: les autres s'unissent aux vaisseaux qui sortent de ces glandes; d'autres, enfin, montent sur la face antérieure du sacrum, où ils forment, près de l'angle sacro-vertébral, des anastomoses multipliées avec les vaisseaux du côté opposé.

Tous ces vaisseaux s'avancent enfin sur la colonne vertébrale, en donnant naissance autour de l'artère aorte à de nombreuses *glandes* appelées *aortiques*. C'est dans ces ganglions que viennent se rendre les lymphatiques lombaires qui accompagnent les artères de ce nom, et ceux du colon descendant et du rectum, qui accompagnent l'artère mésentérique inférieure, en formant, chemin faisant, dans l'épaisseur du mésocolon, des *glandes mésocoliques*. Les glandes aortiques reçoivent en outre les lymphatiques des reins, disposés en deux plans, un superficiel et un profond, et qui, après s'être unis à ceux des capsules surrénales, reçoivent encore chez l'homme les lymphatiques du testicule, et chez la femme ceux du corps de l'utérus, des ligamens larges, des trompes et des ovaires, accompagnant les vaisseaux spermatiques. Les vaisseaux lymphatiques qui sortent des glandes aortiques, commencent à se rassembler vers la quatrième vertèbre lombaire en plusieurs troncs, qui se réunissent, vers la deuxième ou la troisième vertèbre, à ceux de l'intestin grêle, pour former le réservoir de Pecquet.

Les lymphatiques de l'intestin grêle, ou *lactés*, rampent dans une direction oblique sur les tuniques de l'intestin, et entrent dans le mésentère, où ils s'unissent entre eux et avec ceux de la portion supérieure du gros intestin, de manière à y former un réseau très-varié, interrompu par un nombre extrêmement considérable de *glandes* appelées *mésentériques*. Ces glandes sont d'autant plus volumineuses qu'elles s'éloignent davantage des intestins; on en voit sortir plusieurs troncs volumineux qui concourent, avec les lymphatiques des extrémités inférieures et du bassin, à former le réservoir de Pecquet.

Le *réservoir* ou *ampoule de Pecquet*, *cysterne lombaire*, est une dilatation considérable, tantôt alongée, tantôt arrondie, résultant de la réunion de cinq à six troncs volumineux qui sortent des glandes aortiques et mésentériques. Ce réservoir, néanmoins, est quelquefois remplacé par un simple plexus de vaisseaux lymphatiques; mais cette disposition est assez rare. Il est situé à la hauteur de la deuxième ou de la troisième vertèbre lombaire, où il est en partie recouvert par l'artère aorte, et il donne naissance au *canal thoracique*, qui se continue de son extrémité supérieure. Ce canal thoracique pénètre dans la poitrine, en passant entre l'aorte et le pilier droit du diaphragme; puis il monte au devant du corps des vertèbres, derrière l'œsophage, entre l'aorte et la veine azygos, jusque vers la deuxième ou la troisième vertèbre dorsale: là, il se dirige en haut et à gauche, en se recourbant derrière la crosse de l'aorte, passe par-dessus l'artère sous-clavière et derrière la veine jugulaire, redescend un peu, et s'ouvre enfin dans l'angle résultant de l'union des veines sous-clavière et jugulaire interne gauches. A son origine, le canal thoracique a ordinairement trois lignes de diamètre : il diminue beaucoup en calibre vers son milieu; mais, du moment où il se recourbe à gauche, il reprend ses premières dimensions. Le canal thoracique est ordinairement simple; quelquefois cependant il forme, pendant son trajet, des divisions et des réunions qui n'ont rien de constant. C'est surtout vers son extrémité supérieure qu'il est souvent double ou même multiple; en sorte qu'on l'a même vu se terminer dans le système veineux par deux branches, dont l'une se dirige à gauche, comme toujours, mais dont l'autre se dirige à droite pour se jeter dans la veine sous-clavière de ce côté, ou pour s'y unir avec la grande veine lymphatique droite.

Pendant que le canal thoracique est encore dans le bas-ventre, il reçoit les lymphatiques de l'estomac, dont les uns accompagnent l'artère coronaire stomachique, et les autres les artères gastro-épiploïques, et auxquels viennent s'unir les lymphatiques de l'épiploon. On voit encore s'unir à lui ceux de la rate, qui forment deux plans, un superficiel et un profond, et les lymphatiques profonds du foie qui accompagnent l'artère hépatique, et qui s'unissent à ceux de la face inférieure de ce viscère et aux lymphatiques du pancréas. Tous ces lymphatiques traversent des glandes avant de s'unir au canal thoracique.

Dans la poitrine, le canal thoracique reçoit quelques lymphatiques de la face supérieure du foie, qui pénètrent dans cette cavité après avoir rampé dans l'épaisseur des ligamens latéraux, ainsi que les lymphatiques profonds de la moitié postérieure des parois thoraciques, qui accompagnent les vaisseaux intercostaux, et traversent une série de glandes situées sur les côtés de la colonne vertébrale.

Quand le canal thoracique est arrivé à la partie inférieure du cou, il reçoit les lymphatiques des poumons, qui sont disposés en deux plans: le plan superficiel forme un réseau anastomotique dont les mailles correspondent aux lobules pulmonaires; les lymphatiques profonds accompagnent les vaisseaux sanguins de l'organe: les uns et les autres traversent les *glandes bronchiques*, et se jettent enfin dans la partie supérieure du canal thoracique, ou bien s'ouvrent directement dans une des veines sous-clavières.

Les lymphatiques du cœur, du péricarde et du thymus s'unissent ordinairement aux lymphatiques du poumon.

La majeure partie des lymphatiques de la face supérieure du foie, ceux exceptés qui sont contenus dans les ligamens latéraux, forment, dans l'épaisseur du ligament suspenseur, plusieurs troncs assez volumineux qui arrivent derrière le sternum, où ils traversent plusieurs glandes. Ils accompagnent ensuite l'artère mammaire interne, et reçoivent, chemin faisant, les lymphatiques profonds de la moitié antérieure du thorax, ceux de la mamelle, et quelques-uns de ceux du péricarde, du cœur et du thymus. Ces lymphatiques se terminent dans l'extrémité du canal thoracique.

Enfin, le canal thoracique reçoit encore, avant sa terminaison dans la veine sous-clavière gauche, les lymphatiques superficiels de la moitié gauche du dos et de la poitrine, ceux du bras gauche, et ceux de la moitié gauche de la tête et du cou.

Du côté droit, les lymphatiques superficiels du dos et de la poitrine, ceux du bras, de la tête et du cou se réunissent ordinairement pour former un tronc gros et court, appelé *grande veine lymphatique droite*, et qui se termine dans l'angle d'union des veines jugulaire interne et sous-clavière droites.

Les lymphatiques superficiels des membres supérieurs commencent par des rameaux collatéraux, sur la face palmaire et sur la face dorsale des doigts. Ceux de la face palmaire montent le long de la face antérieure de l'avant-bras. Ceux de la face dorsale forment sur le dos de la main un plexus assez compliqué; puis ils montent le long de la face postérieure de l'avant-bras, en se portant peu à peu vers la face antérieure, les uns en contournant le bord cubital de l'avant-bras, les autres en contournant son bord radial. Tous ces lymphatiques communiquent entre eux au pli du coude, et dans des cas assez rares, ils y traversent de très-petites glandes lymphatiques; ils montent ensuite le long de la face interne du bras, et arrivés dans le creux de l'aisselle, ils y forment plusieurs *glandes* appelées *axillaires*.

Les lymphatiques profonds de l'extrémité supérieure accompagnent les artères; ils forment pendant leur trajet de petites glandes, qui sont plus fréquentes dans le pli du coude. A la partie supérieure du bras, ils s'unissent aux vaisseaux superficiels, pour entrer dans les glandes axillaires.

Les lymphatiques superficiels de la poitrine, du dos et de la nuque, se rendent également dans les glandes axillaires, en passant, les uns, sous le bord inférieur du grand pectoral, les autres, sous celui du grand dorsal.

Les vaisseaux qui sortent des glandes axillaires accompagnent l'artère et se jettent enfin dans le canal thoracique ou dans la grande veine lymphatique droite, avant leur entrée dans les veines sous-clavières. Quelquefois ils s'unissent directement aux veines.

Les lymphatiques de la tête sont également les uns superficiels, les autres profonds : les premiers forment des réseaux variés, qui se dirigent vers les glandes situées sous la mâchoire et derrière l'oreille ; les lymphatiques profonds accompagnent le trajet des artères. Ceux du cerveau sortent du crâne avec la carotide interne, sur laquelle ils forment de petits ganglions ; d'autres accompagnent l'artère vertébrale ou la méningée moyenne. Tous ces lymphatiques de la tête traversent la traînée des glandes placées sous le muscle sterno-cléido-mastoïdien : là, ils s'unissent aux lymphatiques du cou, qui eux-mêmes traversent ces glandes, et se terminent enfin dans l'extrémité du canal thoracique, ou directement dans la veine sous-clavière, après s'être fréquemment anastomosés avec les lymphatiques de l'extrémité supérieure.

Préparation. La dissection des vaisseaux lymphatiques doit commencer par celle des vaisseaux superficiels, que l'on aperçoit dans le tissu cellulaire sous-cutané dès que la peau elle-même est enlevée. Dans cette préparation, il faut se garder de trop dénuder les vaisseaux, sans quoi l'on risquerait de les endommager ; car, comme le mercure dont on les remplit conserve toujours sa liquidité, la moindre incision d'un vaisseau fait que le métal s'en échappe, à raison de l'élasticité des tuniques des lymphatiques. Il n'y a pas de mal à laisser un peu de tissu cellulaire sur les vaisseaux ; car, en exposant la pièce à l'air, une légère dessiccation rendra ce tissu transparent et permettra de distinguer parfaitement les lymphatiques sous-jacens.

Les lymphatiques profonds seront disséqués en suivant le trajet des artères. Si cela est possible, on conservera la couche superficielle, qu'il suffit ordinairement de récliner de côté et d'autre pour arriver à la couche profonde.

Pour suivre leur trajet dans les cavités splanchniques, il faut, après avoir largement ouvert ces cavités, enlever peu à peu tous les viscères dont les lymphatiques n'auraient pas été injectés, et qui gêneraient par leur poids et par leur volume. C'est surtout dans l'excavation pelvienne et dans la région lombaire qu'il importe de disséquer avec beaucoup de précaution, parce que les lymphatiques y sont très-volumineux, et qu'il est souvent très-difficile d'enlever la graisse qui recouvre les plexus nombreux qu'ils y forment. Dans la région lombaire, il faut le plus communément soulever l'aorte, parce que les troncs lymphatiques les plus volumineux sont ordinairement placés derrière elle.

Afin d'empêcher le canal thoracique de se vider sans cesse, il est convenable d'injecter la veine sous-clavière avec de la cire, et d'en lier ensuite exactement les deux bouts, ainsi que toutes les branches qui en partent.

En disséquant les lymphatiques des membres, il faut surtout travailler avec attention aux points où ils forment des glandes: par exemple, dans l'aîne, dans l'aisselle; parce qu'ils quittent dans ces endroits leur direction rectiligne et deviennent extrêmement tortueux, en sorte qu'on ne peut souvent enlever la graisse que par petites parcelles, faute de quoi l'on risque de les couper et d'abîmer toute la préparation.

Si un vaisseau lymphatique a été divisé pendant la préparation, il faut en lier de suite les deux bouts, et injecter de nouveau le bout inférieur, qui se sera probablement vidé. Si l'on travaille sans aide, cette opération ne peut être faite aisément qu'en se servant d'une pince à coulant, que l'on puisse maintenir fermée à volonté.

Telles sont les règles générales que nous croyons devoir donner pour la dissection des lymphatiques. Quant aux préparations spéciales à faire pour telle ou telle partie, on consultera avec fruit les planches de Mascagni ainsi que celles de Fohmann, et l'on tâchera d'imiter les diverses coupes qui y sont représentées, et que l'on variera au besoin. Nous parlerons plus tard de la manière d'injecter ces vaisseaux.

SIXIÈME SECTION.

Anatomie des principales régions.

CHAPITRE PREMIER.

De la tête.

Art. 1.er *Région crânienne.*

La *peau*, assez mince à la partie inférieure du front, l'est surtout au bas des tempes et sur la saillie mastoïdienne; dans ces deux derniers points elle est fine, extensible et glissante. A mesure qu'on se rapproche du cuir chevelu, la peau devient plus épaisse et plus dense. La *couche sous-cutanée*, dense et serrée, renferme beaucoup de graisse; elle adhère fortement tant à la peau qu'à la couche sous-jacente. Dans la région temporale et mastoïdienne, toutefois, la couche sous-cutanée est plus lâche et plus extensible; à la tempe elle est même divisible en plusieurs feuillets.

Au-dessous de la couche sous-cutanée, on trouve l'*aponévrose épicrânienne*, dense et serrée, fortement adhérente à cette couche, tandis qu'elle n'est que faiblement unie aux parties plus profondes par un tissu cellulaire lamelleux et extensible, qui permet aisément les mouvemens de totalité des trois premières couches, et qui cède facilement aux fusées de liquides qui peuvent s'y amasser. En avant cette aponévrose se continue avec les muscles frontaux; en arrière, avec les occipitaux; sur le côté elle s'amincit et se continue d'une part avec le muscle releveur de l'oreille, d'autre part elle se confond vers l'arcade zygomatique avec le *fascia superficialis*. L'*aponévrose temporale*, qui recouvre le muscle de ce nom, est recouverte par le feuillet précédent. Elle adhère fortement à l'arcade temporale, et près de son attache à l'arcade zygomatique elle se dédouble en deux feuillets, un extérieur épais, et un interne plus mince, qui logent un paquet de graisse dans leur intervalle. C'est cette aponévrose qui ferme dans ce point la fosse zygomatique, laquelle communique largement, sous l'arcade de ce nom, avec la joue, au moyen d'une traînée de tissu cellulaire lâche et graisseux.

Les divisions des *artères frontale*, *temporale superficielle*, *auriculaire postérieure* et *occipitale*, rampent principalement dans le tissu serré de la couche sous-cutanée; ce ne sont guère que les troncs de ces artères qui soient placés plus profondément et par conséquent dans des tissus plus lâches. L'artère temporale seule mérite un examen plus particulier : elle arrive dans la tempe, en montant sur l'arcade zygomatique à deux ou trois lignes au devant du pavillon de l'oreille; elle y est placée sous le *fascia superficialis;* la veine, plus superficielle que l'artère, croise sa direction et se place derrière elle au-dessus de l'arcade zygomatique. Il convient de se rappeler que l'artère se divise en deux branches, la frontale et l'occipitale. Les *veines* accompagnent en général les artères, à l'exception de la veine préparate, simple ou multiple, que l'on voit descendre vers la ligne médiane du front, et qui ramène une partie du sang du cuir chevelu. Les veines de l'extérieur du crâne communiquent avec celles de l'intérieur par une foule de veines émissaires qui traversent les diverses sutures ou des trous particuliers, parmi lesquels on se notera les trous pariétal et mastoïdien. Les *nerfs* nombreux, mais fins, ne donnent pas lieu à des considérations chirurgicales particulières.

Le *squelette,* formé par les os frontal, pariétaux, temporaux, occipital et par les grandes ailes du sphénoïde, présente de grandes diversités dans son épaisseur : très-épais aux bosses frontales et pariétales, aux angles postérieurs et supérieurs des pariétaux, à la protubérance occipitale, etc., il est au contraire fort mince dans les tempes et aux bosses latérales de l'occipital, surtout aux inférieures. A la partie moyenne et inférieure du frontal, les bosses sourcilières indiquent l'emplacement des sinus frontaux, dont elles forment la paroi antérieure; ces sinus, qui, dans des cas plus rares, sont beaucoup plus étendus en hauteur, offrent une cavité à base inférieure large et à sommet très-rétréci. Cette forme des sinus est due à l'écartement inégal de leurs parois antérieure et postérieure, qui, réunies en haut, se séparent graduellement en descendant. De ces deux parois, c'est la postérieure qui est la plus mince. L'apophyse mastoïde renferme dans son intérieur les cellules de ce nom, qui, dans des cas rares, ne communiquent pas avec la cavité tympanique. Chez l'enfant, les cellules n'existent pas, et l'apophyse elle-même est rudimentaire. Quelquefois la paroi de l'apophyse est très-épaisse; rarement elle est formée de deux lames. Les points par où la dure-mère adhère le plus au crâne, correspondent aux sutures. Les principaux sinus qui touchent la voûte du crâne sont le longitudinal supérieur, qui occupe la ligne médiane depuis la racine du nez jusqu'à la protubérance occipitale; de là partent les sinus latéraux, qui s'étendent vers les angles postérieurs et inférieurs des pariétaux. Le pariétal, vers son angle antérieur et inférieur, offre ordinairement sur sa face interne un canal complet, qui loge l'artère méningée moyenne.

ART. 2. *Régions sourcilière* et *nasale.*

La *peau*, extensible et d'une épaisseur moyenne sur l'arcade sourcilière, augmente en épaisseur et en densité vers le nez. La *couche sous-cutanée* est épaisse et graisseuse au sourcil et à la racine du nez, tandis que sur le corps de cet organe elle est mince, dense, serrée et dépourvue de graisse; son adhérence est surtout forte sur les ailes du nez. Le *muscle sourcilier*, qui est le seul muscle important de la région, n'étant pas entouré par des aponévroses, les liquides qui s'épanchent dans son voisinage se portent avec la plus grande facilité dans la paupière supérieure, à la faveur du tissu cellulaire délié qui unit ces parties.

Les *artères* de la région, quoique nombreuses, sont facilement comprimées dans les hémorrhagies, parce qu'elles appuient sur des parties résistantes. Les *veines* se rendent pour la plupart dans l'angulaire, qu'il serait facile d'ouvrir si l'indication s'en présentait. Le *nerf* le plus important, c'est le nerf frontal qui traverse l'échancrure orbitaire supérieure; il est côtoyé par l'artère susorbitaire, qu'il serait difficile d'éviter dans les opérations à pratiquer sur le nerf.

Le *squelette* nous offre, vers le tiers interne de l'arcade sourcilière, une petite dépression très-sensible à travers les tégumens, laquelle indique l'échancrure orbitaire supérieure et guide dans la recherche à faire du nerf frontal. La partie externe de l'arcade sourcilière se continue avec l'apophyse orbitaire externe, que sa saillie non protégée rend assez sujette aux lésions extérieures. C'est à une disposition analogue qu'il convient d'attribuer les fractures du nez, dont la fréquence est toutefois diminuée par la résistance que lui donne sa forme voûtée. Bien que la portion antérieure du nez soit soutenue par des cartilages, il importe de ne pas perdre de vue que tous les tissus y sont fort minces, en sorte qu'une légère perte de substance peut perforer l'organe.

ART. 3. *Région orbitaire.*

Les *paupières* sont recouvertes extérieurement par une *peau* dont la délicatesse extrême et l'extensibilité rendent raison de la facilité avec laquelle ont lieu les sugillations et le renversement des paupières en dedans. La finesse et la laxité de la *couche sous-cutanée*, dépourvue de graisse, donnent lieu aux mêmes considérations. Les *cartilages tarses* étant le seul tissu qui maintienne la forme des paupières, on conçoit les inconvéniens de leur ablation totale ou partielle qui a été proposée dans certains cas. Ces cartilages adhèrent fortement à la peau vers le bord libre des paupières, et à la conjonctive jusqu'à deux ou trois lignes plus loin, en sorte qu'il faut éviter de choisir ces points pour exciser des portions de cette dernière membrane. Les *vaisseaux* et *nerfs* des paupières sont évidemment trop ténus pour donner lieu à des considérations pratiques.

Il importe de bien se rappeler la direction des *conduits lacrymaux :* leur origine près des points lacrymaux est d'abord perpendiculaire au bord libre des paupières dans l'espace d'une ligne environ; alors seulement les conduits se recourbent à angle droit pour se diriger en dedans vers le sac lacrymal; ces conduits, n'étant formés que par une muqueuse très-mince, sont facilement perforés par le stylet. C'est au grand angle de l'œil que l'on remarque le *tendon de l'orbiculaire*, ou *ligament palpébral*, transversalement placé au devant du *sac lacrymal*, sur lequel il envoie des expansions fibreuses. Le sac lacrymal dépasse un peu en haut le tendon; on arrive mieux encore à lui au-dessous du tendon, entre ce dernier et le bord concave de la gouttière lacrymale. En dedans, le sac lacrymal correspond à la gouttière lacrymale, qui est très-mince; en dehors il est séparé de la caroncule lacrymale par une lame fibreuse; au-dessous de la caroncule on rencontre un peu en dehors le plancher de l'orbite, très-mince, et qui, étant perforé, pourrait conduire dans le sinus maxillaire, si l'on mettait de la maladresse dans l'opération de la fistule lacrymale. Le canal nasal, qui se continue en bas du sac lacrymal, est entouré en dedans, en arrière et en dehors par des lames osseuses très-fragiles, qui sont aisément perforées dans les opérations que l'on exécute sur cette partie.

Muscles. C'est à trois lignes en dedans de l'échancrure susorbitaire que se trouve la poulie de l'oblique supérieur; de là le tendon du muscle se réfléchit vers le globe de l'œil : sa position superficielle l'expose à des lésions, par exemple dans la section du nerf petit frontal. L'insertion de l'oblique inférieur à deux lignes en dehors du sac lacrymal, l'expose à être divisé dans l'opération de la fistule, si l'on porte l'instrument trop en dehors. Comme ces deux muscles embrassent le globe de l'œil, ils peuvent, en se contractant simultanément, vider l'humeur vitrée dans l'opération de la cataracte par extraction. Le même résultat peut être produit par la compression qu'exerceraient les quatre muscles droits en se contractant en même temps. Tous les muscles de l'orbite, à l'exception de l'oblique inférieur, viennent s'insérer au fond de la cavité orbitaire; c'est à ce point aussi que correspondent les troncs nerveux, en sorte que ces parties devront être divisées avec soin lors de l'extirpation du globe de l'œil.

L'*artère ophthalmique* entre dans l'orbite par le trou optique; il est d'autant plus facile d'en faire la compression lors de l'extirpation de l'œil, qu'elle se trouve correspondre au sommet de la pyramide creuse que représente l'orbite, et que le nerf optique qu'elle accompagne n'est pas doué de sensibilité générale. Les *veines* accompagnent en général les artères; l'une d'elles fait communiquer le sinus circulaire de la selle turcique avec la veine angulaire.

La *glande lacrymale*, placée dans une fossette et protégée par l'apophyse orbitaire externe, n'est que difficilement emportée en même temps que l'œil lors de l'extirpation de ce dernier. Une grande quantité de tissu cellulaire mou et graisseux entoure tous les organes qui sont placés dans l'orbite.

Le *globe de l'œil* a 10 à 12 lignes de diamètre d'avant en arrière, et 9 à 11 dans les autres sens. La *cornée transparente*, un peu plus étendue transversalement que de haut en bas, se compose d'une série de lames entre lesquelles l'instrument pourrait passer dans l'opération de la cataracte par extraction, au lieu de pénétrer dans la chambre antérieure. La *sclérotique*, formée de fibres qui sont en général dirigées suivant l'axe de l'œil, est plus facilement percée par une aiguille dont les tranchans sont portés dans la même direction. C'est sur la *choroïde* que l'on voit s'avancer les vaisseaux et nerfs ciliaires, dont la direction est en général d'arrière en avant suivant l'axe de l'œil. Il y aura donc le plus de chances à ne pas les blesser dans l'opération de la cataracte par dépression, en enfonçant l'aiguille de manière à ce qu'un tranchant regarde en avant, l'autre en arrière. Les artères ciliaires longues qui sont les plus fortes, étant placées sur les extrémités du diamètre transversal de l'œil, seront évitées si l'on enfonce l'aiguille au-dessous de ce diamètre.

Comme l'*iris* reçoit ses vaisseaux et nerfs par sa grande circonférence, il importe d'éviter les blessures de ce dernier point, toutes les fois que cela pourra se faire. Le *cercle* et le *ligament ciliaires* s'étendent au moins à une ligne en arrière de l'union de la cornée avec la sclérotique, l'aiguille doit donc être enfoncée au moins à une ligne et demie en arrière de ce point, pour éviter la blessure de ces organes.

La *chambre antérieure de l'œil*, étendue de la cornée à l'iris, a deux lignes environ de profondeur d'avant en arrière au milieu ; sa capacité diminue graduellement vers les bords, parce que la cornée, en se courbant en arrière, se rapproche de l'iris, qui est de beaucoup moins courbé, en sorte que, pour éviter la blessure de ce dernier, il faut enfoncer le couteau à une demi-ligne au devant de la sclérotique. Elle est remplie par l'humeur aqueuse, qui s'étend encore à travers la pupille dans une petite portion de la chambre postérieure entre l'iris et le cristallin, espace qui a environ une demi-ligne de profondeur. Le *cristallin* est librement placé dans sa capsule, qui est assez résistante et qui adhère au *corps vitré*. Ce dernier n'étant plus solidement retenu quand le cristallin est extrait et sa capsule détachée, la moindre pression peut le faire sortir de l'œil.

L'*orbite*, formée d'un grand nombre d'os, offre à peu près la forme d'une pyramide quadrangulaire à base antérieure. Ses parois sont en général minces, surtout la supérieure, l'interne et l'inférieure, en sorte que les instrumens que l'on porterait vers ces points avec peu de précaution, pourraient facilement être poussés dans les cavités crânienne, olfactive ou maxillaire. Il convient en outre de se noter la position des fentes sphénoïdale et sphéno-maxillaire, parce que le bistouri, venant à s'engager dans la première, pourrait blesser le cerveau ; ou bien l'artère maxillaire interne et le nerf maxillaire supérieur, en traversant la seconde.

ART. 4. *Régions mentonnière* et *labiale.*

La *peau*, épaisse au menton, un peu moins aux lèvres, très-mince là où elle s'infléchit vers la bouche, est dense, serrée, très-adhérente à la couche musculaire, sans que l'on puisse distinguer de couche cellulaire intermédiaire. Les *muscles* assez nombreux, à direction variée, entremêlés de beaucoup de tissu cellulaire graisseux et serré, adhèrent fortement à la peau et à la *muqueuse* vers le bord libre des lèvres ; tandis que cette dernière membrane ne leur est que faiblement unie au moyen d'un tissu cellulaire lamelleux là où elle s'approche de la base des rebords alvéolaires. Aussi les abcès de la région s'ouvrent-ils ordinairement dans la bouche. Le frein de la lèvre supérieure retient davantage cette partie contre l'os sur la ligne médiane que sur les côtés ; il importe donc de se rappeler cette disposition dans l'opération du bec de lièvre, où le frein doit être incisé, afin de pouvoir convenablement rafraîchir les bords de la division.

Les principales *artères* de la région sont : la mentonnière, qui sort par le trou de ce nom ; appuyée sur des parties solides, sa compression est facile. Les artères coronaires entourent l'orifice buccal à 3-4 lignes du bord libre des lèvres ; elles sont plus rapprochées de la muqueuse que de la peau : leur position en rend la compression ou la ligature aisée. L'artère de la cloison, fournie par la coronaire supérieure, est assez volumineuse pour que sa division ne soit pas à négliger. Parmi les *nerfs*, le mentonnier seul donne lieu à des considérations chirurgicales : on arriverait facilement à lui en décollant la muqueuse au niveau de la dent première petite molaire.

Le *squelette* est formé par une portion des os maxillaires supérieurs et inférieur ; ce dernier, épais et compacte, résiste presque toujours aux causes fracturantes, malgré la saillie du menton, qui l'expose aux lésions extérieures. Les os maxillaires supérieurs, moins résistans, sont par contre moins exposés. Creusés intérieurement de l'antre d'Highmor, on arriverait aisément dans cette cavité en décollant la base de la lèvre supérieure derrière la dent canine, et en perforant l'os, qui dans ce point est très-mince. En décollant un peu plus haut, on arriverait au nerf sous-orbitaire, toutefois seulement après avoir divisé le muscle canin, qu'il serait difficile de ménager.

ART. 5. *Cavité buccale.*

La *langue*, libre dans la majeure partie de son étendue, est adhérente dans les deux tiers postérieurs de sa face inférieure. La *membrane* qui la revêt, serrée et peu extensible au dos de l'organe, devient mince, souple, peu adhérente à la face inférieure ; là elle forme en avant sur la ligne médiane le *frein*, qui, disait-on, est quelquefois trop court chez les enfans nouveau nés, ce qui les empêche de téter. Le *tissu musculaire* de la langue se composant surtout de fibres longitudinales, c'est de préférence dans ce sens qu'on y pratiquera les incisions. Les *artères*, dont la lésion pourrait avoir les suites les plus graves, sont les ranines, qui s'avancent sous la langue jusqu'à la pointe, recouvertes seulement par la muqueuse, et enveloppées par du tissu cellulaire mou et extensible, qui leur permet de se rétracter fortement lorsqu'elles ont été divisées. Les *veines ranines*, qui, à cause de leurs anastomoses avec les veines des amygdales et du pharynx, peuvent être ouvertes avec avantage dans les cas d'inflammation de ces organes, sont placées sous la langue plus superficiellement et plus en dehors que les artères correspondantes.

Les *glandes sublinguale* et *sous-maxillaire* sont placées sous les côtés de la langue, recouvertes par la membrane muqueuse de la bouche, qu'il suffirait d'inciser pour mettre ces glandes à découvert, surtout la première. Les *glandes lymphatiques* qui se trouvent dans ce point, en se gonflant, peuvent d'ailleurs en imposer pour une tuméfaction des glandes salivaires. C'est sur les côtés du frein de la langue que s'ouvrent les conduits de Wharton, qui, venant à se dilater dans la *grenouillette*, soulèvent la pointe de la langue; l'artère ranine n'est rapprochée que de la partie du kyste qui touche la langue.

Les *rebords alvéolaires*, recouverts d'une muqueuse serrée, peu sensible, servent à l'implantation des dents. La paroi interne des alvéoles est plus courte et plus épaisse que la paroi externe, laquelle laisse quelquefois même voir les racines des dents à jour; en sorte qu'en basculant les dents en dehors dans leur extraction, on risque beaucoup plus de briser l'os qu'en les renversant vers l'intérieur de la bouche. Au reste, la nature spongieuse du rebord alvéolaire supérieur explique pourquoi les fractures y sont plus fréquentes lors de l'extraction des dents, qu'à la mâchoire inférieure. Les racines de la première ou de la deuxième grosse molaire supérieure s'élèvent vers l'antre d'Highmor, dont elles perforent souvent la paroi inférieure, en sorte que ces alvéoles offrent un moyen aisé de parvenir dans cette cavité.

La *voûte du palais* est recouverte d'une muqueuse très-dense, au-dessus de laquelle se trouve une couche de tissu cellulaire fibreux, entremêlé de glandes. La structure spongieuse des os de la voûte palatine explique la facilité avec laquelle ils sont perforés par la carie.

En arrière, les parties molles de la voûte donnent naissance au *voile du palais*, dont la face postérieure est recouverte par une muqueuse qui se continue avec celle des fosses nasales. La muqueuse du voile du palais est molle et épaisse; au-dessous d'elle on trouve un tissu cellulaire dense, entremêlé de beaucoup de follicules et adhérent tant à la muqueuse qu'à la couche musculaire qui est placée au centre du voile. La densité de tous ces tissus est une circonstance qui influe favorablement sur la réussite de l'opération de la staphyloraphie. L'extrémité de la luette offre des tissus beaucoup plus lâches, en sorte qu'on la voit fréquemment s'infiltrer, se gonfler et s'alonger.

Les *piliers du voile du palais* logent dans leur intervalle les *glandes amygdales*, dont il importe de se rappeler les rapports avec les gros vaisseaux du cou. La carotide interne, dans l'état normal, est placée à 8-10 lignes en arrière et en dehors de l'amygdale; quand celle-ci est gonflée, elle peut s'en être rapprochée. Entre l'artère et la glande on trouve de dehors en dedans un plexus veineux, quelques filets nerveux, du tissu cellulaire et la paroi musculaire du pharynx. Il importe donc de ne pas incliner la pointe de l'instrument en dehors, dans les opérations à pratiquer sur les amygdales; les nombreuses artères et veines que reçoivent les tonsilles, fournissent une hémorrhagie assez considérable.

Art. 6. *Cavités nasale* et *pharyngienne.*

La *cloison du nez* n'est pas toujours parfaitement droite; quelquefois on la voit inclinée au point de toucher les cornets d'un côté. L'*ouverture des narines antérieures* est dirigée en bas, comme aussi la portion la plus antérieure de la cavité nasale, qui représente ici un canal de plusieurs lignes de long, ce qu'il importe de se rappeler quand on veut introduire des instrumens dans le nez. La forme de la *cavité du nez* a été indiquée dans l'anatomie descriptive; mais nous avons à faire remarquer ici l'extrême fragilité de la cloison du nez, des cornets, du milieu de la paroi externe formée par l'os unguis et la lame papyracée de l'ethmoïde, et de la portion de la paroi supérieure qui correspond à la lame criblée de l'ethmoïde : l'introduction des instrumens dans le nez exige donc les plus grandes précautions; on les y glissera de préférence le long de la paroi inférieure, entre le cornet et la cloison médiane.

L'*orifice de la trompe d'Eustache* se trouve à la partie supérieure et latérale du pharynx au niveau du méat moyen; on y arrive donc facilement par le méat inférieur au moyen d'une sonde dont le bec peut être relevé quand on a franchi les fosses nasales. On trouve au-dessus du pavillon de la trompe une fossette, dans laquelle la sonde s'engagerait si l'instrument avait été trop relevé. La longueur de l'espace compris entre la luette et les dents incisives supérieures, est à peu près la même que de celui qui s'étend des narines antérieures à la trompe d'Eustache.

Il est beaucoup plus facile de faire pénétrer par la bouche une sonde que l'on veut introduire dans l'estomac, qu'en la passant par le nez, parce que les narines antérieures sont dirigées en bas, ce qui augmenterait beaucoup la courbure de l'instrument.

L'*ouverture laryngienne* est placée à la partie antérieure du pharynx, au-dessous de l'isthme du gosier. On serait guidé dans la recherche de cette ouverture en se rappelant que la saillie du bord postérieur du cartilage thyroïde et celle des cartilages cricoïde et aryténoïde laissent entre eux de chaque côté de la glotte une gouttière notable, dans laquelle une sonde arrive aisément par les côtés de l'isthme du gosier. Alors, en remontant avec cette sonde qui glisse le long de la partie interne de la gouttière, on s'aperçoit que l'on est arrivé dans l'ouverture inférieure du larynx dès que le bout de l'instrument cesse d'éprouver la résistance de la gouttière; il n'y a plus alors qu'à faire descendre la sonde dans la glotte.

Art. 7. *Région de la joue.*

La *peau*, fine, vasculaire du côté des pommettes, devient successivement plus épaisse à mesure qu'on se rapproche de la branche de la mâchoire. Le *tissu cellulaire sous-cutané* est dense, filamenteux, adhérent sur les pommettes. Dans la région massétérine il est divisé en deux lames, une superficielle, graisseuse, extensible, et une profonde, dense, fibreuse, adhérente au muscle. Dans la joue proprement dite cette couche est lâche, très-graisseuse; elle s'étend autour de tous les muscles voisins, et elle se continue profondément avec le tissu cellulaire de la fosse temporale. La myologie fait connaître les *muscles de la région*, dont il importe de se rappeler les directions lors des opérations que l'on y pratique.

Le *canal de Sténon* est à 8-9 lignes au-dessous de l'arcade zygomatique, en arrière; en avant il est à 4 lignes au-dessous de l'os de la pommette; l'artère faciale transverse le longe en haut; quelques rameaux du nerf facial l'accompagnent. Il perce le buccinateur à 4-5 lignes au devant du masséter; l'orifice buccal correspond ordinairement à la troisième dent molaire supérieure, à 4-5 lignes au-dessous du point où la muqueuse des joues se replie sur les gencives.

L'*artère* qui, dans la région, offre le plus d'intérêt chirurgical, c'est la *faciale*, qui passe dans la joue par-dessus le bord de la mâchoire, au devant du masséter. On la trouve aisément en se guidant d'après la partie antérieure de la dépression que l'on remarque au bord inférieur de la mâchoire. La *veine faciale* recouvre l'artère en dehors; quelquefois elle est placée un peu en arrière. On se rappellera que cette veine, au lieu d'accompagner l'artère dans la face, provient en droite ligne du grand angle de l'œil. On trouverait le *nerf sous-orbitaire*, à son entrée dans la face, à 3-4 lignes au-dessous du rebord orbitaire inférieur, à peu près vers le milieu de ce rebord; l'artère correspondante est placée plus superficiellement; quelquefois cependant elle est située entre les faisceaux du nerf. Les autres nerfs de la joue, bien que nombreux, ont une position trop peu constante pour que nous ayons à nous en occuper ici. Il suffit de se rappeler et la marche tortueuse de l'*artère maxillaire interne* et le grand nombre de branches qui en partent, et les nerfs importans qui occupent avec elle la fosse ptérygo-maxillaire, pour concevoir la gravité des plaies qui y pénètrent et l'impossibilité d'y pratiquer des opérations.

Le *squelette* nous offre l'os de la pommette que sa saillie non protégée expose à des fractures assez fréquentes, malgré sa solidité. Cette dernière circonstance manquant pour l'arcade zygomatique, ses fractures sont plus fréquentes encore. Au-dessous et en devant nous trouvons la paroi antérieure et mince de l'antre d'Highmor, qui est parcourue par les nerfs dentaires antérieurs. L'os de la mâchoire inférieure venant à être fracturé dans sa portion horizontale, le fragment postérieur est tiré en haut par les élévateurs qui y restent fixés, tandis que les abaisseurs insérés en avant tendent à tirer le fragment antérieur en bas. Les attaches du masséter empêcheraient les déplacemens des os dans les fractures de la branche de la mâchoire. Si le col de l'os était rompu, le ptérygoïdien externe entraînerait l'extrémité inférieure du fragment supérieur en avant; l'artère maxillaire interne qui passe en dedans du col, pourrait alors être déchirée. L'apophyse coronoïde venant à être fracturée, le temporal l'entraînerait en haut. Quant aux luxations de la mâchoire, elles ne peuvent pas avoir lieu en arrière, parce que le condyle est arrêté par l'apophyse styloïde; ni en dedans à cause de l'épine du sphénoïde; ni en dehors, par la même raison, parce que les deux branches sont liées entre elles, à moins qu'il y ait fracture. Mais en avant, les luxations sont faciles dans la fosse zygomatique, parce que dans l'abaissement le condyle tend à se mouvoir autour de la racine transverse de l'apophyse zygomatique.

Art. 8. *Oreille.*

L'angle que forme en arrière le *pavillon de l'oreille* avec la tête, influe beaucoup sur la finesse de l'ouïe; l'angle le plus favorable est de 45°: il est rare que l'ouïe soit bonne si l'angle a moins de 20°.

La *peau* du pavillon est mince et fine. La *couche sous-cutanée*, celluleuse, dépourvue de graisse, adhère plus profondément à une *lame cellulo-fibreuse* très-dense, qui s'insère sur le périchondre. Le *cartilage*, flexible, élastique, donne la forme au pavillon. Le *lobule*, toutefois, offre cette différence, que les tissus y sont plus mous, plus vasculaires, que le tissu cellulaire y contient de la graisse, et qu'il n'y a pas de cartilage.

Le *conduit auditif* est long d'un pouce, courbé à concavité inférieure, plus étendu de haut en bas qu'en travers, plus ample à ses deux extrémités qu'au milieu. Cette dernière circonstance fait que les corps étrangers, une fois introduits, tendent à rester dans le fond du conduit. Les incisures de Santorini livrent parfois passage au pus d'abcès situés dans le voisinage du conduit, après la destruction du tissu fibreux qui les ferme.

Le manche du marteau étant enchâssé dans la moitié supérieure de la *membrane du tympan*, et la corde du tympan passant en dedans de la moitié postérieure de la membrane, c'est le quart antérieur et inférieur qu'il faut choisir pour perforer cette dernière sans courir le risque de léser d'autres parties.

Les autres parties de l'oreille sont trop reculées pour être soumises à des opérations. D'ailleurs l'anatomie descriptive en indique la disposition.

ART. 9. *Région parotidienne.*

La *peau* y est fine et assez extensible. La *couche sous-cutanée* offre une lame superficielle assez dense, parcourue par quelques fibres du peaucier, et une lame profonde, très-dense, fibreuse, continuée de celle qui recouvre le masséter, le temporal et le sterno-cléido-mastoïdien; cette lame profonde adhère à la *parotide*, qu'elle enveloppe en entier et autour des lobes de laquelle elle envoie autant de prolongemens qui les brident. La parotide est traversée de part en part par le nerf facial; en bas et en arrière elle l'est par l'accessoire de Willis. La veine faciale postérieure la recouvre en dehors, et quelquefois elle en traverse la partie la plus superficielle. La plupart des ramifications et le tronc lui-même de la *carotide externe* la touchent en avant ou en dedans; ce dernier est même quelquefois enveloppé par un prolongement profond de la glande, qui appuie alors sur le nerf glosso-pharyngien, sur la jugulaire interne et la carotide interne. Plus profondément se trouvent les nerfs grand hypoglosse, vague, grand sympathique, etc., mais qui n'ont plus de rapports aussi directs avec la glande.

Le *nerf facial* peut être trouvé au sortir du trou stylo-mastoïdien, entre la parotide et l'apophyse mastoïde, au milieu d'une ligne tirée entre l'extrémité de cette apophyse et le conduit auditif; il est à six lignes de profondeur et obliquement dirigé en bas, en avant et en dehors. L'artère auriculaire postérieure sera évitée en ne pas trop se rapprochant de l'apophyse mastoïde sur laquelle elle est appliquée. La branche supérieure du facial remonte comme pour se porter sur le milieu de l'arcade zygomatique; on la découvrirait par une petite incision oblique en bas et en arrière, faite sur le col de la mâchoire à huit lignes au-dessous de l'arcade zygomatique : l'artère faciale transverse est sur le trajet de l'incision; le nerf n'est d'ailleurs recouvert que par la peau, l'aponévrose et une couche mince de parotide.

La parotide est environnée de toutes parts par de nombreuses *glandes lymphatiques*, qui, venant à se tuméfier, peuvent en imposer pour un gonflement de la glande elle-même.

Le grand nombre de *vaisseaux*, tant *artériels* que *veineux*, de la région parotidienne, explique les fortes hémorrhagies qui suivent les plaies de cette partie. A ce sujet il est bon de faire remarquer que, la parotide n'appuyant pas en dedans sur des parties résistantes, le tamponnement ne réussit pas ordinairement.

CHAPITRE II.

Du cou.

ART. 1.er *Région sus-hyoïdienne.*

La *peau* y est en général fine, mince, extensible. Elle adhère fortement à la lame superficielle de la *couche sous-cutanée*, formée par un tissu cellulaire serré, souvent chargé de graisse, lequel adhère de son côté au muscle peaucier, en sorte que ce dernier est toujours compris dans les plis que l'on formerait de la peau. Au-dessous du muscle se trouve une couche de tissu cellulaire très-lâche, dépourvu de graisse : c'est à l'extensibilité de ce tissu qu'est due la mobilité de la peau du cou. Les veines jugulaires externes rampent dans cette couche celluleuse. Au-dessous d'elle on trouve une *lame* tantôt *celluleuse*, tantôt *aponévrotique*, qui se continue en bas avec le *fascia* du cou, et en haut avec la couche fibreuse qui revêt la parotide. On y distingue une lame superficielle qui se fixe au bord inférieur de la mâchoire, et une lame profonde, qui, après avoir fourni des gaînes aux glandes sous-maxillaire et sublinguale, se perd en s'amincissant dans la paroi inférieure de la bouche.

Les *muscles* de la région sont les élévateurs de l'os hyoïde et les muscles de la langue. Quant à ces derniers, on a élevé la crainte que, dans l'amputation du menton, le muscle génioglosse étant un des principaux dilatateurs du pharynx, la déglutition ne pourrait plus se faire, parce que le muscle en question se trouve séparé de son attache fixe. Mais j'ai vu la déglutition continuer à se faire aisément, malgré l'existence de cette circonstance en apparence défavorable.

L'*artère faciale* est dirigée suivant une ligne étendue entre l'extrémité de la grande corne de l'os hyoïde et le bord antérieur du masséter. Elle adhère à la partie postérieure de la glande sous-maxillaire, qui lui forme une gouttière, en sorte qu'il est presque impossible d'emporter la glande sans blesser le vaisseau. Cette artère est immédiatement recouverte par les muscles digastrique et stylo-hyoïdien, et par la veine faciale. L'*artère linguale* est placée plus bas que la faciale de toute la hauteur de la glande sous-maxillaire. Le nerf hypoglosse la croise d'abord en dehors, puis il se place sous l'artère. Bientôt elle est recouverte en dehors par le muscle hyoglosse, qui ne forme toutefois qu'une couche très-mince. Quant aux *veines*, il importe surtout de se noter un plexus veineux que forme quelquefois la veine faciale antérieure en s'unissant à la jugulaire interne et à la jugulaire externe postérieure. Ce plexus est placé en dehors des artères faciale et linguale et de la glande maxillaire. Les *glandes lymphatiques* sont surtout nombreuses autour de la carotide et de ses branches, et autour de la glande sous-maxillaire.

Art. 2. *Région sous-hyoïdienne.*

La *peau* et la *couche sous-cutanée* ressemblent à celles de la région précédente; mais l'absence des peauciers sur la ligne médiane permet aux deux lames cellulaires de se réunir en une seule plus épaisse. Les veines jugulaires externe antérieure et postérieure sont placées sous le peaucier dans la lame sous-cutanée profonde; la postérieure, surtout dans la moitié supérieure du cou, est accompagnée par des rameaux nerveux du plexus cervical. Le *fascia cervical*, aponévrotique chez les sujets maigres, formé simplement d'un tissu cellulaire condensé chez beaucoup d'autres, se continue en haut avec le *fascia* que nous y avons vu exister; en bas il s'attache au sternum. Ce *fascia* envoie dans la profondeur un grand nombre de feuillets, dont les divisions et les réunions successives forment autant de gaînes à tous les muscles, vaisseaux et nerfs du cou, à la thyroïde, à la trachée-artère, et dont des expansions s'étendent au devant de cette dernière jusque sur le péricarde. Il est à noter que le feuillet superficiel de ce *fascia* est plus épais que les lames profondes, en sorte que le pus formé sous lui tend à fuser au loin et jusque dans le thorax, plutôt que de se porter spontanément au dehors.

A la partie inférieure du cou la disposition des deux *carotides* diffère en ce que la droite, comme étant fournie par le tronc innominé, est plus courte, plus rapprochée de la ligne médiane, et un peu plus antérieure que ne l'est la gauche. Celle-ci est d'abord placée à un pouce en arrière du bord antérieur du sterno-cléido-mastoïdien; mais ce muscle se dirigeant en arrière en montant, l'artère correspond à son bord antérieur, au niveau du larynx; au-dessus, elle est placée plus en avant que lui. La carotide est immédiatement entourée par une gaîne du *fascia* cervical, à laquelle adhèrent le rameau descendant de l'hypoglosse et le nerf cardiaque superficiel. En arrière l'artère correspond aux nerfs vague et grand sympathique; en dehors et un peu en avant elle est recouverte par la jugulaire interne. A la hauteur du larynx, où elle est la plus superficielle, et où on la lie de préférence, elle est en outre croisée par les veines thyroïdiennes supérieures et par le muscle omo-hyoïdien. L'*artère thyroïdienne supérieure*, assez superficielle dans l'état normal, l'est encore davantage dans le cas de goître; on la trouve le plus facilement entre le muscle omo-hyoïdien et la glande : le muscle croise sa direction en dehors à un demi-pouce de son origine de la carotide; les veines thyroïdiennes forment souvent un plexus sur l'artère; le rameau descendant de l'hypoglosse passe également sur le vaisseau; le nerf laryngé est placé derrière. La *thyroïdienne inférieure* passe en dedans de la carotide primitive et de la jugulaire interne; elle est placée à peu près derrière le muscle omo-hyoïdien, dont elle a la direction; le rameau de l'hypoglosse descend devant elle; le nerf récurrent, le nerf vague et le grand sympathique passent derrière.

La *glande thyroïde* offre tantôt une forte séparation de ses lobes, qui laisse la partie supérieure de la trachée à découvert; d'autres fois les lobes sont réunis jusqu'au larynx. Elle est recouverte en avant par les abaisseurs de l'os hyoïde, qu'il faut diviser quand on veut extirper la glande; en arrière elle est en rapport avec la trachée, les nerfs récurrens et les carotides. Il est bon de se rappeler, qu'outre les quatre artères thyroïdiennes normales on en trouve quelquefois une cinquième inférieure moyenne.

Les *cordes vocales* s'attachant dans l'angle rentrant du cartilage thyroïde, il importe de diviser celui-ci exactement sur la ligne médiane dans la laryngotomie, afin de laisser ces rubans intacts. La *membrane crico-thyroïdienne*, formée de fibres élastiques longitudinales, est croisée en avant par l'artère du même nom, qui la traverse; cette artère est fréquemment assez forte pour qu'il importe de n'inciser la membrane qu'au-dessus ou au-dessous d'elle. Dans ce point le larynx n'est recouvert que par la peau, les couches sous-cutanées et le *fascia* cervical. Le diamètre antéro-postérieur du larynx, dans le même point, n'est que de 7 à 8 lignes. La *trachée-artère* est appuyée en arrière sur l'œsophage. La glande thyroïde, qui en recouvre une grande partie, n'en laisse à découvert en haut que 3 à 4 cerceaux; en bas, entre elle et le sternum, la trachée est à découvert dans un plus grand espace, mais elle est plus profondément située. Outre les parties que nous avons déjà énumérées, la trachée est recouverte dans ce dernier point par le plexus veineux sous-thyroïdien, et quelquefois par l'artère thyroïdienne de Neubauer, qui est elle-même recouverte par les veines. Ces veines, entourées de beaucoup de graisse, sont d'autant plus anastomosées qu'elles se rapprochent davantage de la glande. A droite, la carotide primitive est très-rapprochée de la trachée, en sorte que sa blessure est imminente dans la trachéotomie, si l'on oubliait combien le conduit aérien est mobile.

L'*œsophage* étant un peu incliné à gauche, c'est de préférence de ce côté que l'on pratique l'œsophagotomie. Le nerf récurrent est placé en avant, ainsi que la trachée; c'est dans le même sens que l'artère thyroïdienne inférieure en croise la direction. La carotide est placée en dehors.

Art. 3. *Région sus-claviculaire.*

Les caractères de la *peau* et de la *couche sous-cutanée* sont à peu près les mêmes que dans la région sous-hyoïdienne. L'*aponévrose* y est plus épaisse; son feuillet superficiel s'insère au bord postérieur de la clavicule entre le sterno-cléido-mastoïdien et le trapèze; ses lames profondes forment des gaînes à toutes les parties de la région, et renferment dans leurs interstices beaucoup de tissu cellulaire graisseux, qui communique avec celui du creux de l'aisselle; d'autres traînées celluleuses s'étendent vers le dos et les côtés du thorax, entre les muscles larges qui recouvrent ces parties.

L'*artère sous-clavière* forme une arcade à convexité supérieure. 1.° Sa partie située en dedans des scalènes diffère des deux côtés. A droite, elle est plus superficielle et plus courte, parce qu'elle naît de l'innominée derrière l'articulation sterno-claviculaire; les nerfs vague et phrénique passent au devant d'elle. A gauche, elle est plus profonde et plus longue, comme prenant son origine de la crosse de l'aorte; les nerfs phrénique et vague passent plutôt en dedans de l'artère qu'au devant; mais en outre elle est croisée par le canal thoracique, qui passe tantôt derrière et d'autres fois en avant. Des deux côtés, on trouve : au devant de l'artère, la veine sous-clavière et la fin de la jugulaire interne; à l'entour, des nerfs et des ganglions du grand sympathique; obliquement en bas et en dehors, la plèvre. Les artères sous-clavières donnent en outre des branches nombreuses et fortes. Plus superficiellement elles sont recouvertes par les muscles sterno-cléido-mastoïdien et sterno-hyoïdien. 2.° Entre les scalènes, la sous-clavière n'a de rapports directs qu'en haut, avec les nerfs du plexus brachial; en bas, avec la première côte, sur laquelle elle est immédiatement appuyée; en arrière, avec le scalène moyen et l'apophyse transverse de la première vertèbre dorsale; en avant, avec le scalène antérieur. L'insertion de ce dernier muscle se reconnaît aisément par la saillie du tubercule de la première côte; si l'on voulait le couper en travers, il ne faudrait pas oublier que le nerf phrénique est en rapport avec son bord interne. 3.° En dehors[1] des scalènes, l'artère est placée entre la veine qui est en dessous et en dedans, et entre les nerfs du plexus brachial qui sont en dehors et en haut, et dont le cordon inférieur, en descendant, se porte peu à peu au devant d'elle; au devant de l'artère, on trouve un plexus veineux appartenant à la jugulaire postérieure, et placé dans les couches sous-cutanées : le muscle omo-hyoïdien suit la direction de l'artère à quelques lignes plus haut qu'elle; derrière lui, ou même plus bas, sur le trajet de la sous-clavière, se trouve l'artère scapulaire transverse.

La veine sous-clavière est retenue contre la face postérieure de la clavicule, dans une grande partie de son trajet, par une lame fibro-celluleuse fournie par le *fascia* cervical, et par l'aponévrose qui recouvre le muscle sous-clavier; ce feuillet s'étend de là par-dessus l'artère : or, en abaissant fortement l'épaule, le feuillet fibreux est tendu, et il peut comprimer l'artère au point d'en effacer la lumière; et dans tous les cas cette position, en

---

1 Dans ce point, la plupart des anatomistes donnent à l'artère le nom d'*axillaire*, parce que le scalène forme une limite précise; les chirurgiens continuent au contraire à lui donner le nom de *sous-clavière*, jusqu'à ce qu'elle se trouve dans le creux de l'aisselle.

diminuant la profondeur de la cavité dans laquelle le vaisseau est plongé, permet d'arriver plus facilement à lui pour le comprimer contre les parties résistantes sur lesquelles il est appliqué, ou pour le saisir quand il s'agit d'en faire la ligature.

CHAPITRE III.

De l'extrémité supérieure.

ART. 1.er *Région axillaire.*

La *peau*, mince, fine, extensible au-dessous de la clavicule, le devient beaucoup plus encore dans le creux axillaire. La *couche sous-cutanée*, ordinairement très-chargée de graisse, représente au contraire une lame cellulaire résistante chez les individus maigres, laquelle n'adhère que faiblement à l'*aponévrose*. Celle-ci, plutôt celluleuse que fibreuse, en se continuant avec le *fascia* du bras, forme des lames de plus en plus minces à mesure qu'elles se portent en haut et vers la poitrine. Ces lames, en se dédoublant, revêtent les faces antérieure et postérieure du grand pectoral et du grand dorsal, auxquels elles adhèrent; et, arrivées aux bords inférieurs de ces deux muscles, elles s'envoient réciproquement de nouvelles sous-divisions, qui se résolvent en tissu cellulaire remplissant le creux de l'aisselle.

Muscles. La ligne de séparation entre la portion sternale du grand pectoral et la portion claviculaire, ainsi que celle entre le même muscle et le deltoïde, se dessine assez bien à travers la peau sous forme de dépression, si le sujet n'est pas trop gras, surtout si l'on fait exécuter quelques mouvemens au bras. Plus en arrière on trouve le petit pectoral qui croise la direction du grand pectoral et qui, recouvrant l'artère axillaire, permet de la diviser en trois portions, dont la moyenne correspond à ce muscle. Le muscle sous-clavier est recouvert par l'*aponévrose coraco-claviculaire*, qui s'attache à la clavicule et à l'apophyse coracoïde; de là elle descend au devant des vaisseaux axillaires, se dédouble pour embrasser les muscles petit pectoral, coraco-brachial et biceps, et descend au-dessous du premier de ces muscles en se confondant avec les gaînes des vaisseaux axillaires et avec le tissu cellulaire de l'aisselle.

Le *tissu cellulaire* lâche, qui remplit le creux axillaire, communique derrière la clavicule avec celui des parties profondes du cou; en avant, il communique entre les muscles pectoraux et grand dentelé, avec celui de la paroi antérieure de la poitrine; en haut, avec celui du dos, entre l'angulaire et le bord supérieur du grand dentelé; en bas et en arrière il communique également avec celui du dos, près de l'angle inférieur de l'omoplate, entre le grand dentelé, le rhomboïde et le grand dorsal; en bas, enfin, avec le tissu cellulaire profond du bras, en suivant les vaisseaux qui s'y rendent.

L'*artère axillaire*, rapprochée du thorax au haut de la région, se trouve au contraire plus près du bras au bas du creux axillaire. Dans ce trajet elle est recouverte par les couches que nous avons énumérées. 1.° Entre la clavicule et le petit pectoral, l'artère repose en arrière sur les deux premières côtes; la veine axillaire est placée sur son côté interne et la recouvre un peu en devant; en dehors se trouve le cordon inférieur du plexus brachial qui se porte peu à peu en devant; un nerf thoracique la croise souvent sur sa face antérieure. La position de l'artère est à quelques lignes en dedans du bord antérieur du deltoïde, et à un pouce en dehors de la portion sternale du grand pectoral. 2.° Derrière le petit pectoral, l'artère est recouverte en avant et en arrière par des cordons du plexus brachial, qui se réunissent en dedans en descendant; plus en dedans encore est la veine; en dehors, le reste du plexus brachial. La position de l'artère correspond à la ligne de séparation du deltoïde et du grand pectoral. 3.° Au-dessous du petit pectoral, l'artère est libre en avant, mais entourée dans les trois autres sens par les nerfs du plexus brachial; la veine reste en dedans; tout le paquet de vaisseaux et de nerfs est entouré par une gaîne assez forte. La direction du vaisseau diffère peu de celle du bord antérieur du deltoïde; du côté du creux axillaire il est moins profondément situé.—Parmi les artères secondaires fournies par l'axillaire, nous avons à noter l'*acromiale*, qui se trouve sur le trajet de l'artère, entre la clavicule et le petit pectoral. Le volume de l'*artère sous-scapulaire* exige que, dans la ligature de la partie inférieure de l'axillaire, on ait égard au point de son origine qui répond au bord inférieur du tendon du muscle sous-scapulaire.

Nous avons parlé de la *veine axillaire*, à l'occasion de l'artère; mais il nous reste à rappeler ici que la *veine céphalique*, placée dans la couche sous-cutanée, monte suivant la ligne de séparation des muscles grand pectoral et deltoïde, en sorte que la position de la veine indiquerait celle des muscles et de l'artère axillaire, s'il y avait quelques doutes à cet égard.

Les *glandes lymphatiques* sont très-nombreuses dans l'aisselle;

quelques-unes entourent assez intimement le paquet vasculo-nerveux; d'autres sont placées entre lui et la paroi antérieure ou postérieure de l'aisselle; d'autres encore, et ce sont les plus nombreuses, sont placées en dedans vers le thorax : ces dernières, ne suivant pas les vaisseaux dans les mouvemens d'abduction du bras, peuvent le plus souvent être extirpées sans le moindre danger.

Les *nerfs* ne sont importans ici que relativement à leurs rapports avec l'artère, que nous avons indiqués en parlant de celle-ci. Le *squelette* appartient plus particulièrement à la région suivante.

Art. 2. *Région de l'épaule.*

La *peau*, assez épaisse sur le moignon de l'épaule, le devient surtout en arrière. La *couche sous-cutanée* est souple; elle est chargée de graisse sur le deltoïde, tandis qu'elle est de nature fibro-celluleuse sur l'épine de l'omoplate, l'acromion et la clavicule; cette couche adhère fortement à la peau, faiblement à la couche suivante. *L'aponévrose*, mince, presque celluleuse dans quelques endroits, est épaisse et fibreuse sur les muscles sur- et sous-épineux, qui sont ainsi retenus dans une capsule moitié fibreuse, moitié osseuse; elle adhère à l'épine et au bord postérieur de l'omoplate, forme des gaînes aux muscles de la région, envoie un prolongement entre le deltoïde et l'humérus, et se continue avec le *fascia* du cou, du dos, du bras et avec l'aponévrose coraco-claviculaire.

Les seuls *vaisseaux* qui donnent lieu à des considérations particulières sont les circonflexes, qui peuvent être déchirés dans les luxations, et surtout dans les fractures du col de l'humérus, et devenir ainsi la source d'ecchymoses considérables. Parmi les *nerfs*, nous devons surtout noter le circonflexe, qui, embrassant également le col de l'humérus sous forme d'anse, est sujet à être tiraillé et paralysé dans les luxations du bras.

L'omoplate offre les deux fosses sur- et sous-épineuse, qui sont très-minces, et par conséquent aisément traversées par des instrumens piquans. Les apophyses coracoïde et acromion, unies par le ligament antérieur, forment une voûte qui s'oppose aux luxations de l'humérus en haut, à moins que ces éminences ne soient fracturées. Les parties de l'omoplate qui concourent à l'articulation scapulo-humérale étant beaucoup plus étendues de haut en bas que transversalement, ce n'est que dans ce dernier sens que les lambeaux doivent être réunis après la désarticulation du bras. La double courbure en sens opposé de la *clavicule*, fait que les fractures par contre-coup ont le plus souvent lieu au tiers externe, où les deux courbures s'unissent; il y aura alors déplacement suivant la longueur de l'os, parce que tous les muscles qui du tronc vont à l'épaule, la tirent en dedans; mais le déplacement en épaisseur pourra n'être que peu marqué : le trapèze et le deltoïde se neutralisent; le grand pectoral uni au sous-clavier, de même, neutralisent les tractions du sterno-cléido-mastoïdien. Les fractures par cause directe auront le plus souvent lieu au tiers interne de l'os, où sa convexité est la plus grande; alors le sterno-cléido-mastoïdien tire le fragment interne en haut, tandis que le grand pectoral, le sous-clavier et le deltoïde tirent le fragment externe en bas.

Les os ou les muscles robustes qui retiennent la tête de l'*humérus*, en rendent la luxation à peu près impossible, autrement qu'en bas et en dedans : le bras étant fortement relevé, les muscles grand pectoral, grand dorsal et deltoïde sont auxiliaires de la cause qui produit la luxation. La capsule est très-mince en bas; celle-ci étant déchirée, le tendon du long chef du triceps empêche la tête de l'humérus de rester dans cette position; mais le long chef du triceps se contractant simultanément avec le sous-scapulaire, par suite de la distension qu'ils ont éprouvée, ils font arriver la tête de l'humérus dans la fosse sous-scapulaire. Dans les fractures de la tête de l'humérus, le fragment supérieur ne sera pas déplacé, l'action des muscles qui s'y insèrent se neutralisant; mais le fragment inférieur sera tiré en dedans par le grand pectoral et le grand dorsal. Si la fracture a lieu entre l'attache de ces deux muscles et l'empreinte deltoïdienne, le fragment supérieur sera tiré vers le tronc, tandis que le triceps et le deltoïde tirent le fragment inférieur en haut et en dehors.

ART. 3. *Du bras.*

La *peau*, mince, fine, très-extensible, très-mobile en avant, est plus épaisse, dense, adhérente en arrière. La *couche sous-cutanée* est lamelleuse en avant, un peu fibreuse en arrière: cette couche se charge souvent de beaucoup de graisse; elle adhère faiblement à l'*aponévrose*. Celle-ci, continuée des couches fibreuses supérieures, est très-forte en arrière, très-mince au contraire sur le biceps; elle forme des gaînes complètes aux muscles, à l'exception des points où ils s'attachent aux os; elle en fournit d'autres aux vaisseaux et aux nerfs. Parmi les *muscles*, le biceps seul est libre et se rétracte fortement s'il est divisé, tandis que le brachial interne et le triceps, insérés à l'os dans toute leur longueur, ne sauraient se raccourcir de beaucoup.

L'*artère brachiale* est placée sur le côté interne du coraco-brachial et du biceps; elle est accompagnée par deux veines qui s'anastomosent assez souvent entre elles. Le nerf médian, à la partie supérieure du bras, est placé en dehors ou en avant; il croise la direction de l'artère, le plus souvent en avant, et se place au tiers inférieur du bras sur son côté interne. A la partie supérieure du bras, le nerf radial et le cubital sont placés sur le côté interne de l'artère; le premier la quitte de suite, et le second s'en éloigne bientôt après aussi, pour se diriger vers le bord interne du bras. Plus superficiellement dans la moitié inférieure du bras, la *veine basilique* placée dans la couche sous-cutanée, rarement sous l'aponévrose, monte le long du trajet de l'artère. Le nerf cutané interne, placé sur le côté externe de la veine basilique, suit le trajet de cette dernière.

La *veine céphalique*, placée dans la lame profonde de la couche sous-cutanée, monte le long du bord externe du biceps; ce n'est qu'en bas qu'elle est accompagnée de quelques filets du nerf musculo-cutané.

Dans les fractures de l'*humérus*, qui ont lieu immédiatement sous l'attache du deltoïde, ce muscle, combinant son action à celle des autres muscles de l'épaule, tire le fragment supérieur en avant et en dehors; l'inférieur est tiré en haut par le biceps et la longue portion du triceps. Plus bas, l'action musculaire ne peut guère produire de déplacemens, parce que l'os est enveloppé de muscles qui s'y insèrent. On prétend que, l'humérus étant fracturé au-dessus des condyles, le fragment inférieur se renverserait en arrière, à cause du brachial interne qui entraînerait le bout supérieur en avant; mais il me semble que cette action du brachial interne sera contrebalancée par celle du triceps, qui a pour lui l'avantage de s'attacher dans un point plus éloigné de l'axe de l'os; je doute donc que le déplacement soit produit par les muscles seuls.

Art. 4. *Pli du bras* et *coude.*

La *peau* offre les mêmes caractères qu'au bras. La *couche sous-cutanée*, dans le pli du bras, est chargée de graisse superficiellement, tandis que ses lames profondes en sont ordinairement dépourvues. En arrière, il n'y a jamais de graisse sur la saillie olécrânienne, où la couche sous-cutanée forme une bourse muqueuse. L'*aponévrose* est continuée de celle du bras: les feuillets tant superficiels que profonds de cette dernière région, s'unissent pour se jeter sur l'avant-bras en passant par-dessus le pli du coude. Chemin faisant, l'aponévrose fournit des gaînes aux vaisseaux, aux nerfs et aux muscles, comme elle l'avait déjà fait au bras. Elle est en outre renforcée par des bandelettes qui partent profondément du tendon du brachial interne, tant en dehors qu'en dedans, mais surtout par la bandelette fibreuse, qui du tendon du biceps se jette sur la saillie musculaire interne de l'avant-bras. Plus superficiellement, l'aponévrose forme des dédoublemens qui renferment les veines médianes basilique et céphalique. En arrière, l'aponévrose est en général plus mince.

L'*artère brachiale* descend un peu obliquement en dehors au milieu du pli du bras, croisant le tendon du biceps et croisée par la bandelette fibreuse de ce dernier, immédiatement enveloppée avec les veines brachiales dans une gaîne fournie par l'aponévrose. Le nerf radial est placé en dedans dans une gaîne particulière; la veine médiane basilique est placée superficiellement à peu près sur le trajet de l'artère; au-dessus et au-dessous de la bandelette du biceps, l'artère n'est donc recouverte que par la peau, la couche sous-cutanée, quelquefois la veine médiane basilique, et par l'aponévrose, qui, dans ce point, est très-mince, et manque même quelquefois en bas. La division de l'artère brachiale se fait au niveau de la tubérosité bicipitale : la *radiale*, d'abord assez profonde, et placée entre le rond pronateur et le long supinateur, devient peu à peu superficielle; le nerf musculo-cutané est souvent placé sur le trajet de l'artère. La *cubitale*, très-profonde, descend derrière les muscles de la couche superficielle.

La *veine basilique*, au pli du bras, est entourée par des rameaux du nerf cutané interne; un peu plus haut, le tronc de ce nerf se place ordinairement sur le côté externe de la veine; superficielle au pli du bras, la basilique passe peu à peu sous l'aponévrose. La *veine céphalique* recouvre au pli du bras les filets du nerf musculo-cutané; plus haut, le nerf en est séparé par l'aponévrose qui ne couvre pas la veine. La *médiane basilique*, entourée par des rameaux du nerf cutané interne, est parallèle à l'artère brachiale; quelquefois elle la croise. C'est surtout au milieu de son étendue qu'il y a le moins de parties molles interposées entre elle et l'artère; elle en est d'autant plus éloignée au-dessous de la bandelette du biceps, que le sujet est plus gras; au-dessus de la bandelette, cette accumulation de graisse n'a pas lieu entre la veine et l'artère. Dans tout état de choses, on augmente beaucoup la profondeur de l'artère en plaçant l'avant-bras dans la pronation forcée, car alors elle est déprimée par la bandelette du biceps. La *veine médiane céphalique*, ordinairement un peu plus courte et plus volumineuse que la précédente, est accompagnée par une branche du nerf musculo-cutané dont la position n'est pas constante. Elle n'appuie pas, comme la médiane basilique, sur des parties résistantes.

Nous avons déjà parlé de la position de quelques nerfs, à l'occasion des vaisseaux. Le *nerf radial* arrive dans la région en passant entre le brachial interne et le long supinateur; le *cubital* descend entre le condyle interne de l'humérus et l'olécrâne, recouvert seulement par la peau, la couche sous-cutanée et l'aponévrose qui lui forme une gaîne.

Si l'on voulait ouvrir par devant l'*articulation du coude*, il faudrait le faire suivant une ligne transversale placée à quelques lignes au-dessous des condyles de l'humérus : l'apophyse coronoïde du cubitus remonte un peu au devant de cette ligne. C'est cette apophyse qui s'oppose un peu aux luxations de l'humérus en avant; si elles ont lieu, le condyle de l'humérus appuie sur le col du radius, où il est retenu par le tendon du biceps; alors, l'olécrâne remontant fait une forte saillie en arrière. Les déplacemens latéraux supposent la rupture des ligamens latéraux, qui sont très-robustes; on observe alors la saillie du condyle de l'humérus du côté où s'est fait le déplacement. La simple inspection fait voir que la luxation du bras en arrière ne peut avoir lieu que si l'olécrâne est fracturé; dans ce dernier cas, le triceps n'ayant plus de point fixe à l'avant-bras, l'extension de ce dernier ne peut plus se faire. Les luxations de la tête du radius ont surtout lieu en arrière, parce que l'articulation est plus faible dans ce point, parce que les mouvemens de pronation sont plus énergiques que ceux de supination, et qu'alors le radius tend à basculer sur le cubitus et à se porter derrière l'humérus.

Art. 5. *Avant-bras.*

La *peau* conserve les caractères qu'elle avait dans les deux régions précédentes. La *couche sous-cutanée*, lamelleuse, peu adhérente à l'aponévrose et donnant par là une grande mobilité à la peau, contient peu de graisse chez l'homme, beaucoup au contraire chez la femme. L'*aponévrose*, adhérente en haut aux muscles, surtout à ceux de la face postérieure, les sépare les uns des autres, en haut par des intersections, plus bas par des gaînes complètes; à la partie antérieure de l'avant-bras il n'y a toutefois que les muscles long supinateur et cubital interne qui soient totalement séparés des muscles voisins par des lames plus épaisses. Les muscles de la couche superficielle sont séparés de ceux de la couche profonde par une lame aponévrotique. Les tendons des muscles sont en outre enveloppés par des gaînes muqueuses.

L'*artère radiale* suit le trajet d'une ligne étendue entre le milieu du pli du coude et l'apophyse styloïde du radius. L'artère est placée entre le long supinateur et le radial interne : le nerf radial est à son côté externe; la veine médiane la recouvre superficiellement; un peu plus profonde au tiers supérieur de l'avant-bras, elle est placée immédiatement derrière l'aponévrose dans le reste de son trajet. L'*artère cubitale* est trop profonde dans le cinquième supérieur de l'avant-bras pour qu'on puisse l'y mettre à découvert; dans le reste de la région elle suit la direction d'une ligne étendue de la partie interne du condyle interne de l'humérus, au côté externe de l'os pisiforme. Elle est placée en dedans du cubital interne, en dehors et derrière le fléchisseur superficiel, au devant du fléchisseur profond; on arrive sûrement à elle, en incisant l'aponévrose sur la première ligne blanche que l'on rencontre en partant du cubitus, et qui est l'intersection fibreuse entre le cubital interne et le fléchisseur superficiel. Le nerf est placé sur le côté interne de l'artère.

L'épaisseur en sens inverse, qu'offrent le *cubitus* et le *radius* en haut et en bas, fait que le premier se fracture plus souvent en bas et le second en haut; si un seul os est fracturé, il ne peut y avoir qu'un déplacement transversal; s'ils le sont tous les deux, le déplacement en longueur se fait rarement, parce que les muscles s'insèrent tout le long des os. L'espace interosseux devant s'effacer pendant les mouvemens du radius sur le cubitus, on conçoit pourquoi la pronation devient difficile après une fracture mal réduite.

ART. 6. *De la main.*

La *peau*, très-épaisse, dense, serrée, adhérente, recouverte d'un épiderme épais, quelquefois calleux à la face palmaire, est plus mince, souple, extensible, à la face dorsale; à l'extrémité des doigts elle sécrète les ongles. La *couche sous-cutanée* de la face palmaire est dense, ferme, filamenteuse, chargée de vésicules graisseuses abondantes, parcourue par beaucoup de vaisseaux et de nerfs, et très-adhérente tant à la peau qu'aux tissus sous-jacens, à l'exception toutefois de l'éminence thénar, où cette couche est plus souple. A la face dorsale, la couche sous-cutanée est lamelleuse, extensible, rarement garnie de graisse; elle ne devient serrée que près de l'ongle. L'*aponévrose*, très-forte autour du poignet, y forme des coulisses fibreuses qui livrent passage aux tendons; dans la paume de la main, elle constitue l'aponévrose palmaire, et aux doigts, les gaînes fibreuses qui retiennent les tendons fléchisseurs. Ces gaînes fibreuses, ainsi que l'aponévrose palmaire, offrent d'espace en espace de petits trous qui livrent passage à des vaisseaux, à des pelotons de graisse, ou à des prolongemens des gaînes muqueuses; parties qui peuvent s'étrangler dans les inflammations, ou servir à propager ces dernières de la superficie dans la profondeur. La force de l'aponévrose et son adhérence aux os voisins, expliquent quelques-uns des accidens qui accompagnent les inflammations profondes de la région. Sur les éminences thénar et hypothénar l'aponévrose est beaucoup plus mince, et elle ne forme plus qu'une toile très-délicate sur le dos de la main.

Les *tendons* des muscles qui de l'avant-bras se portent dans la main, sont tous enveloppés par des gaînes muqueuses, susceptibles de livrer passage au pus, ou de propager les inflammations dans la partie supérieure du membre; les ganglions qui souvent se développent dans l'intérieur de ces gaînes, venant à être ouverts, une inflammation de toute la gaîne est imminente. Il est encore à remarquer que, bien que les tendons des deux fléchisseurs des doigts ne s'attachent pas directement à la première phalange, le fléchisseur superficiel y tient toujours par une bandelette courte et épaisse, et le fléchisseur profond quelquefois par une bandelette longue et grêle, qui peuvent servir à continuer les mouvemens après l'amputation des deux dernières phalanges.

L'*artère radiale* pourrait être mise à découvert au poignet, au-dessous du radius entre les tendons des muscles long abducteur, court et long extenseur du pouce; elle n'y est recouverte que par la peau et une épaisse couche de graisse. Les autres artères de la main sont ou bien petites, ou bien entourées de parties assez résistantes, en sorte que la compression suffit toujours pour en arrêter les hémorrhagies. Mais avant que de quitter ce sujet, il convient de rappeler que les arcades palmaires, surtout la profonde, établissent une large anastomose entre les artères radiale et cubitale, en sorte que, l'un de ces vaisseaux étant lié au-dessus du point où il a été ouvert, le sang reviendrait par le bout inférieur, si l'on n'avait pas appliqué une deuxième ligature au-dessous.

Il suffit d'observer les mouvemens qu'exécutent entre eux les *os de l'avant-bras*, pour concevoir que l'extrémité inférieure du cubitus tendra à se luxer en avant dans les mouvemens de supination forcée, tandis qu'elle se luxera en arrière dans ceux de pronation forcée. La saillie des apophyses styloïdes du radius et du cubitus, et la force des ligamens qui de là s'étendent au carpe, expliquent la difficulté avec laquelle se font les luxations latérales de la main, tandis qu'il n'y a que des ligamens peu robustes qui s'opposent à ses luxations en avant ou en arrière; il convient toutefois de rappeler ici que DUPUYTREN révoque en doute la possibilité des luxations de la main quelles qu'elles soient; il pense que l'on s'en était laissé imposer par des fractures du radius. L'articulation des *os du carpe* entre eux ou avec les os du métacarpe est trop solide pour qu'il puisse s'y faire des luxations, à moins de désordres extrêmement considérables; l'os métacarpien du pouce fait toutefois exception, en ce qu'il peut se luxer en arrière dans les mouvemens d'opposition forcée: les faibles ligamens qui garnissent l'articulation dans ce sens et la présence des tendons extenseurs ne suffisent pas alors pour s'opposer au déplacement. Les luxations des *phalanges* sur les os du métacarpe sont de beaucoup plus faciles en arrière que dans tout autre sens; les articulations sont en effet garnies de ligamens robustes sur les côtés, faibles au contraire en arrière, et les têtes des os du métacarpe étant inclinées vers la paume, les phalanges sont arrêtées par la main elle-même dans leurs mouvemens de flexion avant que la luxation ne se soit faite en avant; circonstance qui n'existe pas dans les mouvemens en arrière. La réduction est souvent très-difficile, parce que le ligament antérieur, s'étant détaché de l'os métacarpien, est entraîné par la phalange et glisse entre les deux surfaces articulaires, quand on veut ramener l'os dans sa situation naturelle. Quelquefois cependant on a vu la luxation en avant de la première phalange du pouce. Les deuxièmes phalanges ne se luxent qu'en arrière par des raisons anatomiques semblables à celles que nous venons d'alléguer; on prétend toutefois que les dernières phalanges tendent plutôt à se luxer en avant.

Dans la désarticulation de la main, il faut se rappeler que les apophyses styloïdes descendent plus bas que la saillie supérieure des os du carpe: ceux-ci formant une tête arrondie, on tomberait entre les deux rangées si l'on coupait transversalement d'une apophyse styloïde à l'autre; si l'on commençait à désarticuler du côté cubital, on risquerait de passer entre le pyramidal et l'os crochu; enfin, on doit se rappeler les saillies que le trapèze, le pisiforme et l'os crochu forment dans la paume, afin de ne pas heurter contre.

Il importe encore de ne pas oublier la direction des articulations carpo-métacarpiennes eu égard aux amputations partielles : celle du cinquième métacarpien est plane et obliquement dirigée en dehors et en bas; on sent aisément la saillie de l'os sur le bord interne de la main. Celle du deuxième présente une rainure dans laquelle s'engage l'os trapézoïde; il y a un ligament interosseux très-robuste. Celle du premier est très-lâche et par conséquent facilement ouverte.

Quant à la désarticulation des phalanges, il faut se rappeler que la saillie que l'on remarque à la face dorsale lors de la flexion, est formée par l'os supérieur, et que par conséquent l'articulation n'est pas au milieu de la saillie, mais au-dessous. Les articulations métacarpo-phalangiennes sont à 8-10 lignes au-dessus des commissures des doigts; l'articulation métacarpo-phalangienne de l'indicateur est exactement sur la même ligne transversale que l'articulation phalangienne du pouce; on tombe sur l'articulation métacarpo-phalangienne du pouce, en prolongeant sur sa base, s'il est dans l'abduction forcée, une ligne qui fait suite au bord radial de l'index. Le pli palmaire entre la première et la deuxième phalange des doigts, correspond exactement à l'articulation : il faut inciser sur le milieu de la saillie de l'articulation, en procédant par la face palmaire. Le pli palmaire moyen entre la deuxième et la troisième phalange est placé à deux lignes au-dessus de l'articulation.

CHAPITRE IV.

Du tronc.

Art. 1. *De la poitrine.*

La *peau*, assez épaisse sur le sternum, s'amincit graduellement sur les côtés et surtout sur les mamelles, où elle devient excessivement fine vers l'aréole; c'est vers ce dernier point, ainsi que sur le sternum, qu'elle est le moins extensible. La *couche sous-cutanée*, composée de tissu cellulaire lamelleux et filamenteux, adhère fortement à la peau et aux ligamens du sternum, où elle ne contient presque pas de graisse, tandis qu'en se portant en dehors, elle devient souple, extensible, et qu'elle est chargée d'autant plus de graisse qu'on l'examine plus près du sein, qui en contient une très-grande quantité. C'est entre le bord inférieur des muscles grand pectoral et grand dorsal que la couche sous-cutanée communique avec le tissu cellulaire de l'aisselle. L'*aponévrose*, qui à la partie supérieure du thorax ne paraît encore être que la lame profonde et celluleuse de la couche sous-cutanée, devient d'autant plus épaisse et plus fibreuse qu'on se rapproche davantage de l'épigastre. Les *muscles* de la région n'offrent rien de particulier à noter, si ce n'est que la ligne de séparation entre les portions sternale et claviculaire du grand pectoral établit une voie de communication entre le tissu cellulaire superficiel et celui du creux de l'aisselle.

Les lobes et lobules de la *glande mammaire* sont séparés par des cloisons fibreuses qui s'implantent dans la peau, ce qui explique la formation des foyers purulens multiples et isolés que l'on y remarque souvent. Quant à la disposition générale de la glande, il est bon de se rappeler qu'elle n'est pas toujours bien circonscrite, mais qu'elle envoie à la circonférence de petits lobules qui semblent perdus dans la graisse. Une portion de la glande est fréquemment logée sous le bord inférieur du grand pectoral, qui serait alors coupé si l'on n'extirpait la mamelle de haut en bas. Il convient encore de ne pas perdre de vue la position extrêmement superficielle et le volume considérable qu'ont les extrémités des vaisseaux galactophores près de l'aréole, ce qui les expose à être ouverts par la moindre blessure.

Les principales *artères* des parois thoraciques sont : la mammaire interne, qui descend derrière les cartilages costaux à quatre lignes environ en dehors du sternum; si jamais on devait la lier, on la découvrirait aisément dans le troisième espace intercostal, qui serait choisi de préférence. La thoracique inférieure, qui correspond au bord inférieur du grand pectoral et de la mamelle, est le vaisseau qui donne le plus de sang dans l'amputation de ce dernier organe. Les artères intercostales rampent entre les muscles intercostaux internes et une couche celluleuse qui sépare ces derniers des intercostaux externes. En arrière, elles sont placées dans la gouttière même du bord inférieur des côtes; vers le milieu de la longueur des côtes, elles correspondent au bord inférieur de ces os; plus en avant, elles donnent une branche, grêle à la vérité, qui se dirige vers le bord supérieur de la côte inférieure. Les rapports des intercostales avec les côtes, en rendent la compression facile. Les *veines* accompagnent les artères;

celles qui se distribuent au sein prennent un volume prodigieux chez les femmes qui allaitent, chez celles affectées de cancer, etc.

Eu égard à la disposition de l'*articulation sterno-claviculaire* et aux mouvemens de l'épaule, on conçoit que les luxations de la clavicule en haut doivent être très-rares; en effet, les mouvemens de l'épaule en bas sont bornés, et la capsule articulaire est robuste en haut, où elle est renforcée par le ligament inter-claviculaire. Il en est de même des luxations en arrière : les mouvemens de l'épaule en avant sont difficiles, et l'os est retenu par le ligament costo-claviculaire, qui est très-robuste. En bas, la luxation est impossible, parce que les os sont en contact; mais en avant elle est facile : la capsule est mince, mal protégée par le tendon du sterno-cléido-mastoïdien, et les mouvemens de l'épaule en arrière sont étendus.

Quant au *sternum*, il ne faut pas oublier que la partie supérieure peut rester mobile sur le corps de l'os jusqu'à un âge avancé, et que la ligne de séparation fait ordinairement saillie au dehors, en sorte que cette disposition pourrait en imposer pour une fracture. Cette partie supérieure de l'os a une épaisseur d'environ huit lignes; les autres parties en ont cinq à six; tout le sternum, mou et spongieux, se laisse facilement traverser.

La mobilité des *côtes* et l'élasticité de leurs *cartilages*, rendent leurs fractures moins fréquentes qu'elles ne l'auraient été eu égard au peu d'épaisseur de ces cerceaux osseux. Les côtes supérieures sont en outre protégées par l'épaule. Il serait trop long de faire connaître ici le mode de déplacement qu'affecteraient les fragmens, parce qu'il variera suivant la côte, et suivant le point de la côte qui aura été rompu; l'inspection des muscles qui s'attachent aux deux fragmens, fera d'ailleurs connaître cette direction : remarquons toutefois que les muscles intercostaux tendent à borner les déplacemens des fragmens. Au reste, ces derniers proémineront plutôt dans la cavité thoracique dans les fractures par cause directe, tandis qu'ils feront saillie au dehors dans les fractures par contre-coup; dans ce dernier cas, il y a toujours plusieurs côtes fracturées. Les espaces intercostaux sont plus larges en avant qu'en arrière; les supérieurs le sont plus que les inférieurs; le troisième est le plus large de tous; après lui viennent les deux premiers.

L'écartement du *médiastin antérieur* correspond en haut au milieu du sternum; plus bas, au contraire, au bord gauche de cet os : c'est dans le tiers inférieur du sternum et à gauche que l'on arriverait au péricarde sans ouvrir la plèvre; on arriverait encore à cet organe dans l'intervalle du cinquième et du sixième cartilage costal du côté gauche; mais la plèvre serait ouverte alors. De nombreuses glandes lymphatiques et un tissu cellulaire lâche et abondant remplissent la cavité médiastine; ce tissu cellulaire communique en haut avec celui du cou; en bas, en passant derrière le cartilage xyphoïde, il se continue avec le tissu cellulaire placé entre le péritoine et les muscles de l'abdomen. Nous avons décrit dans la troisième et la cinquième section de cet ouvrage, la position du cœur et des gros troncs vasculaires dans le médiastin; mais nous avons à parler ici avec plus de détails du *tronc innominé*. Dirigé obliquement en haut et à droite, il se divise derrière l'articulation sterno-claviculaire, après un trajet de dix-huit lignes. Il est recouvert dans ce point par la peau et la couche sous-cutanée; par le chef sternal du sterno-cléido-mastoïdien, le sternum et l'extrémité de la clavicule; par les muscles abaisseurs de l'os hyoïde; par le confluent des veines sous-clavière, jugulaire interne et jugulaire externe et quelquefois de la thyroïdienne inférieure droites, qui se réunissent ici en jugulaire commune, laquelle reçoit bientôt après celle du côté opposé; enfin le tronc innominé est encore recouvert par le nerf vague et les nerfs cardiaques du côté droit. Quelques glandes lymphatiques et du tissu cellulaire séparent en arrière le tronc innominé de la trachée; à droite il touche à la plèvre.

Nous ne nommerons ici, en fait d'organes contenus dans l'écartement du *médiastin postérieur*, que les glandes lymphatiques qui y sont très-grosses et très-nombreuses, et le tissu cellulaire que l'on y voit en abondance; ce tissu communique en haut avec celui des parties profondes du cou, et en bas, à travers les ouvertures œsophagienne et aortique du diaphragme, avec celui qui est placé dans l'abdomen derrière le péritoine.

Il convient enfin de se rappeler, que la convexité que forme en haut le *diaphragme*, diminue d'autant la capacité thoracique, et que cette convexité est plus forte à droite qu'à gauche, à cause de la saillie du foie; en sorte que ce n'est pas au-dessous du troisième espace intercostal (en comptant de bas en haut) à gauche, ni au-dessous du quatrième, à droite, qu'il faudrait ouvrir la cavité pectorale dans l'opération de l'empyême, si l'on voulait éviter de blesser en même temps le diaphragme.

Art. 2. *De l'abdomen.*

La *peau*, d'une épaisseur moyenne en avant, devient successivement plus épaisse en se dirigeant en arrière. En général, la peau de la région est assez extensible, mais pas assez pour ne pas s'altérer par l'énorme distension causée par la grossesse, certaines ascites, etc. : on y remarque alors des vergetures. La *couche sous-cutanée*, dont la lame profonde, surtout visible chez les individus maigres, constitue le *fascia superficialis*, est ordinairement chargée de graisse, qui abonde principalement sous les flancs et au-dessous de l'ombilic. Lamelleuse dans la partie antérieure de la région, elle est entremêlée dans l'hypogastre et dans les flancs de fibrilles qui la rendent plus serrée. La couche sous-cutanée des flancs communique sous la douzième côte avec le tissu cellulaire de l'intérieur du thorax.

La disposition générale des *aponévroses* qui recouvrent antérieurement l'abdomen, est connue de la myologie; nous avons à faire remarquer ici que l'on y rencontre, surtout au-dessus de l'ombilic, de petites ouvertures livrant passage à des vaisseaux; si ces ouvertures viennent à être traversées par des pelotons de graisse adhérens au péritoine par des pédicules, ces pelotons, en augmentant de volume, peuvent tirer le péritoine au dehors et donner lieu à la formation de hernies. L'*ombilic* forme une cicatrice solide entre la peau, l'aponévrose et le péritoine; il n'est donc guère susceptible de livrer passage à des hernies chez l'adulte; mais les ouvertures vasculaires de l'aponévrose voisine peuvent donner lieu à des hernies qui en imposent pour des hernies ombilicales. Comme le péritoine adhère fortement à la ligne blanche près de l'ombilic, s'il venait à se faire dans ce point une rupture de l'aponévrose, la séreuse se déchirerait aussi, suivant VELPEAU, et il y aurait une hernie sans sac, recouverte par la peau et la couche sous-cutanée seulement.

La direction en sens opposé des fibres des trois *muscles larges du bas-ventre*, donne à cette partie une résistance qu'elle n'aurait pas si toutes ces fibres étaient parallèles. Les intersections tendineuses qui existent sur la face antérieure des *muscles droits*, établissent, par leur adhérence à la gaîne du muscle, des loges où peuvent se former des abcès circonscrits; tandis que, la face postérieure de ces muscles n'étant pas adhérente et étant tapissée par du tissu cellulaire, peu abondant, il est vrai, cette disposition permet au pus de fuser tout le long des muscles. En haut, le tissu cellulaire de la gaîne du muscle droit communique sous le sternum avec celui du thorax. Les *muscles pyramidaux* se touchant sur la ligne médiane, il est bien difficile de faire une incision qui les sépare sans intéresser l'un ou l'autre. Dans les flancs on trouve entre la onzième côte de la crête iliaque un espace où le péritoine n'est séparé de la peau que par du tissu cellulaire graisseux, l'aponévrose du transverse et une deuxième couche de graisse; espace où se forment quelquefois des hernies: c'est par là que l'on pénètre sans difficulté sur le cadavre jusqu'au rein, au colon et même jusqu'à l'aorte, sans ouvrir le péritoine. L'incision suivrait le bord externe du *muscle carré des lombes*, que le rein dépasse de plus d'un pouce. Pour l'aorte et le colon, l'opération se ferait à gauche; le mésocolon descendant ayant très-peu de hauteur, il serait possible d'en séparer les lames, de manière à ouvrir l'intestin sans pénétrer dans la cavité de la séreuse.

Les *artères* de la région sont nombreuses, mais en général grèles; il nous importe surtout ici d'en connaître les directions, à cause de celle à donner de préférence aux incisions : sur les côtés du ventre, les principales artères sont transversales et placées d'abord sous le péritoine, puis, plus en avant, entre l'oblique interne et le transverse; à la partie antérieure, au contraire, les principales artères suivent l'axe du corps: parmi celles-ci nous avons surtout à noter l'épigastrique inférieure, dont le tronc est placé entre le péritoine et le *fascia transversalis;* ses branches rampent dans l'épaisseur du muscle droit; en bas, elle correspond au bord externe du muscle; de là elle monte en se portant un peu en dedans. Les artères plus superficielles ne sont que des rameaux secondaires. Au milieu de l'espace qui sépare l'ombilic de l'épine iliaque antérieure et supérieure, on est également éloigné du tronc de l'épigastrique, de la circonflexe iliaque et des lombaires. Ces vaisseaux ne communiquant pas directement avec ceux des viscères abdominaux, on est encore à se demander comment on peut appeler du nom de saignée locale une application de sangsues, par exemple, sur l'épigastre dans une gastrite; à moins qu'on ne soutienne que le sang est soutiré à l'estomac par l'intermédiaire du petit rameau de l'épigastrique inférieure, qui accompagne la veine ombilicale et s'anastomose avec l'hépatique! Les vaisseaux qui chez le fœtus traversent l'anneau ombilical, ne laissent libre que la partie supérieure gauche de cet anneau; c'est donc dans ce sens qu'il conviendrait de débrider, dans la crainte que l'un d'eux ne fût pas oblitéré.

Au-dessous de l'ombilic, les muscles et les aponévroses sont tapissés par un tissu cellulaire d'autant plus condensé qu'on l'examine plus bas, ayant quelquefois un aspect fibreux, et connu sous le nom de *fascia transversalis*. Ce *fascia* est séparé du péritoine par une deuxième couche cellulaire immédiatement adhérente à la séreuse, se continuant derrière les pubis avec le tissu cellulaire qui entoure la vessie et appelée *fascia propria*. Vers les flancs, le *fascia propria* se résout en un tissu cellulaire très-chargé de graisse, qui communique avec le tissu cellulaire des autres parties profondes de l'abdomen, et même avec celui du thorax à travers l'écartement des faisceaux du diaphragme. Ces deux *fascia* sont souvent séparés au-dessus des pubis par un tissu cellulaire lâche et chargé de graisse.

Le péritoine revêt intérieurement les parois abdominales, auxquelles cette membrane souple et extensible n'adhère en général que d'une manière fort lâche; il faut toutefois en excepter la partie antérieure de l'abdomen, derrière la gaîne du muscle droit, où l'adhérence est beaucoup plus forte, et surtout la ligne blanche dans le voisinage de l'ombilic.

Parmi les organes profonds de la région abdominale, nous avons à noter l'*artère aorte*, dont on a tenté plusieurs fois la ligature. Placée en avant et un peu à gauche sur le corps des vertèbres, séparée à droite de la veine cave par un peu de tissu cellulaire et entourée par des glandes lymphatiques nombreuses, on arrive aisément à elle, sur le cadavre, par une incision verticale faite à côté et à gauche de l'ombilic : il suffit de repousser l'épiploon et les intestins grêles à droite et d'inciser, au-dessus de la naissance de l'artère mésentérique inférieure, la lame du péritoine qui la tapisse immédiatement. C'est en suivant le trajet de l'aorte, qu'une traînée de tissu cellulaire s'étend du thorax au bas-ventre; latéralement ce tissu cellulaire augmente d'une manière prodigieuse, en formant l'enveloppe graisseuse du rein, laquelle communique le long des uretères avec le tissu cellulaire du bassin, ou le long du muscle psoas avec celui de la partie supérieure profonde de la cuisse; en avant, ce tissu cellulaire communique le long des vaisseaux avec celui du mésentère.

Le fond de la *vésicule biliaire* correspond au cartilage de la neuvième côte, en sorte qu'il serait facile de pénétrer jusqu'à elle, si les indications précises ne manquaient pas le plus souvent pour entreprendre une pareille opération.

Toutes les fois que la *vessie urinaire* est distendue, son sommet remonte derrière les pubis; on peut alors aisément pénétrer dans ce réservoir sans ouvrir le péritoine.

Bien que nous ayons à nous occuper plus bas de la région inguinale, nous préférons rappeler ici que l'*S du colon* en est très-rapproché, en sorte qu'il est aisé d'arriver jusqu'à lui, et de le tirer au dehors pour l'établissement d'un anus contre nature.

Il nous reste à faire une observation générale, relative à l'exploration des parties contenues dans l'abdomen : dans ce cas les parois flexibles de cette cavité doivent être préalablement relâchées ; c'est pour cela que l'on recommande au malade de rester couché sur le dos, la tête et la poitrine un peu relevés par des coussins, et le bassin basculé en avant et en haut par l'action de relever les genoux; de cette manière-là, si le sujet évite de faire des efforts, le relâchement des muscles est aussi complet que possible, parce que leurs attaches inférieures sont rapprochées des supérieures par la position indiquée. Si, au contraire, on veut examiner le foie ou la rate (dans les cas où leur volume n'est pas agrandi d'une manière notable), on sera souvent obligé de faire asseoir le malade, en lui recommandant d'inspirer profondément : les viscères descendent soit par leur propre poids, soit par le refoulement du diaphragme.

ART. 3. *Région iliaque.*

Cette portion des parois abdominales étant du plus haut intérêt, par rapport au canal inguinal qu'elle renferme, nous devons en faire une description spéciale.

La *peau* y est fine et extensible. La *couche sous-cutanée* est divisée en plusieurs lamelles, dont les superficielles sont plus ou moins chargées de graisse, suivant les sujets. La lame profonde forme le *fascia superficialis*, membrane ferme, élastique, jaunâtre, peu adhérente aux tissus sous-jacens, si ce n'est à l'arcade crurale, à laquelle elle est plus fortement unie.

L'*arcade crurale*, qui n'est que le bord inférieur de l'aponévrose de l'oblique externe, est étendue entre l'épine antérieure et supérieure de l'os des îles de l'épine du pubis. Ce bord inférieur se contourne un peu en arrière, et c'est là que vient s'y fixer le *fascia transversalis*. Ce dernier, plus ou moins fibreux, suivant les sujets, mais toujours mince, est placé entre le muscle transverse et le péritoine, comme l'aponévrose de l'oblique externe l'est entre la peau et l'oblique interne. Il résulte donc de l'union de ce *fascia* avec l'arcade crurale une gouttière, formée en avant par la portion descendante de l'aponévrose du grand oblique, en bas par sa portion repliée, et en arrière par le *fascia transversalis;* c'est sur cette gouttière, appelée *canal inguinal*, qu'est couché le cordon spermatique. La division de l'aponévrose du grand oblique en deux faisceaux ou piliers, dont l'inférieur se confond avec l'arcade crurale, et dont le supérieur s'entrecroise sur les pubis avec celui du côté opposé, donne lieu à une ouverture triangulaire, l'*anneau inguinal externe*, qui est l'orifice antérieur de la gouttière dont nous avons parlé. Cette ouverture n'est toutefois pas nettement dessinée, car il en part une expansion fibreuse mince, qui se jette sur le cordon spermatique. Pour concevoir cet ordre de choses, il faut se rappeler que l'anneau inguinal n'existait pas à proprement parler avant la descente du testicule, qui, lors de son passage, a poussé devant lui et a entraîné la portion la plus mince de l'aponévrose dont il s'est coiffé. La même chose peut se dire de l'*anneau inguinal interne*, formé par le *fascia transversalis* : cet orifice aussi n'existait pas avant la descente du testicule, celui-ci a donc dû entraîner la portion du *fascia transversalis*, placée devant lui; voilà pourquoi l'anneau interne, qui est marqué par des fibres un peu plus fortes que celles du reste du *fascia transversalis*, n'a également le pourtour de son ouverture que mal circonscrit, parce qu'on le voit se continuer en avant sur le cordon spermatique.

Le bord inférieur du muscle oblique interne s'attache dans le tiers externe de la gouttière que nous avons vu formée par l'union de l'arcade crurale avec le *fascia transversalis*; de là le muscle se porte transversalement en avant, tandis que l'arcade crurale descend obliquement, en sorte que le bord inférieur du muscle cesse de toucher le fond de la gouttière, et qu'il convertit même cette dernière en un *canal* dont il forme la paroi supérieure. Toutefois cette paroi est peu solide, car du tissu cellulaire lâche étant placé entre l'aponévrose et l'oblique interne, et entre celui-ci et le *fascia transversalis*, il serait facile, en réduisant une hernie, de pousser les viscères dans l'un de ces espaces, au lieu de leur faire parcourir le *canal inguinal*. Le testicule, en descendant, entraîne quelques-unes des fibres inférieures de l'oblique interne, qui forment ainsi le muscle crémaster.

Cela posé, l'on voit que le canal inguinal est un canal long d'environ 18 lignes, obliquement dirigé en avant, en dedans et en bas, dont l'orifice abdominal, placé à moitié chemin entre l'épine iliaque et les pubis, est formé par le *fascia transversalis*, tandis que son orifice inférieur l'est par l'aponévrose de l'oblique externe.

En arrière on rencontre, enfin, le péritoine, dont la face antérieure est recouverte par le *fascia propria*, lame celluleuse et quelquefois fibreuse.

L'*artère épigastrique* est placée sur la demi-circonférence interne de l'anneau inguinal interne, entre lui et le *fascia propria*;

le cordon spermatique et la hernie inguinale externe qui suit le même trajet, sont donc toujours sur le côté externe de l'artère. Il serait aisé d'aller à la recherche de cette dernière, en se guidant d'après le bord supérieur du cordon spermatique. Le rameau pubien de l'épigastrique naît quelquefois plus haut que de coutume; alors, s'il était très-développé et qu'il y eût hernie inguinale interne, on risquerait une hémorrhagie si le débridement devait se faire profondément; en effet, cette hernie inguinale interne se fait sur le côté interne de l'artère épigastrique, ordinairement entre elle et l'artère ombilicale, en poussant devant elle le *fascia transversalis*, qui souvent se déchire, et en sortant directement d'arrière en avant par l'anneau inguinal externe; on voit qu'alors il y aurait des vaisseaux en dedans, en dehors et en haut; mais la variété vasculaire, que nous indiquons, n'est pas trop fréquente, et il est rare que le vaisseau soit volumineux.

L'anneau inguinal étant incomparablement plus petit chez la femme que chez l'homme, c'est chez ce dernier que la hernie inguinale se rencontre le plus fréquemment.

Art. 4. *Fosse iliaque* et *canal crural*.

Bien que l'orifice inférieur du canal crural se trouve dans la cuisse, il convient d'en parler ici pour ne pas scinder l'exposé des rapports des parties que traverse la hernie crurale.

Le *péritoine*, épais et souple, est tapissé par son *fascia propria*, qui forme ici une couche celluleuse épaisse et fort lâche, laquelle fournit des gaînes aux vaisseaux iliaques et aux branches qui en partent, ainsi qu'à l'artère ombilicale, au cordon spermatique et au canal déférent. Remplissant l'entrée du canal crural, ce tissu cellulaire communique à travers ce conduit avec le *fascia superficialis* de la cuisse.

Le *fascia iliaca*, mince en haut, où il se continue avec un faisceau fibreux étendu de la douzième côte à l'apophyse transverse de la première vertèbre lombaire et avec l'arcade fibreuse d'où naît le psoas, descend sur ce dernier muscle et se porte sur le muscle iliaque, où il devient très-robuste. En dedans, cette aponévrose s'attache au détroit supérieur du bassin; en dehors, elle se fixe à la crête iliaque; en bas, elle se termine de trois manières différentes: 1) elle s'attache le long de la moitié externe de l'arcade crurale; 2) à partir de ce point elle quitte l'arcade pour se continuer dans la cuisse, par-dessus les muscles psoas et iliaque, avec le feuillet profond du *fascia lata*, et 3), plus en dedans encore, elle s'attache à la branche horizontale du pubis jusqu'à l'épine de cet os. Il résulte de cette disposition, que l'on rencontre sous la moitié interne de l'arcade crurale une ouverture elliptique de 2 à 2½ pouces d'étendue en travers chez la femme, et 10 à 12 lignes d'avant en arrière, circonscrite en avant par l'arcade crurale, en arrière par la crête ilio-pectinée et par le *fascia iliaca*, en dedans par le bord tranchant et concave du *ligament de Gimbernat*, lequel n'est autre chose qu'un prolongement de l'arcade crurale. L'ouverture dont nous parlons est l'*orifice supérieur du canal crural*, dont la partie externe est occupée par l'artère et la veine crurales, tandis que sa partie interne est remplie par du tissu cellulaire, et quelquefois par une glande lymphatique : c'est par là que se font les hernies crurales.

L'*orifice inférieur du canal crural* est placé à la partie supérieure interne de la cuisse. Recouvert à l'extérieur par une peau mince, extensible, on trouve sous cette première couche les lames du *fascia superficialis*, dont les superficielles, souvent chargées de graisse, sont mobiles, tandis que les profondes, plus denses, renfermant la veine saphène, adhèrent à l'arcade crurale. Plus profondément le feuillet superficiel du *fascia lata* forme, autour de la partie externe du point où la veine saphène s'unit à la crurale, un repli falciforme à concavité interne et supérieure, fixé en haut à l'arcade crurale, et se contournant en bas derrière la saphène, pour se continuer en remontant avec les lames du *fascia*, qui tapissent l'origine des adducteurs, et avec le ligament de Gimbernat. Les lames profondes du *fascia lata*, qui ne sont que des dédoublemens de cette lame superficielle, forment des gaînes aux muscles de la région et aux vaisseaux cruraux; l'une d'elles se continue en bas, à travers l'anneau crural externe, avec la lame superficielle, tandis qu'en haut elle se continue avec le *fascia iliaca*, qui sort par l'anneau crural interne; cette lame profonde forme en même temps une gaîne complète au psoas et à l'iliaque, jusqu'à leur attache au petit trochanter, où elle se fixe elle-même. On voit par ce qui précède, que cette lame constitue la paroi postérieure du *canal crural;* la paroi externe est formée par le point de jonction du feuillet falciforme avec la lame profonde; la paroi antérieure l'est en haut par l'arcade crurale, et en bas par le feuillet falciforme; enfin, la paroi interne existe à peine, parce qu'elle n'est formée que par le bord concave du ligament de Gimbernat. Des glandes lymphatiques et du tissu cellulaire remplissent le canal crural, et établissent ainsi une communication entre la couche sous-cutanée de la cuisse et le *fascia propria.* La direction du canal est très-peu oblique de haut en bas, et de dedans en dehors.

La plus grande étendue de l'espace qui, chez la femme, sépare l'épine iliaque de celle du pubis, fait que l'anneau crural est beaucoup plus ample chez elle que chez l'homme.

Entre l'aponévrose iliaque en avant, et la colonne vertébrale et l'os des îles en arrière, se trouve un espace rempli par les muscles psoas et iliaque, entourés de tissu cellulaire; cet espace, par ce que nous avons vu des attaches du *fascia iliaca*, et de sa continuation avec le *fascia lata*, est une espèce de canal, qui s'étend depuis le diaphragme et le corps des vertèbres jusqu'au petit trochanter, et qui peut livrer passage au pus d'un point dans un autre: le pus d'une carie vertébrale, ou celui provenant d'une psoïte, formera donc le plus souvent un abcès profondément situé, s'il fuse jusque dans la partie supérieure de la cuisse; tandis que celui provenant d'une inflammation sous-péritonéale, s'il s'étend dans la cuisse, descendra le long du canal crural, et formera dans l'aîne un abcès superficiel.

L'*artère iliaque primitive* naît vers l'union de la quatrième et de la cinquième vertèbre lombaire, c'est-à-dire à deux pouces environ au-dessous de l'ombilic; de là elle se dirige, en se continuant avec l'*iliaque externe*, vers le milieu de l'arcade crurale, en formant une légère courbe à concavité interne; la bifurcation se fait ordinairement après un trajet de 2 à 3 pouces au-dessus de l'articulation sacro-iliatique. Cette artère est placée sur le bord interne du psoas, renfermée avec la veine correspondante dans une forte gaîne, formée par le *fascia propria:* la veine est en arrière, ainsi que le nerf obturateur; le nerf génito-crural est souvent placé en dehors et quelquefois en avant; l'uretère et le canal déférent la croisent en avant. L'artère *iliaque interne* se dirige en bas et en avant, dans l'espace de 18 lignes à 2 pouces, enveloppée par le *fascia propria.* Le nerf lombo-sacré est en arrière et en dehors d'elle, le nerf obturateur la croise en dehors, l'uretère la croise en dedans et en avant; la veine du côté droit est en dehors, tandis qu'à gauche elle est en arrière.

Les vaisseaux iliaques externes sont toujours placés sur le côté externe de la hernie crurale; il en est de même de l'artère épigastrique. Le rameau pubien de l'épigastrique passe tantôt devant, tantôt derrière le col de la hernie: si le premier cas existait, et que cette artère fournisse en même temps l'artère obturatrice, comme j'en conserve un exemple, le col du sac serait entouré par un cercle artériel complet, excepté en arrière, où il repose sur l'os, et où l'on ne peut pas débrider. J'ai vu une deuxième épigastrique, née d'une artère du bassin, remonter en dedans de l'anneau crural; on conçoit combien cette disposition serait fâcheuse dans le cas de hernie étranglée. Au reste, tous ces vaisseaux ne sont pas accolés au ligament de Gimbernat, ni à l'arcade crurale, mais enveloppés dans le *fascia propria.* L'artère spermatique, placée dans le cordon testiculaire, est logée avec lui dans la gouttière que forme l'arcade crurale ; elle croise donc en avant et d'assez près le col de la hernie crurale, et pourrait être blessée, si l'on débridait trop profondément en haut chez l'homme.

Art. 5. *Parties génitales externes de l'homme.*

La *peau*, très-épaisse au pénil, devient très-mince, extensible et mobile sur le pénis. A l'extrémité du pénis, elle se replie sous forme de muqueuse pour doubler l'intérieur du prépuce ; la peau du scrotum est également mince, extensible, garnie de beaucoup de follicules et parsemée de rides nombreuses, dans le fond desquelles s'accumule une humeur sébacée, âcre chez les personnes mal-propres. La *couche sous-cutanée* du pénil est cellulo-fibreuse, élastique, chargée de beaucoup de graisse, adhérente tant à la peau qu'aux parties profondes; elle est au contraire lamelleuse, soyeuse, souple, très-extensible et entièrement dépourvue de graisse au pénis et au scrotum : dans ce dernier point elle porte le nom de dartos.

Il serait superflu de revenir ici sur la description des corps caverneux, de l'urètre, des testicules et de leurs enveloppes; nous renvoyons pour cela à ce que nous en avons dit dans la splanchnotomie. Mais nous devons noter ici que les artères dorsales de la verge, placées dans la couche sous-cutanée, sont très-sujettes à se rétracter quand elles sont coupées, ce que les artères profondes ne sauraient faire. Les artères qui rampent dans le scrotum, sont de même placées dans la couche sous-cutanée, et se rétractent par conséquent avec facilité. L'artère spermatique est ordinairement placée en dehors et en avant du canal déférent, tandis que les veines sont plutôt placées en arrière.

Derrière le pénil, nous trouvons la *symphyse pubienne* recouverte par une couche fibreuse épaisse, fournie par le pilier interne de l'anneau inguinal. La nature fibro-cartilagineuse de cette symphyse permet d'en pratiquer aisément la division, qui doit comprendre le ligament arqué, si l'on veut obtenir quelque écartement; il convient toutefois de se rappeler : 1) que la vessie, placée immédiatement derrière la symphyse, est sujette à être blessée dans cette opération faite sans précaution; 2) que chacune des trois articulations du bassin est moins immobile qu'on ne le croit ordinairement : l'immobilité de la ceinture osseuse n'existe réellement que quand elle est complète; dès qu'elle est interrompue dans un point, la dislocation des deux autres symphyses restantes est à craindre. C'est pour parer à ces inconvéniens que l'on a proposé de diviser des deux côtés la ceinture osseuse vers le trou obturateur, de manière à obtenir un agrandissement du diamètre antéro-postérieur du bassin, sans qu'on ait besoin d'écarter les os.

Art. 6. *Du périnée chez l'homme.*

La *peau*, mince en avant vers la base du scrotum, et surtout autour de l'anus, s'épaissit sur les côtés et en arrière; la *couche sous-cutanée* est molle, soyeuse, très-mobile en avant, vers le scrotum; excessivement mince autour de l'anus; en dehors au contraire elle est très-épaisse, formée par des lamelles entremêlées de filamens nombreux et robustes, et dans les interstices desquelles on rencontre des paquets d'une graisse molle. Renfermée entre des lames résistantes, telles que la peau et les aponévroses sous-jacentes, on voit que les abcès qui se forment dans la couche sous-cutanée, tendent à fuser au loin, et doivent par conséquent être ouverts dès qu'il sont reconnus.

Plus profondément, on trouve les lames suivantes : un feuillet de tissu cellulaire condensé tapisse la face inférieure du releveur de l'anus, en s'étendant depuis le muscle transverse du périnée jusqu'au coccyx : c'est le *feuillet rectal* ou *interne de l'aponévrose anale;* une autre lame, plus épaisse, fibreuse, le *feuillet externe* ou *ischiatique de l'aponévrose anale,* tapisse la face périnéale de l'obturateur interne, et se confond en avant, en haut et en arrière avec le feuillet précédent; on remarque donc en bas, entre ces deux feuillets, un écartement dû à leur inclinaison en sens opposé : c'est l'*excavation ischio-rectale*, remplie par les prolongemens profonds de la couche sous-cutanée graisseuse. Près du bord postérieur du muscle transverse, où ces deux lames se confondent, elles donnent naissance en avant à deux autres lames : l'une, celluleuse, *couche superficielle de l'aponévrose périnéale,* passe au-dessous des muscles transverse, bulbo- et ischio-caverneux et au-dessous du bulbe de l'urètre, se perd en avant sur la verge, et s'attache sur les côtés à la lèvre externe de l'angle sous-pubien; l'autre, fibreuse-élastique, *feuillet profond de l'aponévrose périnéale* ou *ligament triangulaire*, passe par-dessus le transverse, l'ischio- et le bulbo-caverneux, le bulbe de l'urètre et les corps caverneux, et s'attache tout le long de la lèvre interne de l'angle sous-pubien. C'est cette dernière lame que perfore la portion membraneuse de l'urètre.

Une autre lame fibreuse, plus profonde, le *fascia pelvia*, ferme plus immédiatement la partie inférieure du bassin. Ce *fascia* s'attache sur les côtés du coccyx et du sacrum, sur les parties latérales du détroit supérieur du bassin, et sur les muscles obturateurs internes jusqu'aux pubis; de là il s'étend vers le rectum, la vessie, la prostate, de manière à fixer ces organes dans leur position. Cette aponévrose s'insère sur une arcade fibreuse renversée, placée à la partie supérieure du trou sous-pubien, de manière à circonscrire avec l'os un anneau par où passent les vaisseaux et nerfs obturateurs, et par où se font les hernies obturatrices; un autre anneau fibreux, qui livre passage au nerf sciatique, aux vaisseaux sciatiques, fessiers et honteux, est placé à la partie supérieure de la grande échancrure sciatique; des hernies peuvent également se faire dans ce point. Enfin, le *fascia* est très-mince entre le rectum et la vessie, en sorte que, venant à céder, il y a formation de hernie périnéale.

On trouve dans la splanchnotomie la description des *muscles du périnée*. Nous avons également donné dans l'angiotomie le détail de la *distribution artérielle;* il nous suffira de noter ici que la honteuse interne est toujours placée en dehors du feuillet ischiatique de l'aponévrose anale, ou enveloppée par les lames externes de ce feuillet: elle est donc toujours au-delà du périnée; il en est de même de la branche profonde de la honteuse, qui reste dans l'épaisseur du feuillet profond de l'aponévrose périnéale. L'hémorrhoïdale inférieure traverse l'excavation ischio-rectale. La transverse du périnée est également profonde : elle est placée entre le feuillet superficiel et profond de l'aponévrose périnéale. La superficielle du périnée, au contraire, quoique volumineuse, est toujours placée dans la couche sous-cutanée, en sorte que, bien que sujette à donner du sang, sa ligature serait facile.

La *prostate* est placée au-dessous et à 6-8 lignes derrière la symphyse pubienne, fixée dans sa position, en avant par la lame profonde de l'aponévrose périnéale, et en arrière par un prolongement de l'aponévrose pelvienne, appuyant sur le rectum, dont elle n'est séparée que par une couche mince de tissu cellulaire. La prostate est immédiatement enveloppée par une couche fibreuse, peut-être musculaire, qui semble se continuer avec la tunique charnue de la vessie. L'urètre ne traversant pas la prostate dans son centre, il importe de connaître les dimensions des rayons qui, de ce canal, se porteraient à la périphérie : le rayon supérieur a 1-2 lignes; l'inférieur en a 5-8; le latéral a 6-9 lignes; le diamètre le plus étendu se dirige en bas et en dehors : il a 9-11 lignes. Les deux canaux éjaculateurs s'accolent l'un à l'autre en traversant la prostate, en sorte qu'il est presque impossible d'éviter la division de l'un d'eux quand on incise la prostate par en bas sur la ligne médiane.

Le *canal de l'urètre*, dans l'état de relâchement, et tant qu'il est encore attaché aux parties voisines, n'a, d'après les mesures de VELPEAU, qu'une longueur moyenne de 5 pouces et demi; le plus court a cinq pouces; le plus long en a 6 et demi. La courbure antérieure de l'urètre disparaît si l'on tire la verge en avant; sa courbure postérieure, concave en haut, disparaît en partie par la même traction. Pour obtenir ce redressement, l'angle d'inclinaison le plus favorable, entre la verge et le pubis, est celui de 40°. La portion membraneuse de l'urètre traverse l'aponévrose profonde du périnée: or, comme l'ouverture de cette aponévrose est moins large que le canal qui la perfore, on ne peut aisément y faire passer une sonde qu'en tirant le pénis fortement en avant : par là on alonge la portion membraneuse, et ses dimensions en largeur sont diminuées d'autant et rendues à peu près égales à celles de l'ouverture aponévrotique. Le muscle de Wilson, qui embrasse en arrière la portion membraneuse, rend raison des constrictions spasmodiques du canal. Il convient encore de se rappeler que plusieurs obstacles à l'introduction de la sonde, tels que la luette vésicale, le troisième lobe de la prostate, le vérumontanum, les fossettes qui se trouvent sur ses côtés, les lacunes de Morgagni, etc., se trouvent tous sur la paroi inférieure de l'urètre; on parvient donc à les éviter aisément en glissant le bec de l'instrument le long de la paroi supérieure du canal. Les autres particularités relatives à l'anatomie de la verge, ont été décrites dans la splanchnotomie.

Le *bas-fond de la vessie* est ordinairement uni derrière la prostate, dans l'espace d'un pouce, à la paroi antérieure du rectum; on a en conséquence proposé d'inciser la vessie dans ce point : il n'y a pas de vaisseaux notables; mais si l'on dirige l'incision trop en avant vers la prostate, on risque de couper le canal déférent, qui se rapproche ici de la ligne médiane; en allant à plus d'un pouce en arrière, on court risque de blesser le péritoine.

Il n'est pas sans importance de bien remarquer la direction de l'extrémité du *rectum :* sa partie la plus inférieure se porte obliquement en bas et en arrière, tandis qu'un peu plus haut il se dirige en bas et en avant; c'est donc suivant cette double direction qu'il faut incliner les corps étrangers, que l'on veut introduire dans le rectum.

Art. 7. *Périnée* et *organes pelviens chez la femme.*

Il n'entre pas dans notre plan de donner ici une description détaillée de ces parties; nous en avons parlé d'une part dans la splanchnotomie; d'autre part, nous retrouvons dans le périnée de la femme les mêmes couches que nous avons signalées chez l'homme, à quelques différences de forme près, qui sont déterminées par celle des organes génitaux.

Ainsi, la *peau* offre à peu près les mêmes caractères que chez l'homme; la *couche sous-cutanée* de même, si ce n'est qu'elle prend davantage l'aspect du tissu érectile. La disposition de l'*aponévrose* diffère surtout de celle que nous avons vu exister chez l'homme, en ce qu'elle laisse une large ouverture par où passe le vagin.

Les *artères* sont en général moins volumineuses chez la femme que chez l'homme, surtout celles qui se distribuent au clitoris, en les comparant à celles qui vont à la verge; aussi ces artères ne méritent-elles pas une considération bien sérieuse dans les opérations à pratiquer sur la région.

L'orifice de l'*urètre*, placé derrière le clitoris, est marqué en arrière par un tubercule saillant, qui sert à guider l'instrument quand il s'agit de sonder une femme sans la découvrir. Le canal de l'urètre lui-même, long de 10 à 14 lignes, dirigé obliquement en haut et en arrière, un peu concave en avant, est extrêmement dilatable, surtout du côté de la vessie. Un intervalle de 4 à 5 lignes le sépare de l'arcade pubienne et du clitoris, intervalle qui ne renferme ni organes ni vaisseaux importans, et qui, étant incisé, permettrait d'arriver aisément à la vessie, si le tissu cellulaire lâche et abondant que l'on y rencontre, surtout en arrière, ne faisait craindre les infiltrations urineuses. En arrière et en bas l'urètre répond au *vagin*, qui le reçoit dans une gouttière peu prononcée chez les filles, davantage chez les femmes mariées, très-profonde chez celles qui ont eu des enfans, en sorte que chez elles le vagin remonte des deux côtés au-dessus de l'urètre, et risquerait d'être ouvert si ce dernier venait à être incisé transversalement.

Le sommet de la *vessie* étant placé plus haut que chez l'homme, on arrive plus aisément à ce réservoir dans l'opération de la taille hypogastrique. Le bas-fond de la vessie repose directement sur la paroi antérieure du vagin; aucun vaisseau important se trouve dans cet endroit, surtout sur la ligne médiane; le cul-de-sac que forme le péritoine entre la vessie et la matrice, ne descend pas plus bas, dans la règle, que jusqu'au col utérin. Le cul-de-sac recto-vaginal, au contraire, est beaucoup plus profond, et c'est dans lui que s'enfoncent les intestins dans les hernies périnéales ou dans certaines hernies vaginales.

Si, dans l'extirpation du col de l'*utérus*, on veut éviter des accidens, il convient de se rappeler que l'on risque de pénétrer en arrière dans la cavité péritonéale; en avant, au contraire, cet accident est moins à redouter; l'ouverture de la vessie est moins encore à craindre.

Art. 8. *Régions vertébrale* et *sacrée.*

La *peau* est très-épaisse, et d'autant plus qu'on l'examine plus bas, en sorte que celle des lombes est la plus épaisse du corps; elle s'amincit de nouveau en s'approchant du coccyx. Cette membrane est dense, fibreuse, peu extensible, plus adhérente sur les saillies du sacrum et sur les épines des vertèbres que sur les côtés. L'absence de parties molles entre la peau et l'os sacrum, explique la facilité avec laquelle les tégumens se gangrènent lorsque le décubitus sur cette partie se prolonge. La *couche sous-cutanée*, très-dense aussi, de nature lamelleuse et fibreuse, contient des vésicules adipeuses, à l'exception toutefois de la région sacrée, qui n'en offre que fort peu; elle adhère très-fortement à la peau; l'union de la couche sous-cutanée aux parties sous-jacentes se fait d'une manière lâche, si ce n'est le long du ligament cervical et des épines, ainsi que dans presque toute l'étendue du sacrum, points auxquels elle adhère fortement. Les collections de liquides qui se forment sous elle ne peuvent donc pas se porter d'un côté à l'autre, et elles s'étendent facilement en longueur, au lieu de se porter au dehors. L'*aponévrose*, qui n'a pas partout la même épaisseur et le même aspect fibreux, forme dans la moitié supérieure de la région des gaînes aux muscles larges, dont elle tapisse les deux faces, et se continue d'une part avec celle du cou, d'autre part avec celle du grand dorsal; elle est surtout robuste à la nuque, sur la ligne médiane, où elle constitue le ligament cervical; au dos son feuillet profond unit les dentelés postérieurs au splénius, et sépare ainsi les muscles superficiels des muscles profonds. Ce feuillet profond cesse peu à peu d'être recouvert de muscles dans la région lombaire et sacrée, où il devient extrêmement robuste; c'est lui qui bride les muscles profonds du dos, et qui se confond en bas avec les ligamens du sacrum et avec le périoste. Dans la région lombaire cette lame donne naissance aux muscles grand dorsal, oblique interne et transverse. Les apophyses transverses des vertèbres lombaires donnent en outre attache à deux autres feuillets aponévrotiques : l'un d'eux, mince, garni de larges ouvertures, passe derrière le carré des lombes; l'autre, plus mince encore, passe devant ce muscle : il en résulte, que le pus qui se forme sous la lame profonde qui recouvre le sacro-lombaire, traverse aisément les autres lames, et se porte de préférence vers la cavité abdominale. Les *muscles*, larges, renforcés par les gaînes cellulo-fibreuses dont nous venons de parler, sont séparés par du tissu cellulaire peu abondant et très-lâche, en sorte que les collections de pus peuvent aisément fuser dans leurs intervalles et s'étendre au loin. Près de l'angle inférieur de l'omoplate on remarque un petit espace circonscrit par le grand dorsal, le rhomboïde et le bord inférieur du grand dentelé, par où le tissu cellulaire sous-cutané du dos communique avec celui de l'aisselle. Les muscles profonds ne donnent pas lieu à des considérations pratiques.

Les *vaisseaux* et *nerfs* sont en général peu volumineux, et ne donnent pas lieu à des considérations pratiques particulières.

Dans l'examen du *squelette*, il importe de ne pas perdre de vue qu'il y a à l'état normal une légère déviation dans la partie supérieure de la colonne dorsale, de manière à offrir une concavité dirigée à gauche. La multiplicité des articulations, le nombre et la force des liens ligamenteux qui les entourent, et qui bornent les mouvemens du rachis, rendent raison de la difficulté avec laquelle se font les luxations de cette partie; encore ces déplacemens ne sont-ils guère possibles que dans la région cervicale, surtout dans l'articulation de la tête avec les deux premières vertèbres. La présence de la moelle alongée explique la mort immédiate qui est la suite ordinaire de ces dernières luxations. Malgré la grande mobilité de la colonne lombaire, les luxations y sont rendues impossibles, tant à cause de la multiplicité et de la direction des facettes articulaires, qu'à cause de la force des ligamens. Quant aux fractures, elles sont également rares; les apophyses épineuses saillantes de la septième vertèbre cervicale et des premières dorsales, y sont le plus exposées; les autres parties de l'épine en sont garanties par les muscles qui les matelassent, ou par les omoplates qui les protègent, ou par la construction plus solide des vertèbres, à mesure qu'on les examine plus bas, à moins que la cause fracturante n'ait été très-intense. La compression de la moelle rend du reste raison de la gravité de ces fractures, laquelle diffère toutefois suivant la hauteur où elles ont eu lieu. Il n'y a donc pas lieu d'être étonné qu'il y a des accidens moins graves lors des fractures de la colonne lombaire ou du sacrum; en effet, la moelle s'arrête à la deuxième vertèbre des lombes, et les nerfs de la queue de cheval, qui partent de ce point, se distribuent à des organes moins indispensables à la conservation de la vie, que cela n'a lieu pour les parties supérieures. Il est à remarquer que la moelle de l'épine, protégée par des os dans toute sa longueur, n'est recouverte que de parties molles entre l'occipital et l'atlas.

CHAPITRE V.

De l'extrémité inférieure.

ART. 1.er *Fesse* et *cuisse.*

Ayant déjà parlé de l'orifice inférieur du canal crural, à l'occasion de la fosse iliaque, nous ne revenons plus ici sur cet objet.

La *peau* est très-épaisse à la partie supérieure de la fesse, un peu moins à la partie externe et antérieure de la cuisse; vers la partie postérieure du membre, au contraire, et surtout à la face interne, elle devient très-fine. Cette membrane est beaucoup plus extensible à la fesse et à la partie postérieure de la cuisse que partout ailleurs; elle est en général assez mobile, hormis à la partie postérieure externe de la cuisse.

La *couche sous-cutanée* est plus épaisse, plus souple, plus lamelleuse en arrière qu'en avant et en dehors; dans ce dernier point elle est assez intimement unie à l'aponévrose qui recouvre le bord postérieur du vaste externe. La couche sous-cutanée de la fesse se continuant avec les masses cellulaires qui avoisinent le périnée, on voit souvent les abcès se porter de l'un de ces points dans l'autre; tout comme le pus formé dans le bassin peut se porter dans la fesse, à la faveur de la communication qu'établit le tissu cellulaire pelvien, à travers la grande échancrure sciatique, avec le tissu lâche qui est interposé aux muscles fessiers.

L'*aponévrose*, mince, presque celluleuse sur le grand fessier, se laisse facilement pénétrer par le pus qui peut s'être accumulé dans le voisinage; celle qui recouvre le moyen fessier, est au contraire plus résistante. En se continuant dans la cuisse, elle prend le nom de *fascia lata*, qui reste assez mince dans la partie postérieure du membre, où il forme toutefois des gaînes aux muscles de la région, gaînes dans lesquelles se forment quelquefois des fusées de pus. La même disposition se retrouve pour les muscles antérieurs de la cuisse, parmi lesquels le couturier et le grêle interne, surtout, reçoivent des gaînes complètes. Dans ce point, l'aponévrose est beaucoup plus forte, et d'autant plus qu'on se rapproche davantage de la face externe du membre. Il en résulte que les abcès profonds ne peuvent guère se porter vers la peau et réciproquement.

La longueur des *muscles* de la cuisse, et les gaînes fibreuses dans lesquelles ils se meuvent librement, leur permettent de se rétracter fortement lorsqu'ils sont divisés, à l'exception du triceps extenseur et du triceps adducteur, qui sont unis au fémur d'une manière plus intime. Ce serait donc en vain que l'on espérerait d'obtenir sur le vivant des lambeaux réguliers, en pratiquant l'amputation à lambeaux; car en arrière on n'aura le plus souvent que de la peau pour recouvrir la plaie. Relativement à la ligature de l'artère fémorale, il importe de bien se pénétrer de la direction des fibres des muscles qui avoisinent son trajet: ainsi le grêle interne a à peu près la même direction au milieu de la cuisse que le couturier, sur lequel on se guide dans l'incision, mais il est placé plus en dedans; le droit antérieur a des fibres moins obliquement dirigées en bas; le vaste interne les a dirigées obliquement en sens inverse.

Le *canal sous-pubien* ou *obturateur* est un conduit placé à la partie supérieure du trou obturateur, livrant passage aux vaisseaux et nerf de ce nom, et dans des cas rares à des viscères déplacés. Ce canal est limité en haut ou en avant et en dehors par l'os; en bas ou en arrière et en dedans par l'arcade fibreuse renversée, sur laquelle s'attache le muscle obturateur interne; vers la cuisse il s'élargit un peu, parce que le bord supérieur de l'obturateur externe non implanté sur une arcade fibreuse, se laisse déprimer. C'est en bas et en dedans que l'on a trouvé les vaisseaux dans les cas de hernie, et le sac lui-même se place profondément dans la partie supérieure de la cuisse, devant l'obturateur externe, et derrière le pectiné et le petit adducteur.

La *grande échancrure sciatique* peut également livrer passage à une *hernie*, soit au-dessus, soit (mais plus difficilement) audessous du muscle pyramidal, cette ouverture du bassin n'étant protégée que par les muscles de la région et par une lame fibreuse, qui se continue avec le bord supérieur du grand ligament sacro-sciatique. La hernie descend entre le grand fessier et le ligament sciatique, et peut arriver jusque dans le périnée. Le nerf sciatique et les vaisseaux fessiers ont été trouvés sur le côté postérieur de la tumeur.

La principale *artère* de la région est la crurale, qui passe dans la cuisse un peu plus près de l'épine iliaque que de l'épine pubienne; de là elle se dirige en bas et un peu en dedans. A quatre travers de doigt au-dessous de l'arcade crurale, elle correspond au bord interne du couturier; au tiers inférieur de la cuisse, où elle passe dans l'espace poplité, elle est également rapprochée des deux bords de ce muscle. Dans tout son trajet, elle est entourée par le feuillet profond du *fascia lata*, lequel lui fournit une forte gaîne, qui lui est commune avec la veine crurale. Au tiers inférieur de la cuisse, l'artère, toujours entourée de sa gaîne, passe dans un canal fibreux, que lui forment le vaste interne, le deuxième et le troisième adducteur. La veine, d'abord placée sur le côté interne de l'artère, se porte peu à peu sur sa face postérieure. La veine saphène, à peu près placée sur le trajet de l'artère, mais un peu plus en dedans, est renfermée dans les lames profondes de la couche sous-cutanée. Le nerf crural, à son entrée dans la cuisse, est placé en dehors de l'artère, dont il est séparé par la lame profonde du *fascia lata;* une ou deux de ses branches passent devant l'artère à diverses hauteurs; le nerf saphène interne l'accompagne dans tout son trajet: il est placé sur son côté externe, renfermé le plus souvent dans un feuillet fibreux spécial. Il convient de se rappeler que c'est ordinairement à deux pouces au-dessous de l'arcade crurale que l'artère se divise en branches superficielle et profonde. Cette dernière ne donne pas lieu d'ailleurs à des considérations chirurgicales, si ce n'est sous le rapport des anastomoses qu'elle forme avec les branches voisines. Notons toutefois que, les deux artères circonflexes entourant l'articulation du fémur, on conçoit qu'elles puissent souvent être déchirées et donner lieu à un épanchement sanguin dans les luxations de l'os ou les fractures du col. Les artères de la fesse, quoique volumineuses, sont trop profondément situées pour qu'elles puissent donner lieu à des opérations chirurgicales.

Les *glandes inguinales* reçoivent les lymphatiques du membre inférieur et ceux des parties génitales; ces derniers traversent les glandes placées dans le pli de l'aine même, en sorte qu'un gonflement survenant dans des glandes placées plus bas, on a tout lieu de croire que ce n'est pas par cause syphilitique.

Le *grand nerf sciatique*, qui, à raison de son volume, exige des précautions à prendre lors des opérations, descend vers le milieu du creux du jarret; en haut il est placé entre le grand trochanter et la tubérosité de l'ischion, où, sujet à être comprimé, il donne lieu à la sensation d'engourdissement, bien connue de tout le monde; puis, il descend entre les muscles biceps, d'une part, et le demi-membraneux et demi-tendineux de l'autre. Sa division ne s'effectue ordinairement qu'au-dessous du milieu de la cuisse.

L'*articulation coxo-fémorale*, entourée par des muscles forts et nombreux, est à la fois solide et très-mobile. La cavité cotyloïde est plus profonde et protège mieux la tête du fémur en arrière et en haut que dans les autres points; par contre la capsule articulaire est plus forte en avant. Cette capsule, vers le col de l'os, est rétrécie au point qu'incisée circulairement, la tête de l'os ne sortirait que très-difficilement de sa cavité : il importe donc de la couper près du rebord cotyloïdien quand on fait la désarticulation. La tête du fémur peut se luxer en avant et en haut, en se plaçant sur la facette triangulaire de la branche horizontale du pubis; les vaisseaux et nerfs cruraux risquent alors d'être comprimés; le col et le grand trochanter, en appuyant contre le bassin, empêchent le fémur de remonter plus haut : il y a alors raccourcissement du membre, fesse aplatie et rotation du pied en dehors, parce que les muscles qui produisent ce mouvement sont tiraillés. Dans la luxation en bas et en dedans, sur la fosse obturatrice, il y a aplatissement de la fesse, alongement et rotation du pied en dehors, les adducteurs étant fortement tendus. Dans la luxation en dehors et en haut, au contraire, la tête glisse entre l'ilion et le petit fessier; la fesse est très-saillante, le membre raccourci, porté dans la flexion et l'adduction, à cause du tiraillement du psoas, du couturier, des adducteurs, etc., et le pied porté en dedans par le grand fessier et le pectiné. Le tendon réfléchi du droit antérieur garantit la capsule dans le sens de ces dernières luxations, de manière à les rendre plus difficiles.

L'insertion angulaire du col du *fémur* sur le corps de l'os, facilite les fractures dans ce point : l'angle tend à diminuer dans une chute sur les pieds; il tend, au contraire, à s'agrandir par l'effet d'un coup porté sur le grand trochanter. Si la fracture a lieu dans l'intérieur de la capsule articulaire, ce qui arrive d'autant plus facilement, que le col est plus grêle vers la tête que vers le grand trochanter, le déplacement est de peu de chose, à moins que la capsule ne soit déchirée; toujours est-il que, quel que soit le point dans lequel le col se fracture, les muscles nombreux qui, fixés au bassin, s'attachent en bas à la cuisse, tendent à tirer le fragment inférieur en haut; d'un autre côté, le fémur n'arc-boutant plus contre la cavité cotyloïde, les muscles rotateurs externes ne sont plus entravés dans leur action, et le pied se porte en dehors. Si la fracture avait lieu entre les trochanters, le fragment supérieur serait basculé en haut et en arrière par les fessiers, tandis que l'action du psoas et de l'iliaque ferait passer le fragment inférieur directement en haut au devant de l'autre. Dans les fractures qui se font entre le petit trochanter et le milieu du fémur, le psoas, l'iliaque et le pectiné tirent le fragment supérieur en avant, tandis que le fragment inférieur remonte derrière lui par l'action des muscles longs qui s'y attachent. Dans le troisième quart de la cuisse les muscles qui tendent à porter le fragment supérieur en arrière, prédominent, parce qu'au grand fessier viennent se joindre les deux premiers adducteurs; alors le fragment inférieur est tiré en haut au devant du supérieur. Les fractures du quart inférieur de la cuisse sont rares, à cause de l'épaisseur de l'os; si elles ont lieu, le fragment inférieur est basculé en arrière par les gastrocnémiens, et l'extrémité du fragment supérieur tend à s'appuyer sur la face antérieure du premier.

ART. 2. *Genou* et *région poplitée.*

La *peau* est dense et épaisse en avant, tandis qu'elle s'amincit et qu'elle devient plus extensible à mesure qu'on se rapproche du creux du jarret. La *couche sous-cutanée* est mince, presque entièrement dépourvue de graisse, et très-adhérente tant à la peau qu'à l'aponévrose sur la partie antérieure de la région; là elle forme aussi sur la rotule une grande bourse muqueuse, qui peut devenir le siége d'un épanchement qu'il importe de ne pas confondre avec les épanchemens toujours graves de l'articulation. En arrière, au contraire, la couche sous-cutanée est épaisse, lamelleuse, extensible et souvent chargée de graisse. L'*aponévrose* qui recouvre le genou, y est adhérente et presque confondue avec les tendons et les ligamens; il n'en est pas ainsi en arrière, où elle forme des gaînes aux muscles de la saillie tant externe qu'interne, et où elle est en outre tendue transversalement d'une saillie à l'autre.

La principale *artère* de la région c'est la *poplitée*, profondément située, qui se dirige en bas et obliquement du dedans en dehors. Arrivée dans l'intervalle des deux condyles du fémur, elle s'y trouve à peu près à la même distance de l'un et de l'autre : pour la mettre à nu, l'incision devrait donc s'étendre du milieu de l'intervalle de ses condyles vers la partie interne et postérieure de la cuisse. L'artère quitte la région, en traversant une arcade fibreuse que lui forme le muscle soléaire, et dans laquelle le vaisseau est assez solidement retenu. La *veine crurale* recouvre l'artère en arrière et lui adhère fortement; le *nerf poplité interne*, d'abord placé en dehors des gros vaisseaux, passe derrière eux et se place sur leur côté interne à la partie inférieure de la région. Le *nerf poplité externe*, placé plus en dehors, devient sous-cutané au-dessous de la tête du péroné, en sorte que l'on a choisi ce point pour y appliquer les vésicatoires dans les névralgies de la région.

La plus grande saillie du bord interne de la *rotule*, comparée à celle du bord externe de cet os, jointe à l'angle rentrant que forme le genou chez beaucoup d'individus, expliquent la plus grande fréquence des luxations de la rotule en dehors qu'en dedans. On conçoit, en effet, en vertu de cette dernière disposition, et eu égard à la direction oblique en bas et en dehors du ligament rotulien, que les muscles extenseurs de la jambe seuls pourront luxer l'os en dehors. Quant aux fractures transversales de la rotule, la disposition des muscles qui s'attachent à l'os, explique aisément l'écartement que l'on observe ordinairement entre les fragmens, ainsi que la difficulté que présente leur coaptation. L'épaisseur de l'extrémité inférieure du *fémur* en rend les fractures rares; si elles ont lieu, les gastrocnémiens basculent le fragment inférieur en arrière. L'étendue des surfaces articulaires du genou, et la force des ligamens qui les affermissent, rendent les luxations extrêmement rares, en même temps qu'elles sont alors accompagnées de déchirures très-considérables; la luxation du fémur en avant peut toutefois se faire sans trop de désordres, si le genou avait été préliminairement fléchi.

Art. 3. Jambe.

La *peau* y est d'une texture serrée; elle est peu extensible à la partie antérieure du membre, surtout là où elle correspond à la face interne du tibia; dans ce dernier point elle est aussi très-peu mobile; mais elle l'est davantage dans les autres parties. En arrière, la peau est souple et extensible. La *couche sous-cutanée* est lamelleuse, faiblement adhérente à l'aponévrose, à l'exception du point qui correspond à la face interne du tibia : là elle est fibreuse et assez fortement unie au périoste; en arrière, elle renferme une assez grande quantité de vésicules graisseuses. L'*aponévrose*, à la partie externe antérieure de la jambe, est robuste: elle est attachée au tibia et au péroné, et elle bride fortement les muscles sous-jacens. En arrière, l'aponévrose n'est pas à beaucoup près aussi forte : elle y est divisée en un feuillet superficiel, qui recouvre par derrière les muscles du mollet, et un feuillet profond, lequel retient contre les os les muscles profonds, et envoie, en outre, une expansion qui tapisse la face antérieure du tendon d'Achille.

La courbure à angle droit que forme l'*artère tibiale antérieure*, lors de son passage à travers le ligament interosseux, explique la forte rétraction de ce vaisseau lors de l'amputation. Cette artère descend entre le jambier antérieur et l'extenseur commun, en sorte que son trajet est indiqué sur l'aponévrose par la ligne blanchâtre qui sépare ces muscles : cette ligne est dirigée comme si elle partait du milieu de l'espace qui sépare la tête du péroné de l'épine du tibia, et descendait de là sur le milieu du coude-pied. Une veine est placée de chaque côté de l'artère; le nerf placé en avant, croise sa direction, de manière à être externe en haut, et interne au bas de la jambe. L'*artère tibiale postérieure*, accompagnée de ses deux veines, est d'abord placée au milieu de l'espace interosseux, mais elle se porte en dedans en descendant, de manière à être placée derrière le jambier postérieur. Au reste, dans tout son trajet, l'artère est placée sous le feuillet profond de l'aponévrose. Au-dessus de la malléole interne, l'artère est placée à égale distance du bord interne du tibia et du tendon d'Achille. Le *nerf tibial postérieur* est placé sur le côté externe de l'artère, mais au bas de la jambe il se trouve derrière elle. Parmi les *veines* de la région, il convient de se noter les *saphènes :* la *saphène interne* est logée dans les lames profondes de la couche sous-cutanée, en sorte qu'elle est d'autant plus profondément située que le sujet a plus d'embonpoint; elle est toujours accompagnée par le nerf correspondant, dont la position n'a toutefois rien de fixe. La *saphène externe*, sous-aponévrotique dans la moitié supérieure de la jambe, est placée dans les feuillets profonds de la lame sous-cutanée dans l'autre moitié de la région :

là elle est également accompagnée de son nerf, dont la position n'est pas constante.

Le grand nombre de fibres musculaires qui s'implantent aux *os de la jambe* dans toute leur longueur, rendent raison du peu de déplacement que l'on observe lors de leurs fractures. Le tibia étant sous-cutané en avant, on conçoit la facilité avec laquelle la peau sera soulevée et même perforée par l'extrémité des fragmens. Dans les fractures du péroné, l'espace interosseux est ordinairement effacé, parce que, d'une part, les muscles tendent à rapprocher les fragmens du tibia, et que, d'autre part, l'os ne pouvant plus servir d'arc-boutant, le pied tend à se renverser en dehors, et par conséquent à porter le fragment inférieur vers le tibia.

Art. 4. *Pied.*

La *peau* qui avoisine les malléoles, est mince et fine; assez extensible sur la malléole externe, elle ne l'est presque pas sur l'interne, ni du côté du tendon d'Achille, ni sur le coude-pied; dans ce dernier point la peau devient plus épaisse et plus dense; sur le dos du pied, au contraire, tout en conservant son épaisseur, on la trouve très-mobile et assez extensible. Mais c'est surtout à la plante du pied que la peau acquiert une grande épaisseur, principalement vers le talon; sa densité y est très-grande et sa mobilité presque nulle. L'épiderme qui recouvre la plante est tellement épais, que le pus qui se forme sous lui le décolle souvent dans une grande étendue, plutôt que de se porter au-dehors. La *couche sous-cutanée* est dense et filamenteuse sur la malléole interne, au-dessus du talon, sur le coude-pied; plus résistante encore, très-épaisse, tissue de fibres tant aponévrotiques qu'élastiques à la plante du pied; sur le dos du pied, au contraire, et sur la malléole externe, elle est souple et lamelleuse: dans le dernier de ces points, elle renferme souvent une bourse muqueuse. L'*aponévrose* présente plusieurs particularités; c'est ainsi que le ligament malléolaire interne, qui en est une dépendance, forme derrière la malléole deux canaux fibreux, dont le POSTÉRIEUR renferme les vaisseaux et nerf tibiaux postérieurs, ainsi que le tendon du fléchisseur du gros orteil: il importe donc de ne pas ouvrir le canal antérieur, si l'on va à la recherche de l'artère. D'autres gaînes fibreuses se rencontrent sur le coude-pied et derrière la malléole externe: très-résistantes du côté de la peau, ces gaînes communiquent par des traînées celluleuses avec les synoviales des articulations, en sorte que les collections purulentes y sont très-dangereuses. Sur le dos du pied l'aponévrose est mince, et elle se dédouble pour comprendre entre ses deux lames le muscle pédieux, puis le tendon de l'extenseur commun. A la plante on trouve une aponévrose mince sur la saillie musculaire interne, plus épaisse sur la saillie externe, et extrêmement forte sur la partie moyenne de la plante. Cette portion moyenne envoie dans la profondeur, par chacun de ses bords, une cloison qui s'insère aux os du tarse, en sorte que les muscles de la plante sont renfermés dans trois étuis ostéo-fibreux; disposition importante à connaître dans les cas de collections purulentes. Les petites ouvertures de ces aponévroses sont traversées par du tissu cellulaire qui, venant à s'enflammer, s'étrangle et cause des douleurs intolérables. Les *gaînes muqueuses* qui entourent les *tendons* de plusieurs des muscles du pied, expliquent la facilité avec laquelle les foyers purulens s'étendent jusque dans la jambe.

A deux ou trois lignes en arrière de la malléole interne, l'*artère tibiale postérieure* est placée de manière à être en dedans du tendon du fléchisseur du gros orteil, et au devant du nerf. Les artères plantaires sont: l'une, trop petite; l'autre, trop profonde pour donner lieu à des opérations; mais il convient de se rappeler, que la plantaire externe formant une arcade anastomotique avec la pédieuse, on n'arrêtera sûrement l'hémorrhagie en cas de division de la tibiale postérieure ou de l'antérieure, qu'autant que la ligature sera placée au-dessus et au-dessous de l'endroit divisé. L'*artère pédieuse* sur le coude-pied est profondément placée entre le tendon de l'extenseur propre du pouce et celui de l'extenseur commun, un peu plus près de la malléole interne que de l'externe; il est donc difficile de la mettre à découvert dans ce point sans ouvrir les gaînes des muscles. De là, l'artère se dirige vers la partie postérieure du premier espace interosseux métatarsien: elle est assez profondément située, recouverte par le feuillet profond de l'aponévrose, plus superficiellement par le premier chef du pédieux, et côtoyée en dedans par le tendon de l'extenseur du gros orteil, en dehors par celui de l'extenseur commun. Quelquefois elle est fournie par la péronière antérieure, en sorte qu'elle est alors placée beaucoup plus en dehors. Les seules *veines* que nous ayons à noter, sont les *saphènes interne* et *externe*, que l'on ouvre quelquefois au-dessous des malléoles lorsqu'on n'a pas pu le faire au-dessus.

Squelette. Les deux malléoles, la saillie postérieure du calcanéum et les os du métatarse, sont les seuls os qui soient susceptibles de se fracturer, à moins qu'une cause directe n'ait agi d'une manière extrêmement violente, de manière à les écraser; encore ces fractures sont-elles bien rares à la malléole externe, attendu que les violences extérieures produisent alors plus facilement la luxation. Dans la fracture du talon, le fragment tend à être entraîné en haut par les muscles du mollet; mais dans le plus grand nombre des cas il y a peu de déplacement, à cause de la force de l'aponévrose plantaire qui retient le fragment en place. Dans toutes les autres fractures, les déplacemens sont peu considérables, parce que pour les malléoles aucun muscle ne tend à produire le déplacement, et que, pour ce qui concerne les os du métatarse, les fibres musculaires qui s'y implantent dans toute leur longueur, s'opposent aux déplacemens.

Dans les cas d'entorses graves, ou de luxations du pied, on a observé l'écartement des extrémités inférieures des os de la jambe. La flexion du pied étant bornée par le bord antérieur de la surface articulaire du tibia, qui vient arc-bouter contre le col de l'astragale, les luxations du pied en avant ne peuvent se faire que par suite d'un très-grand effort : les os de la jambe se placent alors sur la partie supérieure de la saillie du talon, qui est par conséquent effacé. Dans les cas d'extension forcée, le pied peut, mais bien difficilement, se luxer en arrière, de manière à ce qu'il soit raccourci et la saillie du talon alongée. Les luxations latérales du pied sont beaucoup plus fréquentes que celles en avant et en arrière, et de toutes les luxations du pied c'est celle en dedans que l'on rencontre le plus souvent, parce que la malléole interne est la plus courte, et que les ligamens qui de cette malléole vont au pied, sont davantage tiraillés dans la progression; lorsque le déplacement a lieu, l'astragale fait saillie sous la malléole interne, et la plante du pied est tournée en dehors. La luxation en dehors présente une disposition inverse. Les nombreux ligamens qui retiennent les os du tarse entre eux, ne leur permettent guère de se luxer; mais les déplacemens ont été observés, rarement il est vrai, sur les os du métatarse. Les orteils sont aussi sujets à se déplacer, ce qui se fait le plus souvent par leur renversement sur le dos du pied.

Enfin, il convient de rappeler la direction des surfaces articulaires, relativement aux amputations partielles du pied. L'articulation de l'astragale avec le scaphoïde forme une courbe convexe en avant, dirigée en travers et un peu obliquement en bas et en arrière, tandis que celle entre le calcanéum et le cuboïde représente un plan transversal et vertical, ou très-légèrement incliné en haut. On peut se guider dans la recherche de cette articulation d'après la saillie inférieure et interne du scaphoïde, qui se rencontre à un pouce environ au devant de la malléole interne. La saillie transversale que forme sur le dos du pied la tête de l'astragale, sert aussi à guider les manœuvres de l'opérateur. L'articulation calcanéo-cuboïde se trouve à près d'un pouce en arrière de l'extrémité postérieure du cinquième os du métatarse. Il convient de se rappeler que l'on ne saurait obtenir la séparation des os avant d'avoir divisé les ligamens de la cavité sinueuse sur le côté externe de l'astragale. Dans l'amputation tarso-métatarsienne, on sent les saillies articulaires du premier et du cinquième os, si l'on suit les bords du pied d'avant en arrière, et un peu vers la face plantaire. Si l'on ne pouvait pas découvrir la saillie du premier os, on se guiderait d'après celle du cinquième, qui est toujours notable : l'articulation du premier métatarsien est à 9 ou 10 lignes au devant d'une ligne transversale partant de l'extrémité postérieure du cinquième. L'articulation du cinquième métatarsien est très-obliquement dirigée suivant une ligne qui, partant de son extrémité postérieure, aboutirait à l'extrémité antérieure du premier métatarsien. L'articulation du quatrième os est un peu plus transversale ; quelquefois elle est placée un peu plus en arrière. Celle du troisième os est placée un peu au devant de celle du quatrième, et elle est plus oblique qu'elle. L'articulation du deuxième métatarsien est transversale ; elle est à une ligne ou une ligne et demie en arrière de la troisième, et à 3-4 lignes en arrière de la première. L'articulation du premier métatarsien est dirigée du dedans en dehors et un peu en avant, comme si elle aboutissait au milieu de la longueur du cinquième métatarsien. Un fort ligament interosseux unit le premier cunéiforme au deuxième os du métatarse. On rencontre les articulations métatarso-phalangiennes à huit lignes environ en arrière des commissures des orteils ; toutes ces articulations sont placées sur une ligne légèrement convexe en avant et en dehors.

Préparation. Les préceptes que nous avons donnés successivement dans les sections précédentes de cet ouvrage pour la préparation des parties isolées, devront subir des modifications telles que l'exige naturellement la dissection simultanée de toutes les parties dans une même région. On procédera couche par couche de la superficie à la profondeur. Rien ne sera emporté : on se contentera d'établir de simples séparations entre les diverses parties, et même ces séparations devront être faites de manière à nuire le moins possible à la connexion et aux rapports des organes. Si donc, dans les préparations anatomiques ordinaires, un objet essentiel a été de faire disparaître tout le tissu cellulaire, de manière à faire voir les organes bien isolés dans toute leur étendue, la dissection de l'anatomie des rapports doit être faite d'une tout autre manière : la forme des organes est maintenant supposée être connue; il vaut donc mieux ne voir ceux-ci que dans quelques points, plutôt que de laisser échapper leurs rapports avec des parties voisines. L'étude générale du tissu cellulaire, qui a le plus souvent dû être négligée jusqu'à présent, et celle des aponévroses dont on n'a encore pris qu'une connaissance superficielle, devient d'un intérêt majeur quand il s'agit de comprendre la marche des abcès profonds, la formation des hernies, la situation précise de tel ou tel vaisseau. Toutes choses égales d'ailleurs, nous conseillons de faire l'anatomie des régions sur des sujets injectés; car si les gros vaisseaux seront également bien, et mieux peut-être, étudiés sur un cadavre non injecté, il n'en est pas de même des petits vaisseaux, qui néanmoins présentent un intérêt majeur dans l'anatomie des hernies, dans celle du périnée, etc. En général, l'étude des feuillets aponévrotiques est plus facile sur les sujets maigres et même légèrement infiltrés; on fera bien, toutefois, d'étudier aussi comparativement l'anatomie des rapports sur un cadavre gras; cette étude étant trop importante pour qu'il suffise de l'avoir faite une seule fois, et l'aspect des parties variant beaucoup suivant l'état de maigreur, d'infiltration ou d'accumulation graisseuse des sujets.

D'après ce qui précède, l'anatomie des régions ne doit et ne peut être étudiée qu'après que l'on aura pris une connaissance exacte de toutes les parties prises isolément; aussi avons-nous pu négliger dans la description une foule de détails importans à connaître, mais que l'élève est censé avoir présens à la mémoire : de cette manière nous n'avons eu à insister que sur des parties ou des rapports dont nous ne nous étions pas occupé dans les cinq premières sections de cet ouvrage. Enfin, ces mêmes considérations nous ont permis de borner à ce peu de lignes les préceptes à suivre dans ce genre de préparation.

SEPTIÈME SECTION.

Embryotomie.[1]

CHAPITRE PREMIER.

Conformation de l'œuf.[2]

1.° Corps jaune. Immédiatement après la fécondation, l'ovaire devient le siége d'une irritation en vertu de laquelle on voit s'y développer, au bout de deux ou de trois jours, une petite tumeur entourée d'une foule de vaisseaux, et au centre de laquelle se trouve un des œufs de Graaf. Cette tumeur reçoit de sa couleur le nom de *corps jaune*. Au bout d'un certain temps, le corps jaune s'ulcère vers le milieu de sa surface externe, et laisse échapper une *vésicule* qui glisse dans le pavillon de la trompe de Fallope. Ce pavillon, ordinairement flottant sur les côtés de la matrice, s'est appliqué sur l'ovaire peu de temps après la fécondation; il embrasse cet organe par ses franges et permet ainsi à la vésicule de tomber dans l'espèce d'entonnoir qu'il forme. Cette vésicule, qui n'est autre chose que l'*œuf*, descend dans la trompe, et arrive dans l'utérus au bout de dix à douze jours.

2.° Développement de l'œuf en général. L'ovule, tel qu'il est descendu de l'ovaire, est lui-même composé de deux vésicules emboitées l'une dans l'autre. L'externe est le *chorion;* l'interne, beaucoup plus petite, nageant dans la sérosité que renferme le chorion, a reçu le nom de *blastoderme*. C'est cette dernière vésicule qui est la partie véritablement vivante de l'œuf, et de l'évolution de laquelle naissent l'embryon et les membranes avec lesquelles il est en connexion plus immédiate. Le blastoderme a

---

1 Ch. Fr. Burdach, *Die Physiologie als Erfahrungs-Wissenschaft*, 2.e vol. Leipz., 1828, avec fig. C'est le répertoire le plus complet que nous ayons de tout ce qui a été découvert dans cette partie importante de l'anatomie.

2 W. Hunter, *Anat. uteri gravidi, tabulis illustrata*. Birmingham, 1774, in-fol. avec atl.

J. F. Lobstein, Essai sur la nutrit. du fœtus. Strasb., 1802, in-4.°, av. fig.

Dutrochet, Recherches sur les enveloppes du fœtus; Mémoires de la Société d'émulation, tom. VIII, pag. 1 et pag. 760.

G. Cuvier, sur l'œuf des mammifères; Mémoires du Musée d'histoire naturelle, vol. III.

A. Velpeau, Embryologie ou ovologie humaine. Paris, 1833, in-fol., av. fig.

Th. L. W. Bischoff, *Beyträge zur Lehre von den Eyhüllen des menschlichen Fœtus*. Bonn, 1834, in-8.°, avec fig.

des parois épaisses formées de granulations; sa cavité est très-petite et renferme un liquide visqueux, servant à fournir à l'ovule les premiers matériaux de la nutrition, et que l'on a comparé au *vitellus* des oiseaux. Les granulations du blastoderme sont plus abondantes dans un point de son étendue, et c'est là que se développe l'embryon, qui n'en forme d'abord qu'un épaississement discoïde. La face ventrale de l'embryon est celle qui regarde vers la cavité du blastoderme. A mesure que l'embryon, devenant plus épais, se distingue mieux du reste du blastoderme, on voit la masse granuleuse qui compose ce dernier, se diviser en deux lames. La lame interne, après avoir tapissé la face ventrale de l'embryon, forme une vésicule renfermant le *vitellus*: c'est la *vésicule ombilicale*. La lame externe qui résulte de l'évolution du blastoderme, est mince et transparente; elle se continue avec le bord du disque que forme l'embryon; mais au lieu d'envelopper la précédente lame d'une manière exactement concentrique, elle forme tout à l'entour du disque une gouttière qui devient peu à peu plus profonde. Il résulte de là que cette lame présente au-delà de la gouttière un cul-de-sac dirigé en sens opposé et qui entoure circulairement l'embryon. Ce cul-de-sac augmente de plus en plus en profondeur, en se recourbant vers la face dorsale de ce dernier, de manière à en envelopper les extrémités céphalique et inférieure, ainsi que les faces latérales, en forme de *capuchon*; en sorte que, les différentes régions de ce cul-de-sac circulaire étant continues entre elles, il arrive nécessairement une époque où toute la face postérieure de l'embryon est recouverte par une membrane qui présente une ouverture arrondie, laquelle devient de plus en plus petite. Bientôt, l'accroissement continuant, l'ouverture s'oblitère. Pendant que cela s'est fait, la membrane, qui d'abord semblait partir du bord même du disque embryonnaire, change de rapports, en ce qu'elle se continue maintenant avec la face ventrale de ce dernier, parce que les extrémités céphalique et caudale se sont alongées et que la gouttière dont nous avons parlé en premier lieu est devenue plus profonde. Nous observons donc maintenant que l'embryon est enveloppé par une membrane partant de sa face ventrale et se repliant sous forme de poche fermée par-dessus sa face dorsale. Cette membrane est l'*amnios*, lequel, étant originairement formé par un pli en cul-de-sac, se compose d'abord de deux lames, mais qui se soudent de suite entre elles. Nous devons convenir, toutefois, que ce mode de formation de l'amnios n'a encore été observé que sur les œufs d'oiseau, les anatomistes n'ayant pas encore réussi à se procurer assez d'œufs de mammifères dans les premières époques de la gestation pour pouvoir vérifier chez eux ce point de doctrine.

Ainsi donc, tandis que l'ovule ne se composait primitivement que de deux vésicules concentriques, on n'arrive plus tard à la face dorsale de l'embryon qu'après avoir traversé: 1.° le chorion; 2.° la couche de sérosité qui le sépare de l'amnios, mais qui disparaîtra par la suite; 3.° l'amnios, lui-même originairement formé de deux feuillets; 4.° une couche de liquide remplissant la cavité amniotique. Et en outre on rencontre la vésicule ombilicale, placée d'une part entre la face ventrale de l'embryon dont part le commencement de l'amnios, et d'autre part entre le chorion.

3.° Membrane caduque. Pendant que l'ovule s'est développé dans l'ovaire, la cavité de l'utérus a été le siége d'une exsudation couenneuse, en sorte que cet organe renferme dans son intérieur une poche sans ouverture, appelée *membrane caduque* (*membrana decidua*). L'œuf venant à entrer dans l'utérus à travers l'orifice de la trompe, rencontre cette membrane caduque, la décolle un peu dans ce point, et glisse entre elle et l'utérus pour se fixer dans un point quelconque de la muqueuse de ce dernier. Dans cet état des choses, une partie de l'œuf adhère immédiatement à l'utérus; l'autre, revêtue de la membrane caduque, proémine dans l'intérieur de la cavité utérine; le reste de la membrane caduque adhère fortement à la matrice, à l'entour du point où l'œuf s'est greffé. L'accroissement de l'œuf ne peut plus se faire maintenant qu'aux dépens de l'espace compris entre l'utérus et la portion de la caduque qui a été décollée; cette membrane est donc peu à peu repoussée vers la cavité utérine par la saillie de l'œuf, en sorte qu'elle s'étend sur lui et le revêt, tout comme les séreuses enveloppent les viscères. C'est cette dernière partie de la membrane caduque qui a été appelée *caduque réfléchie*, parce qu'elle se réfléchit réellement sur l'œuf; tandis que l'on appelle le reste de la membrane, *caduque directe*. Vers le troisième mois de la gestation, l'œuf est devenu assez grand pour avoir déprimé la caduque réfléchie, au point qu'elle touche la caduque directe qui a continué à tapisser le reste de l'organe; la cavité que formait d'abord la caduque venant par conséquent à être effacée, les deux feuillets finissent par contracter entre eux des adhérences qu'on ne peut plus que difficilement détruire vers le quatrième mois; il en résulte que vers la fin de la gestation, l'œuf est toujours entouré par une membrane en apparence simple, mais réellement formée par deux feuillets qui se sont soudés. La membrane caduque a peu de consistance, elle est comme spongieuse ; on y trouve beaucoup de vaisseaux sanguins qui sont des prolongemens de ceux de la matrice.

4.° CHORION. La première membrane propre à l'œuf, c'est le *chorion*, membrane transparente, ferme et assez mince, mais divisible néanmoins en deux lames, entre lesquelles cheminent les ramifications des vaisseaux ombilicaux. Sa face externe, qui répond à la membrane caduque, laquelle y adhère toujours dans les œufs à terme, est inégale, filamenteuse ; sa face interne est lisse et unie à la membrane suivante par un tissu cellulaire glaireux. Dès les premiers temps toute la face externe du chorion est parsemée de villosités spongieuses dans leur intérieur. C'est au moyen de ces flocons, qui, vers la troisième semaine se sont assez développés pour qu'ils aient pu pénétrer à travers la caduque, que l'œuf, d'abord libre, se fixe dans sa position. Vers la sixième semaine les flocons s'alongent davantage à l'endroit qui n'est pas recouvert par la caduque réfléchie et où se développera le placenta, en même temps que les autres villosités s'oblitèrent peu à peu. Cet alongement coïncide avec le développement des vaisseaux ombilicaux, dont les dernières extrémités pénètrent vers la huitième semaine dans ces flocons, mais en y restant toujours recouvertes par la lame externe du chorion, qui leur forme une espèce de gaîne. Ces flocons placentaires augmentent de plus en plus et poussent des ramifications ; ceux au contraire qui recouvrent le reste de la surface de chorion et qui se sont oblitérés, cessent de s'accroître, mais ne disparaissent pas : on les rencontre toujours encore dans les œufs à terme sous forme de filamens au moyen desquels l'adhérence entre le chorion et la caduque réfléchie est établie. Mais comme leur surface d'implantation s'est beaucoup agrandie par la distension des membranes de l'œuf, tandis que leur nombre ne s'est pas accru, ces filamens sont d'autant plus écartés les uns des autres, que l'œuf est plus grand.

Le chorion ne paraît pas avoir de vaisseaux propres : les vaisseaux ombilicaux, au lieu de se ramifier dans sa substance, ne font que cheminer pendant quelque temps entre ses lames pour se porter au dehors. Quelques anatomistes, toutefois, admettent que le feuillet externe du chorion (*exochorion*) est seul dépourvu de vaisseaux propres, tandis que son feuillet interne (*endochorion*), formé par l'épanouissement des vaisseaux ombilicaux, est essentiellement vasculaire. Mais j'ai toujours pu également bien détacher de dessus les vaisseaux ombilicaux et la lame externe et l'interne qui n'avait pas avec les vaisseaux des rapports plus intimes que l'autre, en sorte que je ne saurais partager cette dernière opinion.

5.° Amnios. L'*amnios* est la membrane propre de l'œuf, qui enveloppe immédiatement le fœtus; il est placé en dedans du chorion, auquel il adhère par une substance celluleuse et glaireuse intermédiaire. L'amnios est mince, ferme et transparent; il se réfléchit sur le cordon ombilical qu'il revêt, et paraît se continuer avec les tégumens de l'abdomen. Suivant les uns, c'est dans l'épiderme que l'amnios se prolonge; suivant les autres, et cette manière de voir me semble mieux fondée, il se continue avec le derme du fœtus. La face interne de l'amnios est libre, lisse, semblable à la face interne des séreuses; c'est elle qui sécrète probablement les *eaux de l'amnios*, qui remplissent la poche que forme cette membrane et dans lesquelles nage le fœtus. Les eaux de l'amnios sont composées d'eau, d'albumine et de quelques sels; elles déposent une substance albumineuse qui y forme des flocons. Ce liquide préserve le fœtus des pressions extérieures; pendant l'accouchement il forme la *poche des eaux*, chargée de dilater graduellement le col de l'utérus. Suivant quelques auteurs, les eaux de l'amnios sont absorbées par la peau du fœtus et lui servent de nourriture.

En parlant du développement de l'œuf en général, nous avons fait connaître celui de l'amnios chez les ovipares, et nous avons remarqué que ce fait n'a pas encore pu être vérifié chez les mammifères, où toute cette époque paraît s'écouler avec une étonnante rapidité, car on trouve l'amnios déjà tout formé au quinzième jour dans l'œuf humain; mais il est très-petit, et même au premier mois il ne recouvre que les faces dorsale et latérales de l'embryon. Peu à peu on le voit recouvrir une partie de la face antérieure et s'en détacher sous la forme d'un canal qui est la gaîne ombilicale, laquelle s'insère d'abord à l'extrémité inférieure de l'embryon. Au deuxième mois l'amnios s'accroît plus rapidement, de manière à remplir bientôt la cavité du chorion, en sorte qu'il est uni à lui au troisième mois par un tissu cellulaire intermédiaire.

On trouve quelquefois, entre l'amnios et le chorion, un autre liquide, appelé *fausses eaux de l'amnios;* mais ordinairement il n'y en a plus de traces après le deuxième mois de la gestation. Ce liquide existe toujours dans les premiers temps, parce qu'alors, le chorion étant beaucoup plus grand que n'est l'amnios, il y a nécessairement un espace entre ces deux poches; mais l'accroissement de l'amnios devenant peu à peu plus rapide, l'espace diminue et cesse enfin d'exister, ainsi que le liquide qu'il renfermait.

6.° PLACENTA. Le *placenta* est un corps mou, discoïde, très-vasculeux, développé dans la partie du chorion qui est devenue adhérente à l'utérus; le plus souvent le placenta est inséré sur le fond de l'utérus, et un peu à droite. Nous avons déjà vu, en parlant du chorion, que la formation du placenta se prépare dans le troisième mois. Le placenta d'un fœtus à terme a ordinairement huit pouces de diamètre dans un sens, et six dans l'autre. Une de ses faces est externe ou *utérine*, l'autre est interne ou *fœtale*. La face utérine du placenta est dans le principe en contact immédiat avec la matrice, parce que nous avons vu que la membrane caduque avait été décollée par l'œuf; mais peu à peu l'utérus sécrète une nouvelle couche couenneuse au point où le placenta adhère, en sorte qu'en examinant ces parties dans la deuxième moitié de la gestation, on trouve le placenta recouvert par une membrane en tout semblable à la caduque, et à laquelle on donne le nom de *caduque sérotine* (*decidua serotina*). Cette caduque ne passe pas seulement sur la face externe du placenta, elle s'enfonce aussi entre ses lobes. C'est cette membrane caduque qui a été appelée *placenta utérin*, quoiqu'elle ne fasse pas réellement partie du placenta; et par opposition on a appelé *placenta fœtal*, le placenta proprement dit.

La face fœtale du placenta est tapissée par l'amnios, et c'est sur elle que vient s'insérer le cordon ombilical. Ce cordon est ordinairement placé un peu à côté du centre du placenta; mais quelquefois il s'insère près de sa circonférence, et alors on dit que le placenta est *en raquette*.

Le placenta est formé par les divisions successives des vaisseaux ombilicaux, qui, après avoir cheminé entre les deux lames en lesquelles le chorion est divisé dans ce point, proéminent à sa face utérine en recevant une gaîne de la lame externe du chorion qu'ils ont poussée devant eux. Ces vaisseaux sont disposés en paquets appelés *cotylédons*. Ce sont les artères ombilicales qui y conduisent le sang, et dont les dernières extrémités se replient en formant des anses qui donnent naissance aux radicules de la veine ombilicale, chargée d'en ramener le sang. Les artères ombilicales, quand elles sont arrivées dans le placenta, s'envoient réciproquement une branche de communication; mais dans le reste de leur ramification, leurs branches ne communiquent plus entre elles: il en est de même des rameaux de la veine ombilicale.

La membrane caduque, qui recouvre la surface utérine du placenta, est parcourue par un grand nombre de vaisseaux sanguins, qui sont des prolongemens de ceux de l'utérus. Ils sont disposés comme ceux de tout le corps, c'est-à-dire que les artères y donnent naissance aux veines, sans que, par conséquent, le sang de la mère passe directement de ces vaisseaux dans ceux du fœtus. Parmi les vaisseaux de la caduque on remarque une veine qui entoure circulairement le placenta.

Le placenta est le principal organe par lequel les sucs nourriciers peuvent passer de la mère au fœtus ; mais comme il est prouvé qu'il ne se fait pas entre eux une circulation véritable, une transfusion du sang, il semble évident que l'accroissement du fœtus ne peut se faire que par un acte d'absorption. Cette absorption est-elle effectuée par les veines ? L'est-elle par des vaisseaux particuliers de l'ordre des lymphatiques ? C'est sur quoi les physiologistes sont encore partagés d'opinion. Nous avons cru apercevoir sur le placenta des vaisseaux particuliers, dont les uns commencent par des orifices absorbans sur les tuniques des vaisseaux de la caduque, et s'ouvrant dans les radicules de la veine ombilicale ; tandis que les autres naissent sur les vaisseaux ombilicaux et se terminent dans les veines utérines. Nous avons cru devoir en conclure que ces vaisseaux sont du genre des lymphatiques, quoiqu'ils ne communiquent pas avec le système lymphatique général, comme appartenant à des organes temporaires ; nous avons enfin pensé que ce sont eux qui sont chargés d'apporter au fœtus les sucs nourriciers, et d'éliminer ceux qui ne peuvent plus lui convenir. Les observations contradictoires qui ont été publiées sur ce point, ont nécessité de notre part de nouvelles recherches, qui n'ont pas tardé à nous convaincre que l'erreur était réellement de notre côté. Nous nous plaisons en conséquence à rétracter à cette occasion ce que nous avions avancé sur le mode de communication entre la mère et le fœtus. Nous persistons toutefois à penser que le placenta est la principale voie par où les matériaux nutritifs arrivent au fœtus, ce qui n'empêche en aucune façon que cet organe serve en même temps à l'hématose.

7.° Cordon ombilical. On appelle ainsi un cordon tordu qui unit le placenta au bas-ventre du fœtus.

Le cordon ombilical se forme vers la fin du premier mois par suite des changemens de rapport de l'amnios, qui, au lieu de se continuer avec les bords du disque embryonnaire, arrive peu à peu sur sa face ventrale. Cette membrane forme donc dans ce point une *gaîne*, une espèce de tuyau en forme d'entonnoir, inséré tout près de l'extrémité inférieure de l'embryon et renfermant la tige de la vésicule ombilicale, l'intestin et l'allantoïde. Bientôt cette gaîne s'alonge, se rétrécit un peu et contient en outre les vaisseaux ombilicaux, qui se forment au commencement du deuxième mois. Peu à peu l'intestin se retire vers l'abdomen, et la gaîne ombilicale, continuant à se rétrécir, acquiert ainsi l'apparence d'un cordon, qui au troisième mois a un aspect noueux, parce que les vaisseaux ombilicaux se tournent en spirale. L'insertion du cordon ombilical remonte aussi peu à peu par suite du développement de la région hypogastrique, en sorte que l'ombilic est placé d'autant plus haut que l'on s'éloigne davantage de l'époque de la conception. Le cordon ombilical s'alonge enfin au point de former des inflexions au sixième mois, et au terme de la gestation il a environ dix-huit pouces de long. Il est facile de s'assurer à toutes les époques que la gaîne du cordon est formée par l'amnios.

Nous avons déjà fait remarquer que la *veine* et les deux *artères ombilicales* se contournent les unes sur les autres en spirale, et que c'est cette disposition qui donne l'aspect tordu au cordon. On trouve autour des vaisseaux ombilicaux une substance glaireuse, appelée *gélatine de Wharton*. La plus ou moins grande quantité de cette substance a donné lieu à la dénomination de *cordons gras* et de *cordons maigres*. Uttini et Fohmann pensent que cette substance est un liquide albumineux contenu dans des vaisseaux absorbans; ce dernier anatomiste est même parvenu à injecter de mercure ces conduits dans le cordon ombilical humain, et à les poursuivre dans le chorion du cheval, où ils entourent les vaisseaux ombilicaux jusque dans leurs dernières ramifications; et dans des fœtus de serpens il a découvert la communication de ces conduits avec le canal thoracique, en sorte qu'il est porté à penser que c'est par leur moyen que se fait la nutrition du fœtus. Si le fait de cette dernière communication venait à être constaté chez d'autres animaux et spécialement chez les mammifères, il ne serait pas permis de douter que notre illustre ami n'ait eu réellement affaire à des lymphatiques; car les canaux que nous sommes parvenu à injecter dans le cordon en suivant les indications de Fohmann, ne nous ont pas paru assez caractéristiques par eux-mêmes pour que nous ayons pu les reconnaître pour des lymphatiques d'après leur aspect seul; il nous aurait plutôt semblé que le liquide albumineux est contenu dans un tissu cellulaire très-subtil.

8.° Vésicule ombilicale. Nous avons vu, en parlant du développement de l'œuf en général, que la lame interne résultant de l'évolution du blastoderme, donne lieu à la formation de la vésicule ombilicale. Une constriction circulaire venant à s'établir dans cette vésicule, on distingue alors une portion fixée à la face ventrale de l'embryon : c'est le rudiment du canal intestinal ; l'autre portion conserve le nom de vésicule ombilicale. Ces deux portions sont réunies par un canal étroit.

La forme toute primitive de la vésicule ombilicale n'a pas encore pu être observée sur l'œuf humain, vu son extrême petitesse dans les premiers temps et l'impossibilité d'en examiner un assez grand nombre dès les premiers jours de la conception. Mais on possède un asssez grand nombre d'observations pour les époques subséquentes. C'est ainsi que dans la deuxième moitié du premier mois, la vésicule ombilicale, plus grande alors que l'embryon, est déjà séparée de l'intestin, avec lequel elle communique librement par un canal très-fin et long de trois lignes; fait qui vient d'être irrévocablement constaté par plusieurs observateurs. Peu à peu la vésicule venant à s'écarter de l'embryon, le canal est alongé et rétréci, de manière à s'oblitérer dans la cinquième semaine. La vésicule ne tient plus alors à l'intestin que par un filament solide. C'est vers la fin du deuxième mois que la vésicule ombilicale a acquis son plus grand développement ; elle a alors deux à trois lignes de diamètre ; ses parois sont denses et grenues, et elle renferme un liquide visqueux et blanchâtre. Passé cette époque elle se flétrit, en sorte que l'on n'en trouve quelquefois plus de trace après le quatrième mois. Cependant il n'est pas rare de la voir encore de la grosseur d'une tête d'épingle au septième ou au huitième mois, et on l'a même encore aperçue, très-rarement il est vrai, dans des œufs venus à terme. A ces époques avancées la vésicule, si elle existe, envoie toujours encore dans le cordon un filament blanchâtre, dernière trace de l'ancien canal de communication.

Nous verrons, en parlant du développement du système vasculaire, que les vaisseaux de la vésicule ombilicale, appelés *omphalo-mésentériques*, sont les premiers qui se forment. Ces vaisseaux disparaissent au troisième mois, quand la vésicule elle-même s'atrophie.

On trouve constamment la vésicule ombilicale entre le chorion et l'amnios, mais sa distance de l'embryon varie suivant les époques : d'abord placée tout près du bas-ventre de l'embryon, elle s'en éloigne peu à peu, parce que son filament de communication avec l'intestin s'alonge en même temps que le cordon ombilical, en sorte que dès que le placenta est formé, on la trouve dans cet organe non loin de la base du cordon.

La vésicule ombilicale est évidemment l'analogue de la membrane vitelline des ovipares, et le liquide qu'elle contient paraît, dans les premiers temps, devoir servir à la nutrition de l'embryon, comme le fait le jaune d'œuf pendant toute la durée de l'incubation.

9.° Allantoïde. L'allantoïde est une poche à parois minces et transparentes ou blanchâtres, continue avec la vessie urinaire, laquelle s'en sépare plus tard par un étranglement circulaire, comme l'intestin s'est séparé de la vésicule ombilicale. Cette poche, comme la précédente, est placée entre le chorion et l'amnios. Elle ne se forme qu'après la vésicule ombilicale, mais elle s'accroît très-rapidement chez les animaux, chez la plupart desquels, après avoir franchi la longueur du cordon ombilical, elle s'étend pardessus l'extrémité inférieure de l'embryon, en se dilatant en une vaste poche, qui occupe, pendant toute la vie intra-utérine, la majeure partie de l'intervalle du chorion et de l'amnios. Pour arriver au dos de l'embryon, chez ces animaux, il faut donc traverser le chorion, la lame externe de l'allantoïde, la cavité de cette dernière, sa lame interne et enfin l'amnios.

Chez l'homme, au contraire, l'allantoïde n'est que rudimentaire, en sorte que l'on y avait long-temps douté de son existence, qui, toutefois, a depuis été positivement reconnue par plusieurs anatomistes. Cette poche membraneuse paraît à la fin de la troisième semaine; elle ne s'étend pas au-delà de la gaîne ombilicale, qui est alors très-courte, et elle disparaît dans la quatrième ou cinquième semaine en s'oblitérant. Plus tard on ne rencontre plus à sa place qu'un prolongement cellulo-fibreux filiforme, qui du sommet de la vessie se dirige vers l'ombilic et s'étend jusqu'à une certaine distance dans le cordon ombilical : ce prolongement porte le nom d'*ouraque*.

L'anatomie comparée nous apprend que l'allantoïde est le principal organe où se fait l'hématose pendant la vie fœtale. C'est pour cela qu'elle est recouverte d'un riche réseau vasculaire, auquel aboutissent les artères ombilicales et d'où part la veine de ce nom. L'allantoïde ne dépassant pas le cordon ombilical dans l'embryon humain, le réseau vasculaire qui la recouvre a dû s'étendre seul au dehors pour exercer ses fonctions respiratoires, et ce sont ces vaisseaux qui, venant à pénétrer dans les flocons du chorion, donnent lieu à la formation du placenta. Il se pourrait que le réseau des vaisseaux ombilicaux, avant que de se concentrer dans le placenta, ait été étendu dans tout l'intervalle entre le chorion et l'amnios; du moins le tissu cellulaire glaireux que l'on y rencontre, et qui vient d'être décrit par Bischoff comme une membrane spéciale sous le nom de *membrane moyenne*, examiné au microscope dans les premiers mois de la gestation, semble parcouru d'une foule de vaisseaux oblitérés. Velpeau, au contraire, admet que ce tissu glaireux, qu'il appelle *sac réticulé*, n'est autre chose que l'allantoïde elle-même, sous-divisée en cellules au lieu de former une poche unique, ce qui nous paraît beaucoup moins admissible.

CHAPITRE II.

Développement du fœtus.

Le corps de l'embryon ou du fœtus[1], d'abord confondu avec le blastoderme, dont il ne paraît être qu'un épaississement discoïde, prend bientôt une forme alongée. Vers la fin du premier mois l'embryon a pris plus d'épaisseur, de manière à moins se confondre avec les membranes: il est placé horizontalement, le ventre en haut; la tête forme la moitié du corps, dont elle n'est pas séparée par le cou. L'embryon, comme nous l'avons vu, n'est d'abord qu'un feuillet aplati de substance organique. Les bords de ce feuillet venant à se relever du côté de la vésicule ombilicale, laquelle correspond à la face ventrale, l'embryon prend la forme d'une nacelle; et les bords continuant à s'alonger, en même temps que l'ouverture qu'ils circonscrivent se rétrécit, la cavité du tronc se ferme peu à peu, en commençant à la partie supérieure qui correspond au thorax. Toute cette transformation est achevée dans la cinquième semaine. Les cavités thoracique et abdominale, d'abord réunies, ne se séparent qu'un peu plus tard. Dans le courant du deuxième mois, la tête s'incline en bas, tandis que l'autre extrémité, à laquelle s'insère le cordon ombilical, est dirigée en haut. La tête, vers la huitième semaine, ne forme plus que le tiers du corps. Le coccyx se prolonge sous forme de queue recourbée. Les extrémités supérieures paraissent dans la cinquième semaine sous la forme de petites papilles. Les diverses portions de ces membres ne se dessinent qu'un peu plus tard, en ce que la main s'isole du bras, puis on remarque la séparation du bras et de

---

1 On lui donne plus particulièrement le nom d'*embryon*, tant que la plupart des organes ne sont pas encore bien développés, et celui de *fœtus*, quand ces organes se sont formés.

l'avant-bras, puis la main se divise en doigts. L'extrémité inférieure se divise en cuisse et en pied à la même époque où le bras se sépare de l'avant-bras, et la cuisse ne se sépare de la jambe que quand la main se divise en doigts. Les orteils ne se forment que dans le troisième mois; ils ont d'abord la longueur des doigts, et ne deviennent plus courts qu'eux que dans le mois suivant. Dans le troisième mois le cou se forme et établit la séparation entre la tête et le tronc; et à la même époque la queue semble se raccourcir et disparaît, parce que les parties environnantes, et surtout les fesses, prennent un accroissement plus considérable; les membres s'alongent: la plante du pied regarde alors en dedans et la saillie du talon se fait remarquer. Dans le quatrième mois la tête de l'embryon regarde directement en bas; le cou est tout-à-fait formé; les épaules se dessinent; les mains sont encore larges et les doigts très-gros. Les membres inférieurs égalent les supérieurs en longueur et les surpassent en haut en grosseur. On aperçoit le mollet. Au sixième mois la tête forme le quart du corps entier, et le cinquième au septième mois. On voit par ce qui précède, que la moitié supérieure du corps est d'autant plus grande, comparée à la moitié inférieure, que le fœtus est plus jeune. Aussi le cordon ombilical, qui s'insérait d'abord à l'extrémité inférieure du tronc, monte-t-il peu à peu, en sorte que, dans le fœtus à terme, son insertion est au-dessus du milieu de la longueur totale du corps.

Les systèmes organiques ne se forment pas non plus en même temps. Les nerfs et les vaisseaux paraissent d'abord, et le canal intestinal presque en même temps; les organes des sens et les organes génitaux paraissent plus tard; les organes de la locomotion sont encore plus lents à se développer: enfin, les ongles et les poils sont les dernières parties à paraître.

Les données sur l'accroissement du fœtus varient parce qu'il est souvent difficile de préciser l'époque de la conception : on admet ordinairement que dans la troisième semaine l'embryon acquiert une ligne de longueur; dans la quatrième semaine, trois lignes; dans la cinquième, cinq lignes; dans la sixième, sept lignes; dans la septième, neuf lignes; dans la huitième semaine il a environ douze lignes ; dans la neuvième, quinze lignes; dans la dixième, deux pouces; dans la onzième, deux pouces et quart; dans la douzième semaine, deux pouces et demi. A la fin du quatrième mois, le fœtus mesure quatre à cinq pouces, et à la fin du cinquième, huit à dix pouces. Il en a neuf à douze au sixième mois; quatorze à quinze au septième; seize à dix-sept au huitième;

dix-sept à dix-huit pouces au neuvième mois, et au terme de la gestation ou au dixième mois lunaire, il a dix-huit à vingt pouces de long: il pèse alors six à sept livres.

CHAPITRE III.

Développement des divers organes.

1.° Système osseux. Les os commencent à paraître sous la forme de cartilages mous, sans aréoles, sans cavité médullaire, mais représentant à peu près la forme de l'os futur, à l'exception de leurs prolongemens apophysaires, qui fréquemment ne se forment que plus tard. Ce n'est que quelque temps après que l'on aperçoit dans le centre de ces cartilages un commencement d'ossification, en ce que les cartilages qui jusqu'a présent tenaient lieu d'os, présentent dans leur intérieur des cellules, et qu'il s'y développe des points d'ossification. De ces points partent, dans les os longs, des lignes blanches, parallèles et longitudinales; et, dans les os larges, des lignes rayonnées, qui ne sont autre chose que la substance osseuse dont les molécules sont juxta-posées, en sorte que ces parties finissent par prendre un aspect fibreux. Cependant ces points d'ossification ne paraissent pas en même temps dans tous les os, comme nous le verrons plus bas; il y a même des os, par exemple ceux du tarse et du carpe, qui, dans le fœtus à terme, sont encore à l'état cartilagineux.

La solidification des os ne commence pas non plus par un seul point, mais il s'y développe constamment un nombre déterminé de points d'ossification qui ne se réunissent que plus tard: c'est ainsi que les vertèbres se forment par trois points d'ossification, un pour le corps et deux pour les lames, auxquels on pourrait même en ajouter plusieurs autres qui correspondent aux diverses apophyses. Les os longs se développent par trois points d'ossification, un pour le corps de l'os et deux pour les extrémités, qui restent beaucoup plus long-temps cartilagineuses; ces dernières, après s'être ossifiées, sont néanmoins encore séparées du corps de l'os par une substance cartilagineuse, de manière à former les *épiphyses*, qui ne se soudent à l'os principal qu'à un âge assez avancé. Il en est de même des autres os, par exemple des os innominés, qui, dans le jeune âge, sont composés de trois pièces, l'iléon, l'ischion et le pubis. On a élevé la question de savoir si le périoste passe directement du corps de l'os sur l'épiphyse, ou s'il s'insinue entre ces deux parties. Mes propres recherches m'ont fait voir que la première de ces deux opinions est la vraie: ni le périoste en entier, ni même une lame interne qui s'en détacherait, ne passe entre l'épiphyse et le corps de l'os. Cette dernière opinion pourrait s'expliquer par le fait que le périoste adhère plus fortement au cartilage de l'épiphyse, que celui-ci n'adhère lui-même à l'os; alors, si, après avoir détaché un lambeau de périoste, on le tire sans précaution vers l'épiphyse, celle-ci peut être détachée de l'os avec le périoste. Mais on voit que cette expérience ne prouve rien contre l'opinion que nous défendons.

L'accroissement des os en longueur se fait aux extrémités, tandis que le corps de l'os conserve sa première dimension. Pour se convaincre de la vérité de cette proposition, on n'a qu'à faire des ouvertures sur deux points différens de la diaphyse d'un os long; si l'on tue l'animal quelque temps après, on trouvera les ouvertures à la même distance l'une de l'autre, quoique l'os ait augmenté depuis en longueur. De même, la garance prise avec les alimens ayant la propriété de colorer les os en rouge, on n'a qu'à en faire prendre pendant quelque temps à un jeune animal; on observera alors que les os longs seront surtout rouges vers leurs extrémités: c'est donc là principalement que la nouvelle substance osseuse a été déposée, et non pas dans le corps de l'os. L'accroissement des os en épaisseur se fait par l'addition de couches nouvelles extérieures, tandis que les couches internes de l'os sont peu à peu absorbées, et c'est de cette manière que se forme la cavité médullaire. Pour s'en assurer, il suffit de scier en travers un os pris sur un jeune animal nourri pendant quelque temps avec de la garance; on verra alors que cet os est rougeâtre en dehors, tandis qu'il est parfaitement blanc vers la cavité médullaire (à moins que l'usage de la garance n'ait été très-longtemps continué). On obtint des os ayant des couches alternativement rouges et blanches, en donnant tantôt de la garance à un animal, et tantôt en suspendant l'usage de cette substance.

Les os larges du crâne étant très-minces, comme membraneux, dans les points qui ne se sont point encore ossifiés, et cette ossification s'irradiant du centre vers la périphérie de l'os, il en résulte que chez le fœtus à terme où la conversion en substance osseuse n'est pas encore achevée, on rencontre vers le point d'union de plusieurs os des espaces membraneux, appelés *fontanelles*. Le plus grand de ces espaces, qui est la *fontanelle antérieure*, a une figure quadrilatérale; on la trouve entre la jonction des deux pariétaux avec les deux pièces qui forment alors le frontal. La *fontanelle postérieure* est triangulaire; elle est située entre l'angle supérieur de la portion squameuse de l'occipital et les portions correspondantes des deux temporaux. On trouve en outre de chaque côté de la tête une fontanelle plus petite et plus irrégulière, entre le frontal, le pariétal, la portion écailleuse du temporal et la grande aile du sphénoïde; et une autre entre le pariétal, la portion mastoïdienne du temporal et les portions écailleuse et condyloïdienne de l'occipital. On ne remarque pas de diploë dans les os larges du crâne du fœtus, mais la face externe de ces os est spongieuse ; c'est elle qui représente à proprement parler le diploë, la table externe n'étant pas encore formée, tandis que l'interne est déjà distincte.

Les os des fœtus et des jeunes sujets sont extrêmement vasculeux. On y voit les épiphyses encore cartilagineuses parcourues d'un grand nombre de vaisseaux qui partent tous en rayonnant du centre vers la périphérie, en sorte que ce ne sont que les cartilages permanens dans lesquels on n'ait pas encore pu démontrer que bien peu de vaisseaux.

L'apparition des os se fait de la manière suivante. De la troisième à la cinquième semaine on voit paraître les rudimens cartilagineux des corps des vertèbres et le commencement des côtes. Cette formation du squelette avance rapidement, en sorte que dans la septième semaine on trouve déjà une grande partie du squelette cartilagineux ; mais les arcs postérieurs des vertèbres ne sont pas encore fermés alors. Le périoste est très-distinct. A la même époque paraissent les premiers points d'ossification aux clavicules et à la mâchoire inférieure. Dans la huitième semaine, il y en a un à la mâchoire supérieure, au fémur, quelquefois aussi au frontal et à la partie squameuse de l'occipital. Alors aussi apparaissent le sternum cartilagineux et une masse cartilagineuse sans cavité, qui formera plus tard le bassin. Dans le courant du troisième mois lunaire la base du crâne est cartilagineuse; sa voûte, membraneuse au commencement du mois, prend peu à peu plus de consistance, en sorte que l'on remarque des points d'ossification à tous les os larges de la tête. L'ossification de l'arcade zygomatique commence ; celle de la voûte palatine est presque complète. Les apophyses articulaire et coronoïde de la mâchoire se dessinent et elles contiennent des points d'ossification; le menton ne commence à se former qu'à la fin du mois. Les corps des vertèbres s'ossifient et les lames des vertèbres sont formées, mais cartilagineuses. On aperçoit la courbure de la clavicule dans la dixième semaine, et l'omoplate a un point d'ossification à la même époque; l'épine de cet os ne se forme que dans la douzième semaine. Dans la neuvième semaine l'ossification est assez avancée dans l'humérus, tandis qu'elle ne fait que commencer dans le radius et le cubitus. La main égale l'avant-bras en longueur, et l'on aperçoit des points d'ossification dans les deuxième et troisième os métacarpiens, et dans les troisièmes phalanges de tous les doigts. Le bassin a un point d'ossification de chaque côté, dans la dixième semaine. L'ossification des membres inférieurs est un peu plus lente; cependant celle du fémur fait des progrès et ses extrémités grossissent. On trouve des points d'ossification au tibia et au péroné, et à la fin du mois un autre dans le deuxième métatarsien. Au quatrième mois l'ossification des os de la tête continue; l'angle de la mâchoire inférieure se dessine et son condyle s'alonge; les trous mentonnier et sous-orbitaire paraissent; l'ossification commence dans les parties latérales des vertèbres et à la fin du mois aussi dans le sternum. Celle de l'humérus a encore fait des progrès, ainsi que celle des os de l'avant-bras. Les os du métacarpe sont ossifiés; les premières phalanges des doigts commencent à l'être. Le sacrum s'ossifie dans ses deux vertèbres supérieures; le bassin se développe; la formation des os des extrémités inférieures devient plus rapide; la rotule est cartilagineuse; les métatarsiens, les troisièmes phalanges et plus tard les premières phalanges des orteils s'ossifient. Enfin, l'ossification, déjà très-avancée au cinquième mois, se perfectionne toujours encore dans les mois suivans, sans que, toutefois, ses progrès soient à beaucoup près aussi rapides que dans les quatre premiers mois de la gestation.

Le mode de développement des dents diffère tellement de celui des os, que ce n'est pas sans raison qu'on a préféré, dans les derniers temps, de les assimiler aux poils. Dès le milieu du troisième mois de la gestation on commence à apercevoir dans l'intérieur de chacune des mâchoires, de petits *sacs* ou *follicules* composés de deux membranes, et dans lesquels se trouve une gouttelette de liquide. Ces follicules s'ouvrent sur le rebord alvéolaire par des orifices très-étroits. Les follicules qui se forment alors sont pour les incisives et les petites molaires. Au quatrième mois on voit s'élever du fond de ce sac une papille pulpeuse, appelée *germe* ou *pulpe dentaire*, et qui reçoit par sa base de nombreux rameaux vasculaires et nerveux. Le sommet de cette papille ne tarde pas à prendre la forme que doit avoir la couronne de la dent; à la même époque on voit paraître les follicules des dents canines et au cinquième mois ceux des troisièmes molaires. Alors aussi les papilles commencent à sécréter la substance de la dent, qui se moule sur leur surface La dent représente ainsi exactement la forme de la papille, et elle se compose par conséquent de couches successivement superposées, en sorte que la portion libre qui correspond à la couronne a été la première formée, tandis que la racine ne se développe qu'en dernier lieu. L'émail qui recouvre la substance osseuse de la dent ne paraît pas être sécrété par la papille, mais il semble plutôt qu'il l'est par la face interne du feuillet intérieur du follicule, en sorte qu'il est peu à peu déposé sur la face externe de la substance osseuse, à mesure que celle-ci est formée. La dent, continuant à grossir, distend le follicule et la gencive qui la recouvrent, en élargit le petit orifice et devient enfin visible sur le bord alvéolaire, comme nous l'avons dit à l'occasion de l'éruption des dents.

2.° Système fibreux. Il se développe aussi tard que le système osseux ; d'abord il est mou, extensible, comme gélatineux, très-vasculaire, et ce n'est que vers la fin de la gestation qu'il se revêt des caractères propres que nous lui connaissons.

3.° Système musculaire. Dans les premiers temps de la formation de l'embryon, les muscles et les tendons n'offrent qu'une masse homogène, blanchâtre, muqueuse, dans laquelle on ne distingue pas de fibres. Vers le troisième ou le quatrième mois ces fibres commencent à paraître, et un peu plus tard on peut distinguer la chair musculaire de la fibre tendineuse ; mais même dans le fœtus parfait, les muscles sont encore beaucoup plus mous, plus pâles et plus gélatineux qu'ils ne le sont chez l'adulte.

4.° Système nerveux.[1] Ce système est un des premiers qui se forment, et dans l'origine il est relativement beaucoup plus développé que dans la suite. D'abord on voit paraître la moelle épinière ; bientôt après on aperçoit le cerveau ; le système ganglionnaire et les nerfs rachidiens et cérébraux ne paraissent être formés que plus tard. La substance nerveuse est d'abord grisâtre, extrêmement vasculaire, et ce n'est que par la suite que l'on aperçoit la substance blanche.

La *moelle épinière* du fœtus occupe d'abord toute l'étendue

---

1 Tiedemann, *Anat. u. Bildungsgeschichte des Gehirns im Fœtus des Menschen.* Nuremberg, 1816, in-4.°, avec fig. ; trad. par Jourdan. Paris, 1823.

Rolando, Sur le développement du cerveau, *Dizionario periodico di medicina* ; 1822 et suiv.

Meckel, *Ueber die Entwicklung der Centraltheile des Nervensystems* ; *Archiv für Physiol.* Tom. I, pag. 334 et 589.

du canal vertébral. Jusqu'à la cinquième semaine on voit à sa place un canal transparent qui n'est peut-être que le rudiment des méninges ; à partir de cette époque, de la substance nerveuse est déposée sur la partie antérieure de ce canal, puis sur les parties latérales, en sorte que la moelle a d'abord la forme d'une gouttière, ouverte le long de sa face postérieure, mais qui se ferme peu à peu. Au troisième mois la moelle s'est transformée en un cylindre renfermant un canal ; une fente très-étroite indique encore l'ancienne gouttière postérieure : au quatrième mois la moelle commence à devenir fibreuse, à l'exception de son centre où le canal existe ; enfin, ce dernier est très-rétréci au septième mois, et il disparaît bientôt après. Au quatrième mois on aperçoit le croisement des *pyramides* et au sixième les *éminences olivaires.*

L'*encéphale* se forme d'une manière analogue : jusqu'à la cinquième semaine on trouve à sa place une série unique de vésicules, placées les unes au devant des autres ; ces vesicules, que quelques anatomistes prennent pour les rudimens de l'encéphale lui-même, n'en sont probablement que les enveloppes. A partir de la cinquième semaine la masse nerveuse est déposée à la base des vésicules, puis latéralement, puis en haut. On voit donc que le développement du cerveau se fait en voûte de bas en haut et de dehors en dedans vers la ligne médiane, en sorte qu'on remarque maintenant des organes pairs. Les *hémisphères* forment alors de petites poches minces, qui ne prennent que plus tard de l'accroissement, de manière à recouvrir en arrière les couches optiques au troisième mois ; les lobes antérieurs sont seuls formés alors, les autres ne sont qu'ébauchés. Au quatrième mois les hémisphères recouvrent une partie des tubercules quadrijumeaux, quelques enfoncemens paraissent à leur surface, et la scissure de Sylvius se forme. Au cinquième mois, les hémisphères ne dépassent pas encore en arrière les tubercules quadrijumeaux ; on distingue à leurs faces internes les premières traces des circonvolutions. Au sixième mois, les hémisphères recouvrent les tubercules quadrijumeaux et le cervelet, et ils dépassent ce dernier au septième mois ; alors aussi ils sont partout recouverts de circonvolutions. Les hémisphères cérébraux n'étant d'abord que des cavités à parois très-minces, les *ventricules* sont par conséquent très-développés alors et on n'y distingue pas encore la sous-division en trois cornes ; même au septième mois de la gestation les ventricules latéraux sont très-amples. Le troisième ventricule, qui n'est d'abord pas séparé des deux autres, n'est traversé par la commissure molle de couches optiques que dans le quatrième mois.

Au troisième mois il n'existe encore du *corps calleux* que le genou antérieur; au cinquième mois il s'étend jusque sur les corps striés; il dépasse la partie antérieure des couches optiques au sixième mois, et au septième il est arrivé à les dépasser en arrière. Les piliers antérieurs de la *voûte* s'élèvent des tubercules mamillaires au troisième mois; mais ils ne se réunissent pas encore en arrière, et la voûte elle-même ne s'étend pas au-delà des couches optiques. Au quatrième mois la voûte se continue en arrière dans la corne d'Ammon. Les *tubercules mamillaires*, d'abord réunis, ne se séparent qu'au septième mois. La *cloison transparente* se forme au cinquième mois; son ventricule s'ouvre dans le troisième ventricule. Les deux *commissures* du cerveau sont visibles au troisième mois.

Les *tubercules quadrijumeaux* sont au nombre de deux au troisième mois, creux à l'intérieur et séparés sur la ligne médiane, où l'on remarque une fente au-dessus de l'aqueduc de Sylvius, qui forme une grande cavité. Les tubercules sont réunis au quatrième mois; au sixième leur cavité a diminué, et au septième il n'en existe presque plus de trace par suite de l'augmentation de la masse des tubercules qui rétrécit beaucoup l'aqueduc. Une gouttière transversale sépare alors les tubercules en antérieurs et en postérieurs. Le *pont de Varole* se forme au quatrième mois; il est d'abord très-étroit.

On voit paraître le *cervelet* dès la sixième ou septième semaine sous forme de deux petites élévations, qui se réunissent sur la ligne médiane dans le troisième mois, de manière à fermer en haut le quatrième ventricule. Le cervelet grossit, et son corps ciliaire se forme au quatrième mois. Les principales sous-divisions du cervelet commencent à s'établir au cinquième mois, et au sixième on voit paraître ses lames transversales. Les lobules des nerfs vagues et les valvules de Tarin ne se forment qu'au septième mois. Le développement du cervelet est plus lent que celui du cerveau; car même chez le fœtus à terme il n'est proportionnellement pas à beaucoup près aussi développé que lui.

5.° Système vasculaire sanguin.[1] Les vaisseaux paraissent

---

1 Meckel, *Beyträge zur Bildungsgeschichte des Herzens und der Lungen; Archiv für Physiol.* Tom. II, pag. 402, avec fig. — Journ. compl. du Dict. des sciences méd. Tom. I, pag. 259.

Rolando, Mémoire sur la formation du cœur. Journal compl., tom. XV, pag. 323; et tom. XVI, pag. 34.

Kilian, *Ueber den Kreislauf des Blutes im Kinde welches noch nicht geathmet hat.* Karlsruhe, 1826, in-4.°, avec fig.

se développer en même temps que le système nerveux, mais leur première formation n'a pas encore pu être observée chez l'embryon humain. Il est toutefois permis de remplir cette lacune en nous guidant d'après l'analogie de l'œuf incubé. Il est en conséquence très-probable qu'il se développe d'abord sur le blastoderme des *points sanguins*, qui se réunissent peu à peu de manière à former un *réseau veineux*, lequel s'agrandit bientôt au point de se ramifier sur toute l'étendue du blastoderme, de manière à donner ainsi lieu à la formation de la vésicule ombilicale. De ce réseau se détache ensuite une veine, la *veine omphalo-mésentérique*, qui se dirige vers l'embryon. Bientôt l'extrémité de cette veine, qui plus tard deviendra le *cœur* (*punctum saliens*), se recourbe sur elle-même, et se continue avec l'*aorte*, dont les principaux rameaux se dirigent de nouveau dans le réseau veineux de la vésicule ombilicale pour former ainsi un cercle vasculaire tout simple.

Telle est à peu près aussi la disposition que l'on rencontre chez l'embryon humain vers la quatrième semaine : le cœur, très-volumineux, reçoit une veine cave et donne l'aorte; la première, outre quelques très-petits rameaux venant du corps de l'embryon, est surtout formée par la veine omphalo-mésentérique, venant de la vésicule ombilicale : cette veine, avant de s'unir à la veine cave, se ramifie en grande partie dans le foie, lequel ne paraît pas avoir existé dans les premiers temps. L'aorte donne quelques ramuscules au corps et se termine par l'artère omphalo-mésentérique. Les vaisseaux ombilicaux ne se forment qu'un peu plus tard. Dans la sixième semaine, le cœur est sous-divisé en oreillette et en ventricule; dans la septième, il y a deux ventricules, communiquant par une ouverture étroite située à la partie supérieure de la cloison; dans la huitième semaine, ils sont tout-à-fait séparés; en même temps la cloison inter-auriculaire commence à se former. La veine cave est beaucoup plus grosse que l'aorte. Cette dernière, dans la septième semaine, naît encore des deux ventricules; son intérieur présente une cloison continuée de celle des ventricules, qui la sous-divise en deux canaux; dans la huitième semaine, on distingue aussi à l'extérieur la séparation de l'artère primitive en deux canaux, qui sont l'aorte et l'artère pulmonaire, provenant chacune de son ventricule. On aperçoit dans la huitième semaine de petits rameaux que l'artère pulmonaire donne aux poumons.

Dans le troisième mois, le péricarde est bien formé. La moitié droite du cœur est plus grande que la gauche. Le cœur, qui dans les premiers temps était vertical, a maintenant sa pointe inclinée à gauche. La valvule de Botal se forme; celle d'Eustache, qui est une continuation de la paroi antérieure de la veine cave inférieure, est très-grande; elle empêche le sang de la veine cave supérieure d'arriver à l'inférieure et dirige le sang de cette dernière presque en totalité vers le trou ovale. Le sang de la veine cave supérieure va directement dans le ventricule droit L'artère pulmonaire monte d'abord directement et s'unit à l'aorte vers le milieu de sa crosse; plus tard elle se recourbe à gauche et s'unit à l'aorte au-dessous de la sous-clavière gauche: elle est réellement l'aorte descendante qui se termine par les artères ombilicales, lesquelles ne donnent que de petits rameaux aux extrémités inférieures et au bassin.

Au quatrième mois, le cœur est encore plus oblique; les oreillettes sont devenues plus minces, et elles ne sont plus supérieures en capacité aux ventricules. Le trou ovale a diminué; sa valvule le recouvre à moitié. Le sang de la veine cave inférieure ne se porte plus si exclusivement dans l'oreillette gauche; mais la majeure partie y va toujours, parce que le trou ovale s'est placé juste devant la veine. L'artère pulmonaire augmente, et le canal artériel diminue et se porte directement en arrière. La veine cave inférieure s'est placée plus haut au cinquième mois, en sorte qu'il passe moins de son sang dans le trou ovale. On remarque au sixième mois que le cœur a beaucoup diminué en proportion du corps: il a une forme plus alongée; les oreillettes sont plus petites en les comparant aux ventricules. A partir de cette époque on ne remarque plus que des changemens peu notables jusqu'au terme de la gestation.

Dans le fœtus à terme, la *veine ombilicale*, naissant du placenta, parcourt le cordon ombilical, passe dans le bas-ventre du fœtus, et se dirige le long de sa paroi antérieure vers le sillon longitudinal du foie, où elle donne quelques rameaux à ce viscère. Là elle se divise en deux branches: l'une s'unit à la branche gauche de la veine porte, pour se ramifier avec elle dans le foie; l'autre continue, sous le nom de *canal veineux*, à marcher dans le sillon longitudinal pour se jeter dans la veine cave inférieure. Cette veine cave s'ouvre dans le cœur entre les deux oreillettes, de manière, toutefois, à appartenir davantage à l'oreillette droite qu'à l'oreillette gauche; tandis que la disposition inverse avait eu lieu dans les premiers temps. Mais l'oreillette droite communiquant librement avec la gauche par le trou de Botal, et la valvule d'Eustache étant disposée de manière à changer la direction du sang de la veine cave inférieure, une grande partie de son sang entre toujours encore dans l'oreillette gauche; tandis que le sang de la veine cave supérieure est dirigé par la valvule d'Eustache dans le ventricule droit en même temps que la partie du sang de l'autre veine cave qui n'a pas pénétré dans l'oreillette gauche. Le sang arrivé dans le ventricule droit passe dans l'artère pulmonaire, qui se termine dans l'aorte par le *canal artériel*, après avoir donné deux branches aux poumons. Le sang de la veine cave inférieure, quand il est arrivé dans l'oreillette gauche, passe dans le ventricule gauche et de là dans l'aorte, qui, après avoir fourni ses trois branches ascendantes, s'unit au canal artériel pour former avec lui l'aorte descendante. Cette artère, quand elle est arrivée au bas de la région lombaire, se divise en artères iliaques primitives, qui à leur tour se divisent en deux branches : la plus petite est l'iliaque externe; la plus grande, qui forme la continuation du tronc, est l'artère hypogastrique. Cette artère, après avoir donné les diverses branches que nous lui connaissons, monte sur les côtés de la vessie, sous le nom d'*artère ombilicale*, et sort par l'ombilic avec l'artère du côté opposé, pour se distribuer dans le placenta, où ses dernières ramifications donnent naissance aux radicules de la veine ombilicale.

6.° Système lymphatique. On ne connaît rien de précis sur l'époque de formation de ce système et sur sa disposition chez le fœtus; seulement est-il certain que les *glandes lymphatiques* y sont beaucoup moins nombreuses que dans l'adulte, et que beaucoup d'entre elles n'y existent encore qu'à l'état de plexus, parce que les vaisseaux qui les constituent ne sont pas encore unis entre eux par du tissu cellulaire serré.

7.° Larynx; trachée-artère; poumons. Les poumons n'entrant en action qu'après la naissance, le fœtus a dû être pourvu d'autres organes respiratoires; et comme le nouvel être est plongé dans des liquides, sa respiration se fait par des organes branchiaux, comme chez les animaux aquatiques. Ces organes sont, 1) les *branchies cervicales*, qui paraissent dans la troisième semaine sous forme de petites ouvertures placées sur les parties latérales du cou, communiquant avec l'arrière-bouche; dans leur intérieur la muqueuse forme des duplicatures, sur lesquelles se ramifient des branches de l'aorte; elles disparaissent à la fin de la quatrième semaine ou au commencement de la cinquième; 2) l'*allantoïde*, qui se forme de suite après les branchies cervicales, et qui disparaît aussi rapidement qu'elles, comme poche distincte, chez l'embryon humain; 3) le *placenta*, qui se forme après, et qui persiste pendant toute la vie fœtale. Nous avons vu, en parlant de l'allantoïde, que le placenta en est à proprement parler une dépendance, et que ces deux organes peuvent être considérés, physiologiquement parlant, comme n'en formant qu'un seul.

Le rudiment du *larynx* paraît dans la sixième semaine, mais on n'y distingue les cartilages que dans la semaine suivante. Les cartilages thyroïde et cricoïde se forment de deux parties latérales, qui deviennent peu à peu cartilagineuses: cette réunion est achevée pour le cartilage thyroïde dans le quatrième mois; celle du cartilage cricoïde se fait plus tard; le volume relatif du larynx, qui était très-considérable d'abord, a diminué dans le quatrième mois. Au cinquième, le larynx et la trachée sont remplis de mucus; l'épiglotte est alors encore très-molle. Le larynx est très-petit dans le fœtus à terme et même dans l'enfant; il ne se développe complétement qu'à l'époque de la puberté.

La *trachée-artère* est dans la sixième semaine un filament délicat, aplati; on y aperçoit dans la huitième semaine les ébauches des cerceaux cartilagineux, qui sont mieux formés dans le troisième mois; dans le quatrième, ce conduit à pris une forme cylindrique.

Les *poumons* sont visibles, dans la sixième semaine, sous forme de petits amas de vésicules; au troisième mois ils sont divisés en lobes par des scissures profondes, et les lobules sont aussi un peu séparés les uns des autres, ce qui n'a plus lieu dans le mois suivant: alors les poumons ont pris une couleur rougeâtre et ils ont grandi; au cinquième mois ces organes sont plus rouges encore et plus compactes: caractères qui ont augmenté dans le sixième mois; il est très-difficile alors de les insuffler. Les bronches ont des plaques cartilagineuses. Les poumons ne reçoivent d'abord leur sang que de l'aorte; ce n'est que plus tard que paraissent les véritables artères pulmonaires. Dans le fœtus à terme qui n'a pas respiré, les poumons sont toujours refoulés vers la colonne vertébrale, compactes, non crépitans, ne surnageant pas à l'eau. Leur couleur est d'un rouge plus foncé qu'après la naissance.

8.° Glande thyroïde. La première trace de la glande thyroïde s'aperçoit, vers la sixième ou la septième semaine, sous forme de deux petits corpuscules, qui grandissent peu à peu, en sorte qu'au quatrième mois les parties latérales sont toujours réunies et que la glande a une forme alongée : son tissu granuleux est alors visible. L'augmentation relative du volume de la glande a lieu jusque dans le cinquième mois; mais au sixième, ce corps cesse de se développer plus fortement que le reste du fœtus, quoiqu'il augmente toujours encore de volume. Peu à peu la glande thyroïde prend une forme plus arrondie. En général, elle est relativement plus développée chez le fœtus que chez l'adulte.

9° Thymus. Le *thymus* est un corps glanduleux, irrégulièrement divisé en deux lobes à sa partie supérieure, placé dans la cavité du médiastin antérieur, immédiatement derrière le sternum et au devant des gros troncs vasculaires de la poitrine: il monte souvent dans le cou jusqu'à la glande thyroïde. Sa couleur est rosée; il est mou, composé de granulations unies entre elles et formant des lobules et des lobes. Ces granulations contiennent une humeur blanchâtre et assez épaisse; d'ailleurs le thymus n'a pas de conduits excréteurs. Il commence à paraître au troisième mois de la gestation, et bientôt il prend un accroissement considérable jusqu'au moment de la naissance. Depuis cette époque il reste presque stationnaire dans son développement, et à la fin de la première année il commence à diminuer, en sorte qu'on n'en trouve ordinairement plus de traces dans les enfans de douze ans.

Les usages du thymus sont inconnus; quelques physiologistes pensent que le suc laiteux qu'il contient est destiné à la nutrition du fœtus, d'autres supposent que cet organe remplace les poumons pendant la vie intra-utérine.

10.° Organe de la vision. Les yeux paraissent être originairement des prolongemens extérieurs des vésicules membraneuses qui occupent la cavité crânienne. Ils sont visibles dans la quatrième semaine sous forme de points noiratres, recouverts en dehors par la substance muqueuse, qui tient lieu de tégumens. La partie de l'œil maintenant formée, semble être la *sclérotique* avec la *cornée*, renfermant dans leur intérieur le rudiment du *cristallin*. Bientôt des vaisseaux venant à pénétrer dans l'œil, la *rétine* et la *choroïde* se forment. Ces membranes n'existent d'abord qu'à la partie supérieure et externe du globe de l'œil; peu à peu elles s'étendent plus loin, mais de manière à ce qu'il y subsiste pendant quelque temps une fente longitudinale vers la partie inférieure interne de l'œil. Cette fente finit à son tour par se souder vers la septième semaine. Pendant la formation de la rétine et de la choroïde, la gaîne membraneuse et creuse du *nerf optique* s'est remplie de substance nerveuse. Le *corps vitré* apparaît bientôt après. Le *cercle ciliaire* se forme vers la sixième semaine, et l'on aperçoit l'*iris* dans la septième, sous la forme d'un cercle très-étroit, décoloré; sa couleur noire ne paraît qu'une semaine plus tard, en même temps que le cercle s'élargit. Le cristallin, très-volumineux, qui avait été trouble jusqu'ici, est devenu tout à coup transparent vers la fin du deuxième mois. C'est à la même époque que deux légères saillies indiquent l'apparition des *paupières;* celles-ci forment des replis distincts dans la neuvième semaine, et dans la onzième elles sont assez alongées pour qu'elles se touchent et s'accolent; mais elles se séparent de nouveau dans le cinquième mois. Le *lac* et le *sac lacrymaux* se forment dans la dixième semaine, les *points lacrymaux* sont déjà très-développés dans le quatrième mois, et la *caroncule*, visible dès la fin du deuxième mois, est très-volumineuse au cinquième. Dès le commencement du troisième mois on voit se développer la *membrane pupillaire*, qui ferme l'ouverture de ce nom. Cette membrane est formée d'un tissu cellulaire qui se continue avec la face antérieure et avec la petite circonférence de l'iris, et elle est tapissée en devant par un prolongement de la membrane de Demours. La membrane pupillaire a d'abord très-peu de consistance, mais elle devient peu à peu plus ferme jusqu'au septième mois lunaire, où elle a acquis son plus grand développement. Passé cette époque ses vaisseaux se flétrissent et la membrane s'amincit et se rompt. Les vaisseaux de la membrane pupillaire ont une disposition rayonnée: ils sont fournis par ceux de l'iris; mais nous ne pensons pas que ses vaisseaux forment plus tard le petit cercle de l'iris, comme le soutient J. Cloquet; bien au contraire, il nous a semblé que ce petit cercle existe en même temps que les vaisseaux de la membrane pupillaire; et de plus la pupille est visible sur un iris encore garni de sa membrane pupillaire, que l'on examine par sa face postérieure. Au surplus, cette membrane ne se rompt pas seulement à son centre, d'une manière régulière, par une simple rétraction de ses bords, mais elle se déchire en lambeaux, que l'on voit facilement flotter dans l'œil des fœtus de neuf à dix mois, et qui sont peu à peu résorbés.

11.° Organe de l'audition. L'*orifice du conduit auditif* devient visible après la sixième semaine, et bientôt après un petit bourrelet indique le *pavillon de l'oreille*, qui ne se développe que très lentement; les éminences du pavillon se dessinent au troisième mois et il s'y dépose un peu de substance cartilagineuse ; la conque ne se développe qu'au cinquième mois, et le lobule au sixième. Le *conduit auditif* est très-court, sa portion osseuse n'étant formée que par un simple cercle osseux, en sorte que la membrane du tympan est presque à fleur du tète ; ce n'est qu'après la naissance que le conduit auditif osseux commence à se former réellement ; un bouchon cérumineux ferme le conduit au troisième mois. Le *cadre du tympan*, cartilagineux, se forme dans la huitième semaine ; il commence à s'ossifier au troisième mois et il l'est complétement au quatrième ; dans le mois suivant il se soude au rocher. La *cavité du tympan* est très-petite, et les cellules mastoïdiennes manquent, parce que l'apophyse qui les renferme ne commence à se développer qu'après la naissance. Les *osselets de l'ouïe* existent déjà à l'état cartilagineux, au commencement du troisième mois, et leur ossification commence dans la douzième semaine, en sorte qu'ils sont formés bien avant la naissance ; leur substance, chez le fœtus à terme, est toutefois encore moins compacte que chez l'adulte, ils sont un peu plus petits et leurs apophyses surtout sont plus grêles. Le *rocher* est encore cartilagineux dans le troisième mois ; on aperçoit déjà alors les canaux qui le traversent, et les membranes qui les revêtent intérieurement sont entièrement formées. La substance du rocher est encore distincte de celle du labyrinthe dans le fœtus à terme ; la première est spongieuse, l'autre est dure, lisse et séparée de la substance du rocher qui l'entoure, par des cellules osseuses très-fines. La substance du rocher commence à s'ossifier vers la fin du troisième mois. Le *labyrinthe*, à cette époque, est en partie cartilagineux et en partie formé d'une membrane épaisse. On aperçoit dans la douzième semaine des points d'ossification près de la fenêtre ronde, et aux canaux demi-circulaires verticaux. Le limaçon est ossifié au quatrième mois, et le canal demi-circulaire horizontal l'est au cinquième. Au septième mois, l'ossification de l'organe de l'ouïe est complète. Le *nerf acoustique* est d'abord un prolongement creux du quatrième ventricule ; la cavité du nerf se ferme bientôt à l'endroit qui correspond à la moelle alongée, en sorte qu'il subsiste à l'autre extrémité une cavité isolée, qui se transforme en membranes nerveuses du labyrinthe.

12.° Organe de l'odorat. Les *narines* paraissent dans la septième semaine, et le *nez* commence à faire une petite saillie dans la huitième ; mais en général il reste très-petit pendant toute la vie fœtale, et même dans les premières années de la vie de l'enfant. Au troisième mois, les narines sont très-écartées, à cause de la grande épaisseur de la *cloison du nez*, et elles sont fermées par un bouchon membraneux. Les *fosses nasales*, d'abord très-petites et qui avaient été réunies à la cavité de la bouche, s'en sont séparées dans le courant du troisième mois. Le premier point d'ossification des *os propres du nez* paraît dans la douzième semaine, et le *vomer* s'ossifie au quatrième mois; c'est alors aussi que se forment les *ailes du nez*. L'ossification de l'*ethmoïde* et des *cornets* se fait au cinquième mois, en même temps que les narines s'ouvrent de nouveau. Au sixième mois l'épaisseur de la cloison des narines a beaucoup diminué.

Les *nerfs olfactifs* ne sont d'abord que des prolongemens creux des hémisphères cérébraux; leur cavité se continue avec celle des ventricules latéraux; elle a disparu au huitième mois.

13.° PEAU; TISSU CELLULAIRE. Dès le troisième mois on commence à apercevoir la *peau*, qui, à cette époque, est extrêmement mince, molle, transparente, semblable à une membrane muqueuse: elle ne paraît pas alors être recouverte d'*épiderme;* celui-ci n'est bien visible aux mains et aux pieds qu'au septième mois, et bientôt après sur le reste du corps. Les *ongles* commencent à paraître à quatre mois et demi; mais ils sont encore membraneux; au sixième mois ils sont plus cornés, mais mous, et ce n'est qu'au huitième mois lunaire qu'ils acquièrent de la dureté. Au cinquième mois on remarque au cuir chevelu, aux sourcils et aux paupières de petites élévations percées d'ouvertures par où passeront les *poils* dans le mois suivant. C'est aussi dans le sixième mois que toute la peau se recouvre d'un *duvet*, qui tombe ordinairement pendant le dernier mois de la grossesse ou peu après la naissance. Ce n'est que vers le neuvième mois que la peau perd sa transparence, quoiqu'elle soit encore plus mince et plus vasculeuse qu'après la naissance. A partir du sixième mois la peau se recouvre d'un enduit, d'abord muqueux, mais qui devient peu à peu plus tenace et qui est connu sous le nom de *vernis caséeux*.

Le *tissu cellulaire* du fœtus est mou, transparent, rempli de sérosité dans les premiers temps de la formation; ce n'est que vers le sixième mois qu'il commence à s'y déposer de la graisse, en sorte que les formes du fœtus deviennent d'autant plus arrondies qu'on se rapproche davantage du terme normal de la gestation.

14.° Organes de la digestion.[1] La *bouche* et le nez forment d'abord une seule cavité fermée. L'*ouverture buccale* se forme dans la sixième semaine et elle grandit très-promptement. Les *lèvres* commencent à paraître dans la huitieme semaine sous forme de petits replis; la supérieure, par l'alongement successif de trois papilles, une moyenne et deux latérales; l'inférieure, au moyen de deux papilles. Dans la neuvième semaine la bouche est largement béante et la langue en sort; mais les lèvres continuant à s'accroître, elles ferment la bouche dans la douzième semaine. Dans le courant du cinquième mois la bouche diminue en grandeur et elle s'entr'ouvre. Vers la fin du deuxième mois, la bouche se sépare du nez par la formation de la *voûte palatine* et du *voile du palais*, qui croissent d'avant en arrière et de dehors en dedans vers la ligne médiane; leur formation est achevée dans la dixième semaine. La *langue* paraît dans la septième semaine et grandit rapidement; l'os hyoïde est visible dans la neuvième semaine. Dans le troisième mois on aperçoit les *glandes salivaires* sous forme de vésicules qui sont groupées sur des canaux ramifiés dont le tronc part de la muqueuse buccale.

La formation du *tube digestif* est due à un étranglement qui s'établit dans la vésicule ombilicale, en sorte que cette vésicule est alors sous-divisée en deux loges: celle qui tient à l'embryon se convertit en canal intestinal; celle qui en est éloignée conserve le nom de vésicule ombilicale, et le point étranglé s'oblitère bientôt.

On distingue fort bien le tube digestif vers la fin du premier mois; il est uniformément cylindrique depuis le pharynx jusqu'à l'anus, et il est parfaitement droit, à l'exception d'un angle qu'il forme vers son union avec la vésicule ombilicale, avec laquelle il communique par un canal court et étroit. Dès la cinquième semaine ce canal s'est oblitéré. Il y a un mésentère, et le cœcum est visible en rudiment. Le tube digestif est alors en grande partie contenu dans le cordon ombilical, dont l'extrémité attenant à l'embryon est creuse, évasée, et directement continuée avec les parois abdominales. Dans le courant du deuxième mois, l'intestin commence à se retirer vers la cavité abdominale, en même temps que la vésicule ombilicale s'éloigne en sens opposé. L'estomac, dont la direction est toujours verticale, est un peu plus

---

1 Meckel, *Bildungsgeschichte des Darmkanals*; *Archiv für Physiol.* Tom. III, pag. 1.

Rolando, Sur la formation du canal alimentaire et des viscères qui en dépendent, etc. Journal compl., tom. XVI, pag. 53.

gros que l'intestin grêle; ce dernier forme quelques circonvolutions: le gros intestin, dont le calibre ne surpasse pas encore celui de l'intestin grêle, est tout droit. Le cœcum s'est développé davantage. L'anus n'est qu'une fossette borgne dans la septième semaine; il s'ouvre de suite après. Dans le troisième mois, l'estomac se place plus transversalement; l'extrémité cardiaque se forme et la petite courbure se dessine. Le duodénum est très-large et mal séparé de l'estomac. L'intestin grêle forme au commencement du mois plusieurs circonvolutions en spirale; dans la dixième semaine il est tout-à-fait logé dans l'abdomen, dont il occupe la partie moyenne et gauche; son extrémité inférieure, plus rétrécie, est invaginée dans le commencement du gros intestin, ce qui donne lieu à la formation de la valvule du colon. L'iléon contient du méconium. L'appendice vermiforme, d'abord aussi gros que l'intestin grêle, se forme dans la dixième semaine. Le calibre du gros intestin a un peu augmenté dans sa moitié supérieure; vers la dixième semaine il se porte d'abord transversalement à gauche, puis en bas: ce n'est qu'à la fin du mois qu'il commence à se courber en haut. A la même époque on voit la muqueuse intestinale former des plis et des villosités. L'anus forme une ouverture arrondie, béante, placée immédiatement derrière l'orifice génito-urinaire; mais le coccyx se portant ensuite en arrière, l'anus, tiré dans le même sens, forme une fente longitudinale, et le périnée se développe au devant de lui. Au quatrième mois, l'estomac est tout-à-fait transversal et son extrémité cardiaque très-arrondie. Le pylore se forme. L'intestin grêle acquiert un calibre plus uniforme. Le duodénum a beaucoup de villosités, mais pas encore de valvules conniventes. L'appendice vermiforme devient plus grêle. Le cœcum se fixe et le colon ascendant est formé. Le rectum se plisse en long. Dans le cinquième mois, l'estomac a des rides et des villosités, et le duodénum est rempli de valvules conniventes. Les villosités de l'extrémité inférieure de l'intestin grêle et celles du gros intestin deviennent plus petites que celles de la partie supérieure. On remarque des cellules au colon transverse, et plus tard elles se développent sur le reste du colon. La courbure iliaque du colon se forme. L'anus est resserré. Le tube digestif a maintenant à peu près la forme qu'il conservera pendant toute la vie; il convient toutefois de faire remarquer, que chez le fœtus à terme encore, l'S romain du colon forme des inflexions plus considérables, et que le cœcum et l'appendice vermiforme, pris ensemble, ont la figure d'un cône dont la base répond au premier et le sommet au second.

Le *foie* est originairement formé par une ramification de la cavité de l'intestin qui pousse vers l'extérieur et dont les divisions sont aussitôt réunies par de la matière animale; la consistance de cette glande est toutefois très-peu considérable dans les premiers temps. On aperçoit le foie dès le premier mois; son volume relatif est alors énorme, car il pèse le tiers du corps entier. Peu à peu ce volume relatif diminue, bien que le foie continue à grandir beaucoup. Il est d'abord également étendu des deux côtés du ventre; mais dans le quatrième mois il s'étend moins à gauche, parce que le lobe de ce côté s'accroît moins rapidement; mais à droite il descend encore presque jusqu'à la crête iliaque. Au sixième mois le foie remonte davantage et soulève le diaphragme; son lobe droit ne descend plus si bas. La *vésicule biliaire* apparaît au deuxième ou au troisième mois sous la forme d'un canal, qui n'est d'abord qu'un appendice borgne du conduit excréteur du foie et qui ne se dilate que plus tard. Elle contient du mucus incolore au quatrième mois, et du mucus verdâtre dans le mois suivant. Les orifices des conduits cholédoque et pancréatique dans le duodénum sont distans d'une ligne et proéminent sous forme de mamelons dans le quatrième mois; au sixième mois, la distance de ces orifices a beaucoup diminué, ainsi que leur saillie. Chez le fœtus à terme la vésicule est davantage enfoncée dans la substance du foie que chez l'adulte.

On aperçoit le *pancréas* au commencement du troisième mois; il est d'abord vertical, mais il change de position avec l'estomac. Au quatrième mois, il forme une masse plus unie par le rapprochement de ses granulations; son canal est très-large. Cette glande, dont le volume était d'abord relativement très-considérable, diminue en proportion à partir du sixième mois.

La *rate* apparaît dans la dixième semaine; elle est très-petite et blanchâtre: elle s'accroît lentement et ne prend qu'assez tard sa couleur foncée; même chez le fœtus à terme elle est relativement beaucoup plus petite que chez l'adulte.

15.° Corps de Wolff.[1] On donne ce nom à deux organes, un de chaque côté, situés le long de la face antérieure de la colonne vertébrale, et n'existant, chez l'homme et les mammifères du moins, que dans les tout premiers temps de la vie embryonnaire. Ces corps de Wolff paraissent avant les reins et les organes

1 J. Müller, *Bildungsgeschichte der Genitalien*, etc. Düsseldorf, 1830, in-4.°, avec fig.

génitaux; ils ont acquis leur plus grand développement quand ceux-ci se forment; mais bientôt après ils diminuent en volume relatif, bien qu'ils s'accroissent pendant quelque temps encore; plus tard ils se flétrissent. Ces corps sont relativement très-volumineux; ils ont une forme alongée et ils se composent d'une grande quantité de petits conduits borgnes, parallèles, qui s'ouvrent à angle droit dans un conduit excréteur très-large, lequel s'abouche à côté de celui du côté opposé dans le sinus uro-génital commun. Les corps de Wolff sont déjà extrêmement petits et sur leur déclin chez les embryons humains de huit semaines : cependant on en trouve ordinairement encore des traces après la naissance dans le sexe féminin, où on les rencontre dans les ligamens larges de la matrice. Les usages des corps de Wolff sont totalement inconnus; mais leur structure démontre que ce sont des organes sécréteurs, et leur grand volume semble indiquer leur importance dans les premiers temps de la vie.

16.° Organes urinaires. Les *capsules surrénales* sont visibles, dans la septième semaine, à la partie supérieure et interne des corps de Wolff. Elles sont très-volumineuses, mais leurs contours ne sont pas encore bien dessinés. Dans la neuvième semaine elles sont bien formées, deux fois plus grandes que les reins, et elles se touchent par leurs extrémités inférieures, lesquelles ne tardent pas à s'écarter. Les capsules surrénales sont alors formées d'un tissu granuleux, qui est devenu moins distinct dans le quatrième mois: leur volume relatif a diminué peu à peu, en sorte qu'à cette époque les reins les égalent en grandeur; elles n'en forment plus que le tiers dans le fœtus à terme, et chez l'adulte elles se sont flétries au point que les reins les surpassent vingt à trente fois en volume. C'est à partir du sixième mois que la surface des capsules surrénales est rendue inégale par des scissures profondes et que l'on rencontre dans leur intérieur un liquide brunâtre.

Les *reins* paraissent également dans la septième semaine à la partie supérieure interne des corps de Wolff. Ils sont d'abord extrêmement petits et entièrement cachés derrière les capsules surrénales. Nous avons vu, en parlant de ces dernières, comment leur volume relatif change en rapport inverse avec celui des reins. Les reins ont d'abord une structure granuleuse et ce n'est qu'à la fin du troisième mois qu'on les voit composés de sept à huit lobules séparés, correspondant aux cônes que forme la substance tubuleuse, mais qui commencent à s'unir entre eux au quatrième mois, en sorte qu'au sixième mois ils ne sont plus séparés qu'à la surface; disposition qui ne s'efface entièrement qu'après la naissance.

Les *uretères*, qui sont visibles à la même époque que les reins et qui sont d'abord extrêmement gros, se terminent dans le *sinus uro-génital commun*, cavité à laquelle aboutissent à la fois les uretères, les conduits excréteurs des corps de Wolff et des organes de la génération, ainsi que l'extrémité inférieure de l'intestin, et de la partie antérieure de laquelle s'élève l'*ouraque*, qui n'est autre chose que le col de l'allantoïde. Cette cavité subit peu à peu des transformations importantes. Il s'y établit d'abord une cloison transversale, rudiment du *périnée*, et qui sépare ainsi l'intestin du sinus uro-génital, lequel est maintenant fermé en arrière. Les nouveaux changemens qui surviennent diffèrent selon le sexe. Chez l'embryon femelle, l'ouraque avec la portion du sinus uro-génital où s'abouchent les uretères, se sépare du sinus commun, en ce que son point d'insertion, qui se rétrécit de plus en plus, se porte toujours davantage en avant. Ce rétrécissement du point d'insertion de l'ouraque coïncide avec la dilatation de la portion de ce canal placée au-dessus, ce qui donne lieu, dans la huitième semaine, à la formation du *canal de l'urètre* et de la *vessie*. Cette dernière a long-temps encore l'air d'une simple dilatation alongée de l'ouraque, qui ne devient plus arrondie qu'au troisième et au quatrième mois, en se limitant en bas et en haut. Dans ce dernier point elle se sépare enfin entièrement de l'ouraque, qui, encore ouvert jusqu'à l'ombilic au troisième mois, s'oblitère complétement après le quatrième; mais même chez le fœtus à terme la vessie est encore un peu conique et placée plus haut que chez l'adulte. La vessie, d'abord vide, contient au quatrième mois du mucus, qui est remplacé par de l'urine au cinquième mois. Chez l'embryon mâle les rapports sont un peu différens: le conduit étendu entre la vessie et l'orifice uro-génital, conduit qui n'est autre chose que le *canal de l'urètre*, reste le canal principal, dans lequel s'ouvrent les conduits excréteurs rétrécis des organes génitaux, tandis que chez la femme les voies urinaires et génitales se séparent peu à peu complétement.

17.° ORGANES GÉNITAUX. On aperçoit dans la septième semaine, sur le côté interne du corps de Wolff, au-dessous de la capsule surrénale et sur la partie externe et antérieure du rein, un corps alongé qui est le germe du *testicule* ou de l'*ovaire*, car il est impossible alors de reconnaître le sexe. Le long du bord externe du corps de Wolff, on trouve un conduit qui s'ouvre en bas dans le canal excréteur de ce corps, lequel canal est d'ailleurs beaucoup plus gros que le premier. C'est ce conduit qui, suivant le sexe, deviendra soit *épididyme* soit *trompe de Fallope.* On aperçoit en outre à la même époque, ou peu de temps après, un faisceau fibreux qui, partant de l'anneau inguinal, se fixe à l'extrémité inférieure du conduit qui longe le bord externe du corps de Wolff; ce faisceau deviendra soit *gouvernail de Hunter*, soit *ligament rond de la matrice*, et la partie du conduit située au-dessous de l'insertion du faisceau, formera, selon le sexe, le *canal déférent* ou bien la *corne de la matrice.* Nous avons déjà fait remarquer que les organes génitaux s'ouvrent d'abord, sans distinction de sexe, dans le sinus uro-génital. Quant aux parties externes, on aperçoit dès la sixième semaine, au-dessous de l'ombilic et au devant de l'orifice uro-génital, une papille qui se transformera en *verge* ou en *clitoris*, et qui, dans la septième semaine, se creuse d'une gouttière à sa face inférieure. Un pli cutané, que l'on aperçoit des deux côtés au-dessous de cette papille, donnera naissance au *scrotum* ou aux *grandes lèvres.* Nous entrerons dans quelques détails sur ces diverses transformations, en parlant des organes individuels.

Les *ovaires* ont au commencement une structure en grappe, qu'ils perdent dans le quatrième mois; leur volume relatif, qui d'abord avait été très-considérable, diminue à partir de la même époque. Dès le troisième mois ils ont commencé à descendre, en sorte qu'au quatrième mois ils sont déjà placés à quelques lignes au-dessous des reins, et qu'on les trouve dans le bassin dans le courant du cinquième ou du sixième mois.

Les *trompes de Fallope* résultent de l'évolution du canal qui longe le bord externe du corps de Wolff. Leur extrémité supérieure, fermée, d'abord très-rapprochée de l'ovaire, s'en sépare dans le troisième mois en devenant plus épaisse, et elle s'ouvre dans le quatrième, en même temps que le canal commence à décrire quelques inflexions; changemens qui sont encore plus prononcés dans le mois suivant. Au sixième mois le pavillon de la trompe est garni de larges franges.

La *matrice* n'existe pas encore comme cavité distincte du sinus uro-génital, avant la fin du deuxième mois; mais alors il s'élève de la partie toute supérieure du sinus un prolongement médian sur lequel les trompes sont implantées, et c'est ce prolongement qui est la matrice, tandis que le reste du sinus se transforme en *vagin.* La partie des trompes de Fallope étendue entre leur insertion dans la matrice et l'attache du ligament rond, grossit dans le courant du troisième mois, ainsi que le corps de la matrice elle-même, en sorte que cet organe est alors surmonté de deux longues *cornes*, à l'extrémité desquelles s'attachent les ligamens ronds. Ces cornes disparaissent au quatrième mois, en se confondant avec le fond de la matrice, dont le bord supérieur, encore concave alors, ne devient convexe qu'au sixième mois, après avoir été droit dans le cinquième; époque à laquelle la matrice, d'abord placée plus haut, descend dans le petit bassin. Les cornes de la matrice rentrant dans le fond de cet organe, les ligamens ronds, qui d'abord s'étaient insérés à l'extrémité des cornes, s'attachent maintenant à la matrice elle-même, sans avoir changé de rapports.

Le *vagin* a d'abord le calibre de l'utérus; mais il commence à se rétrécir dans le courant du troisième mois. Très-alongé à cause de la position élevée de l'utérus, il se raccourcit dans le cinquième mois, quand ce dernier organe descend, et ses rides intérieures paraissent, ainsi que l'*hymen*, qui se forme de deux plis latéraux.

Le *clitoris* est très-long et saillant jusqu'à la fin du troisième mois, époque à laquelle il grandit moins rapidement que les tégumens qui l'entourent, en sorte qu'au quatrième mois cet organe est retiré et recouvert d'un *prépuce;* les bords de la gouttière que l'on avait remarquée à la face inférieure du clitoris, se sont alongés et transformés en *nymphes*. Au cinquième mois le clitoris se recourbe en bas et il est caché par les nymphes au sixième mois. Les *grandes lèvres*, qui, au troisième mois, sont encore très-peu développées, augmentent peu à peu de volume, en sorte qu'elles cachent plus tard le clitoris et les petites lèvres. Le *pénil* se voûte au cinquième mois.

La formation de l'*épididyme* est due aux changemens qui ont lieu dans le conduit qui longe le bord externe du corps de Wolff. L'extrémité supérieure de ce conduit, qui d'abord n'avait aucune connexion immédiate avec le testicule, s'unit aux vaisseaux efférens qui sortent de ce dernier; c'est des inflexions de plus en plus nombreuses de ces parties que résulte la tête de l'épididyme. La formation du corps de l'épididyme est également due à de nombreuses inflexions de la partie du conduit qui s'étend jusqu'à l'insertion du gouvernail de Hunter, et la partie à laquelle s'attache ce dernier, prend le nom de queue de l'épididyme; enfin, l'extrémité du conduit, à partir du point d'insertion du gouvernail, ainsi que le canal excréteur du corps de Wolff, jusqu'à sa terminaison dans le sinus uro-génital, devenu lui-même canal de l'urètre, reste droite et devient *canal déférent*. Toute cette transformation est très-avancée à la fin du troisième mois, bien que les inflexions de l'épididyme augmentent encore dans le quatrième. On aperçoit au cinquième mois les *vésicules séminales* qui se sont successivement élevées de l'extrémité des canaux déférens; la *prostate*, extrêmement petite, paraît à la même époque.

Le volume relatif des *testicules*[1] est très-considérable dans les premiers temps; mais il diminue dans le courant du quatrième mois; pas autant, toutefois, que celui des ovaires. L'épididyme est placé en dehors et en arrière du testicule, et le canal déférent descend directement dans le petit bassin. L'extrémité inférieure de l'épididyme et du testicule donne attache à un cordon fibro-celluleux, cylindrique, appelé *gouvernail de Hunter*, *gubernaculum testis*. Ce cordon traverse en bas le canal inguinal et se continue avec le tissu cellulaire du scrotum et avec le *fascia superficialis* abdominal, dont il est un prolongement interne canaliculé. Nous avons vu que le testicule est d'abord placé sur le côté externe du rein; cette position change vers la fin du troisième mois, en sorte qu'il est alors placé au-dessous du rein; au quatrième mois il est à quelques lignes plus bas que cet organe et touche l'ilion; au sixième mois il est placé plus bas encore sur le muscle psoas; il correspond au septième mois à l'orifice interne du canal inguinal, traverse ce canal dans le courant du huitième mois, et il est enfin arrivé jusqu'au fond du scrotum à la fin du neuvième mois lunaire. On explique cette marche du testicule, soit par les contractions successives du gouvernail de Hunter, qui l'entraîne après lui, soit, avec quelques anatomistes modernes, par le plus grand développement des parois abdominales; celles-ci étant en effet étendues et poussées en avant par l'accroissement des viscères de l'abdomen, le *fascia superficialis* est étendu dans la même proportion: or, comme, d'après cette opinion, le *gubernaculum testis* n'est autre chose qu'un prolongement interne et canaliculé de ce dernier, la tension du *fascia* réagit sur le *gubernaculum*, en sorte qu'il est peu à peu tiré au dehors du bas-ventre, afin que sa partie inférieure

---

1 J. et W. Hunter, *Of the rupture in which the testis is in contact with the intestine; Medic. comment.*, pag. 70. Londres, 1762, in-4.°, avec fig.

J. F. Lobstein, Recherches et observations sur la position des testicules dans le bas-ventre du fœtus et sur leur descente dans le scrotum, dans Schweighæuser, Arch. des accouchemens, 1801, tom. I.er, pag. 269.

J. Cloquet, Recherches anatomiques sur les hernies de l'abdomen Paris, 1817, in-4.°, avec fig.

puisse, pour ainsi dire, fournir l'étoffe nécessaire à l'agrandissement du *fascia*, avec lequel elle se continue immédiatement. Par ce dernier mouvement le gouvernail entraîne en même temps le testicule auquel il adhère, en sorte qu'il se renverse peu à peu comme un doigt de gant, et finit par former une des enveloppes du testicule (le *dartos*), quand celui-ci s'enfonce dans les bourses. Dans ce trajet le testicule entraîne plusieurs couches fibreuses du pourtour de l'anneau inguinal, et surtout le bord inférieur du muscle oblique interne, qui lui fournit une tunique musculeuse (le *crémaster*). Mais outre ces diverses couches, qui forment autant de tuniques au testicule, il faut considérer ses rapports avec le péritoine, qui donnera naissance à sa *tunique vaginale*. Le péritoine forme un repli vertical, aplati transversalement, de forme triangulaire, dont la base adhère au muscle psoas et dont le sommet renferme le testicule et l'épididyme. Ces organes sont par conséquent tapissés par la séreuse, en avant et sur les côtés, tandis que leur face postérieure correspond à l'intervalle des deux lames qui constituent le repli. Le testicule est donc retenu par un petit mésentère, dont le bord supérieur renferme en outre les vaisseaux spermatiques, la partie moyenne le canal déférent, tandis que le bord inférieur loge le gouvernail de Hunter. Le péritoine adhère fortement au testicule, à l'épididyme et à l'extrémité supérieure du gouvernail, tandis qu'il n'est uni aux parties circonvoisines que par du tissu cellulaire lâche. Il résulte de cette disposition que le gouvernail venant à se raccourcir, il tire le testicule en bas, et que le péritoine qui recouvre ces parties, continue à conserver avec elles les mêmes rapports, tandis que la laxité de son union avec les autres parties voisines lui permet de céder aux tractions. Le péritoine adhérant fortement à l'extrémité supérieure du gouvernail, cette membrane doit former dans l'intérieur du canal inguinal une petite poche séreuse, communiquant à travers l'anneau avec la cavité générale du péritoine, dès que le gouvernail s'est retiré du bas-ventre. Cette poche précède donc toujours la descente du testicule, lequel y flotte librement, à l'exception de son bord postérieur, qui est toujours encore retenu par le petit repli mésentérique dont nous avons parlé en premier lieu. Le testicule étant arrivé dans le scrotum, est par conséquent toujours encore tapissé dans la majeure partie de son étendue par la séreuse qui, de plus, lui forme une poche communiquant à travers l'anneau avec la grande cavité péritonéale. Cependant bientôt la portion de cette poche qui traverse le canal inguinal se rétrécit et s'oblitère à l'époque de la naissance, en sorte que plus tard on trouve le testicule enveloppé dans un sac séreux, qui ne communique plus avec la cavité du péritoine. Ces changemens dans la position du testicule en ont entraîné d'autres dans celle de ses vaisseaux et du canal déférent; car tandis que ces parties étaient primitivement très-éloignées les unes des autres, parce qu'elles se portaient les unes en dedans et les autres en bas, elles se dirigent au contraire toutes en haut quand le testicule, arrivé dans le scrotum, est lui-même venu occuper la position inférieure; en sorte que ces parties sont alors réunies depuis le testicule jusqu'à l'anneau en un faisceau appelé *cordon spermatique*.

Au troisième mois, la *verge* est érigée; la gouttière de la face inférieure se ferme et se convertit en *canal de l'urètre*, en sorte que ce canal s'ouvre maintenant à l'extrémité de la verge, tandis qu'il se terminait d'abord à la partie inférieure de sa base. A la fin du quatrième mois la verge s'alonge davantage et se recourbe en bas. Le *prépuce* paraît sous la forme d'un pli annulaire qui entoure le gland, et qui, très-distinct au cinquième mois, acquiert bientôt un développement tel qu'il est impossible de dénuder le gland; cet état du prépuce persiste pendant toute la vie intra-utérine. Les deux plis cutanés dont se forme le scrotum, se réunissent sur la ligne médiane dans le cinquième mois, et forment un *raphé* au point de leur union. Dans le dernier temps de la gestation, chez le fœtus à terme et quelquefois plus tard encore, on trouve une petite lame membraneuse semi-lunaire qui ferme la moitié postérieure de l'orifice de l'urètre, de la même manière que l'*hymen* ferme en partie l'orifice du vagin.

18.° Mamelles. On aperçoit l'endroit qu'occupera le *mamelon* dès le troisième mois sous forme d'un cercle qui devient peu à peu plus distinct; mais le mamelon ne fait pas saillie et il n'est indiqué que par les orifices galactophores considérables disposés en cercle. A l'époque de la naissance, les mamelles dans les deux sexes renferment souvent une humeur laiteuse, quoique la glande mammaire ne soit que peu développée. Jusqu'à l'âge de la puberté, ces organes restent rudimentaires dans les deux sexes; mais alors ils se développent considérablement chez les filles.

Préparation. Nous ne pouvons pas nous étendre sur la manière de préparer les organes de l'embryon et du fœtus, les méthodes devant nécessairement varier suivant l'objet que l'on a en vue. On conçoit d'ailleurs qu'il faudra se servir d'instrumens d'autant plus délicats que l'embryon est plus jeune; et à cet effet on emploiera avec avantage des aiguilles fines montées sur un manche, des aiguilles à cataracte, etc. Si l'objet à examiner est très-petit, il est très-avantageux de disséquer sous l'eau. On se sert pour cela de vases larges, à rebords peu élevés, dans lesquels on place une lame en liége, retenue au fond de l'eau au moyen d'une plaque en plomb, qui y est fixée par sa face inférieure. Au lieu de liége on emploie quelquefois des plaques formées par un mélange de cire et de térébenthine de Venise, et coloré en noir avec du noir de fumée. C'est sur ces plaques que l'on fait la dissection, en y fixant avec des épingles les objets à examiner, et en ayant soin de verser assez d'eau pour que le liquide recouvre entièrement la partie sur laquelle on fait des recherches.

HUITIÈME SECTION.

De la manière de faire des préparations de cabinet.[1]

CHAPITRE PREMIER.

Préparations concernant les os et les ligamens.[2]

ART. I.er *Périoste.*

Le périoste garde très-bien son aspect nacré quand on le tient plongé dans l'alcool. Celui que l'on veut conserver par dessiccation, doit être pris sur un sujet bien injecté. Après avoir dépouillé cette membrane de toutes les parties qui la recouvrent, et avoir divisé à leurs attaches les tendons et les ligamens, on fait dégorger l'os recouvert de son périoste, en le trempant pendant quelque temps dans de l'eau fraîche; puis on dessèche et l'on vernit.

J. CLOQUET conseille d'isoler le périoste injecté sur un os long, le fémur par exemple. A cet effet on divise cette membrane par une incision longitudinale, qui s'étend d'une extrémité de l'os à l'autre; on la détache de l'os avec le manche d'un scalpel, en écartant les lambeaux de l'incision. On sépare ensuite l'os en

---

1 A. MONRO, *Tentamina circa methodum part. anim. injiciendi et conservandi*, etc. Leyde, 1745, in-12, avec fig.

J. L. FISCHER, *Anweisung zur praktischen Zergliederungs-Kunst*, *nach* TH. POLE *Anatomical-Instructor*. Leipzig, 1791, in-8.°, avec fig.

C. DUMÉRIL, Essai sur les moyens de perfectionner et d'étudier l'art de l'anatomiste. Paris, 1803, in-8.°

J. N. MARJOLIN, Manuel d'anatomie. Paris, 1812, 2 vol. in-8.°

J. A. BOCROS, Quelques considérations sur la squelettopée et sur les injections. Paris, 1819, in-4.°

J. SHAW, *Anleitung zur Anatomie*, *a. d. Engl. übersetzt.* Weimar, 1823, in-8.°

M. J. WEBER, *Die Zergliederungs-Kunst des m. K.* Bonn, 1826—1832, in-8.°

A. K. BOCK, *Der Prosector*. Leipzig, 1829, in-8.°

2 J. CLOQUET, De la squelettopée. Paris, 1819, in-4.°

On possède depuis quelque temps un instrument qui pourrait faciliter plusieurs préparations à exécuter sur les os : cet instrument est l'*ostéotome* de HEYNE à Würtzbourg. L'idée fondamentale est une scie à chaîne qui tourne sur une pointe mousse par un mécanisme fort ingénieux : on conçoit en effet qu'un pareil instrument puisse permettre de diviser les os, même dans la profondeur et dans toutes les directions voulues, en sorte qu'il peut remplacer, dans beaucoup d'occasions, la scie ordinaire et le ciseau. Je ne pense pas, toutefois, que cet instrument soit de nature à être introduit dans les amphithéâtres d'anatomie, attendu qu'il est fort cher et qu'il ne saurait dispenser de recourir au ciseau, toutes les fois que l'on aura à exécuter une opération délicate.

deux vers sa partie moyenne au moyen de tenailles incisives, en faisant agir l'instrument peu à peu. De cette manière on peut faire sortir les deux bouts de l'os divisé, en les faisant passer par l'incision du périoste, et isoler cette membrane jusqu'auprès des extrémités de l'os, que l'on scie ensuite le plus près possible de leur surface articulaire. Par là on obtient le périoste sous la forme d'un long canal, dont les extrémités sont insérées sur les extrémités de l'os que l'on a conservées. La pièce ayant été dégorgée, on la dessèche en tirant fortement, en sens contraire, les deux extrémités de l'os pour conserver sa forme tubulée au périoste. Cette préparation est d'autant plus facile à faire que le sujet est plus jeune.

Une préparation analogue à faire sur le péricrâne, consiste à dénuder cette membrane injectée, qu'on laisse appliquée sur les os; à scier la calotte du crâne près de la base, puis, à détacher le périoste qui recouvre la calotte, sur laquelle on le réapplique ensuite exactement, après avoir légèrement frotté les os avec du suif. Le périoste étant desséché, il est facile de l'enlever de nouveau de dessus les os qui lui servent de moule.

ART. 2. *Parenchyme gélatineux* et *substance terreuse des os.*

Pour obtenir le parenchyme gélatineux bien transparent, on choisit des os secs bien blancs, que l'on plonge dans de l'eau à laquelle on a ajouté environ un vingtième d'acide hydrochlorique; on les laisse dans ce liquide jusqu'à ce qu'ils soient devenus bien diaphanes et flexibles dans toutes leurs parties. On s'assure que l'acide est saturé avant la fin de l'opération, quand on ne remarque plus le moindre dégagement de bulles d'air, ou quand, par l'addition d'un peu de carbonate de potasse, il ne se fait pas effervescence; dans ce cas on ajoute de nouveau une très-petite quantité d'acide. Quand l'extraction de la partie terreuse est terminée, on place l'os dans de l'eau fraîche, que l'on fait souvent renouveler, et on le malaxe légèrement sous l'eau pour entraîner l'acide dont il est imbibé. Le parenchyme gélatineux ainsi préparé, et sur lequel on peut facilement pratiquer des coupes dans diverses directions, sera conservé soit dans l'alcool, soit par dessiccation; mais ce dernier moyen a l'inconvénient de racornir la préparation; il faut par conséquent veiller à ce qu'elle ne prenne une direction vicieuse. Le parenchyme gélatineux desséché devient beaucoup plus transparent quand on le conserve dans l'essence de térébenthine. Si l'on voulait préparer le parenchyme gélatineux d'un crâne de manière à ce que tous les os restassent en rapport, il faudrait soumettre à de l'eau acidulée les os d'une tête fraîche ; car en employant pour cela une tête sèche, les sutures se disjoindraient quand la substance terreuse serait extraite.

On prépare la substance terreuse des os en les calcinant, ou bien en les soumettant à une ébullition prolongée dans le digesteur de Papin. Le premier procédé, plus facile et plus expéditif que l'autre, a l'inconvénient de les faire éclater. En suivant le dernier procédé, on ne doit retirer les os de l'eau que quand celle-ci est complétement refroidie, et que la graisse qui surnage est figée ; sans cela cette substance s'infiltrerait de nouveau dans les os au moment où on les retire. On les plonge alors pendant quelque temps dans l'eau chaude pour enlever la gélatine dissoute, qui, pendant l'opération, s'était infiltrée dans le tissu osseux, et était restée déposée dans ses cellules.

Art. 3. *Vaisseaux des os.*

Pour voir la distribution vasculaire dans la substance des os, il faut naturellement avoir des os parfaitement injectés, et sur lesquels on pratique différentes coupes, comme nous l'avons dit à la page 11. On conseille ordinairement de soumettre ces os à l'action d'un acide étendu, jusqu'à ce que tout le phosphate calcaire en soit extrait, de les sécher ensuite et de les conserver dans l'essence de térébenthine, ou bien de les recouvrir d'un vernis. Par ce moyen les os deviennent parfaitement transparens, et l'on voit très-bien les vaisseaux qui rampent dans leur substance ; mais il a l'inconvénient de les racornir, de détruire par là une partie des rapports des vaisseaux, et d'en faire paraître le nombre beaucoup plus considérable, relativement au volume de l'os dans lequel ils se distribuent. J'ai remédié à cet inconvénient en y procédant de la manière suivante ; l'os recouvert de son périoste sera divisé par les coupes qui paraîtront les plus convenables ; on le fait macérer pendant deux ou trois jours dans de l'eau souvent renouvelée ; puis on le plonge dans de l'eau, à laquelle on n'ajoute qu'une très-petite quantité d'acide hydrochlorique (à peu près un trentième). Le dégagement de l'acide carbonique n'est alors que très-faible, et souvent il ne se fait apercevoir que quelques minutes après l'immersion. Pendant le temps de l'immersion il faut souvent comprimer la substance spongieuse de l'os, afin de faire sortir la moelle qui est contenue dans ses cellules ; on lave de temps en temps la cavité médullaire avec une de ces brosses fines qui servent à peindre à l'huile, pour achever d'enlever la moelle qui s'y trouve; de cette manière on finira par voir la membrane médullaire flotter dans l'eau avec le réseau vasculaire qui s'y ramifie. A mesure qu'une petite couche de phosphate calcaire se trouve dissoute à l'endroit où la section de l'os a été faite, on voit peu à peu de nombreux rameaux vasculaires partir du périoste, pour se distribuer dans l'intérieur de la substance osseuse. L'os restera plongé dans cette liqueur jusqu'à ce que son extrémité spongieuse commence à céder un peu sous la pression des doigts, ce qui a ordinairement lieu au bout d'un ou de deux jours; quand on juge qu'il a été suffisamment soumis à l'action de l'acide, on le met pendant un jour dans l'eau fraîche souvent renouvelée, après quoi on le dessèche lentement et on le vernit. Par ce procédé, la couche superficielle du phosphate calcaire est enlevée, tandis que les couches profondes restent; l'os ne peut donc pas se racornir pendant la dessiccation, et il conserve sa couleur naturelle. On conçoit que si les vaisseaux des os avaient été remplis par une injection gélatineuse, il faudrait remplacer l'eau par de l'alcool dans les procédés que nous venons d'indiquer.

Art. 4. *Cartilages.*

Pour séparer des os les cartilages qui leur sont très-adhérens, Cloquet indique le procédé suivant: on coupe une surface articulaire au niveau de son union avec l'os, la tête du fémur, par exemple, près de sa jonction avec le col; avec un fort scalpel on creuse une cavité profonde dans le tissu spongieux de l'os, au niveau de la section; on verse dans cette cavité un mélange de trois parties d'eau et d'une partie d'acide hydrochlorique. Au bout d'un quart d'heure on plonge la pièce sous l'eau, et, avec le manche d'un scalpel, on gratte et l'on détache la portion d'os qui a été ramollie par l'acide. En répétant plusieurs fois cette opération, on enlève entièrement l'os, de manière à obtenir le cartilage isolé sous la forme d'une calotte creuse. Cette préparation doit être conservée dans l'alcool.

Art. 5. *Articulations.*

Après avoir soigneusement préparé les ligamens ainsi que les capsules synoviales, dont on évitera l'ouverture autant que possible, on fait dégorger ces parties dans de l'eau à laquelle on a ajouté une très-petite quantité d'acide hydrochlorique. On les conserve dans l'alcool, ou bien on les dessèche, après avoir rembourré les capsules articulaires de crin imprégné d'une dissolution alcoolique de savon, ou après les avoir distendues d'air par une ouverture faite avec une aiguille, au moyen de laquelle on a obliquement traversé les parois de la capsule. Cependant, comme les ligamens perdent leur aspect fibreux par les moyens ordinaires de dessiccation, il convient de les laisser macérer dans un mélange d'alcool et d'essence de térébenthine ; par ce moyen les fibres deviennent très-distinctes, en sorte qu'après avoir desséché ces pièces, on peut les rendre très-belles et très-instructives, en les recouvrant d'une couche mince de couleur à l'huile, qui leur rend leur aspect naturel. Nous indiquons plus bas, en parlant de la conservation des parties par dessiccation, les moyens de conserver la souplesse aux articulations ; les ligamens perdant alors en partie leur aspect fibreux régulier, ces préparations ne doivent servir que pour la confection de squelettes naturels. Ces pièces flexibles, quoique exposées à être salies par la poussière, attendu qu'il ne faut pas les vernir, sont très-avantageuses pour l'étude des mouvemens.

ART. 6. *Squelettes naturels.*

Les squelettes naturels sont ceux où l'on a laissé les os unis par leurs ligamens. La préparation d'un pareil squelette étant longue et pénible, il faut, si cela est possible, ne pas le préparer en été, parce qu'alors la décomposition arriverait avant que la pièce n'ait pu se dégorger suffisamment du sang qu'elle contient. Il faut éviter de choisir pour la confection des squelettes naturels des sujets gras; ceux morts d'anasarque devront être préférés à tous les autres.

On commence par enlever les viscères abdominaux et thoraciques, en retirant ceux-ci par une ouverture faite au diaphragme. On vide la cavité crânienne, après avoir pratiqué à la partie moyenne du vertex un trou, soit avec le trépan, soit avec le ciseau et le marteau, et en retirant par là peu à peu le cerveau au moyen d'une curette. On introduit par la même ouverture une tige de fer flexible, dont l'extrémité, un peu aplatie au marteau, a été recourbée en forme de crochet. Faisant parvenir cet instrument jusqu'à l'extrémité inférieure du canal vertébral, on triture la moelle épinière, et on la retire en partie, au moyen du crochet ; mais comme on ne parvient pas ordinairement à enlever toute la moelle par ce moyen, on fait à la partie inférieure du canal sacré une petite ouverture, qui pénètre jusque dans la cavité de la dure-mère rachidienne, et l'on pousse par là une injection faite avec une dissolution assez concentrée de carbonate de potasse, et qui a pour but d'opérer la dissolution de la moelle et d'en faciliter l'issue.

On dissèque ensuite les articulations, en suivant les règles que nous avons données en parlant de chacune d'elles en particulier, et en commençant par celles de la tête, de la colonne vertébrale, de la partie postérieure des côtes et du bassin. Après avoir préparé ces articulations, on en vient à celles des pieds et des mains, et l'on termine par la dissection des grandes articulations des membres et de la partie antérieure de la poitrine. En suivant cet ordre, les parties spongieuses du squelette resteront à macérer plus long-temps.

On ne doit découvrir les articulations qu'à mesure qu'on les prépare, afin de préserver de la décomposition celles qui seront disséquées plus tard. On enlève avec soin le périoste sur toute l'étendue des os, après l'avoir incisé dans toute son épaisseur et en circonscrivant l'insertion de chacun des ligamens; mais on conservera le périoste qui recouvre les cartilages des côtes et la partie des os voisine de leur insertion. Enfin on aura soin de laisser entières les capsules articulaires.

Pour avoir une belle préparation, il faut la préserver de la poussière et empêcher qu'elle ne se dessèche avant d'avoir été bien macérée; et à cet effet, à mesure qu'une articulation est disséquée, on l'enveloppe d'un linge propre, trempé dans l'eau. Dans l'intervalle des séances on plonge le sujet, enveloppé d'une alèze, dans une cuve remplie d'eau, que l'on change tous les jours, afin de faire dégorger les os et les ligamens qui sont déjà préparés.

On a souvent beaucoup de peine à enlever des os les parties tendineuses qui y adhèrent, ce qui a surtout lieu quand on en vient à préparer la tête; on se facilite ce travail en imbibant les parties très-adhérentes d'une forte dissolution de potasse caustique, qu'on y applique au moyen d'un pinceau.

Quand toutes les articulations sont préparées, on fait macérer le squelette pendant un temps plus ou moins long, suivant la saison, mais dans tous les cas jusqu'à ce que l'eau ne se colore plus. Si l'on a soin de renouveler l'eau tous les jours, et même deux fois par jour vers la fin de l'opération, on peut prolonger le temps de la macération jusqu'à quinze jours ou trois semaines en hiver. Dès qu'une assez grande quantité de bulles d'air commence à couvrir la surface du liquide ou les ligamens, il est temps de dessécher le sujet; mais avant il est convenable de le laver exactement avec de l'eau à laquelle on a ajouté de l'acide muriatique, qui, en faisant périr les larves que les insectes pourraient avoir déposées sur les ligamens, contribue en outre à augmenter la blancheur des os. A la place de cet acide quelques anatomistes conseillent de plonger le squelette pendant deux jours dans une solution de carbonate de potasse, et de laver ensuite à grande eau.

On suspend le squelette dans un cadre de bois, formé d'une planche carrée, qui sert de base; des quatre angles de la planche s'élèvent des lattes, qui sont unies en haut par des traverses. Ce cadre sera proportionné à la grandeur de la pièce; pour un squelette d'adulte, la base aura près de deux pieds carrés, et les lattes auront six pieds de haut. Pour fixer le squelette, on introduit dans l'ouverture faite au crâne, une cheville en bois, retenue vers son milieu par une corde que l'on attache à la partie supérieure du cadre; la cheville, prenant une direction transversale, arrête solidement la préparation. Deux autres cordes servent à fixer chaque calcanéum à la partie inférieure du cadre, auquel elles doivent être attachées solidement pour s'opposer au raccourcissement du squelette pendant la dessiccation. Puis, au moyen de ficelles diversement dirigées, on fixe toutes les parties dans la position qu'on veut leur donner.

On pratique ensuite au point le moins apparent des grandes capsules synoviales une petite ouverture, par laquelle on introduit de la baleine râpée, imprégnée d'une dissolution alcoolique de camphre et de savon; par là les capsules sont légèrement distendues, ce qui permet de donner une situation naturelle aux ligamens.

Quand le squelette est desséché, on fait bien d'enduire les articulations de quelque liqueur préservatrice, après quoi on le vernit pour le garantir de la poussière.

Art. 7. *De l'excarnation* et *du blanchîment des os.*

Pour obtenir des os bien blancs, on choisit un cadavre maigre, provenant d'un sujet de vingt-cinq à quarante-cinq ans. On trouve ordinairement ces conditions réunies dans les cadavres de phthisiques et d'hydropiques, que l'on emploie le plus généralement à cet effet. En faisant choix d'un cadavre, il ne faut pas oublier qu'à volume égal des membres, les femmes sont ordinairement plus grasses que les hommes, qui souvent ne doivent le développement de leur corps qu'à celui de leur système musculaire. On conseille de s'assurer du degré de blancheur des os, en découvrant une petite portion de la surface interne du tibia, que l'on rugine : on peut espérer d'avoir une belle préparation, si le périoste se détache facilement, si le tissu de l'os est très-lisse, et présente une teinte blanche légèrement bleuâtre, que l'on reconnaît avec un peu d'habitude.

On enlève grossièrement toutes les parties molles qui entourent les os, on détache les membres du tronc, si la cuve n'est pas assez longue pour recevoir tout le squelette en position, et l'on sépare la tête de la colonne vertébrale pour faciliter l'action de l'eau sur la cavité crânienne. Si l'on craignait de ne plus pouvoir reconnaître à quel côté appartiennent quelques os de la main qui, comme les os métacarpiens du pouce, les phalanges, les os pisiformes, sont peu différens d'un côté à l'autre, on éviterait toute méprise en renfermant chaque main dans un sac, et en marquant en outre par des fils de soie les trois phalanges de l'index, que l'on pourrait confondre avec celles de l'annulaire. On divise les cartilages costaux à l'endroit de leur union avec les côtes, et on les met à part avec le sternum, auquel ils restent unis. Enfin on dépose tout le reste du squelette dans la cuve, qui doit être placée à l'ombre ; on la remplit d'eau de manière à ce que tous les os soient submergés, et on la recouvre de son couvercle. Les cuves doivent avoir vers leur partie inférieure une ouverture munie d'un robinet, ou que l'on ferme au moyen d'un bondon. Cette ouverture sera percée à un demi-pouce environ au-dessus du fond, pour que les petits os qui se seraient détachés du squelette par la macération, ne soient pas entraînés par les eaux. L'eau dans laquelle on fait macérer le squelette, doit être renouvelée tous les jours pendant la première quinzaine, et plus tard au moins toutes les semaines. Il est vrai qu'on hâte le terme de la macération en laissant les os dans la même eau ; mais ils deviennent moins blancs, et souvent les parties molles qui y adhèrent encore, se transforment en adipocire ; il est donc préférable de changer souvent d'eau, et même, si l'on avait à sa disposition une eau courante, on obtiendrait des squelettes de toute beauté, en les y submergeant dans de grands paniers exactement fermés par des couvercles.

Pour abréger la durée de la macération et pour dégraisser plus complétement les os, nous sommes dans l'habitude de verser de l'eau bouillante sur ceux qui ont déjà été immergés dans l'eau froide pendant un mois ; cette opération n'a pas besoin d'être répétée une seconde fois. Quand l'eau s'est refroidie, il surnage une grande quantité de graisse, qu'il faut enlever ; on continue ensuite la macération, en changeant d'eau tous les huit jours, comme nous l'avons indiqué.

La durée de la macération varie de trois à huit mois, suivant l'âge du sujet et la saison pendant laquelle se fait l'opération; on juge qu'elle est assez avancée, quand les ligamens se détachent facilement des os. Alors, après avoir laissé écouler l'eau de macération, on place tous les os dans de l'eau fraîche, et l'on recherche avec soin au fond de la cuve, si l'on n'y a pas laissé quelques osselets au milieu des débris de parties fibreuses qui s'y trouvent. C'est là surtout que l'on peut se procurer sans peine des osselets de l'ouie, qui se perdent toujours si l'on n'y fait pas spécialement attention. On nettoie enfin les os, en enlevant avec une rugine en forme de scalpel, les portions ligamenteuses qui y adhèrent, et en les frottant sous l'eau avec une brosse très-rude; après quoi on les fait sécher.

On conseille un procédé plus expéditif, et au moyen duquel les os, dit-on, deviennent plus blancs même que par celui que nous employons ordinairement; il consiste à mettre les os, encore en grande partie recouverts de leurs parties molles, dans un baquet dans lequel on ne met que deux ou trois litres d'eau, et dont on lute avec soin le couvercle. La dissolution putride des parties molles se fait dans l'air humide qui les entoure, en six semaines ou deux mois. On ouvre ensuite le baquet, on le remplit d'eau, et au bout de huit à dix jours les os sont suffisamment macérés.

Nous avons dit plus haut que l'on met le sternum de côté; en effet, cet os ne doit pas macérer avec les autres, parce que les cartilages des côtes qui lui sont unis, et qui, dans la confection du squelette, doivent de nouveau être articulés avec les côtes, s'en détacheraient par une macération prolongée. On enlève donc soigneusement le périoste qui recouvre le sternum et les cartilages, à l'exception d'une petite bande que l'on laisse subsister à l'endroit où ceux-ci s'insèrent à l'os. On fait ensuite dégorger la pièce pendant une quinzaine de jours dans de l'eau renouvelée toutes les vingt-quatre heures; puis on la sèche, en tâchant de maintenir les cartilagès des côtes dans leur direction naturelle, pour les empêcher de se racornir pendant la dessiccation. On y parvient en suspendant la préparation dans un cadre et en la fixant solidement par des ficelles croisées dans une foule de directions, ou bien on la couche sur une planche, la face antérieure en haut, et l'on rembourre exactement avec quelque corps mou, par exemple du crin, le creux formé par la courbure des cartilages; puis on fixe solidement toutes les parties de la pièce au moyen de ficelles attachées à chaque cartilage et maintenues en position par des clous enfoncés dans la planche.

En soumettant les os à l'ébullition, on les obtient décharnés au bout de quelques heures; mais on emploie rarement cette méthode, parce que les os ainsi préparés conservent souvent une teinte jaunâtre, et qu'une plus ou moins grande quantité de moelle reste ordinairement déposée dans leur intérieur, finit par suinter par leurs pores, et leur donne en rancissant une odeur désagréable. Ce moyen d'ailleurs ne peut être employé que pour les os d'adultes; car les épiphyses des jeunes sujets se sépareraient, et leurs os, en général beaucoup plus spongieux, seraient en grande partie altérés. Il peut se faire cependant que l'on aie besoin de suite d'os préparés, et alors l'ébullition est un moyen précieux pour arriver à ce but. A cet effet on place les os[1] grossièrement décharnés dans une cuve d'eau que l'on renouvelle souvent, en les faisant macérer pendant quelques jours, jusqu'à ce que la plus grande partie du sang qu'ils retenaient en ait été extraite; puis on les plonge dans une chaudière remplie d'eau, dont on entretient la chaleur au degré de l'ébullition, pendant huit ou dix heures, selon les sujets. On enlève de temps en temps l'écume et la graisse qui surnagent, surtout pendant la première heure. A mesure que l'eau s'évapore, on y verse de nouvelles quantités d'eau chaude, afin que les os ne soient jamais à sec. Une heure avant la fin de l'opération, on peut ajouter à l'eau du sous-carbonate de potasse ou de soude, dans la proportion d'une demi-livre à une livre pour un hectolitre de liquide; cette addition a pour but de séparer la graisse que les os retiennent, en formant un savon par sa combinaison avec l'alcali. La potasse ou la soude sont préférables à la chaux, qui décompose le tissu osseux et le rend fragile. Quand on juge que l'ébullition a été assez long-temps continuée, on laisse entièrement refroidir la chaudière; puis on enlève la graisse figée qui surnage, on retire les os, on les lave dans une eau qui tient en dissolution une très-petite quantité d'alcali, on les rugine, on les brosse, et avant de les dessécher, on les met à macérer, pendant un jour ou deux, dans de l'eau souvent renouvelée.

Avant de laisser sécher les os qui ont été préparés par la macération, quelques anatomistes les soumettent à une ébullition

---

1 Comme dans le procédé par macération, le sternum sera préparé à part avec les cartilages des côtes.

prolongée pendant trois à quatre heures dans une forte dissolution de savon. Les os ainsi traités acquièrent, dit-on, une blancheur éclatante.

Pour permettre à la moelle de sortir plus facilement des os, quelques anatomistes font une ouverture à chacune des extrémités des os longs avant de les faire macérer; ce moyen réussit, mais la forme des surfaces articulaires en souffre.

Les os préparés par la macération ou l'ébullition, ont ordinairement une teinte jaunâtre ou brunâtre, qu'il faut leur enlever par le blanchîment. A cet égard on remarque que, surtout parmi les os que l'on a fait macérer, ceux qui ont été les plus noirs en les sortant de l'eau, sont ceux qui deviennent les plus blancs, quand leur préparation est terminée. Le meilleur moyen de blanchir les os consiste à les soumettre à l'action du soleil et de la rosée, en les étalant sur des mannes d'osier, que l'on place sur un gazon à quelques pouces de terre. On retourne les os tous les quinze jours, afin qu'ils blanchissent d'une manière bien égale. Deux ou trois mois d'une semblable exposition suffisent, surtout au printemps, pour rendre les os parfaitement blancs; observons cependant que la pluie prolongée nuit au succès de l'opération; aussi convient-il de mettre les os à couvert toutes les fois que l'on peut prévoir une pluie de longue durée. En été il est convenable de ne pas exposer les os aux rayons du soleil pendant les heures les plus chaudes de la journée. Dans cette saison on peut beaucoup abréger la durée de l'opération, en faisant arroser les os, plusieurs fois par jour, avec de l'eau de pluie ou de rivière. Un gazon, quoique préférable à tout autre emplacement pour blanchir les os, n'est cependant pas indispensable; nous obtenons à Strasbourg des os qui laissent peu de chose à désirer quant à leur blancheur, en les exposant au soleil sur un balcon et en les faisant arroser plusieurs fois par jour.

On blanchit enfin les os en moins de temps, mais moins bien aussi, en les plongeant à différentes reprises dans une lessive qui tient du chlore en dissolution, et en continuant ainsi pendant une semaine et plus; mais il faut avoir soin de ne pas trop prolonger l'opération et de ne pas se servir d'une solution trop concentrée, sans quoi les os redeviendraient jaunes, en ce que la couche superficielle du phosphate calcaire est enlevée, et qu'alors l'os est recouvert d'une légère couche de gélatine, qui jaunit en se desséchant. On obtient un résultat analogue en étalant sur une claie les os préalablement imbibés d'eau, et en les recouvrant d'une toile serrée ou de taffetas gommé : on place alors au-dessous de la claie un vase qui contient un mélange de muriate de soude et d'oxide noir de manganèse, auxquels on ajoute de temps en temps de l'acide sulfurique, pour dégager le chlore gazeux. Enfin, on blanchit les os assez bien et à bon marché, en brûlant lentement du soufre sous la claie sur laquelle les os humectés sont disposés.

Il peut se faire que, malgré tous les soins, les os conservent une couleur jaune, due au suc médullaire qui est déposé dans leur intérieur, et qui quelquefois même suinte par leurs extrémités, en répandant une odeur infecte. Il faudrait alors essayer de les plonger dans une forte lessive alcaline, chauffée à 50°; ou bien on les entoure de quelque poudre absorbante, par exemple d'os calcinés et pulvérisés, de craie ou de marne desséchées, et on les expose ainsi pendant quelques jours à la chaleur du soleil ou à une chaleur artificielle de 50° et plus, après quoi on les lave dans une lessive alcaline, et on les blanchit sur le pré.

ART. 8. *De la désarticulation des os de la tête.*

Ces os, solidement engrenés les uns avec les autres, ne se séparent pas par la simple macération, à moins que ce ne soit sur une tête de fœtus; il faut donc les disjoindre de vive force. Les têtes qui conviennent le mieux à ce genre de préparation, sont celles de sujets de quinze à vingt ans, parce qu'à cet âge les os ont en grande partie acquis leur développement, sans pour cela être unis d'une manière trop intime.

Les instrumens dont on se sert à cet effet, sont de fortes pinces, huit à dix ciseaux de différentes grandeurs et un petit marteau. On fait bien de mettre des gants, pour ne pas être blessé par les pointes des os. Il convient, avant de commencer, de faire tremper la tête dans de l'eau, parce que les os mouillés sont moins sujets à se briser; l'eau sert en outre à ramollir les parties fibreuses qui auraient pu rester entre les os individuels, et qui, desséchées, feraient office de colle. La séparation des os se fait en les ébranlant soit avec les doigts, soit au moyen de pinces, ou bien en enfonçant dans leurs sutures des ciseaux, que l'on fait agir tantôt à la manière des coins et tantôt comme des leviers. Souvent il ne suffit pas d'ébranler un seul os; mais il faut aussi agir sur ceux avec lesquels il est en connexion.

On commence par enlever les os propres du nez et les os de la pommette; puis on ébranle un peu les os maxillaires, pour retirer les os unguis et les cornets inférieurs; on enlève ensuite les temporaux, l'occipital et les pariétaux. On détache le vomer en séparant un peu les os palatins; puis, en plaçant avec beaucoup de ménagement les ciseaux dans les sutures de ces derniers os avec les maxillaires supérieurs et le sphénoïde, et en les ébranlant doucement tantôt à tel endroit et tantôt à tel autre, on finit, à force de patience, par les isoler, ainsi que les os maxillaires. Il ne reste plus alors que le frontal, le sphénoïde et l'ethmoïde, que l'on disjoint en enfonçant successivement des ciseaux dans tous les endroits où ces os sont unis. C'est la séparation des os du palais, du sphénoïde et de l'ethmoïde, qui présente le plus de difficultés; faisons donc observer qu'un seul mouvement d'impatience peut suffire quelquefois pour abîmer la préparation.

On réussit souvent à disjoindre les os de la tête, en remplissant exactement la cavité du crâne de pois ou de haricots secs, que l'on y retient en fermant le trou occipital au moyen d'un bouchon de liége; on trempe la tête dans de l'eau, et les graines qui la remplissent, venant à se gonfler, exercent une pression très-forte sur son intérieur, en sorte que la plupart des sutures finissent par s'écarter. Mais cette méthode, qui est la seule qui soit applicable aux têtes des sujets avancés en âge, a l'inconvénient de fournir rarement tous les os dans un parfait état d'intégrité; le plus souvent la lame criblée de l'ethmoïde est enfoncée à cause de son peu de résistance, et les petites ailes du sphénoïde sont fréquemment brisées, en sorte qu'il vaut mieux, en général, de séparer les os de la tête par la méthode plus pénible, mais plus sûre, que nous avons indiquée en premier lieu. On peut éviter la disjonction trop violente des os du crâne, et prévenir par conséquent la rupture de quelques-uns d'entre eux (à l'exception de la lame criblée de l'ethmoïde), en entourant exactement la tête de tours de bande serrés, avant de la plonger dans l'eau : les os sont alors seulement ébranlés au lieu d'être écartés.

ART. 9. *Squelettes artificiels.*

Les squelettes artificiels sont ceux dont les os, désunis par la macération, sont de nouveau rapprochés les uns des autres, retenus en place par des liens de diverse nature, et disposés de manière à permettre aux articulations d'être mues, autant que possible, comme dans l'état naturel. La confection de ces squelettes est donc plutôt du ressort du mécanicien que de celui de l'anatomiste. Nous empruntons en grande partie la description des procédés à employer, à la thèse de J. CLOQUET; la plupart de ceux qu'il décrit nous paraissant être supérieurs à ceux que l'on met communément en usage.

1.° INSTRUMENS. Les instrumens particuliers dont on a besoin pour ce genre de préparations, sont :

1) Des forets de différentes dimensions, faits avec des tiges en acier flexible, aplatis au marteau à l'une de leurs extrémités; puis aiguisés en fer de lance et trempés pour augmenter leur dureté. Ces forets servent à pratiquer des trous dans les os : si ceux-ci sont mous, on les fait à la main avec des forets montés sur un manche; mais si l'os est dur et épais, on adapte le foret sur un tour à arbre, que l'on fait mouvoir au moyen du pied. Le tour à arbre peut cependant fort bien être remplacé par un tour à archet, fixé sur une table au moyen d'un étau.

2) Des pinces à mors aplatis et qui sont destinées à tordre les fils métalliques qui ont une certaine épaisseur. Des pinces à mors coniques, trempés et taillés en limes sur leurs faces correspondantes; elles sont destinées à faire les boucles spirales à l'extrémité des goupilles de fil métallique qui traversent les os. On fait ces boucles de la manière suivante : saisissez l'extrémité du fil métallique avec le bout des mors, tordez-le en demi-cercle sur le mors inférieur de la pince, ressaisissez-le à l'endroit où commence la torsion, et répétez le même mouvement pour obtenir un anneau complet, qui entoure toujours le mors inférieur de la pince. En continuant à le tordre de la sorte, on forme une boucle de deux ou trois spirales accolées, semblables à une petite portion de ressort en boudin. Mais il faut avoir soin de tordre le fil de manière à ce que la première spirale regarde l'extrémité du mors de la pince, et que les spirales suivantes soient placées vers la jonction de l'instrument.

3) Des tenailles incisives.

4) Des emporte-pièces en acier, destinés à découper des paillettes de cuivre, que doivent traverser les fils métalliques et que l'on place à l'entrée des ouvertures faites sur les os, afin d'empêcher les boucles de les user par leur frottement.

Les substances que l'on emploie pour retenir les os en position, sont de diverse nature : on a tour à tour employé des cordes à boyaux, des cordes de chanvre ou de soie, des fils de fer, de laiton et d'argent, des plaques en corne, en plomb, en fer-blanc, en laiton, en cuivre ou en argent laminé; mais plusieurs de ces substances n'étant pas assez solides et d'autres étant sujettes à la rouille, on ne se sert plus guère aujourd'hui que de liens en laiton, en cuivre ou en argent. Nous employons de préférence des plaques en laiton laminé et des fils en cuivre argenté, que l'on peut se procurer de tous les calibres.

On emploie souvent des fils métalliques tournés en spirale, convertis en ressorts en boudin, semblables à ceux dont on se sert pour les bretelles, afin de tenir certaines parties rapprochées ou éloignées les unes des autres, de permettre ou d'empêcher certains mouvemens.

Des pièces de peau de buffle, de forme et de grandeur variables, suivant les articulations, servent à remplacer les cartilages intervertébraux et celui de la symphyse des pubis.

On se procure une tige de fer de deux pieds six à huit pouces de longueur; elle est destinée à donner de la solidité à la colonne vertébrale, dans le canal de laquelle on la fixe. Cette tige doit présenter des courbures prises sur celles du rachis avant son excarnation, et porter dans sa longueur des ouvertures destinées à recevoir des fils métalliques. Son extrémité supérieure doit traverser la cavité du crâne, ressortir par une petite ouverture faite à la réunion des sutures sagittale et coronale, et être taillée en pas de vis pour recevoir un écrou à oreille. Son extrémité inférieure sera aplatie, pointue, et ne devra descendre que jusqu'à la partie inférieure du canal sacré, ou bien se prolongera à quelques pouces au dehors, en descendant verticalement, selon l'espèce de support dont on voudra faire usage.

Enfin, pour soutenir le squelette, on fait construire un support qui se compose d'un plateau en bois de chêne, de quinze pouces carrés environ, et que l'on peut monter sur des roulettes. Vers le milieu de l'un des bords du plateau s'élève verticalement une tige en bois de chêne, dont la hauteur varie suivant la taille du squelette, et qui est percée dans le centre de son extrémité supérieure d'un trou qui sert à recevoir la pointe prolongée de la tige de fer qui traverse le canal rachidien, et que l'on fixe au moyen de petits coins en bois.

Cloquet fait connaître un autre support, plus commode, en ce qu'il est mobile et qu'il peut s'adapter aux squelettes de diverses grandeurs. Il se compose d'un plateau en bois de chêne et d'une tige verticale en fer, longue de trois pieds, et à laquelle s'articule une branche horizontale mobile, terminée par des mors de pince courbes, qui embrassent la colonne vertébrale vers la onzième vertèbre dorsale. A la place de cet appareil, nous proposons d'en employer un autre, construit à peu près comme le fixateur, que nous décrivons en parlant de l'injection des vaisseaux lymphatiques, mais dont le bras horizontal sera naturellement raccourci de beaucoup, et dont les autres proportions seront en rapport avec l'objet auquel on le destine. On obtiendrait enfin un appareil fort simple et néanmoins mobile, en donnant à la tige de fer qui se prolonge au dehors du canal vertébral, une figure régulièrement cylindrique. Ce cylindre, bien poli, est destiné à être reçu dans un cylindre creux en laiton, logé dans le haut de la tige du support : la première de ces pièces se mouvant à frottement doux dans la seconde, le squelette peut être tourné circulairement suivant un axe vertical.

2.° De la manière de monter les articulations en général. Il faut, dans la construction des squelettes, ne point multiplier inutilement le nombre des fils, qui nuisent toujours plus ou moins à la beauté de la préparation; il faut les arrêter le plus solidement possible, en les fixant dans les endroits où les os ont le plus d'épaisseur et sont moins susceptibles de se laisser détruire par les frottemens. On doit proportionner le volume des fils à celui des articulations; mais il vaut mieux les employer trop gros que trop petits, sans quoi ils auraient l'inconvénient de mal assujettir les os, de les couper et de se briser avec facilité. Les fils métalliques doivent remplir parfaitement les ouvertures que l'on a pratiquées sur les os; il faut en arrêter les extrémités en faisant des boucles bien régulières, à trois ou quatre tours de spirale au plus, et les cacher autant que possible dans les parties profondes, dans l'intérieur des cavités, etc. On doit faire une des boucles avant de passer le fil dans l'os, dont on séparera toujours les boucles par des paillettes.

Pour les articulations orbiculaires ou vagues, on doit faire passer la goupille dans la direction du col qui supporte la tête, et la faire ressortir par le milieu de cette dernière partie. Cependant, par ce procédé, l'articulation est loin de jouir de mouvemens aussi étendus que ceux qu'elle exécute dans l'état naturel, la tête de l'os ne pouvant glisser sur la cavité qui la reçoit. Pour obvier autant que possible à cet inconvénient, Cloquet a employé avec succès le procédé suivant, qui consiste à faire du centre de la tête de l'os le centre des mouvemens. Pour cela, faites dans la tête de l'os une incision cruciale au moyen de deux traits de scie, qui se coupent à angles droits et pénètrent jusqu'au centre de la tête, de l'humérus, par exemple; prenez une goupille articulée dans son milieu au moyen de deux anneaux qui se pénètrent réciproquement; percez au-dessous de la grosse tubérosité un trou qui va aboutir précisément au centre de la tête, à l'endroit où les deux traits de scie se croisent dans leur partie profonde; introduisez la goupille de haut en bas, et faites-en ressortir l'extrémité par l'ouverture forée au-dessous de la tubérosité; lorsque l'articulation des deux pièces de la goupille est parvenue au centre de l'os, ce dont vous vous assurez en faisant exécuter des mouvemens à la pièce supérieure, en la conduisant successivement dans chacun des sillons faits par la scie, arrêtez par une boucle la pièce inférieure; passez ensuite la pièce supérieure de la goupille par une autre ouverture, faite à la partie moyenne de la cavité glénoïde, et arrêtez-la par une boucle. Ce mode d'articulation permet à l'humérus d'exécuter des mouvemens très-étendus dans les quatre sens principaux, sans que la tête abandonne ses rapports avec la cavité glénoïde.

La première fois que l'on monte une articulation en ginglyme angulaire, on éprouve beaucoup de difficulté pour faire que les surfaces articulaires se trouvent toujours à égale distance l'une de l'autre dans les divers degrés d'extension et de flexion. Tantôt elles restent trop écartées dans l'extension et tellement rapprochées dans la flexion, qu'elles se touchent et arrêtent les mouvemens; tantôt un effet opposé est produit. Cet inconvénient se rencontre souvent pour les articulations fémoro-tibiale, métacarpo-phalangienne, etc. Il dépend de ce que la goupille sur laquelle tourne la lame métallique de la pièce inférieure, n'a point été placée précisément au centre des mouvemens; aussi pour y obvier faut-il, avant de percer le trou, déterminer ce centre pour y placer la goupille, qui doit servir, pour ainsi dire, d'axe à l'articulation. Pour cela, l'on appuie une des branches d'un compas sur l'un des côtés de l'os qui présente les condyles articulaires, et l'on voit si l'on peut suivre exactement la convexité du condyle avec l'autre branche, que l'on maintient à un certain degré d'écartement de la première; si l'on n'a pas réussi dans un premier essai, on en fait d'autres, soit en changeant le point qu'occupe la branche fixe du compas, soit en augmentant ou en diminuant l'écartement de ses branches. Le centre du segment de cercle étant déterminé, on le marque par un point. On en fait autant de l'autre côté, et l'on passe le foret par les deux points indiqués.

Les articulations planiformes, celles des os du carpe, des vertèbres, du tarse, par exemple, doivent être montées de telle sorte qu'un seul fil serve à réunir plusieurs de ces os.

3.° ARTICULATION DES DENTS. Après avoir nettoyé et blanchi ces organes, fixez-les dans leurs alvéoles, en imprégnant leurs racines d'ichthyocolle liquide ou de gomme arabique dissoute. Il est bien difficile de remplacer les dents qui se sont perdues pendant la macération, par des dents prises sur d'autres sujets; le plus souvent il faudra employer la lime pour leur donner la forme nécessaire.

4.° ARTICULATION TEMPORO-MAXILLAIRE. Percez une ouverture, étendue de la partie postérieure ou col de la mâchoire inférieure à la partie supérieure et moyenne du condyle de cet os; faites-en une seconde, verticale, étendue du milieu de la fosse glénoïde à la partie supérieure et moyenne de la base de l'apophyse zygomatique; passez un fil dans ces deux ouvertures et fixez-le par deux boucles. Percez deux ouvertures très-petites, l'une au sommet de l'apophyse coronoïde, l'autre passant de la partie postérieure de l'apophyse angulaire externe du coronal dans la cavité orbitaire: prenez un ressort en boudin, d'une ligne et demie de diamètre, long de deux pouces; fixez par une boucle son extrémité inférieure à l'apophyse coronoïde; passez par l'ouverture supérieure le fil qui le termine en haut, tirez-le et dévidez le ressort jusqu'à ce qu'il ait acquis un degré de tension convenable; fixez-le dans l'orbite par une seconde boucle. La mâchoire inférieure, étant articulée de cette manière, pourra être mue et abaissée avec facilité, et remontera d'elle-même s'appliquer contre la supérieure.

5.° ARTICULATION DU RACHIS. Il faut d'abord découper vingt-trois rondelles de peau de buffle, ayant parfaitement la forme des fibro-cartilages intervertébraux, qu'elles sont destinées à remplacer. Pour cela, on applique chacune des vertèbres en particulier sur la peau, afin de découper ces pièces plus exactement; on donne à celles-ci plus d'épaisseur en avant qu'en arrière dans les régions cervicale et lombaire, et une épaisseur en sens inverse dans la région dorsale, pour qu'elles puissent s'accommoder aux courbures naturelles du rachis. Ces rondelles seront en outre d'autant plus épaisses qu'elles appartiendront à des vertèbres plus inférieurement situées. On perce successivement le corps de chaque vertèbre et chaque rondelle de peau, de deux ouvertures parallèles et latérales, qui les traversent directement de bas en haut; deux ouvertures semblables sont percées de la surface articulaire du sacrum qui se joint au corps de la dernière vertèbre lombaire, à la face antérieure de la première pièce de cet os. Les deux ouvertures de la seconde vertèbre cervicale sont pratiquées obliquement de telle manière, qu'elles s'étendent de la face inférieure à la face postérieure de son corps.

On plie en deux un bout de fil métallique long de quatre pieds; et l'on fait parvenir au fond de l'anse qu'il représente un morceau de ressort en boudin, dont la longueur doit être égale à la distance qui sépare les deux ouvertures de la face antérieure du sacrum; on engage de bas en haut, dans chacune de ces dernières, les deux extrémités de l'anse métallique, en faisant sortir celles-ci par la face supérieure du sacrum, et en les engageant successivement de bas en haut dans toutes les ouvertures pratiquées aux rondelles de buffle et aux corps des vertèbres. On les fait ressortir par la face postérieure de l'axis, en les tirant fortement avec les pinces plates, de manière à serrer les uns contre les autres, le sacrum, les corps des vertèbres et les rondelles qui les séparent. On retient chacune des extrémités de l'anse métallique par une boucle à la face postérieure de cette seconde vertèbre.

La portion de ressort en boudin que l'on a placée à la partie moyenne de l'anse, et qui est maintenant appliquée transversalement à la face antérieure du sacrum, est destinée à empêcher cet os d'être coupé par l'anse elle-même.

Les vertèbres sont par ces moyens déjà retenues les unes avec les autres; mais leur extrême mobilité fait que le rachis ne présente aucune solidité; aussi, pour maintenir ces pièces dans leur position naturelle, donner à cette colonne flexible une plus grande fixité et assurer d'une manière stable la disposition de ses courbures, faut-il introduire dans le canal vertébral la tige de fer dont on a parlé à la page 645. On fixe cette tige au moyen de fils de laiton, qu'on passe dans les ouvertures dont elle est percée, et que l'on attache à la face postérieure du canal sacré et aux lames des vertèbres lombaires, dans lesquelles on a préalablement pratiqué de petits trous.

6.° Articulation atloïdo-axoïdienne. Pour conserver à cette articulation ses mouvemens de rotation, faites à la partie postérieure de la base de l'apophyse odontoïde, avec une petite lame de scie, une rainure demi-circulaire et transversale, profonde d'une ligne. Pratiquez deux ouvertures qui traversent directement d'avant en arrière le petit arc de l'atlas, et soient distantes l'une de l'autre de quatre lignes. Engagez d'arrière en avant, dans ces deux ouvertures, les extrémités d'une anse de fil métallique; mettez la première vertèbre en place sur la seconde; tirez les extrémités de l'anse de telle sorte, que l'anneau qu'elle représente en arrière du petit arc de l'atlas, devienne de plus en plus petit, et s'engage enfin dans la rainure transversale de l'apophyse odontoïde; serrez fortement l'anse, et fixez-en solidement les extrémités au moyen de deux boucles. L'apophyse odontoïde forme un axe, autour duquel l'anneau métallique et la première vertèbre tournent avec facilité. On donne plus de fixité à cette articulation, en embrassant en outre l'arc postérieur de l'atlas par une anse de fil assez lâche, dont on fait passer les extrémités par un trou pratiqué verticalement dans la base de l'apophyse fourchue de l'axis, à la partie inférieure de laquelle on les arrête par une double boucle. Dans les mouvemens de rotation de la tête, l'arc postérieur de l'atlas joue dans l'espèce d'anneau formé par cette anse métallique.

7.° Articulation sacro-coccygienne. On réunit les pièces du coccyx au moyen d'une lame triangulaire très-alongée, que l'on passe successivement dans leur intérieur, et dont on fait ressortir l'extrémité la plus large du sommet du sacrum à la partie voisine de sa face antérieure. On recourbe en anneau l'extrémité de cette lame au niveau de la dernière pièce du coccyx, et la base sur la face antérieure du sacrum. Au lieu de cette lame on emploie souvent un ou deux fils métalliques, dont on traverse successivement les pièces du coccyx et la partie inférieure du sacrum, et que l'on arrête en haut et en bas par des boucles en spirale.

8.° Articulation de la poitrine. Il faut d'abord articuler les côtes avec la colonne vertébrale, en commençant par monter les côtes inférieures; pour cela, on perce la tête de ces os d'avant en arrière, on engage à travers l'ouverture de la dernière côte droite un fil métallique, que l'on conduit transversalement à la partie postérieure de la substance intervertébrale correspondante; on en traverse la côte gauche, et l'on arrête de chaque côté les extrémités du fil au moyen d'une boucle fort serrée. Ce fil a pour usage de maintenir réunies aux vertèbres les têtes des deux côtes. On fixe à chaque apophyse transverse la partie correspondante de la côte, en les perçant toutes deux d'une ouverture, dans laquelle on engage un fil que l'on arrête au moyen de deux boucles, placées l'une en avant sur la face antérieure de la côte, et l'autre en arrière sur la face postérieure de l'apophyse transverse. On pratique la même opération pour chaque côte que l'on monte ainsi par paire.

On articule les côtes avec le sternum, en pratiquant une ouverture à l'extrémité antérieure de chaque côte et à la partie correspondante des cartilages costaux, qui sont demeurés unis au sternum. On engage, d'avant en arrière, dans ces ouvertures, les extrémités d'une anse de fil; on les fait ressortir par l'intérieur du thorax, on les serre et on les fixe par deux boucles qui se trouvent cachées dans la poitrine.

Il est, enfin, nécessaire de maintenir les côtes à une égale distance les unes des autres des deux côtés; pour cela, on les traverse toutes de bas en haut vers leur partie moyenne avec un fil métallique, qu'on passe successivement dans des ouvertures qu'on y a pratiquées. Entre chaque espace intercostal on enferme le fil dans un morceau de ressort en boudin, dont la longueur a été déterminée d'avance, et qui est destiné à s'opposer au rapprochement des côtes. L'extrémité supérieure du fil qui traverse toutes les côtes, est fixée par une boucle à la lame de la quatrième ou cinquième vertèbre cervicale; son extrémité inférieure se porte de la dernière côte à l'apophyse transverse de la seconde vertèbre lombaire. Comme par ce procédé on court risque de rompre les côtes, quelques anatomistes préfèrent de se servir d'une anse de fil métallique dont la partie moyenne est engagée dans une ouverture pratiquée à l'apophyse transverse de la deuxième ou troisième vertèbre lombaire. Les deux fils sont ensuite tordus l'un sur l'autre jusqu'à ce qu'ils soient arrivés au bord inférieur de la douzième côte; là ils se quittent pour passer l'un devant et l'autre derrière la côte; on les tord de nouveau dans l'espace intercostal pour les laisser successivement passer devant et derrière chaque côte, qui par là est comprise dans une anse métallique serrée, et séparée des côtes voisines par la portion tordue des fils. L'extrémité supérieure des fils est, comme dans le procédé précédemment décrit, fixée à une des vertèbres cervicales. Quelquefois on pratique dans la première et la dernière côte un trou par où l'on passe un des fils. Il serait, enfin, facile d'employer les ressorts en boudin, comme on le conseille dans le procédé décrit en premier lieu, en s'abstenant de percer les côtes, à l'exception de la première et de la dernière, et en employant une anse de fil comme dans le second procédé, au lieu d'un fil simple, qui exige que les côtes soient toutes perforées.

9.° ARTICULATION DU BASSIN. Faites de chaque côté de la base du sacrum deux trous placés l'un au-dessus de l'autre, distans d'un pouce, et qui se portent de sa face antérieure obliquement en arrière et en dehors, pour ressortir par la surface articulaire que cet os présente latéralement; percez deux autres trous d'avant en arrière sur la partie correspondante de chacun des os iliaques; réunissez ces os par deux anses de fil dont la partie moyenne répond au sacrum, et dont les extrémités sont fixées par des boucles à la partie postérieure des os coxaux.

Taillez un morceau de peau de buffle qui ait une forme alongée et que vous placez entre les deux pubis; percez chacun de ces os de deux ouvertures qui en traversent toute l'épaisseur d'avant en arrière, et qui soient situées à la même hauteur de l'un et de l'autre côté; passez une anse de fil dans les deux ouvertures inférieures; réunissez-en les extrémités à la partie postérieure de la symphyse; faites la même chose pour les deux ouvertures supérieures.

10.° ARTICULATION OCCIPITO-ATLOÏDIENNE. Enfoncez verticalement dans la partie antérieure de l'un et de l'autre condyle de l'occipital une vis à tête perdue; que l'extrémité inférieure de celle-ci, saillante de six lignes, soit reçue, comme une sorte de cheville, dans un trou creusé verticalement à la partie correspondante de la surface articulaire de l'atlas. Lorsqu'on veut articuler la tête avec la colonne vertébrale, on fait d'abord passer l'extrémité supérieure de la tige de fer qui soutient le rachis, par le grand trou occipital et par l'ouverture pratiquée à la partie supérieure du crâne; on introduit les deux chevilles de l'occipital dans les trous correspondans de l'atlas; puis on serre un écrou à oreille, dont est munie l'extrémité de la tige de fer. Cet écrou est destiné à retenir la tête appliquée sur la première vertèbre. L'articulation atloïdo-occipitale, étant préparée de cette manière, peut exécuter très-facilement ses mouvemens.

11.° ARTICULATION SCAPULO-CLAVICULAIRE. On réunit d'abord l'extrémité externe de la clavicule avec la partie correspondante de l'acromion, au moyen d'un fil métallique passé dans deux ouvertures verticales faites à ces os, et dont les extrémités sont tournées en boucles à la partie inférieure de l'articulation. On réunit ensuite la base de l'acromion avec la partie de la clavicule qui se trouve au-dessus, au moyen d'un gros fil dont les extrémités sont passées dans des ouvertures verticales pratiquées sur les deux os, et arrêtées par des boucles, l'une au-dessus de la clavicule, l'autre au-dessous de l'acromion. On empêche le rapprochement trop grand de ces deux parties, au moyen d'un petit cylindre de ressort en boudin.

12.° Articulation sterno-claviculaire. Percez une ouverture étendue du milieu de la surface articulaire du sternum, à la face postérieure de cet os. Passez à travers, et de haut en bas, les deux extrémités d'une anse de fil; arrêtez-les en arrière par une double boucle; passez dans l'espèce d'anneau que forme en haut du sternum la partie libre de l'anse, un autre fil métallique, dont vous engagerez également les bouts dans une ouverture pratiquée sur la face correspondante de la clavicule. De cette manière, le sternum et la clavicule présentent deux anneaux qui se pénètrent mutuellement et permettent tous les mouvemens.
Mais il faut aussi fixer l'épaule contre la poitrine. Pour cela, on ajuste aux angles inférieur et supérieur interne de l'omoplate, deux agrafes qui s'ouvrent à volonté, et traversent l'une la deuxième côte et l'autre la septième ou la huitième, dans les endroits qui correspondent aux angles.

13.° Articulation scapulo-humérale. Il en a été question dans les généralités sur les articulations, pag. 646.

14.° Articulation huméro-cubitale. Percez un trou qui passe transversalement de la partie antérieure du condyle interne à la partie externe et moyenne de la petite tête de l'humérus; cette ouverture se trouve placée suivant l'axe des mouvemens de l'articulation. Faites avec une scie une fente verticale, dirigée d'avant en arrière, laquelle, suivant le sillon de séparation entre la poulie et l'éminence de l'humérus qui est reçue entre le cubitus et le radius, vient se terminer dans la fosse olécranienne. Faites avec un ciseau étroit une fente large de cinq lignes, profonde de huit à dix, à la partie moyenne de la crête saillante qui sépare en deux la grande échancrure sigmoïde du cubitus. Enfoncez dans cette fente une lame métallique longue de quinze à dix-huit lignes, large de cinq; fixez cette lame dans le cubitus au moyen d'une goupille qui la traverse ainsi que l'os, en passant de la partie externe à la partie interne de la base de l'olécrane. Cette lame étant fixée, introduisez sa partie libre dans la fente de l'humérus, et lorsque le rapport des os est exact, passez un foret par le trou fait au devant du condyle interne; percez la lame métallique, et remplacez le foret par une goupille à boucle. Cette goupille, passant par l'ouverture de la lame, retient celle-ci et forme son axe.

15.° ARTICULATION RADIO-CUBITALE. Afin de conserver à cette articulation la liberté des mouvemens de pronation et de supination, percez transversalement un trou qui, partant de la partie supérieure de la face externe du cubitus (quatre lignes au-dessous de la petite cavité sigmoïde), vienne ressortir par la partie correspondante de la face interne de l'os. Passez de dehors en dedans par cette ouverture les deux extrémités d'une anse de fil métallique, tirez-les, et formez avec la partie libre de l'anse un petit anneau d'une ligne de diamètre, placé verticalement au-dessous de la petite cavité sigmoïde. Arrêtez en dedans les extrémités de l'anse par une boucle commune. Percez une ouverture transversale à la partie postérieure du col du radius, à la hauteur de l'anneau que présente le cubitus. Introduisez d'abord dans l'anneau du cubitus une anse métallique, dont vous faites ensuite passer les extrémités en sens contraire dans le trou du col du radius; après quoi, vous les arrêtez chacune par une boucle. Par ce procédé, le col du radius est embrassé en avant et transversalement, dans les trois quarts de sa circonférence, par un grand anneau métallique, qui passe dans le petit anneau du cubitus, et permet à la tête du radius, qu'il retient, de tourner avec facilité sur la petite cavité sigmoïde.

Pour l'articulation inférieure du radius et du cubitus, on dispose les liens en sens inverse, c'est-à-dire, qu'on fait porter le grand anneau horizontal au cubitus, et qu'on place le petit anneau vertical qui est destiné à le maintenir, sur la partie interne de l'extrémité inférieure du radius. Le procédé est le même que dans le cas précédent, il suffit de l'indiquer.

On obtient un résultat analogue, au moyen d'une anse de fil qui traverse le cubitus et dont les extrémités sont arrêtées à la face interne de cet os par deux boucles, tandis que la partie moyenne de l'anse qui forme un petit anneau, se trouve placée dans le centre du radius, où on l'introduit par une fente pratiquée horizontalement vers la face interne du col de l'os; cette anse est fixée au moyen d'une goupille qui la traverse verticalement suivant l'axe du radius. A la place d'une anse de fil quelques anatomistes emploient une lame métallique que l'on dispose de la même manière.

16.° Articulations carpiennes. Pour monter les os du carpe, il faut d'abord articuler séparément entre eux ceux de chaque rangée; pour cela, percez transversalement le scaphoïde, le semilunaire, le pyramidal, et, d'avant en arrière, le pisiforme; ayez soin que vos trous se trouvent placés précisément à la partie moyenne des surfaces articulaires correspondantes de ces os; passez successivement à travers chacun d'eux un fil métallique, que vous arrêterez par deux boucles placées l'une en dehors du scaphoïde, et l'autre en avant du pisiforme : la première rangée étant articulée, réunissez entre eux les os de la seconde, en perçant également dans une direction transversale, le trapèze, le trapézoïde, le grand os et l'os crochu, que l'on réunit par un fil commun, comme dans le cas précédent.

Chaque rangée des os du carpe étant articulée isolément, il s'agit de les réunir l'une à l'autre; pour cela, faites un trou qui, partant de l'extrémité supérieure du scaphoïde, vienne ressortir par la facette articulaire du même os qui est jointe au trapèze. Reportez le foret par l'ouverture supérieure du même trou, et faites-le sortir par la facette articulaire qui est unie au trapézoïde; percez de haut en bas, dans les endroits correspondans, le trapèze et le trapézoïde. Prenez une anse de fil métallique, introduisez par la partie supérieure du trou fait au scaphoïde, les deux extrémités de cette anse, de telle sorte qu'elles s'écartent au milieu de l'os pour ressortir séparément par les deux ouvertures qui correspondent au trapèze et au trapézoïde; passez l'une des extrémités de l'anse à travers le trapézoïde et l'autre à travers le trapèze, et conservez-les sans les tordre, afin de vous en servir pour l'articulation de ces deux derniers os avec les deux premiers du métacarpe, tout comme le petit anneau qui surmonte le scaphoïde sera conservé pour l'articulation de cet os avec le radius.

Percez une ouverture de la partie moyenne de la face supérieure du semi-lunaire à la partie correspondante de sa face inférieure; continuez cette ouverture à travers toute la longueur du grand os, depuis la partie moyenne de la tête, jusqu'au niveau de la facette inférieure qui se joint au troisième os métacarpien. Passez un fil à travers ces deux os, arrêtez son extrémité supérieure par une boucle, et conservez son extrémité inférieure pour l'articulation du troisième métacarpien avec le grand os.

Faites une ouverture qui, simple supérieurement, et commençant à la partie la plus élevée du pyramidal, se divise à sa partie inférieure en deux branches qui ressortent l'une à côté de l'autre, par la surface de l'os qui est unie à l'os crochu. Creusez verticalement dans ce dernier os deux trous, qui, commençant à sa face supérieure, viennent ressortir, l'un par la facette qui le joint au quatrième os du métacarpe, et l'autre par la facette qui l'unit au cinquième. Passez de haut en bas dans l'ouverture bifurquée du pyramidal et dans les deux ouvertures de l'os crochu, les extrémités d'une anse de fil, comme nous l'avons indiqué pour l'articulation du scaphoïde avec les deux premiers os de la deuxième rangée.

17.° ARTICULATION CARPO-MÉTACARPIENNE. On pratique à l'extrémité supérieure de chacun des os du métacarpe, une ouverture oblique, qui, partant du milieu de leur surface articulaire carpienne, vienne ressortir, après six lignes de trajet, sur la ligne médiane de leur face palmaire. Introduisez dans chacun de ces trous les extrémités des fils métalliques qui ont servi à l'articulation des os de la première rangée avec ceux de la seconde, et qui ressortent par les faces inférieures du trapèze, du trapézoïde, du grand os et de l'os crochu; arrêtez par une boucle serrée l'extrémité de chacun de ces fils.

Les quatre derniers os du métacarpe doivent être réunis les uns aux autres à leur extrémité inférieure; pour cela, percez-les transversalement à l'endroit où leur tête se réunit avec leur corps; passez un fil métallique successivement par chacun d'eux, en ayant soin, toutefois, de les tenir écartés à une distance convenable, par trois petits cylindres de ressort en boudin, que l'on place au niveau des espaces interosseux; arrêtez les extrémités du fil par deux boucles, placées, l'une en dehors du second os métacarpien, l'autre en dedans du cinquième.

18.° ARTICULATIONS MÉTACARPO-PHALANGIENNES. Il faut conserver à ces articulations leurs mouvemens d'extension et de flexion; pour cela, faites sur la facette articulaire supérieure de la première phalange une petite fente dirigée d'avant en arrière sur la ligne médiane, et longue de deux lignes. Introduisez avec force dans cette fente, et à la profondeur de sept à huit lignes, une lame métallique large de trois lignes et longue de douze à quinze; percez transversalement la base de la phalange et la lame qui est dans son intérieur, et fixez celle-ci au moyen d'une goupille que vous rivez sur les deux côtés de l'os; arrondissez avec des ciseaux l'extrémité de la lame métallique qui sort de la phalange et qui doit être reçue dans l'os du métacarpe. Faites avec une lame de scie très-mince une fente qui s'étende depuis la partie inférieure et moyenne de la tête de l'os du métacarpe, jusqu'à la partie antérieure de son corps, et qui divise par conséquent la moitié antérieure de la tête de l'os. Déterminez le point central des mouvemens de l'articulation, comme nous l'avons indiqué; percez dans cet endroit, et transversalement, la tête de l'os, ainsi que la lame métallique de la première phalange, préalablement introduite dans cette fente; fixez-la par une goupille rivée sur les côtés de l'articulation. L'articulation étant montée par ce procédé, la première phalange peut se fléchir à angle droit sur l'os du métacarpe correspondant, mais ne peut point être étendue au-delà de la direction de son axe, vu que la lame métallique se trouve arrêtée dans ce mouvement d'extension par la partie inférieure de la fente de l'os du métacarpe.

19.° Articulations phalangiennes. Ces articulations seront montées d'après le procédé qui vient d'être indiqué pour les articulations métacarpo-phalangiennes; mais il convient de remarquer qu'il est plus commode d'articuler d'abord les phalanges entre elles et avec les os du métacarpe, avant de réunir ceux-ci entre eux et au carpe.

20.° Articulations radio-carpienne et cubito-carpienne. Ces articulations, qui se feront par deux attaches, ne doivent être montées qu'après que toute la main l'aura été. Faites, à cet effet, une ouverture dirigée de la partie moyenne de la facette du radius, qui se joint au scaphoïde, au milieu de la gouttière du même os, qui reçoit les tendons des muscles radiaux externes; passez un fil métallique dans le petit anneau qui surmonte l'os scaphoïde, formez-en une anse dont vous introduisez les extrémités réunies, et de bas en haut, dans le trou que vous venez de pratiquer au radius; tirez les extrémités de l'anse et fixez-les par une double boucle; employez le même procédé pour unir le cubitus à l'os pyramidal.

21.° Articulation coxo-fémorale. Percez un trou depuis la partie moyenne de la tête du fémur, jusqu'à la partie postérieure de la base de son col; introduisez par l'orifice supérieur de ce trou les deux extrémités d'une anse de fil métallique, que vous retiendrez par une double boucle; la partie moyenne du fil doit former au-dessus de la tête du fémur une anse très-alongée de six à huit lignes de longueur; on pratique au fond de la cavité cotyloïde une ouverture, par laquelle on fait passer cette anse, afin de la retenir dans l'excavation pelvienne au moyen d'une grosse agrafe.

22.° Articulation fémoro-tibiale. Percez transversalement les deux condyles du fémur, d'une ouverture qui occupe le centre des mouvemens de l'articulation, et qui doit répondre de l'un et de l'autre côté un peu au-dessous des tubérosités de cet os. Pratiquez au tibia deux ouvertures qui s'étendent de la partie postérieure de chacune des facettes articulaires de cet os, à la partie supérieure de sa face postérieure, et qui sont distantes de six lignes l'une de l'autre à leur partie supérieure. Prenez un gros fil métallique, tordez-le par la partie moyenne sur une broche d'acier, en lui faisant exécuter sept ou huit spirales très-rapprochées les unes des autres, comme pour en faire un ressort en boudin; portez ces spirales au fond de la cavité qui sépare les deux condyles du fémur, et faites-les traverser par une grosse goupille, que vous introduisez dans l'ouverture taraudée dans les condyles de l'os, et que vous rivez sur les côtés de l'articulation. Les spirales étant ainsi fixées par la goupille entre les condyles, saisissez les extrémités du fil qui les forme, introduisez-les de haut en bas dans les ouvertures pratiquées sur la surface articulaire du tibia, et retenez-les chacune par une boucle au niveau de la face postérieure de cet os. Au lieu d'un fil retourné en spirale, on emploie quelquefois une lame métallique longue de quatre pouces et large de trois quarts de pouce, que l'on replie sur elle-même dans son milieu, de manière à en former à cet endroit un canal par où passe la goupille qui traverse les condyles du fémur; les deux extrémités réunies de la lame sont enfoncées dans le tibia.

On peut, enfin, articuler ces deux os au moyen de deux lames métalliques longues de deux à trois pouces, arrondies à leur partie supérieure, et que l'on enfonce verticalement dans les centre de chacune des deux facettes ovales de la surface articulaire du tibia. On les retient dans cette position par deux goupilles qui les traversent toutes les deux; on fait ensuite sur chaque condyle du fémur une incision verticale qui n'intéresse que sa partie inférieure et postérieure, et qui s'étend au-delà du centre des mouvemens; ces incisions, qui correspondent aux deux lames enfoncées dans le tibia, sont destinées à les recevoir. Quand les os sont suffisamment rapprochés, on passe le foret dans l'ouverture faite suivant l'axe des mouvemens pour percer les deux lames, puis en le retirant on le remplace par une grosse goupille que l'on rive sur les côtés de l'articulation.

Pour articuler la rotule de telle sorte qu'elle conserve toujours ses rapports avec l'articulation, enfoncez dans la partie inférieure de cet os une lame métallique longue de trois pouces, large de cinq lignes, et dont vous fixerez l'extrémité inférieure dans une fente pratiquée sur la tubérosité du tibia qui reçoit l'insertion du ligament rotulien.

23.° ARTICULATION PÉRONÉO-TIBIALE. On fixe l'extrémité supérieure du péroné contre la partie correspondante du tibia, par une anse de fil qui traverse la tête du premier os, la tubérosité externe du second, et dont les extrémités sont fixées en boucle à la partie postérieure de l'articulation. Les extrémités inférieures du tibia et du péroné seront réunies par une goupille transversale, mais qui ne devra être placée que quand le pied aura été articulé à la jambe

24.° ARTICULATIONS TARSIENNES, MÉTATARSIENNES et PHALANGIENNES. L'astragale sera réuni au calcanéum au moyen d'un fil qui passera par la partie supérieure de son col, viendra sortir par la partie inférieure de la petite apophyse du calcanéum, et dont les extrémités seront retenues en haut et en bas, chacune par une boucle. Les trois os cunéiformes et le cuboïde seront maintenus les uns contre les autres au moyen d'un fil qui les traversera dans une direction transversale, et dont les extrémités seront retenues par des boucles, l'une à la face interne du premier cunéiforme, l'autre dans la gouttière du cuboïde qui reçoit le tendon du long péronier latéral.

Le cuboïde sera fixé au calcanéum par deux fils dont les extrémités postérieures sortiront par la face inférieure du calcanéum, et les antérieures, par les deux facettes du cuboïde qui se joignent au quatrième et au cinquième os du métatarse. Les extrémités de ces fils seront fixées en arrière par des boucles; en avant elles seront conservées pour servir à l'articulation du métatarse.

On articule le scaphoïde en arrière avec la tête de l'astragale. et en avant avec les trois os cunéiformes, au moyen de trois fils garnis de boucles en arrière. Le premier de ces fils passe par la partie externe du col de l'astragale, traverse d'avant en arrière la partie externe du scaphoïde, la partie moyenne du troisième cunéiforme, par la face antérieure duquel il ressort; le second pénètre par la face supérieure du col de l'astragale, et traverse successivement d'arrière en avant la partie moyenne du scaphoïde et le second os cunéiforme, au-delà duquel il se prolonge; le troisième, enfin, pénètre par la partie interne du col de l'astragale, traverse d'avant en arrière la partie correspondante du scaphoïde, passe à travers le premier cunéiforme, et ressort par sa face antérieure.

Les os du tarse étant articulés entre eux, on leur réunit ceux du métatarse au moyen des fils métalliques qui sortent par les faces antérieures des trois os cunéiformes et du cuboïde, en suivant le procédé indiqué pour les articulations carpo-métacarpiennes. Quant aux autres articulations du pied, on les monte de la même manière que celles de la main.

25.° Articulation tibio-tarsienne. On conseille de déterminer le centre de l'articulation, et de faire passer de la malléole externe à la malléole interne une forte goupille qui traverse l'astragale, le retient, et lui permet de rouler dans l'espèce de mortaise que lui forment les os de la jambe; mais j'ai trouvé qu'il était le plus souvent impossible d'exécuter ce procédé, du moins pour ce qui regarde la malléole interne, parce que celle-ci se trouve en dehors de l'axe des mouvemens, qui seront nécessairement gênés toutes les fois que la goupille traversera cette malléole. L'articulation de ces os se fait plus facilement au moyen d'une lame métallique enfoncée dans la surface articulaire du tibia, où elle est solidement retenue par une ou deux goupilles; cette lame est reçue dans une fente faite d'avant en arrière sur la poulie de l'astragale, au moyen d'une scie; une grosse goupille placée dans le centre des mouvemens retient cette lame et permet à l'os de se mouvoir sur le tibia. Il est à observer que cette articulation est difficile à monter de cette manière, si le péroné est déjà uni au tibia, parce que la malléole externe, très-longue, empêche de river la goupille sur les côtés de l'astragale. On pourrait cependant mettre en usage le premier procédé, mais en le modifiant; c'est ainsi qu'il faudrait faire une ouverture qui de la face interne de la malléole interne se dirigerait en bas vers l'extrémité inférieure de cette malléole et un peu vers sa face externe; on passe par cette ouverture un gros fil métallique, qui est arrêté en haut par une boucle et qui forme en bas, soit un petit anneau, soit une boucle; mais dont l'ouverture est dirigée en travers: l'astragale est foré suivant l'axe des mouvemens, et cette ouverture est continuée à travers le péroné; l'articulation se fait ensuite au moyen d'un grosse goupille qui traverse le péroné, l'astragale et le petit anneau que l'on a placé à l'extrémité de la malléole interne.

Art. 10. *Des squelettes à ressort.*

Il est très-utile, pour étudier les luxations et la manière de les réduire, de monter un squelette dont les os sont unis au moyen de ressorts en boudin cousus dans de la peau molle, comme on le fait pour la confection des bretelles. Les ressorts seront disposés autour des articulations aux endroits où se trouvent les principaux ligamens qui les affermissent, seulement faut-il avoir soin de laisser ces liens artificiels un peu plus longs que ne le sont les ligamens dans l'état naturel. Le nombre et la force de ces ressorts seront proportionnés au volume et au poids des os qu'ils supportent. Sur les squelettes ainsi préparés il est facile de déplacer les os dans toutes les directions voulues; l'élasticité des ressorts les y retiendra d'une manière fixe. C'est, je crois, le professeur Seiler, de Dresde, qui le premier a fait exécuter une pareille préparation; j'ai pu me convaincre de son utilité lors de mon séjour en cette ville. Ceux qui désirent monter un squelette à ressorts consulteront avec fruit une notice que cet anatomiste a publiée il y a quelques années, le plan que je me suis tracé ne me permettant pas de m'étendre davantage sur cet objet-là.

Art. 11. *Préparations et coupes servant à faire voir la configuration du squelette.*

1.° De la coupe verticale du squelette. On emploie à cet effet un squelette naturel desséché avec grand soin, afin que toutes les parties qui le composent aient conservé leur situation naturelle. On pratique cette coupe au moyen d'une scie ordinaire et d'une lame de scie de dix-huit à vingt pouces, terminée à chaque extrémité par un anneau dans lequel on puisse passer quatre doigts. Il faut être à deux pour se servir de ce dernier instrument.

On commence par tracer au crayon le trajet de la section, qui doit se faire exactement sur la ligne médiane, à l'exception de la partie antérieure de la tête, où on la fera soit un peu à droite, soit un peu à gauche, à cause de la cloison du nez, qui serait brisée. Avant donc que de tracer cette ligne sur la tête, on examinera la position de la cloison du nez: si elle n'est pas déjetée il est indifférent de faire la section à droite ou à gauche; dans le cas contraire, on opère un peu en dehors de la ligne médiane et du côté de la concavité de la cloison. La ligne étant tracée sur tout le corps, on commence par diviser le sternum, la symphyse des pubis, le coccyx et le sacrum, avec la scie ordinaire; puis on continue de bas en haut la coupe de la colonne vertébrale, en se servant de la lame de scie; la section de la tête se fait de haut en bas avec une scie ordinaire à lame très-mince.

Le squelette ainsi divisé sera fixé sur deux supports unis par des charnières, de manière à ce que les deux moitiés puissent être réunies ou séparées à volonté.

2.° Coupes de la tête. Nous venons d'indiquer la manière de faire la *coupe verticale antéro-postérieure*; la *coupe horizontale* se fait suivant une ligne qui part de la bosse nasale, à un pouce au-dessus de la suture fronto-nasale, passe sur la partie supérieure de la suture écailleuse, et se termine à un pouce ou quinze lignes au-dessus de la protubérance occipitale externe. On trace cette ligne au crayon et on la suit exactement avec la scie, en tournant la tête à mesure que les os sont divisés dans toute leur épaisseur. Les *coupes verticales transversales* seront faites dans différens points, de manière à partager le crâne en plusieurs zones.

Nous possédons depuis longues années à Strasbourg deux têtes où sont réunies un grand nombre de coupes instructives, en sorte que l'on peut étudier sur chacune d'elles la tête dans son ensemble, la cavité crânienne, les fosses nasales et leurs dépendances, les cavités orbitaires et l'oreille interne.

Pour faire cette préparation, on choisit un sujet adulte, chez lequel la cloison du nez est parfaitement droite et qui ait toutes ses dents. On pousse dans les vaisseaux de la tête une injection pénétrante, faite avec du vernis à l'alcool coloré par le vermillon. On sépare la tête, que l'on rugine avec soin; on détache la mâchoire inférieure, on fait la coupe horizontale ordinaire du crâne, et l'on enlève avec soin la dure-mère. Puis on fait à la base du crâne trois coupes d'avant en arrière: 1.° Une postérieure située sur la ligne médiane et qui s'étend depuis la protubérance occipitale jusqu'au grand trou de ce nom; 2.° deux autres, antérieures, parallèles, situées de chaque côté de la ligne médiane et distantes de quatre lignes l'une de l'autre. Ces deux dernières coupes devront comprendre une tranche épaisse de quatre lignes et qui se composera de toutes les parties qui sont situées près de la ligne médiane en avant du grand trou occipital. Toutes ces coupes seront préalablement tracées au crayon, et l'on y conduira la scie avec la plus grande attention. Les deux coupes antérieures se termineront entre les dents incisives latérales et moyennes. Par là, la base du crâne est séparée en trois pièces, une moyenne très-mince et deux latérales. On conserve sur ces pièces la membrane pituitaire avec tous ses prolongemens, et l'on prépare sur les pièces latérales la portion cartilagineuse de la trompe d'Eustache.

Sur la partie droite de la tête on prépare du côté de la cavité du crâne les canaux demi-circulaires, le limaçon, le vestibule, le tympan avec les osselets et leurs muscles. On fait encore du même côté une coupe transversale qui ouvre le sinus maxillaire, l'orbite, et divise transversalement les trois méats de la fosse nasale de ce côté : pour cela, le trait de scie doit passer entre la deuxième dent petite molaire et la première des grosses, par la crête qui sépare les fosses canine et zygomatique, par la partie moyenne de l'os malaire et par l'échancrure ethmoïdale du coronal, à six lignes de son extrémité antérieure.

Sur la partie gauche de la tête on enlève une pièce triangulaire de l'os temporal au moyen de deux traits de scie : l'un, antérieur et transversal, passe par la racine horizontale de l'apophyse zygomatique, la partie postérieure[1] de la cavité glénoïde immédiatement au devant du conduit auditif osseux, et vient tomber à la partie postérieure de l'orifice inférieur du canal carotidien : l'autre trait de scie est postérieur et dirigé obliquement en avant et en dedans ; il coupe l'apophyse mastoïde par sa partie moyenne, tombe sur le trou stylo-mastoïdien, passe entre l'apophyse styloïde qui reste en dehors et la fosse jugulaire qui se trouve en dedans, et vient rencontrer le trait précédent entre la fosse jugulaire et le canal carotidien. Cette coupe permet de voir la membrane du tympan, les cellules mastoïdiennes, l'aqueduc de Fallope, le limaçon et une partie de la caisse du tympan.

Toutes ces pièces sont unies de la manière suivante : 1.° réunissez la pièce osseuse qui a été enlevée au temporal gauche, au moyen de deux lames métalliques qui viennent s'enchâsser dans des entailles faites aux parties correspondantes de l'os voisin, ou mieux encore par une vis qui traverse les deux portions de l'apophyse mastoïde, et qui soit retenue par un écrou. 2.° Unissez les deux pièces de la coupe transversale du côté droit de la

---

1 Si le trait de scie passait *au milieu* de la cavité glénoïde, on n'ouvrirait pas en avant la caisse du tympan, et en outre on ne pourrait plus placer l'écrou qui devra fixer la mâchoire inférieure.

tête, d'abord par une cheville de cuivre fixée dans la pièce antérieure au-dessus de la deuxième dent molaire, et reçue dans un trou pratiqué sur la partie correspondante de l'os appartenant à la pièce postérieure; joignez encore ces deux portions par une vis à tête perdue, fixée dans la partie antérieure au niveau de la coupe faite à l'apophyse angulaire externe du coronal, et passant par une ouverture oblique pratiquée sur la pièce postérieure, pour ressortir dans la cavité du crâne, où l'on fixe son extrémité par un petit écrou à queue. 3.° Les deux pièces précédentes étant réunies, on visse au niveau de la coupe antéro-postérieure de la pièce gauche de la tête quatre tenons en cuivre, qui, mis en place, doivent dépasser de sept lignes la surface de la coupe. Ces quatre tenons seront fixés horizontalement, et dans une direction parfaitement transversale: le premier au niveau de la suture qui réunit l'épine nasale à l'os propre du nez, le second à la partie moyenne de l'apophyse basilaire, le troisième à la réunion du tiers antérieur et des deux tiers postérieurs de l'apophyse palatine, le quatrième derrière le grand trou occipital. Les trois premiers tenons doivent traverser la pièce moyenne qui supporte la cloison des narines, et s'engager au-delà dans des ouvertures étroites creusées sur la pièce du côté droit qu'ils retiennent; le quatrième réunit les deux pièces de l'occipital, qui sont forées pour le recevoir. Le troisième et le quatrième tenon sont formés d'une lame métallique large de deux lignes et épaisse d'une demi-ligne, ils portent une ouverture dans laquelle s'adapte une vis à queue; une de ces vis traverse une ouverture faite à la voûte palatine et fixe les pièces en avant; l'autre les fixe en arrière, en traversant une ouverture pratiquée dans la moitié droite de l'occipital. 4.° Toutes les pièces de la base du crâne étant réunies, on enfonce à la partie supérieure de chaque condyle de la mâchoire inférieure une vis qui doit traverser deux trous que l'on pratique au fond des cavités glénoïdes et que l'on retient dans le crâne au moyen d'écrous à queue. 5.° On articule la voûte du crâne avec sa base, au moyen d'une forte charnière retenue par trois vis sur la portion écailleuse du temporal droit, au-dessus de la base de l'apophyse zygomatique. Du côté opposé on ferme la pièce par un crochet.

J. Cloquet décrit une pièce analogue aux nôtres et préparée par Duverney; nous avons donc cru pouvoir transcrire en grande partie ses propres expressions. La pièce dont parle Cloquet diffère de la nôtre, en ce qu'on y a laissé d'un côté de la tête le périoste richement injecté, et qu'on y a ouvert le canal dentaire inférieur par deux traits de scie, l'un étendu du bord parotidien de l'os au trou mentonnier, et l'autre, obliquement en haut et en dedans, du bord inférieur du maxillaire à la même ouverture. La pièce qu'on détache, se trouve par sa forme enchâssée dans le corps de l'os, et un simple crochet, placé en dedans et en arrière, suffit pour la retenir.

3.° SÉPARATION DU CRANE ET DE LA FACE. On emploie pour cela une tête d'un jeune sujet, comme pour la désarticulation de la tète, avec la différence qu'on n'enlèvera que les os propres du nez, ceux de la pommette, les os unguis, et les cornets inférieurs; puis, après avoir écarté les os maxillaires supérieurs par leur partie inférieure, on enfonce des ciseaux dans leur suture avec le frontal pour les détacher doucement; on en fait autant pour les os du palais, dans leur articulation avec le sphénoïde, et l'on finit par les enlever avec les os maxillaires et le vomer.

On articule de nouveau les os de la face entre eux, en les liant soit au moyen de goupilles en fil métallique, soit en leur interposant un peu de colle de poisson ou de gomme arabique. Cette préparation fait très-bien voir les rapports des os de la face avec ceux du crâne.

Pour étudier les rapports de tous les os de la tête entre eux, ainsi que leur position relative, on fixe chaque os individuel d'une tète désarticulée à une certaine distance des os voisins, moyennant des tiges métalliques implantées sur un support et terminées par des espèces de pinces, qui peuvent être serrées par une vis ou par un coulant. On conçoit que des préparations analogues pourront être faites sur tous les autres os composant le squelette.

4.° Les VERTÈBRES CRANIENNES, admises par les anatomistes, seront démontrées au moyen de têtes désarticulées dont on aura de nouveau réuni les os individuels qui forment chaque zone vertébrale, tandis que chaque zone sera fixée sur un support commun, de manière à être à une certaine distance des zones voisines. Ou bien chaque zone vertébrale sera disposée sur un support particulier, en même temps que les os qui la composent sont maintenus à une petite distance les uns des autres au moyen de tiges métalliques. Ou bien encore on se contente de peindre en couleurs différentes chaque zone vertébrale sur une tête entière: on fera bien alors de tracer en outre en noir les limites de séparation des vertèbres crâniennes.

Art. 12. *Préparation des os d'embryon, de fœtus et de jeunes sujets.*

Ces préparations servent à l'étude du développement des os, et à cet effet on fait pour chaque espèce d'os des séries prises sur des sujets de différens âges, et on les expose sur des tablettes. Les os eux-mêmes seront préparés par macération et séchés avec soin. Comme les élèves ne peuvent pas toujours disposer de fœtus humains, ils étudieront facilement le développement des os sur des embryons ou des fœtus d'animaux.

On examine le mode d'union des épiphyses avec le corps de l'os en y pratiquant une coupe longitudinale : ces pièces seront conservées dans l'alcool. D'autres fois on conserve ces épiphyses par dessiccation, soit en ménageant un peu de périoste à l'endroit de l'union des différentes pièces, afin qu'elles restent accolées, soit en fixant ces épiphyses à une certaine distance du corps de l'os au moyen de fils métalliques qui les retiennent.

Les injections que l'on fait sur les jeunes sujets, pénètrent avec facilité tout le tissu osseux, et nous possédons sur ces organes de fort belles préparations, qui sont déposées au musée de la faculté de médecine. Les préparations qui nous ont paru être les plus instructives, sont celles où, le périoste ayant préalablement été enlevé, les os ont été soumis à l'action de l'acide hydrochlorique très-étendu, puis desséchés et conservés dans l'essence de térébenthine : cette huile essentielle, en leur donnant la transparence du verre, permet de suivre parfaitement dans leur intérieur la distribution des vaisseaux. Sur plusieurs os longs on a conservé le périoste, et les os eux-mêmes ont été divisés longitudinalement en plusieurs lames, dans la majeure partie de leur étendue, en sorte que l'on peut très-bien y voir la distribution vasculaire tant dans l'os que dans le cartilage : ces préparations sont conservées dans l'alcool. D'autres os de fœtus injectés, pourront être séchés avec le périoste et placés dans l'essence de térébenthine.

Relativement aux os rougis par l'usage de la garance, il convient de faire observer qu'ils doivent être conservés dans l'alcool et à l'abri de la lumière, qui les ferait bientôt pâlir. Les plus belles préparations de ce genre que j'aie vues, se trouvent au musée de J. Hunter ; elles sont faites sur des jeunes porcs. Dans ces animaux la coloration est déjà très-intense au bout de quinze jours.

Le développement des dents sera étudié sur des séries de ces organes, pris à différentes époques de la vie et déposés sur des tablettes de cire noire. C'est surtout sur des fœtus bien injectés que l'on observera les germes des dents: à cet effet, on enlève toutes les parties molles et même le périoste qui recouvrent les os maxillaires supérieurs et inférieur, en ne conservant que la portion des gencives qui répond au bord alvéolaire; puis on emporte peu à peu avec un scalpel la table antérieure des os maxillaires vers le bord alvéolaire : on ne tardera pas à voir les germes des dents de lait, et même, sur des sujets un peu plus avancés en âge, les germes des secondes dents. Sur l'os maxillaire inférieur on verra tout le trajet du canal dentaire inférieur, et il ne sera pas très-difficile d'isoler les rameaux artériels et nerveux qui se portent à chaque dent. A cause de la ténuité de tous ces objets, il est convenable de conserver la pièce dans l'alcool.

Il est, enfin, très-utile d'étudier le développement des dents sur les grands animaux, sur une tête de veau par exemple. Là les dents sont très-volumineuses, ainsi que les germes qui les sécrètent: on fera bien d'injecter préalablement la tête avec soin. La préparation pourra être conservée par dessiccation. Si la dissection a été faite sur une tête non injectée, où d'ailleurs les germes des dents sont très-visibles aussi, et parcourus d'une infinité de vaisseaux, il faudra conserver la préparation dans l'alcool. J'ai vu dans les galeries d'anatomie comparée du Jardin du Roi plusieurs séries de préparations de ce genre parfaitement exécutées.

On ne fait jamais que des squelettes naturels d'embryons et de fœtus, et on les prépare à peu près comme ceux des adultes, excepté qu'il faut se garder d'enlever le périoste aux endroits où les épiphyses tiennent aux os. La macération ne doit durer qu'autant que l'eau rougit, et celle-ci sera renouvelée deux fois par jour, pour retarder autant que possible la putréfaction. Le cerveau sera extrait par une incision que l'on pratique au ligament occipito-atlantoïdien postérieur; sa sortie sera facilitée si l'on incise la tente du cervelet au moyen d'un scalpel porté profondément dans la cavité crânienne. L'extraction de la moelle épinière se fait par les trous de conjugaison. Comme ces squelettes sont encore en grande partie cartilagineux, on ne devrait jamais les conserver que dans l'alcool; cependant, si l'on se déterminait à les dessécher, il faudrait, pour s'opposer autant que possible au retrait des os par le racornissement des cartilages, rembourrer de baleine râpée les cavités crânienne et thoracique, et même la cavité pelvienne; il serait en outre convenable d'empêcher la colonne vertébrale de se courber en avant, en fixant à sa partie postérieure une pièce de bois qui s'adapte à sa forme et que l'on retient au moyen de plusieurs fils.

CHAPITRE II.

Préparations concernant les muscles.

Les préparations de myologie sont ordinairement conservées par dessiccation, à moins qu'il ne s'agisse d'une très-petite pièce, qui pourrait l'être aussi dans l'alcool. Comme les muscles perdent en grande partie leur forme en se desséchant, il faut, autant que possible, remédier à cet inconvénient en les laissant séjourner pendant quelques mois dans un mélange d'alcool et d'essence de térébenthine, ou mieux encore dans une dissolution alcoolique de térébenthine de Strasbourg. Ces liqueurs ont la propriété d'écarter les fibres les unes des autres, en sorte que les parties à sécher ne prennent pas trop de retrait : en outre les pièces desséchées de cette manière conservent un léger degré de flexibilité, en vertu de laquelle les muscles superficiels peuvent être inclinés de côté, pour mieux voir ceux qui sont dans la profondeur; cependant il ne faut pas les manier trop fortement, parce qu'à la longue ils deviennent friables. La dessiccation de ces pièces se fait d'ailleurs d'après les règles que nous indiquerons plus tard.

Il serait superflu d'énumérer chacune des préparations de myologie que l'on peut faire; je me bornerai à indiquer celles qui m'ont paru rendre le plus de services aux élèves:

1.° Les *muscles de la main.* Ils peuvent tous être préparés sur la même pièce, sans qu'il soit nécessaire d'en détacher un; l'adducteur du pouce restera en place, et l'on disséquera les deux premiers interosseux, en tirant ce dernier un peu de côté et en portant le pouce dans l'opposition.

2.° Les *muscles du pied* pourront également être tous préparés sur la même pièce.

3.° Les *muscles de la face* avec les *muscles releveurs de la mâchoire.* Ces muscles seront préparés des deux côtés; mais un des côtés de la face sera plus spécialement destiné aux muscles superficiels, tandis que de l'autre on détachera quelques-uns de ces muscles par une de leurs insertions, afin de faire voir tous les muscles profonds.

4.° Les *muscles profonds du dos.* J'ai préparé sur un côté de l'épine les muscles sacro-lombaire, cervical descendant, long dorsal, transversaire de la nuque, petit et grand complexus et épineux du dos; de l'autre côté j'ai préparé les muscles transversaire-épineux, compliqué de l'épine, grand et petit droits de la tête, grand et petit obliques de la tête ; à la partie antérieure de la pièce on trouve les muscles droits antérieurs long et court, droit latéral et long du cou. Tous ces muscles sont desséchés de manière à ce qu'ils soient parfaitement distincts les uns des autres, et à ce que toutes leurs attaches puissent être aperçues d'un seul coup d'œil, en sorte qu'il suffit d'avoir examiné cette pièce pendant un temps très-court, pour connaître exactement la distribution de ces muscles, que l'on a ordinairement tant de peine à apprendre.

Quel que soit le soin que l'on a pris d'emporter tout le tissu cellulaire qui recouvre les muscles, et de repasser la pièce pendant le temps de son immersion dans la liqueur, on trouvera le plus souvent que la surface des muscles est de nouveau recouverte de débris de ce tissu quand on voudra les sécher : on les rend donc aussi propres que possible ; puis, quand ils sont parfaitement secs, on leur donne une ou même deux couches de vernis, afin d'en rendre la surface bien lisse. Quand le vernis est desséché, on peint les muscles et leurs tendons de manière à leur donner autant que possible la couleur qu'ils avaient à l'état frais ; mais il faut que la couche de couleur soit bien mince et qu'elle représente par des stries la structure fibreuse des parties, et il faut en outre qu'on puisse voir d'une manière insensible la continuation des fibres musculaires avec les fibres tendineuses. Enfin, quand la couleur est bien sèche, on recouvre toute la pièce d'une ou de plusieurs couches de vernis de copal.

Les tendons, réduits en filamens par la macération, doivent être conservés dans l'esprit de vin.

Les gaînes muqueuses des tendons et les capsules muqueuses peuvent être conservées par dessiccation, en les laissant en rapport avec les parties voisines. Les gaînes muqueuses seront desséchées après avoir été insufflées ; les capsules le seront après avoir été remplies de coton imprégné d'un corps savonneux ou d'un mélange d'huile d'olives et d'essence de térébenthine, afin de l'empêcher d'adhérer à la capsule ; les grandes capsules muqueuses pourraient aussi être desséchées après avoir été remplies d'air. On exécutera ensuite sur ces gaînes et sur ces capsules différentes coupes, afin d'en voir l'intérieur.

Les aponévroses d'enveloppe, par exemple, le *fascia lata* ou le *fascia* crural, seront conservés par dessiccation : à cet effet, après avoir enlevé exactement la peau et le tissu cellulaire souscutané, on fend l'aponévrose le long de chaque muscle, et l'on enlève alors ces derniers en les divisant à leurs deux extrémités;

de manière à ne plus avoir à la fin que l'os entouré des différentes loges aponévrotiques; on remplace ensuite les muscles par de la baleine râpée, dont on rembourre légèrement les gaînes, et pour conserver mieux encore la forme de ces dernières, on recoud les parties de l'aponévrose qui avaient été fendues. Quand la pièce est desséchée, on enlève la baleine, et l'on vernit.

CHAPITRE III.

Préparations concernant la splanchnologie.

ART. 1.er *Encéphale, moelle épinière* et *enveloppes.*

Les parties du cerveau et de la moelle épinière que l'on se propose de conserver, doivent être préparées avec beaucoup de soin, de manière à ce qu'il n'y ait ni coupure irrégulière ni déchirure, qui donneraient une idée fausse de la partie que l'on expose. L'arachnoïde et la pie-mère devront être enlevées avec beaucoup de soin, afin de faire apercevoir la conformation extérieure de la masse cérébrale. On peut conserver de cette manière l'encéphale entier, ou bien seulement des portions isolées de cet organe, représentant les diverses coupes que nous avons indiquées en parlant du cerveau. Parmi ces coupes on n'oubliera pas d'en faire une verticale, immédiatement à côté de la ligne médiane, et qui est très-importante pour l'étude.

Les liquides les plus propres pour conserver l'encéphale, sont l'eau-de-vie à 20°; l'eau-de-vie à laquelle on a ajouté une très-petite quantité d'acide nitrique ou d'acide hydrochlorique, ou bien encore l'eau-de-vie dans laquelle on a fait dissoudre du sucre. L'eau-de-vie durcit le cerveau et le rend friable; on augmente cette dureté par l'addition de l'acide: la dissolution de sucre le durcit, mais lui conserve en même temps assez de souplesse pour qu'on puisse continuer sur lui des recherches anatomiques. Ce dernier mode de conservation est dû au professeur LOBSTEIN. Avant de conserver l'encéphale dans l'eau-de-vie, quelques anatomistes le plongent dans une dissolution aqueuse ou alcoolique de sublimé corrosif, ou bien dans une dissolution aqueuse d'alun; mais je ne vois pas les avantages de cette manière de faire. Dans tous les cas il importe de donner exactement à la partie la position dans laquelle on veut la conserver, afin de ne pas la faire durcir dans une position vicieuse, qu'il serait le plus souvent impossible de changer plus tard. REIL faisait ses recherches sur le cerveau après l'avoir fait durcir dans de l'alcool tenant en dissolution de la potasse ou de l'ammoniaque: par ce moyen la pièce conserve une certaine ténacité tout en devenant plus dure; la substance grise prend une teinte noirâtre, qui la distingue très-bien de la substance blanche.

On peut aussi conserver l'encéphale par dessiccation: pour cela il faut le faire bouillir dans l'huile, ou bien le plonger pendant trois ou quatre semaines dans une solution alcoolique de sublimé corrosif. Après la dessiccation il conserve assez bien sa forme, mais il diminue en volume, et il prend une teinte uniformément brunâtre. Ce moyen de conservation n'est pas entièrement à rejeter, parce qu'il fait très-bien ressortir la direction des fibres.

En parlant de la dure-mère cérébrale, nous avons indiqué une manière de la préparer: cette pièce sera conservée par dessiccation; elle est surtout instructive si les sinus de la dure-mère ont été préalablement injectés. Si l'on veut rendre la pièce plus complète, on scie le crâne d'après les mêmes directions, mais de manière à ce que la dure-mère ne soit pas intéressée; on fait alors sur l'un des côtés une incision cruciale dans la méninge, afin de pouvoir retirer l'encéphale; de l'autre côté la dure-mère restera intacte. Une autre manière de préparer et de conserver la dure-mère, consiste à dépouiller une tête de toutes ses parties molles, et à réduire ensuite les os en fragmens avec un marteau ou une hachette mousse. Les os devront être brisés peu-à peu, et en commençant par la voûte du crâne; on enlève les fragmens osseux à mesure qu'ils sont détachés. De cette manière on obtient enfin la dure-mère tout-à-fait séparée du crâne; on en extrait le cerveau par le trou occipital, on fait plusieurs injections d'eau dans la cavité, puis on la rembourre de baleine râpée pour la dessécher; on peut ensuite l'inciser par un des côtés, afin d'en faire voir l'intérieur.

La dure-mère rachidienne peut être isolée d'un manière analogue en brisant les lames des vertèbres, et en divisant ensuite les nerfs vertébraux à leur entrée dans les trous de conjugaison: la moelle de l'épine peut en être extraite en tirant sur son extrémité supérieure. Il ne serait même pas difficile de faire une préparation de la dure-mère cérébrale et rachidienne réunies, en combinant les divers procédés que nous avons indiqués; l'encéphale et le cordon rachidien seront alors extraits au moyen d'une incision faite sur l'un des côtés de la dure-mère cérébrale.

On ne conserve ordinairement de l'arachnoïde que certaines parties où elle est séparée de la pie-mère, par exemple au devant du pont de Varole, à l'entrée du canal arachnoïdien, près du quatrième ventricule, etc.: ces préparations seront laissées en rapport avec les parties circonvoisines du cerveau; elles seront conservées dans l'alcool ou bien par dessiccation après les avoir fait durcir; mais en choisissant ce dernier mode de conservation, on fera bien d'injecter les vaisseaux artériels et veineux qui sont en rapport avec l'arachnoïde.

La pie-mère dont les vaisseaux ont été remplis par une injection fine, ne devrait jamais être conservée par dessiccation. On la laissera en rapport avec la substance cérébrale qu'elle recouvre; on pratiquera différentes coupes pour faire voir comment cette membrane se replie dans le fond des circonvolutions, ou bien on la sépare complétement de la substance cérébrale, que l'on détruit peu à peu en la plaçant sous un filet d'eau, et on la suspend ensuite dans l'eau-de-vie.

ART. 2. *Organes des sens.*

1.° ORGANE DE LA VUE. On pratique sur la cavité orbitaire différentes coupes afin d'en connaître mieux la forme et la direction; c'est ainsi qu'on y fait une coupe verticale antéro-postérieure sur une tête dont la calotte est enlevée, et suivant une ligne qui du milieu du diamètre transverse de l'orbite se dirigerait en arrière en passant par le milieu du trou optique. D'autres coupes, verticales et transversales, seront pratiquées sur différens points de l'orbite. La coupe horizontale se fait à la hauteur du milieu de l'os unguis et de l'os planum, et se dirige en arrière en passant par le trou optique. Une autre coupe consiste à enlever la partie supérieure de l'orbite sur une tête dont on a préalablement enlevé la calotte. On fait cette coupe moyennant deux traits de scie, qui commencent l'un à l'angle supérieur interne, et l'autre à l'angle supérieur externe de l'orbite, et qui se dirigent en arrière vers le trou optique.

En parlant de l'œil, nous avons indiqué les préparations à faire sur cet organe; nous n'avons plus à nous occuper ici que de leur conservation. Les paupières et les voies lacrymales seront conservées dans l'eau-de-vie; ces dernières pourront cependant l'être aussi par dessiccation, mode de conservation que l'on devra préférer pour les glandes de Meibomius injectées de mercure. La conjonctive pourra de même être desséchée: pour cela il faut la séparer autant que possible du globe de l'œil, vider celui-ci et le remplir de cire fondue ou le rembourrer de coton, et dessécher la pièce en tirant les paupières en avant et en les fixant contre une planchette de manière à les tendre et à les tenir écartées. Le sac que forme la conjonctive pourra être légèrement distendu avec du coton imprégné d'une dissolution alcoolique de savon. On conçoit que la beauté de cette préparation sera augmentée si elle a été prise sur un sujet bien injecté.

Les muscles de l'œil seront desséchés après avoir été exactement isolés de la graisse qui les entoure; on les maintiendra légèrement écartés les uns des autres. Afin de s'opposer au racornissement du globe de l'œil, on l'injecte de cire après l'avoir préalablement vidé par une petite ouverture. Après la dessiccation on pourra donner aux diverses parties leur aspect naturel, en y appliquant une légère couche de couleur à l'huile.

Toutes les parties qui composent le globe de l'œil peuvent être conservées dans l'eau-de-vie; quelques-unes d'entre elles peuvent aussi être desséchées; c'est ainsi que l'on dessèche quelquefois la sclérotique avec la cornée, après avoir vidé le globe oculaire des parties qu'il contient. On arrive aisément à ce résultat, en convertissant le nerf optique en un canal au moyen d'un stylet que l'on pousse jusque dans le globe de l'œil; on distend ensuite de nouveau ce dernier en y poussant une injection solide ou bien de l'air: mais cette préparation ne sert qu'à représenter la forme du globe, les particularités de sa structure se perdant par la dessiccation. Le canal de Fontana injecté de mercure, se conserve très-bien par dessiccation; on conserve de même la choroïde et l'iris préalablement injectés; mais il faut faire sortir le cristallin et l'humeur vitrée, et les remplacer par du coton imprégné de dissolution alcoolique de savon; ou bien on étend la choroïde sur une boule en verre, par exemple, l'extrémité d'un thermomètre, sur laquelle la membrane se moule parfaitement bien en se desséchant. L'iris, les procès ciliaires, des portions de choroïde ou de rétine, peuvent être desséchés, après avoir été étendus sur une plaque de verre, ou même placés entre deux plaques de verre que l'on maintient réunies par leurs bords au moyen de bandes de taffetas gommé; quand les pièces sont sèches, on les recouvre d'une couche de vernis de copal, ou bien on laisse couler ce vernis entre les deux plaques de verre, si c'est ce dernier mode de conservation que l'on emploie. On conçoit que ces sortes de pièces ne présentent aucun intérêt, si les parties n'ont pas été parfaitement injectées; mais alors aussi elles offrent le meilleur moyen pour faire des recherches microscopiques. J'ai vu chez Sœmmerring toute une série de ces préparations.

Le cristallin peut être desséché après avoir été plongé dans l'alcool; il se fend alors en plusieurs secteurs.

Parmi les préparations de l'œil que l'on conserve dans l'eau-de-vie, celles qui sont petites, par exemple l'iris, la membrane pupillaire, etc., seront fixées sur des tablettes en cire.

2.° ORGANE DE L'OUÏE. Les préparations de l'oreille externe peuvent également bien être conservées dans l'alcool, ou être desséchées après avoir séjourné pendant quelque temps dans un mélange d'essence de térébenthine et d'alcool.

BOCK a dit, et nous avons vérifié depuis, que les préparations de la caisse du tympan et du labyrinthe sont plus faciles à faire sur des temporaux que l'on a laissés plongés pendant quelque temps dans de l'eau, parce qu'alors la substance osseuse est moins sujette à éclater sous l'instrument. Les préparations faites sur la caisse du tympan et le labyrinthe seront conservées par dessiccation, excepté celles qui représentent la distribution du nerf acoustique et les membranes nerveuses du labyrinthe; les autres nerfs qui se ramifient dans l'intérieur du rocher, quelle que soit d'ailleurs leur ténuité, se conservent parfaitement par la dessiccation.

A. MECKEL employait le procédé suivant pour la préparation de l'oreille interne : on met le rocher dans de la cire bouillante; on détruit ensuite toute la substance osseuse à l'aide de l'acide hydrochlorique. On obtient ainsi une préparation de cire qui montre fort bien la disposition du limaçon et des canaux demi-circulaires, et même la distribution du nerf auditif dans les trous de la rampe du limaçon.

La ténuité des parties qui concourent à la composition de l'organe de l'ouïe est telle, qu'il est impossible pour des élèves placés sur le haut d'un amphithéâtre d'apercevoir les objets que démontre le professeur. Cette considération a engagé feu mon père à faire modeler quelques-unes de ces préparations en grand. Le professeur EHRMANN, qui a bien voulu se charger de l'exécution de ces travaux, a en conséquence enrichi notre musée d'une série de pièces représentant les osselets de l'ouïe séparés, ces osselets réunis dans leur position naturelle, la caisse du tympan ouverte par sa face externe avec la chaîne des osselets, leurs muscles et la membrane du tympan, enfin le labyrinthe. Toutes ces pièces représentent les objets grossis dix fois dans chacun de leurs diamètres. Après avoir démontré l'organe de l'ouïe sur ces modèles grossis, il est facile d'en faire connaître la structure sur des préparations naturelles.

3.° Organe de l'odorat. La plupart des préparations sur l'organe de l'odorat peuvent être conservées par la dessiccation; il est convenable de faire ces préparations sur des sujets bien injectés.

Outre les coupes verticales, transversales et antéro-postérieure que nous avons indiquées, on pratique encore sur les fosses nasales des coupes horizontales, dont l'une dans le méat inférieur, immédiatement au-dessus de la paroi inférieure des fosses nasales; l'autre, dans le méat moyen, commençant au-dessous du bord inférieur des os propres du nez, et se dirigeant de là en arrière en passant sous la paroi inférieure des orbites; la troisième coupe doit commencer à la suture fronto-nasale ou un peu plus bas, et se diriger vers la partie antérieure de la fosse pituitaire. Toutes ces coupes des fosses nasales doivent être faites sur des têtes d'individus de quarante ans au moins, parce que ce n'est qu'à cet âge que le cornet inférieur et le vomer sont solidement soudés aux os voisins.

Les préparations des cartilages du nez doivent être conservées dans l'alcool; il en est de même des préparations des filets du nerf olfactif. Celles des nerfs nasaux fournis par la cinquième paire, peuvent au contraire être desséchées.

4.° Organe du toucher; tissu cellulaire. Les préparations qui représentent les trois couches de la peau, doivent être conservées dans l'alcool. Si l'on veut faire ces préparations par l'immersion de la peau dans l'eau chaude, il faut, d'après le conseil de Ruysch, commencer par l'étendre sur une planchette sur laquelle on la fixe avec des épingles, afin de s'opposer à son racornissement par la chaleur. La séparation des couches se fait alors facilement.

L'épiderme peut être conservé sous la forme de pieds et de mains, soit dans l'alcool, soit par dessiccation; mais alors il faut le rembourrer de coton pour lui conserver sa forme. Les préparations sur les productions de l'épiderme, telles que les poils et les ongles, doivent être placées dans l'alcool. On obtient de très-belles préparations sur le tissu générateur du sabot du cheval et du bœuf, si l'on met macérer les pieds de ces animaux jusqu'à ce que les sabots puissent être séparés des tissus sous-jacens. On injecte alors les artères et les veines qui se rendent dans la partie, en ayant soin de détruire avec un stylet boutonné les valvules qui se rencontrent dans ces dernières. On voit sourdre la matière à injection de toute la surface de la préparation, parce qu'il y a toujours des vaisseaux qui se déchirent pendant qu'on enlève le sabot; il convient donc, quand les vaisseaux sont bien remplis, de plonger la pièce dans l'eau froide, en continuant à pousser l'injection tant dans les artères que dans les veines, jusqu'à ce que la masse soit figée. Ces pièces sont ordinairement richement injectées; on en dissèque les principaux vaisseaux, puis on les conserve par dessiccation. D'autres le seront dans l'alcool, pour faire voir les nombreuses villosités vasculaires qui sécrètent la corne.

Le derme sera conservé dans l'alcool; mais s'il s'agit seulement de faire voir sa richesse vasculaire, il est plus convenable de le dessécher, parce que les vaisseaux deviennent beaucoup plus apparens alors: on conserve ainsi dans les musées la peau de la face, que l'on détache avec soin et que l'on rembourre ensuite exactement, pour la sécher d'une manière bien égale et lui donner la forme d'un masque. Si les injections de la peau ont été faites avec une matière gélatineuse, on peut, après les avoir fait sécher, les conserver dans l'essence de térébenthine, qui augmente la transparence des tissus. Nous possédons des extrémités de fœtus ainsi préparées. — Nous ne parlerons point de la conservation du derme par le tannage, l'hongroyage, le chamoisage, etc.; la peau ainsi préparée ne pouvant plus servir aux études anatomiques.

La dissection des filets nerveux qui se rendent à l'organe du toucher, ne peut pas être faite avec tout le soin convenable si l'on suit la méthode ordinaire. La dernière distribution des nerfs sera examinée sur l'extrémité d'un doigt, où l'on cherchera à poursuivre les filets suivant une coupe en profil: la préparation devra être conservée dans l'eau-de-vie avec addition d'un peu d'acide nitrique. Mais pour donner une idée de l'ensemble de la distribution nerveuse dans la peau de la main, il convient de l'enlever de dessus cet organe sous forme de gant, après l'avoir séparée du reste des tégumens par une incision circulaire au-dessus du poignet. Le tissu cellulaire sous-cutané et les nerfs devront rester attachés à la peau, que l'on tâchera d'obtenir bien entière. C'est sur la face interne de la peau, qui maintenant est devenue extérieure, que l'on suit les nerfs aussi loin que possible, après avoir rembourré le gant pour lui rendre la forme de la main; puis on sèche la pièce dans cette position. On choisira de préférence la peau d'un cadavre bien injecté. Une préparation semblable peut être faite sur le pied, où la saillie du calcanéum rend toutefois la séparation de la peau bien entière plus difficile;

on réussit à l'obtenir, soit en coupant le calcanéum au moyen de tenailles incisives, soit en désarticulant successivement les os de la jambe et le calcanéum à mesure que la peau est disséquée.

Le tissu cellulaire et le tissu graisseux peuvent être conservés dans un alcool très-affaibli dans lequel on fait dissoudre du nitrate d'alumine. J'ai réussi à faire sécher la peau avec le tissu cellulaire graisseux sous-jacent en lui conservant son aspect naturel, après l'avoir fait macérer pendant deux mois dans une dissolution alcoolique de térébenthine de Strasbourg. On conserve quelquefois le tissu cellulaire par insufflation, et l'on choisit alors pour cette préparation le dartos encore recouvert de la peau; on retient l'air au moyen d'une ligature placée à la base du scrotum. Quand la pièce est desséchée, on y fait différentes coupes.

ART. 3. *Organes de la digestion.*

S'il ne s'agit que de faire voir la forme du canal digestif, on peut en conserver l'ensemble par dessiccation, après l'avoir fait séjourner dans le mélange d'alcool et d'essence de térébenthine; mais les préparations qui doivent servir à la démonstration de la structure de ces parties, doivent être gardées dans l'alcool.

On conserve très-bien par dessiccation les cavités buccale et pharyngienne, avec leurs muscles et avec les glandes salivaires, que l'on prépare comme nous l'avons indiqué en parlant séparément de ces parties; seulement faut-il tâcher de les laisser toutes en rapport autant que possible, et de ne sacrifier une partie pour en préparer une autre, qu'autant que cela est absolument nécessaire; pour cela on peut disséquer d'un côté les parties situées superficiellement, et de l'autre les parties profondes: on conçoit que la préparation devra rester attachée à la tête.

Les glandes salivaires conservent très-bien leur aspect granuleux, si on les sèche après les avoir fait séjourner dans le mélange d'alcool et d'essence. D'autres fois on les remplit de mercure par leurs conduits excréteurs, on les sépare avec précaution des parties voisines, et on les fait sécher complétement, pour les conserver ensuite dans l'essence de téréhenthine, qui, donnant de la transparence à la pièce, permet de voir jusqu'aux moindres ramifications du conduit. La glande parotide ne doit jamais être séparée avant l'injection, parce qu'elle envoie dans les interstices musculaires voisins une foule de prolongemens que l'on n'aperçoit qu'après l'injection, et qui, étant coupés, laisseraient échapper le mercure. Si l'on venait à diviser un de ces prolongemens pendant la séparation de la glande, il faudrait placer de suite une ligature pour s'opposer à la sortie du mercure.

La plupart des préparations sur la langue doivent être placées dans l'alcool; il convient en général de ne conserver cet organe qu'après l'avoir parfaitement rempli de matière à injection ordinaire, afin de s'opposer au racornissement de son tissu: par la même raison, l'alcool dans lequel on plonge la langue ne doit pas être trop fort. On rend visible la disposition plus ou moins compliquée des glandes muqueuses qui s'ouvrent sur la base de la langue, en les injectant de mercure par leurs orifices: ces derniers seront aisément reconnus par le mucus que la pression en fait sortir. On empêche que le mercure ne s'échappe après que l'on a retiré le tube à injection, en remplaçant ce dernier par un petit bouchon conique en papier roulé. Cette préparation sera conservée par dessiccation.

Les préparations sur le péritoine doivent être conservées dans l'alcool; on choisit pour les faire, des fœtus ou bien des enfans en bas-âge, et l'on fait sur l'abdomen les différentes coupes qui sont nécessaires pour bien faire apercevoir la distribution de la séreuse.

On conserve dans l'alcool les préparations sur les tuniques de l'estomac et des intestins, que nous avons indiquées en parlant de ces parties. D'autres préparations consistent à faire sécher ces parties, et à les ouvrir ensuite dans diverses directions pour en voir l'intérieur; si les pièces ont été préalablement plongées dans le mélange d'alcool et de térébenthine, les valvules du pylore et du cœcum, et les valvules conniventes de l'intestin grèle, sont parfaitement visibles. Par le même mode de conservation on fait des préparations très-instructives sur les estomacs des ruminans, que l'on ouvre dans différens points quand ils sont bien séchés; on distingue alors parfaitement la configuration de la tunique interne.

Les préparations sur la rate seront, les unes conservées dans l'alcool, les autres desséchées; ces dernières se font de la manière suivante: on injecte une grande quantité d'eau tiède par l'artère splénique et on la laisse écouler par la veine; le parenchyme de l'organe étant ainsi lavé, on y pousse une injection d'alcool tenant du sublimé corrosif en dissolution. On lie ensuite la veine splénique, on insuffle la rate par l'artère, et l'on fait sécher. Quand la dessiccation de la rate est achevée, on y pratique différentes coupes, afin de voir l'intérieur de l'organe. Des préparations analogues seront faites comparativement sur des rates de chevaux ou de ruminans. On fait sur la rate de fort jolies préparations corrodées.

On ne conserve pas ordinairement le foie dans la liqueur, à cause de son trop grand volume, à moins qu'il n'ait été pris sur un jeune sujet, et alors il convient d'injecter une grande quantité d'eau tiède par l'artère hépatique, par la veine porte et plus tard par le canal hépatique, afin d'entraîner autant que possible le sang et la bile, qui coloreraient fortement l'esprit de vin. Après les injections d'eau, on pourrait en faire avec de l'alcool affaibli, et plus tard avec de l'alcool pur, qui contribuera à la conservation du viscère. Si l'on veut conserver le foie par dessiccation, il faut tâcher d'en remplir le plus de vaisseaux possible, afin de s'opposer à son racornissement : on injecte donc l'artère hépatique de matière rouge, la veine porte de matière bleue ou noire, les veines hépatiques de matière verte et le conduit hépatique de matière jaune ; on peut ajouter un peu de sublimé corrosif à la matière à injection que l'on pousse dans l'artère et dans la veine porte, puis on plonge la pièce dans une solution alcoolique de sublimé, et l'on dessèche. A en juger par des essais que j'ai faits avec des fragmens de substance du foie, ce viscère se conserve parfaitement bien par dessiccation, après l'avoir laissé séjourner dans une dissolution alcoolique de térébenthine de Strasbourg : peut-être conviendrait-il de commencer par pousser de l'alcool dans l'artère hépatique, puis d'y injecter une certaine quantité de la liqueur conservatrice dans laquelle on le plongera. On fait encore sur le foie des préparations corrodées, en poussant dans ses différens vaisseaux des matières à injection appropriées et diversement coloriées.

Le pancréas, dont on aura bien injecté le canal excréteur, sera conservé dans l'alcool ; le canal pancréatique devra être poursuivi dans l'organe. Cette glande peut aussi très-bien être préparée par corrosion en poussant une injection appropriée dans le canal. Les injections mercurielles faites d'une manière analogue à celle que nous avons indiquée pour les autres glandes salivaires, réussissent moins bien, parce qne le pancréas, en se desséchant, perd beaucoup de son volume.

ART. 4. *Organes de la respiration* et *de la voix.*

Les poumons recevant deux sortes de vaisseaux, savoir les pulmonaires et les bronchiques, il faut, pour les remplir tous, injecter une assez grande partie du système sanguin. On conseille à cet effet de pousser une injection fine dans l'aorte ventrale, afin de remplir les veines pulmonaires et les artères bronchiques; et d'injecter les artères pulmonaires et les veines bronchiques par la veine cave inférieure. Afin de consommer moins de matière à injection, on conseille encore de lier préalablement les gros troncs artériels qui partent de la crosse de l'aorte. Cependant, si l'injection est très-pénétrante, elle se répandra dans la majeure partie du corps par les anastomoses artérielles, en sorte qu'il vaut mieux injecter alors le cadavre en entier, qui pourra encore servir à d'autres préparations; ou bien, si l'on ne tient qu'à remplir les vaisseaux pulmonaires, on les injecte directement en y fixant le tube.

Quand l'injection des vaisseaux sanguins est terminée, on conserve la pièce soit dans l'esprit de vin, soit par dessiccation et après y avoir fait différentes coupes, ou bien on laisse couler dans un rameau bronchique du mercure bien pur, qui distendra peu à peu les vésicules pulmonaires correspondantes. Si l'injection a été faite avec de la colle, il arrive souvent que cette substance transsude dans l'intérieur des bronches et empêche le mercure d'avancer; alors il faut plonger la pièce pendant quelques instans dans l'eau tiède, qui dissout la colle et permet au métal de pénétrer jusque dans les extrémités du tube aérien. Le mercure sera retenu dans la bronche au moyen d'une ligature, et la pièce sera desséchée, ou bien conservée dans l'esprit de vin.

Un poumon entier ne pouvant être rempli de mercure, qui le déchirerait par son poids, on peut avec avantage modifier le mode de préparation : les vaisseaux sanguins de cet organe étant injectés, on le plonge dans un bocal assez grand pour le contenir dans son plus grand état de développement, et renfermant de l'esprit de vin pur; on injecte ensuite dans la trachée-artère de l'esprit de vin pur, de manière à distendre peu à peu le tissu du poumon, et l'on retient ce liquide par une ligature. En laissant le poumon pendant quelques jours soumis à l'action de l'alcool, son tissu se raffermit et se durcit, en sorte qu'on peut alors y pratiquer différentes coupes avec un scalpel bien tranchant, sans qu'on ait à craindre de le voir s'affaisser; mais pour cela il faut qu'il reste constamment plongé dans la liqueur, dans laquelle il devra aussi être conservé. On prépare d'une manière analogue les poumons vésiculeux des reptiles, dont la cavité reste parfaitement béante, s'ils ont été soumis à l'action de l'alcool et si la coupe à été faite dans le vase même dans lequel la pièce devra être conservée.

Le poumon insufflé par la trachée-artère, peut être desséché, soit qu'on en ait injecté les vaisseaux sanguins, soit qu'on ait laissé ces vaisseaux vides; dans ce dernier cas cependant il faut faire sortir le sang qu'ils contiennent, d'abord par une légère injection d'eau tiède, puis par une injection d'alcool tenant du sublimé corrosif en dissolution. Le poumon laissant facilement échapper l'air avec lequel on le distend, il faut ou bien renouveler fréquemment les insufflations, ou bien, mieux encore, mettre la trachée-artère en communication avec une vessie remplie d'air, et que l'on charge d'un poids assez considérable pour maintenir le poumon dans un état permanent de dilatation.

Les préparations qui donnent la meilleure idée de la disposition des vésicules pulmonaires, sont prises sur des portions de poumons de fœtus ou d'animaux, dont les bronches sont remplies de mercure, et que l'on fait dessécher après les avoir collées sur une plaque de verre.

On trouve dans beaucoup de musées les préparations sur le larynx conservées par dessiccation; mais il me semble préférable de les tenir plongées dans l'alcool, parce que les cartilages perdent leur forme et leur volume en se desséchant.

Art. 5. *Cœur.*

La plupart des préparations sur le cœur peuvent indistinctement être conservées dans l'alcool, ou bien être desséchées; celles, cependant, sur lesquelles on veut faire voir la distribution des fibres musculaires, doivent être placées dans la liqueur.

Parmi les préparations sèches il en est peu qui soient aussi instructives que la séparation du cœur en deux moitiés, l'une artérielle, l'autre veineuse. Une pareille préparation, parfaitement exécutée par le D.r Sulzer, sur l'idée qui lui en avait été communiquée par feu le professeur Bérot, se trouve déposée dans le musée de notre Faculté. Pour la faire, on commence par remplir chaque moitié du cœur par de la matière à injection diversement coloriée; puis, peu à peu, on divise la cloison interventriculaire, en se guidant d'après les sillons longitudinaux supérieur et inférieur, et en déroulant successivement les fibres musculaires de la cloison, soit avec le manche du scalpel, soit avec sa pointe. En faisant la première incision sur la face supérieure du cœur, il importe de se rappeler que le ventricule droit recouvre un peu le ventricule gauche, et qu'il ne faut pas par conséquent inciser trop à droite, de crainte d'ouvrir ce ventricule, dont les parois sont très-minces. Quand on est arrivé à la base du cœur, on travaille dans le sillon qui sépare l'artère pulmonaire de l'artère aorte, et l'on pousse peu à peu ces deux troncs en sens opposé, de manière à diviser en deux lames la cloison inter-auriculaire. C'est cette dernière partie de la préparation qui exige le plus de patience et d'adresse ; en effet, on n'a qu'à songer au peu d'épaisseur de la membrane qui ferme le trou de Botal, pour se faire une idée de la difficulté de cette dissection. La séparation étant achevée, on fait sécher la pièce ; puis on monte chacune des moitiés du cœur sur un pied qui s'engrène avec l'autre, de manière à ce qu'étant réunies, les deux moitiés du cœur soient appliquées l'une contre l'autre dans leur situation naturelle, et ne semblent former qu'un seul organe.

La séparation du cœur en deux moitiés est très-facile sur un cœur que l'on a fait bouillir dans du vinaigre ; mais l'organe perd beaucoup de son volume par la coction, et il n'est plus possible alors de le tenir dilaté par de la matière à injection. Néanmoins on fera bien d'exécuter cette préparation, qui doit être conservée dans la liqueur.

Pour conserver le cœur entier desséché, on en remplit les cavités gauches de matière à injection rouge par une des veines pulmonaires, et les cavités droites de matière bleue ou verte par une des veines caves. Si l'on voulait également remplir les artères coronaires, il faudrait commencer par pousser de l'injection rouge par l'aorte, avant d'en faire passer par les veines pulmonaires. Le cœur acquérant par l'injection un poids considérable, il faut avoir soin de le fixer bien solidement sur un support à base large.

On dessèche aussi quelquefois le cœur pour en préparer les cavités ; pour cela on l'injecte de suif, et quand la pièce est parfaitement desséchée, on y pratique les coupes nécessaires pour faire voir les cavités, et on l'expose à quelque distance du feu pour faire fondre le suif et le laisser écouler. On plonge ensuite le cœur dans l'essence de térébenthine, qui enlève le reste de graisse qui avait pénétré dans sa substance, et après l'avoir fait sécher de nouveau, on le vernit.

Une méthode analogue pourrait être employée de préférence à celle que nous avons indiquée plus haut, pour conserver un cœur entier desséché ; il faudrait alors, quand l'injection est finie, placer des ligatures sur les troncs des vaisseaux coronaires ; puis, quand la pièce est parfaitement desséchée, la chauffer assez pour permettre à la plus grande partie de la matière à injection de s'écouler par les ouvertures artérielles et veineuses du cœur, que l'on tournera de côté et d'autre pour faciliter l'écoulement du liquide. Un cœur ainsi préparé perdra beaucoup de son poids, et sera par conséquent plus facile à manier.

Art. 6. *Organes urinaires.*

La conservation de ces organes dans l'alcool ne présente aucune difficulté, et celle par dessiccation est également facile, après y avoir poussé une injection fine et avoir insufflé la vessie par le canal de l'urètre.

Les reins ne perdent que peu de leur volume par la dessiccation, s'ils ont été préalablement pénétrés de matière à injection; on les sèche soit en entier, soit après les avoir divisés en deux. Les préparations corrodées que l'on fait sur les reins, réussissent presque toujours, et font un très-bon effet.

Il y a une manière de conserver la vessie et le canal de l'urètre dans l'alçool, qui présente de grands avantages tant pour l'étude de leur disposition normale, que pour celle des maladies de ces organes; elle consiste à enlever soigneusement les parties que l'on ne veut pas conserver, de manière à ne plus garder que la vessie, la prostate, le canal de l'urètre et une tranche mince du corps du pubis d'un côté. On remplit la vessie d'alcool rectifié ($3/6$), que l'on y retient au moyen d'une ligature placée à la base du gland, et l'on plonge la pièce dans un vase contenant de l'alcool rectifié, en lui donnant de suite la position qu'elle devra conserver plus tard. Après quelques jours d'une pareille immersion, la pièce se durcit; on enlève ensuite d'un côté la moitié de la vessie et du canal de l'urètre, de manière à pouvoir apercevoir ces parties au moyen d'une coupe en profil, qui reste en rapport avec le corps du pubis. La pièce doit être suspendue avec soin dans un bocal aplati sur deux de ses côtés.

Art. 7. *Organes génitaux de l'homme.*

Tous ces organes peuvent être conservés soit dans l'alcool, soit par dessiccation, en suivant les divers procédés que nous indiquerons en parlant de chacun d'eux en particulier.

Pour dessécher les diverses enveloppes du testicule, il faut se servir d'un sujet bien injecté: on sépare les tuniques les unes après les autres, en les fendant à la partie antérieure, et on les maintient étendues en membranes en laissant un intervalle entre chacune d'elles. La tunique vaginale ne doit être ouverte que dans un point, par lequel on la distend d'air et que l'on referme de suite au moyen d'une ligature. Quand la pièce est desséchée, on fait dans la tunique vaginale une coupe, afin de pouvoir apercevoir le testicule qu'elle renferme; on peut aussi faire une ouverture dans la tunique albuginée, afin de faire voir la substance du testicule.

Nous avons déjà indiqué plus haut la manière de conserver le dartos par l'insufflation; on conserve quelquefois aussi cette membrane simplement étendue sur une planchette, dans le but de faire voir la distribution irrégulière de ses vaisseaux.

On conserve dans l'alcool des testicules dont on a enlevé la tunique albuginée, et dont on a dévidé les vaisseaux séminifères; mais les préparations les plus instructives sur la texture du testicule, sont les injections mercurielles. Cependant ces préparations ne réussissent que très-rarement; le plus souvent le mercure s'arrête dans l'épididyme. On parvient plus souvent à faire pénétrer le métal dans la substance même de l'organe, si le sujet est très-jeune et si la préparation est faite peu de temps après la mort. Je commence par laisser macérer le testicule dans l'eau tiède pendant deux à trois heures, puis j'exprime avec soin l'épididyme et surtout le canal déférent, pour en faire sortir le plus de sperme possible. Je plonge ensuite le testicule pendant trois à quatre heures dans du sous-carbonate d'ammoniaque liquide, ou bien pendant huit à douze heures dans une solution concentrée de potasse du commerce, ou dans une légère solution de potasse caustique; après quoi je tâche de nouveau d'exprimer le sperme contenu dans l'épididyme. L'injection du testicule se fait par le canal déférent. Tant que le mercure marche dans l'épididyme, on emploie une pression moyenne de quinze pouces; on augmente ou l'on diminue la hauteur de la colonne selon la facilité avec laquelle le métal avance; en général, je m'attache à faire l'injection avec la moindre pression possible, parce que je me mets ainsi plus facilement en garde contre les ruptures, que l'on évite le plus sûrement si la progression du métal est lente: dans certains cas, toutefois, j'ai été obligé d'employer une pression d'une atmosphère et demie, à laquelle j'ai ajouté la pression des doigts; mais dès que le mercure avance, je diminue de nouveau la hauteur de la colonne, ce qui s'obtient facilement par l'inclinaison du tube. Avant d'augmenter la hauteur de la colonne mercurielle, je tâche toujours de lever l'obstacle qui se serait opposé à la progression du métal, en comprimant le point de l'épididyme où l'injection s'est arrêtée, ou bien la partie qui devra se remplir immédiatement après. Je comprime soit avec le doigt, soit avec le manche du scalpel; très-souvent cela réussit. Mais on conçoit que cette compression doit être faite avec quelque ménagement, sans quoi l'on s'exposerait à une rupture. La progression du mercure paraît être favorisée par l'immersion du testicule dans l'eau tiède. Si le mercure a traversé tout l'épididyme, ce dont on s'assure par une dissection faite avec beaucoup de précaution, et si le métal commence à pénétrer dans l'intérieur du testicule, ce qui a lieu dès qu'un seul conduit efférent s'est injecté, il faut diminuer subitement la pression et la réduire d'abord à cinq pouces; si le mercure ne descend pas, on élève peu à peu la colonne de demi-pouce en demi-pouce; mais il ne m'est jamais arrivé d'avoir vu une injection réussir, si j'avais été obligé d'élever la colonne au-delà de huit pouces: toujours il y avait alors des ruptures. Il importe de fermer le robinet toutes les fois que l'on ajoute du mercure. Pendant tout ce temps de l'opération il faut laisser le testicule en place, sans le toucher, de crainte de déterminer une rupture. Dans les oiseaux, les coqs, par exemple, l'injection du testicule réussit très-aisément; mais dans la plupart des mammifères elle est plus difficile encore que chez l'homme. Si l'on ne voulait injecter que quelques conduits séminifères, on pourrait le faire comme l'indique A. Cooper, en introduisant un tube dans un des canaux du *rete testis:* par ce procédé on peut même y faire pénétrer d'autres matières à injection, par exemple de la colle colorée; mais jamais on n'obtient de cette manière une injection complète du testicule.

Lorsque l'injection est terminée, on passe à la dissection, qui, comme on le conçoit bien, exige les soins les plus minutieux pour qu'on ne soit pas exposé à couper un vaisseau injecté. Les testicules remplis de mercure étant des pièces extrêmement rares et précieuses, il faut prendre des soins tout particuliers pour leur conservation; ainsi, si l'on veut les plonger dans l'esprit de vin, il convient de placer au fond du bocal destiné à les recevoir, une couche de coton cardé, sur lequel on laisse reposer la glande; ou bien, si, après les avoir séchés, on veut les conserver dans l'essence de térébenthine, il faut les disposer d'une manière analogue. J'ai toutefois mieux aimé dans les derniers temps, de placer les testicules sur des plaques en verre et de les y faire sécher: le tissu cellulaire glaireux qui se trouve dans l'organe fait office de colle et le fait adhérer au verre. Mais si le testicule avait séjourné pendant quelque temps dans l'alcool, l'adhérence ne s'établirait plus: il faut alors lui donner sur la plaque de verre la position voulue et l'imbiber ensuite d'une solution de colle de poisson, qui l'empêche de se déranger pendant que la dessiccation s'opère. Quand la pièce est sèche et que le mercure en sort continuellement par quelque petite ouverture, on peut fermer ce trou et empêcher la sortie du métal, en appliquant sur le point déchiré une goutte de forte solution de colle de poisson. On recouvre ensuite la préparation de plusieurs couches de vernis de copal.

Les injections fines, poussées dans l'artère spermatique après avoir lié les veines du cordon, pénètrent très-bien dans l'intérieur du testicule; mais jamais elles ne passent dans les conduits séminifères, dont on ne peut par conséquent obtenir la réplétion qu'en procédant de la manière que nous venons d'indiquer.

On peut dessécher les vésicules séminales, après les avoir insufflées par les conduits déférens et avoir jeté une ligature sur les canaux éjaculateurs. Différentes coupes que l'on fait ensuite sur ces vésicules, servent à en faire voir l'intérieur.

Les corps caverneux ne se remplissent pas par l'injection des artères; il faut toujours y pousser la matière à injection en plaçant le tube dans une de leurs racines; ces corps ainsi distendus peuvent être desséchés ou conservés dans l'alcool. Une autre méthode pour conserver les corps caverneux par dessiccation, consiste à les remplir d'air ou de mercure, après avoir bien injecté les artères caverneuses; quand ils sont desséchés, on les ouvre de côté, et après avoir laissé écouler le mercure, on voit très-bien la distribution de l'artère. On peut encore modifier cette préparation, en injectant les artères de colle colorée avec du cinabre, et en poussant du suif par une des racines des corps caverneux; quand la pièce est séchée, on y fait des deux côtés des ouvertures, et on l'approche du feu pour faire fondre le suif et le laisser écouler, ou bien on la plonge dans l'essence de térébenthine, qui dissout bientôt le suif. Cette pièce sera conservée dans l'essence de térébenthine bien limpide, qui permettra de voir parfaitement la disposition celluleuse des corps caverneux.

On injecte de cire le corps spongieux de l'urètre et le gland sur un pénis bien intact, en plaçant le tube dans le bulbe et après avoir lié les veines qui rampent sur le dos de la verge, et qui se remplissent facilement de matière à injection; puis on injecte de mercure le corps spongieux interne, en enfonçant un tube fin dans la portion membraneuse. On fait sécher et l'on étudie ensuite les rapports de ces deux espèces de corps spongieux, qui sont distingués par les différentes matières à injection dont on les a remplis. Pour compléter la pièce, on peut injecter les corps caverneux de cire dont la couleur diffère de celle qui a été poussée dans l'urètre.

Différentes coupes longitudinales et transversales, faites sur des pénis dont les corps caverneux et spongieux ont été insufflés et séchés, sont très-instructives pour faire voir ces parties dans leurs rapports mutuels. Une précaution qu'il ne faut jamais négliger avant d'injecter ou d'insuffler ces parties, c'est d'entraîner autant que possible le sang qu'elles contiennent, au moyen d'injections d'eau tiède, plusieurs fois répétées.

ART. 8. *Organes génitaux de la femme.*

Pour dessécher l'ensemble des organes génitaux de la femme et pour conserver parfaitement la forme des différens replis de la vulve et du vagin, de la cavité de ce dernier, ainsi que de celle de la matrice, il faut, après avoir soigneusement préparé la pièce, la faire séjourner dans le mélange d'essence de térébenthine et d'alcool, puis la suspendre de manière à ce que la vulve soit dirigée en haut et la matrice en bas; les grandes lèvres pourront être fixées au moyen de quelques points de suture sur un anneau en baleine; ensuite, après avoir lié les trompes près de leur insertion à la matrice et le canal de l'urètre à l'endroit où il a été divisé, on verse du mercure par l'orifice du vagin, de manière à en remplir les organes génitaux jusqu'au niveau de la vulve. Ce procédé est surtout mis en usage pour conserver la forme de l'hymen. On conçoit qu'il faudra faire appuyer le fond de la matrice sur une couche de baleine râpée ou de toute autre substance molle, afin d'empêcher que le poids du mercure ne tire la préparation trop en longueur.

Le plexus rétiforme du vagin et le corps spongieux du canal de l'urètre, se remplissent assez bien quand on injecte les artères. Si l'on voulait en faire une injection spéciale, il faudrait la faire en plaçant un tube dans le corps spongieux de l'urètre, pendant que les parties sont encore en place, ou du moins avant que tous les rapports ne soient détruits; on peut à cet effet enlever le corps des pubis. Pour faciliter le passage de la matière à injection, on place dans le vagin une éponge imbibée d'eau chaude.

Si les tissus spongieux du gland du clitoris et des nymphes ne sont pas remplis par les procédés que nous venons d'indiquer, il faut le faire directement avec de la matière à injection fine ou au mercure, en enfonçant le tube dans une des nymphes. Ce n'est guère qu'au moyen des injections mercurielles qu'on peut remplir le tissu spongieux des trompes.

Les corps caverneux du clitoris seront injectés comme ceux du pénis, soit avec de la matière à injection ordinaire, soit avec du mercure; dans tous les cas, si l'on a injecté sur la même pièce l'urètre, le gland du clitoris et les nymphes, il faut choisir pour les corps caverneux une injection de couleur différente, afin de montrer que ces divers tissus spongieux ne communiquent pas entre eux.

Art. 9. *Mamelles.*

Ces organes se conservent fort bien dans l'alcool; d'autres fois on les dessèche après les avoir fait macérer dans le mélange de térébenthine et d'alcool. Par ce moyen les mamelles gardent assez bien leur aspect glanduleux, et elles ne perdent que peu de leur volume.

On conserve souvent des glandes mammaires, dont les canaux excréteurs ont été remplis de mercure. Ces conduits ne communiquant pas entre eux, l'injection doit en être faite séparément; mais la préparation exige des soins infinis, parce que les canaux sont très-tortueux et que la glande envoie fréquemment dans la graisse voisine de petits prolongemens, qui, étant divisés, laissent échapper le mercure. Le métal sera retenu dans la glande au moyen d'une ligature, dont on entoure le mamelon. Quand on a enlevé autant de graisse que possible, on fait sécher la pièce; puis on la conserve dans l'essence de térébenthine, qui, en rendant les tissus transparens, permet de distinguer parfaitement la distribution des canaux excréteurs jusque dans les grains de la glande.

CHAPITRE IV.

Préparations concernant les nerfs.

La plupart des préparations destinées à faire voir la structure des nerfs, devront être plongées dans l'alcool; cependant on pourra également bien conserver par dessiccation les nerfs sur lesquels on veut faire voir la distribution vasculaire, et ceux dont les gaînes que forme le névrilème ont été injectées au mercure.

Les préparations de névrologie destinées à ne faire voir que la distribution topographique des nerfs, seront conservées soit dans l'alcool, soit par dessiccation. Il est convenable d'ajouter un peu d'acide nitrique à l'alcool, afin d'augmenter la blancheur des nerfs et de les rendre plus fermes. En conservant les nerfs dans l'alcool, on a l'avantage de n'en pas changer l'aspect et de ne pas déranger leurs rapports avec les autres parties; mais ce mode de conservation a l'inconvénient de ne pas permettre d'étudier les préparations dans tous leurs détails quand on les laisse dans les bocaux, ou bien d'exposer ces pièces à être peu à peu détruites quand on les sort de la liqueur toutes les fois qu'on veut les examiner. Cependant on conçoit qu'il est indispensable de conserver dans l'alcool une série de préparations de nerfs dans les amphithéâtres, où l'on ne dissèque pas, comme chez nous, tous les ans des pièces fraîches pour démontrer chaque partie de l'anatomie. Mais on conviendra également du fait, qu'il est infiniment préférable de faire les démonstrations sur une préparation fraîche, parce que les objets de détail y sont beaucoup plus visibles, et qu'en outre on a de cette manière l'occasion de se noter chaque année les particularités qui se sont offertes dans l'examen des pièces.

Les pièces sèches, quoique présentant souvent les objets un peu déplacés, sont plus que suffisantes quand on les fait servir, non à l'étude, mais à la répétition, ou bien quand on les emploie comme points de comparaison. Ces préparations sont d'ailleurs d'autant plus instructives qu'elles ont été disséquées et disposées avec plus de soin, et elles ont l'immense avantage de ne pas se dégrader, si l'on a pris les précautions convenables pour prévenir les attaques des insectes.

Si une préparation de nerfs exige plusieurs jours ou même des semaines de travail, il est convenable de plonger la pièce dans l'alcool hors le temps de la dissection; de cette manière elle se conservera bien, et les nerfs augmenteront en consistance. Quand la préparation est terminée, on la plonge pendant deux ou trois mois dans un mélange d'alcool et d'essence de térébenthine avant de la faire sécher.

Les préparations de nerfs gagnent beaucoup en beauté, si les principales artères de la région ont été injectées et disséquées. Celles sur lesquelles on prépare simultanément jusqu'aux dernières divisions des nerfs et des vaisseaux, présentent beaucoup de difficultés, non-seulement pendant la dissection, mais aussi pour la dessiccation, parce qu'il faut alors exposer dans un espace quelquefois très-rétréci (par exemple la cavité orbitaire) une foule d'objets qui doivent être tous également bien vus, et qui ne doivent pas se toucher les uns les autres.

Dans les préparations où l'on veut disséquer les nerfs superficiels, ces nerfs resteront couchés sur les parties profondes, en conservant le tissu cellulaire sous-cutané et en enlevant la peau aussi mince que possible; ou bien on détache la peau, le tissu cellulaire sous-cutané et même les aponévroses d'enveloppe, en ménageant les filets nerveux qui s'y rendent, et l'on fixe ensuite ces tégumens dans un petit cadre pour les faire sécher, en les maintenant dans une position convenable, relativement au reste de la préparation.

Il est presque inutile de dire que les muscles, les glandes, et en général les parties dans lesquelles les nerfs viennent se ramifier, doivent être conservées, parce que sans cela la préparation perdrait tout son intérêt.

Quand on a obtenu la dessiccation d'une préparation de nerfs, ces derniers sont devenus jaunâtres, translucides, semblables à des cordes à boyaux, en sorte que leur couleur ne tranche pas assez sur celle des tissus environnans; pour remédier à cet inconvénient, on les peint en blanc avec de la couleur à l'huile, et quand celle-ci est desséchée, on vernit la pièce avec le plus grand soin. On devra éviter de toucher avec le pinceau à couleur les parties voisines, telles que vaisseaux, muscles, etc., ce qui nuirait naturellement à la beauté de la préparation. Un morceau de papier placé entre la partie que l'on peint et celle qui ne doit pas être touchée, facilitera beaucoup l'opération. Si cependant quelque tache avait été faite, il faudrait l'enlever de suite avec un petit pinceau humecté d'essence de térébenthine; ou bien il faudrait plus tard, quand la tache est sèche, la recouvrir d'une couleur analogue à celle de la partie, ainsi de couleur rouge pour les artères, de couleur brune pour les muscles, etc.

Les préparations, telles que nous les avons indiquées dans la névrotomie, peuvent servir à faire des pièces de cabinet, soit à elles seules, soit en les combinant entre elles: c'est ainsi que l'on peut exposer tous les nerfs cérébraux d'un seul côté de la tête, comme cela a été fait sur deux préparations déposées au musée de Strasbourg, et sur une troisième, la plus complète de toutes, que j'ai envoyée au cabinet d'anatomie du Jardin des plantes de Paris. On commence à cet effet par séparer le cou à son union avec le tronc, afin de pouvoir manier plus facilement la pièce; puis, après avoir préparé les nerfs de la face, on fait sur les tégumens de la tête une incision longitudinale, afin d'en rabattre les lambeaux des deux côtés pour pouvoir scier le crâne horizontalement et en extraire le cerveau. On dissèque ensuite le nerf maxillaire inférieur et les nerfs de l'orbite, en évitant de couper les rameaux du facial, qui ont déjà été préparés; puis on dissèque le nerf maxillaire supérieur à peu près comme nous l'avons indiqué en parlant de ce nerf en particulier; mais sans emporter la mâchoire inférieure, ni la plupart des parties qui viennent s'y attacher. Cependant, comme la branche montante de la mâchoire empêcherait de travailler dans la profondeur, il faut la diviser vers son union avec le corps de l'os, après avoir suffisamment agrandi en arrière le canal dentaire inférieur, afin d'éviter de blesser le nerf qui le traverse; puis on sépare le muscle temporal de son attache à la mâchoire, et on ne le laisse plus attaché qu'aux nerfs qui viennent s'y rendre. Quand on fera plus tard dessécher la pièce, il faudra maintenir ce muscle en position au moyen de fils métalliques que l'on fixe aux os voisins. On enlève ensuite en entier la branche montante de la mâchoire. Quand la préparation du nerf maxillaire supérieur est terminée (à l'exception de ses rameaux nasaux, qui ne seront disséqués que plus tard), on poursuit dans le rocher le nerf facial, la corde du tympan et le rameau anastomotique de Jacobson. On dissèque ensuite les derniers nerfs cérébraux, et ce n'est qu'après avoir achevé toutes les autres coupes du crâne, que l'on va à la recherche des nerfs nasaux fournis par le maxillaire supérieur et le ganglion sphéno-palatin, en emportant la moitié de la tête, qui n'a pas été préparée, au moyen d'une coupe verticale antéro-postérieure. Cette partie de la préparation doit être faite en dernier lieu pour éviter la rupture de la pièce vers le centre de la tête, où les os ont été peu à peu enlevés.

Si l'on veut préparer sur une seule pièce la totalité du système nerveux, il faut choisir le cadavre d'un enfant maigre, parce que la préparation y sera moins longue, et qu'il sera plus facile de plonger la pièce dans un liquide conservateur pendant les intervalles des dissections. On injecte le système artériel, afin de conserver en rapport avec les nerfs les principaux troncs vasculaires. On se hâte de disséquer les nerfs qui rampent sur les parois des cavités crânienne, thoracique et abdominale, afin d'ouvrir ensuite ces cavités et d'extraire en totalité ou en partie les viscères qu'elles renferment. C'est ainsi qu'on emporte le cerveau en totalité; on enlève les deux poumons, en n'en conservant que les racines; on coupe toutes les portions du foie qui ne sont pas très-voisines du sillon transversal, et l'on détache le tube intestinal depuis le commencement du jéjunum jusqu'à la fin du colon, en divisant les épiploons et en séparant le mésentère tout près de son insertion aux intestins. On pourra le plus souvent enlever une des extrémités supérieures et inférieures. On continue ensuite la dissection de manière à préparer d'un côté du tronc et de la tête les nerfs superficiels et de l'autre les nerfs profonds. Mais on conçoit qu'il est presque impossible de disséquer sur une pareille pièce tous les nerfs jusque dans leurs moindres distributions.

On peut faire une préparation très-instructive sur l'ensemble du nerf grand sympathique et ses communications avec les autres nerfs. On commence pour cela par injecter le système artériel, en poussant l'injection par une des crurales; puis on enlève les extrémités supérieures, et l'on ouvre la poitrine et l'abdomen en emportant les parois antérieure et latérales de ces cavités; on détache ensuite la majeure partie des viscères, comme nous l'avons indiqué dans la précédente préparation. On désarticule l'extrémité inférieure gauche à son union avec l'os innominé, et l'on emporte du côté droit cette extrémité avec l'os coxal correspondant. On dissèque ensuite les nerfs comme nous l'avons indiqué dans notre quatrième section, en enlevant peu à peu toutes les parties qui n'ont pas spécialement rapport à la préparation.

Il serait facile d'indiquer encore un grand nombre de préparations de névrologie; mais les anatomistes trouveront aisément d'eux-mêmes celles qui leur paraîtront les plus instructives; nous nous bornerons donc à en indiquer une dernière, relative aux nerfs superficiels du tronc, qui ne devrait manquer dans aucun musée, parce que la dissection de ces nerfs se fait rarement avec les soins convenables. Il faut choisir pour cette préparation un cadavre très-émacié, parce que le tissu cellulaire sous-cutané devra être en grande partie conservé. On coupe les bras et les cuisses à peu de distance de leur union avec le tronc, et l'on enlève le cerveau. Puis on dissèque les nerfs sous-cutanés du cou, en enlevant une couche très-mince de peau, et en laissant les nerfs et le tissu cellulaire sous-cutané couchés sur les parties profondes. On divise le sternum et les parois abdominales sur la ligne médiane; on incise la symphyse des pubis, et l'on scie ensuite toute la colonne vertébrale suivant une coupe verticale et antéro-postérieure, de manière à séparer le tronc en deux moitiés latérales. Les viscères de la poitrine et du bas-ventre seront enlevés en entier; ceux du cou, au contraire, resteront en rapport avec la moitié du tronc sur laquelle on prépare les nerfs superficiels. Sur cette dernière moitié on enlève peu à peu, et par couches très-minces, toute la peau de la poitrine, du bas-ventre, du dos, des lombes et des fesses, en laissant toujours le tissu cellulaire sous-cutané couché sur les parties profondes, et en disséquant ensuite dans ce tissu les nerfs cutanés. On mettra à découvert, sur la partie interne de cette pièce, les troncs des nerfs, en divisant sur leur trajet les muscles intercostaux internes, le transverse du bas-ventre et le psoas. Sur l'autre moitié du tronc on prépare les nerfs cutanés, en laissant leurs dernières ramifications dans la peau, que l'on replie de côté, comme nous l'avons indiqué dans notre quatrième section; puis on dissèque du dehors en dedans les nerfs qui se distribuent aux muscles larges du tronc, en évitant de couper ces muscles en travers sur le trajet de chacun des nerfs, mais en les divisant d'une manière plus régulière et en les écartant les uns des autres, afin de faire voir les rameaux nerveux qui rampent dans leurs interstices: c'est ainsi que les muscles grand et petit pectoral seront divisés à l'une de leurs attaches, n'importe laquelle; l'oblique externe et l'oblique interne le seront à leurs attaches postérieures; la gaîne du muscle droit sera fendue en long dans son milieu; le muscle trapèze sera séparé de l'omoplate; le grand dorsal, le rhomboïde et le grand dentelé seront divisés dans leur milieu, etc.

CHAPITRE V.

Préparations concernant les vaisseaux.

La préparation la plus importante que l'on fasse sur les vaisseaux, c'est leur *injection;* sans elle, en effet, la dissection de ces parties serait très-difficile, et les recherches sur leur dernière distribution même impossibles. On entend par *injection*, la réplétion d'un vaisseau (ou même d'une cavité quelconque) par un liquide appelé *masse* ou *matière à injection.* Les matières à injection sont les unes susceptibles de se figer par le refroidissement, de se coaguler par des réactifs chimiques ou de se dessécher par l'évaporation du véhicule; les autres restent liquides. Le plus souvent on donne aux matières à injection des couleurs qui servent à faire distinguer jusqu'aux dernières ramifications vasculaires dans lesquelles ce liquide a pénétré.

Suivant le but dans lequel on fait les injections, on les divise en deux espèces: 1.° les *injections évacuatives* se font ordinairement à l'eau tiède, afin d'entraîner le sang dont les vaisseaux sont gorgés; 2.° les *injections réplétives* sont celles dont nous nous occuperons plus spécialement, parce que c'est par leur moyen qu'on obtient les résultats que nous avons indiqués plus haut. Les injections réplétives sont de différentes sortes: 1) *injections communes:* par leur moyen on ne se propose ordinairement que de remplir les principales branches vasculaires; 2) *injections fines:* elles doivent pénétrer jusque dans le réseau capillaire des organes; 3) *injections à corrosion:* nous en parlerons plus bas; 4) *injections conservatrices:* elles servent à introduire dans les vaisseaux des liqueurs destinées à s'opposer à la décomposition putride du corps; il en sera question en parlant de la conservation des parties.

Les injections se font en général suivant deux méthodes différentes; l'une est plus spécialement appliquée aux *vaisseaux sanguins*, l'autre l'est ordinairement aux *vaisseaux lymphatiques:* c'est sous ce double point de vue que nous en parlerons.

ART. 1.er *De l'injection et de la préparation des vaisseaux sanguins.*

Les vaisseaux sanguins, la plupart des canaux excréteurs, certaines cavités du corps et même quelquefois les gros troncs lymphatiques, seront injectés par les procédés que nous allons décrire.

1.° *Instrumens.*

Les *seringues* que l'on emploie sont ordinairement en laiton; leur capacité varie suivant les circonstances: pour l'injection du système artériel d'un adulte on se sert de seringues qui contiennent un litre de liquide; pour les injections partielles on en emploie dont la capacité varie depuis un demi jusqu'à un seizième de litre. On conseille de munir le canon de la seringue d'un robinet; mais je ne vois pas à quoi il peut servir, parce que le piston devant être exactement calibré, il fait office de robinet, rien ne pouvant sortir de la seringue, à moins qu'il ne soit poussé. Pour ne pas se brûelr en saisissant la seringue, on la garnit souvent d'un cercle en fer, auquel sont fixés deux manches en bois; mais cette addition est incommode, et l'on obtient les mêmes résultats, si l'on enveloppe la seringue de linges avant de s'en servir. Les canons de toutes les seringues doivent avoir le même calibre à leur extrémité, afin de pouvoir indistinctement s'adapter à tous les tubes, ainsi qu'aux tubes d'ajustage. Pour les petites injections on se sert avec avantage de petites seringues ordinaires en étain, dont on entoure le canon d'un bourrelet de fil ciré, afin de l'adapter aux tubes.

Les *tubes d'ajustage*, en laiton et munis d'un robinet, servent à empêcher le reflux de la matière à injection que l'on a poussée dans les vaisseaux; il faut en avoir plusieurs, un pour chaque vaisseau que l'on injecte: on n'en a pas besoin pour les veines des extrémités, dont les valvules s'opposent en grande partie à la sortie de l'injection, en sorte qu'il suffit alors de fermer le tube avec un bouchon. Une des extrémités des tubes d'ajustage, conique intérieurement, doit s'adapter aux canons des seringues; l'autre extrémité, conique extérieurement, s'adapte de même à tous les tubes.

Il est indispensable d'avoir une grande quantité de *tubes*, dont les plus gros sont garnis de robinets. Tous seront exactement calibrés par l'une de leurs extrémités, qui doit recevoir indistinctement tantôt le canon des seringues, tantôt l'extrémité des tubes d'ajustage. Deux anses saillantes, placées à cette extrémité, servent à arrêter les ligatures. L'autre extrémité des tubes variera en diamètre; mais nous croyons devoir surtout insister à ce qu'il y en ait un grand nombre du diamètre d'une ligne et au-dessous. Le bout des tubes sera terminé par une vive arête, destinée à mieux fixer la ligature qui les retient dans les vaisseaux: les gros tubes doivent avoir deux vives arêtes; les tubes très-fins pourront ne pas en avoir; mais alors il faut d'autant mieux fixer les ligatures contre les anses de l'autre extrémité. Quelques-uns des gros tubes seront un peu recourbés pour permettre d'injecter plus facilement dans la profondeur. Les tubes bifurqués dont on se servait pour l'injection des veines, sont inutiles et incommodes.

Les tubes à injecter ordinaires, en laiton, sont très-pesans, en sorte qu'ils déchirent souvent les vaisseaux, surtout si ceux-ci sont fins. Pour remédier à cet inconvénient, Duméril a proposé de se servir de tubes formés, comme les sondes élastiques, d'une chaîne de soie ou de laine, et imprégnés d'une huile grasse et siccative: on peut s'en procurer de tous les calibres. Pour leur donner plus de solidité, on arme chacune de leurs extrémités d'une virole métallique; l'une marquée d'un anneau en creux pour arrêter dessus le vaisseau; l'autre, intérieurement conique, pour recevoir le tuyau d'ajustage. Je me suis plusieurs fois servi de fragmens de tubes à baromètre, tirés à la lampe, quand j'avais besoin de tubes très-fins.

Il n'est pas inutile peut-être de recommander de nettoyer l'appareil à injection chaque fois qu'on s'en est servi, afin qu'il soit prêt dès qu'on en aura de nouveau besoin. La plupart des matières à injection qui les obstruent, s'enlèvent facilement dans l'eau chauffée à quarante degrés; les injections résineuses seront enlevées avec de l'essence de térébenthine.

2.° *Matières à injection.*

On a divisé les matières à injection en communes et en fines: cette division n'est peut-être pas bien exacte; car on verra, d'après les recettes que nous donnerons, que le passage des unes aux autres se fait d'une manière insensible, et qu'il suffit souvent d'augmenter les proportions d'un des ingrédiens, par exemple de l'essence de térébenthine, pour faire une injection fine d'une injection commune.

Injections communes. Les substances qu'on emploie ordinairement, sont la cire, le blanc de baleine, le suif, les résines, les vernis, l'essence de térébenthine, les huiles fixes, etc. Une bonne matière à injection doit fondre aisément (à la température de 35 à 40° R.), et devenir solide par le refroidissement sans être cassante. Le suif sans addition de cire, que l'on emploie fréquemment dans les amphithéâtres de Paris, est la plus mauvaise injection de toutes : quand la température est basse, le suif est très-fragile; quand elle est élevée, il devient presque liquide, et il laisse déposer la matière colorante au point qu'on est obligé de retourner sur leur face antérieure les sujets qui ont été injectés, pour que les vaisseaux soient au moins colorés sur cette face.

Les matières à injection peuvent varier à l'infini; voici quelques-unes des recettes les plus généralement employées.

1) Suif en branche, 5 onces; poix de Bourgogne, 2 onces; huile d'olives ou de noix, 2 onces; essence de térébenthine, 1 once.

2) Suif, 3 onces; résine blanche, 2 onces; térébenthine de Venise, 1 once.

3) Suif et résine blanche, de chacun 16 onces; cire 3 onces; térébenthine de Venise, 2 onces; essence de térébenthine, 1 once.

4) Cire blanche ou jaune, 8 onces; colophane, 4 onces; vernis de térébenthine, 3 onces.

5) Cire blanche ou jaune, 5 onces; suif, 12 onces; huile d'olives, 3 onces.

6) Suif purifié, 2 livres; cire, 1 once; térébenthine de Venise, 4 onces. C'est là la matière à injection dont nous nous sommes servi ordinairement pendant longues années : elle pénètre très-loin, mais elle a l'inconvénient de laisser un peu déposer la matière colorante. Je suis parvenu à diminuer cet inconvénient en ajoutant aux substances ci-dessus indiquées 4 onces de blanc de baleine.

7) Cire blanche, 6 onces; suif, 3 onces; térébenthine de Venise, 2 onces.

8) Cire, 12 onces; térébenthine de Venise, 6 onces; suif, 3 onces; essence de térébenthine, 1 once.

9) Cire, 3 à 6 onces; suif, 12 onces; blanc de baleine, 4 onces.

10) Blanc de baleine, 2 onces; cire, 1 once; térébenthine de Venise, 1 once. Cette injection est très-pénétrante.

Nous allons indiquer les matières colorantes que l'on emploie communément, et la quantité qu'il en faut ajouter à 30 onces de matière à injection.

1) *Rouge.* Cinabre, 2 à 3 onces; ou bien, carmin broyé avec un peu d'alcool, deux gros; cependant le carmin a l'inconvénient d'être très-cher et de perdre peu à peu sa couleur brillante; peut-être pourrait-on le remplacer par de la laque de qualité supérieure.

2) *Bleu clair.* Céruse (ou bien oxide de zinc) et smalt, de chacun 3½ onces; il faut les broyer exactement ensemble avant de les employer. Un beau bleu, un peu plus foncé, est obtenu par un mélange de 4 gros et un scrupule d'indigo avec autant d'oxide de zinc.

3) *Bleu foncé.* Indigo, 1½ à 3 onces; ou bien, bleu de Prusse, 3 à 4 onces. On pourra donner à ce bleu foncé différens degrés d'intensité, non pas en diminuant la quantité de matière colorante, mais en choisissant différentes nuances de bleu de Prusse, qui résultent des quantités variables d'alumine qui y sont mêlées.

4) *Jaune.* Orpiment, 2½ onces; ou bien jaune de Cassel, 3 à 5 onces; ou bien encore, gomme-gutte, 2 onces; si l'on veut employer la gomme-gutte, on choisira de préférence celle qui se dissout difficilement dans l'eau: elle sera broyée à l'huile ou à l'alcool.

5) *Vert.* Vert-de-gris cristallisé, 4½ onces; céruse, 1½ once, et gomme-gutte, 1 once: on broie à l'alcool. La matière à injection ne doit pas être trop chauffée et le mélange n'y sera ajouté que peu à peu, sans quoi le liquide monte et sort du vase. La matière verte colorée avec le vert-de-gris est très-belle; mais elle a l'inconvénient de laisser transsuder la couleur au point de teindre en vert toutes les parties voisines. Les injections de ce genre que l'on conserve dans l'alcool, colorent le liquide et finissent par devenir entièrement blanches; il vaudrait donc mieux, peut-être, de composer une matière verte avec l'orpiment ou le jaune de Cassel et le bleu de Prusse ou l'indigo: il est vrai que le vert est alors un peu terne.

6) *Noir.* Noir d'ivoire, 1 once, broyé avec de l'essence ou du vernis de térébenthine.

7) *Blanc.* Céruse, oxide de zinc ou blanc d'Espagne, 5 ½ onces.

On est convenu de choisir la couleur rouge de préférence pour l'injection des artères; la bleue, la verte et quelquefois la jaune ou la noire, pour celle des veines; la jaune, la noire ou la blanche, pour celle des différens canaux excréteurs.

Les matières à injection seront préparées de la manière suivante: on fait fondre au bain-marie et dans un vase en terre vernissée la cire, le suif, le blanc de baleine, la résine et la térébenthine de Venise, en n'ajoutant le vernis de térébenthine ou l'essence que quand la masse est fondue, afin d'en prévenir l'évaporation. Les matières colorantes, de même, ne seront ajoutées que quand la masse est fondue; elles doivent d'abord être exactement broyées avec de l'essence de térébenthine, de l'huile d'olives ou de noix, ou avec de l'alcool; puis on les mélange intimement avec une très-petite quantité de matière à injection chauffée, et ce n'est qu'après qu'on les ajoute à la masse, en remuant continuellement le liquide avec une spatule en bois. Avant d'employer la matière à injection, on s'assure de son degré de consistance et de coloration, en en laissant tomber quelques gouttes sur une pierre; selon qu'elle est trop molle ou trop dure, on y ajoute un peu de cire ou d'essence de térébenthine. Le blanc de baleine rend la matière à injection plus souple.

Shaw parle d'une matière à injection commune, qui présente l'avantage de pouvoir être poussée dans les vaisseaux sans que le cadavre ait été chauffé; mais d'une part les proportions des substances n'avaient pas été indiquées, et d'autre part Shaw désigne la térébenthine de Venise sous le nom de vernis de térébenthine, en sorte que le passage de son ouvrage relatif à cet objet, était resté inintelligible jusqu'à ce que Nitzsch, après de longs tâtonnemens, fût parvenu à trouver la composition réelle de cette masse. Elle est formée d'un mélange intime d'huile de lin, de térébenthine de Venise et d'une préparation de plomb; ces trois substances réagissent l'une sur l'autre, de manière à former, quelquefois déjà au bout d'une demi-heure, ordinairement au bout de trois à quatre heures, et tout au plus au bout de douze heures, une masse emplastique. Pour plus de commodité, il convient d'avoir toujours à l'avance dans les amphithéâtres une provision de sept parties en poids d'huile de lin et de cinq parties de térébenthine, que l'on mêle exactement ensemble dans un mortier. On obtient mieux encore un mélange exact de ces deux substances, en faisant chauffer l'huile de lin dans un chaudron et en y ajoutant alors la térébenthine. Ce mélange peut se conserver indéfiniment dans une cruche de grès bien bouchée. Les sels de plomb doivent être bien purs et réduits en poudre impalpable. Pour faire les injections, on broie douze parties en poids du mélange précité, avec douze parties de minium, si l'on veut faire une injection rouge; avec dix parties de jaune de Cassel, pour obtenir une superbe masse jaune; avec douze parties de céruse, pour l'injection blanche. On peut en outre ajouter d'autres matières colorantes, par exemple du bleu de Prusse, que l'on broie avec la quantité indiquée de céruse pour obtenir une injection d'un beau bleu clair. Il importe de n'ajouter le sel de plomb au mélange d'huile et de térébenthine qu'au moment même de l'injection, et de n'en préparer que juste la quantité nécessaire, le surplus étant perdu, parce qu'il se prend en masse. Cette injection pénètre dans tous les petits vaisseaux artériels, mais elle ne passe pas jusque dans les veines: si l'on voulait obtenir une injection très-pénétrante, il faudrait d'abord pousser dans les vaisseaux un peu de matière à injection fine. Suivant SHAW, l'huile de lin que l'on emploie doit d'abord avoir été cuite, ce qui, d'après les expériences de NITZSCH et les miennes, n'est pas nécessaire, pourvu que l'huile ne soit pas falsifiée. D'après les expériences que j'ai faites, la matière rouge préparée avec de l'huile cuite pendant une demi-heure, et où le minium a été ajouté au mélange encore chaud, était dure au bout d'une demi-heure; la matière rouge faite avec de l'huile non cuite, mais seulement chauffée pour obtenir un mélange plus intime avec la térébenthine, et où le minium a été ajouté pendant que le mélange était encore chaud, s'était durcie au bout d'une heure; la même matière où le minium a été ajouté au mélange bien refroidi, était prise en masse au bout de trois heures; mais même au bout de vingt-quatre heures sa consistance n'égalait pas celle de la matière à injection ordinaire et elle ne m'a pas semblé augmenter depuis. En ajoutant deux gros d'eau à douze onces de matière ainsi préparée, la masse était déjà devenue trop épaisse au bout de huit minutes pour être injectée. D'après cela il y aurait toujours de l'avantage à chauffer le mélange d'huile et de térébenthine avant que d'y ajouter le minium; car alors la matière ne durcit ni trop vite ni trop lentement, bien entendu que le cadavre n'a pas besoin d'être chauffé. Les mêmes expériences, faites avec la céruse, m'ont fait voir que la masse durcit moins bien et plus lentement, en sorte que le mélange devrait toujours être fait à chaud. L'eau fait aussi durcir cette masse presque instantanément, en sorte qu'il ne convient pas d'en ajouter, d'autant plus que les vaisseaux contiennent du sang qui pourrait favoriser la solidification, laquelle a moins bien eu lieu dans mes essais, ceux-ci ayant été faits dans des vases. La matière jaune présente le plus d'avantages, tant par rapport à sa consistance que par rapport au temps (½ à 1 heure) que la masse a mise à se durcir, le mélange ayant été fait à froid. En employant cette masse de Shaw, on a l'avantage de pouvoir lier les vaisseaux qui se seraient rompus, sans courir le risque de voir la masse se figer, et en outre, cette injection n'étant pas susceptible de se fondre dans l'eau chaude à la température ordinaire des bains dans lesquels on plonge les cadavres, on peut injecter plus tard avec de la matière ordinaire, les vaisseaux qui n'auraient pas été remplis la première fois.

Le plâtre délayé dans l'eau est une autre matière à injection, grossière, il est vrai, qui se recommande par son bon marché pour l'usage des salles de dissection : il pénètre assez loin pour remplir toutes les artères qui ont reçu des noms, et comme on l'injecte à froid, toute l'opération est achevée au bout de quelques minutes. Il importe d'avoir du platre fin et récemment calciné ; on y ajoute assez d'eau pour lui donner la consistance d'une crème épaisse, sans trop remuer le mélange. L'injection doit se faire rapidement, pour ne pas laisser au plâtre le temps de se durcir avant que d'avoir pénétré assez loin. Le tube et la seringue seront préalablement bien graissés pour permettre d'en détacher plus tard le plâtre quand il se sera figé. Si l'on veut colorer le plâtre en rouge, on prendra pour cela quatre onces de vermillon par cadavre. Ce vermillon sera réduit en bouillie épaisse avec de l'alcool, avant que d'être ajouté au plâtre : sans cette précaution le mélange ne se ferait pas.

Injections fines. Elles sont en grand nombre.

1) L'eau et l'alcool colorés par le bois de Campêche, la cochenille, la gomme-gutte, ainsi que les encres de diverses couleurs, ne sont que rarement employés, et ne peuvent servir à la préparation de pièces que l'on veut conserver, parce que la plupart de ces injections transsudent, si l'on plonge les parties dans l'alcool, ou bien le véhicule s'évapore, lorsqu'on les dessèche, et la matière colorante se réduit à presque rien. Néanmoins on emploie avec avantage ces injections pour les dissections de mollusques et d'insectes.

2) L'essence de térébenthine est extrêmement pénétrante; elle s'unit très-bien à toutes les couleurs, si on les a préalablement broyées à l'huile fixe; ces couleurs doivent être ajoutées dans de fortes proportions, afin que les vaisseaux les plus déliés soient colorés d'une manière intense. Le point important est d'obtenir une matière colorante réduite en poudre impalpable. On verse à cet effet la couleur pulvérisée dans une écuelle d'eau et l'on remue bien exactement, puis on laisse reposer le mélange pendant une ou deux secondes, et l'on décante immédiatement pour laisser déposer dans un autre vase les particules les plus ténues qui étaient restées en suspension, et qui serviront aux injections fines. On peut répéter l'opération sur la matière colorante qui est restée dans le premier vase; le résidu de la couleur sert aux injections communes. Les autres huiles volatiles, telles que l'huile d'aspic, de citron, etc., n'ont aucun avantage sur celle de térébenthine. On donne quelquefois un peu plus de corps à l'essence de térébenthine, en y dissolvant des résines, de manière à obtenir un vernis. D'autres anatomistes aiment mieux y mêler de la cire râpée en quantité suffisante pour lui donner la consistance d'une huile épaisse, ou bien du blanc de baleine; mais alors il convient d'injecter à chaud.

3) On fait de très-belles injections fines, en combinant différens vernis, par exemple: vernis à l'esprit de vin, huit parties, et vernis à l'essence, une partie, auxquels on ajoute une partie de vermillon, d'orpiment, de céruse, de noir d'ivoire, d'indigo ou quatre parties de bleu de Prusse, selon la couleur que l'on veut donner à l'injection.

4) Une injection très-pénétrante se prépare avec du blanc d'œuf, que l'on liquéfie en y ajoutant une petite quantité d'eau, et auquel on ajoute une matière colorante réduite en poudre bien fine. Cette injection se coagule très-bien dès que la pièce préparée est plongée dans l'alcool.

5) On se sert quelquefois, pour l'injection des vaisseaux lymphatiques, et pour celle de mollusques et d'insectes, de lait, que l'on fait ensuite coaguler, en aspergeant la pièce avec du fort vinaigre ou avec un acide minéral affaibli.

6) L'injection la plus pénétrante que je connaisse et dont je me sers habituellement, c'est la colle de Flandre dissoute dans l'eau. On fait ramollir une livre de colle de Flandre concassée, la plus claire que l'on puisse trouver, en la laissant macérer pendant vingt-quatre heures avec trois livres d'eau; on place ensuite la terrine sur un feu léger pendant une demi-heure environ,

jusqu'à ce que la colle soit parfaitement dissoute; on filtre à travers une flanelle et l'on ajoute la matière colorante. Pour une livre de matière à injection déjà préparée, on prend, selon la couleur que l'on choisira, 3½ onces de vermillon, 2 à 3 onces d'indigo, 4 onces de bleu de Prusse, 2½ onces de gomme-gutte ou d'orpiment, 1 once de noir d'ivoire ou 3½ onces de céruse ou d'oxide de zinc. L'indigo, le bleu de Prusse, la gomme-gutte et le noir d'ivoire doivent avoir été broyés avec une très-petite quantité d'alcool, sans quoi ils se déposeraient sous forme de grumeaux; mais si la quantité d'alcool était trop considérable, il coagulerait la gélatine. Au lieu de colle on emploie quelquefois des rognures de parchemin ou de la colle de poisson; mais ces substances ne présentent aucun avantage réel, et la colle de poisson est infiniment plus chère; cependant on pourrait choisir cette dernière, si l'on tenait à préparer une matière à injection qui fût d'une couleur blanche éclatante. — Si, après avoir fait une injection à la colle en été, toute la matière préparée n'avait pas été employée, il faudrait, pour la conserver en la préservant de la putréfaction, la couper par morceaux et la faire dessécher promptement.

7) Le mercure, dont nous parlerons plus bas en indiquant la méthode d'injecter les vaisseaux lymphatiques, peut aussi être rangé parmi les injections fines.

3.° *Préparation des sujets et des parties à injecter.*

Dans les injections le choix du sujet est de la plus haute importance; à cet égard l'expérience nous apprend que les sujets jeunes (depuis la première enfance jusque vers la trentième année), émaciés, et morts à la suite d'une maladie chronique, réunissent les conditions les plus favorables à la réussite de l'opération. En effet, le système capillaire est d'autant plus développé et les vaisseaux en général sont d'autant plus élastiques, que le sujet est plus jeune; la préparation et la conservation sont d'autant plus faciles, que le tissu cellulaire renferme moins de graisse. Cependant on prend ordinairement des fœtus et même des embryons pour faire des injections fines, quoique ces sujets soient communément chargés de graisse; mais alors on n'a le plus souvent en vue que de conserver des organes isolés ou des fragmens d'organes, que l'on plonge de suite dans des liqueurs conservatrices, en sorte que l'on se débarrasse aisément de la graisse surabondante. Enfin, on conçoit que le cadavre que l'on veut injecter doit être frais, sans quoi l'on risque de voir les vaisseaux se rompre pendant l'opération.

Pour l'injection des veines on choisit cependant de préférence des sujets âgés, parce que chez eux le système veineux est plus développé.

La prompte décomposition des sujets morts d'apoplexie, d'asphyxie, de scorbut, de typhus, d'anasarque, et l'embonpoint de la plupart de ceux qui ont succombé à une maladie aiguë, les rendent peu propres aux injections.

Le sujet étant choisi, on s'occupe de suite d'y placer les tubes, dont la disposition variera selon le genre d'injection que l'on aura à faire. Les artères n'étant pas garnies de valvules et ayant entre elles un grand nombre de communications, on remplit aisément tout le système par un seul tronc. La plupart des anatomistes conseillent alors d'introduire le tube dans l'aorte; mais par là le tronc principal du système artériel se trouve altéré dans sa forme et dans ses rapports avec les parties environnantes; on arrive difficilement jusqu'à lui, et le cœur, ainsi que les veines pulmonaires, ne s'injectent pas. Pour remédier à ce triple inconvénient, il est infiniment préférable d'injecter par une des carotides, comme on le pratique communément dans notre amphithéâtre. Nous choisissons ordinairement la carotide gauche, parce qu'il est plus commode d'injecter de ce côté que de l'autre. Ainsi, après avoir légèrement renversé la tête en arrière, on fait à la partie latérale gauche du cou une incision d'un pouce et demi de long, et correspondant au bord antérieur du sterno-cléido-mastoïdien vers le milieu de sa longueur. On divise avec précaution le tissu cellulaire sous-jacent, pour ne pas couper les veines qui le traversent; puis, en repliant le muscle un peu en arrière, on pénètre peu à peu dans la profondeur, en travaillant avec le manche du scalpel. On rencontre bientôt la veine jugulaire interne, que l'on reconnaît à son peu d'épaisseur et au sang qu'elle contient; on la tire un peu en dehors, en évitant de déchirer les petites veines qui se portent en avant. L'artère carotide, entourée de sa gaîne, est alors visible; on la met à découvert en fendant cette gaîne, et on l'isole un peu des parties voisines, afin de pouvoir passer au-dessous d'elle trois anses de ligatures faites avec de la ficelle mince et cirée. On fait alors avec précaution une ouverture dans l'artère, qui permette d'y introduire un tube proportionné à son calibre, garni de deux vives arêtes à l'une de ses extrémités et d'un robinet à l'autre. Le tube sera introduit de manière à ce que l'injection se fasse dans la direction de la tête vers le cœur; on fixe ensuite deux des ligatures sur les vives arêtes du tube, et l'on attache l'extrémité des fils aux anses dont il est garni, afin de s'opposer plus sûrement à sa sortie du vaisseau, au cas qu'on y fît des tractions trop fortes. La troisième ligature est destinée à fermer l'artère un peu au-dessus du point où l'on y a fait l'ouverture, afin d'empêcher le reflux de la matière à injection, qui pénètre aisément dans le bout supérieur de l'artère par les nombreuses anastomoses qui se font entre les vaisseaux de la tête.

Pour injecter le système veineux aussi complétement que possible, il faut placer un assez grand nombre de tubes, parce que les valvules des veines ne permettent pas le plus souvent de les injecter dans la direction des troncs vers les extrémités. Les tubes que l'on emploie à cet effet doivent avoir une ligne de diamètre à leur extrémité; on en placera un au bord interne et un autre au bord externe du dos de chaque pied, dans une des nombreuses veines sous-cutanées qui s'y trouvent, ayant soin de choisir la plus forte. Si ces veines étaient assez développées sur le sujet que l'on a devant soi, on pourrait se rapprocher davantage des orteils, et au cas que ces veines fussent très-petites, il faudrait se rapprocher des malléoles, où elles sont toujours assez fortes pour permettre aisément l'introduction du tube. On introduit également à chacune des deux extrémités supérieures un tube dans une des veines du dos de la main, et un autre à la partie antérieure du poignet près du bord cubital; ce dernier tube est souvent difficile à placer, parce que les veines y sont petites. Tous ces tubes seront placés d'une manière analogue: on voit les veines à travers la peau, que l'on incise sur leur trajet dans une petite étendue; on passe deux ligatures sous les veines, que l'on ouvre avec précaution, et l'on y introduit le tube dans la direction des extrémités vers le cœur. Avant de serrer les ligatures, on s'assure si le tube est réellement dans la cavité de la veine, en faisant glisser dans cette dernière, à travers le tube, un stylet fin ou une soie de porc. Cette précaution ne doit jamais être omise, parce qu'il arrive très-souvent que le tube glisse entre la tunique celluleuse et la tunique interne de la veine. La ligature sera d'abord serrée derrière la vive arête de l'extrémité du tube, et les bouts de fil seront en outre fixés à chacune des anses de l'autre extrémité. L'autre ligature sert à fermer la veine au-dessous du point où l'on y a fait une ouverture, pour prévenir la sortie de la matière à injection qui pourrait y pénétrer contre les valvules. Si l'on désirait injecter les veines des mains et des pieds plus près des doigts et des orteils, il faudrait en outre tâcher d'introduire des tubes plus fins dans les veines que l'on pourrait découvrir sur ces parties; mais si l'on remplit sur ce sujet les artères, on trouvera le plus souvent toutes les radicules veineuses des mains et des pieds, et quelquefois même les grosses veines des extrémités, remplies de matière à injection artérielle, en sorte qu'il est facile alors d'en faire la dissection, quoique leur couleur diffère de celle des autres veines. Si l'injection n'avait pas assez bien pénétré dans les veines de la tête, dont les valvules rudimentaires cèdent ordinairement à l'impulsion de la matière à injection, on pourrait y revenir après coup, en plaçant des tubes dans la veine temporale, dans la veine angulaire ou dans une des veines préparates. Un dernier tube doit être introduit dans une des branches du système de la veine porte, qui, étant placé entre le système artériel et veineux, ne s'injecterait ni par l'un ni par l'autre. On fait à cet effet dans la ligne blanche, au-dessous de l'ombilic, une ouverture de deux à trois pouces, en ne pénétrant dans l'abdomen qu'avec précaution, pour ne pas couper les viscères qui s'y trouvent. On replie l'épiploon, et l'on tire au dehors une anse d'intestin, sur le mésentère de laquelle on choisit une veine susceptible de recevoir un tube d'une ligne environ de diamètre; on y place ce tube dans la direction des branches vers le tronc; on s'assure par l'introduction d'un stylet s'il est réellement placé dans la veine, et on le fixe comme nous l'avons indiqué pour les autres veines.

Tous les tubes étant disposés, on en assujettit l'extrémité libre aux parties voisines avec des bouts de ficelle, afin qu'ils ne puissent pas déchirer les vaisseaux par leur poids en se déplaçant. On ferme le robinet du tube introduit dans la carotide, et l'on met dans ceux placés dans les veines, des bouchons de liége ou de bois tendre, pour s'opposer à l'entrée de l'eau du bain, dans lequel le cadavre doit être plongé maintenant.

Selon la température de l'atmosphère, la durée de l'immersion sera de quatre à six heures; elle sera naturellement moindre pour les enfans en bas âge ou pour les fœtus. Pendant ce temps on entretiendra la température du bain à 30 ou à 32° R. Une température plus élevée crisperait les vaisseaux et les rendrait plus fragiles. Le cadavre étant spécifiquement plus léger que l'eau, on le tient submergé, soit en le chargeant de poids, soit en fixant des pièces de bois transversalement dans la cuve. L'immersion du sujet dans l'eau chaude est indispensable toutes les fois qu'on se sert d'une masse à injection liquéfiée par la chaleur; nous n'ignorons pas que l'on réussit quelquefois sans cette précaution; mais si l'on considère qu'on risque d'y perdre et le temps employé et la matière à injection, on restera persuadé de la nécessité de l'immersion.

La plupart des auteurs conseillent de vider les veines du sang qu'elles contiennent, avant de les injecter. Cette déplétion s'obtient facilement quand il s'agit de faire une injection partielle, et elle est certainement d'un grand avantage: on n'a qu'à ouvrir le tronc veineux qui reçoit les vaisseaux qui sortent de la partie, et à donner à cette dernière une position déclive, en aidant à l'écoulement du sang au moyen de frictions faites suivant son cours naturel. On peut même faciliter la sortie par des injections d'eau tiède dans les veines quand les tubes y sont placés. Mais dans les injections générales, il faudrait, pour donner issue au sang, ouvrir le cœur, ce qui obligerait de lier les veines caves à leur entrée dans ce viscère, de manière à détruire les rapports des organes centraux de la circulation. De nombreux exemples nous ont d'ailleurs convaincu que les injections générales n'en réussissent pas moins bien pour avoir négligé de faire cette opération. Cependant, comme l'action du bain tiède liquéfie une partie du sang contenu dans les vaisseaux, on parvient quelquefois à en faire sortir un peu par les tubes qui ont été placés pour l'injection, et spécialement par celui fixé dans une des branches de la veine porte. Nous nous abstenons de recommander avec quelques anatomistes les pompes aspirantes destinées à retirer le sang des vaisseaux, parce qu'il suffit d'un moment de réflexion pour concevoir que leur application ne peut pas être faite sur des canaux à parois molles et flexibles.

Quant aux injections partielles, le choix des sujets variera suivant le but que l'on se propose; il est donc convenable de faire observer qu'ordinairement dans les jeunes sujets les parties contenues dans les cavités splanchniques sont peu chargées de graisse, tandis que l'inverse a lieu chez les vieillards. Il faut, en général, choisir pour les injections partielles des organes dont les propriétés vitales étaient surexcitées, ou qui étaient le siége d'une congestion ou même d'un léger degré d'inflammation: ainsi, par exemple, l'injection des viscères du bas-ventre, et spécialement celle du canal intestinal, ne réussit jamais mieux que chez les femmes enceintes ou récemment accouchées, comme l'a observé le professeur FOHMANN: les mêmes sujets sont aussi très-propres à l'injection des mamelles et de la matrice: on choisira pour l'injection de la peau des sujets affectés d'érysipèle, etc.

Dans le but d'obtenir des injections capillaires très-pénétrantes, surtout dans les muscles, et pour conserver la couleur rouge de ces derniers, POCKELS plonge les parties à injecter pendant douze à vingt-quatre heures dans une solution aqueuse d'arsénic blanc.

Pour injecter les vaisseaux de la tête, on sépare le cou à son union avec le tronc, et l'on introduit le tube dans une artère carotide et dans une ou deux veines jugulaires; on lie l'autre artère carotide, les deux vertébrales et les veines jugulaires, dans lesquelles on n'a pas placé le tube.

L'injection de l'extrémité supérieure se fera par l'artère axillaire; à cet effet on détache l'épaule et le bras du tronc, en y laissant attaché le lambeau de peau et de muscles larges de toute la moitié correspondante du cou, de la poitrine et du dos, et en coupant l'artère sous-clavière à sa sortie de la poitrine: il sera convenable de lier l'artère scapulaire transverse pour prévenir l'issue de la matière à injection.

Les extrémités inférieures seront injectées par l'aorte ventrale au-dessous de la naissance de la mésentérique inférieure. Si les deux extrémités doivent être injectées à la fois, on divise en travers les parois de l'abdomen au-dessous de l'ombilic, et l'on enlève les viscères de la digestion, à l'exception du colon descendant, autour duquel on serre une ligature qui embrasse en même temps l'artère mésentérique inférieure; ou bien on incline seulement les viscères de côté sans les couper. Il faut lier les rameaux de l'artère épigastrique qui ont été divisés. Si l'on ne veut injecter qu'une seule extrémité inférieure, on place également le tube dans l'aorte au-dessus de sa bifurcation, et on lie l'artère iliaque primitive du côté que l'on ne veut pas injecter; on divise ensuite de haut en bas les parois du bas-ventre de ce côté jusque vers le pubis, et l'on scie cet os à un pouce en dehors de sa symphyse, on désarticule le bassin dans la symphyse sacro-iliaque du même côté, et l'on sépare enfin du reste du corps l'extrémité que l'on veut injecter, en divisant la colonne lombaire vers le milieu de sa hauteur. Tous les viscères renfermés dans l'excavation pelvienne, ainsi que les organes génitaux externes, doivent rester en rapport avec la partie que l'on veut injecter.

En parlant du pénis, nous avons déjà dit comment on en remplit les corps caverneux et le corps spongieux; ce dernier peut aussi être injecté par la veine dorsale de la verge, qui se trouve sur la ligne médiane, et qui ne doit pas être confondue avec une veine qui se distribue dans les tégumens: la veine dorsale n'est pas mobile avec ces derniers, et elle est située plus profondément. On introduit dans cette veine un stylet boutonné, que l'on fait avancer jusque vers le gland, afin de détruire les valvules qui en hérissent l'intérieur, et qui empêcheraient le passage de la matière à injection. On fait ensuite par cette veine plusieurs injections d'eau tiède, de manière à entraîner le plus de sang possible. L'injection elle-même se fait d'après les procédés ordinaires.

Pour injecter la matrice enceinte, il est convenable de laisser cet organe en rapport avec le reste du corps. Comme la matrice reçoit ses artères des spermatiques et des hypogastriques, il faut injecter par l'aorte, à la hauteur des artères rénales. Pour s'opposer à une trop grande perte de matière à injection, il faut lier les artères rénales, les lombaires, si cela est possible, la mésentérique inférieure et les iliaques externes; on jette en outre une ligature serrée sur le rectum.

L'injection du placenta est très-facile par elle-même; mais l'introduction des tubes dans les artères offre beaucoup de difficultés, tant par rapport à leur petitesse qu'à cause de la matière gélatineuse qui les entoure et qui les lubrifie. Pour placer plus facilement les tubes dans ces artères, Pole conseille de les ouvrir dans l'espace d'un demi-pouce, au moyen de ciseaux dont on fait glisser la branche pointue dans leur intérieur; il recommande ensuite de passer l'artère sur l'index de la main gauche et de l'y fixer avec le pouce, ce qui permet alors d'y glisser facilement le tube, que l'on retient de suite par une ligature passée au moyen d'une aiguille courbe à travers le cordon, sans s'inquiéter de la veine qui est ordinairement placée entre les deux artères; on fixe de la même manière le tube dans l'autre artère, et l'on injecte de suite ces vaisseaux. Alors on introduit dans la veine un tube que l'on fixe par une ligature au-dessous de l'endroit où ce vaisseau a probablement été lacéré par les aiguilles en liant les artères, et l'on injecte. Quoique les communications qui existent entre les artères du placenta rendent ordinairement l'injection des deux inutile, il est néanmoins prudent d'introduire un tube dans chacune, parce que, s'il arrivait quelque accident avec l'une d'elles, l'autre permettrait de continuer l'injection. Il est convenable de placer des tubes d'ajustage à chacun des vaisseaux ombilicaux, pour s'opposer au reflux de la matière à injection.

Pour démontrer le mode de circulation du fœtus dans l'utérus, l'injection doit se faire sur un mort-né ou sur un enfant mort très-peu de temps après la naissance. Il serait à désirer que le cordon ombilical ne fût pas divisé, ou qu'au moins on lui eût conservé le plus de longueur possible. S'il est coupé, on injecte par les vaisseaux du cordon; mais si le placenta tient encore au fœtus, il faut injecter par l'artère carotide et la veine jugulaire interne, ou bien par les vaisseaux cruraux : on trouve aisément ces derniers en incisant la peau de la partie supérieure de la cuisse vers le milieu de l'arcade crurale. Dans les cas où l'on injecte par le cordon ombilical, quelques anatomistes recommandent d'expulser le sang contenu dans les vaisseaux, en poussant par la veine de l'eau tiède, et de continuer jusqu'à ce que ce liquide revienne limpide par les artères.

Les différens viscères seront injectés par les troncs vasculaires qui viennent s'y rendre ; il est donc inutile de nous arrêter plus long-temps aux injections partielles, que l'anatomiste pourra varier suivant le but qu'il se propose de remplir. Cependant il convient encore de rappeler que, si l'on veut faire une injection d'une partie détachée du corps, il faut toujours y laisser adhérer le plus de parties environnantes possible, et conserver un bout assez long du vaisseau par lequel on veut injecter, parce qu'il se fait ordinairement des épanchemens dans le voisinage du point où l'on injecte ; épanchemens qui gâteraient la partie que l'on veut conserver, si le tube avait été placé trop près d'elle.

4.° *De la manière d'injecter.*

Il est convenable de faire la plupart des injections dans le bain même, afin de prévenir le refroidissement du sujet ; cependant si l'on se proposait d'injecter de préférence les parties profondes, comme par exemple les organes contenus dans les cavités splanchniques, les os des membres, il y aurait de l'avantage à injecter hors du bain, parce que la matière à injection pénétrerait alors moins facilement dans le réseau capillaire de la peau. On emploie quelquefois même des moyens mécaniques pour refouler l'injection dans la profondeur : c'est ainsi que, pour l'injection du tissu osseux, on conseille d'envelopper les membres de tours de bandes appliquées d'une manière bien égale.

Avant que de procéder à l'injection, on s'assure de nouveau si les tubes introduits dans les vaisseaux ne se sont pas dérangés, et l'on place des tubes d'ajustage dans ceux où l'on a à craindre le reflux de la matière à injection. On attache ensuite aux anses des tubes une corde que l'on puisse tirer à soi lors de l'injection, afin d'empêcher qu'en poussant le piston, le tube ne quitte le canon de la seringue qui y a été introduit. On place sur une table voisine de l'endroit où l'on injecte, des vases remplis d'eau chaude et d'eau froide, des pinces à disséquer, des scalpels, des ciseaux, des aiguilles courbes enfilées de fils cirés, des bouts de ficelle, etc., afin d'avoir sous la main tous ces objets, si quelque accident obligeait d'y recourir.

On ne doit procéder à l'injection que quand toutes les matières à injection sont prêtes; on les fait fondre, soit sur un feu léger, soit, mieux, au bain-marie. Nous plaçons ordinairement les vases qui les contiennent dans la chaudière dans laquelle nous faisons chauffer l'eau pour le bain; il est nécessaire d'agiter le liquide avec une spatule, afin d'empêcher la matière colorante de se déposer au fond du vase. Le degré de température de la matière à injection doit être tel, qu'en y plongeant le bout du doigt, on puisse en supporter la chaleur pendant quelques instans seulement, ou qu'elle devienne écumeuse lorsqu'on y laisse tomber une goutte d'eau. Les seringues à injection doivent également être chauffées, en les plongeant dans l'eau chaude ou en les remplissant de ce liquide à diverses reprises.

La seringue sera remplie en plongeant profondément le canon dans le liquide à injecter et en tirant lentement le piston. Il est convenable de remplir et de vider la seringue plusieurs fois de suite, afin de s'assurer qu'il ne s'y trouve plus d'air atmosphérique; par la même raison on fait bien, avant de s'en servir, de faire sortir quelques gouttes d'injection en poussant le piston, après avoir dirigé le canon de la seringue en haut.

Afin de remplir la totalité du système vasculaire, il faut commencer par injecter la veine porte, puis les artères, ensuite les veines des extrémités inférieures, et terminer par celles des extrémités supérieures.

Si l'on veut bien remplir le système capillaire, il convient de pousser d'abord une injection fine; on en emploie ordinairement un tiers ou un quart, et le reste se fait avec l'injection commune. Cependant, si l'on choisit la matière à injection dont nous avons donné la recette sous le n.° 6, on trouvera qu'elle passe à elle seule presque constamment des artères dans les veines. Selon la taille du sujet, il faut, pour la réplétion du système artériel d'un adulte, de quatre à six livres de matière à injection; il est donc convenable d'en préparer environ huit livres, pour être sûr d'en avoir de reste. Pour le système veineux il en faut quatre à cinq livres: on en préparera donc six. Cette différence provient de ce que les valvules empêchent que les veines d'un petit calibre ne se remplissent, et qu'en outre il y a ordinairement beaucoup de matière à injection qui des artères passe dans les veines. On ne poussera de l'injection fine que dans la veine porte et dans les artères, parce que ce n'est que là qu'elle peut pénétrer dans le réseau capillaire. Il est convenable de chauffer aussi la matière fine dont on se sert, afin qu'elle ne refroidisse pas les vaisseaux qui devront plus tard recevoir de la matière à injection commune.

On procède à l'injection de la manière suivante : un aide retient hors de l'eau la partie par laquelle on veut commencer l'opération, et de l'autre main il fixe le tube dans la direction du vaisseau à remplir, et dans la position la plus commode à celui qui injecte. La seringue étant remplie, on en introduit le canon dans le bout évasé du tube, puis on prend la corde qui est fixée aux anses de ce dernier, on l'entortille autour de la main gauche, on la tire fortement à soi, et l'on saisit le corps de la seringue avec la même main, en poussant le piston avec la main droite. Au commencement, tant qu'on n'éprouve que peu ou point de résistance, on peut faire avancer le piston rapidement ; mais dès que la moindre résistance se fait sentir, il est essentiel de ne pas se hâter et de le pousser avec beaucoup de modération. On regarde alors ordinairement comme un signe de réussite, un bruit de frémissement qui se fait entendre pendant l'entrée du liquide. Si la résistance devient trop forte, on s'assure si elle ne dépend pas du simple frottement du piston, en faisant avancer celui-ci par un mouvement de rotation sur son axe. D'autres fois la résistance provient de ce que le tube est obstrué par de la matière à injection coagulée ou par quelque obstacle mécanique, ce dont on s'assure en discontinuant un instant la pression et en observant si le piston est chassé en arrière ou non ; dans ce dernier cas il faut tâcher de désobstruer le tube, en y introduisant un stylet que l'on fait avancer jusque dans le vaisseau par lequel on injecte. Souvent, en discontinuant un moment l'injection, on peut de nouveau la reprendre avec facilité, parce que les vaisseaux ont peu à peu cédé à la distension. Cependant il ne faut jamais perdre de vue que la résistance est en rapport inverse avec le diamètre du tube, en sorte que si celui-ci est petit, il faudra pousser fortement pour réussir dans l'opération. Ce n'est qu'après avoir acquis une certaine expérience dans l'art des injections, qu'on pourra essayer d'appliquer la poignée du piston au creux de l'estomac, en saisissant le corps de la seringue par les deux mains, de manière à pouvoir pousser avec plus de force. En injectant, la seringue ne doit jamais être exactement vidée, parce qu'il se trouve presque toujours de l'air dans son fond ; on la retire donc, pour la remplir de nouveau, avant qu'elle ait été entièrement achevée, et après avoir fermé le robinet du tube ou du tube d'ajustage. Dès que l'injection est terminée, on laisse couler le bain chaud et on lui substitue un bain d'eau froide pour faire figer plus promptement le liquide injecté, et pour empêcher par là que la matière colorante ne se dépose.

Si, pendant l'opération, il se faisait une rupture d'un vaisseau, ce dont on serait averti par la cessation subite de la résistance, qui l'instant avant avait été très-grande, il serait inutile de poursuivre l'injection, parce que toute la matière qu'on continuerait à pousser dans les vaisseaux, en ressortirait par l'endroit dilacéré. La seule chose à faire alors, c'est de rechercher promptement la source de l'épanchement et de la faire tarir, soit en appliquant une ligature sur le vaisseau, soit en le faisant comprimer par un aide, soit enfin en versant dessus de l'eau froide si le vaisseau est petit. On pourra alors reprendre l'injection, en ayant soin de la conduire avec plus de ménagemens.

On avait proposé de faire avancer le piston au moyen d'un cric adapté à un pivot mobile sur lequel on place la seringue, et nous avons vu une pareille machine en pleine activité dans un laboratoire de Paris; mais il suffit de songer combien il importe que l'anatomiste soit averti de la moindre résistance qui s'oppose à l'entrée du liquide, pour faire rejeter une machine dont l'usage est d'ailleurs incommode par la lenteur et la difficulté avec laquelle on lui imprime des mouvemens.

Quelques anatomistes vantent la machine pneumatique pour faire avancer la matière à injection : la partie à injecter est placée sous le récipient de la machine, et l'on fait entrer le liquide au moyen d'une canule, dont une extrémité s'adapte au tube introduit dans l'artère qui traverse ensuite une ouverture pratiquée à la partie supérieure du récipient, et dont l'autre extrémité plonge dans la matière à injection. Il faut que l'ouverture du récipient par où passe la canule soit hermétiquement fermée. A mesure que le vide se fait, l'injection pénètre. Je ne sais si ce moyen, qui ne peut être employé que pour les petites pièces, est bien supérieur aux procédés ordinaires; je n'en ai fait l'essai que pour les injections mercurielles, sans avoir pu lui reconnaître les avantages qu'on lui avait attribués.

5.° *Préparations de cabinet.*

Comme nous avons traité séparément de la dissection des artères et des veines dans les différentes régions du corps, on trouvera par là même l'indication de la plupart des pièces de cabinet que l'on pourra exécuter, et que chaque anatomiste variera comme il le jugera à propos. Nous nous bornerons donc à indiquer brièvement un petit nombre de ces préparations, en remarquant qu'il serait à désirer que ces pièces représentassent en même temps les artères et les principales veines de la région.

Pour faire une pièce sur l'*ensemble du système vasculaire*, on choisit de préférence le cadavre d'un enfant, parce que la dissection y est moins longue, et qu'il est plus facile de le préserver de la décomposition pendant qu'on en fait la dissection. On injecte les artères de tout le corps, mais les veines ne le seront que sur l'extrémité supérieure et inférieure d'un seul côté: ce côté servira à la préparation des vaisseaux superficiels, tandis que le côté opposé sera plus spécialement destiné à celle des vaisseaux profonds. Le crâne sera ouvert en enlevant la moitié de la calotte du côté où l'on préparera les vaisseaux profonds; il faut avoir soin de ne pas diviser avec la scie la dure-mère, dont il faudra conserver un lambeau dans lequel se ramifie l'artère méningée moyenne. Le cerveau sera peu à peu extrait, en tâchant de conserver les principales artères qui rampent à sa base et que l'on maintiendra plus tard en position au moyen de fils métalliques. On ouvre ordinairement les cavités pectorale et abdominale, en enlevant complétement leur paroi antérieure. Si l'on sépare d'une seule pièce cette partie antérieure du tronc, en sciant le sternum en travers au-dessous de son union avec la première côte, et en divisant les côtes en arrière de la moitié de leur longueur, on peut faire sur cette partie une préparation instructive, représentant la distribution des artères mammaires internes, épigastriques, intercostales, lombaires et circonflexes iliaques. Sur une moitié de la pièce on pourra disséquer ces artères par la face antérieure, et du côté opposé par la face postérieure; mais en détachant ce plastron, il faut avoir soin d'emporter en même temps une portion du diaphragme où se ramifient les branches musculo-phréniques des artères mammaires internes. On pourrait encore ouvrir les cavités de la poitrine et du bas-ventre par les deux côtés, de manière à conserver au milieu le sternum avec un bout des cartilages costaux, et la ligne blanche avec les muscles droits, afin de laisser en rapport avec le reste du corps, les artères épigastriques et mammaires internes avec leurs principales branches. On enlève ensuite en entier la substance des poumons, en ne conservant que des bouts des vaisseaux pulmonaires, et l'on prépare de même les vaisseaux de l'abdomen, en emportant peu à peu le foie et le canal intestinal. Les vaisseaux du mésentère seront plus tard fixés sur un fil métallique, dont les courbures imiteront celles du canal intestinal. Si la rate est petite, on pourra la conserver en poursuivant un peu les vaisseaux dans son intérieur; si elle est grande, au contraire, on l'enlève, en ne conservant que les vaisseaux spléniques avec leurs principales divisions : les reins seront conservés. On complète ordinairement la préparation par l'injection du canal thoracique. Le reste de la dissection se fait comme nous l'avons indiqué dans l'angiotomie, mais en conservant d'un côté de la face, du cou et des extrémités, les veines en rapport avec les artères, tandis que de l'autre côté on ne disséquera que les artères profondes, en conservant toutefois les artères superficielles, si cela peut se faire. D'ailleurs, comme ces pièces ne sont pas destinées à étudier en détail la distribution des vaisseaux, mais seulement à en donner une idée générale, il n'est pas rigoureusement nécessaire de les poursuivre jusqu'à leurs dernières ramifications. Ces pièces seront le plus souvent conservées par dessiccation.

Les *artères de la tête et du cou* présentant un grand nombre de variétés dans leur distribution, il serait à désirer qu'il y eût dans chaque musée une suite de pièces sur lesquelles on en eût fait la dissection. Il est convenable de préparer d'un côté les vaisseaux superficiels et de l'autre les vaisseaux profonds. D'autres fois on disséquera les vaisseaux, tant superficiels que profonds, sur une moitié de tête seulement.

Quant au *système veineux*, il est indispensable d'avoir une suite aussi complète que possible de préparations représentant les veines de la tête et du cou, tant superficielles que profondes, les veines qui rampent à l'extérieur de la colonne vertébrale, les sinus veineux de la dure-mère et les veines du rachis. Les sinus de la dure-mère seront préparés par des coupes analogues à celles que nous avons indiquées pour la préparation des replis de cette membrane. Les veines du rachis seront découvertes, soit en enlevant avec le ciseau les branches des apophyses épineuses de toutes les vertèbres, soit en sciant la colonne vertébrale de manière à faire passer l'instrument de haut en bas par le milieu du canal vertébral, afin de le diviser en une moitié antérieure et une postérieure, soit enfin en séparant ce canal en deux moitiés latérales en le sciant sur la ligne médiane.

Enfin, on fera une préparation représentant la *circulation du sang dans le fœtus*, en tâchant surtout de bien mettre en évidence l'union de la veine ombilicale avec la veine porte et avec la veine cave inférieure, le canal artériel qui fait communiquer l'aorte avec l'artère pulmonaire, et la naissance des artères ombilicales, ainsi que leur trajet jusque dans le cordon. La plupart des autres vaisseaux n'étant qu'accessoires, on enlèvera tous ceux qui embarrassent le trajet des premiers, en sorte que la dissection est aisée à faire, et qu'il serait superflu de donner des préceptes spéciaux sur la manière d'exécuter la préparation.

6.° *Préparations corrodées.*

Ces préparations sont destinées à représenter la distribution des vaisseaux dans l'intérieur des organes, dont le tissu a été détruit par divers procédés. En se servant d'acides minéraux plus ou moins étendus, on obtient des *préparations corrodées* proprement dites ; au contraire, si l'on abandonne les organes à la putréfaction, on obtient des *préparations* dites *macérées*. Quoi qu'il en soit, les résultats de ces différens procédés sont les mêmes, seulement le premier est-il plus expéditif, tandis que le second présente l'avantage de fournir des pièces plus complètes ; mais on l'emploie moins souvent, à cause de la mauvaise odeur qui s'exhale pendant l'opération : cependant il est le seul qui puisse être mis en usage si l'on s'est servi d'une injection attaquable par les acides, comme le sont par exemple les injections métalliques.

Les matières dont on se sert pour les préparations corrodées ou macérées doivent être dures, mais ductiles, afin que l'arbre vasculaire ne s'affaisse pas sous son propre poids quand il n'est plus soutenu par des parties molles, et que d'un autre côté il ne se brise pas trop facilement par les moindres violences extérieures. La matière à corrosion qui réunit le mieux ces conditions, m'a été indiquée par feu Bogros.

On fait bouillir, pendant quatre à cinq heures, une partie de térébenthine de Venise dans trois parties d'eau ; on verse ensuite le tout dans de l'eau froide, en ayant soin de malaxer la térébenthine cuite à mesure qu'elle se refroidit, et en ajoutant de nouvelles quantités d'eau, jusqu'à ce que le refroidissement soit parfait. Dans cet état, la térébenthine contient une certaine quantité d'eau, dont il faut la purger : à cet effet on la met dans un vase que l'on expose à un feu modéré ; il s'en dégage bientôt une écume très-abondante, produite par l'eau qui tend à s'évaporer. On continue cette opération jusqu'à ce que l'écume ait entièrement disparu, ayant soin de remuer continuellement la masse à l'aide d'une spatule.

Pour former la matière à injection, on fait fondre au bain-marie, huit onces de térébenthine cuite avec deux onces de cire blanche ou jaune. Lorsque le mélange est dissous, on y ajoute trois onces de vermillon ou une once de bleu de Prusse broyé à l'huile; après quoi on passe l'injection à travers un tamis pour s'en servir.

La préparation de cette matière à injection étant très-longue et très-difficile, j'ai trouvé qu'on peut la remplacer avec avantage par le mélange suivant: colophane, trois parties; cire blanche et térébenthine de Strasbourg, de chacune une partie; blanc de baleine, un tiers ou une demi-partie, selon que l'on veut avoir une masse plus ou moins cassante.

Le plâtre délayé simplement dans l'eau, ou, mieux, dans de l'eau gélatineuse pour en diminuer la fragilité, peut aussi être employé pour des préparations macérées; mais il convient beaucoup moins que la masse que nous venons de faire connaître.

En parlant des injections à corrosion, nous ferons enfin mention des alliages métalliques fusibles que l'on employait autrefois à cet usage, mais qui sont beaucoup moins avantageux que les autres masses, en sorte qu'on pourrait sans inconvénient les rayer de la liste des matières à injection. Quoi qu'il en soit, on peut les composer de la manière suivante : bismuth, 8 parties; étain et plomb, de chacun 4 parties : ou bien, bismuth, 5 parties; étain, 3 parties; plomb, 2 parties : ou bien encore, bismuth, 8 parties; plomb, 5 parties; étain, 3 parties. Ces alliages deviennent beaucoup plus fusibles en y ajoutant un peu de mercure; cependant ils ne peuvent guère être employés que pour l'injection de la trachée-artère et des bronches; les tuniques des vaisseaux ne résistent pas au degré de chaleur nécessaire pour les fondre. On conçoit que ces pièces doivent être préparées par macération et non pas par corrosion.

Les organes sur lesquels on fait le plus ordinairement des préparations corrodées, sont la glande thyroïde, les poumons, le cœur, le foie, la rate, les reins, le pénis et le placenta. On injecte sur ces organes les vaisseaux sanguins des différentes espèces et le conduit excréteur, s'il y en a un. La réplétion de ces vaisseaux se fait d'après les règles que nous avons établies en parlant des injections en général; seulement faut-il chauffer un peu davantage l'eau, ainsi que la matière à injection, parce que la matière à corrosion exige un plus haut degré de chaleur.

L'injection étant faite, on dépose la pièce à corroder dans un vase en verre ou en porcelaine, et l'on y verse un mélange de trois parties d'acide hydrochlorique ou nitrique et d'une partie d'eau; on laisse ainsi reposer la pièce pendant trois à quatre semaines et plus, selon son volume et selon le degré de température de l'air. Quand les parties molles sont en grande partie converties en une substance pultacée, on laisse écouler la liqueur par une ouverture dont le vase doit être percé dans son bas, et sans déplacer la pièce; on fait ensuite tomber sur elle un très-petit filet d'eau, afin d'entraîner toutes les parties molles qui ont déjà été détruites par l'acide. S'il reste encore des parties adhérentes, on verse une nouvelle portion d'acide sur la pièce, jusqu'à ce que les tuniques des vaisseaux soient entièrement détruites. On lave enfin la préparation à différentes reprises pour en enlever tout l'acide, et on la fait sécher en la plaçant sur une couche épaisse de laine, recouverte d'un linge fin. La préparation étant desséchée, on la suspend au moyen d'un ruban assez large, dont on entoure les principales branches vasculaires à leur naissance du tronc; le ruban doit être large, afin qu'il ne coupe pas la matière à injection. On vernit ensuite la pièce avec soin, en laissant couler sur elle une nappe de vernis. Quand celui-ci est desséché, on place la préparation sur un pied à large base, percé d'un trou dans son milieu pour y recevoir les troncs vasculaires.

Les préparations macérées se font d'après la même méthode, excepté qu'on ne les recouvre que d'eau de pluie et qu'on les abandonne ainsi à la putréfaction.

ART. 2. *De l'injection* et *de la préparation des vaisseaux lymphatiques.*[1]

Outre les vaisseaux lymphatiques, on injecte souvent aussi, par les procédés que nous allons décrire, divers conduits excréteurs, et surtout celui du testicule, comme nous l'avons indiqué en parlant de cet organe.

1.° *Instrumens.*

Ils sont en général de deux sortes : au moyen des uns (par exemple des seringues en acier ou en verre, des réservoirs en

1 Voyez mon Mémoire sur les vaisseaux lymphatiques des oiseaux et sur la manière de les préparer. Annales des sciences naturelles, 1824, tom. III, pag. 381, avec fig.

V. FOHMANN, Mémoire sur les vaisseaux lymphatiques de la peau, des membranes muqueuses, séreuses du tissu nerveux et musculaire. Liège, 1833, in-4.° avec fig.

Consultez en outre les Traités de HAASE, WERNER et FELLER, CRUIKSHANK, MASCAGNI, etc.

gomme élastique qu'on comprime avec la main, etc.) on fait avancer le mercure dans les vaisseaux par une pression extérieure; au moyen des autres, le mercure avance uniquement en vertu de son propre poids. Ceux-ci ont sur les premiers l'avantage de donner, par la hauteur de la colonne, l'exacte mesure de la force avec laquelle entre le mercure, en sorte que c'est cette espèce d'appareil qui est la plus généralement répandue, et que nous décrirons plus spécialement.

Depuis quelque temps on a proposé de se servir du vide produit par la machine pneumatique pour faire avancer le mercure, comme nous l'avons indiqué à la page 712. Bien que ce procédé ne nous ait pas présenté d'avantages signalés dans les essais que nous en avons faits, nous ne voulons pas encore le rejeter, attendu que ce n'est que par ce moyen que l'on parvient, dit-on, à remplir les conduits sécréteurs du rein. Mais à coup sûr la machine pneumatique ne sera jamais employée que dans quelques cas particuliers, parce qu'elle est plus difficile à manier que les appareils ordinaires.

L'appareil le plus simple se compose d'un petit tube horizontal effilé, adapté à un tube en verre vertical, long de vingt-quatre à trente pouces et évasé à sa partie supérieure. A ces deux pièces essentielles on interpose, pour faciliter les manœuvres, un robinet en acier, et quelquefois une canule flexible.

Les tubes effilés sont en verre ou en acier; les premiers sont ceux que l'on employait de préférence en France, jusqu'à l'époque où j'y ai fait connaître les tubes fabriqués à Heidelberg, par Gœrck. En se servant des tubes en verre, on a l'avantage de pouvoir leur donner le degré de ténuité qu'on désire, parce qu'on parvient aisément à les filer soi-même à la flamme d'une bougie; mais leur extrême fragilité fait qu'ils ne peuvent jamais être d'un usage général, et qu'ils ne doivent être employés que quand on veut injecter des vaisseaux très-fins; encore verrons-nous que ces tubes pourraient être remplacés par ceux confectionnés d'après le procédé de Straus-Dürckheim.

Haase se servait de tubes en verre garnis à leur extrémité d'une pointe en acier taillée en bec de flûte, qu'il introduisait dans les vaisseaux sans les avoir préalablement ouverts avec la lancette; mais ces tubes ont l'inconvénient de défoncer le vaisseau au moindre mouvement qu'on leur imprime.

Les tubes en acier dont je me sers habituellement, sont très-déliés à leur extrémité, et recourbés à angle droit; ils augmentent un peu en épaisseur vers le haut, où ils sont soudés à un petit montant qui se visse à un robinet, le tout en acier. Depuis quelque temps GŒRCK, à Heidelberg, fait aussi des tubes en platine, qui ont l'avantage de ne pas être sujets à s'oxider comme les autres. Les tubes de GŒRCK sont parfaitement bien travaillés, et plusieurs anatomistes de Paris s'en servent aujourd'hui.

MASCAGNI fabriquait lui-même ses tubes en acier, et STRAUS-DÜRCKHEIM a perfectionné le procédé de cet anatomiste en faisant les tubes coniques et en les rendant presque aussi fins que les tubes en verre : un ressort de montre[1], long de douze à quinze lignes, parfaitement détrempé, est retenu suivant sa longueur par un étau, de manière à laisser dépasser la moitié de la largeur. Il est avantageux de placer le ressort entre deux cartes, parce qu'on court moins de risques de le casser que s'il se trouve en contact immédiat avec l'étau. Moyennant de légers coups de marteau donnés sur la partie du ressort qui dépasse, on la replie à angle droit sur celle qui est retenue. Dans la gouttière qu'on obtient ainsi, on place un mandrin en fer ou en acier détrempé, conique, et aussi acéré que possible. A petits coups de marteau on recourbe de plus en plus les bords sur le mandrin, de manière à ce que, ceux-ci venant à se toucher, on obtienne un canal complet. On diminue avec une petite lime la trop grande largeur du ressort à l'endroit qui doit correspondre à l'extrémité acérée du tube, et l'on finit ensuite de rapprocher les deux bords. Le tube étant achevé, on diminue l'épaisseur de ses parois au moyen de la lime, et l'on retire le mandrin. Ainsi préparé, il est reçu dans un petit montant en ivoire, percé d'une ouverture en forme de cône tronqué. Cette ouverture se trouve par là parfaitement en rapport avec le tube qu'on veut y fixer. Le tube, dont la grosse extrémité est entourée d'un peu de papier à lettre, est introduit dans le montant par son extrémité effilée; quelques légers coups de marteau le retiennent comme un coin. Si l'on désire avoir des tubes courbés, on n'a qu'à placer dans l'intérieur un fil de fer, pour empêcher le canal de s'effacer, et au moyen d'une pince dont les extrémités sont garnies de papier, on le courbe à volonté, ayant soin de placer la fente du tube à la partie convexe.

BRESCHET a imaginé de faire confectionner des tubes métalli-

---

1 La principale difficulté dans la confection de ces tubes c'est que, quelque bien trempé que soit l'acier, il durcit de nouveau après les premiers coups de marteau, et se rompt si l'on n'a pas le soin de le détremper de temps en temps. On remédierait à tous ces inconvéniens en employant une lame de platine au lieu d'un ressort de montre; le mode de fabrication serait le même.

ques d'après un procédé différent, peu dispendieux, et qui permet de leur donner toute la ténuité désirable : un mandrin extrêmement délié est placé au centre d'une lame très-mince de tôle bien décapée et recourbée en gouttière, qu'on tire successivement par des ouvertures de plus en plus petites; le tube s'alonge, et le canal intérieur conserve toujours le même calibre, qu'il doit au mandrin qui le remplit. On obtient de cette manière un tube d'une certaine longueur, parfaitement cylindrique, et qu'on découpe alors pour l'usage en fragmens d'un pouce environ, que l'on fixe avec de la cire d'Espagne dans de petits montans en ivoire. Ces tubes sont encore plus fins que ceux de Heidelberg, mais comme ils sont également minces à leurs deux extrémités, ils ont l'inconvénient d'offrir bien moins de résistance que les autres, qui sont légèrement coniques, et qui en outre peuvent être plus solidement fixés au montant destiné à les recevoir. Cependant je crois qu'il ne serait pas difficile de donner une forme conique aux tubes obtenus par ce procédé : après avoir alongé le tube de manière à ce qu'il ait partout l'épaisseur qu'on voudrait lui voir conserver à la base, il faudrait le découper en autant de morceaux qu'on voudrait faire de tubes; puis on n'aurait plus qu'à limer ces fragmens de tube pour les effiler vers leur extrémité libre.

La manière d'après laquelle les robinets avaient été construits jusqu'à ce jour, exigeait qu'ils fussent tournés avec la main gauche (le tube étant soutenu par la main droite) ou bien par un aide, si cette main était employée ailleurs. Pour remédier à cet inconvénient, un jeune Grec, MAUROCORDATO, vient d'en faire construire qui peuvent être tournés moyennant une petite roue, placée verticalement, ce qui permet de les mouvoir facilement avec un des doigts de la main qui tient le tube.

Les canules flexibles que l'on place entre le robinet et le tube vertical, sont communément faites avec une sonde ordinaire de gomme élastique, longue de douze à quinze pouces; ces canules facilitent beaucoup les mouvemens, et elles sont indispensables si l'on veut suspendre le tube pendant l'injection par des moyens autres que le fixateur. Il importe de choisir des cathéters de bonne qualité, à parois assez épaisses, faute de quoi ils auraient l'inconvénient de laisser transsuder le mercure. On avait essayé, pour s'opposer à la sortie du métal, d'entourer ces sondes de peau de chamois que l'on avait collée dessus; procédé qui a dû être abandonné, parce que les canules sont devenues trop raides. Mais une bonne sonde est parfaitement imperméable et elle dure trois à quatre ans avant de se crevasser. Dans le cas où l'on ne pourrait pas se procurer des sondes de bonne qualité, il vaudrait mieux de faire comme BOGROS, qui choisissait pour cet usage un morceau de veine saphène qui ne recevait pas de branches, ou de prendre un uretère, qui est également imperméable tant qu'il est frais. On fixe alors soi-même ces parties à l'appareil toutes les fois qu'on en a besoin; dans ce cas-là on pourrait se passer de robinet, car il n'y a qu'à comprimer l'uretère avec deux doigts si l'on veut intercepter le cours du mercure.

Le tube rempli de mercure devenant très-incommode par son poids, toutes les fois que l'injection dure long-temps, il est convenable de se servir d'un appareil de suspension approprié. En injectant avec la canule flexible, je me sers de l'appareil suivant : deux fils de fer, longs de dix à quinze pieds, sont tendus horizontalement à la partie supérieure de deux murs parallèles; un autre fil de fer est fixé par ses extrémités à la partie moyenne des deux précédens. Du milieu de ce troisième fil descend une ficelle, au moyen de laquelle on suspend le tube en verre, de manière à ce que, celui-ci étant rempli de mercure, son extrémité inférieure ne soit élevée que de trois à quatre pouces au-dessus du niveau de l'endroit où l'on injecte, et qu'une partie de la canule, qui porte à son bout le robinet avec le tube en acier, soit courbée sur la table. On conçoit que le jeu des diverses pièces qui composent cet appareil, doit produire toute l'élasticité désirable, et qu'en même temps le poids du mercure se trouve parfaitement soutenu sans fatiguer la main de l'anatomiste. Pour introduire le tube dans un lymphatique, on saisit le robinet comme une plume à écrire, en laissant passer la canule flexible sur le dos de la main, de manière à lui faire décrire une courbe semblable à un ∿

En injectant sans canule flexible, je me sers du fixateur du professeur EHRMANN, qui permet aisément tous les mouvemens, et qui retient ensuite le tube dans une position fixe et déterminée sans qu'il soit nécessaire d'y toucher. Ce fixateur se compose d'une colonne de fer de trente pouces de hauteur et de sept lignes de diamètre, bien écrouie au marteau, afin de pouvoir résister au poids qu'elle doit supporter. Elle est montée à son pied sur une agrafe dormante, ayant à sa partie inférieure une vis de pression, qui permet de la fixer à une table. A cette colonne se trouve un bras à potence de huit pouces de longueur, pouvant tourner horizontalement autour de la colonne qui lui sert d'axe, et être monté et descendu à volonté; il est arrêté par une vis de pression. Une pince terminée par deux demi-cylindres concaves, servant par leur rapprochement à maintenir le tube en verre, s'articule en genou avec l'extrémité du bras à potence. Une première vis maintient les deux bras de la pince rapprochés, et une deuxième arrête les mouvemens de l'articulation en genou. Pour se servir de cet instrument, on procède de la manière suivante : la vis qui retenait la boule étant relâchée, on place le tube en verre entre les branches destinées à le recevoir, sans trop le serrer, de manière à ce qu'on puisse encore lui imprimer quelques mouvemens. De cette façon on laisse pendre le tube dans une direction qui ne s'éloigne de l'horizontale qu'autant qu'il le faut pour que le mercure ne coule pas par le bout évasé. En laissant ainsi le tube parfaitement mobile, on a l'avantage de le tenir toujours prêt à être introduit dans le vaisseau que l'on veut injecter. Le tube étant placé dans un vaisseau, on l'y maintient avec une main, et avec l'autre on resserre d'abord la vis qui rapproche les branches de la pince; mais il faut avoir soin d'établir le parallélisme entre le tube et la pince qui le retient, sans quoi l'on risque de le voir sortir du vaisseau ou le soulever. C'est là la partie de la manipulation qui exige le plus de soin, car après il n'y a plus qu'à serrer la vis qui retient la boule, pour maintenir tout l'appareil en parfaite immobilité. Maintes fois, après avoir introduit le tube dans un vaisseau du pied, je me suis absenté pendant des heures, et j'ai trouvé à mon retour le système lymphatique rempli jusqu'à son entrée dans la veine sous-clavière, un aide ayant eu soin, pendant mon absence, de verser du mercure dans le tube toutes les fois que la colonne n'était plus assez haute.

Bogros employait un appareil très-ingénieux pour l'injection des vaisseaux lymphatiques. Il se compose d'un tube vertical en verre, que l'on suspend à une hauteur voulue; d'une canule flexible, et d'un robinet en acier, terminé en bas par un tube en acier, recourbé à angle droit et garni d'une vis à son extrémité. Un autre petit tube en acier, garni d'un écrou à l'une de ses extrémités, est destiné à être vissé au premier. Les tubes que l'on introduit dans les vaisseaux sont en verre, longs d'un pouce et demi, épais d'une ligne et demie, non courbés sur leur longueur et effilés à l'une de leurs extrémités. On entoure ces tubes, à trois lignes de distance de leur extrémité non effilée, d'un bourrelet fait au moyen de quelques tours de fil ciré. Cette extrémité doit être introduite dans le tube en acier coudé, et le bout effilé du tube en verre doit l'être dans le second tube en acier, qu'on visse alors sur le tube coudé, de manière que la pointe du tube en verre ressorte par l'extrémité du tube en acier et la dépasse de quelques lignes. En vissant ces tubes l'un sur l'autre, le bourrelet de fil qui entoure le tube en verre est fortement comprimé entre eux, et l'appareil se trouve par là hermétiquement fermé. La promptitude avec laquelle on peut remplacer les tubes en verre cassés, fait qu'on éprouve moins les inconvéniens de leur fragilité, si l'on a soin d'en avoir toujours plusieurs prêts à être employés. Au reste, ces tubes sont beaucoup moins cassans qu'on ne pourrait le croire, si l'on choisit pour les confectionner des tubes à parois assez épaisses. Je me sers avec avantage de cet appareil toutes les fois que j'ai à faire des recherches délicates.

Ph. Phœbus emploie une modification de l'appareil à injection de Bogros, soutenu par un fixateur qui a l'avantage d'être très-peu cher et d'être d'une facile application. La colonne de mercure est renfermée dans une série de quatre cylindres creux en verre, articulés entre eux d'une manière mobile, surmontés en haut d'un entonnoir, et se continuant en bas avec un robinet. Chacun de ces cylindres a une longueur de six pouces et demi; il est fait au moyen d'un fragment de tube à baromètre, à parois épaisses, et dont chaque extrémité offre un petit bourrelet circulaire saillant à l'extérieur. Les cylindres sont unis entre eux par un bout de canule en gomme élastique que l'on obtient de la manière suivante: les extrémités de deux cylindres qui doivent être articulés, étant rapprochées l'une de l'autre à 3 lignes de distance environ, on les entoure d'une lame de gomme élastique que l'on tend par-dessus; puis on coupe avec des ciseaux l'excédant de largeur de la lame aux deux bords, de manière à ce que les deux lèvres rafraîchies se touchent tout juste. En pressant pendant quelque temps l'une contre l'autre ces deux lèvres, elles finissent par adhérer entre elles d'une manière tellement intime, que l'on n'a plus à craindre de les voir se séparer de nouveau; mais il importe, pour obtenir cette adhésion, de réunir immédiatement les bord coupés et de se garder surtout de les toucher avec les doigts. Après cela on fixe la canule flexible au moyen de tours de ficelle que l'on place les uns au-dessus, les autres au-dessous des bourrelets qui entourent les extrémités des tubes en verre. Les lames de gomme élastique des articulations supérieures, celle surtout entre l'entonnoir et le tube supérieur, pourront être minces, parce qu'elles n'ont pas à supporter une pression bien considérable; mais aux deux articulations inférieures, il faut qu'elles soient plus épaisses, et le plus souvent il conviendra de renforcer les quatre articulations inférieures au moyen de viroles en gomme élastique larges de 2 à 3 lignes, et que l'on obtient en suivant la méthode déjà employée pour faire les canules. Au reste, l'articulation mobile placée entre le tube inférieur et le robinet, pourrait sans inconvénient être supprimée, parce que la force que l'on est obligé de donner ici à la gomme élastique rend la mobilité presque nulle. On conçoit que le tube ainsi construit, joint une flexibilité suffisante à une grande solidité. Il serait d'ailleurs facile d'ajouter au tube un cylindre de plus, au moyen duquel on obtiendrait une colonne de plus de trente-six pouces. L'entonnoir est surmonté par une anse munie d'un crochet qui sert à accrocher tout le tube à une ficelle descendant du plafond, où elle contourne une petite poulie, pour redescendre par son autre extrémité vers l'endroit où l'on opère, et où on la fixe contre un clou; il est facile alors, en tirant sur ce dernier bout, de monter ou de descendre le tube à injection, et de le soutenir à toute hauteur voulue. La partie inférieure de l'appareil est le tube à injection de Bogros, mais dont la courbure forme un angle obtus, au lieu d'être à angle droit, et muni du robinet de Maurocordato. Pour donner de la fixité à cet appareil, Phœbus emploie un fixateur en bois monté sur une agrafe dormante. La partie de la colonne cylindrique qui surmonte cette dernière a douze à quinze pouces de hauteur, sur 10 lignes de diamètre; elle est retenue dans l'agrafe par un pivot cylindrique qui entre dans cette dernière à frottement dur, mais qui permet néanmoins de la tourner sur son axe. A cette colonne se trouve un bras à potence horizontal, mobile, comme dans le fixateur que nous avons décrit en premier lieu; il est formé par un prisme quadrangulaire, épais de 20 lignes environ; à partir de son extrémité libre, l'intérieur de ce bras est creusé d'un canal cylindrique de 10 lignes de diamètre, dans lequel entre avec facilité un cylindre surmonté de la pince, et qui s'y prolonge dans l'étendue de sept pouces. On voit que ce cylindre peut tourner sur son axe, qui est horizontal, et de plus être plus ou moins tiré au dehors, de manière à alonger le bras à potence. Une vis de pression, qui traverse le bras à potence, retient le cylindre dans la position voulue. La pince elle-même doit être en fer: ses deux branches, parallèles entre elles, auront à leur base un écartement à peu près équivalent à l'épaisseur du tube, et elles se composent chacune d'une lame métallique droite, plane, large d'un pouce environ sur cinq pouces de longueur, et garnies chacune intérieurement à leur extrémité d'un coussinet assez mou pour retenir solidement le tube dans la direction verticale ou oblique voulue. Les branches sont maintenues rapprochées par une vis ou par un coulant. Le haut du tube étant suspendu comme nous l'avons dit plus haut, on saisit avec le fixateur l'extrémité toute inférieure du tube, immédiatement au-dessus du robinet.

STRAUS-DÜRCKHEIM a imaginé un appareil qui peut servir non-seulement aux injections mercurielles, mais encore à celles de tout autre liquide. On se procure un flacon ayant à sa partie supérieure trois tubulures; dans l'une des tubulures, on lute un tube en verre de vingt à vingt-quatre pouces de longueur, dont l'extrémité inférieure touche le fond du flacon, sans cependant s'y adapter assez hermétiquement pour empêcher le passage du mercure du tube dans l'intérieur du flacon; on lute dans une autre tubulure un petit tube en acier évasé en entonnoir et muni d'un robinet; dans la troisième tubulure on lute un tube en acier coudé, auquel s'adapte une canule flexible avec un robinet, et terminée par un tube effilé en verre ou en acier : ces dernières pièces de l'appareil sont les mêmes que celles que nous avons décrites précédemment. Le flacon a une quatrième tubulure à sa partie inférieure pour y recevoir un tube en acier avec un robinet, qui permette d'évacuer le liquide contenu dans le flacon. Pour se servir de cet appareil, on remplit en entier le flacon du liquide que l'on veut injecter, en le versant par l'entonnoir en acier. Tous les robinets de l'appareil étant fermés, on verse dans le tube du milieu la quantité de mercure nécessaire pour obtenir la pression voulue; la colonne du métal agit ensuite sur la masse du liquide contenu dans le flacon, et le fait sortir dès que le robinet du tube effilé est ouvert. Si la colonne de mercure était trop haute, on la fait aisément baisser en ouvrant le robinet de la tubulure inférieure.

Un appareil beaucoup plus facile à construire, mais un peu moins commode, se compose simplement d'un flacon à large ouverture que l'on peut fermer exactement au moyen d'un bouchon en liége; on fait passer à travers ce bouchon le tube qui contiendra la colonne de mercure, et un autre tube auquel on adapte la canule flexible. Le liquide à injecter sera versé dans le flacon avant qu'on ait placé le bouchon.

L'injection des lymphatiques doit se faire sur une table dont le plateau, formé d'une seule pièce, est creusé de manière à avoir des bords saillans, afin de pouvoir recueillir le mercure qui s'échappe pendant la préparation. La table sera légèrement inclinée, de manière à ce que la partie vers laquelle se dirigent les troncs des lymphatiques soit plus déclive, afin de faciliter la progression du mercure.

2.° *Matières à injection.*

La substance dont on se sert le plus communément, c'est le mercure, parce que son poids le fait aisément avancer, et que son éclat permet de distinguer parfaitement les vaisseaux qui ont été injectés. N'étant du reste pas susceptible de s'évaporer comme la plupart des liquides qu'on pourrait lui substituer, les vaisseaux qu'il remplit restent toujours apparens après leur dessiccation. On range encore parmi les avantages du mercure, sa grande divisibilité, qui lui permet de pénétrer jusqu'aux plus petits vaisseaux; cependant il ne faut pas perdre de vue que, pour obtenir cet effet, il faut employer une pression très-forte, à cause de la grande force de cohésion du mercure, en sorte que ce métal occasionne très-souvent la rupture des parties. Quoi qu'il en soit, il faut employer le mercure aussi pur que possible et exempt de tout alliage d'étain ou de plomb; on prendra donc de préférence celui qui, étant versé sur une assiette en porcelaine, s'écoulera en entier si l'on donne au vase une position légèrement oblique, tandis que l'on rejettera celui qui coule en nappe et qui laisse sur l'assiette des traces métalliques. Avant de s'en servir on le fait passer à travers une peau de chamois, pour en enlever tous les corps étrangers et surtout la pellicule d'oxide qui en recouvre la surface. On conserve le mercure dans un flacon en verre fermé au moyen d'un bouchon en verre usé à l'émeri. Nous ne saurions assez recommander d'avoir soin de n'employer que du mercure parfaitement sec; ce métal, en se mouillant, étant susceptible de retenir entre ses molécules une grande quantité d'eau, qui le rend beaucoup moins coulant, comme le ferait un métal qu'il tient en dissolution. Le meilleur moyen de sécher le mercure, consiste à l'exposer dans une assiette large à une température de 40 à 50°, en le remuant de temps en temps.

L'appareil de Straus-Dürckheim, dont nous avons parlé plus haut, permet de remplacer avec avantage le mercure par d'autres substances, telles que les huiles fixes et essentielles, l'eau, l'alcool, coloriés d'une manière convenable; mais surtout par le lait, comme l'a proposé Duméril. Le lait a sur tous les autres liquides de ce genre l'avantage de pouvoir se coaguler après l'injection, si l'on plonge la pièce dans un acide étendu d'eau. Mais on conçoit que tous ces liquides ne peuvent pas servir, si l'on se propose de conserver les pièces par dessiccation.

Pour l'injection des gros troncs lymphatiques, tels que le canal thoracique ou la grande veine lymphatique droite, on emploie quelquefois une matière grasse ou du plâtre. Cette injection, qui est assez convenable pour cet objet-là, parce que son poids est bien moindre que celui du mercure, se fait comme celle des vaisseaux sanguins, en procédant naturellement dans la direction des branches vers les troncs. Il est vrai que l'on cite quelques cas où les valvules du système lymphatique ont été assez faibles pour que la plupart des vaisseaux de cet ordre aient pu être insufflés par l'extrémité supérieure du canal thoracique; mais ce sont là des cas exceptionnels extrêmement rares, sur lesquels on ne peut pas compter.

3.° *Choix des sujets.*

Les sujets les plus propres à l'injection des lymphatiques, sont ceux légèrement infiltrés. Mais il convient de faire observer que, si l'infiltration dépend de l'obstruction des glandes lymphatiques, le mercure éprouvera beaucoup de peine à traverser ces organes, quoique les vaisseaux soient alors très-apparens, étant distendus par une grande quantité de lymphe. Cependant toutes les glandes tuméfiées ne sont pas imperméables : il nous est souvent arrivé dans nos dissections d'en trouver d'un volume très-considérable, donnant néanmoins aisément passage au mercure. Dans ces cas l'augmentation de volume dépendait d'une accumulation de graisse dans le tissu des glandes. Les sujets scrophuleux ou phthisiques, dont les glandes sont ordinairement engorgées, devront le plus souvent être rejetés.

Les injections réussissent très-bien sur les cadavres des sujets jeunes et robustes, morts à la suite de maladies aiguës : seulement faut-il observer que, si le sujet est gras, les lymphatiques sont communément vides et difficiles à trouver. On parvient souvent à remédier à cet inconvénient, en injectant de l'eau tiède dans une artère, au point de produire une infiltration artificielle. Par ce moyen le liquide passe des artères dans le tissu cellulaire, et de ce tissu dans les lymphatiques, les distend, et l'injection devient alors aussi facile que si le cadavre était infiltré naturellement.

Une bonne méthode aussi pour découvrir ces vaisseaux, c'est d'injecter préalablement de cire les artères et les veines, puis de faire macérer la partie pendant quelques jours. C'est de cette manière que Cruikshank a d'abord trouvé les lymphatiques du cœur et de l'utérus, et que Werner et Feller ont découvert les lactés. Mais il ne faut pas perdre de vue que l'apparition de ces vaisseaux par la macération est due à un développement de gaz dans leur intérieur, dépendant d'un commencement de décomposition, et que par conséquent les tuniques des lymphatiques perdent en force. L'injection des vaisseaux sanguins ne sert qu'à empêcher qu'on ne prenne pour un lymphatique une artère vide. Bichat rendait apparens les lymphatiques du cœur du bœuf, par son immersion dans l'eau pendant cinq à six heures : les lymphatiques se remplissaient d'eau. Au surplus, les lymphatiques du cœur de cet animal sont assez nombreux et assez volumineux, pour que je n'aie jamais eu besoin d'employer un procédé artificiel pour les rendre visibles.

Souvent, quand on ne trouve pas de lymphatiques, on peut les rendre visibles en comprimant l'extrémité inférieure de la partie suivant le cours de la lymphe. Par ce moyen la petite quantité de fluide qui était encore contenue dans les radicules de ces vaisseaux, est poussée dans les branches et les distend; mais il faut avoir soin d'appliquer une ligature vers la partie supérieure, afin d'empêcher que la lymphe n'avance trop.

De même que les vaisseaux sanguins, les lymphatiques deviennent plus visibles sur les organes tuméfiés, hypertrophiés: on aperçoit aisément ceux d'un cœur anévrismatique, d'un estomac squirrheux, d'une matrice à l'état de gestation, etc.; ces derniers sont alors extrêmement nombreux, et ils dépassent le diamètre d'une plume de corbeau.

4.° *Manière d'injecter les lymphatiques.*

Tout étant disposé pour l'injection, on suspend le tube, ou on le donne à tenir à un aide, après y avoir versé du mercure. La hauteur de la colonne de ce métal doit varier suivant la résistance que la finesse du tube opposera à sa sortie; ainsi elle sera de dix à douze pouces pour les tubes d'un gros calibre, et de dix-huit à vingt-quatre pour les plus fins. On conçoit d'ailleurs que la hauteur de la colonne se mesure par la perpendiculaire, abaissée du niveau du mercure sur le vaisseau que l'on injecte, ou sur une ligne horizontale prolongée de ce vaisseau, à quoi il est important de songer, à cause de l'inclinaison que l'on est quelquefois obligé de donner au tube.

Les valvules des lymphatiques empêchant leur réplétion dans la direction des troncs vers les branches, c'est donc dans ces dernières qu'il faut introduire le tube. Ainsi, si l'on veut injecter les vaisseaux lymphatiques sous-cutanés, on enlève avec précaution une petite portion de peau au moyen d'un scalpel bien tranchant, afin de tirailler le moins possible les parties, de crainte de vider les vaisseaux. On trouve alors sous le derme les lymphatiques sous la forme de lignes plus ou moins droites, transparentes, incolores, ou ayant une légère nuance de bleu et quelquefois de jaune, présentant par intervalles très-rapprochés de petites nodosités. Les commençans sont souvent induits en erreur, en prenant pour des vaisseaux lymphatiques, des vaisseaux sanguins, des nerfs, ou l'intervalle des lames du tissu cellulaire graisseux. Mais l'habitude de voir ces vaisseaux les fera bientôt distinguer, en ce que les artères vides de sang sont opaques et jaunâtres, sans nodosités, n'affectant presque jamais la direction rectiligne. Les veinules sont opaques, blanchâtres, sans nodosités. Dans les membres, elles affectent souvent une direction semblable à celle des lymphatiques, sans donner de branches dans l'espace de cinq à six pouces; mais si l'on vient à en injecter une, on peut de suite se douter de l'erreur, lorsqu'on voit descendre le mercure trop promptement dans le tube, ce qui n'arrive point en injectant un lymphatique, à moins qu'il ne soit très-volumineux. D'ailleurs les petites veines remplies de mercure ont un aspect régulièrement cylindriqne, que n'ont jamais les lymphatiques, disposition qu'il suffit d'avoir remarquée une seule fois pour ne plus jamais confondre ces deux ordres de vaisseaux. Les nerfs se reconnaîtront à leur plus grande résistance quand on les tiraille; à leur aspect strié, blanchâtre, opaque. Rien ne ressemble mieux aux lymphatiques, que ces espaces qui résultent de l'adossement des lames de tissu cellulaire graisseux, surtout au côté interne des membres; même transparence, mêmes renflemens, même direction rectiligne; souvent il n'y a que les tentatives infructueuses pour introduire le tube, et la disparition de cet aspect en séparant les lames, qui puissent faire reconnaître l'erreur.

Ayant donc distingué un lymphatique, on enlève avec précaution le tissu cellulaire qui pourrait le recouvrir, et l'on tâche de le distendre par de la lymphe, en comprimant la partie au-dessous de l'endroit où l'on veut injecter le vaisseau; si l'on n'y réussit pas, on saisit ce dernier avec des pinces, et l'on y fait une petite incision, au moyen d'un scalpel effilé et bien pointu, en évitant toutefois de le percer d'outre en outre. On peut alors distendre le vaisseau en y introduisant un peu d'air au moyen d'un syphon; la quantité d'air doit être très-petite, sans quoi cé fluide mettrait obstacle au passage du mercure à travers les glandes. Alors, sans détourner la vue du point où le vaisseau est incisé, on saisit le tube à injecter comme une plume à écrire, on appuie l'avant-bras et le poignet, et l'on glisse le tube dans le vaisseau. Si ce dernier est très-fin, on réussit quelquefois mieux en y enfonçant le tube sans avoir pratiqué l'incision, surtout si l'on injecte avec un tube en verre bien effilé.

On éprouve quelquefois beaucoup de difficulté à placer le tube dans un lymphatique. SHAW conseille dans ce cas d'introduire avec la main gauche un mandrin en acier très-délié, à travers l'ouverture qui a été faite dans le vaisseau, et d'y glisser ensuite le tube le long du mandrin, que l'on ne retire que quand celui-ci est introduit. Ce moyen, contre lequel j'ai eu long-temps de la prévention, réussit parfaitement.

Si, après avoir ouvert le robinet, le mercure ne passe pas, et que l'on soit néanmoins en droit de croire que le tube est réellement introduit dans le vaisseau, on tâche de s'en assurer en le retirant un tant soit peu; alors, s'il est bien placé, le métal entrera dans le lymphatique, et dans le cas contraire il s'infiltrera dans le tissu cellulaire. Il arrive souvent que le tube se trouve obstrué par les tentatives que l'on a faites pour l'introduire: on tâchera d'abord d'y remédier en lui imprimant de petites secousses, mais en évitant de le sortir du vaisseau. Si ce moyen est insuffisant, on renforce la colonne de mercure; mais, dès qu'un peu de métal sera entré dans le vaisseau, il sera convenable d'en retirer le tube, et de diminuer la colonne si l'on juge que les parois du lymphatique ne puissent pas résister à la trop forte pression. Enfin, si par tous ces moyens on n'a pas pu désobstruer le tube, il faut le retirer et le nettoyer avec le fil d'acier qui lui sert de mandrin, ou exercer quelques succions sur son extrémité. On réussit souvent à désobstruer les tubes, en approchant leur extrémité de la flamme d'une bougie, le tube étant resté rempli de mercure. Ce moyen est surtout employé pour les tubes en verre; mais il faut se garder de trop les approcher de la flamme, de crainte de les fondre.

Il n'est pas difficile de rentrer dans un vaisseau injecté, parce qu'un globule de mercure écarte les bords de l'incision, et facilite la réintroduction du tube. Celui-ci étant placé, on fixe le vaisseau sur lui, au moyen d'une ligature composée d'un nœud simple, pour maintenir l'appareil en position et empêcher la sortie du mercure. Le nœud doit être simple, afin qu'on puisse le serrer au moment où l'on retire le tube à injecter, de crainte que le vaisseau ne se vide par voie rétrograde.

Pendant le cours de l'injection il convient d'observer souvent la colonne de mercure pour voir si elle descend, ce dont on peut s'assurer, soit en plaçant une anse de fil au niveau du métal, soit en regardant attentivement le haut de la colonne, qui doit être concave si elle baisse. Le mercure doit descendre d'une manière lente et graduée. Si, après avoir été lente, la descente s'en fait tout à coup rapidement, il y a probablement rupture d'un vaisseau; il faut alors disséquer avec soin la partie injectée, en suivant le trajet des lymphatiques, de manière cependant à les laisser toujours recouverts d'un peu de tissu cellulaire. Quand on est parvenu à l'endroit de l'épanchement, on le vide avec soin, et l'on fait avancer un peu de mercure contenu dans les vaisseaux qui se rendent dans ce point, en les frictionnant avec le manche du scalpel, pour tâcher de découvrir le lymphatique qui s'est rompu, qu'on lie de suite après l'avoir trouvé: on peut alors reprendre l'injection si le vaisseau rompu n'avait pas été celui-là même par lequel on injecte.

Si, pendant l'opération, la colonne de mercure se trouve n'être plus assez forte, on ajoutera une nouvelle quantité de métal, mais toujours après avoir fermé le robinet, afin que la secousse ne fasse pas éclater les vaisseaux. Si le mercure éprouve trop de résistance de la part des vaisseaux, on peut quelquefois la surmonter et faire avancer le métal en exerçant sur les lymphatiques des frictions avec le manche du scalpel, dans le sens du cours de la lymphe; mais cette manœuvre exige beaucoup de précaution: car, en y mettant trop de force, on risque de faire crever un vaisseau, ou de produire un épanchement dans une glande.

Les nombreuses divisions et anastomoses des lymphatiques font que, pour les extrémités inférieures, il suffit ordinairement d'en injecter un sur le gros orteil, un autre sur le petit et un troisième derrière la malléole interne; trois ou quatre vaisseaux, que l'on injecte sur la main, suffisent aussi pour remplir ceux des extrémités supérieures. Mais si l'on ne commence l'injection qu'à la cuisse ou au bras, il faut injecter le plus de vaisseaux possible; parce qu'à la partie supérieure des membres ces anastomoses sont moins multipliées.

Pour injecter les lymphatiques profonds des membres, il faut mettre à découvert le paquet des vaisseaux sanguins profonds qu'ils accompagnent en plus ou moins grand nombre; ordinairement ces vaisseaux sont assez volumineux, de sorte que leur injection ne présente pas beaucoup de difficultés.

Dans les grandes injections, où l'on veut démontrer tout le

trajet du système lymphatique, le mercure est quelquefois arrêté dans les glandes. Si l'on ne réussit pas à faire avancer le métal au moyen de légères frictions exercées, soit sur les vaisseaux, soit sur les glandes, on remédie à cet inconvénient en faisant dans ces dernières une piqûre avec un scalpel effilé et en y introduisant le tube. On comprime alors la glande sur le tube, afin d'empêcher le mercure de ressortir par l'ouverture que l'on y a faite. Les lymphatiques efférens se remplissent ordinairement par ce moyen, et en suivant ainsi le trajet des vaisseaux de glande en glande, on parvient souvent à préparer tout le système lymphatique, quelque mauvais que soit d'ailleurs le cadavre. On conçoit que ces sortes de préparations ne peuvent pas servir alors à étudier la structure des glandes.

Les lymphatiques des viscères s'injectent à peu près comme ceux des membres : il convient cependant de faire observer qu'en général les valvules y sont moins résistantes, en sorte qu'on peut presque toujours faire passer le mercure par voie rétrograde des troncs dans les branches, au moyen de légères frictions exercées avec le manche du scalpel. Cela a lieu, par exemple, pour le foie, dont on parvient souvent à couvrir une grande surface d'un réseau admirable de lymphatiques, en n'introduisant le tube que dans deux vaisseaux, un pour chaque lobe. Ce peu de résistance des valvules a cependant un inconvénient; c'est que, comme le réseau des vaisseaux superficiels communique avec le réseau profond, le premier se vide avec la plus grande facilité à mesure qu'on l'injecte. Mascagni a remédié à cet inconvénient, en poussant d'abord dans les artères appartenant à l'organe, une injection de colle qui, ayant la propriété de transsuder en abandonnant la matière colorante, remplit toute la substance de l'organe et jusqu'aux vaisseaux lymphatiques; alors, après avoir laissé refroidir le viscère, il injectait ces vaisseaux en chauffant la superficie de la partie, à mesure qu'il faisait avancer le mercure; par là il dissolvait de nouveau la colle qui remplissait les lymphatiques superficiels, en sorte qu'elle se laissait refouler par le mercure; tandis que ce métal ne pouvait plus pénétrer dans la profondeur, parce que la colle était figée dans les vaisseaux qui s'y trouvaient.

Fohmann, qui, de tous les anatomistes, est sans contredit celui qui a fait les recherches les plus multipliées et les plus heureuses sur le système lymphatique, est parvenu à injecter ces vaisseaux jusqu'à leurs dernières extrémités dans le tissu d'une foule d'organes, mais plus particulièrement dans la peau, dans les membranes muqueuses et dans les membranes séreuses. Le procédé par lequel cet anatomiste a obtenu des résultats si brillans, et qu'il a bien voulu me faire connaître avant que de les avoir rendus publics, est à la fois simple et expéditif. Il fait dans la partie qu'il veut injecter une piqûre, en y glissant superficiellement la pointe d'un scalpel très-fin, de manière à y labourer dans l'espace de deux à trois lignes, et sans s'appliquer à découvrir un vaisseau. Il introduit ensuite le tube dans l'ouverture qui vient d'être faite, et il le maintient en place en serrant les parties sur lui au moyen de deux doigts de la main gauche. Le robinet étant ouvert, on voit de suite si le mercure pénètre dans des lymphatiques, ou bien s'il s'épanche dans le tissu cellulaire: dans le dernier cas on recommence l'opération, et après avoir tâtonné ainsi deux ou trois fois, on vient aisément à bout d'injecter une portion du tissu capillaire lymphatique, en favorisant l'entrée du mercure au moyen de frictions ou de pressions que l'on exerce sur la partie que l'on injecte. Quoiqu'un anatomiste exercé distingue à la première vue un réseau lymphatique d'un réseau sanguin, il est néanmoins convenable de suivre l'exemple de Fohmann qui, pour convaincre les plus incrédules, a toujours commencé par remplir tout le système sanguin de la partie par une injection très-pénétrante.

5.° *Préparations de cabinet.*

Afin de rendre plus instructives les préparations de lymphatiques que l'on veut conserver, il convient d'injecter les principaux vaisseaux sanguins de la région; ainsi l'on injectera de préférence les veines sous-cutanées dans les préparations des lymphatiques de la couche superficielle; on remplira au contraire les artères et, si l'on veut, les veines concomitantes, si ce sont les lymphatiques profonds que l'on prépare. Les préparations de lymphatiques, si la pièce est volumineuse, devront le plus souvent être desséchées; le mercure conserve alors son éclat métallique, tandis que les parties molles deviennent brunâtres, et ajoutent beaucoup au bon effet de ces pièces. Ce mode de conservation a d'ailleurs l'avantage de faire parfaitement ressortir le trajet des vaisseaux, quand même on les a laissés recouverts d'un peu de tissu cellulaire: ce tissu devient transparent par la dessiccation, et en restant appliqué sur les vaisseaux, il rend la pièce plus durable en l'abritant contre les lésions extérieures. Une excellente méthode pour donner de la solidité aux pièces injectées de mercure, consiste à les recouvrir d'une couche de solution de colle de poisson, avant qu'elles se soient desséchées. Si, après la dessication, un vaisseau s'était rompu et laissait constamment échapper des globules de mercure, on fermerait aisément l'ouverture en la ramollissant d'abord avec un peu d'eau, et en y appliquant ensuite une forte solution de colle de poisson. On pourra plonger ces pièces pendant quelque temps dans un mélange d'alcool et d'essence de térébenthine, afin de les préserver contre l'attaque des insectes; mais il faut bien se garder de les mettre dans une dissolution de sublimé, qui, se combinant avec le mercure métallique, le noircit, et fait perdre aux préparations toute leur beauté. Ces pièces seront exactement vernissées après la dessiccation.

Le mercure restant toujours liquide dans les vaisseaux, il convient de manier ces sortes de préparations avec beaucoup de précautions, parce que le métal s'échapperait par la moindre ouverture. Il est surtout important de ne pas perdre de vue cette particularité, en déplaçant de grandes préparations desséchées, par exemple tout le trajet des lymphatiques depuis le pied jusqu'à l'insertion du canal thoracique dans la veine sous-clavière: alors il faut toujours tenir la pièce dans une position bien horizontale, ou bien relever plutôt un peu la partie de la pièce qui correspond à l'extrémité supérieure du canal thoracique; car, dans le cas contraire, le mercure contenu dans les vaisseaux faisant colonne, pourrait faire éclater le canal thoracique, et s'échapper au dehors.

Si les préparations sont petites, on peut les conserver dans l'alcool; mais alors, comme la différence de couleur du métal et des parties molles n'est plus aussi tranchée que dans les préparations sèches, il convient d'enlever exactement tout le tissu cellulaire qui pourrait recouvrir les vaisseaux, et qui deviendrait opaque par l'immersion dans l'alcool.

Une très-bonne méthode, enfin, pour conserver les préparations de lymphatiques, mais qui n'est également applicable qu'à des pièces peu volumineuses, c'est de les suspendre dans l'essence de térébenthine après les avoir fait sécher. L'essence rend alors toutes les parties translucides, et l'on peut de cette manière suivre à l'œil la distribution des vaisseaux dans l'intérieur des organes.

CHAPITRE VI.

Préparations d'embryons et de fœtus.

La nature du sujet fait que nous n'avons à dire que peu de mots à cet égard. Le mode de développement de tous les organes n'étant pas encore à beaucoup près rigoureusement démontré, il est à désirer que l'on conserve des séries aussi nombreuses et aussi complètes que possible, d'œufs entiers, d'embryons des divers âges, et d'organes isolés, pris aux différentes époques de la vie intra-utérine. Toutes ces préparations doivent être conservées dans l'alcool. Il n'y a que les squelettes et quelques viscères que l'on soit dans l'habitude de conserver par dessiccation; encore ferait-on mieux, sans doute, de conserver les premiers dans l'alcool, parce que toutes les parties cartilagineuses du squelette se racornissent par la dessiccation et font prendre des idées inexactes sur la disposition des os. On concevra d'ailleurs aisément le mode de préparation des organes dans l'embryon et le fœtus, en consultant ce que nous avons dit dans le corps de cet ouvrage, à l'occasion de chaque organe en particulier.

CHAPITRE VII.

De la conservation des parties.[1]

Les pièces d'anatomie sont conservées soit desséchées, soit dans une liqueur appropriée; c'est donc sous ce double rapport que nous aurons à envisager cet objet.

ART. 1.er *Conservation par dessiccation.*

Avant de dessécher les parties, on leur fait subir quelques préparations préliminaires, destinées soit à en favoriser la dessiccation, soit à en prévenir la putréfaction, soit à les préserver des attaques des insectes. Après en avoir obtenu la dessiccation, il convient encore de veiller à ce que ni les insectes, ni la poussière ne les dégradent; enfin, il faut les disposer de manière à ce qu'elles puissent être maniées aisément sans qu'on ait à craindre leur destruction.

1.° *Préparations préliminaires à la dessiccation.*

La pièce étant disséquée avec soin, on la fait dégorger pen-

1 G. BRESCHET, De la dessiccation et des autres moyens de conservation des pièces anatomiques. Paris, 1819, in-4.°

dant un ou plusieurs jours, suivant la saison, dans de l'eau pure souvent renouvelée. Cette opération a pour but de faire sortir le sang et la sérosité contenus dans les parties, et qui d'un côté les disposeraient à la décomposition, et d'un autre côté leur donneraient une couleur trop foncée quand elles sont desséchées. En faisant dégorger les pièces dans l'eau, on a encore l'avantage d'extraire les sels déliquescens contenus dans le corps et qui en rendent quelquefois la dessiccation plus difficile. Quand l'eau dans laquelle la pièce a été plongée ne rougit plus guère, il est temps de retirer celle-ci; alors on la met sécher de suite, après l'avoir bien essuyée et exprimée, ou bien on lui fait subir d'autres préparations qui en favorisent la dessiccation.

Les pièces ainsi dégorgées étant imprégnées de beaucoup d'eau, on peut en favoriser la dessiccation en substituant à cette eau de l'alcool, dont l'évaporation est beaucoup plus facile, et qui prévient en même temps la décomposition. On fait donc séjourner la préparation dans de l'alcool, qu'on renouvelle même au besoin une ou plusieurs fois, jusqu'à ce qu'il ne soutire plus à la pièce des quantités considérables d'eau.

On fait bien d'ajouter à cet alcool diverses substances capables de préserver dans la suite les pièces contre les attaques des insectes; tels que l'arsénic, le sublimé corrosif, l'essence de térébenthine, ou la térébenthine de Strasbourg, etc.

La préparation arsénicale que l'on emploîra avec le plus d'avantage, c'est l'arséniate acide de potasse, qui est très-soluble et nullement déliquescent. Les pièces préparées de cette manière ne sont que rarement attaquées par les insectes.

Le sublimé corrosif présente le double avantage de préserver les pièces de la putréfaction et d'éloigner les insectes, qui pourraient les dégrader quand elles sont desséchées; sous ce dernier rapport, cependant, le sel en question n'est pas un préservatif complet, car j'ai plusieurs fois trouvé des insectes dans des pièces qui avaient été préparées par ce moyen; quoiqu'il soit vrai de dire que cela n'arrive pas en général. Le principal reproche que l'on puisse faire à l'emploi du sublimé, c'est qu'il racornit les préparations, et qu'il donne aux parties molles desséchées une couleur noire désagréable. Quoiqu'il soit toujours préférable d'employer une dissolution alcoolique de sublimé, ce sel peut encore l'être avec avantage en dissolution aqueuse, surtout si l'on a un certain nombre de grandes préparations à conserver. C'est ainsi que nous avons presque constamment une cuve remplie de pièces, que l'on laisse plongées dans cette dissolution pendant plusieurs mois de suite, jusqu'à ce qu'on ait le temps de les faire sécher. Chaussier, qui le premier a fait connaître le sublimé comme moyen conservateur, recommande de l'employer en dissolution concentrée, et il veut même que l'on dépose au fond du vase plusieurs nouets de linge fin, contenant une certaine quantité de ce sel, afin que la solution reste toujours au même degré de concentration. Mais cette dissolution concentrée racornit les tissus au point que l'on n'y peut plus rien reconnaître, et il devient difficile d'y faire de nouvelles dissections, parce que les instrumens sont attaqués dès qu'ils sont mis en contact avec les pièces. La quantité de sel à ajouter à l'eau qui m'a semblé la plus convenable, est celle où une goutte de dissolution prise dans la bouche, y cause une forte astriction, sans y déterminer cependant une sensation caustique.

L'essence de térébenthine avec partie égale d'alcool $^{3}/_{6}$, ou bien une solution alcoolique et saturée de térébenthine de Strasbourg, sont deux excellens moyens pour favoriser la dessiccation et pour éloigner les insectes. Mais il convient de ne plonger les pièces dans ces mélanges qu'après les avoir laissées séjourner pendant quelque temps dans l'alcool; sans quoi, l'eau contenue dans les tissus, venant à se combiner avec l'alcool mêlé à la térébenthine ou à l'essence, déterminerait la séparation de ces deux substances, en sorte que leur action serait de beaucoup affaiblie. Le tissu des organes plongés dans ces deux mélanges reste parfaitement distinct, même après la dessiccation, en ce que les fibres sont comme écartées les unes des autres. Cependant la solution de térébenthine de Strasbourg a sur l'autre l'avantage de donner plus de corps aux parties desséchées; celles-ci, en effet, ne perdent qu'environ un quart de leur volume par la dessiccation, tandis qu'après l'immersion dans le mélange d'essence et d'alcool, elles perdent plus du tiers, et quelquefois jusqu'à la moitié. Il paraît que la *liqueur* dont Bogros faisait un si fréquent usage, et qui lui offrait des résultats si avantageux dans la confection des préparations desséchées, n'était autre chose que le mélange d'essence et d'alcool: au moins l'ai-je souvent employé avec des résultats analogues à ceux qu'en obtenait Bogros. L'espèce de vernis formé par la solution de la térébenthine de Strasbourg dans l'alcool, m'a été conseillé par A. Cailliot, chef des travaux chimiques près notre faculté, et, comme j'en ai déjà fait la remarque, je m'en suis mieux encore trouvé que du mélange de Bogros. On conçoit que toutes les liqueurs dans lesquelles entrent l'alcool ou les huiles essentielles, doivent être déposées dans des vases exactement fermés, pour s'opposer à l'évaporation. Pour les grandes pièces on emploîra avec avantage des caisses en bois de chêne, doublées en zinc. Les préparations dont les vaisseaux ont été injectés de matière grasse, ne doivent cependant pas être plongées dans ces mélanges, parce que l'injection en serait dissoute, et qu'elle s'écoulerait des vaisseaux.

Dans ces derniers temps, BRACONNOT a proposé, pour préserver les pièces de la putréfaction, de les plonger pendant quelque temps dans une solution aqueuse de persulfate de fer, marquant 3° Baumé. Ce moyen, peu dispendieux, réussit parfaitement, d'après les expériences de ce chimiste, en sorte qu'il pourrait, suivant lui, remplacer le sublimé. On peut aussi l'employer avec avantage pour préparer les peaux des animaux que l'on veut empailler, en l'appliquant avec une brosse. Il est possible que le persulfate de fer offre des avantages dans certaines circonstances; mais je lui ai trouvé l'inconvénient de laisser déposer sur les pièces une grande quantité d'oxide de fer, qui les salit, et dont on ne parvient pas le plus souvent à les débarrasser.

Si les préparations que l'on veut dessécher sont volumineuses et épaisses, toutes ces opérations préliminaires seraient insuffisantes, si l'on ne faisait pénétrer dans leur intérieur des injections évacuatives, après les avoir fait dégorger dans l'eau pure. Ces injections seront faites par les principales artères qui se rendent dans l'organe (ou bien par les veines, si les artères ne pouvaient pas être trouvées). On commence par y pousser lentement de l'eau tiède, jusqu'à ce qu'elle ressorte par les veines; quand cette eau n'est plus guère colorée par le sang qu'elle entraîne, on y pousse un peu d'alcool, et plus tard on y fait pénétrer une injection conservatrice, composée d'une dissolution alcoolique d'arséniate de potasse, de sublimé, ou de térébenthine; après cela, si l'on veut, on peut remplir les vaisseaux d'une injection réplétive, comme nous l'avons indiqué en parlant de ce genre de préparation. On emploîra encore les injections évacuatives pour vider la cavité de certains viscères creux, tels que le cœur, les organes de la digestion, les organes génito-urinaires, etc.

En parlant ici des injections conservatrices, nous devons ajouter que ces injections sont en outre fort utiles toutes les fois que l'on veut préserver pendant long-temps de la décomposition un cadavre que l'on dissèque. Ce point est surtout important dans les pays où les cadavres sont fort difficiles à se procurer, comme par exemple en Angleterre. SHAW employait pour cela une dissolution concentrée dans l'eau chaude de sel marin gris, qui donnait en même temps une belle couleur rouge aux muscles. On emploie avec plus d'avantage encore en Écosse, une solution concentrée dans l'eau chaude d'une livre de salpêtre et de deux gros de sublimé corrosif. On peut, après cela, faire dans le système artériel une injection réplétive qui pousse dans les veines la solution saline. Au reste, si l'on avait mis un intervalle de vingt-quatre heures entre les deux injections, la première aurait probablement pénétré par imbibition dans les tissus ambians.

Les parties chargées de beaucoup de graisse ne peuvent pas toujours en être privées complétement par la dissection, et desséchées, elles laissent écouler cette huile qui en rend la surface gluante en restant exposée à l'air et en se mêlant à la poussière qui vient s'y déposer. Pour remédier à cet inconvénient, il faut plonger la pièce dans l'essence de térébenthine, soit pure, soit mêlée à de l'alcool, qui extrait très-bien la graisse, si l'on continue cette macération pendant assez long-temps. Je suis même parvenu à conserver par dessiccation une portion de peau avec une épaisse couche de tissu graisseux sous-jacent, en laissant plonger la pièce pendant quelques mois dans une solution alcoolique de térébenthine de Strasbourg; la pièce a conservé son aspect naturel, et la graisse s'est durcie sans suinter à l'extérieur. Si c'est une partie membraneuse que l'on veut dégraisser, par exemple l'épiploon, on y parvient très-bien, comme l'indique Breschet, en la plaçant entre deux feuillets de gaze ou de marli, et en mettant par-dessus du papier joseph non collé; on soumet le tout à une pression légère, et l'on répète plusieurs fois la même opération. Duméril conseille, pour enlever la graisse qui suinte des pièces pendant qu'elles se dessèchent, de les barbouiller d'une couche d'alumine marneuse étendue d'eau. Cette couche tombe d'elle-même par écailles quand elle est séchée, et l'on répète l'opération si cela paraît nécessaire. Ce moyen m'a parfaitement réussi; quand la pièce est dégraissée, on est quelquefois obligé de la laver pour en enlever toutes les traces de marne. On trouvera le plus souvent que l'immersion des préparations dans des lessives alcalines, pour les dégraisser, ne fournit pas de résultats satisfaisans : si la lessive est faible, la graisse ne se dissout pas, et si elle est forte, elle attaque aussi les tissus. Swan recommande de dégraisser les préparations desséchées en les frottant au moyen d'une brosse avec une solution d'acétate de plomb. Ce procédé n'a pas entièrement répondu à mon attente.

2.° *De la manière de dessécher les parties.*

Pour obtenir aisément la dessiccation, et pour que les pièces soient bien instructives, il faut légèrement distendre et séparer les parties, afin de pouvoir facilement les apercevoir toutes. Dans les pièces desséchées, les parties ne peuvent donc pas conserver leur position naturelle, sans quoi il n'y aurait qu'à les laisser appliquées les unes sur les autres, ce qui empêcherait de voir celles qui sont placées dans la profondeur; mais il ne faut pas trop les écarter non plus de leur situation naturelle, et il faut tâcher surtout de les maintenir dans leurs positions relatives, afin que les rapports ne soient pas complétement dérangés. Cette disposition des pièces est bien longue et bien difficile, mais il importe d'y mettre tout le soin possible, si l'on veut tirer quelque avantage d'une préparation; voilà, je crois, une des raisons qui ont tant fait négliger dans les derniers temps les préparations sèches.

Il est de toute impossibilité d'indiquer la manière de disposer toutes les pièces à la dessiccation; c'est là un des nombreux objets qu'il faut trouver par soi-même. S'agit-il de dessécher une préparation de muscles, de vaisseaux ou de nerfs, on la suspend dans un cadre en bois, formé d'une planche carrée qui sert de base, et de quatre lattes verticales, unies par plusieurs traverses. Il faut que l'on ait dans un laboratoire d'anatomie bien monté, plusieurs de ces cadres de diverse forme et de diverse grandeur, selon la nature des pièces que l'on veut y dessécher : suivant l'exigence des cas, on modifie la forme de ces appareils, en y clouant de nouvelles traverses à des hauteurs voulues, en y plaçant des baguettes transversales, retenues au moyen de trous forés d'avance sur divers points de la hauteur des lattes verticales; ou bien en remplaçant ces dernières par de simples ficelles, que l'on tend toutes les fois que cela paraît nécessaire. On fixe la pièce en haut, en bas et de côté, au moyen de ficelles bien tendues, en ayant soin d'attacher ces dernières aux os. On écarte ensuite les muscles les uns des autres, en les fixant au moyen de ficelles auxquelles on fait décrire une anse autour de leur corps, et dont on attache ensuite les deux bouts, soit aux lattes verticales, soit aux traverses, soit à des ficelles que l'on tend dans toutes les directions qui paraîtront convenables. Afin d'éviter que les muscles, en se desséchant, ne forment un angle aux endroits où ils sont embrassés par l'anse de fil, il faut placer entre celle-ci et le muscle une plaque mince en bois, dont la largeur égale celle du muscle et dont la longueur varie depuis quatre lignes jusqu'à deux pouces. Si le muscle est très-long, il convient de le maintenir au moyen de plusieurs anses de fil, tendues de manière à lui donner une direction naturelle. Au lieu de placer ces anses de fil, qui finissent par devenir extrêmement multipliées, on préférera quelquefois d'écarter les muscles des os qu'ils recouvrent, en interposant une boulette de crin, ou mieux encore de baleine râpée, que l'on se procure chez les faiseurs de parapluies; ou bien on soulève les muscles au moyen de petits morceaux de bois, en ayant soin alors de leur interposer des plaques en bois sur lesquelles les muscles puissent reposer sans se dessécher dans une direction vicieuse. Quant aux muscles larges qui ont été séparés d'une de leurs attaches, on en fixe le bord qui a été coupé, sur une baguette, au moyen de plusieurs points de suture, et l'on exerce ensuite la traction sur cette baguette, afin de dessécher le muscle dans la pose qu'on voudra lui donner.

Si la pièce à dessécher est petite, par exemple l'œil, la face, avec leurs muscles et leurs nerfs, on écartera toutes les parties au moyen de petits fragmens en bois disposés suivant l'exigence des cas. Mais il faut surtout éviter de laisser des nerfs ou des vaisseaux appliqués, soit entre eux, soit sur des muscles, parce que ces parties se colleraient en se desséchant; il faut que tout le trajet des vaisseaux, et surtout des nerfs, soit exposé à jour, et parfaitement visible. Pour avoir une idée de la difficulté de monter ces sortes de pièces, il suffit de faire observer qu'il nous a fallu deux journées entières pour disposer une moitié de tête sur laquelle les douze paires cérébrales étaient disséquées. Il n'est pas nécessaire de suspendre ces petites préparations dans un cadre; on trouvera ordinairement plus commode de les fixer sur une planchette dans laquelle on enfonce des tiges métalliques aux points où l'on voudra tendre des fils destinés à exercer les tractions.

Duméril conseille de dessécher les préparations de muscles, en appliquant sur la longueur de chacun de ces organes des lames de verre à vitres, que l'on maintient rapprochées au moyen de petits rubans, de manière à mouler le muscle à mesure qu'il se dessèche. Nous ne pensons pas que ce procédé soit généralement applicable, parce que par là les muscles perdent leur aspect fibreux, et qu'ils acquièrent des formes raides, qu'il faut toujours éviter de leur donner.

Pour obtenir la dessiccation des organes creux, le meilleur moyen, sans contredit, c'est l'insufflation; mais elle n'est pas toujours applicable. Si l'organe a plusieurs petites ouvertures, on peut les fermer après en avoir traversé les bords d'une ou de deux épingles autour desquelles on jette une ligature, comme nous l'avons indiqué en parlant de la préparation du péricarde; mais si les ouvertures sont grandes et nombreuses, il faut rembourrer la cavité de l'organe de crin crépu, de baleine râpée, ou de coton, imprégnés de solution alcoolique de savon, afin de les empêcher de se coller aux parois de l'organe. Cependant la dessiccation des organes creux n'est jamais aussi égale si l'on emploie ces derniers moyens, que si l'on en remplit la cavité d'air, qui les distend d'une manière bien uniforme : mais il faut avoir soin alors de ne pas exposer les pièces insufflées à une trop forte chaleur, qui, raréfiant l'air, pourrait déterminer une rupture.

Si les pièces que l'on veut dessécher sont très-minces et qu'elles offrent quelques solutions de continuité, leur réplétion par l'air est impossible, et celle par le crin ou le coton leur donnerait un aspect irrégulier, parce que ces substances ne les remplissent pas assez exactement. Dans ces cas, POLE conseille de se servir du plâtre, qui se moule exactement dans tous les contours des pièces, et qui ne ressort pas si facilement que l'air par les moindres ouvertures. Cette substance doit aussi être employée pour remplir des canaux tortueux dans lesquels il serait difficile d'introduire du crin. Enfin, on distend encore quelquefois avec du plâtre des viscères creux, bien injectés, afin de mieux faire ressortir les distributions vasculaires sur ce fond blanc. Le plâtre que l'on emploie doit être récemment calciné, et bien tamisé, afin de l'avoir aussi pur que possible. Il faut le mêler très-exactement à beaucoup d'eau, de manière à former un liquide assez ténu, qui pénètre d'autant mieux dans toutes les anfractuosités des cavités. Après avoir vidé avec soin la cavité à remplir, de l'air ou des liquides qu'elle pourrait contenir, on coule la masse au moyen d'un entonnoir en papier, parce que les entonnoirs de métal seraient trop aisément obstrués par le plâtre et attaqués par l'acide sulfureux qu'il contient. Si la cavité est grande, il faut plusieurs fois retourner l'organe dans divers sens, afin de faire parvenir le plâtre dans tout son contour; en même temps il faut apporter dans cette opération beaucoup de célérité, parce que la masse se durcit très-promptement. Si l'on voulait remplir de plâtre des canaux fins et nombreux, on les injecterait après l'avoir introduit dans une vessie qui s'adapte à un tube fixé d'après les règles que nous avons indiquées en parlant des injections. On pourrait aussi se servir d'une seringue; mais il faudrait être très-prompt à la nettoyer, en y introduisant de l'eau à plusieurs reprises, sans quoi le plâtre se figerait, et abîmerait l'instrument. Au reste, on parvient à détacher plus facilement le plâtre des seringues, si l'on a pris la précaution d'en huiler l'intérieur avant que d'y introduire la substance à injecter.

Enfin, on remplit quelquefois des organes creux, de mercure, pour les maintenir distendus pendant qu'on les fait sécher; c'est ainsi qu'on se sert de ce moyen pour sécher les organes génitaux de la femme. On conseille d'employer aussi ce métal pour distendre d'autres parties, par exemple les corps caverneux, sauf à le faire ressortir par des incisions quand la pièce est desséchée; mais on trouvera le plus souvent que cela est assez difficile, et qu'il reste toujours quelques globules métalliques dans les cellules les plus reculées, en sorte que ces préparations ne font pas un bon effet.

Les parties minces et membraneuses que l'on veut dessécher, seront étalées sur une planchette recouverte d'une feuille de papier huilé qui les empêche d'adhérer après la dessiccation. On fixe la membrane au moyen de plusieurs épingles enfoncées dans la planchette. D'autres fois on préfère de placer ces parties sur des plaques de verre, sur lesquelles elles devront rester fixées après la dessiccation. L'adhérence s'établit facilement si la pièce n'a pas séjourné dans l'alcool : dans ce dernier cas on l'obtient en imbibant la préparation d'une solution de colle de poisson.

La meilleure manière d'obtenir la dessiccation des parties, c'est de les exposer à un courant d'air bien sec, et à une température de 15 à 25° R. Si la chaleur était plus élevée, la graisse qui est déposée entre les mailles des tissus, ou bien la matière à injection dont les vaisseaux ont été remplis, suinteraient sur toute la surface de la préparation et la rendraient gluante. C'est par cette raison qu'il faut éviter d'exposer les pièces que l'on veut faire sécher, à l'action des rayons solaires. Pendant la saison froide, il faut placer les préparations à dessécher dans une chambre chauffée; mais en évitant de trop les rapprocher du poêle. Comme il serait difficile d'obtenir un courant d'air assez considérable dans une chambre chauffée, l'évaporation y est plus lente; mais il faut tâcher au moins de faire dessécher les pièces d'une manière bien égale, en changeant tous les jours leur position.

La dessiccation dans une étuve dont on élèverait la température de 36 à 44° R. ne peut être que rarement employée; cette chaleur est beaucoup trop élevée pour la plupart des préparations, elle n'est applicable qu'à celles qui ne contiennent pas de graisse, et qui n'ont pas été injectées. Sans doute que l'étuve à lampe de D'Arcet serait préférable à toute autre, surtout en y adaptant les perfectionnemens indiqués par Breschet; mais cet appareil est compliqué, et d'ailleurs nous obtenons tous les jours la dessiccation de nos pièces par les procédés que nous avons indiqués plus haut.

La dessiccation dans le vide de la machine pneumatique, celle dans un bain de sable, de cendres chaudes, de poudres absorbantes, sont autant de moyens par lesquels on peut à la vérité obtenir la dessiccation, mais qui ne présentent aucun avantage sur l'exposition à l'air, et qui en outre sont tous d'une application plus difficile.

Pendant que la dessiccation s'opère, il convient d'humecter tous les jours les préparations avec de l'essence de térébenthine, en ayant soin de la faire pénétrer dans toutes les anfractuosités. On écarte par là les insectes qui pourraient y déposer leurs larves, et l'on donne plus de transparence aux tissus. Quand la pièce est complétement desséchée, on peut ajouter à l'essence un peu de térébenthine de Strasbourg, de manière à obtenir un vernis très-pénétrant qui s'infiltre dans l'intérieur des parties. Ces aspersions d'essence sont surtout indispensables pour les pièces injectées que l'on n'a pas pu laisser séjourner pendant quelque temps dans le mélange d'essence et d'alcool.

Si les parties que l'on veut faire dessécher sont épaisses, il arrive souvent qu'elles commencent à se putréfier, surtout si l'on a négligé de les placer préalablement dans quelque liquide conservateur, ou d'y faire des injections avec ces liquides. On s'aperçoit de ce commencement de décomposition, en ce que les parties se recouvrent d'un enduit grisâtre et gluant; il faut alors les laver avec une solution alcoolique et concentrée de sublimé corrosif, et y faire au besoin de petites incisions pour permettre à cette liqueur de pénétrer dans leur intérieur; quelquefois on est même obligé d'y appliquer du sublimé en poudre.

Si l'on a commencé par exposer les parties à une chaleur trop élevée, elles se dessèchent souvent à la surface, tandis que dans la profondeur elles se putréfient, parce que la couche superficielle desséchée empêche l'évaporation. On reconnaît cet état à la facilité qu'on a de comprimer la pièce, qui offre alors une élasticité toute particulière, due au putrilage renfermé dans l'espèce de capsule formée par les parties desséchées. Le meilleur moyen de remédier à cet inconvénient, c'est de faire au point le moins apparent de la pièce une petite ouverture, par laquelle on extrait avec des pinces ou une curette toutes les parties décomposées; de faire, dans la cavité que l'on vient de former, des injections avec la dissolution alcoolique de sublimé, et de la rembourrer ensuite de baleine râpée, trempée dans une solution alcoolique de savon. Quand on a obtenu ainsi la dessiccation, on sort le remplissage, on injecte dans la cavité de la cire à laquelle on a donné une couleur analogue à la pièce desséchée, et on la modèle à l'endroit qui correspond à l'ouverture, de manière à faire disparaître la trace de cette dernière.

3.° *Des moyens de préservation des pièces desséchées.*

Quand les préparations sont parfaitement desséchées, ce qui s'opère d'autant plus lentement que les pièces sont plus volumineuses, on les recouvre d'un vernis, qui, rendant leur surface polie, empêche la poussière d'y adhérer, en éloigne les insectes, et s'oppose à ce que l'humidité de l'air ne les attaque et ne les fasse moisir. Le vernis a en outre l'avantage de rendre les parties translucides, et de permettre d'apercevoir dans leur intérieur la distribution des vaisseaux qui ont été injectés.

Les vernis que l'on emploie le plus fréquemment, sont le vernis à l'alcool, le vernis à l'essence, l'huile de lin ou de noix cuite avec de la litharge, et le vernis de copal. On peut se procurer tous ces vernis dans le commerce.

Le vernis à l'alcool sèche très-promptement, et il est très-brillant: mais comme il est extrêmement friable, on ne peut pas l'employer pour les parties minces et flexibles, telles que la vessie, les membranes, etc.; parce que dès qu'on touche ces parties, le vernis tombe en poussière. On ne devrait donc l'employer qu'à recouvrir les os ou d'autres pièces dures. Peut-être pourrait-on remédier à cet inconvénient en y ajoutant un peu de térébenthine.

Le vernis à l'essence sèche plus lentement que celui à l'alcool; mais il convient mieux pour les parties membraneuses, parce qu'il est plus souple. On choisira encore de préférence ce vernis pour en recouvrir des pièces que l'on n'a pu priver entièrement de leur graisse.

L'huile de lin ou de noix bouillie, formant en se desséchant un vernis très-souple et élastique, convient parfaitement pour enduire des parties membraneuses; mais elle sèche difficilement, en sorte qu'il faut placer les pièces dans une étuve. On ne l'emploîra donc pas pour recouvrir des préparations injectées.

De tous les vernis, celui de copal est sans contredit le plus beau et le plus durable: il a beaucoup d'éclat, il est très-dur, et il reste flexible; mais il sèche assez lentement, cependant sans qu'on ait besoin pour cela de placer les pièces dans l'étuve. On a dans les boutiques plusieurs qualités de ce vernis; il convient de le prendre de première qualité, parce que les autres sont trop brunes, à moins qu'on n'ait à vernir des préparations d'une couleur foncée. Encore cette première qualité ne peut-elle pas servir pour les préparations qui doivent rester blanches, de manière qu'on emploîra alors de préférence le vernis à l'essence, que l'on peut se procurer tout-à-fait limpide.

Quelques anatomistes conseillent, pour écarter plus sûrement les insectes, de recouvrir les pièces d'un vernis tenant en suspension du sublimé corrosif ou un sel arsénical réduit en poudre impalpable, dans la proportion d'un gros par livre de vernis. Mais il vaut mieux laisser les pièces plongées dans quelque liquide préservatif, ou y faire une injection de ce genre, comme nous l'avons indiqué plus haut.

Si l'on veut vernir une pièce, on commence par appliquer une première couche, très-mince, au moyen d'un pinceau de poil de chameau ou de blaireau, de la grosseur du doigt, ou plus petit, selon les circonstances. Afin de permettre à cette première couche de vernis de s'insinuer dans tous les enfoncemens des parties, il convient de le délayer un peu avec de l'alcool ou avec de l'essence de térébenthine, selon l'espèce de vernis que l'on emploie. Il faut promener le pinceau à grands traits sur la préparation, et le mouvoir toujours dans le même sens, afin de rendre la couche bien égale. Si l'on a choisi le vernis à l'alcool, il faut éviter de laisser passer l'haleine sur la préparation, sans quoi l'eau, venant à se combiner avec l'alcool du vernis, ferait précipiter les résines, en sorte que ce dernier deviendrait blanc et opaque. Le même inconvénient résulterait de l'application d'une couche de vernis à l'alcool sur une préparation déjà vernie à l'essence, quand ce dernier vernis n'est pas complétement desséché. En général, il faut éviter d'appliquer une deuxième couche de vernis quand la première n'est pas encore bien sèche, sans quoi la préparation resterait gluante et poisseuse. Selon l'espèce de vernis que l'on emploie, il faut donner aux préparations deux ou plusieurs couches, jusqu'à ce qu'elles aient acquis un beau poli. Il sera même nécessaire de donner un plus grand nombre de couches de vernis aux parties des pièces qui, s'en imbibant trop facilement, restent d'abord ternes, tandis que tout le reste de la pièce est devenu brillant.

Pour vernir la cavité d'un organe creux, on y verse un peu

de vernis bien coulant, et l'on retourne ensuite la pièce dans différens sens, afin de permettre au liquide de s'étendre sur toute sa surface interne; on renverse ensuite la préparation de manière à laisser écouler le vernis surabondant dans un vase destiné à le recevoir.

Les préparations très-délicates et fragiles, telles que les pièces corrodées, ne doivent pas être vernies au pinceau: il convient de les suspendre, puis de laisser couler sur toutes les parties un filet mince de vernis, dont l'excédant est reçu dans un vase placé sous la préparation. Il faut avoir soin d'enlever, avec un pinceau très-doux, toutes les gouttes de vernis qui restent suspendues à l'extrémité des rameaux vasculaires, et qui, en se desséchant dans ces points, rendraient la préparation informe.

Les pièces récemment vernies seront placées à l'abri de la poussière et des insectes, qui, venant à y adhérer, en terniraient l'éclat.

Quand le vernis est desséché, il faut disposer les préparations de manière à ce qu'elles puissent être facilement maniées sans courir le risque d'être dégradées. A cet effet, et selon leur nature, on les monte sur des pieds, ou on les fixe sur des planchettes, sur des plaques en verre, en mica (verre de Russie), etc. Ces deux derniers moyens sont surtout employés pour les préparations membraniformes qui doivent être regardées contre le jour; le mica a sur le verre l'avantage de pouvoir être aisément perforé dans tous les points où il peut paraître nécessaire de fixer une ligature pour retenir la pièce; j'ai vu assez souvent cette substance employée dans les Musées de la Grande-Bretagne.

Pour préserver de la poussière les pièces desséchées, il faut les conserver dans des armoires vitrées. Celles qui sont très-délicates, devront en outre être placées sous des cases en verre ou sous des cloches, de manière à ce que les préparations puissent être retournées et examinées dans toutes les directions, sans qu'on soit obligé de les découvrir.

4.° *De la manière de conserver la souplesse aux préparations desséchées.*

Toutes les parties devenant raides et dures par les procédés ordinaires par lesquels on en obtient la dessiccation, on devait désirer de trouver les moyens de les dessécher tout en conservant leur souplesse. Cela était surtout important pour la préparation des squelettes naturels, les mouvemens des os pouvant alors être parfaitement étudiés. J. Cloquet, en appliquant à la préparation des ligamens les procédés employés par les hongroyeurs, a résolu ce problème d'une manière heureuse. Il propose de se servir d'une dissolution de quatre parties de muriate de soude et d'une partie d'alun dans vingt parties d'eau, et d'y laisser macérer pendant quinze à vingt jours l'articulation qui a été disséquée avec soin. Il faut souvent mouvoir la pièce dans la dissolution, presser les ligamens, les tordre, et les frapper légèrement avec une petite masse en bois léger. On fait alors sécher l'articulation pendant quatre à cinq jours, en ayant soin de la mouvoir de temps à autre et de la frapper encore avec la petite masse. Puis on plonge la pièce dans une dissolution très-concentrée de savon (une partie sur six parties d'eau); afin de dessaler plus facilement la préparation et de favoriser l'introduction du savon entre les fibres des ligamens, on fait chauffer la lessive de vingt-cinq à trente degrés, ayant soin de remuer et de frapper l'articulation pendant sept à huit jours. Au bout de ce temps on lave la pièce dans une lessive composée d'une once de carbonate de soude dissoute dans deux livres d'eau, après quoi on la fait sécher.

J'ai fait préparer une articulation d'après ce procédé, et elle est effectivement restée parfaitement souple. Les ligamens sont d'un jaune grisâtre; mais on ne reconnaît plus bien la direction de leurs fibres, parce qu'ils se sont recouverts de filamens irréguliers. Je suppose que ces filamens proviennent des ligamens qui auraient été par trop massés. Quoi qu'il en soit, je ne pense pas que ces sortes de pièces puissent servir à l'étude des ligamens; mais elles sont de la plus haute importance pour celle des mouvemens du squelette. L'articulation que j'ai fait préparer, présente l'inconvénient d'être restée très-graisseuse, en sorte que la poussière s'y attache aisément, et d'attirer l'humidité de l'air, ce qui l'expose à se recouvrir de moisi; mais cela tient probablement à ce qu'elle retient encore une trop grande quantité de sels et de savon, dont il ne serait pas difficile de la priver. Mes occupations ne m'ont pas permis depuis de répéter cet essai.

Suivant Breschet et Cloquet, on pourrait espérer d'obtenir des résultats analogues en imitant les procédés que mettent en usage les tanneurs, les corroyeurs et les chamoiseurs; mais je ne sais s'ils ont fait l'essai de ces divers procédés.

On obtient, dit-on, des pièces flexibles en les tenant plongées dans un mélange de parties égales d'huile d'olives et d'essence de térébenthine, ou de cette essence et d'alcool. Il faut avoir soin de manier souvent les parties que l'on veut conserver avec leur souplesse pendant qu'elles se dessèchent. J'ai essayé souvent le dernier mélange, mais il n'a pas répondu à mon attente. Les ligamens ont toujours beaucoup souffert quand j'ai voulu conserver les articulations mobiles, et les muscles, qui devaient également conserver leur souplesse, sont devenus friables au point qu'ils sont peu à peu tombés en fragmens.

Art. 2. *Conservation dans les liqueurs.*

S'il est nécessaire de disséquer proprement les pièces que l'on veut faire sécher, de les macérer dans l'eau, de les dégraisser, etc., ces préparations préliminaires sont encore plus indispensables pour celles que l'on veut conserver dans les liquides; parce que, d'un côté, le tissu cellulaire, la poussière, la graisse, deviennent beaucoup plus apparens quand les pièces sont plongées dans l'alcool, et d'un autre côté, le sang, la bile, etc., troubleraient les liqueurs dans lesquelles ces préparations seront déposées, et en provoqueraient même la décomposition.

Dans certains cas il est en outre nécessaire de pousser dans les vaisseaux des injections conservatrices, surtout si les organes sont très-volumineux, comme le sont, par exemple, des viscères hypertrophiés, des tumeurs, etc.; parce qu'alors la liqueur dans laquelle la pièce devra être plongée, ne saurait pénétrer facilement jusque dans l'intérieur de la partie.

Il convient, enfin, de faire remarquer, qu'après avoir fait dégorger les pièces dans l'eau, il ne faut jamais les placer de suite d'une manière définitive dans la liqueur conservatrice, à moins que ce ne soient des parties très-peu volumineuses; car les pièces contiennent alors une grande quantité d'eau, qui, venant à se mêler à la liqueur conservatrice, l'affaiblit d'autant. En conséquence je les place toujours d'abord pendant quelques mois dans des grands bocaux, espèces de magasins renfermant la liqueur conservatrice et contenant ordinairement plusieurs préparations à la fois, que j'en retire plus tard pour les conserver d'une manière définitive.

1.° *Des liqueurs appropriées à la conservation.*

De toutes les liqueurs, la plus généralement employée et la plus convenable, c'est l'alcool à divers degrés de concentration. En France on prend ordinairement de l'esprit de vin; dans d'autres pays on emploie celui de grains ou de cerises. L'essentiel c'est d'avoir un alcool bien incolore, et à cet effet il faut éviter de le conserver dans des tonneaux en bois de chêne, qui lui donnent une couleur jaunâtre; il vaut mieux le mettre dans ces grands vases en verre qui servent à conserver l'acide sulfurique. L'alcool $^3/_6$ du commerce a ordinairement 32 à 33° de l'aréomètre de Baumé: dans cet état il est beaucoup trop concentré pour la conservation de la plupart des préparations anatomiques; il faut donc l'étendre avec de l'eau distillée, de manière à lui donner 18 à 24°. L'alcool ayant 24° sera employé pour conserver les pièces volumineuses, tandis que celui de 18° le sera pour les préparations minces et membraniformes, et l'on graduera ainsi la force de l'alcool d'après la nature de la pièce que l'on veut y plonger. Comme la plupart des préparations demandent un alcool de 20°, il est donc convenable de donner de suite ce degré à la majeure partie de la provision, et, selon le besoin, on ajoute à cet alcool un peu d'alcool $^3/_6$, ou un peu d'eau distillée.

Il convient de n'employer que de l'eau distillée pour le mélange avec l'alcool, parce que l'eau de puits contient le plus souvent des sels calcaires en dissolution, qui, venant à être précipités par l'alcool, le troublent, en sorte qu'on est alors obligé de filtrer la liqueur, ce qui fait éprouver bien des retards.

Monro conseille d'ajouter à l'alcool un peu d'acide nitrique ou hydrochlorique, dans la proportion d'un ou deux gros d'acide pour un kilogramme d'alcool. On ne prendra qu'un gros d'acide, si c'est pour conserver une préparation d'os; on en prendra au contraire deux, si l'on veut y plonger une pièce d'angiologie, dont la liqueur finit par faire apercevoir jusqu'aux dernières ramifications vasculaires. Ce mélange a l'avantage de rendre les parties bien blanches et leurs fibres parfaitement distinctes. Il convient surtout pour les préparations de nerfs, ces cordons augmentant en blancheur et en fermeté par leur immersion dans cette liqueur.

Ruysch prétendait posséder une liqueur qui conservait aux tissus qui y étaient plongés tous leurs caractères propres; il annonça que cette liqueur n'était autre chose que de l'eau-de-vie de grains, dans laquelle il faisait macérer du poivre blanc; mais les essais qui ont été tentés depuis avec ce mélange n'ont pas répondu à l'attente des anatomistes, en sorte qu'il est à présumer que Ruysch est mort en gardant son secret, ou bien les vertus de sa liqueur ont été singulièrement exagérées.

J'ai plusieurs fois employé avec avantage l'alun et le salpêtre dissous dans l'alcool à 20°, pour conserver, en partie du moins, la couleur des organes enflammés. Ce mélange présente en outre l'avantage de prendre moins facilement cette teinte jaune qui oblige si souvent de changer l'alcool dans les Musées. PH. PŒHBUS, est également parvenu à conserver en partie les couleurs des préparations en les plaçant dans une solution alcoolique concentrée de sel de cuisine.

L'alcool ne suffit pas pour conserver les parties d'une texture très-délicate, par exemple l'hyaloïde, ou bien certains zoophytes, tels que les méduses. Il faut alors les laisser séjourner préalablement dans une décoction concentrée de noix de galle.

On peut encore conserver les préparations anatomiques dans des dissolutions aqueuses de sel de cuisine, d'alun, de persulfate de fer, de sublimé corrosif, dans l'eau de chaux, dans un mélange d'eau et d'acide pyroligneux; dans une solution de créosote, dans de l'eau chargée de gaz acide sulfureux ou d'un excès de camphre en grumeaux; mais tous ces moyens conviennent moins bien que l'alcool dans nos climats, parce qu'ils sont sujets à la congélation, de sorte qu'on ne les emploie communément qu'à la conservation provisoire des parties. Le sel de cuisine, les acides sulfureux et pyroligneux et la créosote sont encore les meilleurs de tous ces moyens, parce qu'ils ne changent pas l'aspect des parties, l'acide sulfureux surtout, qui en conserve la couleur pendant des années. Nous avons vu à Oxford de fort belles préparations de nerfs conservées dans des caisses remplies d'une dissolution de sel de cuisine; mais il faut avoir soin de changer de temps en temps le liquide, et de conserver toujours la solution à un parfait état de saturation. Les acides minéraux, que l'on a quelquefois recommandés, ont l'inconvénient de rendre à la longue les parties transparentes et comme gélatineuses, de manière qu'on ne distingue plus les différens tissus. Nous avons déjà indiqué les inconvéniens du sublimé corrosif, qui sont de racornir les parties, et de leur donner une couleur terne désagréable, ainsi que ceux du persulfate de fer, qui laisse précipiter une couche d'oxide.

Les huiles volatiles, et surtout l'essence de térébenthine, sont fréquemment employées pour la conservation des parties auxquelles on veut donner de la transparence, après les avoir fait dessécher. C'est ainsi qu'on y plonge des organes injectés de colle colorée avec du vermillon, des os privés de leur phosphate calcaire, les corps caverneux de la verge, etc. Il faut éviter de conserver dans cette essence des parties injectées avec de la matière grasse, car elle en serait dissoute. L'essence de térébenthine a cependant un inconvénient; c'est de s'épaissir à la longue et de prendre une couleur jaune; il faut donc la renouveler de temps en temps.

2.° *Des vases propres à la conservation des pièces d'anatomie.*

On se sert à cet effet de bocaux en verre blanc ou en cristal, dont la forme et les dimensions sont appropriées à la nature des pièces. Ces bocaux doivent être les uns cylindriques, et les autres fortement aplatis sur deux côtés. Ces derniers bocaux sont surtout utiles pour les préparations larges, qui exigeraient un bocal cylindrique très-grand, en même temps que de cette manière on économise beaucoup d'esprit de vin. Il est à regretter que l'importation de ces vases ne soit pas permise en France: ceux qu'on fabrique en Allemagne sont de toute beauté, et nous n'avons jamais pu nous en procurer de semblables dans nos verreries. L'ouverture des bocaux doit être aussi large que possible, et, s'il se peut, aussi large que le bocal lui-même, parce qu'il serait inutile d'avoir un vase très-large, dont l'ouverture ne laisserait passer qu'une préparation peu volumineuse.

Pour les pièces de grande dimension, on se sert avec avantage de caisses en verre à glace, dont les carreaux sont reçus dans les rainures d'un châssis en étain bien solide. Il faut luter exactement les glaces, soit avec le mastic des vitriers, soit mieux encore avec le lut imaginé par Péron et Lesueur, et qui se compose de résine ordinaire, d'ocre rouge, de cire jaune et d'essence de térébenthine, dont on fait le mélange à chaud. Mais il convient de ne verser l'alcool dans ces caisses que quand le lut est parfaitement sec, sans quoi il serait ramolli par la liqueur, qui filtrerait ensuite à travers. Le verre ordinaire et même le verre double ne peuvent pas servir, pour peu que la caisse doive être grande, parce que le poids du liquide en déterminerait la rupture. Nous avons vu au Musée de Berlin des cadavres entiers d'adultes, sur lesquels tous les nerfs et les vaisseaux avaient été préparés, exposés dans ces caisses, de manière à ce que toutes les parties pussent être constamment étudiées. Tous les mastics qui servent à luter les glaces composant ces caisses, finissent toutefois à la longue par se laisser pénétrer par l'alcool: il serait donc intéressant d'essayer un lut nouvellement indiqué et qui se compose de gomme élastique fondue au bain de sable, à laquelle on ajoute du suif, et plus tard de la terre de pipe ou de la craie réduite en poudre, ou bien une couleur terreuse qui donne plus de consistance à la masse: ce mastic ne durcit jamais entièrement, mais il est assez tenace pour s'opposer à la sortie de l'alcool, qui d'ailleurs ne le dissout pas.

On voit encore dans quelques Musées des caisses en zinc, en fer-blanc ou en plomb, recouvertes de glaces et renfermant des préparations destinées à être étudiées dans cette position. Mais cette méthode est vicieuse, parce que, le couvercle étant la seule partie de la caisse qui permette de voir ce qui y est contenu, l'alcool, par son évaporation continuelle, s'y dépose constamment sous forme de gouttes, et empêche de distinguer ce qui s'y trouve. Peut-être pourrait-on remédier à cet inconvénient, en donnant au couvercle une position oblique, de manière à permettre aux gouttes d'alcool de s'écouler. Les caisses en fer-blanc et en plomb doivent être proscrites, parce qu'elles s'oxident trop facilement.

La plupart des amphithéâtres d'anatomie ne sont pas, comme celui de Strasbourg, pourvus en hiver d'un nombre suffisant de cadavres, tandis que les sujets qui y arrivent en été ne sont que peu ou point utilisés du tout. On tâche, dans quelques universités d'Allemagne, de remédier à cet inconvénient, en déposant, en été, des portions de cadavres dans de grandes caisses remplies d'alcool, pour s'en servir en hiver. Mais on conçoit que ces sortes de magasins ne sauraient être établis sur une grande échelle, comme le réclament par exemple les besoins de la faculté de Paris. C'est pour utiliser, dans cette dernière faculté, les cadavres qui restent sans emploi pendant la saison chaude, que Gannal vient de proposer d'établir de grands bassins remplis d'une dissolution saline, et où l'on plongerait les cadavres. La solution proposée se compose de sel de cuisine, un kilogramme; d'alun, un kilogramme; de nitrate de potasse, cinq cents grammes, et d'eau, vingt litres. En hiver, le liquide doit marquer sept degrés au pèsesel de Baumé, et douze degrés en été. Ce procédé vient d'être mis en essai à la faculté de Paris; mais le rapport de la commission nommée à cet effet n'étant pas encore prêt, nous ne saurions en faire connaître dès à présent les résultats.

3.° *De la manière de placer les objets.*

Il ne suffit pas de disséquer avec soin les préparations, et de les mettre dans un bocal; il faut encore les y placer d'une manière convenable, afin qu'elles puissent être examinées dans tous leurs détails. Il est impossible de donner des règles spéciales à ce sujet; il suffira de faire observer qu'il faut tâcher de maintenir les préparations dans les positions voulues, en les suspendant dans l'alcool au moyen de crins blancs, ou de fils de soie trempés dans la cire fondue, auxquels on donne les degrés convenables de tension, en les fixant soit sur les bords du bocal au moyen d'une traînée de mastic, soit au moyen d'une ficelle qui entoure ce bord, et qui comprend en même temps les bouts des crins. Les fils de soie doivent être passés à la cire, parce que sans cela ils feraient office de tubes capillaires et permettraient à l'alcool de filtrer au dehors. Il conviendrait mieux peut-être de fixer les fils ou les crins, en les passant dans des ouvertures pratiquées dans une lame d'étain, dont la forme correspond à celle du bocal, sur l'ouverture duquel elle doit être placée. Dans les anciens Musées on voit encore quelquefois ces fils attachés à un crochet de verre pratiqué à la partie inférieure du couvercle dont on recouvre le bocal. Ce moyen est sans contredit le meilleur de tous: mais ces couvercles sont fort chers, et il est difficile d'y fixer plusieurs fils à des longueurs bien déterminées. Depuis quelques années nous employons, pour suspendre les pièces dans l'alcool, des boules en verre creuses et à parois très-minces, terminées par un petit anneau. Ce moyen de suspension n'est pas sans inconvéniens, à cause de la fragilité de ces boules, et surtout parce qu'on ne les obtient presque jamais hermétiquement fermées. En effet, si l'espèce de pédicule recourbé en anneau n'a pas été bien fondu, l'ouverture capillaire qui subsiste permet à l'air de sortir de la boule dans les temps chauds, tandis que, si l'atmosphère refroidit, l'air qui s'est échappé est remplacé par de l'alcool, en sorte que les boules se remplissent peu à peu de liquide et partant ne peuvent plus servir à soutenir les préparations.

Les préparations spécifiquement plus légères que l'alcool, par exemple celles qui sont chargées de beaucoup de graisse, doivent être empêchées de surnager, en les chargeant à leur partie inférieure d'un poids approprié.

Celles qui, par leur peu d'épaisseur, sont flottantes, au lieu de rester étalées, seront maintenues en position, soit en les fixant sur des lames minces de baleine blanche, soit en les assujettissant sur des plaques en cire fondue, auxquelles on donne différentes couleurs, selon la nature des pièces qu'elles sont destinées à faire ressortir. Il faut éviter de fixer les préparations sur ces tablettes en cire avec des épingles, qui se chargent bientôt de vert-de-gris, et colorent l'alcool en vert. On emploie alors avec avantage des piquans de hérisson, que l'on peut se procurer aisément. En général, il faut éviter d'employer le bois pour bien disposer les pièces dans l'alcool, parce qu'il colore l'esprit de vin en jaune. La baleine noire est plus mauvaise encore; car elle teint non-seulement l'alcool, mais encore les pièces qui sont en contact avec elle. Si l'on peut se procurer des lames de verre de Russie, on les emploîra avec avantage pour y fixer des parties membraniformes qui doivent être vues sur leurs deux faces; cette substance peut être aisément perforée, afin d'y passer les fils nécessaires pour attacher la préparation. On pourrait aussi se servir de plaques de verre blanc ou de couleur, pour fixer dessus les préparations, comme cela est pratiqué, dit-on, au Musée de l'hôpital de la Charité de Berlin : ce mode de suspension est sans contredit le plus expéditif et le plus économique, pourvu que l'on soit muni des instrumens nécessaires pour perforer le verre de manière à pouvoir y fixer les pièces.

Un moyen trop négligé en France pour conserver les organes creux, c'est d'en distendre la cavité avec de l'alcool rectifié, et de les laisser plongés pendant une semaine environ dans la même liqueur. Tous les tissus acquièrent par cette immersion de la fermeté, et il est facile alors d'y faire différentes coupes, qui permettent d'en voir la cavité sans qu'on ait à risquer d'en voir les bords s'affaisser. On emploie ce procédé pour préparer les intestins, la vessie urinaire, la vésicule du fiel, les corps caverneux du pénis, l'épiderme des mains et des pieds, les enveloppes du fœtus, les poumons, et surtout les poumons vésiculeux des reptiles. Ces préparations doivent être conservées dans l'alcool rectifié, et pour éviter que les organes ne s'affaissent, il faut faire la coupe dans l'alcool même.

Le professeur Jacob de Dublin emploie pour la démonstration d'objets très-délicats, par exemple de l'œil, un moyen qui, convenablement modifié, peut servir avec avantage à la conservation de ces préparations. Il fixe l'objet sur une plaque de verre usée à l'émeri, et il place dessus, sous l'eau, une boule de verre creuse, coupée au quart et usée à l'émeri, en sorte que l'appareil se trouve hermétiquement fermé. Le jour pénètre par tous les points, et l'objet est considérablement grossi. Ces boules en verre revenant fort cher, on peut les remplacer avec avantage, pour des pièces peu volumineuses, par des verres de montre que l'on applique sous l'alcool contre des plaques de verre transparentes dont on a entouré les bords d'une traînée de gomme élastique fondue, comme l'a fait E. H. Weber.

4.° *De la manière de fermer les bocaux.*

Il importe de fermer exactement les bocaux contenant de l'esprit de vin, parce que l'évaporation continuelle de ce liquide laisserait les préparations à sec, et occasionnerait des dépenses considérables. Les procédés que l'on met en usage pour fermer les bocaux, varient suivant les moyens de suspension que l'on emploie : si les fils ou les crins ont été réfléchis sur le bord du bocal, il faut appliquer sur toute la circonférence de ce bord une traînée de mastic des vitriers, et placer dessus un disque de verre épais, dont la forme correspond exactement à celle du bord; le disque doit reposer sur le bord du bocal, mais non le dépasser. On presse le couvercle sur le mastic, de manière à aplatir un peu ce dernier. Il faut avoir soin que les parties du verre que l'on met en contact avec le mastic, soient bien sèches, sans quoi il n'adhérerait pas. On passe ensuite par-dessus le couvercle un morceau de vessie de cochon bien ramolli dans l'eau, et on le fixe au col du vase au moyen de plusieurs tours de ficelle. Quand la vessie est bien sèche, on la recouvre d'une couche de vernis coloré. Quelques anatomistes conseillent alors, pour mettre en équilibre l'air extérieur, et celui qui est renfermé entre le couvercle et le niveau du liquide, de faire passer une épingle à travers la vessie et le mastic, entre le couvercle et le bord du bocal, de manière à y former une très-petite ouverture. Sans cette précaution le couvercle se brise aux changemens de température, s'il n'est pas très-épais.

Si l'on a fixé les fils destinés à suspendre la préparation, en les passant à travers des trous dont on a percé une lame en étain, qui sert alors de couvercle, on peut encore appliquer dessus un disque en verre, que l'on recouvre d'une vessie; ou bien on ferme le bocal au moyen de deux vessies appliquées l'une après l'autre, et l'on vernit. Dans ce cas aussi il convient de faire à travers les vessies et, si l'on peut, à travers la lame en étain, une très-petite ouverture au moyen d'une épingle.

Les bocaux renfermant des préparations qui n'ont pas besoin d'être suspendues, ou qui le sont au moyen de boules en verre, permettent d'employer un autre procédé. Le bord du bocal doit être exactement dépoli à l'émeri; le couvercle en verre, dont il sera recouvert, doit l'être également sur l'une de ses faces. Ce couvercle, s'il est petit, peut être en verre double; mais s'il est grand, il doit être en verre à glace. Les surfaces dépolies du couvercle et du bord du bocal s'appliquent exactement l'une sur l'autre, et ferment le vase hermétiquement, de manière à empêcher toute évaporation. Il suffit alors de recouvrir le tout d'une vessie mouillée et ficelée autour du col du bocal, pour maintenir les pièces bien en contact. Quelques anatomistes allument même pendant un instant l'esprit de vin, avant de placer le couvercle, ou bien si le bocal ne renferme que de l'eau-de-vie, qui ne brûlerait que difficilement, ils versent d'abord sur sa surface quelques gouttes d'alcool rectifié: ce genre d'appareil ferme si bien, qu'on a quelquefois beaucoup de peine à ouvrir de nouveau les bocaux, parce qu'il s'est formé un vide entre le couvercle et le niveau de l'alcool. Pour remédier à cet inconvénient, Sœmmerring faisait perforer les couvercles d'une petite ouverture qu'il bouchait avec un peu de cire avant de fermer le bocal; quand il voulait l'ouvrir de nouveau, il commençait par enlever la cire, ce qui permettait alors d'emporter facilement la plaque en verre. On a proposé de passer à travers ce trou, le fil au moyen duquel on suspend la préparation; mais il nous semble qu'il devient plus difficile alors de fermer hermétiquement l'ouverture, de manière à obtenir le vide.

Le vernis dont on recouvre les vessies, ne sert pas seulement d'ornement, mais il contribue à empêcher l'évaporation, et il garantit les vessies contre les attaques des insectes. On se servait autrefois pour cet objet d'une dissolution alcoolique de cire d'Espagne; mais cette couleur est chère, et elle ne couvre pas bien: il vaut mieux employer de la couleur à l'huile ordinaire, à laquelle on ajoute un peu de vernis à l'essence pour lui donner plus d'éclat. Si l'on juge convenable de pratiquer une petite ouverture entre le bocal et le couvercle, pour empêcher celui-ci d'être brisé pendant les changemens de température, il ne faut le faire que quand le vernis dont on recouvre la vessie est bien desséché, parce qu'il boucherait de nouveau l'ouverture, si on le faisait pendant qu'il est encore frais.

Dans les cas où les bocaux ne doivent plus être rouverts, on peut employer le mastic suivant, dont la composition m'est indiquée par Ph. Phœbus: on met fondre six parties de colophane avec deux parties de cire jaune; puis on y ajoute une partie de térébenthine de Venise, et enfin quatre parties de sanguine pulvérisée, qu'on ajoute par petites portions. Cette préparation exige quelque précaution pour que la masse ne brûle pas ou ne monte pas. Pour se servir de cette composition, on la chauffe, et on l'applique dans cet état entre le rebord du bocal et le couvercle, en l'égalisant avec un fer chaud là où cela paraît être nécessaire. Il faut avoir soin d'essuyer exactement les parties du verre où le mastic doit être appliqué, parce qu'il n'adhérerait pas aux endroits mouillés ou humides. On recouvre ensuite le tout d'une vessie.

On conserve toujours dans les laboratoires d'anatomie, et même dans les Musées, un certain nombre de pièces inachevées, ou que l'on est du moins dans le cas de retirer souvent des bocaux qui les renferment : on ne se donne pas alors la peine de fermer les bocaux d'après les règles que nous venons d'indiquer, mais on se contente le plus souvent de les recouvrir d'une plaque en verre, que l'on retient au moyen d'une feuille de papier. Si les préparations devaient rester long-temps dans cet état-là, l'alcool ne tarderait pas à s'évaporer ou à perdre de sa force, et les pièces ainsi conservées étant quelquefois nombreuses, on néglige souvent de les visiter en temps opportun pour voir s'il ne convient pas d'y ajouter de nouveau de l'alcool. Il était donc important d'avoir un moyen qui tînt les bocaux hermétiquement fermés, et qui permette en même temps de les rouvrir et de les refermer avec facilité. Ce moyen a été trouvé dans la gomme élastique fondue, qui forme une substance poisseuse, dont on entoure le bord d'une plaque de verre, qui s'applique sur le rebord du bocal à fermer; la gomme élastique fondue conservant toujours sa consistance poisseuse, on peut à volonté rouvrir et refermer le bocal. En faisant fondre deux parties de gomme élastique avec une partie de suif, et en ajoutant ensuite au mélange quantité suffisante de craie pulvérisée ou d'une couleur terreuse quelconque, pour donner au mélange la consistance d'une pâte molle, on obtient une masse qui présente les mêmes avantages et qu'il est plus facile de manier. On conçoit que ces moyens seront employés avec avantage non-seulement pour la conservation temporaire des pièces, mais encore pour leur conservation définitive, parce qu'il n'y aurait plus alors qu'à recouvrir le couvercle d'une vessie mouillée que l'on vernirait pour lui donner un meilleur aspect.

Ph. Phœbus, m'indique une composition employée à Berlin, et présentant à peu près les mêmes avantages que la gomme élastique fondue. C'est un mélange de cire jaune, deux parties; résine de Bourgogne, une partie : suif de mouton et térébenthine, de chacun ½ partie. On en forme entre les doigts des cylindres, que l'on presse contre le rebord du bocal à fermer. Cette composition, qui se recommande par son prix peu élevé, ne saurait toutefois être employée dans les cas où l'alcool est en contact direct avec elle, parce qu'elle en est en partie dissoute.

CHAPITRE VIII.

De la manière de restaurer les pièces anciennes.

Les variations dans la température et dans l'état hygrométrique de l'air, la poussière, les insectes, etc., sont autant de causes qui exercent leur action nuisible sur les préparations desséchées. Celles conservées dans les liquides se détériorent par l'évaporation, par l'action de la lumière, et quelquefois même par leur séjour prolongé dans la liqueur destinée à les conserver. Il est donc nécessaire d'examiner de temps en temps toutes les pièces déposées dans un Musée, afin de remettre en état celles qui commencent à se dégrader, pendant qu'il en est temps encore. Les préparations sèches doivent recevoir tous les ans une couche de vernis.

Les préparations desséchées, qui sont devenues noires et poisseuses, seront plongées pendant quelques heures dans de l'eau tiède; cette immersion est surtout nécessaire pour les préparations d'angiologie, afin de ramollir la matière à injection, et de l'empêcher de se casser pendant que l'on manie les pièces. On les lave ensuite à plusieurs reprises avec une eau savonneuse, ou une dissolution alcaline, au moyen d'un pinceau ou d'une brosse douce, que l'on fait pénétrer dans tous les interstices des parties. Quand la préparation est bien propre, on la fait tremper pendant plusieurs heures dans de l'eau claire, afin d'enlever le savon. Si la pièce avait été rongée par les insectes, il faudrait, avant de la faire sécher, la laisser séjourner dans une dissolution alcoolique de sublimé corrosif ou dans de l'essence de térébenthine. Au besoin, on fait aussi pénétrer de ces liqueurs dans les petits trous formés par les insectes: on emploie avec succès, pour faire ces sortes d'injections, des tubes en verre tirés à la lampe. On fait ensuite sécher la pièce avec soin, puis on peint les vaisseaux et au besoin les muscles avec une couleur appropriée. Quand la couleur est sèche, on vernit.

Les parties qui se seraient perdues, comme, par exemple, des branches vasculaires, des muscles, etc., seront remplacées au moyen d'un peu de mastic de vitrier; si les parties qui manquent ont été grandes, il faut les modeler en cire. Ces parties doivent être surajoutées avant que la pièce n'ait été peinte et vernie.

Les préparations membraneuses qui auraient été en partie détruites par les insectes, seront d'abord exactement nettoyées;

puis on y collera des morceaux de vessie, ou des portions de membranes semblables, prises sur un autre sujet, et auxquelles on donne la forme convenable. Ces pièces seront collées avec de la gomme arabique dissoute. On vernit quand la préparation est bien sèche.

Si la portion membraneuse détruite avait été injectée, il faudrait tâcher de peindre les vaisseaux manquans en imitant la distribution vasculaire des parties voisines.

Dès que l'alcool des préparations déposées dans un Musée commence à prendre une teinte jaunâtre, il convient de le remplacer par de l'alcool frais; ce liquide, dans un Musée bien tenu, doit toujours être transparent et parfaitement incolore. L'alcool que l'on met ainsi de côté n'est pas perdu; car, en le soumettant à la distillation, il pourra servir de nouveau. Une simple distillation n'est cependant pas suffisante, parce que l'alcool entraîne alors des matières grasses, qui lui donnent une couleur opaline, dès qu'on y ajoute un peu d'eau. Le professeur SŒMMERRING a fait connaître la méthode de rendre l'alcool propre à servir de nouveau. On filtre celui devenu trouble, à travers de l'alumine ou de la terre de pipe, afin de le dépouiller de la graisse et des autres matières grossières; on ajoute de l'acide hydrochlorique à l'alcool ainsi filtré, afin de convertir l'ammoniaque libre qu'il contient, en hydrochlorate d'ammoniaque qui, dans la distillation, s'attache au haut de la cornue: on filtre sur de la chaux, afin de neutraliser l'excès d'acide hydrochlorique, s'il y en a: enfin, on distille à feu doux, sans cependant pousser jusqu'à siccité.

Les préparations conservées dans l'alcool, qui ont peu à peu pris une couleur brunâtre ou terreuse, seront placées dans de l'alcool auquel on a ajouté quelques gouttes d'acide hydrochlorique; elles reprennent par là très-souvent leur couleur naturelle.

En changeant les préparations qui avaient été plongées dans l'alcool avec addition d'un peu d'acide nitrique ou hydrochlorique, il ne faut pas les remettre dans la même liqueur, qui serait alors trop forte; il faut les mettre soit dans l'alcool seul, soit dans de l'alcool auquel on ajoute de l'acide dans une proportion beaucoup plus faible que la première fois. Si la liqueur s'était seulement évaporée en partie, sans qu'elle ait changé de couleur, il suffirait d'y ajouter de l'alcool sans addition d'acide.

CHAPITRE IX.

Des embaumemens.[1]

On entend par là, la conservation par dessiccation de la totalité ou de la majeure partie du corps; il aurait donc peut-être été convenable d'en traiter en même temps que de la dessiccation des pièces d'anatomie: cependant, comme les procédés d'embaumement diffèrent en partie des autres, nous en faisons l'objet d'un chapitre spécial.

Il existe différentes opinions sur les méthodes d'embaumement pratiquées ches les anciens Égyptiens: les uns prétendent que les corps entiers avaient été tannés, puis embaumés avec des matières résineuses, gommeuses et aromatiques qui pénétraient toutes les parties; d'autres pensent que l'embaumement n'avait été pratiqué qu'après que les corps avaient été salés et desséchés. Dans ces derniers temps GRANVILLE, qui a eu l'occasion d'examiner une momie dont toutes les parties étaient parfaitement conservées, décrit de la manière suivante la méthode d'embaumement telle qu'elle lui paraît avoir été pratiquée chez les Égyptiens. Les viscères abdominaux ont été arrachés en partie ou en totalité par le rectum, que l'on a élargi; le crâne fut vidé par les narines ou par une orbite, et les restes du cerveau entraînés par une injection évacuative; puis on a injecté dans le crâne un peu de résine liquéfiée. Le corps fut ensuite recouvert de chaux vive, à l'exception du cuir chevelu, et de l'extrémité des doigts et des orteils, et l'épiderme enlevé par ce moyen. Le cadavre fut ensuite plongé dans un réservoir contenant de la cire fondue avec addition d'un peu de résine et d'une petite quantité de bitume; ce bain, placé sur un feu très-doux, fut continué pendant quelques jours, pour permettre à la cire d'imprégner tous les tissus. On soumit ensuite le sujet à l'action d'une infusion de tannin et d'une dissolution saline dans laquelle entrait surtout le nitre, le carbonate, le sulfate et le muriate de soude. Après avoir fait sécher le corps, on introduisit dans le bas-ventre de la myrrhe, de la résine et de la terre bitumineuse, pour remplacer les viscères abdominaux extraits. Puis on enveloppa tout le corps d'une foule de bandages préalablement imprégnés d'une dissolution tannante. Pour permettre aux tours de bande de rester mieux

---

1 *An Essay on Egyptian mummies; by* A. B. GRANVILLE. Transactions philosophiques, 1825, pag. 269, avec fig.

appliqués, on les imprégna de cire et de résine liquéfiées. Ce procédé fut imité avec un plein succès par GRANVILLE, et pour faire la contre-épreuve il priva une partie de la momie qu'il a examinée de la matière céracée qui en remplissait le tissu : cette partie ne tarda pas à se putréfier avec la plus grande promptitude. En sorte qu'il paraîtrait que c'est à la cire que les momies doivent de résister aux causes ordinaires de destruction. GRANVILLE pense que cette méthode d'embaumement peut s'être perdue dans la suite, en sorte que les momies faites plus tard ont moins bien réussi, comme on l'observe sur la plupart de celles qui ont été examinées jusqu'à ce jour.

Dans les procédés d'embaumement usités jusqu'à ces derniers temps, on ouvrait les cavités splanchniques, pour en extraire les viscères, que l'on lavait exactement et que l'on faisait macérer dans l'alcool camphré ou dans le vinaigre camphré. On frottait ensuite l'intérieur des cavités avec de l'alcool ou du vinaigre camphrés, et l'on y replaçait les viscères, à l'exception du cerveau, qui doit toujours rester au dehors. On achevait de remplir les cavités de poudres végétales aromatiques, d'épices, de résines et de gommes-résines pulvérisées, que l'on imbibait ensuite de baumes et d'huiles essentielles, de manière à former une pâte entourant les viscères. Les cavités étant exactement cousues, on frottait tout l'extérieur du corps avec de l'alcool camphré ou des huiles essentielles; on le recouvrait d'un vernis, que l'on saupoudrait avec les poudres que nous avons indiquées plus haut, et l'on enveloppait ensuite le corps de tours de bande exactement appliqués sur toute sa superficie, à l'exception du visage et des mains. On imprégnait ce bandage de vernis, que l'on recouvrait de nouveau de poudres aromatiques, et quand celui-ci était desséché, on appliquait une seconde bande. Par ce moyen les chairs sont contenues quand elles commencent à se décomposer, en sorte qu'elles se combinent ensuite avec les substances balsamiques avec lesquelles elles sont en contact, et finissent par former avec elles une masse homogène et noirâtre.

Si l'on voulait adopter cette méthode d'embaumement, il faudrait la modifier de manière à faire dans le système artériel des injections conservatrices, soit sur le cadavre entier, si l'autopsie n'en avait pas été faite, soit dans les principaux troncs qui se rendent à la tête et aux membres, si le cadavre avait été ouvert, comme cela a lieu ordinairement. Il conviendrait aussi, comme le propose BRESCHET, d'employer de préférence aux poudres aromatiques et résineuses ordinaires, une poudre composée de noix de galle et de sumac à parties égales, à laquelle on ajouterait de la colophane, de l'arséniate acide de potasse et du sublimé corrosif: un peu de benjoin donnerait à ce mélange une odeur agréable.

J'ai vu au Musée du collége des chirurgiens à Londres un corps embaumé par SHELDON, et qui s'est parfaitement conservé. On m'a dit que cet anatomiste s'était borné à injecter de l'essence de térébenthine dans les artères et dans toutes les ouvertures naturelles, et de laisser ensuite ce corps pendant quelques années entouré de toutes parts de plâtre. SAINT-FOND, dans son Voyage en Angleterre, donne néanmoins une description différente et détaillée du procédé employé par SHELDON, que je crois devoir transcrire ici.

Il a commencé par injecter différentes parties du corps avec de l'alcool très-fort, saturé de camphre et mêlé avec un peu de térébenthine; pour donner à la face une coloration naturelle, il poussa dans les carotides une injection coloriée. Il a ensuite frictionné toute la peau avec de l'alun en poudre. Les viscères furent extraits et recouverts d'un vernis dans lequel entrait la térébenthine et le camphre; tout l'intérieur des cavités splanchniques fut recouvert par ce même vernis, après avoir été frictionné avec l'alun. Le corps ainsi préparé, fut placé dans un cercueil de bois de cèdre, dans le fond duquel il y avait une couche de craie calcinée, afin d'absorber l'humidité. Le cercueil fut fermé hermétiquement, et placé dans un second cercueil en acajou. Cinq années après, à l'ouverture des cercueils, le cadavre présentait le même aspect que quand il y fut déposé, et pendant quelque temps encore on y remarquait une légère flexibilité des bras, et l'élasticité des seins et des joues.

Ce procédé se rapproche beaucoup de la méthode de W. HUNTER, que cet anatomiste a fait connaître à mon père: on injecte le plus tôt possible tout le corps d'essence de térébenthine, à laquelle on ajoute un peu d'essence de romarin; l'injection doit se faire par la crurale ou par la carotide, et l'essence doit être chauffée. Il faut tâcher de remplir les artères, les veines, et, si faire se peut, le tissu cellulaire. L'esprit de vin convient moins que l'essence, parce qu'il ne pénètre pas si bien les petits vaisseaux. Deux jours après, on ouvre les cavités splanchniques en détachant le sternum. On sort les viscères de la poitrine et du bas-ventre, on les exprime exactement, et pour vider plus complétement le canal intestinal, on y pratique quelques petites ouvertures. On sèche ensuite le tout avec des éponges et des linges, et l'on injecte de l'essence par l'artère pulmonaire, par la trachée-artère et par la mésentérique supérieure, que l'on ferme de suite après avec des ligatures. On verse aussi un peu d'essence dans l'estomac et dans les intestins. On fait ensuite sortir par la pression le sang mêlé d'essence de térébenthine qui est renfermé dans les vaisseaux du corps; puis on injecte de nouveau de la térébenthine, d'abord dans les branches ascendantes de l'aorte, après avoir lié les artères mammaires internes, et ensuite dans l'aorte descendante, en liant les vaisseaux à mesure qu'ils ont été injectés. L'injection qui sera poussée dans l'aorte ascendante, devra être colorée par du vermillon. On ferme l'anus au moyen d'une ligature qu'on fait passer à travers la peau, on injecte de l'essence dans le rectum et on lie cet intestin. On peut se dispenser d'injecter la vessie, si elle a été bien vidée. On nettoie et l'on sèche la bouche, les narines et les conduits auditifs; on les remplit d'une poudre composée de résine et d'un peu de nitre, et que l'on imbibe ensuite d'esprit de vin camphré. On nettoie les cavités abdominale et thoracique, on y met une couche de poudre résineuse et nitrée, puis on y place les intestins, que l'on entoure exactement de cette poudre, jusqu'à ce que les cavités soient remplies; on commence à coudre la peau, et quand elle est presque fermée, on verse dans les cavités de l'alcool camphré jusqu'à ce qu'on ne puisse plus rien y faire entrer. Le vagin sera lié et rempli d'essence, comme on l'a fait pour le rectum. On vide les yeux, et on place des yeux en émail, ou bien on ferme les paupières. On lave toute la peau avec de l'essence de térébenthine, puis on la frictionne assidument avec des essences aromatiques. Enfin, on met dans un cercueil une couche de plâtre récemment calciné, on y place le corps, que l'on recouvre également de plâtre, de manière à ce qu'il en soit exactement entouré; ou bien on laisse dépasser la tête et les extrémités, si ces parties doivent rester exposées, ayant soin alors de maintenir le plâtre au moyen de bandes roulées.

La propriété qu'a le sublimé corrosif de s'opposer à la décomposition des tissus, et d'éloigner les insectes des pièces desséchées, rend cette substance très-précieuse pour obtenir des momifications. Larrey, qui s'est plusieurs fois servi de ce moyen, a placé les sujets qui devaient être embaumés, dans une solution aqueuse concentrée de ce sel, en les y laissant séjourner pendant l'espace de trois mois. Je pense qu'en faisant en même temps sur les sujets à embaumer des injections dans les artères avec une dissolution alcoolique de sublimé, ou avec de la térébenthine tenant en suspension du sublimé en poudre, les résultats seraient encore plus satisfaisans. On conçoit du reste qu'il faudra ouvrir les cavités splanchniques, pour permettre à la solution saline d'y étendre son action; et, si le corps commençait déjà à passer en putréfaction, il faudrait en outre introduire dans ces cavités du sublimé en poudre. Les matières contenues dans le canal intestinal seront évacuées soit par la pression, soit par des injections faites par l'œsophage et par le rectum, soit enfin par des incisions pratiquées directement sur le canal intestinal: le cerveau doit toujours être enlevé. Enfin, si le sujet était très-gras, et qu'il fût mort de typhus et pendant la saison chaude, il serait impossible de conserver les viscères en rapport avec le corps. Il faudrait alors les extraire, après avoir fait l'injection générale des artères, et, après les avoir lavés et y avoir fait les incisions nécessaires, les plonger dans une solution alcoolique concentrée de sublimé, et les y laisser séjourner jusqu'à ce que le reste du sujet fût prêt à être desséché. Quand on juge que le cadavre a été assez long-temps soumis à l'action du sublimé, on le sort de ce bain, on essuie exactement l'intérieur des cavités splanchniques, et l'on y replace les viscères, si ces derniers avaient été extraits; puis, pour conserver à ces préparations le caractère d'embaumement, il faudra, d'après le conseil de Breschet, injecter dans les grandes cavités de fortes dissolutions de résines aromatiques et de baumes, faites avec les huiles volatiles de sauge, de lavande, de romarin, etc. On place ensuite le sujet sur une claie exposée à l'action d'une chaleur sèche. A mesure que la dessiccation s'opère, on rétablit les formes naturelles des traits de la face, au moyen de compresses graduées, soutenues par des bandages méthodiques. Quand le cadavre est bien sec, on y applique plusieurs couches de vernis gras, résineux, légèrement coloré.

Braconnot propose d'employer le persulfate de fer au lieu du sublimé corrosif, comme présentant des résultats aussi favorables, comme étant moins cher et d'un emploi moins dangereux.

Si, comme on le demande parfois, le cœur doit être conservé à part, on l'isole des parties environnantes, en conservant un petit bout des troncs vasculaires artériels et veineux. Après avoir fait sortir ensuite tout le sang que l'organe contient, on le met tremper pendant quelques jours dans une solution alcoolique de sublimé, ou pendant quelques semaines dans le mélange de térébenthine et d'alcool. On le remplit alors de poudres aromatiques et résineuses imprégnées d'alcool, ou de coton imbibé d'un mélange d'alcool, de baume du Pérou et d'huile de lavande, ou bien on le remplit d'une matière à injection solide. Quand il est sec, on le vernit et on le dépose dans une capsule en plomb.

Si le corps embaumé doit être exposé au public, on le met sous verre; sinon, on le place dans un cercueil en plomb, dont on remplit tous les interstices de poudres aromatiques, et l'on soude le couvercle pour empêcher l'accès de l'air.

J'ai été chargé en 1831 de restaurer le corps embaumé d'un comte de Nassau qui est déposé dans un caveau de l'église Saint-Thomas à Strasbourg. Je trouvai ce corps extrêmement dégradé par les insectes, qui sans doute avaient été attirés par les vêtemens de laine dont il était recouvert; ces derniers étaient entièrement rongés. Je commençai par faire enlever tous les vêtemens, et je fis retirer du bas-ventre et de la poitrine les fragmens de substances végétales noirâtres qui remplissaient ces cavités, et qui avaient servi à l'embaumement. Le corps entier fut ensuite abondamment arrosé d'essence de térébenthine, tenant en suspension du sublimé corrosif réduit en poudre impalpable; la liqueur pénétra facilement dans toute la substance du corps à la faveur des nombreux trous dont les insectes avaient criblé la peau. Le visage, qui était entièrement dilacéré par les insectes, fut réparé au moyen d'un mélange de cire fondue et de térébenthine de Venise, auquel j'avais donné une couleur analogue à celle de la peau du visage, et qui fut coulé dans toutes les ouvertures que les insectes avaient pratiquées, puis modelé de manière à faire disparaître les inégalités. Le menton étant entièrement rongé, il a dû être fait à neuf au moyen du mélange précité, coulé sur de l'étoupe, afin de donner plus de solidité à cette pièce rajustée. La peau du visage offrant des nuances de coloration très-variées, il n'a pas été possible d'obtenir exactement ces différentes nuances de cire fondue; j'ai en conséquence donné à tout le visage une couleur uniforme, afin de cacher les taches résultant de l'oblitération des trous dont il était bigarré; je choisis pour cela la nuance de couleur qui se rapprochait le plus des points les plus clairs du corps embaumé. Tout le corps fut ensuite trempé de vernis de térébenthine, tant à l'extérieur qu'à l'intérieur. Cette opération a été répétée trois fois, laissant toujours entre chacune d'elles un intervalle d'une huitaine de jours, afin de permettre au vernis de sécher complétement. Le thorax et l'abdomen furent de nouveau remplis, afin de les empêcher de s'affaisser. Comptant sur la parfaite conservation du corps à cause de la grande quantité de vernis dont il a été imprégné, je n'ai pas jugé nécessaire de remplir les cavités exclusivement de substances aromatiques ou balsamiques; je me suis donc borné à y placer alternativement des couches de feuilles de tabac découpées, de baies de genièvre pilées et d'étoupe. Enfin, le corps fut recouvert de vêtemens nouveaux, confectionnés sur le modèle des vêtemens primitifs, mais dans la composition desquels on évita soigneusement de faire entrer de la laine; puis il fut placé dans un cercueil en zinc, renfermant quelques morceaux de camphre et hermétiquement fermé par le haut au moyen de carreaux de glaces.

FIN.

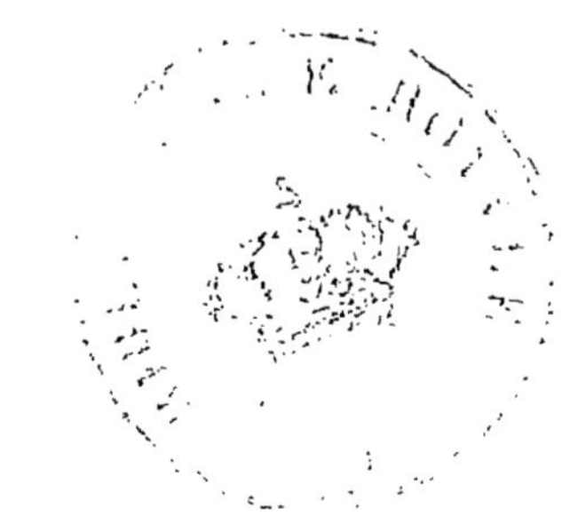

EXPLICATION DES PLANCHES.

PLANCHE I.

FIGURE 1. Ligamens entre la tête et les deux premières vertèbres du cou.

a. a. Portion de la base du crâne, comprenant la demi-circonférence antérieure du trou occipital.

b. b. Atlas, dont l'arc postérieur a été enlevé.

c. c. Axis, dont on a emporté l'apophyse épineuse avec ses branches.

d. Corps de l'axis.

e. Apophyse odontoïde.

f. Appareil ligamenteux, détaché par sa partie inférieure et replié en haut.

g. Portion moyenne, fibro-cartilagineuse, du ligament croisé.

h. h. Portions latérales du ligament croisé.

i. Appendice supérieur du ligament croisé.

l. Appendice inférieur de ce ligament.

m. m. Ligament latéral de la dent.

n. Ligament suspenseur de la dent.

Observation. On n'a pas fait dessiner le ligament transverse de l'occipital, qui était placé au-dessus des ligamens latéraux de la dent, parce que le dessin aurait été trop chargé.

FIGURE 2. Phalange onguéale du gros orteil, divisée en long pour faire voir la disposition de l'ongle.

FIGURE 3. Préparation analogue, dont on a enlevé l'épiderme et l'ongle, pour faire voir la coupe en profil des papilles du derme.

FIGURE 4. Phalange onguéale dont on a enlevé l'épiderme et l'ongle, vue par sa face supérieure.

FIGURE 5. Épiderme du troisième orteil, renversé en haut et vu par sa face adhérente, pour faire voir comment il passe sous l'ongle.

Les mêmes lettres se reproduisant parfois dans les figures 2, 3, 4 et 5, nous en donnons l'explication collectivement.

a. Os de la troisième phalange du gros orteil.

b. Tissu cellulaire sous-cutané.

c. c. Derme.

d. Fond du repli du derme, qui constitue la matrice de l'ongle.

e. Papilles de la matrice de l'ongle.

f. Papilles très-peu prononcées, mais néanmoins distinctes dans la figure 4, qui correspondent à la lunule.

g. Corps capillaire, correspondant au corps de l'ongle.

h. Papilles irrégulières, placées derrière le point où l'ongle cesse d'être adhérent.

i. i. i. i. Épiderme.

k. Épiderme se continuant sous l'ongle. Dans la figure 2 ce feuillet a été dessiné un peu trop épais.

l. Portion de l'épiderme correspondant à la lunule; les sillons y existent, mais ils sont peu prononcés.

m. Épiderme sillonné en long, correspondant au corps de l'ongle.

n. Lames imbriquées de l'épiderme, placées entre l'ongle et le commencement de la matrice.

o. Ongle.

Planche II.

Figure 1. Cartilages de l'oreille gauche avec leurs muscles. (Soemmerring, *Abbildungen des menschlichen Hörorgans*, tab. II, fig. 5.)

- *a. a. a.* Hélix.
- *b. b. b.* Anthélix.
- *c.* Tragus.
- *d.* Antitragus.
- *e.* Fosse naviculaire.
- *f.* Conque.
- *g.* Grand muscle de l'hélix.
- *h.* Petit muscle de l'hélix.
- *i.* Muscle du tragus.
- *l.* Muscle de l'antitragus.

Figures 2 et 2'. Temporal gauche avec une petite portion du sphénoïde.

On a enlevé la majeure partie du conduit auditif pour faire voir les muscles antérieur et externe du marteau. (Soemmerring, tab. II, fig. 10.) L'indication des lettres se trouve sur la figure 2'.

- *a.* Portion de la caisse du tympan, vue par le conduit auditif ouvert.
- *b.* Fenêtre ronde.
- *c.* Marteau.
- *d.* Enclume.
- *e.* Étrier.
- *f.* Muscle antérieur du marteau.
- *g.* Muscle externe du marteau.
- *h.* Extrémité du tendon du muscle interne du marteau.
- *i.* Extrémité du tendon du muscle de l'étrier.

Figures 3 et 3'. Continuation de la figure précédente; on a préparé davantage dans la profondeur, pour faire voir le muscle interne du marteau et celui de l'étrier. Les lettres sont marquées sur la figure 3'. (Soemmerring, tab. II, fig. 2.)

Les lettres *a*, *b*, *c*, *d*, *e*, sont les mêmes que dans la figure 2.

- *f.* Apophyse grêle du marteau, à laquelle était attaché le muscle antérieur du marteau dans la figure précédente.
- *g.* Muscle externe du marteau.
- *h.* Muscle interne du marteau, dont on n'avait vu que l'extrémité dans la figure précédente.
- *i.* Muscle de l'étrier, dont on n'avait également pu voir que l'extrémité dans la figure 2.
- *k.* Trompe d'Eustache.

Figure 4. Portion du rocher du temporal, travaillé du dedans en dehors pour faire voir la membrane du tympan, le trajet du nerf facial dans l'aqueduc de Falloppe, la corde du tympan et les rameaux nerveux pour les muscles des osselets. Les diamètres sont grossis deux fois. (Soemmerring, tab. II, fig. 20.)

- *a.* Face antérieure du rocher.
- *b.* Commencement des cellules mastoïdiennes.

c. c. Extrémité interne du conduit auditif, à laquelle est attachée la membrane du tympan.

d. Membrane du tympan, vue par sa face interne, rendue convexe par le manche du marteau.

e. Tête du marteau. Elle est attachée en haut au rocher par un petit ligament.

f. Extrémité du manche du marteau, enchâssée entre les lames de la membrane du tympan.

g. Enclume.

h. Étrier.

i. Muscle interne du marteau.

k. Muscle de l'étrier.

l. l. Nerf facial.

m. Nerf pétreux, qui s'unit au précédent à l'endroit où il forme son coude.

n. n. n. Corde du tympan; on remarque comment elle devient peu à peu plus épaisse.

o. Filet du facial pour le muscle interne du marteau.

p. Filet pour le muscle de l'étrier.

Planche III.

Figure 1. Chaîne des osselets et labyrinthe du côté gauche, diamètres quatre fois grossis. (Soemmerring, pl. II, fig. 1.)

a, *b*, *c*, *d*, *e*. Marteau : *a*, apophyse grêle; *b*, courte apophyse, vue en face; *c*, manche; *d*, col; *e*, tête.

f, *g*, *h*. Enclume: *f*, tête; *g*, courte apophyse; *h*, longue apophyse.

i, *k*, *l*. Étrier : *i*, tête; *k*, branche; *l*, base.

m, *n*, *o*. Limaçon : *m*, premier tour de spire; *n*, deuxième tour; *o*, troisième tour.

p. Fenêtre ronde.

q. *q*. Vestibule.

r, *s*, *u*. Canal demi-circulaire vertical antérieur; *s*, son ampoule.

t, *u*, *v*. Canal demi-circulaire vertical postérieur; *u*, point d'union des canaux demi-circulaires verticaux; *v*, ampoule du canal demi-circulaire vertical postérieur.

x, *y*. Canal demi-circulaire horizontal; *y*, son ampoule.

Figure 2. Labyrinthe ouvert pour faire voir la distribution du nerf acoustique et les membranes nerveuses qui tapissent l'intérieur des cavités. (Soemmerring, pl. III, fig. 9.)

a, *b*, *c*. Limaçon : *a*, premier tour de spire; *b*, deuxième tour; *c*, troisième tour.

d, *e*, *f*. Vestibule.

g. Canal demi-circulaire vertical antérieur.

h. Canal demi-circulaire vertical postérieur.

i. Canal demi-circulaire horizontal.

k. Nerf acoustique.

Figure 3. Cervelet représenté par sa face inférieure, pour faire voir les valvules de Tarin. (Reil, *Arch.*, tom. VIII, pl. IV, fig. 1.)

a. Portion antérieure et inférieure du cervelet, qui a été enlevée pour pouvoir écarter les amygdales en dehors.

b. *b*. Amygdales.

c. *c*. Lobules des nerfs vagues.

d. Stylet glissé sous la valvule de Tarin du côté gauche.

d'. Valvule de Tarin du côté droit.

e. Petite saillie qui sert de commissure aux valvules de Tarin.

f. Ver inférieur.

g. Extrémité antérieure du ver inférieur, renversée pour mieux faire voir l'intérieur du quatrième ventricule.

h. Moelle alongée, renversée en avant.

i. *i*. Corps restiformes.

k. *k*. *Processus cerebelli ad testes*, vus par leur face interne.

l. Valvule de Vieussens, vue par sa face interne.

Planche IV.

Figure 1. Coupe schématique longitudinale du globe de l'œil, pour faire voir en profil la disposition des parties qui entrent dans sa composition.

a. Sclérotique.
b. Cornée transparente.
c. Choroïde.
d. Lame externe de la choroïde, qui se perd en
e, dans le cercle ciliaire.
f. Lame interne de la choroïde, qui forme en
g, les procès ciliaires, et en
h, l'iris.
i. Uvée.
k. Membrane de Jacob, qui paraît s'avancer entre les procès ciliaires et la zone de Zinn, et se continuer en
l, avec la membrane de Demours.
m. Rétine, devenant plus épaisse près de la zone de Zinn.
n. Hyaloïde.
o. Zone de Zinn, se prolongeant peut-être au devant de la membrane cristalloïde.
p. Membrane cristalloïde.
q. Cristallin.
r. Corps vitré.
s. Canal de Petit.
t. Canal de Fontana.
u. Chambre antérieure de l'œil.
v. Nerf optique.

Figure 2. Traits servant à faire concevoir comment le péritoine est formé d'une poche sous-divisée en deux loges par un étranglement médian : ce dernier correspond à l'ouverture de Winslow, et la portion ponctuée des figures représente la petite poche du péritoine ou cavité des épiploons. En comparant entre elles les figures A et B, on voit comment, dans cette dernière, la petite loge du péritoine s'enfonce dans un cul-de-sac que forme la grande loge. La fig. C n'est que la fig. B avec quelques inflexions de plus, de manière à la rendre plus semblable à la fig. 3, dont elle ne diffère réellement que parce qu'on y voit la communication des deux poches péritonéales par l'intermédiaire de l'ouverture de Winslow, partie qui n'a pas pu être représentée sur la figure 3, celle-ci étant prise sur la ligne médiane, tandis que l'ouverture de Winslow est placée vers la droite.

Figure 3. Coupe schématique longitudinale de l'abdomen, pour faire voir les replis du péritoine.

a. Ombilic.
b. *b*. Diaphragme.
c. Foie.
d. Estomac.
e. Colon transverse.
f. Duodénum.

g. Pancréas.
h. Intestin grêle.
i. i. Colonne vertébrale.
k. Angle sacro-vertébral
l. Rectum.
m. Matrice.
n. Vessie.
o. Pubis.
p. Ligament coronaire du foie
q. Epiploon gastro-hépatique.
r. Epiploon gastro-colique.
s. Mésocolon transverse.
t. t. t. Cavité des épiploons.
u. Mésentère.

FIGURE 4. Coupe schématique transversale du bas-ventre dans la région lombaire, pour faire voir les replis du péritoine.

a. Ombilic.
b. Coupe de la colonne vertébrale.
c. c. Reins.
d. Colon ascendant.
e. Intestin grêle.
f. Colon descendant.
g. Veine cave inférieure.
h. Aorte.
i. Mésocolon gauche.
k. Mésentère.
l. Mésocolon droit

Planche V.

Nerf olfactif; ganglion sphéno-palatin; ganglion otique; rameau auriculaire du nerf vague. La préparation est faite de l'intérieur vers l'extérieur sur le côté droit de la tête. (Fr. Arnold, *Icones nervorum capitis*, tab. V.)

a. a. Face interne de la portion latérale du crâne.
b. Sinus frontal.
c. Sinus sphénoïdal.
d. Cornet supérieur.
e. Cornet moyen.
f. Cornet inférieur.
g. Voile du palais.
h. Voûte du palais.
i. Langue.
k. Muscle ptérygoïdien interne sous forme de deux faisceaux.
l. M. styloglosse.
m. M. stylopharyngien.
n. Face postérieure du pavillon de l'oreille.
o. Muscle postérieur de l'oreille.
p. Glande parotide.
q. Artère carotide interne.
r. Artère maxillaire interne.
s. Artère méningée moyenne.
t. Artère auriculaire postérieure.
u. Veine jugulaire interne.
1. Distribution du nerf olfactif.
2. Tronc du nerf optique.
3. Nerf oculomoteur commun.
4. Nerf trijumeau.
5. Sa grande portion formant le ganglion de Gasser.
6. Petite portion du nerf trijumeau, formant plus spécialement les nerfs temporaux profonds et massétérin.
7. Nerf ophthalmique de Willis.
8. Rameau ethmoïdal de la branche nasale de l'ophthalmique.
9. Nerf maxillaire supérieur.
10. Ganglion sphéno-palatin ou de Meckel.
11. Les deux filets dont se compose le nerf vidien; coupés.
12. Nerf pharyngé de Bock; coupé.
13. Nerfs nasaux supérieurs et postérieurs.
14. 14. Nerfs palatins postérieurs.
15. Nerfs nasaux postérieurs et inférieurs.
16. Nerf maxillaire inférieur.
17. 17. Les deux racines qui forment le nerf temporal superficiel et qui embrassent l'artère méningée moyenne.
18. Nerf dentaire inférieur.
19. Nerf lingual.
20. Corde du tympan s'unissant en bas au nerf lingual.
21. Ganglion otique.

22. Rameaux pour le muscle ptérygoïdien interne.
23. Rameau pour le muscle péristaphylin externe; coupé.
24. Deux rameaux pour le muscle interne du marteau.
25. Terminaison dans le ganglion otique du rameau anastomotique de Jacobson, ou petit nerf pétreux superficiel; coupé.
26. Rameau du ganglion cervical supérieur qui suit l'artère méningée moyenne pour s'unir au ganglion otique.
27. Rameau du ganglion otique qui s'unit aux racines du nerf temporal superficiel.
28. Nerf facial.
29. Nerf auriculaire postérieur du facial.
30. Nerf glosso-pharyngien. On aperçoit son renflement ganglionaire, dont part en arrière un filet qui s'unit au rameau auriculaire du nerf vague.
31. Branches du glosso-pharyngien qui forment le plexus pharyngien en s'anastomosant avec des branches du nerf vague.
32. Nerf vague qui forme bientôt son ganglion.
32'. Plexus gangliforme.
33. Rameau auriculaire du nerf vague, dont on ne voit pas ici l'origine du renflement ganglionaire; après avoir reçu le filet du glosso-pharyngien, il donne deux filets de communication, l'un ascendant, l'autre descendant pour le nerf facial.
34. Continuation du rameau auriculaire du nerf vague, et terminaison dans le conduit auditif.
35. Filet de communication de ce rameau avec le nerf auriculaire postérieur du facial.
36. Nerf laryngé supérieur.
37. Nerf accessoire de Willis, donnant un filet de communication au nerf vague.

Planche VI.

Figure 1. Distribution du nerf maxillaire supérieur, et portion céphalique du grand sympathique. Côté gauche.

a. Tronc du nerf de la cinquième paire.
b. Nerf ophthalmique de Willis.
c. Nerf maxillaire supérieur.
d. Ganglion sphéno-palatin ou de Meckel.
e. Nerfs palatins postérieurs.
f. Nerf pharyngé de Bock, et nerfs nasaux supérieurs et postérieurs.
g. Nerf vidien.
h. Nerf pétreux.
i. Rameau carotique du nerf vidien.
k. Nerf dentaire postérieur.
l. Rameaux de ce nerf, qui se distribuent aux racines des dents.
m. m. Nerf sous-orbitaire.
n. Rameau orbitaire.
o. Filet malaire.
p. Nerf dentaire antérieur.
q. Rameaux qu'il donne aux racines des dents.
r. Nerf palpébral inférieur.
s. Rameaux nasaux.
t. Rameaux labiaux.
u. Nerf maxillaire inférieur.
v. Ganglion otique.
x. Nerf de la sixième paire.
y. Rameaux carotiques de ce nerf.
z. z. Nerf facial.
1. Nerf glosso-pharyngien.
2. Son ganglion.
3. Rameau anastomotique de Jacobson.
4. Petit nerf pétreux superficiel.
5. Commencement du ganglion cervical supérieur.
6. Communication avec le ganglion pétreux.
7. Nerf carotique.
8. Ganglion carotique.
9. 9. Artère carotide interne.

Figure 2. Figure grossie de la distribution du rameau anastomotique de Jacobson. Côté gauche.

a. Promontoire.
b. Portion de l'apophyse mastoïde.
c. Marteau.
d. Enclume.
e. Étrier.
f. Fenêtre ronde.
g. g. Trompe d'Eustache.
h. h. Muscle interne du marteau.
i. Muscle antérieur du marteau.

k. Artère carotide interne.

l. Rameau anastomotique de Jacobson.

m. Premier filet, dont je n'ai pas pu reconnaître la terminaison exacte.

n. Filet pour la fenêtre ronde.

o. Rameau inférieur ou carotique du nerf anastomotique de Jacobson. Il fournit un filet à la trompe d'Eustache.

p. Rameau supérieur de ce nerf.

q. q. Filets pour la trompe d'Eustache, venant les uns du rameau inférieur, les autres du supérieur.

r. Premier filet pour la fenêtre ovale.

s. Second filet pour la fenêtre ovale.

t. t. Terminaison du rameau supérieur du nerf de Jacobson, ou petit nerf pétreux superficiel, s'unissant au ganglion otique.

Planche VII.

Distribution des principales branches de l'artère carotide. Cette planche unique remplace les planches VII A et B dont il est question dans le texte, pag. 455; la planche B n'ayant dû être qu'une planche au trait, servant à l'indication des lettres et des chiffres, et dont l'inutilité a été reconnue plus tard.

a. Portion de la dure-mère.
b. Globe de l'œil.
c. Glande lacrymale.
d. Conduit auditif.
e. e. Pharynx.
f. OEsophage.
g. Larynx.
h. Glande thyroïde.
i. Trachée-artère.
l. Muscle frontal.
m. Muscle pyramidal du nez.
n. Muscle droit supérieur de l'œil.
o. Muscle droit externe de l'œil.
p. Muscle droit inférieur de l'œil.
q. Muscle releveur de l'aile du nez et de la lèvre supérieure.
r. Muscle transversal du nez.
s. Muscle canin.
t. Muscle orbiculaire des lèvres.
u. Muscle buccinateur.
v. Muscle carré.
x. Muscle triangulaire.
y. Muscle masséter.

1. Artère carotide primitive.
2. Artère carotide externe.
3. 3. Artère thyroïdienne supérieure.
4. Artère laryngée.
5. Artère pharyngienne inférieure.
6. Artère linguale.
7. 7. Artère faciale.
8. Artère palatine ascendante.
9. Artère submentale.
10. Artère coronaire inférieure.
11. Artère coronaire supérieure.
12. Artère antérieure de la cloison.
13. Artère nasale latérale inférieure.
14. Artère dorsale du nez.
15. Artère occipitale.
16. Artère auriculaire postérieure.
17. Artère stylo-mastoïdienne.
18. Artère transverse de la face.
19. Artère auriculaire inférieure.
20. Artère auriculaire supérieure.

21. Artère temporale.
22. Artère maxillaire interne.
23. Artère tympanique donnant l'artère auriculaire profonde.
24. 24. Artère méningée moyenne.
25. 25. Artère dentaire inférieure, donnant dès son origine une artère ptérygoïdienne.
26. Trois artères temporales profondes.
26'. Quatrième rameau temporal profond, provenant de la maxillaire interne en commun avec l'artère alvéolaire supérieure.
27. Artère massétérine.
28. Artère buccale.
29. Artère ptérygoïdienne.
30. Artère alvéolaire supérieure.
31. 31. Artère sous-orbitaire.
32. 32. Artères palatines descendantes.
33. Artère vidienne.
34. Artère nasale postérieure.
35. 35. Artère carotide interne.
36. Artère ophthalmique.
37. Artère lacrymale.
38. Artère malaire.
39. Rameaux musculaires inférieurs.
40. Artères ciliaires postérieures.
41. Artère ethmoïdale antérieure.
42. Artère sus-orbitaire.
43. 43. Artères ciliaires antérieures.
44. Artère frontale.
45. Artère sous-clavière.
46. Artère thyroïdienne inférieure.
47. 47. Artère vertébrale, donnant chemin faisant de petits rameaux musculaires.

Pl.I.

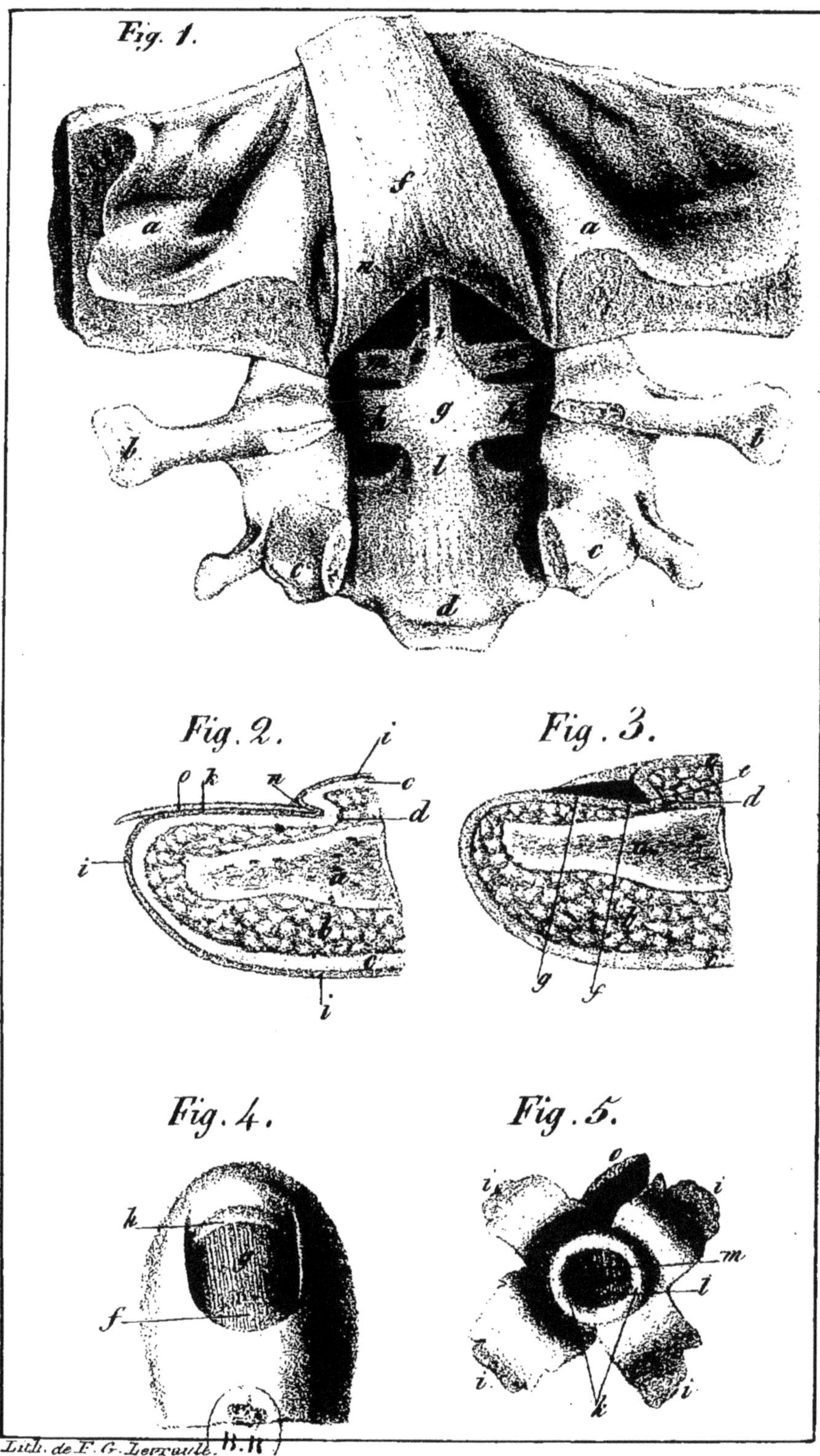

Pl. II.

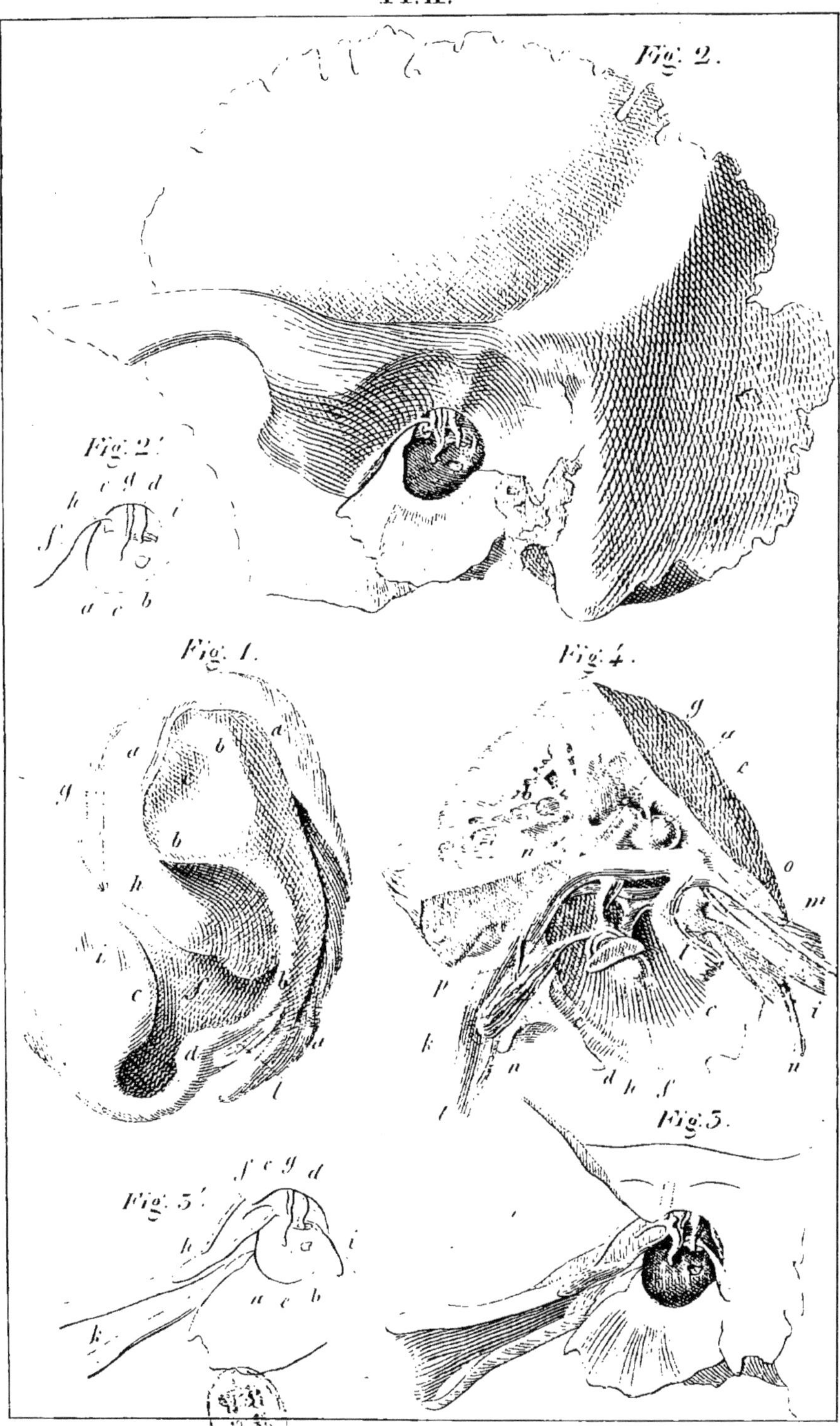

Lith. de F. G. Levrault.

Pl. III.

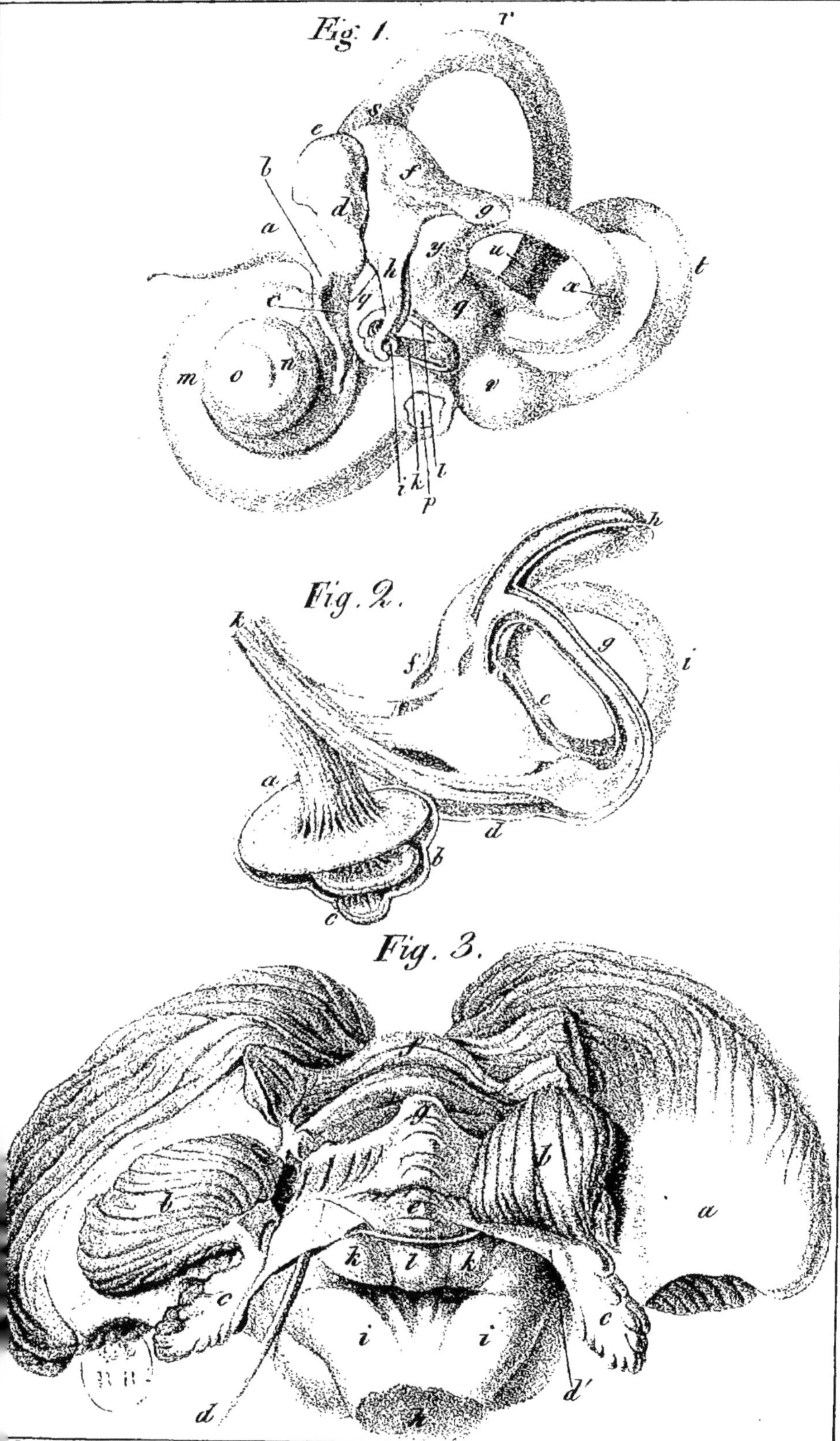

Lith. de F. G. Levrault.

Pl. IV.

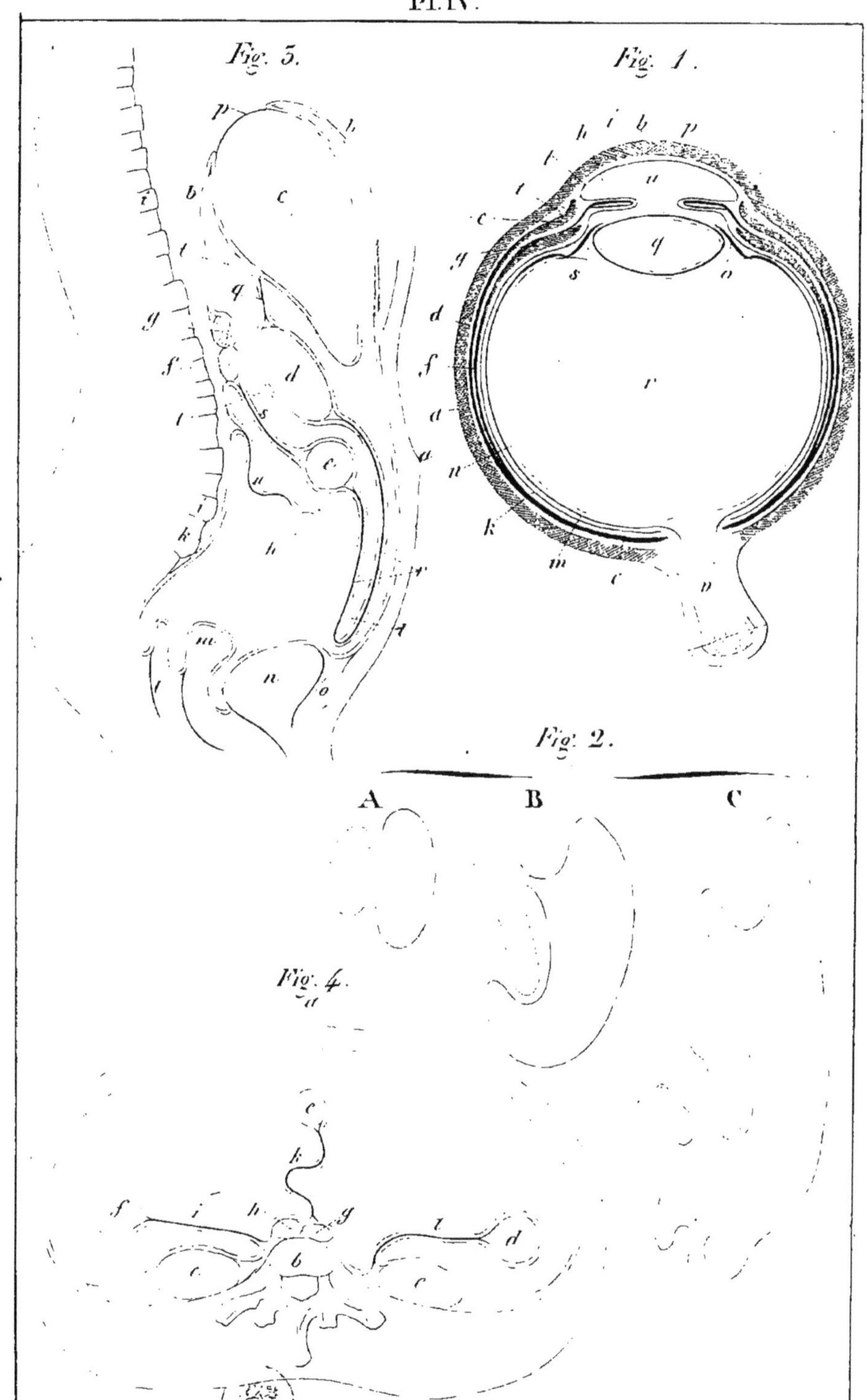

Lith. de F. G. Levrault.

Pl. V.

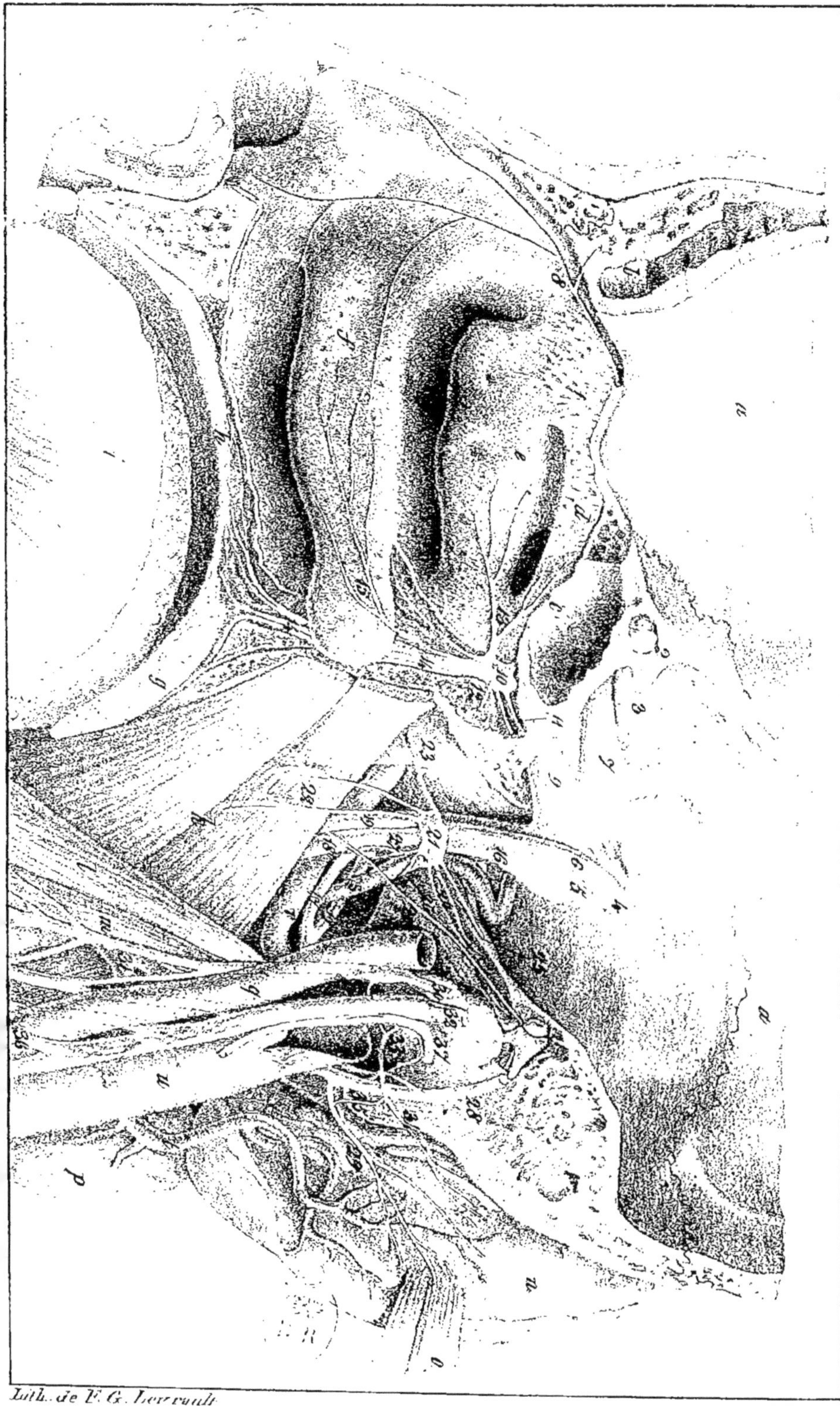

Lith. de F. G. Levrault

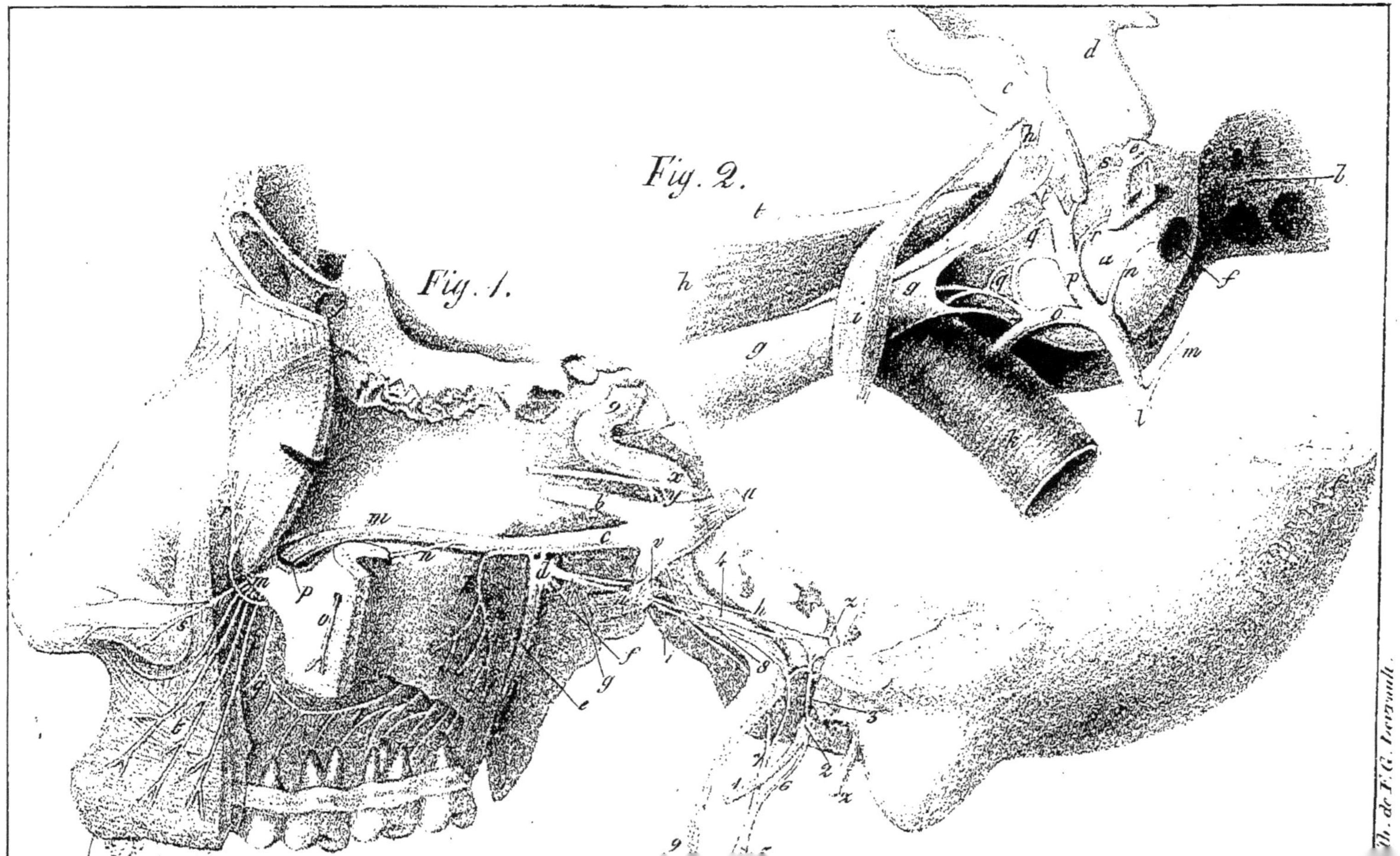

Lith. de F.G. Levrault.

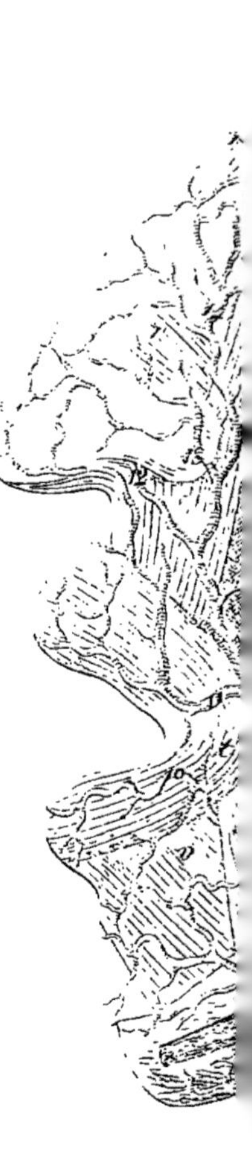

Lith. de F. G. Lev

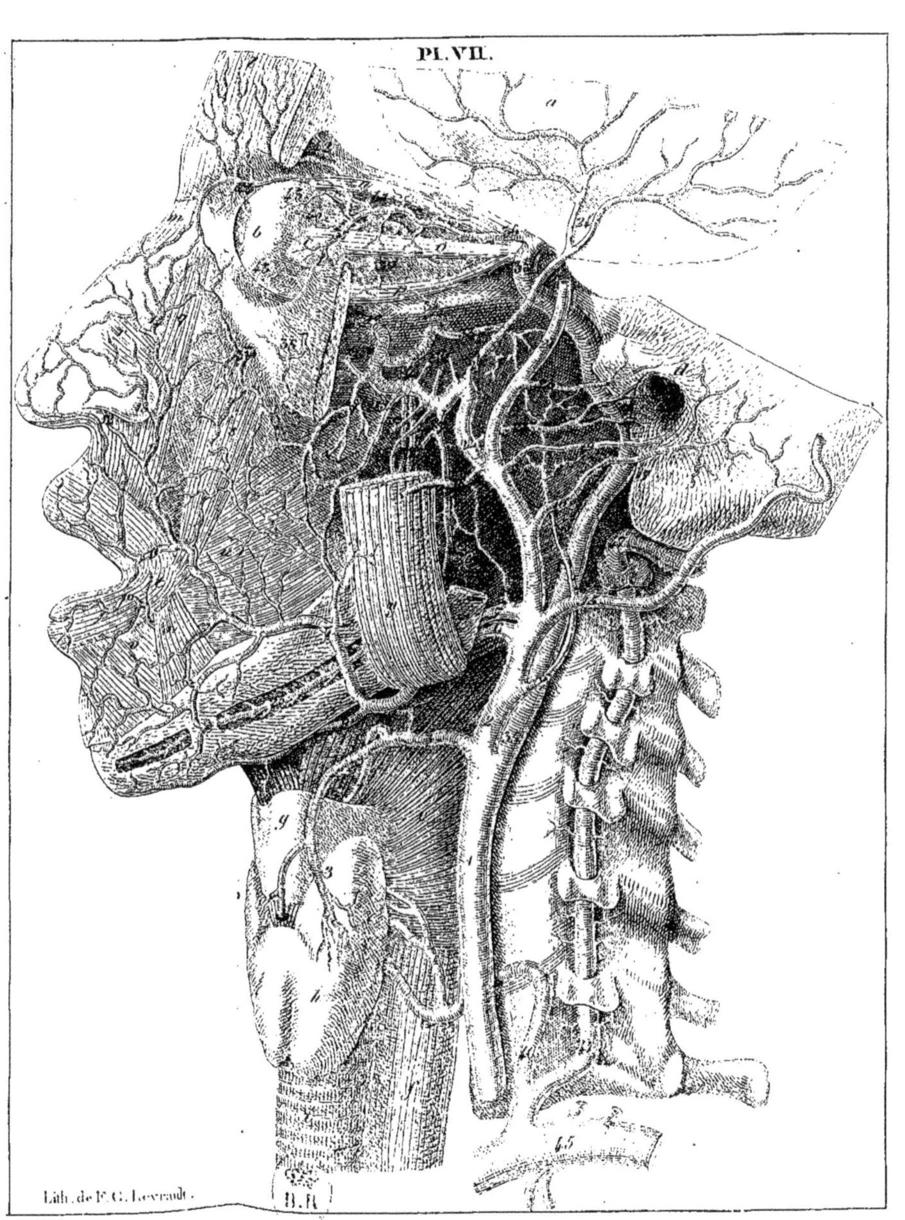
Pl. VII.
Lith. de F. G. Levrault.
B.R

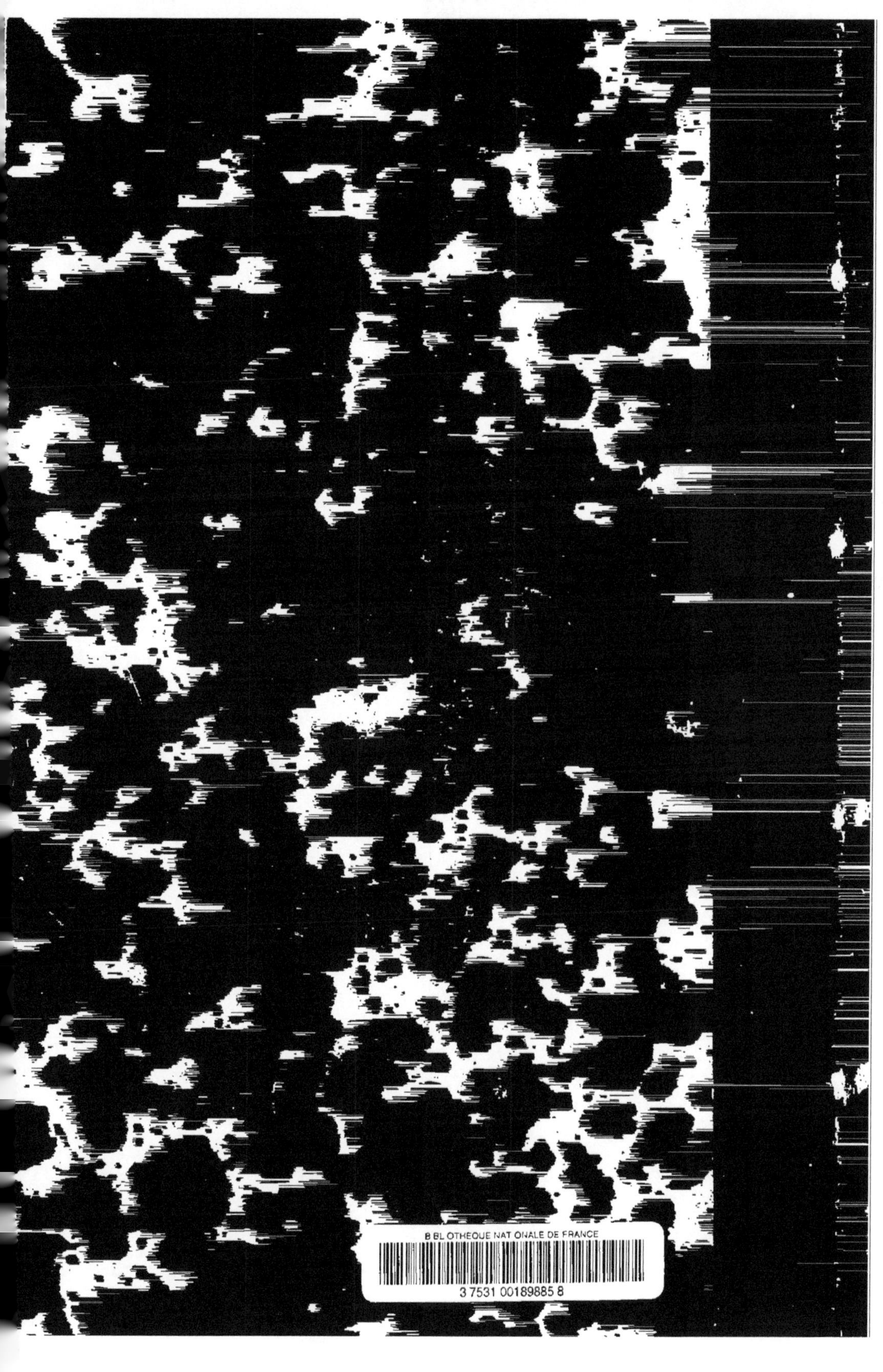

www.ingramcontent.com/pod-product-compliance
Ingram Content Group UK Ltd.
Pitfield, Milton Keynes, MK11 3LW, UK
UKHW020259200726
13857UKWH00001B/28

9 782011 792747